# HANDBUCH DER ALLGEMEINEN PATHOLOGIE

HERAUSGEGEBEN VON

H.-W. ALTMANN · F. BÜCHNER · H. COTTIER · E. GRUNDMANN
G. HOLLE · E. LETTERER · W. MASSHOFF · H. MEESSEN
F. ROULET · G. SEIFERT · G. SIEBERT

DRITTER BAND

## ZWISCHENSUBSTANZEN GEWEBE · ORGANE

SECHSTER TEIL

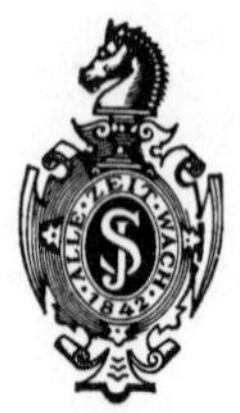

SPRINGER-VERLAG
BERLIN · HEIDELBERG · NEW YORK
1972

# LYMPHGEFÄSS-SYSTEM
# LYMPH VESSEL SYSTEM

BEARBEITET VON

F. C. COURTICE · M. FÖLDI · W. GERTEIS · H. GRAU
F. HUTH · S. KUBIK · L. V. LEAK · P. MÁLEK
H. MISLIN · B. MORRIS · G. TÖNDURY · G. VOGEL
J. WENZEL

REDIGIERT VON

HUBERT MEESSEN

MIT 272 ABBILDUNGEN

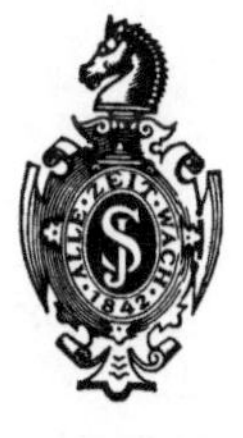

SPRINGER-VERLAG
BERLIN · HEIDELBERG · NEW YORK
1972

Softcover reprint of the hardcover 1st edition 1972

Library of Congress Catalog Card Number 56-2297

ISBN 978-3-642-51134-9 ISBN 978-3-642-51133-2 (eBook)
DOI 10.1007/978-3-642-51133-2

# Vorwort

Eine eigene Abhandlung des Lymphgefäßsystems im Handbuch der allgemeinen Pathologie erschien uns unerläßlich. Das Wissen von diesem System ist in den letzten Jahrzehnten bedeutend vermehrt worden. Auch hat die Lymphologie als diagnostische Methode in den Kliniken einen breiten Raum gewonnen. In der jetzigen Phase der Forschung und praktischen Anwendung war eine Zwischenbilanz aus der Sicht der allgemeinen Pathologie wünschenswert, weil die Ergebnisse der einzelnen Forschungsrichtungen mit ihren verschiedenen Methoden in zahlreichen, oft schwer erreichbaren Zeitschriften niedergelegt sind. Entscheidend für unser Bemühen war aber, daß das Lymphgefäßsystem mit seiner Transportfunktion einer Behandlung im Sinne der allgemeinen Pathologie zugänglich ist und eine entsprechende Betrachtung bisher weitgehend fehlte.

Das Lymphgefäßsystem hat eine Hilfsfunktion für die venöse Seite des Blutkreislaufes. Diese Beziehung ist schon in der ersten Anlage als Venenderivat zu erkennen. Die Verwandtschaft des Lymphgefäßsystems mit dem Blutgefäßsystem schließt aber nicht aus, daß das System in der Entwicklung bald eigene Wege geht, die auch bei der vergleichenden Betrachtung zu erkennen sind. Die Erforschung der anatomischen Grundlagen des Lymphgefäßsystems und seiner Ausbreitung reicht zwar weit in die Geschichte der Medizin zurück, aber gerade im letzten Jahrzehnt sind zahlreiche Befunde, die mit Hilfe des Elektronenmikroskopes erhoben wurden, hinzugekommen. Die von der Anlage her engen Beziehungen des Lymphgefäßsystems zur Blutbahn bleiben auch später als lymphovenöse Anastomosen erhalten. Der Transport der Lymphe ist ohne eigene Motorik nicht denkbar. Die Bedingungen dieser motorischen Leistungen mußten von verschiedenen Seiten beleuchtet werden. Es ergab sich, daß die Befunde der normalen und die der pathologischen Physiologie nicht getrennt werden konnten. Im Zentrum der Erörterung dieser Befunde steht das Problem der dynamischen Insuffizienz des Lymphgefäßsystems. Durch zahlreiche biochemische Arbeiten ist die Bedeutung des Lymphgefäßsystems für Grundvorgänge des Stoffwechsels in den Geweben und Organen immer mehr in den Vordergrund des Interesses gerückt. Die Beeinflussung dieser Prozesse und auch die des Transportes durch Pharmaka weisen schon den Weg in zukünftige Forschung. Die Fülle der pathomorphologischen Befunde am Lymphgefäßsystem kann denen der Pathophysiologie und der Biochemie ebenbürtig an die Seite gestellt werden. Die nach Organtransplantationen erhobenen Befunde bedurften aus der Sicht der allgemeinen Pathologie einer gesonderten Betrachtung. Die Methoden der Lymphologie und ihre praktische Anwendung schließen den Ring der Darstellung.

Für die einzelnen Kapitel haben wir Mitarbeiter aus den verschiedenen bekannten Zentren der lymphologischen Forschung gewonnen, die den aktuellen Stand unseres Wissens und auch der Literatur bis in das letzte halbe Jahr hinein erfaßten. Durch die Gliederung des Themas in mehrere Beiträge bietet dieser Band eine Vielfalt der Ansichten mit manchmal sogar sich widersprechenden Befunden und Schlüssen. Wir hoffen aber, daß sich — gerade durch das Fehlen einer abgewogenen kritischen Würdigung aus einer Hand — viele Impulse für die weitere

Forschung ergeben. Befunde an den Lymphknoten mußten wir weitgehend ausschließen, weil sonst der Rahmen des ganzen Bandes gesprengt worden wäre. Verbindungen zu anderen Bänden dieses Handbuches haben wir aber — z.B. bei der Immunologie — sichtbar gemacht.

Wir hoffen, daß es uns gelungen ist, ein Werk vorzulegen, das sowohl dem Spezialisten als auch dem Arzt, der am Rande interessiert ist, Auskunft gibt und eine Orientierung erlaubt. Schon der Systemcharakter des behandelten Objektes bedingt, daß sich der Band an Vertreter fast aller Fächer der Medizin wendet.

Düsseldorf, 13. März 1972 H. MEESSEN

## Preface

We thought it essential to include in the Handbook a special volume treating the lymph vessel system, as the last few decades have seen a tremendous advance in our knowledge of this system. Furthermore, lymphology has won considerable respect in hospitals as a diagnostic method. Research and practical applications have now reached a stage where it seems desirable to draw up a provisional balance sheet from the viewpoint of general pathology, because the research approaches and the methods employed are so various that the results are reported in a wide range of journals, some of which are not easily accessible. For us, however, the decisive factor was that the lymph system, with its transport function, can be researched according to the principles of general pathology and that to date there has been no adequate review.

It is a function of the lymph vessel system to assist the venous part of the circulation of the blood: this relationship is already discernible in the embryo, where it derives from the veins, but this does not prevent the system from developing along different lines, as may be seem by comparison of the two systems. The study of the anatomical basis of the lymph vessel system and its evolution goes back well into medieval times but, thanks to the electron microscope, significant discoveries have been made in the last decade. The close connections at the embryonic stage between lymph vessel system and blood flow persist as lymphovenous anastomoses. It is hardly conceivable that lymph transport should not have its own motive power; a variety of approaches had to be used to explain how this is achieved. As it turned out, it was impossible to separate the findings of normal and pathological physiology. At the heart of the elucidation of these findings is the problem of the dynamic insufficiency of the lymph vessel system. There have been numerous biochemical studies which have increasingly focused interest upon the importance of the lymph vessel system for the basic metabolic processes which take place in the tissues and organs. The manner in which these processes and those affecting transport respond to drugs points the way to future research. The very many pathomorphological findings concerning the lymph vessel system rate equal consideration alongside those of pathophysiology and biochemistry. The sequelae of organ transplants required a special and separate consideration from the point of view of general pathology. The presentation comes full circle with the methods of lymphology and their practical application.

We have been fortunate in getting the various chapters written by people working at recognized centers of lymphological research, and the current state of knowledge and the literature have been covered up to six months before going to press. The sharing out of the material between several contributions has resulted in a variety of views being put forward in this volume, and the findings and conclusions are sometimes contradictory. It is our hope that the very absence of a critical appraisal from a single hand will provide many impulses for further research. We had for the most part to exclude work done on the lymph nodes in order to prevent the volume from becoming unwieldy. We have given clear indications where the material in this volume links up with that in other volumes of this Handbook, e.g. in immunology.

We hope we have succeeded in assembling a work that will both give information and afford orientation to the specialist, as well as to the physician whose interest in the subject is marginal. The very fact that this volume deals with a *system* means that it will have something to offer to specialists in almost every field of medicine.

Düsseldorf, 13 March, 1972 H. Meessen

# Inhaltsverzeichnis

# Zur Ontogenese des lymphatischen Systems

Von

G. Töndury und St. Kubik, Zürich

Mit 22 Abbildungen

## Einleitung

Dank zahlreicher, genauer und zuverlässiger Untersuchungen kennen wir heute die wichtigsten Phasen der Entwicklung des kardiovasculären Systems bis in ihre Einzelheiten. Weniger klar sind die Vorstellungen über die Vorgänge, die sich bei der Entwicklung der Lymphgefäße abspielen. Dies ist wohl darauf zurückzuführen, daß die ersten Stadien mit den zur Verfügung stehenden Untersuchungsmethoden schwer zu fassen sind und die Interpretation der Befunde widersprüchlich ist. Eine Durchsicht der Literatur zeigt, daß die Hauptarbeit im Verlaufe der beiden ersten Jahrzehnte unseres Jahrhunderts geleistet wurde. Seither sind nur noch vereinzelte Publikationen erschienen. Ursache zu heftigen Diskussionen gab die Frage nach der Abstammung des Lymphgefäßsystems. Sie lautete: „Entsteht das Lymphgefäßsystem direkt aus dem Mesenchym oder durch zentrifugales Auswachsen aus Venen?“ Die Auseinandersetzungen darüber erreichten ihren Höhepunkt in den Jahren 1908—1914. Sie wurden im wesentlichen von den Amerikanern F. R. Sabin (1902—1913), F. T. Lewis (1905), E. L. Clark (1912), G. S. Huntington (1907—1914), C. F. McClure (1908, 1910), O. F. Kampmeier (1911, 1912) und deren Schülern ausgetragen. Eine zusammenfassende Darstellung dieser und später hinzukommender Theorien findet man bei Sabin (1913) und Kampmeier (1931 und 1960).

Der Gründer der sog. *zentrifugalen Theorie* war L. Ranvier (1895), der die Ansicht vertrat, daß das ganze Lymphgefäßsystem sich aus von Venen herauswachsenden Endothelsprossen entwickelt. Nach F. R. Sabin (1911), der konsequentesten Vertreterin dieser Theorie, bilden diese Sprossen Geflechte, die sich zu Lymphsäcken erweitern, von welchen Lymphgefäße in die Peripherie vorwachsen und kontinuierlich in alle Organe eindringen. Die Vorstellungen von Sabin standen unter dem Einfluß der heute widerlegten, damals aber die embryologische Forschung stark beeinflussenden Angioblastentheorie von W. His (1900), die besagte, daß alle Blutgefäße von Blutinseln in den extraembryonalen Membranen abstammen. Die Blutinseln liefern die Angioblasten, d.h. die gefäßwandbildenden Zellen; diese dringen in die Keimscheibe ein, bilden die Herzanlage, die Aorten, die großen Venenstämme und ihre Äste und breiten sich allmählich über den ganzen Körper aus. Danach beruht die fundamentale Morphologie des Gefäßsystems, zu welchem auch das Lymphgefäßsystem zu rechnen ist, auf der Spezifität der Angioblasten und der aus ihnen hervorgehenden Endothelzellen.

Ganz im Gegensatz zur zentrifugalen Theorie besagt die *zentripetale Theorie*, die erstmals von G. L. Gulland (1894) formuliert wurde, daß sich das Lymphgefäßsystem unabhängig vom Venensystem entwickelt, und zwar durch Verschmelzung perivenöser Mesenchymspalten, die mit dem Venensystem nirgends kommunizieren. Die Verbindung zwischen Lymphgefäßsystem und Venensystem kommt erst sekundär zustande und findet sich bei Embryonen aller drei Amniotenklassen im Bereiche der vorderen Körperhälfte. Sie wird jederseits durch den Saccus lymphaticus jugularis vermittelt, der 1896 von Saxer am Hals eines Rinderembryos von 25 mm entdeckt und als ein von Endothel ausgekleideter Hohlraum beschrieben wurde, der durch Vermittlung eines schräg gestellten Verbindungsstückes in den anliegenden Venenstamm einmündet.

Nach einer dritten, von Huntington (1910) vertretenen Theorie entstehen die jugularen Lymphsäcke je aus einem verzweigten blutgefüllten Venengeflecht, das in gewissen Stadien mit dem Venensystem frei kommuniziert und dorsolateral von der V. praecardinalis, der späteren V. jugularis interna, liegt. Unter Verlust der Verbindung mit dem anliegenden Venenstamm erweitert es sich zum Jugularsack. Die peripheren Lymphgefäße entstehen nach Huntington durch Verschmelzung und sukzessive Verbindung zahlreicher, von Endothel ausgekleideter Mesenchymspalten, die sich entlang dem Verlauf der Hauptvenen, aber unabhängig von ihnen, entwickeln.

Auf die sehr lebhaft geführte Diskussion zwischen den Vertretern der kurz skizzierten Theorien, die über Jahre die Anatomenkongresse in den USA beherrschte und nur noch geschichtliches Interesse hat, können wir aus räumlichen Gründen nicht eingehen. Eine Einigung wurde nicht erzielt. Sie war aus Gründen der Untersuchungsmethodik nicht möglich.

## I. Untersuchungsmethodik

Bei der Erforschung des Blut- und Lymphgefäßsystems des Erwachsenen leistet die *Injektionsmethode* ausgezeichnete Dienste. Sie spielt deshalb in der anatomischen Forschung und neuerdings auch in der Röntgenologie eine hervorragende Rolle. F. R. Sabin (1901—1906) verwendete sie mit großem Geschick bei ihren Untersuchungen über die Entstehung des Lymphgefäßsystems bei Schweineembryonen. Sie überwertete aber die Aussagekraft ihrer Befunde, wenn sie bereit war, nur jene Gefäße als Lymphgefäße zu akzeptieren, die sich injizieren ließen. Dagegen haben Kampmeier (1912) und andere mit Recht eingewendet, es könne nur dort injiziert werden, wo ein zusammenhängendes Röhrensystem bestehe. Lassen sich die Lymphgefäße in einem bestimmten Bereich nicht injizieren, dann bedeute das nicht, daß sie fehlen. Die Injektionsmethode vermittelt tatsächlich ein schönes Bild der Topographie des Lymphgefäßsystems in einem gegebenen Entwicklungsstadium, sie gibt aber keine Auskunft über seine Genese.

Der gleiche Einwand gilt auch für die *Untersuchung von Schnittserien* und darauf beruhende Rekonstruktionen. Aufgefundene, von Endothel ausgekleidete Spalten im Mesenchym können, auch wenn sie an typischer Stelle liegen, nicht einfach als Lymphgefäßanlagen bezeichnet werden. Lassen sich aber solche Spalten in Schnittserien von Embryonen, die sich im Alter nur wenig unterscheiden, bis zum Stadium der Fertigstellung des Lymphgefäßsystems verfolgen, dann kommt den Ergebnissen größere Aussagekraft zu. Für eine solche aufwendige Untersuchung benötigt der Embryologe ein umfangreiches Material, wie es in den seltensten Fällen zur Verfügung steht.

## II. Übersicht über das primitive Lymphgefäßsystem beim menschlichen Embryo

In Abb. 1 ist eine Profilrekonstruktion des primitiven Lymphgefäßsystems eines menschlichen Embryos von 30 mm* dargestellt. In diesem Stadium ist bereits eine zusammenhängende Anlage zu finden, die sich aus folgenden Anteilen zusammensetzt:

* Bei allen Größenangaben handelt es sich um die Scheitel-Steiß-Länge.

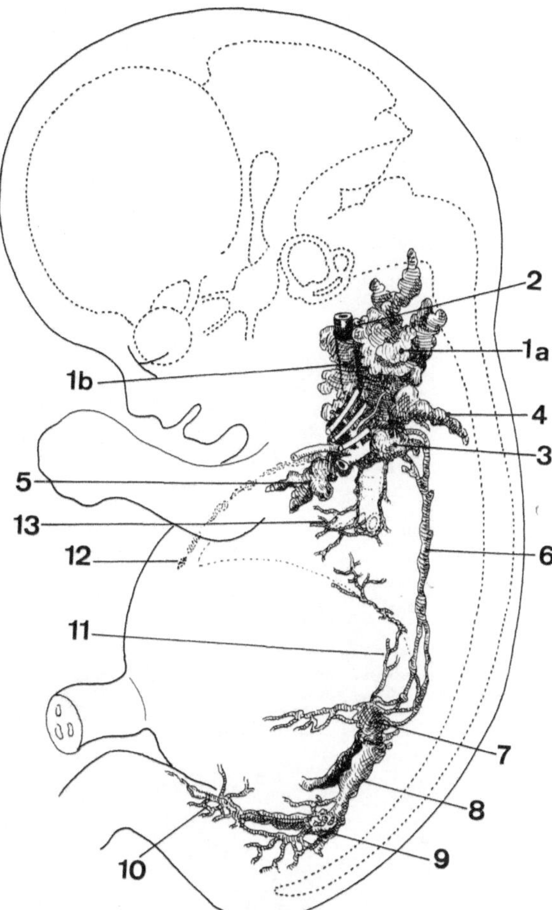


Abb. 1. Profilrekonstruktion eines menschlichen Embryos von 30 mm mit Eintragung der Lymphsäcke und des Ductus thoracicus. *1* Saccus jugularis, *a* oberflächlicher, *b* tiefer Teil; *2* *V.* jugularis interna; *3* suprascapulärer, *4* supraclaviculärer, *5* axillärer Fortsatz des Saccus jugularis; *6* Ductus thoracicus; *7* Saccus retroperitonaealis; *8* Pars lumbalis, *9* Pars iliaca des Saccus posterior; *10* Plexus inguinalis; *11* Lymphgefäße des Unterlappens der Lunge und des Zwerchfells in Verbindung mit dem Saccus retroperitonaealis; *12* Anlagen der parasternalen Knoten und Lymphwege; *13* Lungenlymphgefäße und Truncus bronchomediastinalis

Im Halsbereich ist der dorsolateral von der V. jugularis interna gelegene *Saccus lymphaticus jugularis* zu sehen, der sich an der Basis der oberen Gliedmaßenknospe mit dem *Saccus subclavius* verbindet und im Venenwinkel in die Blutbahn einmündet. Caudal findet man in Begleitung der V. iliaca externa den *Saccus lymphaticus posterior* und in dessen Fortsetzung den *Saccus inguinalis*. Der *Saccus lymphaticus retroperitonaealis* ist unpaar und hängt mit der Anlage der ebenfalls unpaarigen *Cisterna chyli* zusammen. Durch Vermittlung des *Ductus thoracicus* wird die Verbindung mit dem Jugularsack hergestellt. Bei menschlichen Embryonen von 30 mm ist ein erstes Stadium der Lymphgefäßentwicklung abgeschlossen.

### a) Saccus lymphaticus jugularis

Wie Abb. 2a, die von einem Parasagittalschnitt durch die Halsregion eines menschlichen Embryos von 23 mm stammt, zeigt, erstreckt sich der Saccus lymphaticus jugularis von der Basis der Armknospe bis an die Schädelbasis. Er besitzt eine unregelmäßige weite Lichtung, die von Bindegewebsbalken und Ästen des Plexus brachialis durchbrochen wird und bei einem etwas älteren Embryo (29 mm) mit einem Zipfel weit dorsal bis hinter den M. trapezius reicht (Abb. 2b). In Abb. 3a und b sind Querschnitte durch den Jugularsack eines Embryos von 25 mm in verschiedener Höhe zu sehen. Topographisch ist seine, bezogen auf die V. jugularis interna, dorsolaterale Lage charakteristisch, baulich

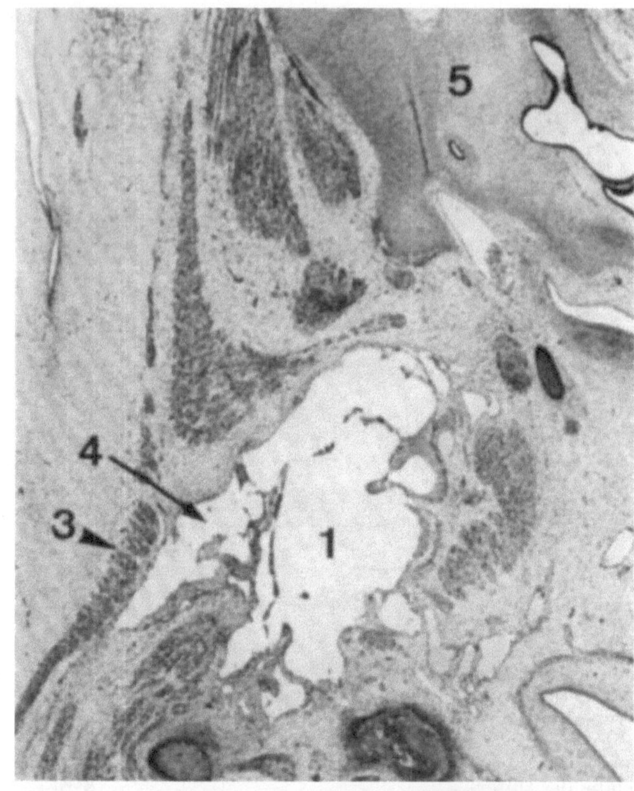


a

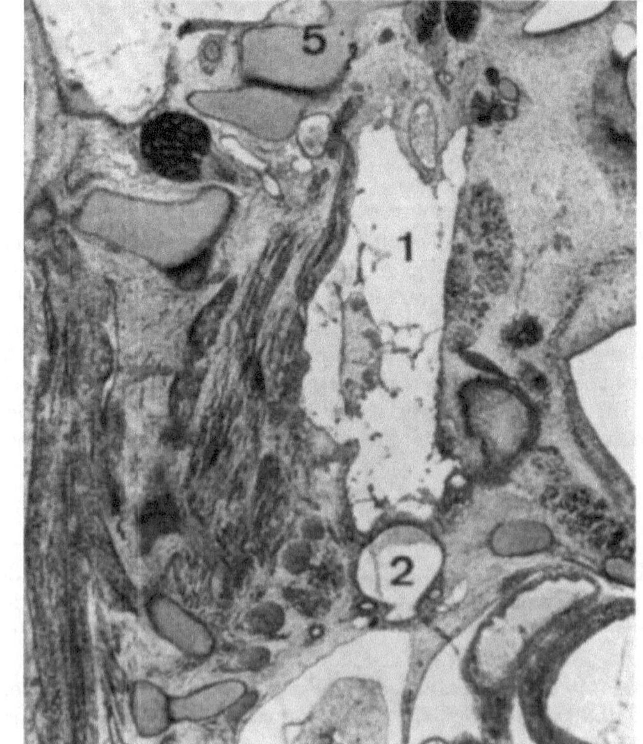


b

Abb. 2a u. b

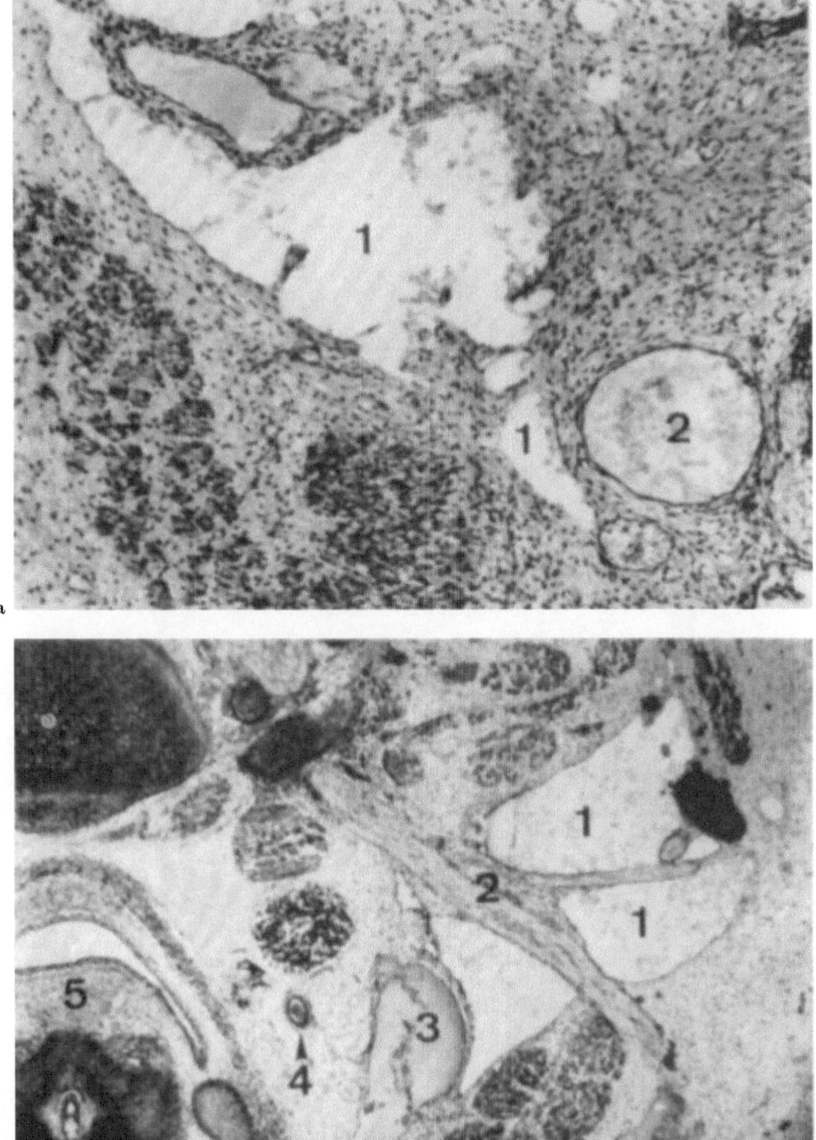


Abb. 3a u. b. Saccus lymphaticus jugularis bei einem Embryo von 25 mm. a Querschnitt in Nähe der Einmündungsstelle in den Venenwinkel; b Querschnitt in Höhe der Larynxanlage. *1* Saccus jugularis; *2* in a) V. jugularis interna, in b) Äste des Plexus brachialis; *3* V. jugularis interna; *4* A. carotis communis; *5* Larynx

Abb. 2a u. b. Saccus lymphaticus jugularis. a Parasagittalschnitt durch die Halsregion eines Embryos von 23 mm; b dasselbe durch die Halsregion eines Embryos von 29 mm. *1* Saccus jugularis; *2* V. jugularis interna; *3* M. trapezius; *4* Fortsatz des Saccus jugularis; *5* Schädelbasis

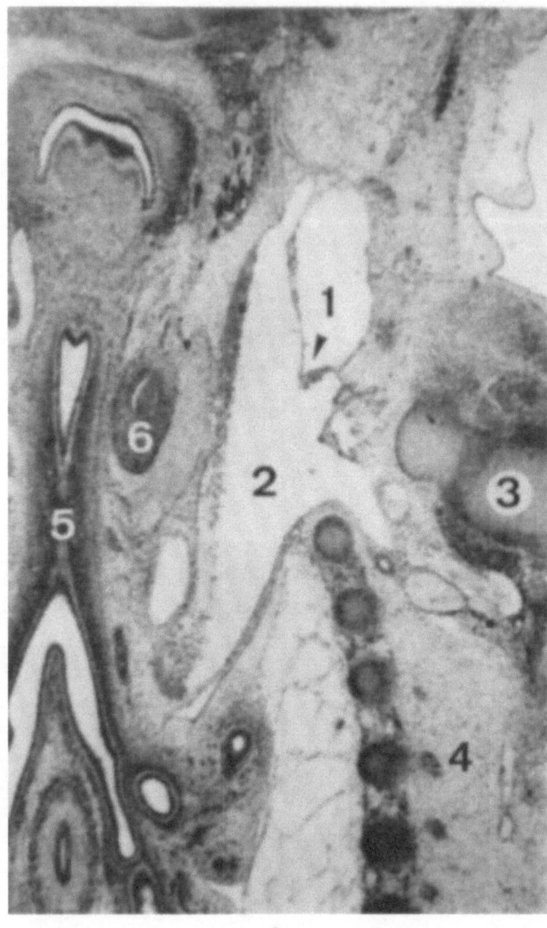


a

Abb. 4. Einmündung des Saccus jugularis in die V. jugularis interna bei einem Embryo von 16 mm. Frontalschnitt. Beachte die trichterförmige Klappe (Pfeil). *1* Saccus jugularis; *2* V. jugularis interna; *3* Armbasis; *4* Brustwand; *5* Trachea mit Bifurkation; *6* A. carotis communis

sind deutliche Unterschiede zwischen der Wand des Lymphsackes und der Wand der dicht benachbarten Vene zu erkennen: Der Lymphsack besitzt nur eine einfache Endothelauskleidung, während die Tunica interna der Vene von zwei konzentrischen Bindegewebslagen umhüllt ist (Abb. 3a). Die Äste des Plexus brachialis, die mitten durch seine Lichtung verlaufen, haben einen Endothelüberzug (Abb. 3b). Der Saccus lymphaticus jugularis mündet in Höhe der Vereinigung der V. jugularis interna mit den Vv. jugularis externa et subclavia in das Venensystem ein. In Abb. 4 ist das Mündungsstück zu sehen, das von der V. jugularis interna nur durch eine äußerst zarte Bindegewebsschicht getrennt und mit einer einfachen, trichterförmigen Klappe versehen ist. Es handelt sich um einen Frontalschnitt in Höhe der Armbasis eines Embryos von 16 mm. In diesem Stadium ist der Lymphsack noch nicht fertiggestellt. Zahlreiche von Endothel ausgekleidete Mesenchymkammern an typischer Stelle geben einen Hinweis auf seinen Entstehungsmodus und gestatten die Annahme, daß sich der Saccus jugularis durch Verschmelzung zahlreicher Mesenchymspalten erweitert.

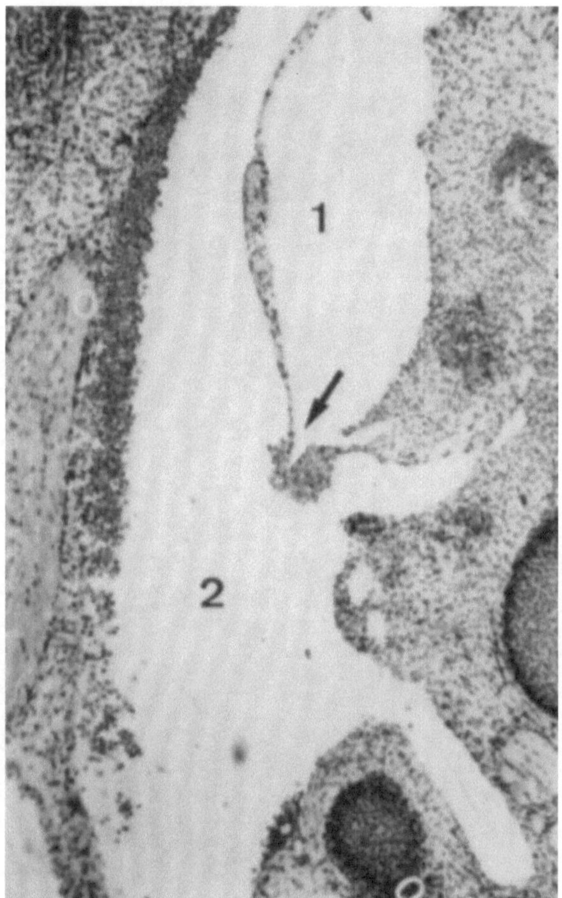


Abb. 4b

Um die Entstehung des *Saccus lymphaticus jugularis* zu verfolgen, wurden Schnittserien jüngerer Keimlinge untersucht. Die ersten Spuren des Lymphsackes fanden wir bei Embryonen von 9—10 mm. In Abb. 5 ist ein Querschnitt durch die Halsregion eines Embryos von 10,5 mm wiedergegeben. Dorsolateral von der V. jugularis interna sind mehrere Anschnitte durch z.T. prall mit Erythroblasten gefüllte Gefäße zu sehen, die, wie die Durchsicht der Schnittserie zeigte, geflechtartig miteinander verbunden sind und mit der Begleitvene an verschiedenen Stellen anastomosieren. Das Geflecht breitet sich lateral bis in die Basis der Armknospe aus und wurde von LEWIS (1905) als unmittelbarer Vorläufer der Jugularsäcke angesehen. SABIN (1906) gelang seine Injektion bei 10—13 mm langen Schweineembryonen von der V. jugularis interna aus. Da es sich bei Embryonen von 13—14 mm weniger und bei solchen von 15,5 und 16 mm gar nicht mehr füllen ließ, nahm sie an, daß es sich vorübergehend von der Stammvene völlig trenne. Für SABIN besteht kein Zweifel darüber, daß die Jugularlymphsäcke aus diesem Geflecht und damit aus Venen entstehen. HUNTINGTON und McCLURE (1907) schreiben von einem venolymphatischen Geflecht und leiten von diesem den Saccus jugularis her, der sich nach ihrer Vorstellung durch Ausdehnung und Verschmelzung seiner Kanäle entwickelt. Für KAMPMEIER (1931) hingegen bildet

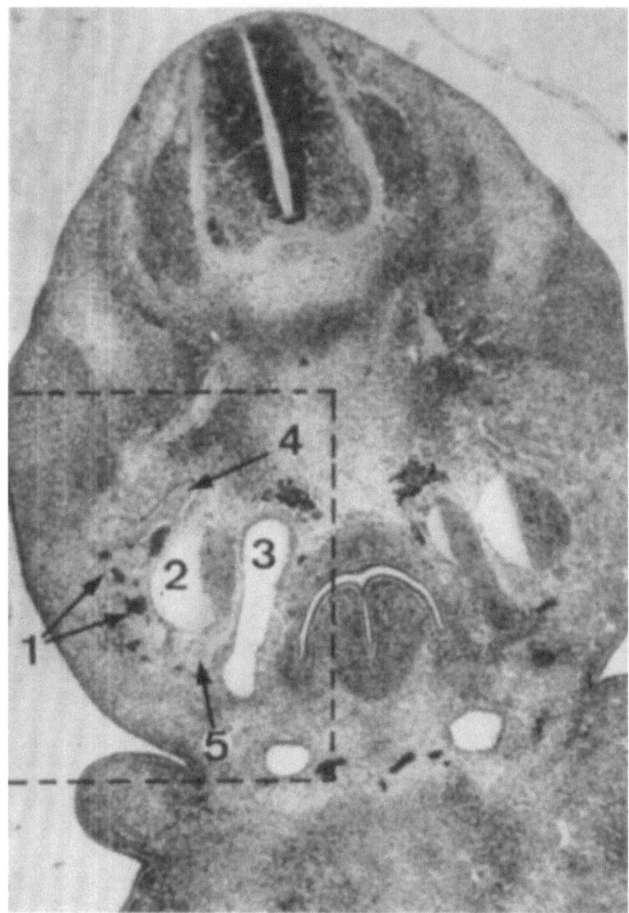


a

Abb. 5. Embryo von 10,5 mm. Querschnitte durch die Halsregion. *1* Venengeflecht; *2* V. jugularis interna; *3* A. carotis communis; *4* Äste des Plexus cervicalis; *5* Ast des Plexus brachialis

das Venengeflecht nur ein zeitweiliges Modell, in dessen Umkreis sich Lymphräume auskristallisieren und es allmählich ersetzen. Er unterscheidet verschiedene Phasen in der Entwicklung des Jugularlymphsackes, die mit dem Auftreten des hämalen Geflechtes lateral der V. praecardinalis und ihres Zusammenflusses mit der V. postcardinalis eingeleitet wird. Nach erfolgter Heraussonderung gewisser dauernder Venen, wie der Vv. subclavia, cephalica et jugularis externa, trennt sich nach Kampmeier (1931) das Geflecht von der Muttervene. Das umliegende Mesenchym wird schwammiger und durch Anhäufung von Flüssigkeit in den Intercellularspalten vacuolisiert. Damit wird eine neue Phase in der Entwicklung des Jugularsackes eingeleitet. Die Reste des hämalen Plexus verfallen der Degeneration und werden durch ein unabhängiges lymphatisches Geflecht ersetzt, das zuerst längs des proximalen Teiles des Plexus, in Nähe der Venenstämme entsteht. Durch den Druck der sich ansammelnden Flüssigkeit werden die Spalträume erweitert, die endotheliale Auskleidung des Venenplexus fällt in sich zusammen, weicht zurück und schrumpft hinweg. In einer letzten Phase verschmelzen die getrennten lymphatischen Räume zum Saccus jugularis, der sich

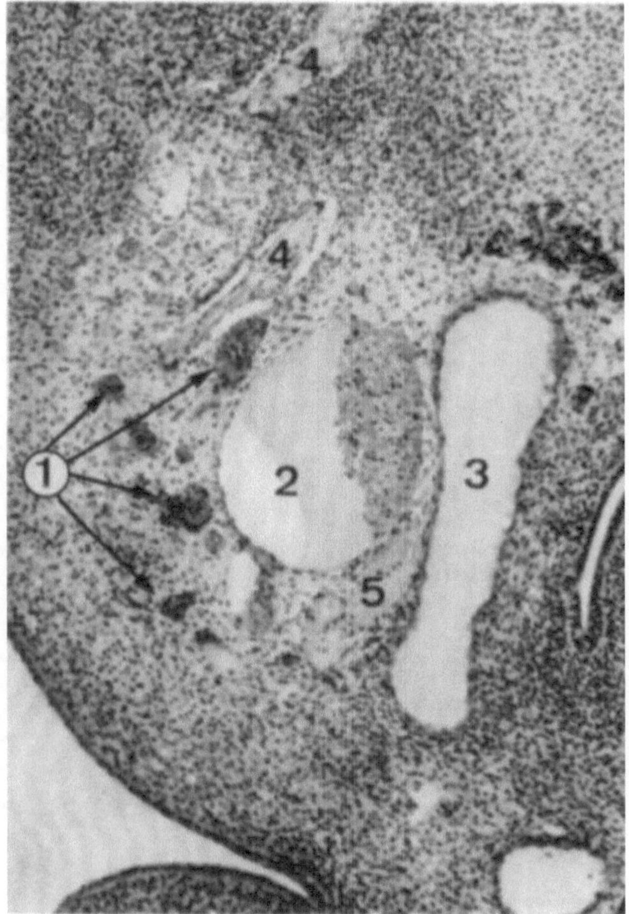


Abb. 5b

unter Einverleibung immer neuer intercellulärer Spalten ausdehnt. Der von Endothel ausgekleidete Sack bildet in keinem Zeitpunkt seiner Entwicklung eine einfache ununterbrochene Kammer. Blutgefäße und Äste des Plexus brachialis durchsetzen ihn, Mesenchymstränge ziehen von Wand zu Wand (Abb. 2—4). Nach KAMPMEIER (1960) besitzen die Lymphsäcke während ihres expansiven Wachstums keinen Ausgang, was vielleicht ihre enorme Ausweitung erklärt.

Unter den uns zur Verfügung gestandenen Schnittserien fanden wir ein einziges Mal das in Abb. 5 reproduzierte Geflecht, das hinsichtlich seiner Form und Lage den Beschreibungen von KAMPMEIER entspricht. Bei einem Embryo von 9 mm waren an seiner Stelle nur leere Mesenchymspalten verschiedener Form und Größe zu finden (Abb. 6). Auffällig waren auch von abgeflachten Zellen ausgekleidete Spalträume um Äste des Plexus brachialis. Der Embryo war sehr gut erhalten und zeigte keinerlei Anzeichen von Schrumpfung. Bei Embryonen von 12, 13 und 14 mm konnte der Entstehungsmodus des Lymphsackes aus der Verschmelzung von mit Endothel ausgekleideten Bindegewebsspalten Schritt für Schritt verfolgt werden. Auch gelang der Nachweis, daß eine mit Klappen versehene Einmündung in die V. jugularis interna bereits bei einer Größe von 14 mm existiert. Wir haben 4 Embryonen derselben Größe (14 mm) durchuntersucht und

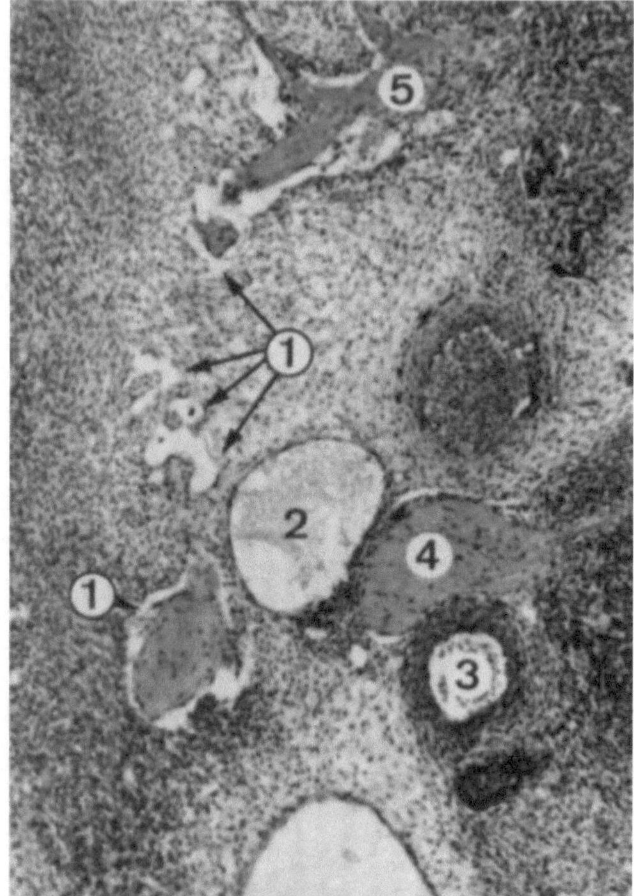


Abb. 6. Embryo von 9 mm. Querschnitt durch die Halsregion. *1* Mesenchymspalten; *2* V. jugularis interna; *3* A. carotis communis; *4* N. vagus; *5* Äste des Plexus brachialis

jeden zweiten Schnitt der sehr gut erhaltenen und tadellos geschnittenen Serien gezeichnet. Aus der graphischen Rekonstruktion ergab sich, daß der Jugularsack nicht durch Sprossung wächst, sondern durch Anfügung immer weiterer, ursprünglich voll getrennt gewesener Bindegewebsspalten. Abb. 7 gibt eine Vorstellung dieser Prozesse und zeigt, wie durch Konfluenz isolierter Vacuolen ein zunächst schmaler, langgestreckter, der V. jugularis interna dicht anliegender Sack entsteht (a), der sich durch Einverleibung weiterer lateral und dorsal anschließender Bläschen mächtig erweitert (b—d). Diese Entwicklungsart erklärt auch die Feststellung, daß der Jugularlymphsack keine einheitliche Lichtung besitzt (Abb. 8). In das Lumen vorspringende Bindegewebsbalken sind Überreste der ursprünglich die erweiterten Mesenchymspalten trennenden Septen. Auch der Verlauf von Nervenfasern und Blutgefäßen durch den Jugularsack (Abb. 2a und 3b) wird so verständlich.

Die zur Bildung des Saccus jugularis verschmolzenen Mesenchymspalten sind von einem einfachen Endothel ausgekleidet, das überall der Unterlage dicht anliegt. Dort, wo der Verschmelzungsprozeß noch in vollem Gange ist, kann das

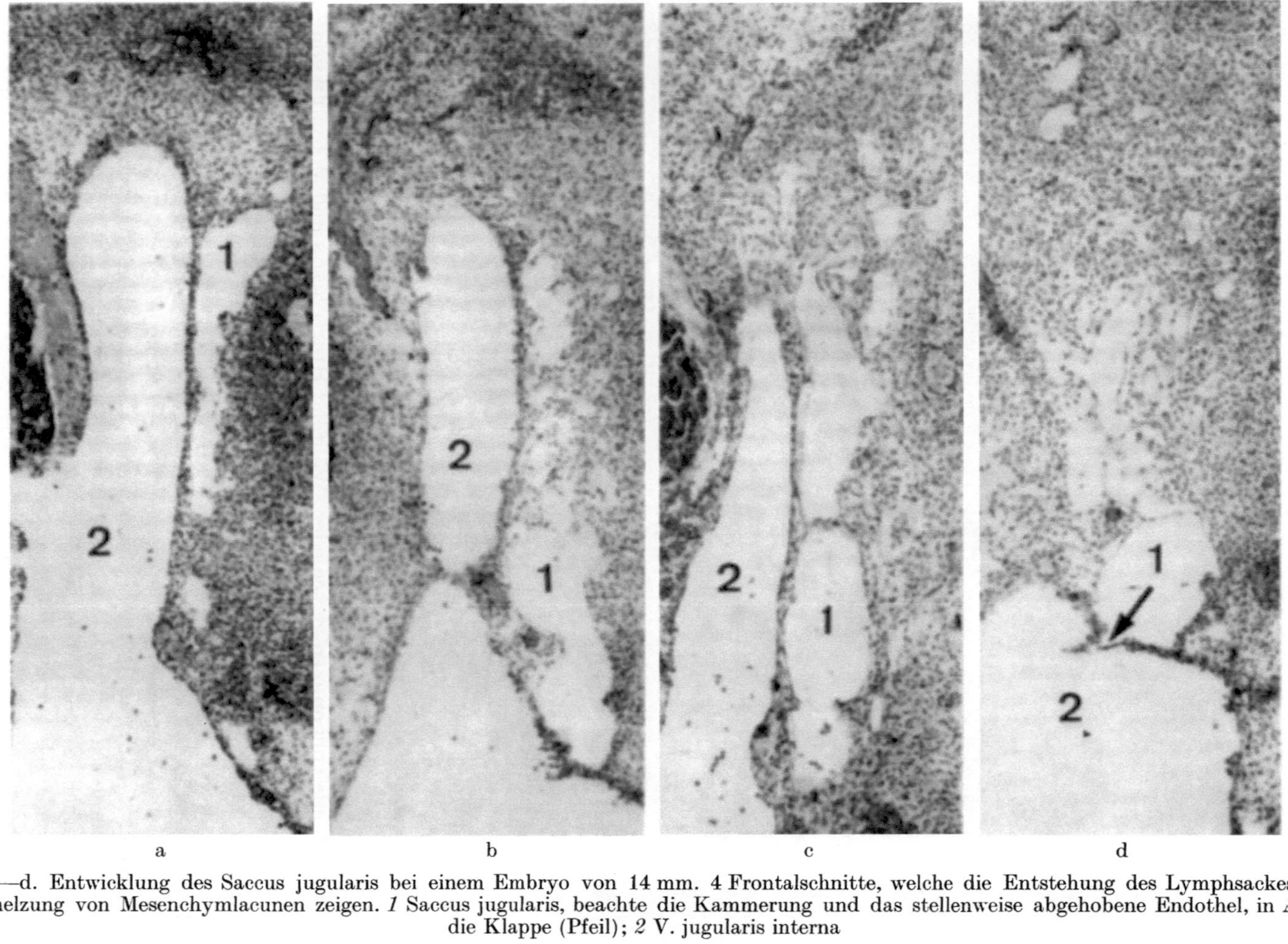


Abb. 7a—d. Entwicklung des Saccus jugularis bei einem Embryo von 14 mm. 4 Frontalschnitte, welche die Entstehung des Lymphsackes durch Verschmelzung von Mesenchymlacunen zeigen. *1* Saccus jugularis, beachte die Kammerung und das stellenweise abgehobene Endothel, in Abb. 7d die Klappe (Pfeil); *2* V. jugularis interna

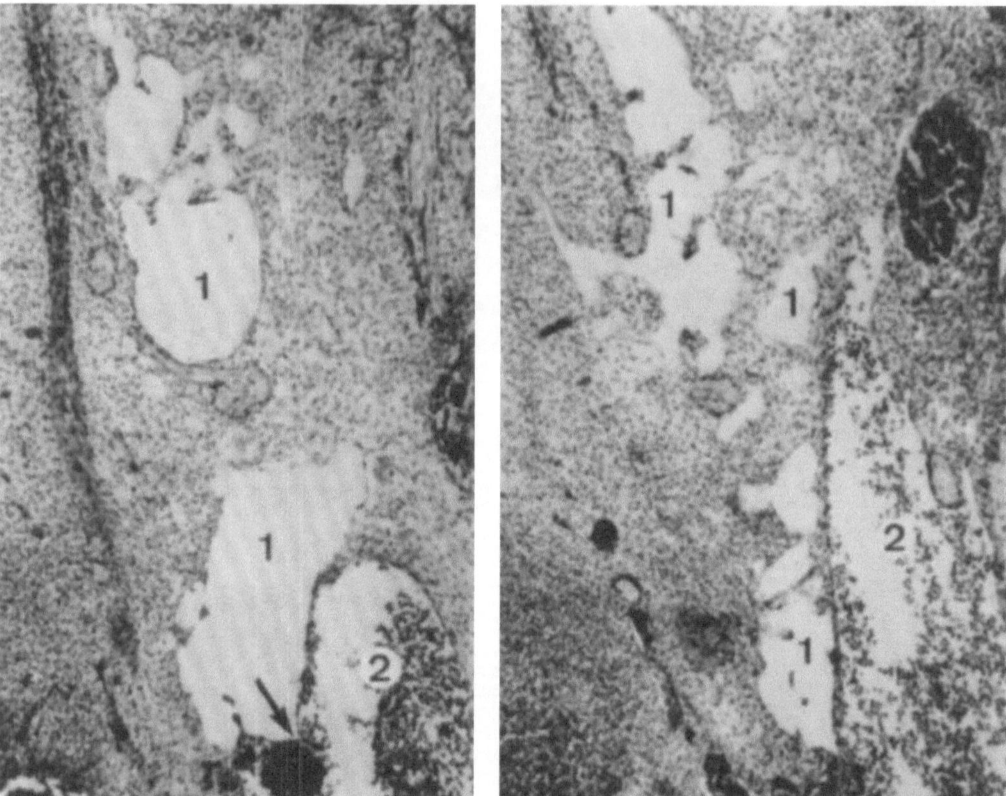


Abb. 8. Saccus jugularis bei einem Embryo von 18 mm. Beachte die Kammerung des Lymphsackes durch Septen. *1* Saccus jugularis; *2* V. jugularis interna; Pfeil = Klappe

Endothel partiell oder ganz von der Unterlage abgehoben sein. Dies ist in Abb. 7 und 9, die von einem einwandfrei fixierten, kaum geschrumpften und sehr gut geschnittenen Embryo von 14 mm stammt, zu sehen. HUNTINGTON und McCLURE (1910), KAMPMEIER (1931) und ZIMMERMANN (1940) haben Abbildungen publiziert, die mit unseren Beobachtungen verglichen werden können. Sie interpretieren aber ihre Befunde vollkommen verschieden. Während HUNTINGTON und McCLURE von venolymphatischen Geflechten sprechen und diese als direkte Vorläufer von Teilen der jugularen Lymphsäcke betrachten, betonen KAMPMEIER und ZIMMERMANN den transitorischen Charakter der Geflechte, die vollkommen degenerieren und von wirklichen lymphatischen Sinus und Kanalsystemen ersetzt werden. Für KAMPMEIER und ZIMMERMANN gehören die abgehobenen Endothelien, die in ihren Präparaten stellenweise Schrumpfungsprozesse erkennen ließen, zu Venen, die in Rückbildung begriffen und von periintimalen Lymphspalten umgeben sind. Diese sollen sich durch den Druck der sich darin ansammelnden Flüssigkeit erweitern, die endotheliale Auskleidung des Venenplexus in sich zusammenfallen, zurückweichen und schrumpfen. Während sich die Lymphsinus zum Sack vereinigen, gehe die Verbindung des Venengeflechtes mit den Muttervenen völlig verloren. KAMPMEIER fand erst bei Embryonen von 22—30 mm eine nach seiner Auffassung sekundär entstandene Mündung des Saccus jugularis in den Venenwinkel.

In unserem Untersuchungsgut war eine mit trichterförmiger Klappe versehene Einmündung in den Venenwinkel bereits bei Embryonen von 14 mm nachweisbar

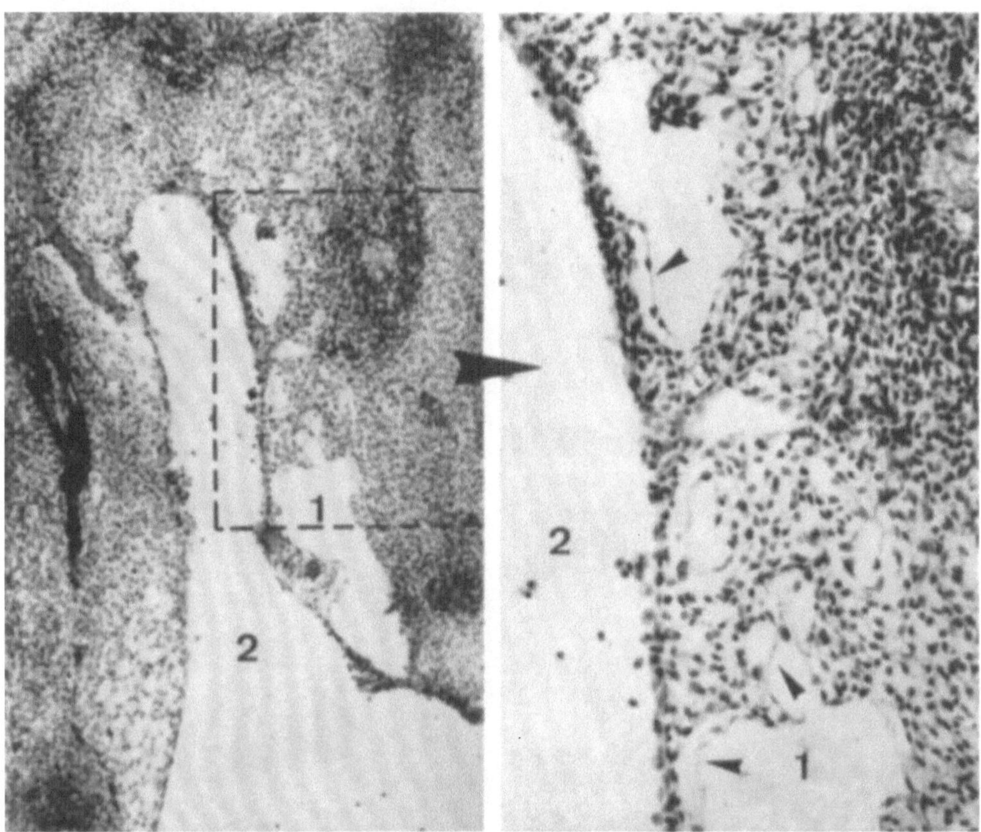


Abb. 9. Saccus jugularis bei einem Embryo von 14 mm. Frontalschnitte. Beachte das teilweise von der Unterlage abgehobene Endothel (Pfeil). *1* Saccus jugularis; *2* V. jugularis interna

(Abb. 7d). Im übrigen haben wir Mühe, der Interpretation von KAMPMEIER und ZIMMERMANN zu folgen. Das in Abb. 5 sichtbare, blutgefüllte Venengeflecht beschränkte sich, wie die Kontrolle der Schnittserie ergab, auf die unmittelbare Nachbarschaft der V. praecardinalis. Sein weiteres Schicksal entzieht sich unserer Kenntnis. Die Abb. 7 und 9 sind Ausschnitte einer Frontalschnittserie und zeigen die Ausdehnung des Lymphspaltengeflechtes in dorsolateraler Richtung, also in Regionen, wo in keiner Phase Venengeflechte gefunden wurden. Auch fällt auf, daß sich an die periendothelialen Spalten unmittelbar Mesenchymzellen anschließen. Gewiß gibt es abgeflachte Zellen; diese können aber u. E. nicht als Endothelzellen angesprochen werden. Schließlich zeigt Abb. 10, die von einem Embryo von 13,5 mm stammt, von dicht anliegendem Endothel ausgekleidete Gewebsspalten mit allen Zeichen eines Verschmelzungsprozesses. Von inliegenden, in Rückbildung begriffenen Venen ist nichts zu sehen. Der der V. jugularis interna anliegende proximale Teil des Lymphsackes ist weit, enthält Erythroblasten und ist durch ein ganz zartes Mesenchymseptum von der Vene getrennt.

Fassen wir das Ergebnis unserer eigenen Untersuchungen kurz zusammen, so kommen wir zum Rückschluß, daß das bei einem Embryo von 10,5 mm vorgefundene, prall gefüllte Venengeflecht der Vorläufer des Saccus jugularis sein muß. Es verliert sekundär die Verbindung mit der Stammvene und erweitert sich durch Aufnahme zahlreicher, von Endothel ausgekleideter Lymphspalten zum

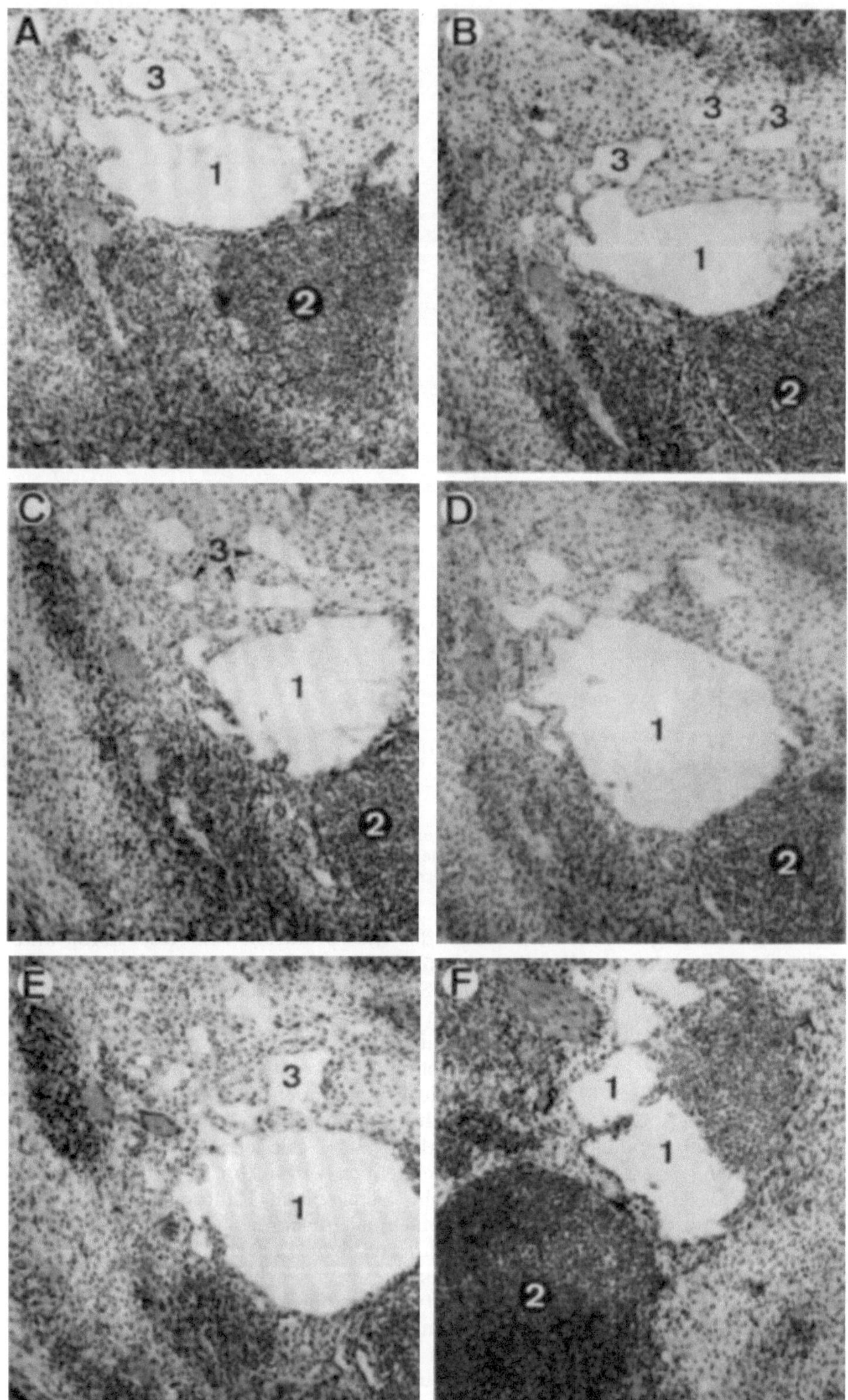


Abb. 10

Lymphsack. Dieser Entwicklungsmodus ist in den Abb. 5, 7—9 und 10 dokumentiert, die besser als lange Beschreibungen die Entwicklungsprozesse vor Augen führen. Damit schließen wir uns der Ansicht von HUNTINGTON (1914) an, wonach das Mündungsstück des Saccus jugularis sehr wahrscheinlich ein Venenderivat ist, der eigentliche Sack aber aus der Verschmelzung vieler Mesenchymspalten entsteht.

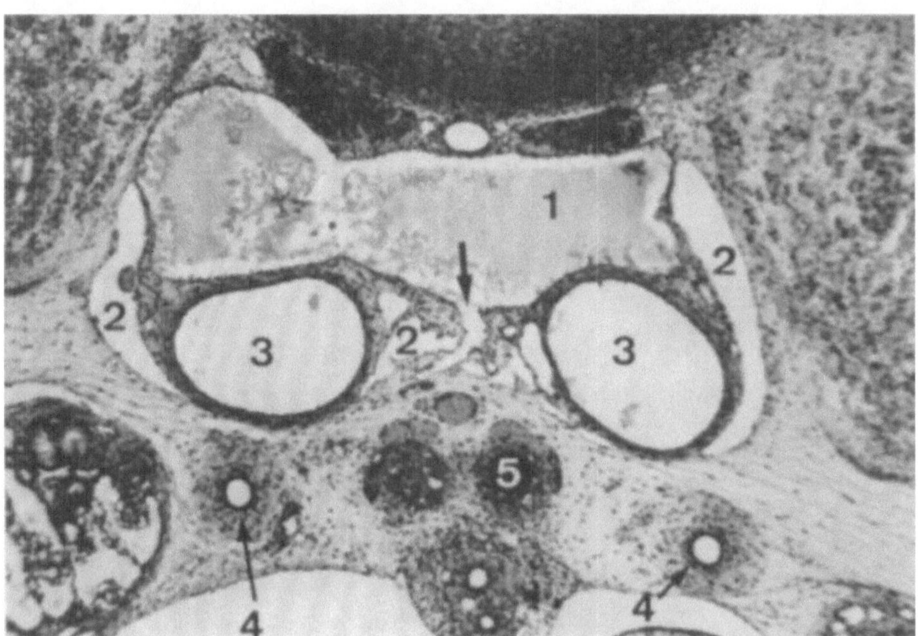


Abb. 11. Querschnitt durch den Saccus lymphaticus posterior eines Fetus von 50 mm. Beachte die Verbindung mit der V. iliaca communis sinistra (Pfeil). *1* V. iliaca communis sinistra; *2* Saccus posterior; *3* Aa. iliacae communes sinistra et dextra; *4* Ureteren; *5* sympathische Ganglien

## b) Saccus lymphaticus posterior

Im Gegensatz zur Frage nach der Entwicklung des Saccus lymphaticus jugularis, die zu ausgedehnten Diskussionen Anlaß gab, ist über die Entwicklung des ebenfalls paarigen Saccus lymphaticus posterior beim Menschen sehr wenig bekannt. SABIN (1911) begnügt sich mit dem Hinweis darauf, daß der Saccus lymphaticus posterior bei 20 mm langen Embryonen als Geflecht entlang der primitiven V. ischiadica zu finden sei und bei Embryonen von 24—30 mm die Form eines langen engen Sackes habe, der sich entlang der Vene vom caudalen Ende der Cisterna chyli bis zur Venenbifurkation ausdehne. Er erreiche bei Feten von 80 mm Länge seine stärkste Ausbildung und sei von diesem Stadium an deutlich als Beckenorgan zu erkennen.

Diese nur rudimentären Angaben in der Literatur haben uns veranlaßt, auch die Entwicklung des Saccus lymphaticus posterior aus eigener Anschauung kennenzulernen. Aus Gründen der Übersichtlichkeit müssen am hinteren Lymphsack

Abb. 10. Embryo von 13,5 mm. Entwicklungsmodus des Saccus jugularis im Querschnitt. Die Fusion verschieden weiter Lacunen von variabler Form ist schön zu sehen. Der Sack endet blind und enthält in seinem Endstück Erythroblasten (F). *1* Anlage des Saccus jugularis; *2* V. jugularis interna; *3* Mesenchymlacunen

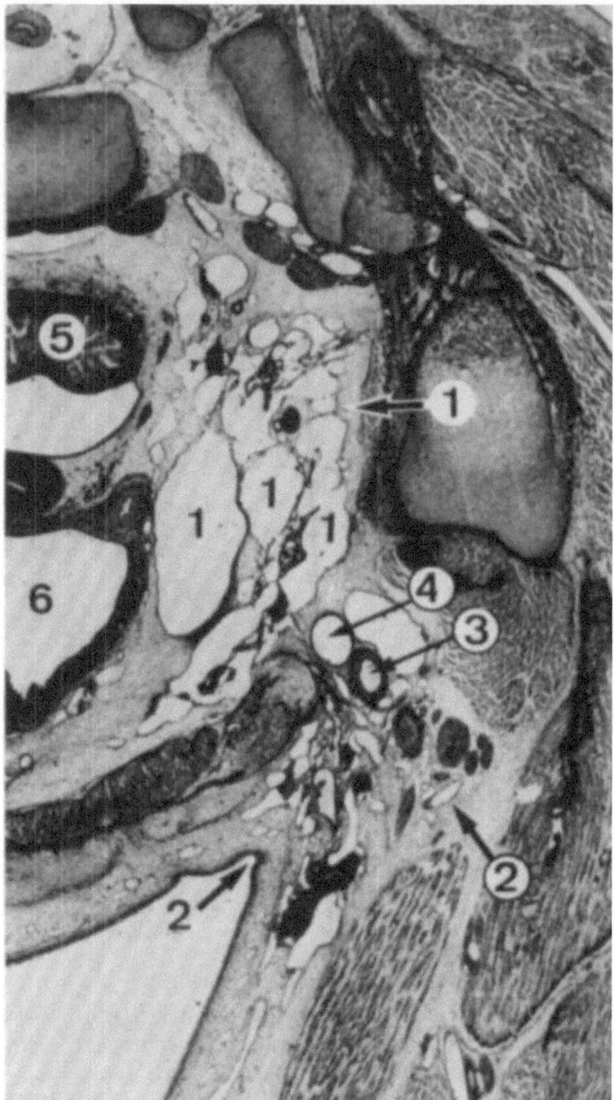


Abb. 12. Querschnitt durch die Pars iliaca des Saccus posterior und den Plexus inguinalis eines Fetus von 6,5 cm. *1* Saccus posterior, Pars lumbalis; *2* Plexus inguinalis (Pfeil); *3* A. iliaca externa; *4* V. iliaca externa; *5* Rectum; *6* Harnblase

zwei Teile unterschieden werden, nämlich ein lumbaler, zwischen den Nierenvenen und den Vasa iliaca gelegener, und ein iliacaler, die Vv. iliacae begleitender Teil.

Der *lumbale* Teil des Saccus posterior befindet sich zwischen den Segmentvenen und dem dorsomedialen Rand der Nieren. Der linke Sack ist länger als der rechte und bildet dort, wo er zwischen Nebennieren und Aorta liegt, einen einheitlichen Raum. Caudal wird er multilokulär und hängt mit den umgebenden Venen zusammen. An der Vereinigungsstelle der beiden Vv. iliacae communes zur V. cava inferior besteht er aus rundlichen Maschen. Hier fanden wir mehrere Verbindungen mit der V. iliaca communis sinistra (Abb. 11).

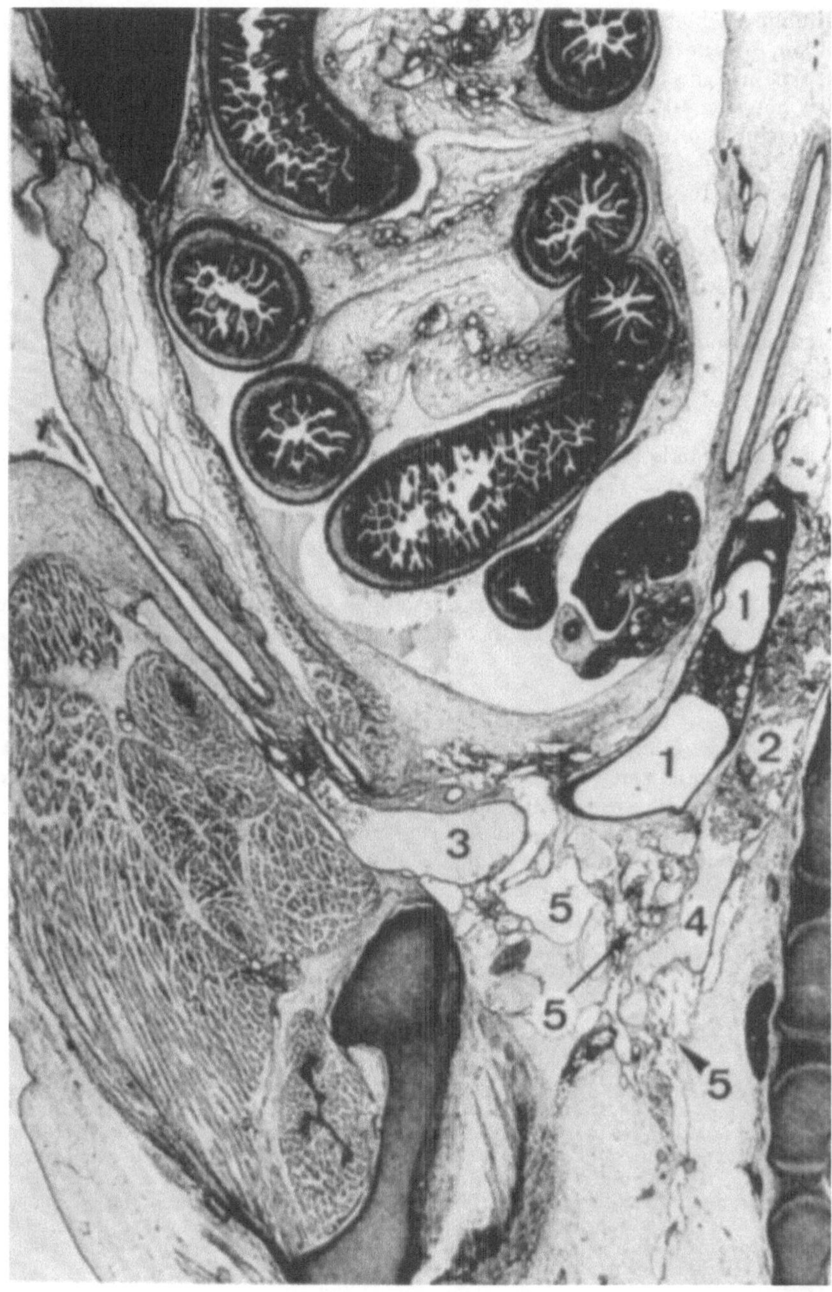


Abb. 13. Parasagittalschnitt durch Abdomen und Becken eines Fetus von 6 cm. Beachte die Lymphgefäße in Begleitung der Vasa iliaca externa et interna. *1* A. iliaca communis dextra; *2* V. iliaca communis dextra; *3* V. iliaca externa dextra; *4* V. iliaca interna dextra; *5* Lymphgeflechte (Pfeil)

Der *iliacale* Teil des Sackes folgt den Vasa iliaca. Der die V. iliaca externa begleitende Sack erscheint bereits bei Embryonen von 20 mm. Ihm parallel laufen Vacuolen, welche die A. umbilicalis zur Bauchwand begleiten. Der untere, den Vasa iliaca interna benachbarte Sack ist erst bei Embryonen von 30 mm zu finden. Embryonen von 40 mm haben einen Sack, der sich von den Nierenvenen bis zum Ligamentum inguinale erstreckt. In seinem Bereich entstehen die lumbalen und iliacalen Lymphknoten, die durch viele Lymphgefäße zu einer zusammenhängenden Kette vereinigt sind.

Abb. 12, ein Querschnitt der Beckenregion eines menschlichen Fetus von 6,5 cm, vermittelt eine Übersicht über den iliacalen Teil des Saccus posterior auf dem Höhepunkt seiner Entwicklung. Hier handelt es sich wie beim Saccus jugularis nicht um einen eigentlichen Sack, vielmehr um eine Vielheit verschieden weiter zusammenhängender Lacunen im Umkreis der V. iliaca externa. Breite Blutgefäße und rundkernige Zellen (Lymphoblasten) führende Balken weisen auf die bereits eingeleitete Entwicklung von Lymphknoten hin, die schließlich eine dreiteilige Kette um die Vene bilden werden. Auch der Saccus posterior hat eine einfache endotheliale Wand, an die sich das schwammig gebaute Mesenchym direkt anschließt.

Abb. 13 stammt von einem Parasagittalschnitt eines andern Keimlings von 6 cm und zeigt auch den eigentlichen Beckenteil des Saccus posterior. Im Schnitt sind beide Venen, die V. iliaca externa und die V. iliaca interna, getroffen. Der Plexus iliacus internus bildet ein engmaschiges Geflecht um die Vene und steht mit dem Plexus iliacus externus in breiter Verbindung.

### c) Saccus inguinalis

Der *Saccus inguinalis* bleibt nur während einer kurzen Phase erhalten (20 bis 25 mm) und wandelt sich rasch in ein Geflecht um. Aus diesem Grunde wäre es besser, von einem Plexus und nicht von einem Saccus inguinalis zu sprechen. Er besteht aus kleinen rundlichen Lacunen, von welchen die einen parallel zur Leistenbeuge, die andern in der Venenrichtung angeordnet sind und damit die Topographie der Nodi lymphatici inguinales superficiales determinieren (Tractus horizontalis parallel zum Ligamentum inguinale und Tractus verticalis in Begleitung der V. saphena magna). Wie Abb. 12 zeigt, verbindet sich der Plexus inguinalis sekundär mit der Pars iliaca des Saccus posterior.

### d) Saccus lymphaticus retroperitonaealis

Der unpaare Saccus lymphaticus retroperitonaealis wurde erstmals von LEWIS (1901, 1902, 1905) bei Kaninchenembryonen beschrieben. BAETJER (1908) leitete ihn von einem Capillargeflecht an der Wurzel des Mesenterium commune ab, das mit der V. intersupracardinalis in offener Kommunikation stehe. Er konnte den Plexus bei Schweineembryonen von 17—18 mm Länge von der Vene aus injizieren. Bei Embryonen von 20 mm löse sich die Verbindung mit den Venen, und das Geflecht wandle sich in einen Sack um, der bei Schweineembryonen besonders groß werde, indem er sich bis hinter das Rectum ausbreite und die ganze Radix mesenterii bedecke. Seine Verbindung mit der Anlage der Cisterna chyli sei bei Embryonen von 27 mm erreicht.

Bei menschlichen Embryonen wurde ein entsprechendes Bild bei 20 mm beschrieben. Diesen Befund können wir bestätigen. Verbindungen zwischen dem Venensystem und der Anlage des Saccus retroperitonaealis konnten wir nur bei einem Embryo von 18 mm nachweisen. In späteren Phasen haben wir lymphaticovenöse Verbindungen nur weiter caudal im Bereiche der Pars lumbalis des Saccus posterior gefunden. Typisch für seine Topographie ist die nahe Nachbarschaft zu

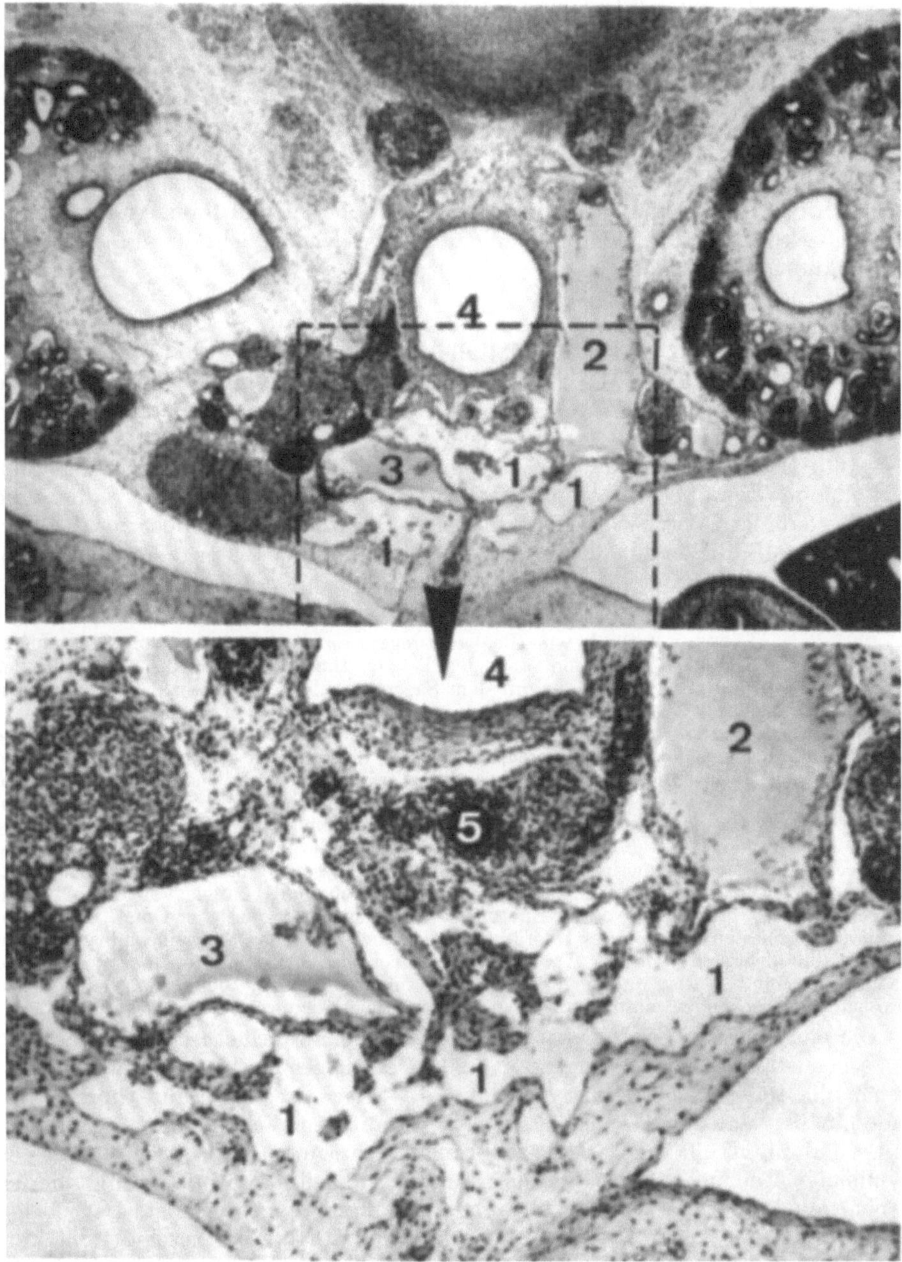


Abb. 14. Saccus retroperitonaealis, Querschnitt durch die Bauchregion eines Embryos von 50 mm. *1* Saccus retroperitonaealis; *2* V. cava inferior; *3* V. renalis sinistra; *4* Aorta abdominalis; *5* Plexus coeliacus

Nebennieren, Nieren und periaortalen visceralen Ganglien. Dies ergibt sich aus Abb. 14, die von einem Embryo von 50 mm stammt und zeigt, daß der Saccus retroperitonaealis unpaar ist und aus vielen transversalen Lacunen aufgebaut ist, die mit ebensolchen lateral und dorsal der Aorta anastomosieren. In diesem Entwicklungsstadium sind normalerweise keine Verbindungen mit dem Venensystem mehr vorhanden. Persistieren solche mit der V. renalis respektive V. cava inferior, dann wird die Lymphe nicht durch den Ductus thoracicus abgeleitet. Silvester (1912) berichtet über die Persistenz solcher Verbindungen bei Affen, aber auch beim Menschen kommen anomale Einmündungen in das Venensystem vor.

Heuer (1909) beobachtete das Vordringen von Lymphgefäßen in das Mesenterium, wo sie sich entlang der A. mesenterica superior und ihrer Äste zu einem dichten sekundären Geflecht verbinden, aus welchem sich die mesenterialen Lymphknoten entwickeln.

### e) Cisterna chyli und Ductus thoracicus

Mit der Cisterna chyli, die als reichlich verzweigtes Lymphgefäßnetz in Höhe der Nebennierenanlagen die Aorta umgibt, beginnt der Ductus thoracicus, dessen Entwicklung wiederum Gegenstand vieler Kontroversen war.

Sabin (1911), welche die Injektionsmethode für die Untersuchung der Entwicklung des Lymphgefäßsystems in subtilster Weise verwendete, verteidigte die Ansicht, daß der Ductus thoracicus doppelter Herkunft sei, indem er aus der Vereinigung von Sprossen aus dem Saccus jugularis und der Cisterna chyli entstehe. Seine Entwicklung fand sie sehr schwer verständlich, weil er in frühen Stadien nicht injizierbar war.

1905 hatte Lewis aufgrund von Beobachtungen an Schnittserien von Kaninchenembryonen die Meinung verfochten, daß der Ductus thoracicus aus Ausstülpungen der V. azygos entstehe und sich sekundär mit dem Saccus jugularis bzw. dem Saccus retroperitonaealis zu einem durchgehenden Gang vereinige. McClure (1910) entschied sich zugunsten der Theorie von Huntington und leitete den Ductus thoracicus wie andere Lymphstämme aus der Vereinigung vieler extraintimaler Spalten her, die zunächst als kleine, diskontinuierliche Vacuolen um das Endothel temporärer, der Degeneration verfallender Venen gefunden werden. Kampmeier hatte Gelegenheit, das Problem an einem von Sabin injizierten, in Serienschnitte zerlegten Schweineembryo nachzuprüfen. Seine Funde hat er 1912 publiziert und die Ansicht von Sabin über die Abstammung des Ductus thoracicus widerlegt. Er konnte nachweisen, daß sich der Ductus thoracicus aus blinden, mesenchymalen Spalten entwickelt, die sich um degenerierende Venen oder in ihrer Nähe, aber unabhängig von ihnen bilden. Durch zentripetale Anfügung solcher Spalten entstehe ein kontinuierlicher Gang. Die vacuolären, noch isolierten Anlagen des Ductus thoracicus des fraglichen Schweineembryos waren selbstverständlich nicht von der Tusche erreicht worden. Sabin lehnte die Angaben von Kampmeier mit der Begründung ab, es sei ihm nicht gelungen, solide endotheliale Aussprossungen zwischen den aufeinanderfolgenden Spalten nachzuweisen.

Die eingehendste Studie über die Entwicklung des Ductus thoracicus beim Menschen stammt von Kampmeier (1931). Nach seinen Untersuchungen entstehen alle drei Teile des Brustlymphganges — die Partes cervicalis, thoracica et abdominalis — aus einem Venengeflecht, das mit dem Venensystem zusammenhängt und blutgefüllt ist. Das spindelförmig erweiterte Mündungsstück liefert den proximalen Teil des Saccus jugularis und vermittelt die Einmündung in den Venenwinkel; es wird als Pars terminalis s. ampullaris bezeichnet. Der bogenförmig hinter der A. carotis communis sinistra durchlaufende Abschnitt der Pars cervicalis hat den gleichen Werdegang wie die Partes thoracica et abdominalis. Er entsteht nach Kampmeier aus einem venösen Geflecht, das bei Embryonen von 23 mm im Gebiet zwischen Oesophagus und Wirbelsäule gefunden wird und bei Embryonen von über 30 mm durch einen einheitlichen Gang ersetzt ist. Längs des Venennetzes tauchen zuerst einige lymphgefüllte Vacuolen auf, mit deren Weiterentwicklung das venöse Geflecht wieder verschwindet. Zuerst findet man isolierte, von Lymphe gefüllte Lacunen, die sich allmählich zu einem Kanal zusammenschließen.

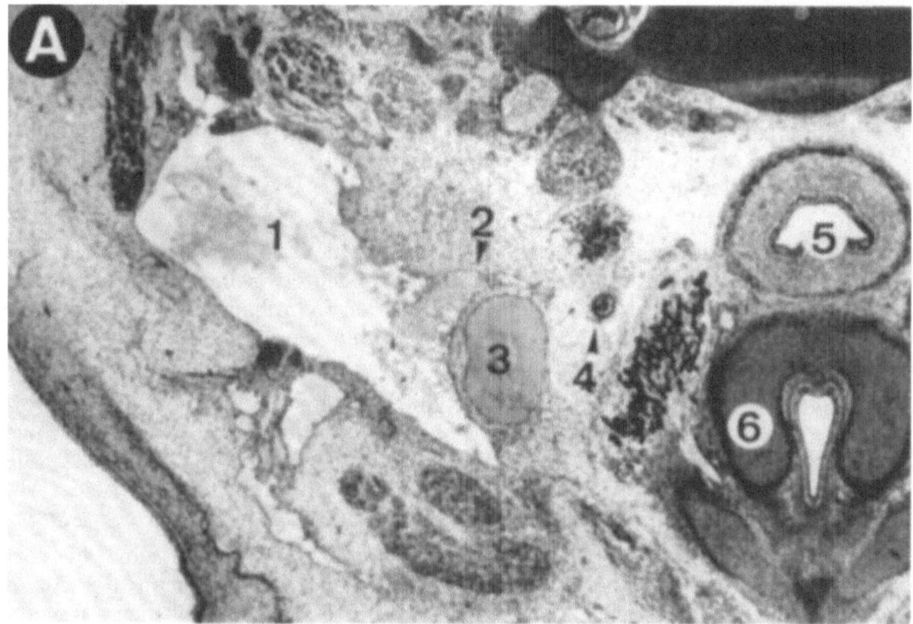


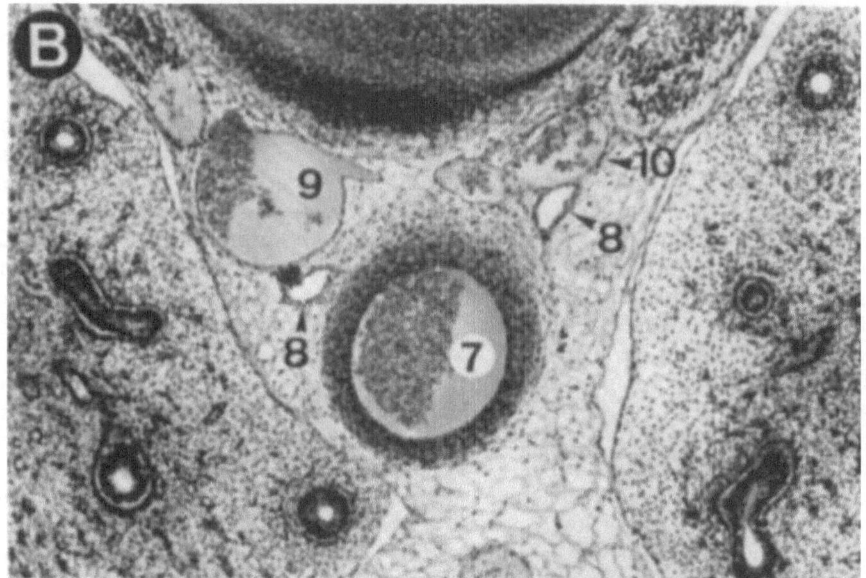


Abb. 15. A Querschnitt durch die Halsregion eines Embryos von 25 mm in Höhe des Larynx. Beachte den Saccus jugularis und die Pars terminalis des Ductus thoracicus.. B Schnitt durch die paarige Pars thoracica. *1* Saccus jugularis; *2* Pars terminalis des Ductus thoracicus; *3* V. jugularis interna; *4* A. carotis communis; *5* Oesophagus; *6* Larynx; *7* Aorta; *8* Ductus thoracicus (paarig), *9* V. azygos; *10* V. hemiazygos

Im Gebiet der Vv. azygos et hemiazygos ist die Anlage des Ductus thoracicus paarig. Beide Gänge verlaufen in nächster Nähe der Venen. Der längs der V. azygos verlaufende Kanal wird zum Hauptstamm, verläuft schräg nach links oben und vereinigt sich in Höhe des Aortenbogens mit dem linken Kanal. Gelegentlich entsteht ein Verbindungsstück zum Saccus jugularis dexter. In diesem Fall liegt wie bei niederen Wirbeltieren eine vollständige Symmetrie vor. Fehlt die Verbindung der paarig angelegten unteren Brustabschnitte des Ductus thoracicus, dann muß die Lymphe aus dem linken Gang in die Cisterna chyli zurückfließen, um in den Hauptgang zu gelangen. Dies bedingt eine Umkehrung der Klappentrichter.

Die Pars abdominalis des Ductus thoracicus ist nichts anderes als die Cisterna chyli, die Kampmeier auf ein temporäres Venengeflecht zwischen Wirbelsäule und Aorta zurückführt. Die um die Venen sich bildenden Lymphspalten werden immer deutlicher sichtbar, die Venen verschwinden und werden durch Lymphsinus ersetzt, die sich ihrerseits zur Bildung der Cisterna chyli vereinigen.

Soweit die Angaben von Kampmeier, die wir anhand unserer eigenen Präparate in den wesentlichen Punkten bestätigen konnten. Die trichterförmige Einmündung des Ductus thoracicus in den Jugularsack ist in Abb. 15A, die paarige Anlage des unteren Brustabschnittes in Abb. 15B zu sehen. Beide Abbildungen stammen von einem Embryo von 25 mm.

In der Frontalschnittserie eines Embryos von 22 mm fanden wir den Vorläufer des Ductus thoracicus. In Abb. 16A sieht man in Begleitung der Aorta aneinander gereihte, mit Erythroblasten prall gefüllte Bläschen, die sich streckenweise zu einem unregelmäßig geformten rosenkranzartigen Strang verbunden haben und bis in die Nähe des Saccus jugularis sinister verfolgen lassen. Abb. 16B zeigt dasselbe bei stärkerer Vergrößerung. In diesem Schnitt sind die beiden Vv. azygos et hemiazygos getroffen. Anastomosen zwischen den Venen und dem Vorläufer des Ductus thoracicus haben wir nicht gefunden. Dieser Befund erinnert an Angaben von Huntington (1914), der schreibt, daß die unabhängig vom Venensystem geformten Lymphspalten und -geflechte rote Blutkörperchen enthalten, die in Blutinseln entstehen, welche sich ohne direkte Verbindung mit permanenten Venen entwickeln. Die Erythroblasten werden von primitiven Lymphgefäßen aufgenommen und über den Saccus lymphaticus jugularis in die Blutbahn entleert. Huntington schreibt von einem "haemophoric evacuating stage" der Lymphgefäßentwicklung. Leider ist die Dokumentation in der angeführten Arbeit ungenügend. Es handelt sich ausschließlich um schematisierte Zeichnungen, Originalbilder fehlen, so daß kein direkter Vergleich mit unsern Befunden möglich ist. Unser Befund stimmt hingegen mit den Beobachtungen über die erste Anlage des Saccus lymphaticus jugularis überein (Abb. 5). Dorsolateral von der V. praecardinalis haben wir bei einem Embryo von 10,5 mm ein mit roten Blutkörperchen prall gefülltes Geflecht gefunden, das an verschiedenen Stellen mit dem benachbarten Venenstamm anastomosierte. Wie der Vergleich mit Schnittserien älterer Embryonen zeigte, erweitert sich das Geflecht unter Verlust seiner Verbindungen mit dem Venensystem zu einem Sack. Der mit einer Klappe versehene Einmündungstrichter in den Venenwinkel entsteht sekundär und gestattet die Entleerung des Lymphsackes in die Blutbahn. Leider war es uns nicht möglich, Blutbildungsherde zu finden.

Miller (1912) fand solche beim Hühnerembryo in der präaortischen Linie früher Stadien. Die Anlage des Ductus thoracicus entsteht dort in engster Verbindung zu diesen, und zwar in Form von isolierten Lacunen im Mesenchym, die sich unabhängig von Venen entwickeln und zum Ductus thoracicus vereinigen. Die in den Blutbildungsherden gebildeten roten Blutkörperchen sollen über den Ductus thoracicus die Blutbahn erreichen. Damit bewies Miller beim Hühnchen, daß Lymphgefäße in gewissen Stadien aktiv Blutkörperchen transportieren.

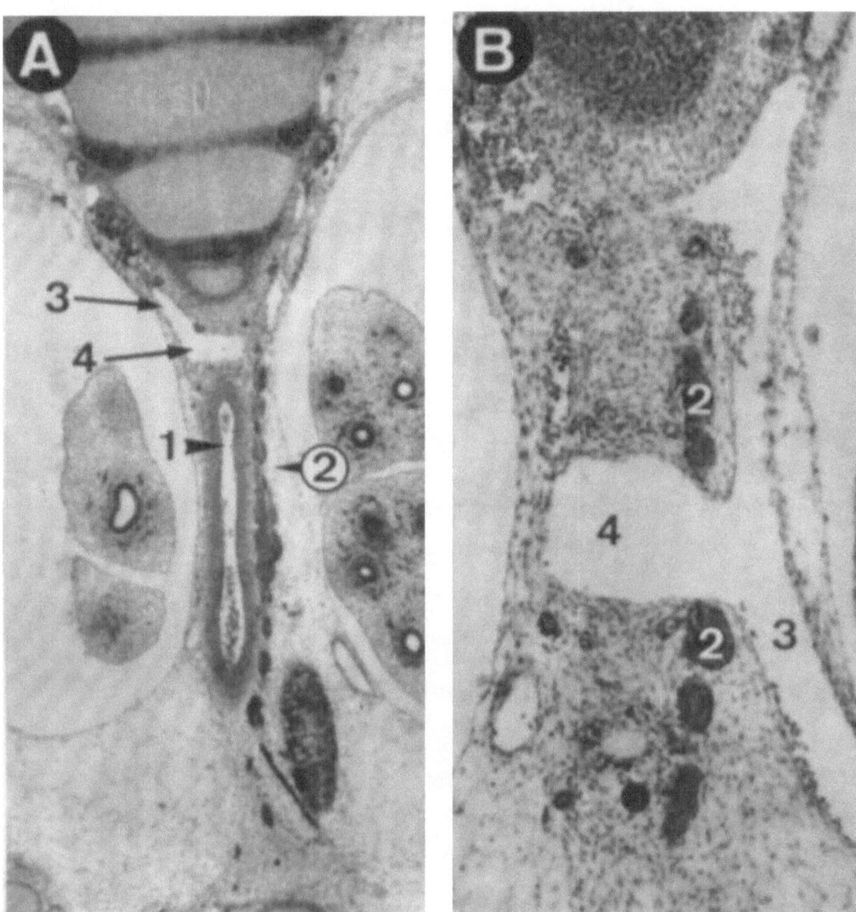


Abb. 16. Frontalschnitte durch einen Embryo von 22 mm. Beachte den Vorläufer der Pars thoracica des Ductus thoracicus. A In Höhe der Aorta; B in Höhe der V. azygos. *1* Aorta; *2* Vorläufer des Ductus thoracicus; *3* V. azygos; *4* V. interazygos

# III. Über die Entwicklung von Klappen in den Lymphgefäßen

Zahlreiche Klappen in den Lymphgefäßen bestimmen die Stromrichtung der Lymphe. KAMPMEIER (1928) fand die ersten Klappen im bogenförmigen Endabschnitt des Ductus thoracicus und an seiner Einmündungsstelle in den Jugularsack bei Embryonen von 30 mm. Bei den peripheren Lymphgefäßen erscheinen Klappen später, und zwar zuerst in den Gefäßen des Trigonum femorale. In unserem eigenen Untersuchungsgut fanden wir bereits bei Embryonen von 14 und 16 mm eine trichterförmige zarte Klappe an der Einmündung des Saccus jugularis in den Venenwinkel (Abb. 4, 7d).

In Abb. 17 sind zwei Formen des Entwicklungsmodus der Klappen dargestellt. Nach KAMPMEIER gibt es theoretisch 3 Möglichkeiten: Ein Endothelsproß kann sich an die Wand eines größeren Gefäßes anschmiegen, mit der Wand verkleben und nach erfolgter Kanalisation in die Lichtung durchbrechen. Die Auswüchse des kanalisierten Sprosses ragen als Klappen in sie hinein. Dieser Entwicklungsmodus soll in Lymphgefäßnetzen angetroffen werden. Treffen zwei Lymph-

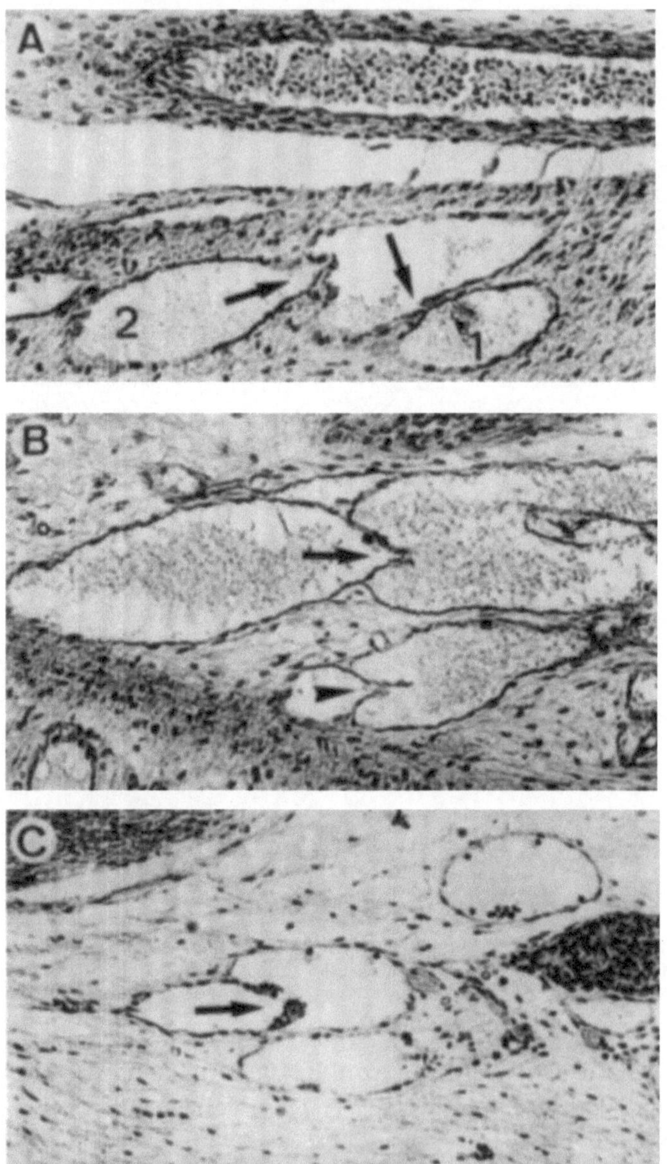


Abb. 17. Entwicklung der Lymphgefäßklappen (Pfeile) bei menschlichen Feten von 7 cm (A), 8 cm (B) und 12 cm (C)

gefäße senkrecht aufeinander (Fig. 17 A, B), dann buchtet sich das eine in das andere vor, bricht durch, wobei die Klappen aus den Endothelien der beiden Gefäße entstehen. Schließlich kann sich eine Klappe, ähnlich wie in Venen, aus einer zirkulären Endothelverdickung bilden, die sich im Laufe der Weiterentwicklung zu einer 2—3zipfligen Taschenklappe ausdifferenziert (Abb. 17 C).

Bei Feten gibt es in den Hauptlymphstämmen ebensoviele Klappen wie in der Peripherie. Im Ductus thoracicus sind sie den Einmündungsstellen von Neben-ästen benachbart. Ihre Zahl schwankt und beträgt nach KAMPMEIER im 5. Monat 42, bei Neugeborenen 31. Später reduziert sich ihre Zahl so stark, daß CRUIKSHANK (1790), LACAUCHIE (1853) und MOST (1908) vom klappenlosen Ductus thoracicus sprechen. Nach KAMPMEIER (1931) bleiben sie aber im mittleren Abschnitt, der im postfetalen Leben beträchtlichem Druck ausgesetzt ist, erhalten.

## IV. Entwicklung der peripheren Lymphgefäße

Die Entwicklung der peripheren Lymphgefäße wurde von SABIN (1904), EVANS (1908), MIERZEJEWSKI (1909), HEUER (1909), POLINSKI (1910) und CLARK (1912) bei Schweine- und Rinderkeimlingen und bei Vögeln unter Verwendung der Injektionsmethode untersucht. SABIN beschrieb das Verhalten der oberflächlichen Lymphgefäße bei einem menschlichen Embryo von 5,5 cm und verglich sie mit ihren Befunden beim Schwein. Wie bereits S. 1f. ausführlich beschrieben wurde, leitet sie das ganze periphere Lymphgefäßsystem aus Venen ab, und zwar sollen die peripheren Lymphgefäße aus dem Saccus jugularis und dem Saccus posterior aussprossen, von wo aus sie auch injiziert werden können. Abb. 18 zeigt einen Tangentialschnitt durch den linken Oberschenkel eines menschlichen Keimlings von 8 cm. Zahlreiche, von Endothel ausgekleidete Bläschen verschiedener Größe und Form begleiten die angeschnittene A. femoralis. Es handelt sich dabei um die Anlagen von peripheren Lymphgefäßen, die durch Verschmelzung der aufeinanderfolgenden Bläschen entstehen. Von einem Knospungsprozeß ist nichts zu sehen.

Für jedes Entwicklungsstadium ist ein bestimmtes Gefäßmuster charakteristisch. Zuerst findet man Gefäße in der Nähe der Lymphsäcke, was für ihre Aussprossung aus den Säcken spricht. In jedem Stadium gibt es lymphgefäßhaltige und lymphgefäßlose Zonen, wobei die lymphgefäßlosen Zonen immer peripher liegen, d.h. später als die Zonen des Rumpfes Lymphgefäße erhalten. Die Entwicklung der Lymphgefäße erfolgt nicht nur zonen-, sondern auch schichtweise.

Die Lymphgefäße der Haut eines Embryos von 5,5 cm bilden ein zusammenhängendes Netz von regional unterschiedlichem Muster. Die größeren, in den Jugularsack einmündenden Gefäße haben Klappen, welche den in den Inguinalsack führenden Gefäßen fehlen. Gefäßfreie Zonen findet man in diesem Alter in der Scheitelgegend, am Ohr, über dem Olecranon, den Malleolen, den Fußgelenken, an Hand- und Fußflächen, an den Fingern und Zähnen. Bei 6—7 cm langen Feten geht aus dem grobmaschigen Geflecht ein oberflächliches Capillarnetz hervor; gleichzeitig entstehen in den Maschen der tiefen Geflechte Klappen.

### a) Das periphere Gefäßsystem des Jugularsackes

Die mit dem dorsalen und caudalen Rand des Jugularsackes zusammenhängenden Lymphgefäße kommen aus der Scapular- und Occipitalregion und bilden den ausgedehnten Cervicalplexus. Dieser nimmt neben den oberflächlichen Lymphgefäßen des Armes und der Brustwand die hinteren auriculären, temporalen, facialen, submandibularen und die vorderen Lymphgefäße auf. In seinem Bereich bilden sich die Nodi lymphatici cervicales superficiales. Mit dem vorderen Rand des Jugularsackes hängen die Lymphgefäße des Pharynx, der Tuba auditiva und der Nase zusammen. In den supraclaviculären Teil des Sackes münden die tiefen Armgefäße und der vordere mediastinale Gefäßstrang, welcher die parasternalen und die paratrachealen Gefäße aufnimmt. Parasternale Lymphgefäße haben wir bei Feten von 5—6 cm, paratracheale, vorwiegend in der Bifurkationsgegend gelegene, schon bei Embryonen von 25 mm gefunden.

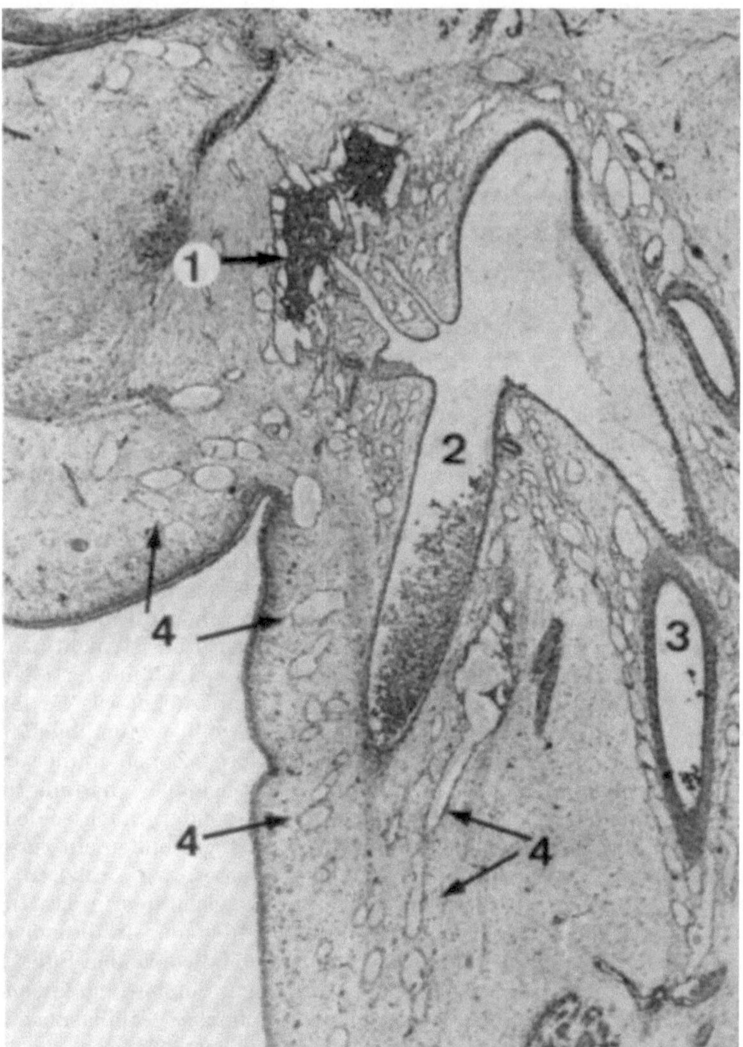


Abb. 18. Entwicklung der peripheren Lymphgefäße bei einem Fetus von 8 cm. *1* Lymphknotenanlagen; *2* V. saphena magna; *3* A. femoralis; *4* Lymphgefäßanlagen

Die Lymphgefäße der Lunge wurden von KAMPMEIER (1928) und KUBIK (1968) untersucht. Sie können erstmals im 2. Monat nachgewiesen werden. Ende des 3. Monates gibt es ein reichliches Gefäßnetz um Bronchi und Pulmonalgefäße, auch ein subpleurales Netz existiert in diesem Stadium; es erreicht aber erst zur Zeit der Geburt seine volle Ausbildung. Die extrapulmonalen Lymphknoten erscheinen bei Keimlingen von 7—8 cm. Intrapulmonal findet man in diesem Alter die ersten Anlagen im Oberlappen, während sie im Mittel- und Unterlappen erst bei Keimlingen von 11 cm erscheinen[1]. Die Vasa efferentia bilden zuerst ein dichtes Geflecht um die Hilusgebilde, dessen retrobronchialer Teil sich sekundär

[1] KUBIK 1968.

wieder größtenteils zurückbildet. Sie stehen mit den Nodi lymphatici tracheales et bifurcationis in Verbindung, teils münden sie direkt in den Ductus thoracicus ein. Einige im Ligamentum pulmonale verlaufende Gefäße verbinden sich zwischen den Zwerchfellschenkeln hindurch mit der Cisterna chyli.

### b) Das periphere Gefäßsystem des Saccus retroperitonaealis

Nach SABIN (1913) wird die Lymphe aus dem ganzen Magen-Darmkanal mit Einschluß des Rectums dem Saccus retroperitonaealis zugeleitet. Rekonstruktionen des Lymphgefäßsystems eines Embryos von 23 mm haben gezeigt, daß bereits in diesem Alter Lymphgefäße zwischen Nierenhilus und Saccus retroperitonaealis und aufsteigenden Gefäßen aus dem Wolffschen Körper existieren. Letztere stehen ebenso wie die Lymphgefäße aus dem Mesorectum mit dem lumbalen Teil des Saccus posterior in Verbindung. Im Mesenterium von 34 cm langen Embryonen sind unter der Serosa und entlang der Blutgefäße viele weite Lymphgefäße zu finden, die nach den ausführlichen Untersuchungen von HEUER (1909) bei Schweineembryonen von 4 cm die Darmwand erreichen und den Plexus submucosus bilden. Plexus mucosus und subserosus entstehen aus dem Plexus submucosus, welcher eine temporäre Segmentierung aufweist. Zottengefäße wurden erstmals bei Keimlingen von 9 cm beobachtet.

### c) Das periphere Gefäßsystem des Saccus posterior

Der *lumbale Teil* des Saccus posterior liefert in erster Linie die lumbalen Lymphknotenketten und steht mit Lymphgefäßen im Mesenterium des Enddarmes in Verbindung. Aus dem *iliacalen Teil* des Saccus posterior entstehen die internodalen Verbindungen zwischen den Nodi lymphatici externi et interni. Er nimmt die Lymphgefäße aus den Beckenorganen auf und steht mit einem nur während der intrauterinen Entwicklung existierenden Geflecht um die A. umbilicalis in Verbindung. Dieses Geflecht entsteht aus der Vereinigung zahlreicher adventitieller Lymphspalten.

In den *Plexus inguinalis* münden die Lymphgefäße der unteren Gliedmaßen, der Genitalien und der unteren Hälfte der vorderen Bauchwand ein.

Zusammenfassend kann festgestellt werden, daß das ganze Lymphgefäßsystem mit Einschluß der regionalen Lymphknoten und peripheren Lymphgefäße bei Feten von 10—12 cm in seinen wesentlichen Zügen angelegt ist.

## V. Zur Entwicklung der Lymphknoten

Im Gegensatz zu den teils mangelhaften und zudem widersprechenden Vorstellungen über die erste Anlage und Abstammung des Lymphgefäßsystems, die zu heftigen Auseinandersetzungen Anlaß gaben, sind die Vorstellungen über die Entwicklung der Lymphknoten weniger divergierend. Wie LEWIS (1909) und SABIN (1913) in ihren zusammenfassenden Darstellungen ausführen, sind sich alle Untersucher[2], die ausführlicher darüber berichtet haben, darin einig, daß die Lymphknotenentwicklung mit der Ausbildung eines Lymphgefäßplexus eingeleitet wird. Nach WISCHNEWZKAJA (1933) erscheinen die Geflechte in der 7.—8. Woche, nach POLA (1966—1968) erst im 4. Monat. Wir fassen die mitgeteilten Befunde kurz zusammen und konfrontieren sie mit unseren eigenen Beobachtungen:

[2] KLEIN 1873, RANVIER 1895/96, SAXER 1896, CHIEWITZ 1881, GULLAND 1894, v. EBNER 1902 und KLING 1904.

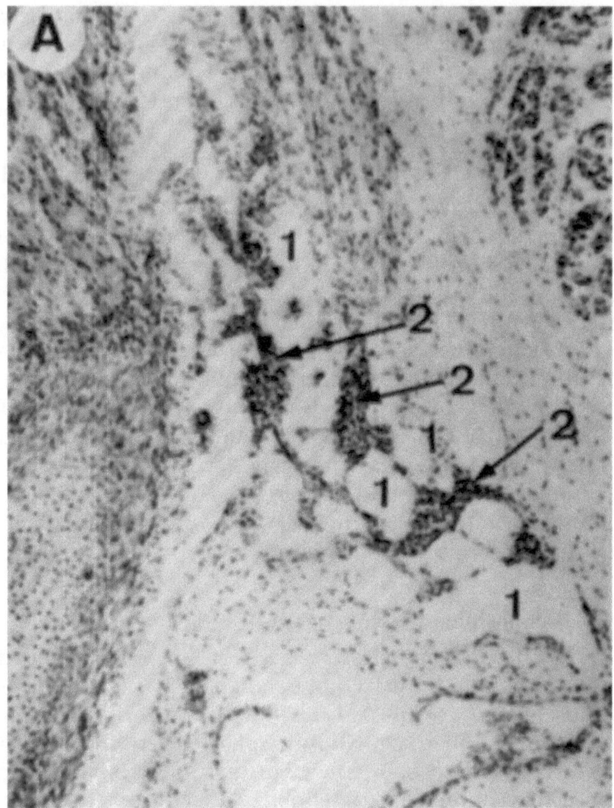


Abb. 19. Beginnende Entwicklung von Lymphknoten im Bereiche des Saccus jugularis. Parasagittalschnitt durch einen Embryo von 40 mm. A Übersicht des gekammerten Lymphsackes; B stärker vergrößerter Balken mit Arteriole und Lymphoblastenmantel. *1* Kammern des Saccus jugularis; *2* Septen mit eingelagerten Lymphoblasten; *3* Arteriole

Die ersten Differenzierungsprozesse beginnen mit einer Verdichtung des Mesenchyms um die Lymphgefäße und zwischen ihnen, wodurch die ganze Anlage ein trabeculäres Aussehen gewinnt. Durch Zellvermehrung und Einlagerung von lymphatischen Elementen werden die Trabekel breiter und drängen die Lymphgefäße zur Seite. So entsteht eine sternförmige, kompakte Zellmasse, die von einem Lymphgefäßnetz, der ersten Anlage des Marginalsinus, umgeben ist. Das an den Randsinus anschließende Bindegewebe verdichtet sich zur Lymphknotenkapsel. Die in die Bildung des Marginalsinus nicht aufgenommenen Gefäße werden teils zurückgebildet, teils zu Vasa afferentia bzw. Vasa efferentia und deren Anastomosen. Die in die Lymphknotenanlagen ein- und austretenden Blutgefäße und die Vasa efferentia bilden den Hilus, dessen bindegewebiger Anteil aus der Adventitia der Blutgefäße stammt.

In der zweiten Phase des Differenzierungsprozesses, die etwa im 5. Monat beginnt, entstehen die Intermediärsinus, welche die zentralen Teile der kompakten Anlage auflockern. Die blutgefäßführenden, bindegewebigen Trabekel, die teils von der Kapsel, teils vom Hilus aus entstehen, verleihen den Knoten ein gelapptes Aussehen. Mit dem Auftreten von Lymphknötchen in der Rinde bei Feten von

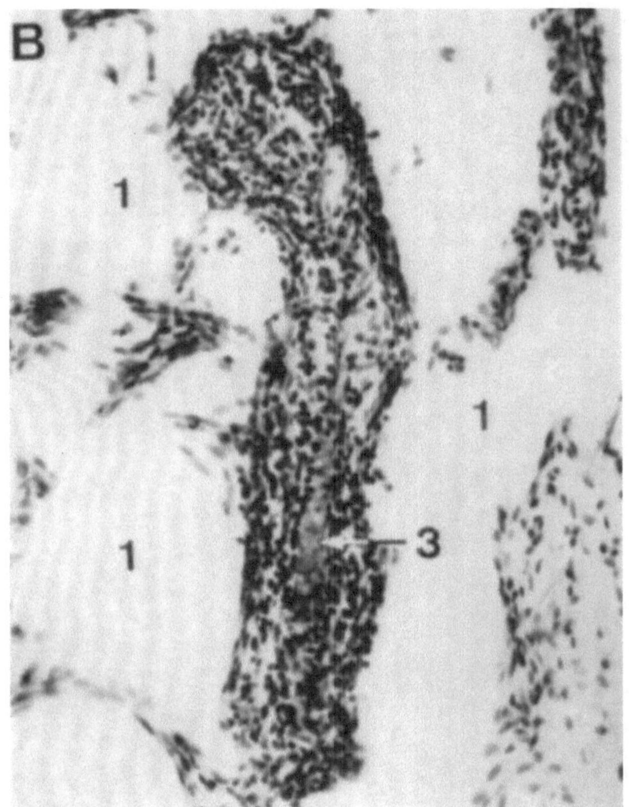


Abb. 19 B

20—25 cm wird die Oberfläche knollig, die Kapsel und mit ihr der Marginalsinus senken sich zwischen die auseinanderdrängenden Knötchen ein und trennen sie voneinander (Lymphknotenläppchen nach FISCHER 1937).

Je nach ihrer Entstehungsweise unterscheidet SABIN (1913) ähnlich wie GULLAND (1894) primäre, sekundäre und tertiäre Knoten.

Die *primären Lymphknoten* entstehen aus den Lymphsäcken, die sich im Verlaufe des 2. Monates ausbilden und bei Embryonen von 30 mm voll entwickelt sind. Unter Hinweis auf unsere Ausführungen im vorangehenden Kapitel und die Abb. 3ff. möchten wir nochmals betonen, daß diese Lymphsäcke nicht durch Knospung, sondern durch Anfügung immer weiterer, von Endothel ausgekleideter Lacunen an die primären Anlagen entstehen und in keinem Stadium einheitliche Lichtungen haben. Bindegewebsbalken, Nervenäste und Blutgefäße durchlaufen sie und zerlegen sie in zahlreiche größere oder kleinere, untereinander zusammenhängende Kammern. Im Verlaufe der Weiterentwicklung wandeln sich die Lymphsäcke in ein Lymphgefäßgeflecht um, womit die Entwicklung der Lymphknoten eingeleitet wird.

In Abb. 19 A ist das Verhalten des Jugularsackes im Sagittalschnitt eines menschlichen Embryos von 40 mm dargestellt: Er erstreckt sich von der Gliedmaßen- bis zur Schädelbasis und ist stellenweise, besonders in der Nähe seiner Einmündung

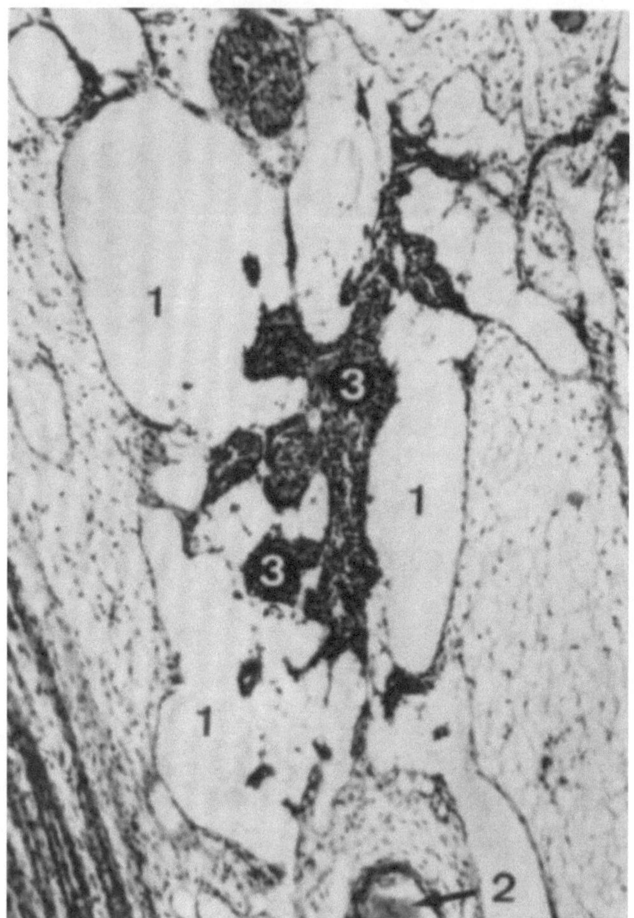


Abb. 20. Ausschnitt aus der Pars iliaca des Saccus posterior eines Fetus von 6 cm. Beachte die lymphoblastenreichen Balken im Inneren (*3*). *1* Saccus posterior; *2* A. iliaca externa

in den Venenwinkel, weit. In seinem oberen und mittleren Teil besteht er aus vielen Kammern, die von teils breiten, zellreichen Septen getrennt sind. Darin haben wir regelmäßig Anschnitte von Blutgefäßen gefunden. Diese Balken sind nicht Einstülpungen von Bindegewebe, wie in verschiedenen Arbeiten behauptet wird; sie gehören vielmehr zum Primärbestand der Lymphsäcke und sind im Saccus jugularis besonders gut ausgebildet. Wir verweisen in diesem Zusammenhang nochmals auf Abb. 8, die von einem menschlichen Embryo von 18 mm stammt und zeigt, daß die im fertigen Lymphsack vorgefundenen Balken und Septen Überreste des Interstitiums sind, das ursprünglich die in den Lymphsack einbezogenen Lacunen voneinander trennte. Durch Verbreiterung der Bindegewebssepten, die in frühen Stadien rein mesenchymal sind, entsteht ein dichtes Geflecht von Lymphspalten, die schließlich an der Oberfläche eine Art Randsinus bilden.

Einzelne Balken enthalten rundkernige Zellen (Abb. 19B), die wir als Lymphoblasten identifiziert haben. Sie bilden um die mitgeschnittene Arteriole einen dichten Zellmantel. So entsteht ein Bild, das an Längsschnitte durch Milzknötchen erinnert. Blutgefäße von Capillarcharakter fehlen, wie die Durchsicht der Schnittserien zeigte, in keinem Balken.

Auf dem geschilderten Wege entstehen Lymphknotenketten, die den Begleitvenen parallel laufen und erst nach der Geburt den typischen Bau von Lymphknoten aufweisen. Ganz gleichartig, zeitlich aber etwas später, findet man die Anlagen primärer Lymphknotengruppen auch im Bereiche des Saccus posterior und des Saccus retroperitonaealis. Wir verweisen auf Abb. 20, einen vergrößerten

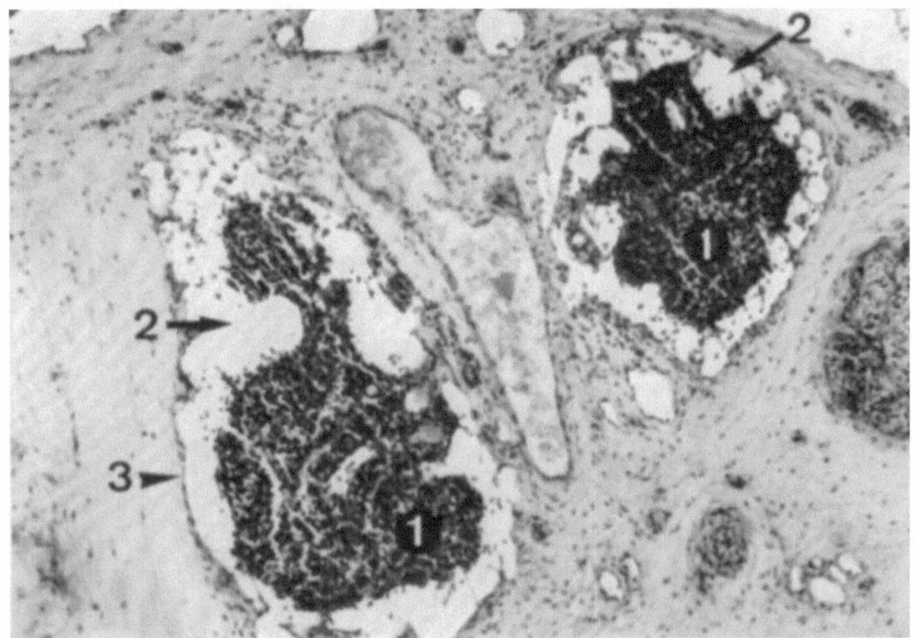


Abb. 21. Zwei Lymphknotenanlagen eines Fetus von 12 cm. *1* lymphatisches Gewebe; *2* Randsinus; *3* Kapsel

Ausschnitt aus der Pars iliaca des Saccus posterior. Auch hier kann von einem Einstülpungsvorgang nicht die Rede sein. Die ersten, Lymphoblasten führenden Balken liegen ganz im Inneren und werden von weiten, mit Endothel ausgekleideten Hohlräumen umfaßt.

Wie wir gesehen haben, beginnt die Lymphknotenentwicklung mit der Umwandlung der großen Lymphsäcke in einen Lymphcapillarplexus. In einem zweiten Stadium kommt es parallel zur intensiven Capillarisierung der Bindegewebsbalken zur Anhäufung von Lymphoblasten, die sich vermutlich als Derivate von Mesenchymzellen an Ort und Stelle bilden. Ein drittes Stadium ist durch die Ausbildung eines Lymphcapillarsinus an der Oberfläche gekennzeichnet. Dieses Stadium ist bei Feten von ca. 12 cm erreicht. In Abb. 21 sind zwei Lymphknotenanlagen dieses Stadiums zu sehen, die in ihrem Inneren aus dicht angehäuften Rundzellen bestehen und an der Oberfläche einen z.T. durch feine Septen unterteilten Randsinus zeigen. Die Anlage der Kapsel ist eben angedeutet.

Nach Kling (1904) und Sabin (1913) sind die ersten Anlagen sog. „allgemeine Lymphknotenanlagen", die durch Einwuchern von Blutgefäßen bei 10—12 cm langen Feten in spezielle Anlagen aufgeteilt werden. v. Ferber-Schmidt (1957)

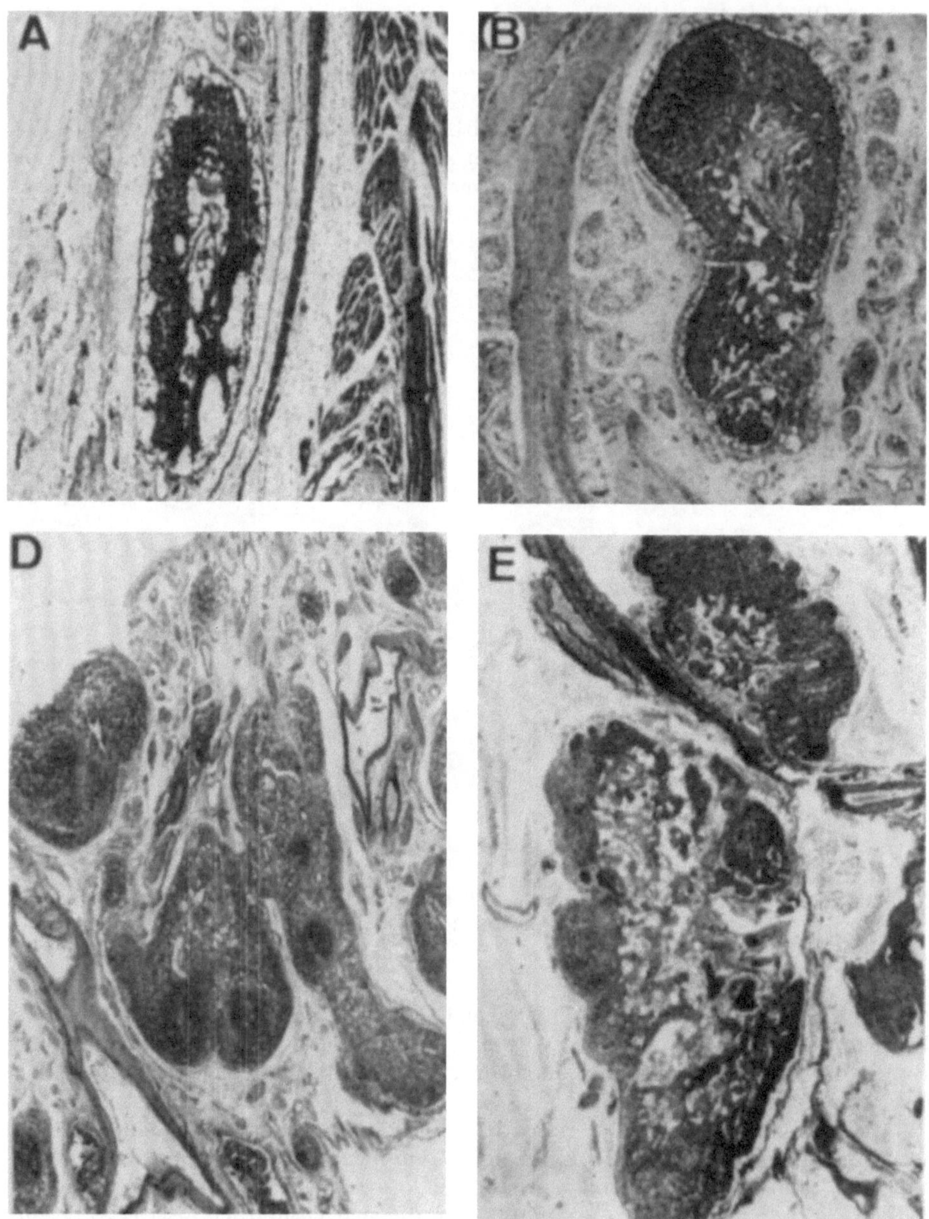


hingegen faßt die Anlagen als einzelne Knoten auf, die schon die für den Erwachsenen charakteristische Lage einnehmen. Pola (1966) glaubt, daß zuerst kleine Lymphknotenanlagen entstehen, die sich später zu größeren vereinigen. Eine solche Verschmelzung sei auch dann noch möglich, wenn die Lymphknoten ihre endgültige Reife erreicht haben.

Auf Grund unserer diesbezüglichen Beobachtungen schließen wir uns der Ansicht von Kling (1904) und Sabin (1913) an. Die untersuchten mediastinalen, retroperitonaealen, mesenterialen und iliacalen Knotenanlagen, die aus räum-

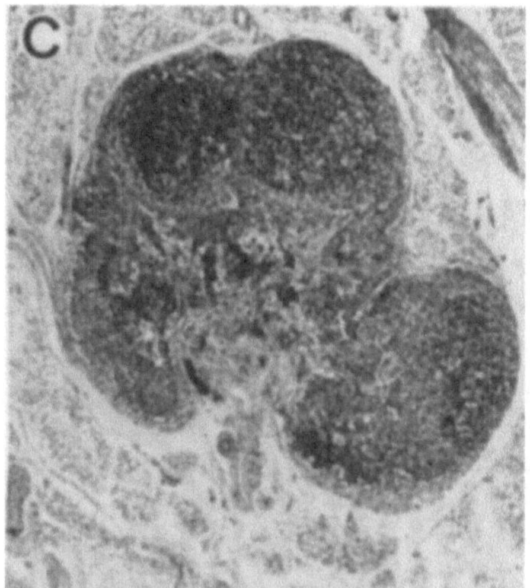


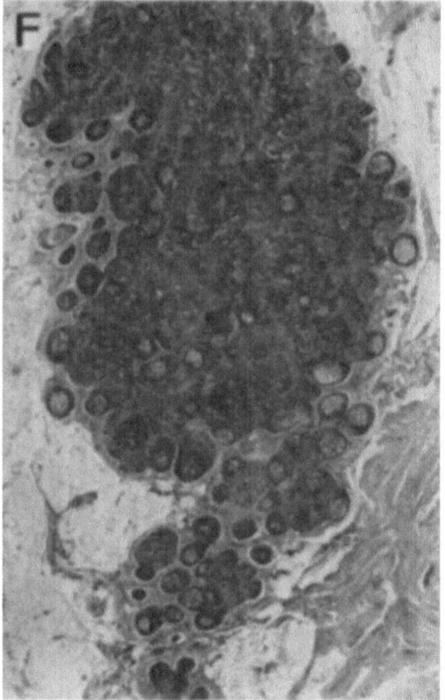


Abb. 22A—F. Die wichtigsten Stadien der Lymphknotenentwicklung. A 5. Monat: Die sternförmige kompakte lymphatische Zellmasse der Knotenanlage ist von einem Lymphgefäßnetz (Anlage des Randsinus) und von einer zarten Kapsel umgeben. Die Mitte der Anlage lockert sich auf (Anlage der Intermediärsinus). B 6. Monat: Kapsel, Randsinus, Rinde und Mark sind differenziert. C 7.—8. Monat: Durch die Ausbildung der Rindenknötchen entstehen Ausbuchtungen bzw. Vertiefungen an der Knotenoberfläche. Kapsel und Hilus sind durch Trabekel miteinander verbunden. D 7.—8. Monat: Die großen einheitlichen Lymphknotenanlagen (allgemeine Anlagen) werden durch das Einwachsen von Blutgefäßen in Einzelknoten aufgeteilt, die eine Zeitlang noch durch schmale Brücken (Bildmitte) miteinander verbunden sein können. E $9^1/_2$. Monat: Die Lymphknoten haben ihre endgültige Differenzierung erreicht. F Durch die lebhafte Vermehrung der Noduli lymphatici, die sich in Sekundärknötchen umwandeln, wird die Knotenoberfläche knollig

lichen Gründen nicht abgebildet werden konnten, verhielten sich alle ähnlich. Die Aufgliederung der ursprünglich einheitlichen, riesigen Lymphknoten wird bei Feten von etwa 8 cm durch das Einwachsen von Blutgefäßen eingeleitet. Die einzelnen Glieder einer in Aufteilung begriffenen Anlage hängen noch längere Zeit durch Parenchymbrücken miteinander zusammen (Abb. 22, Fig. D). Aus diesem Grunde können die komplizierten räumlichen Verhältnisse nur an Serienschnitten oder durch Rekonstruktion, nicht aber an Einzelschnitten richtig beurteilt werden.

Aus dem Saccus lymphaticus jugularis entstehen die tiefen Halslymphknoten, die in Form eines Dreiecks angeordnet sind und drei Ketten bilden, nämlich die Lymphknotenketten in Begleitung der V. jugularis interna, des N. accessorius und die Nodi lymphatici supraclaviculares. Ausstülpungen des Saccus jugularis bilden die axillären, die parasternalen, mediastinalen und die unter dem M. trapezius gelegenen Nodi lymphatici scapulares.

Aus dem Saccus retroperitonaealis entwickelt sich die obere Gruppe der lumbalen Lymphknoten, während die untere Gruppe aus der Pars lumbalis des Saccus posterior stammt. Die Pars iliaca liefert die Beckenlymphknoten, der Saccus inguinalis die Nodi lymphatici inguinales.

Die *sekundären Lymphknoten* entstehen entlang der peripheren Lymphgefäße als Nodi lymphatici poplitei, cubitales et mesenteriales. POLA (1966—1968) beschreibt ihre Entwicklung anhand der Mesenteriallymphknoten. Danach sollen sich kleine polypenförmige Zellverdichtungen in die Lymphgefäße einstülpen, die Endothelzellen an diesen Stellen abrunden und sich aus dem Verband herauslösen, so daß das lymphoide Gewebe in direkten Kontakt mit der zirkulierenden Lymphe kommt. In dieser Kontaktnahme erblickt POLA die Voraussetzung für eine normale Lymphknotenentwicklung. Aus den abgerundeten Endothelzellen sollen die ersten Lymphocyten entstehen. Die fortlaufende Zerstörung von Zellen soll zur Freilegung von DNS führen, die ihrerseits die weitere Umwandlung von Mesenchymzellen in Lymphocyten stimuliert. Auch v. FERBER-SCHMIDT (1957) mißt dem Kontakt zwischen lymphatischem Gewebe und Lymphe eine große Bedeutung bei. Da die Lymphknotenanlagen fast frei im Lymphsack schwimmen, sind ihre Randpartien am intensivsten einer eventuellen Wirkung der Lymphe ausgesetzt. Für v. FERBER-SCHMIDT sind Rinde und Mark differente Wachstumszonen.

*Tertiären Lymphknoten* begegnet man erst beim Erwachsenen. Nach REIFFENSTUHL (1956) handelt es sich um sog. Mikrolymphknoten, die histologisch embryonale Baueigentümlichkeiten zeigen und sich unter pathologischen Umständen vergrößern können.

Nach Ansicht der meisten Autoren erreichen die Lymphknoten gegen Ende der Schwangerschaft ihre endgültige Struktur. Einzig WISCHNEWEZKAJA (1932) setzt die meisten Differenzierungsvorgänge in das postnatale Leben. In Abb. 22 sind die Lymphknoten in ihren verschiedenen Entwicklungsstadien synoptisch zusammengestellt. Aus der Legende können alle erwünschten Angaben entnommen werden.

## VI. Phylogenese des Lymphgefäßsystems

Das Verständnis der recht komplizierten Entwicklungsvorgänge, die sich bei der Bildung des Lymphgefäßsystems abspielen, wird durch einige Hinweise auf seine Phylogenese erleichtert. Wir beschränken uns dabei auf das Allerwichtigste und verweisen Interessenten auf die Literatur[3].

Mit Ausnahme der niedersten Wirbeltiergruppen (Cyclostomen und Elasmobranchier) findet man bei allen Vertebraten in Ergänzung des Venensystems ein Lymphgefäßsystem, das Flüssigkeit aus dem Gewebe zum Herzen zurückführt. FAVARO (1906) und ALLEN (1908) fanden bei Knorpelfischen eine nur unvollständige, bei Knochenfischen erstmals eine vollständige Trennung von Blut- und Lymphgefäßsystem. Einige Torpedoarten nehmen eine Zwischenstellung ein, indem die visceralen Gefäße (Chylusgefäße) bereits kein Blut mehr enthalten. Bei Knochenfischen wird das viscerale System durch ein parietales System ergänzt. Das viscerale bildet ein subseröses Netzwerk, während das parietale System aus longitudinalen, oberflächlichen Gefäßen und tiefen Spalträumen besteht.

[3] HUNTINGTON 1911, HELLMANN 1930, WEIDENREICH, BAUM und TRAUTMANN 1933.

*Amphibien* besitzen ein voll ausgebildetes, selbständiges lymphatisches System, wobei die parietalen Lymphgefäße der *Urodelen* und *Gymnophionen* das gleiche Verhalten zeigen wie bei Teleostiern. Bei *Anuren* sind sie durch große Lymphsäcke ersetzt, die durch klappenartige Durchlaßräume miteinander verbunden sind. Als charakteristische Bildungen gelten bei Amphibien die *Lymphherzen* an den Einmündungsstellen der Lymphgefäße in das Venensystem. Es handelt sich dabei um kleine pulsative Bläschen, deren Innenseite von Endothel ausgekleidet ist. Es folgt eine fibroelastische Schicht und an der Außenfläche eine Lage quergestreifter Muskulatur. Durch Vermittlung von 15—20 mit Sphincteren oder Klappen versehenen Öffnungen kommunizieren sie mit den Lymphsäcken[4]. Auch die Einmündungen in die Venen sind mit Klappen ausgerüstet. Die Lymphherzen haben offenbar die Aufgabe, den Abfluß der Lymphe in die Venen zu regulieren, ihnen kommt aber auch eine erhebliche Wirkung auf die Zirkulation im Venensystem zu. Nach Spanner (1929) müssen die caudalen Lymphherzen als treibende Kraft angesehen werden, die besonders den Nierenkreislauf fördert.

Gymnophionen haben jederseits eine Reihe von über 100 Lymphherzen, die segmental liegen und an der Grenze von epaxonischer und hypaxonischer Muskulatur gefunden werden. Diese Zahl ist bei Urodelen auf 14—20 und bei Anuren auf 2 Herzpaare reduziert, eines dorsal im Gebiet des 3. Wirbels, in der Schultergegend, das zweite Paar subcutan, lateral vom Hinterende des Steißbeines, in Nähe des Afters. Die beiden vorderen Herzen münden durch Vermittlung der V. vertebralis in die V. jugularis interna ein, die hinteren stehen mit der V. iliaca transversa in Verbindung.

Marcus äußert sich über die Reduktion der Lymphherzenzahl bei Amphibien und nimmt an, daß die beiden hinteren Lymphherzen der Anuren wahrscheinlich aus der Verschmelzung mehrerer, ursprünglich selbständiger Anlagen entstanden sind. Mit der Entwicklung der Lymphherzen verliert das lymphatische System weitgehend seine Abhängigkeit vom hämalen System. Die Lymphherzen spielen als treibende Kraft für die Lymphzirkulation nur eine untergeordnete Rolle, wichtiger sind Muskelkontraktionen bei Körperbewegungen, Kiemen- und Atmungsbewegungen[5]. Da bei primitiven Wirbeltieren Klappen in den Lymphgefäßen fehlen, kommt es zu Rückstauungen der Lymphe in den Lymphsäcken, die sich bei geeigneten Bewegungen plötzlich entleeren können. Blutbeimischung zur Lymphe und starkes Ausdehnungsvermögen der Sinus werden damit verständlich. Bezeichnend für Rana ist das Vorkommen solcher sehr weiter Lymphsäcke, die teils oberflächlich, unmittelbar unter der Haut, teils tiefer liegen.

Hintere Lymphherzen findet man auch noch bei *Reptilien*. Als wichtigste lymphovenöse Verbindungen funktionieren aber die jugularen Lymphsäcke. Außer Lymphsäcken und -gefäßgeflechten haben sie auch regelmäßig angeordnete röhrenförmige Lymphgefäße. Die cranial noch paarigen Ductus thoracici vereinigen sich caudal zu einem unpaaren Gang und bilden die Cisterna lymphatica, das Sammelbecken für die Lymphe aus Darm und Becken.

Mit Ausnahme einiger Arten haben *Vögel* nur als Embryonen Lymphherzen. Hier treffen wir erstmals auf Lymphknoten. Jolly (1909, 1919) und Fürther (1913) beschrieben zwei Lymphknotenpaare, nämlich ein cervicales und ein lumbales Paar, die aber nur bei gewissen Wasser- und Sumpfvögeln, wie Ente und Schwan, gefunden werden. Die Lymphgefäße besitzen Klappen und münden bei Arten *ohne* Lymphknoten in die beiden parallel zur Aorta verlaufenden Ductus thoracici oder unmittelbar in Venen. Dies gilt vornehmlich für die Lymphgefäße aus dem Herzen, den Lungen und der Trachea.

Das *Lymphgefäßsystem der Säuger* gleicht weitgehend demjenigen des Menschen. Unterschiede betreffen lediglich Zahl und Topographie der Lymphknoten. Die Zahl der lymphovenösen Verbindungen ist bei höheren Säugern bis auf die beiden jugularen Einmündungsstellen reduziert worden. Sabin (1902), Huntington (1911) und McClure (1910) nehmen an, daß der Saccus jugularis der Säuger ein Überrest der vorderen Lymphherzen niederer Wirbeltiere sei und aus embryonalen Venen stamme. Nach McClure entsteht er bei Katzenembryonen aus der Verschmelzung von 3—5 ursprünglich getrennten Lymphherzenbezirken. Kubik (1952) erklärt das Erhaltenbleiben des Jugularsackes als endgültige Verbindung zwischen Lymphgefäß- und Venensystem mit dem im Venenwinkel herrschenden Druck. Der Venendruck ist hier am kleinsten, zudem wirkt sich der thorakale Sog erleichternd auf Blut- und Lymphrückfluß aus.

Die Lymphgefäße des Bauches und der hinteren Gliedmaßen bei Affen und Känguruh können in die V. cava inferior und die V. renalis sinistra einmünden[6]. Diese atypischen lymphovenösen Verbindungen sind nach Huntington auf das Erhaltenbleiben mehrerer Lymphherzenüberreste zurückzuführen.

[4] Jolly und Lieure 1929.
[5] Jossifow 1903, Kubik 1952.
[6] Silvester 1910, Huntington 1911.

Für die Säuger ist die *große Zahl von Lymphknoten* kennzeichnend. Als regionale Knoten gehören sie zu ganz bestimmten tributären Gebieten (Nodi lymphatici axillares, jugulares. inguinales u.ä). Lymphknoten findet man erstmals bei gewissen Vogelarten, während niedere Wirbeltiere nur Lymphocytenansammlungen in Schleimhäuten haben. Dieses lymphoide Gewebe ist nicht an das Lymphgefäßsystem angeschlossen und kann mit den sog. Milchflecken in den Mesenterien des Menschen verglichen werden. Dabei handelt es sich um capillarreiche Zellhaufen, die im 4.—5. Embryonalmonat erscheinen und viele Wanderzellen und Lymphocyten enthalten. Sie bilden zusammen mit dem ausgedehnten Lymphcapillarnetz des Omentum majus einen wichtigen Abwehrapparat[7].

Die aus einer Umwandlung der Gefäßwand entstammenden Vogellymphknoten zeichnen sich durch einen besonderen Bau aus: Das Vas afferens geht in einen weiten zentralen Sinus über, die Rinde mit den Sekundärknötchen liegt innen, das Mark hingegen außen. Ähnlich ist der Bau der Schweinelymphknoten.

Die Lymphknoten von Rind, Schaf und Ziege haben im Prinzip den gleichen Bau wie beim Menschen und besitzen Rinde und Mark. Die Rinde umfaßt den ganzen Knoten und fehlt nur im Hilus. Bei der Ratte bildet sie keinen geschlossenen Mantel, sondern liegt dem Mark als länglicher Zellstrang an. Es fehlt ein Hilus; die Intermediärsinus gehen direkt in Vasa efferentia über.

Rind, Schaf und Ziege besitzen unter andern echte *Hämolymphknoten* [splenoide Knoten nach Keller (1922)]. Es handelt sich um schon makroskopisch rot gefärbte Organe, deren Sinus Blut enthalten, das in das Maschenwerk des Reticulums gesickert ist, um über Blutsinus Venen zugeleitet zu werden. Sie entstehen ganz unabhängig von Lymphknoten.

Beim Menschen kommen Hämolymphknoten nicht vor. Bluthaltige Lymphknoten sind nur unter krankhaften Verhältnissen zu finden.

## Literatur

Allen, W. F.: Distribution of the subcutaneous vessels in the tail region of Lepisosteus. Anat. Rec. **2**, 65—70 (1908).

Baetjer, W. A.: The origin of the mesenteric lymph sac in the pig. Anat. Rec. **2**, 55—57 (1908). — Bartels, P.: Das Lymphgefäß-System. Allgemeiner Teil, S. 1—67. Jena: G. Fischer 1909.

Chievitz, J. H.: Zur Anatomie einiger Lymphdrüsen im erwachsenen und foetalen Zustande. Arch. Anat. **1881**, 347—370. — Clark, A. H.: On the fat of the jugular lymph sacs and the development of the lymph channels in the net of the pig. Amer. J. Anat. **14**, 47—62 (1912). — Clark, E. L.: General observations on early superficial lymphatics in chick embryos. Anat. Rec. **6**, 247—251 (1912). ~ Injection and reconstruction of the jugular lymph sac in the chick. Anat. Rec. **6**, 261—264 (1912). — Clark, E. R.: Observations on living growing lymphatics in the tail of the frog larva. Anat. Rec. **3**, 183—198 (1909). ~ An examination of the methods used in the study of the development of the lymphatic system. Anat. Rec. **5**, 395—414 (1911). ~ Further observations on living growing lymphatics; their relation on the mesenchyme cells. Amer. J. Anat. **13**, 351—379 (1912). — Clark, E. R., Clark, E. L.: Observations on the development of the earliest lymphatics in the region of the posterior lymph heart in living chick embryos. Anat. Rec. **6**, 253—260 (1912). — Cruikshank, W.: The anatomy of the absorbing vessels of the human body. London 1790.

Evans, H. M.: On the occurrence of new-formed lymphatic vessels in malignant growths. Johns Hopk. med. J. **19**, 232—234 (1908). — v. Ebner, V.: Koelliker's Handbuch der Gewebelehre, Bd. 3, 1. u. 2. Teil. Leipzig 1899 u. 1902.

Favaro, G.: Ricerche anatomo-embriologiche intorno alla circolazione caudale ed ai cuori linfatici posteriori degli anfibi con particolare riguardo agli urodeli. Atti Acad. Sci. Veneto-Trentino-Istriana, C. 1 (1906). — Ferber-Schmidt, L. v.: Entwicklung der inguinalen Lymphknoten. Z. mikr.-anat. Forsch. **63**, 94—130 (1957). — Fischer, H.: Die Veränderungen im Bau des Lymphknotens und die Bedeutung seines Blutgefäß-Systems. Z. mikr.-anat. Forsch. **41**, 229—244 (1937). — Fürther, H.: Beiträge zur Kenntnis der Vogel-Lymphknoten. Jena. Z. Naturwiss. **50**, 359—410 (1913).

Gulland, G. L.: The development of lymphatic glands. J. Path. Bact. **2**, 447—485 (1894).

Hamazaki, Y.: On the reticular tissue and lattice-fibers occurring in the milk-spots of omentum. Folia anat. jap. **4**, 33—44 (1926). — Hellman, T.: Lymphgefäße, Lymphknötchen und Lymphknoten. In: Handbuch der mikroskopischen Anatomie des Menschen: v. Möllendorff, W., Bd. VI/1, S. 233—396. Berlin: Springer 1930. — Heuer, G. J.: The development of the lymphatics in the small intestine of the pig. Anat. Rec. **2**, 57—59 (1908). ~ The develop-

[7] Seiffert 1921, Maximow 1927, Hamazaki 1926.

ment of the lymphatics in the small intestine of the pig. Amer. J. Anat. **9**, 93—118 (1909). — His, W.: Lezithoblast und Angioblast der Wirbeltiere. Abh. Kgl. sächs. Ges. Wiss., Math. Kl. **26**, 173—328 (1900). — Huntington, G. S.: The genetic interpretation of the development of the mammalian lymphatic system. Anat. Rec. **2**, 19—46 (1908). ~ The phylogenetic relations of the lymphatic and blood vascular systems in vertebrates. Anat. Rec. **4**, 399—423 (1910). ~ Über die Histogenese des lymphatischen Systems beim Säugerembryo. Verh. Anat. Ges. (Brüssel): Erg.-Bd. Anat. Anz. **37**, 76—94 (1910). ~ The development of the lymphatic system in reptiles. Anat. Rec. **5**, 261—275 (1911). ~ Die Entwicklung des lymphatischen Systems der Vertebraten vom Standpunkt der Phylogenese des Gefäß-Systems. Anat. Anz. **39**, 385—406 (1911). ~ The anatomy and development of the systemic lymphatic vessels in the domestic cat. Mem. Wistar Inst. Anat. Biol. No 1 (1911). ~ The development of the mammalian jugular lymph-sac, of the tributary primitive ulnar lymphatic and of the thoracic duct from the view point of recent investigations of vertebrate lymphatic ontogeny, together with a consideration of the genetic relations of lymphatic and lacunal vascular channels in the embryos of amniotes. Amer. J. Anat. **16**, 259—316 (1914). — Huntington, G. S., McClure, C. F. W.: The development of the main lymph channels of the cat in their relations to the venous system. Anat. Rec. **1**, 36—41 (1907). ~ The anatomy and development of the jugular lymph sacs in domestic cat. Anat. Rec. **2**, 1—19 (1908). ~ The anatomy and development of the jugular lymph sacs in the domestic cat. Amer. J. Anat. **10**, 177—312 (1910).

Jolly, J.: Sur une disposition spéciale de la structure des ganglions lymphatiques chez les oiseaux. C. R. Soc. Biol. (Paris) **46**, 499 (1909). ~ Recherches sur les ganglions lymphatiques des oiseaux. Arch. Anat. micr. **11**, 179—290 (1910). ~ Sur l'existence chez les batraciens d'organes lymphoides pouvant être considérés comme des ébauches des ganglions lymphatiques. C. R. Soc. Biol. (Paris) **82**, 201 (1919). — Jolly, J., Lieure, L.: Sur la structure et le fonctionnement des cœurs lymphatiques des anoures. C. R. Soc. Biol. (Paris) **101**, 274—277 (1929). Jossifow, G. M.: Zur Lehre von dem Lymphgefäßsystem der Froschlarve, des Frosches und der Eidechse. Mém. Acad. Sci. Petersburg **15**, 20 (1903). Ref. in Schwalbes Jber. III, 353 (1905).

Kampmeier, O. F.: The value of the injection method in the study of lymphatic development. Anat. Rec. **6**, 223—232 (1912). ~ The development of the thoracic duct in the pig. Amer. J. Anat. **13**, 401—476 (1912). ~ Hemopoietic foci in the wall of the thoracic duct and the cellular constituents of its lymph stream in the human fetus. Amer. J. Anat. **42**, 181—212 (1928). ~ The genetic history of the valves in the lymphatic system of man. Amer. J. Anat. **40**, 413—457 (1928). ~ The development of the trunk and tail lymphatics and posterior lymph hearts in anuran embryos. J. Morph. Physiol. **41**, 95—157 (1925). ~ Ursprung und Entwicklungsgeschichte des Ductus thoracicus nebst Saccus jugularis und Cisterna chyli beim Menschen. Morph. Jb. **67**, 157—234 (1931). ~ The development of the jugular lymph sacs in the light of vestigial, provisional and definite phases of morphogenesis. Amer. J. Anat. **107**, 153—167 (1960). — Keller, G.: Om Haemolymphoglandler: Eine anatomische Studie. Kopenhagen 1922. — Klein, E.: Anatomy of the lymphatic system. 1. Serous membranes. London 1873. — Kling, C. A.: Studien über die Entwicklung der Lymphdrüsen beim Menschen. Arch. mikr. Anat. **63**, 575—610 (1904). — Kubik, St.: Die hydrodynamischen und mechanischen Faktoren in der Lymphzirkulation. Acta morph. Acad. Sci. hung. II/2, 95—107 (1952). ~ Lung lymphatics. Progress in lymphology II. Selected papers of the 2nd Internat. Congr. Lymphology, Miami 1968, p. 29—32. Stuttgart: Thieme 1970.

Lacauchie, A. E.: Traîté d'hydrotonie ou des injections d'eau continues dans les recherches anatomiques. Paris 1853. — Lewis, F. T.: The development of the vena cava inferior. Amer. J. Anat. **1**, 229—244 (1901/02). ~ The development of the veins in the limbs of rabbit embryos. Amer. J. Anat. **5**, 113—120 (1905). ~ The development of the lymphatic system in rabbits. Amer. J. Anat. **5**, 95—111 (1905). ~ The first lymph glands in rabbit and human embryos. Anat. Rec. **3**, 341—353 (1909). ~ On the cervical veins and lymphatics in 4 human embryos, with an interpretation of anomalies of the subclavian and jugular veins in the adult. Amer. J. Anat. **9**, 33—42 (1909).

Marcus, H.: Beiträge zur Kenntnis der Gymnophionen. II. Über intersegmentale Lymphherzen nebst Bemerkungen über das Lymphsystem. Morph. Jb. **38**, 590—607 (1908). — Maximow, A.: Lymphoides (lymphatisches, adenoides oder reticuläres) Gewebe. In: Handbuch der mikroskopischen Anatomie des Menschen, Bd. II/1, S. 335—445. Berlin: Springer 1927. — McClure, C. F. W.: The development of the thoracic and right lymphatic ducts in the domestic cat. Anat. Anz. **32**, 533—543 (1908). ~ The extra-intimal theory and the development of the mesenteric lymphatics in the domestic cat. Anat. Anz., Erg.-H. **37**, 101—110 (1910). ~ A few remarks relative to Mr. Kampmeier's paper on the value of the injection method in the study of lymphatic development. Anat. Rec. **6**, 233—246 (1912). ~ The development of the lymphatic system. Anat. Rec. **9**, 563—582 (1915). — McClure, C. F. W., Silvester, G. F.: A comparative study of the lymphatico-venous system in adult mammals. Anat. Rec. **3**, 534—551 (1909). — Mierzejewski, L.: Beitrag zur Entwicklung des Lymphgefäß-Systems der Vögel. Bull. Acad. Sci. Cracovie, Cl. Sci. Math. et Nat. (1909). — MILLER, A. M.: The development of the jugular lymph sac in birds. Amer. J. Anat. **12**, 473—491 (1912). — MOST, A.: Über die Topographie des Lymphgefäß-Apparates im kindlichen Organismus und ihre klinische Bedeutung. Arch. Kinderheilk. **48**, 75—92 (1908).

NUHN, A.: Lehrbuch der vergleichenden Anatomie, Bd. I. Heidelberg 1878.

POLA, A. P.: Einige neue Angaben über die Entwicklung und Formierung der Lymphknoten beim Menschen. Anat. Anz. **118**, 27—35 (1966). ~ Unterschiedliche Bildungsarten von Lymphknotenkeimen im Dünndarmgekröse des Menschen. Anat. Anz. **123**, 255—260 (1968). — POLA, A. P., PETROWA, A. M.: Konvergenz der Lymphbahn der Gekröse im Dünndarm beim Menschen und einige Grundmomente seiner Entwicklung. In: Wiss. Notizen, Stawropol. Med. Inst. **10**, 20—22 (1963). — POLINSKI, W.: Untersuchungen über die Entwicklung der subcutanen Lymphgefäße der Säuger, insonderheit des Rindes. Bull. Acad. Sci. Cracovie (1910).

RANVIER, L.: Développement des vaisseaux lymphatiques. C. R. Acad. Sci. (Paris) **121**, 1105—1109 (1895). ~ Morphologie et développement des vaisseaux lymphatiques chez les mammifères. Arch. Anat. micr. **1**, 69—81 (1897). — REIFFENSTUHL, G.: Über Involution und Neubildung von Lymphknoten. Arch. Gynäk. **187**, 375—387 (1956). — RUSZNYÁK, I., FÖLDI, M., SZABÓ, G.: Physiologie und Pathologie des Lymphsystems, S. 1—55. Jena: G. Fischer 1957.

SABIN, F. R.: On the origin of the lymphatic system from the veins and the development of the lymph hearts and thoracic duct in the pig. Amer. J. Anat. **1**, 367—389 (1902). ~ On the development of superficial lymphatics in the skin of the pig. Amer. J. Anat. **3**, 183—195 (1904). ~ The development of lymphatic nodes in the pig and their relation to the lymph hearts. Amer. J. Anat. **4**, 355—389 (1905). ~ Further evidence on the origin of the lymphatic endothelium from the endothelium of the blood vascular system. Anat. Rec. **2**, 46—55 (1908). ~ The lymphatic system in the human embryos, with a consideration of the morphology of the system as a whole. Amer. J. Anat. **9**, 43—91 (1909). ~ Die Entwicklung des Lymphgefäß-Systems. In: Handbuch der Entwicklungsgeschichte des Menschen, S. 688—724 (F. KEIBEL and F. MALL). Leipzig: Hirzel 1911. ~ Der Ursprung und die Entwicklung des Lymphgefäß-Systems. Ergebn. Anat. Entwickl.-Gesch. **21**, 1—98 (1913). — SAPPEY, P.: Traîté d'anatomie descriptive. Paris: Masson 1873/74. ~ Description et iconographie des vaisseaux lymphatiques. Paris: Masson 1885. — SAXER, F.: Über die Entwicklung und den Bau der normalen Lymphdrüsen und die Entstehung der roten und weißen Blutkörperchen. Anat. H., Abt. 1, **6**, 349—532 (1896). — SEIFERT, E.: Zur Biologie des menschlichen großen Netzes. Langenbecks Arch. klin. Chir. **116**, 510—517 (1921). — SILVESTER, C. F.: On the presence of permanent lymphatico-venous communications at the level of the renal veins in adult South American monkeys. Anat. Anz., Erg.-Bd. **37**, 111—113 (1910). — SPANNER, R.: Über die Wurzelgebiete der Nieren, Nebennieren und Leberpfortader bei Reptilien. Morph. Jb. **63**, 314—358 (1929).

VIALLETON, L.: Les lymphatiques du tube digestif de la torpille. Arch. Anat. micr. **5**, 378—456 (1902/03).

WEIDENREICH, F., BAUM, H., TRAUTMANN, A.: Lymphgefäß-System. In: Handbuch der vergleichenden Anatomie der Wirbeltiere, Bd. VI, S. 795—854, 1933 (BOLK, L., GÖPPERT, E., KALLIUS, E., und W. LUBOSCH). Berlin-Wien: Urban & Schwarzenberg 1933. — WISCHNEWEZKAJA, L. J.: Beitrag zur Entwicklungsgeschichte der Lymphdrüsen. Z. mikr.-anat. Forsch. **31**, 175—192 (1932). ~ Zur Frage über die Altersmorphologie der Lymphdrüsen. In: Gründe der Altersmorphologie, S. 25—38. Moskau 1933.

YOFFEY, J. M., COURTICE, F. G.: Lymphatics, lymph and lymphomyeloid complex. London-New York: Acad. Press 1970.

ZIMMERMANN, A. A.: Origin and development of the lymphatic system in the opossum. Illinois Med. Dent. Monogr. No 1—2, 1—197 (1940).

# Vergleichende Anatomie des Lymphgefäßsystems*

Von

Hugo Grau, München

Mit 16 Abbildungen

## I. Einführung und phylogenetische Bemerkungen

Eine vergleichend-anatomische Schilderung des Lymphgefäßsystems ist nur bei Tiergruppen möglich, bei denen ein vergleichbares Lymphgefäßsystem entwickelt ist. Dies ist nur in der Vertebratenreihe und hier eigentlich nur von den Vögeln ab der Fall. Vor den Vögeln gibt es nur Vorstufen des Systems, das auch heute seine phylogenetische Höchstentwicklung noch gar nicht erreicht hat. Wenn in der anschließenden Betrachtung auch niedrige Tierstämme, wenn auch nur kurz, zu diesem Vergleich herangezogen werden, dann nur, 1. um zu zeigen, daß das Lymphgefäßsystem, aus Gründen des Gewebsstoffwechsels entstanden, auch bei den höchstentwickelten Säugern ein Teil des Gewebsstoffwechselapparates geblieben ist, und 2. um manche Strukturen, die sich im Lymphapparat der hochentwickelten Säugetiere noch finden, durch Hinweise auf Einrichtungen in dessen Vorläufern, d.h. bei niedrigeren Tierstämmen, zu erklären.

Die einfachsten Stoffwechselgegebenheiten finden sich bei niederen Meerestieren. Ihre Zellen schwimmen in einem Medium, das dem Meerwasser, der Außenwelt des Organismus, gleich oder ähnlich ist. Ergänzung der Körpergrundflüssigkeit sowie Aufnahme von Nährstoffen und Abgabe von Schlacken vollziehen sich durch das Epithel der äußeren, vor allem aber der inneren Körperoberfläche hindurch aus dem und in das Meerwasser, die Außenwelt. Auch das Immungeschehen als Teil des Stoffwechsels vollzieht sich hier[1]. Derartige Tiere, wie etwa die Quallen (Coelenteraten), brauchen weder Blut- noch Lymphgefäßsystem. Komplizierterer Bau, die Differenzierung der Körpergewebe und vor allem die Änderung der Lebensweise durch den Aufstieg der Arten vom Meere auf das Land, also ein anderes Umweltmedium, zwingen in der steigenden phylogenetischen Reihe die einzelnen Tierstämme zur Anlage von Rohrleitungen, durch die zunächst die Körperflüssigkeit, dann aber auch spezielle Nährflüssigkeiten für die

---

* In der Folge werden die nachstehenden Abkürzungen gebraucht. Im Plural wird der letzte Buchstabe des Siegels verdoppelt.

| | | | |
|---|---|---|---|
| A. | = Arteria | dors. | = dorsalis |
| Gl. | = Glandula | ext. | = externus |
| L. (Ll.) | = Lymphgefäß(e) | inf. | = inferior |
| Lc. | = Lymphocentrum | int. | = internus |
| Ln. | = Lymphonodus | lat. | = lateralis |
| M. | = Musculus | med. | = medialis |
| N. | = Nervus | or. | = oralis |
| V. | = Vena | post. | = posterior |
| abor. | = aboralis | prof. | = profundus |
| ant. | = anterior | prox. | = proximalis |
| caud. | = caudalis | sup. | = superior |
| cran. | = cranialis | supf. | = superficialis |
| dist. | = distalis | ventr. | = ventralis |

[1] Fichtelius und Bäck 1970.

Gewebe umgewälzt werden können. Als Umwälzpumpen entstehen sich vervollkommnende Herzen. Das Sauerstoffbedürfnis komplizierterer Gewebe führt zu dessen Bindung an in der Flüssigkeit zirkulierende Pigmente und damit zur Entstehung der Erythrocyten. Im gesteigerten Stoffwechsel vermehrt anfallende großmolekuläre Schlackenstoffe, die aus den Körperflüssigkeiten entfernt oder für den Körper genutzt werden sollen, fordern die Entstehung der Lymphzellen, die nun zusammen mit den Epithelzellen die Immunisierungsaufgaben übernehmen und an der inneren Körperoberfläche subepitheliale Lymphorgane bilden, aus denen später die Lymphstrukturen des Verdauungstraktes (Einzellymphknötchen, Mandeln, Peyersche Platten etc.) entstehen. Die Lymphzellen zirkulieren zunächst in der Körpergrundflüssigkeit, dann im Blut. Kompliziertere Lymphorgane, die Spiralfalte des Darmes bei den Cyclostomen und die Milz der folgenden niederen Vertebraten, dienen dem Blut- und Lymphkreislauf zugleich. Auch der Pronephros der Fische scheint im Nebenamt als Lymphorgan zu fungieren[2]. Lange dauert in der phylogenetischen Reihe die Absonderung des lymphoiden vom blutbildenden Gewebe. Sie ist der Ausdruck eines anspruchsvolleren, höheren Stoffwechsels. Sie ist auch heute, selbst bei den höchsten Säugern noch nicht abgeschlossen[3]. Diffuses Lymphgewebe im Körperinneren, das sich bei primitiven Vertebraten an vielen Stellen sowohl außen an kleinen Venen als auch an Lymphgefäßen findet, wandert mehr und mehr (bei Fischen, Amphibien, Reptilien und vielen Vögeln) von den ersteren zu den letzteren über[4], bis es schließlich — bei den Wasservögeln — in das Lumen spindelförmig aufgetriebener Lymphgefäße gelangt und so nicht mehr in Gewebsflüssigkeit eingetaucht, sondern erstmals in den Strom der Lymphe eingelagert ist. So entstehen primitive Lymphknoten, so auch das Lymphgefäßsystem, wie wir es heute zu betrachten gewohnt sind: mit in die Ll. eingeschalteten Lymphknoten. Es ordnet sich in den größeren Bereich des Lymphapparates ein, in dem auch das außerhalb der Lymphknoten gelegene Lymphgewebe in Milz und — später — im Knochenmark an Masse zunimmt. Vor allem wachsen die Lymphstrukturen in den Schleimhäuten des Magen-Darmkanals. Die Bürzeldrüse der Vögel (Bursa Fabricii) gehört hierher. Der Wurmfortsatz und die Mandelbildungen einschließlich der Peyerschen Platten sind als charakteristische Bestandteile der höheren Säugetiere zu werten[5]. Die Entwicklung, die das Lymphgewebe, und hier wiederum besonders das subepitheliale Lymphgewebe der inneren Körperoberfläche bei den Säugern, genommen hat, ist mit hoher Wahrscheinlichkeit darauf zurückzuführen, daß der immer differenzierter werdende Organismus zu seinen Leistungen, besonders zu seinem Wachstum und seiner Gewebserneuerung, einen immer größeren Bedarf an wertvollen Eiweißstoffen und vor allem an Nucleinsäuren hat. Dieser Bedarf kann durch die Reutilisierung verbrauchter Zellen[6] und Stoffwechselprodukte (z.B. aus dem Blut stammender Plasmaproteine) nicht mehr gedeckt werden[7]. Nucleinsäuren und hochwertige Eiweißstoffe müssen deshalb aus der Außenwelt, aus dem Darminhalt, in den Organismus aufgenommen werden[8], eine Ernährungsweise, wie sie bei den Coelenteraten als einzige ausgebildet ist (s. S. 39). Und da es sich bei den Nucleinsäuren um großmolekulare Stoffe, um Antigene, handelt, muß an den Stellen ihres Eintritts in den Körper, unter dem Epithel der inneren Körperoberfläche immunisierendes Lymphgewebe vorhanden sein, das die zunächst fremden Stoffe für den Körper adaptiert[9] und

---

[2] Smith, Wivel und Potter 1970.

[3] Gillmann, Gillmann und Gilbert 1951, Glöckner 1962, Grau 1963, 1965, Hartmann 1930, v. Herrath 1941, Tischendorf 1969 u.a.

[4] Kihara 1956, Takawa 1943. [5] Kumpf 1963.

[6] Braunsteiner 1959, Fichtelius 1970, Friedkin 1959, Hamilton 1957, 1959, Hill 1961, Törö 1962, 1964, Trowell 1957 u.a. [7] Laitha 1959.

[8] Grau 1963, 1964, 1967, Kumpf 1963. [9] Grau 1967.

schädliche unter ihnen unschädlich macht. Aus diesem Grunde also mußte im Organismus sich das Lymphgewebe an der inneren Körperoberfläche so sehr vermehren.

## A. Vorstufen des Lymphgefäßsystems bei niederen Vertebraten

Die Cyclostomen haben noch keine Ll. Die Differenzierung eines Lymphgefäß- vom Venensystem findet erst bei den Knochenfischen statt. Morphologisch gleiche Rohrleitungen, die bei Knorpelfischen noch Blut und Lymphe zugleich führen (Hämolymphgefäße), enthalten bei den meisten Knochenfischen nur noch Lymphe

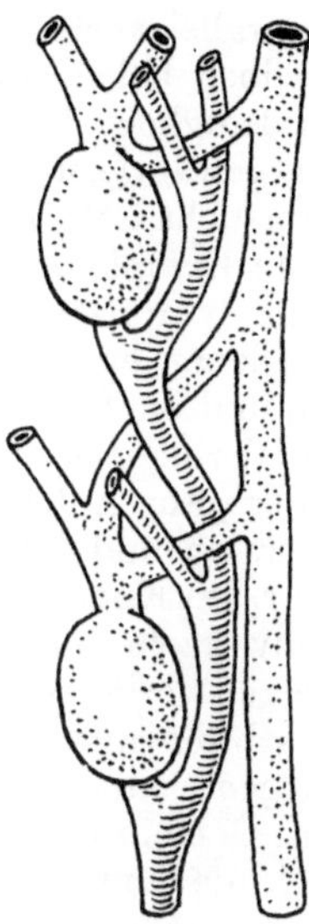

Abb. 1. Segmentale Lymphherzen einer Salamanderlarve. Lymphgefäße punktiert, Venen geringelt. [Aus: RUSZNYAK, FÖLDI und SZABO (1970), nach HOYER und UDZIELA]

Man kann bei den *Teleostiern* großkalibrige longitudinale Ll. unterscheiden, die durch in der Regel segmentale Äste miteinander verbunden sind. Oberflächlich verlaufen so von der Schwanzflossenbasis bis zur Kopf-Halsregion ein Vas lymphaticum supf. lat. jederseits in der Seitenlinie und je ein Vas lymphaticum supf. dors. und ventr. subcutan an der dorsalen und ventralen Medianlinie und in der Tiefe gibt es ein Vas lymphaticum spinale im Wirbelkanal, dorsal vom Rückenmark, und ein paariges Vas lymphaticum subvertebrale, aus dem bei späteren Arten der Ductus thoracicus entsteht. Alle diese Longitudinalgefäße münden an der Kopf-Halsgrenze in dort befindliche Lymphsinus, die auch die Abflüsse der im Kopfbereich entwickelten Sinus cephalici aufnehmen. Außerdem haben sie vor allem um die Eingeweide herum und zwischen sich gegeneinander bewegenden Organen, etwa zwischen den paarigen Flossen, weiträumige Lymphsinus. An den Eingeweiden selbst sind subseröse und submucöse Lymphgefäß-Flächennetze entwickelt, die miteinander anastomosieren. Ihre Abflüsse steigen im Mesenterium auf und kommunizieren an seinem Ansatz mit retroperitonäalen Netzen oder mit weiten Lymphräumen. Nur bei einigen Fischarten (Physostoma) gibt es schon primitive Lymphherzen, ein im Hals- und ein im Lendenbereich gelegenes Paar. Es sind dies kleine, ovale, durch Einlagerung quergestreifter Muskulatur contractile Hohlorgane, die an ihren beiden Enden Ventilklappen besitzen. Durch die in das Innere des Hohlraumes vorragende Klappe (Ostium lymphaticum)[10] tritt, meist aus mehreren Ll. (Abb. 1), Lymphe ein. Durch eine

[10] WELIKY 1886.

in das Lumen einer Vene hineinragenden Ausstoßklappe (Ostium venosum) wird die Lymphe in das Venensystem befördert und zugleich am Rückfluß gehindert. Beim Ausstoß schließt sich die bei vielen Arten trichterförmige Eintrittsklappe[11]. Rein lymphoides (lymphatisches) Gewebe scheint nicht ausgebildet zu sein. An lympho-myeloidem Gewebe sind die großen Eingeweideparenchyme, besonders der Pronephros[12], reich.

Unter den *Amphibien*[13] ist bei den Urodelen und Gymnophionen die Anordnung der Ll. ähnlich wie bei den Knochenfischen. Die Lymphherzen sind besonders gut entwickelt und sehr zahlreich. Längs der Wirbelsäule gibt es ganze Aggregate, bei der Blindschleiche über 100, dieser Organe, die die Lymphe aus longitudinal verlaufenden Ll. in parallel verlaufende Venen überleiten (Abb. 1). Bei ihrer Kleinheit dürften sie jedoch keine entscheidende Bedeutung für den Lymphumlauf haben. Sie sollen lediglich das fortlaufende rhythmische Einströmen der Lymphe in die Venen gewährleisten. Bei den Anuren, speziell beim Frosch, der am eingehendsten untersucht ist[14], liegen besondere Verhältnisse vor. Es gibt bei ihm, abgesehen von den Lymphcapillaren, keine röhrenförmigen Ll., sondern weite Lymphsäcke, Spatia lymphatica (Sinus lymphatici), von denen sich manche über große Körperregionen erstrecken. Sie sind durch meist blutgefäß- und nervenführende Septen und ihr Lumen durchsetzende Spangen untergeteilt. Alle stehen miteinander in Verbindung. Man unterscheidet oberflächliche Lymphsäcke, die subcutan fast der ganzen Körperoberfläche unterlagert sind: jeweils einen dorsalen, einen ventralen und laterale Säcke. Die tiefen Lymphsäcke liegen zum Teil intermuskulär. Im Kopfbereich umgeben sie den Kopfdarm, im Rumpf Oesophagus und Lungenwurzeln, im Bauch gibt es einen Sinus pubicus und Sinus pelvicus. Die Lymphherzen verlieren ihre segmentale Anordnung. Das Lymphsacksystem steht beim Frosch mit nur vier Lymphherzen, zwei am Brusteingang und zwei in der Lendengegend, mit dem Venensystem in Verbindung[15]. Die Lymphherzen garantieren in Gemeinschaft mit den großen klappenlosen Lymphsäcken, die allerdings durch die Kontraktion benachbarter Muskeln komprimiert und dadurch entleert werden, einen außerordentlich raschen Umlauf der Körpergrundflüssigkeiten. Die Flüssigkeitsmenge, die beim Frosch täglich aus den Blutcapillaren austritt und mehr oder weniger gereinigt wieder aus den Lymphgefäßen in das Blut der Venen zurückfließt, beträgt ein Vielfaches des gesamten Blutvolumens[16]. Zerstörung der Lymphherzen führt zu Ödem und raschem Tod.

*Lymphatisches Gewebe* findet sich an der Wand der großen Lymphsäcke, vor allem dort, wo sie unmittelbar an Venen grenzen. Es füllt den Zwischenraum zwischen Vene und Lymphsack aus. Sowohl vom Venen- als auch vom Lymphsacklumen aus gelangt Injektionsflüssigkeit in dieses filternde Gewebe[17]. Bei einer Reihe von Frosch- und Krötenarten werden „lymphomyeloide Organe" beschrieben[18]. Es sind dies kleine Gewebsbezirke, in denen lymphoides (lymphoretikuläres) und blutbildendes (hämoretikuläres) Gewebe gemischt vorkommt, in denen also sowohl Lymphocyten als auch Granulocyten und Myelocyten gebildet werden. Diese Bildungen sind paarig. Sie liegen am Hals, in der Nähe der V. jugularis, bei einigen Arten gibt es ähnliche Organellen auch am Brusteingang und im Brustbereiche. Sie bestehen aus gleichmäßig verteiltem Lymphgewebe, das ohne Grenze in lockeres Bindegewebe eingelagert ist, sie können aber auch organhaft

[11] FLINDT 1966, KAMPMEIER 1969, SCHIPP und FLINDT 1968.
[12] SMITH, WIVEL und POTTER 1970. [13] PANIZZA 1833, GAUPP 1896.
[14] GAUPP 1896. [15] MAGARI 1962/63, NOSE 1931.
[16] CONKLIN 1930, ISAYAMA 1924/25. [17] MAGARI 1962/63.
[18] v. BRAUNMÜHL 1926, BACULI, COOPER und BROWN 1970, COOPER 1967, HORTON 1970.

von feinsten bis deutlichen Bindegewebskapseln umschlossen sein. Bei manchen der untersuchten Arten ist an ihnen Mark und Rinde zu unterscheiden, bei Xenopus melleri finden sich in der Rinde lymphfollikelähnliche Zellverdichtungen. Die Formationen sind an das Blutgefäßsystem angeschlossen. Sie haben zuleitende Arterien und ableitende Venen. Ll. und Lymphsinus besitzen sie nicht. Die Bildungen sind zweifellos Vorläufer von Lymphorganen. Sie sollen auch Immunisierungsaufgaben haben. Sie erinnern in ihrem Bau etwa an die Milchflecken des großen Netzes, zum Teil können sie als Vorstufen der Blutlymphknoten angesehen werden, wie sie bei Wiederkäuern vorkommen (S. 58). Bei Bufo boreas, wo in ihrem Gewebe Hassalsche Körperchen gefunden wurden, scheinen sie Vorläufer des Thymus (oder der Gaumenmandeln) zu sein.

Bei den *Reptilien* beherrschen die großen Lymphsinus immer weniger das Bild[19]. Sie sind zwar bei den Cheloniern noch gut entwickelt, doch wird bei den übrigen Familien der Lymphtransport mehr und mehr von röhrenförmigen Ll. übernommen, die zunächst noch großkalibrig sind, bei höheren Arten aber sichtlich an Kaliber abnehmen, und damit aber auch zahlreicher werden. Durchwegs fehlen den Ll. in ihren Verlauf eingeschaltete Klappen. Sie können deshalb auch rückläufig injiziert werden. Die Lymphsinus und die großen Lymphgefäßstämme begleiten in der Regel Blutgefäße meist in Form von perivasculären Geflechten. Sie haben an ihren Mündungen muskulöse, lymphherzähnliche Trichterklappen nach Art der Amphibien, die den Strom der Lymphe regulieren. Eingehende Untersuchungen gibt es für Schlangen[20]. Die großen Lymphstämme münden einesteils mittels eines Sinus lymphaticus jugularis in die beiderseitige V. jugularis und andernteils, im Beckenbereich, mittels zweier gut entwickelter Lymphherzen in die Nierenpfortader. Sie lassen sich also in zwei Gruppen teilen, die jeweils große Blutgefäße umflechten, und in einen Ring von Sinusräumen (Sinus jugularis, Sinus axillaris, Sinus thoracicus lateralis, Sinus retrocardiacus) münden, der das Herz umgibt. Die craniale Gruppe besteht[21] aus einem vom Kopf kommenden paarigen Ductus jugularis (trachealis), einem von caudal nach cranial führenden Truncus periaorticus und einem unpaaren Truncus pericavaris, der nicht nur die V. cava caud., sondern auch, geflechtartig, die V. portae und die A. und V. pulmonalis umgibt. Dazu kommen noch die Ll. des Herzens. Der Truncus periaorticus bildet in seinem cranialen Teil ein paariges Gefäßrohr, es kann als Ductus thoracicus angesprochen werden. Weiter caudal, in Magenhöhe, ist es zu einer Cisterna lymphatica erweitert, in die die Ll. des Beckens, der Bauchorgane und ein aus dem Schwanzbereich kommender Truncus periaorticus caud. münden. Die caudale Lymphstammgruppe ist paarig. Auf jeder Seite mündet von dorsal her ein Truncus paravertebralis (subvertebralis) und der die seitliche Rumpfwand entlangziehende Truncus lat., in das bei den Reptilien einzig ausgebildete (paarige) Lymphherz, das seitlich von der Kloake, dicht hinter der letzten Rippe liegt. Aus der Ventralfläche des Lymphherzens treten zwei abführende Lymphstämme aus, die nach kurzem Verlauf, wieder mit einer muskulösen Trichterklappe, in die jeweilige V. renalis revehens münden. Segmentale Querverbindungen und Anastomosen verbinden die geschilderten longitudinalen Lymphstämme. Das Wurzelgebiet der Ll., die Lymphcapillaren, ist bei den Reptilien wohl entwickelt. Es besteht in Hohlorganen in der Regel aus mehreren übereinander liegenden und miteinander verbundenen reichen Flächennetzen[22] (Abb. 2), in kompakten Organen aus Raumnetzen. Die morphologische Ausbildung der Netzmaschen ist im allgemeinen, wie bei unterschiedlich großen

[19] Panizza 1933, Hoyer 1934.
[20] Chapman und Conklin 1935, Nishida 1954, Kotani 1957.
[21] Kotani 1957. [22] Shimizu 1932.

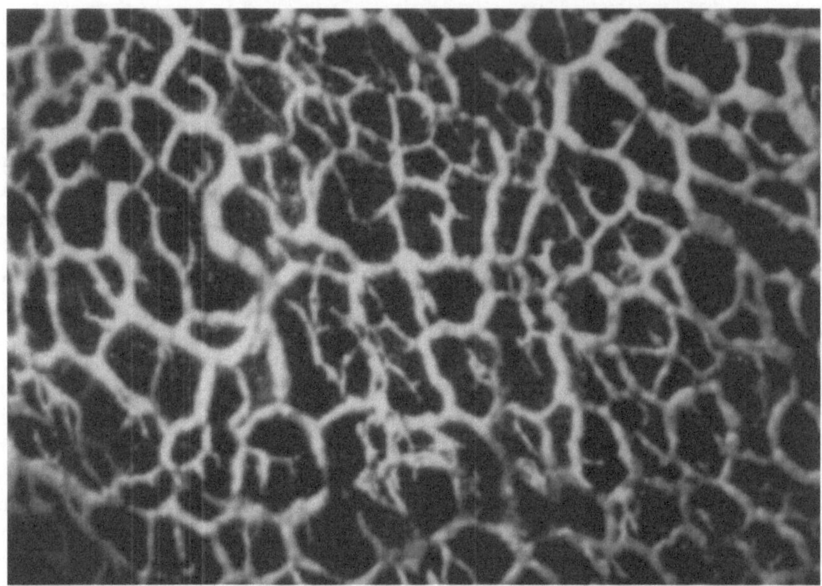

Abb. 2. Subpleurales Lymphgefäßnetz der Schildkröte Thalassochetis caretta. 6 ×. [Nach AZZALI (1958)]

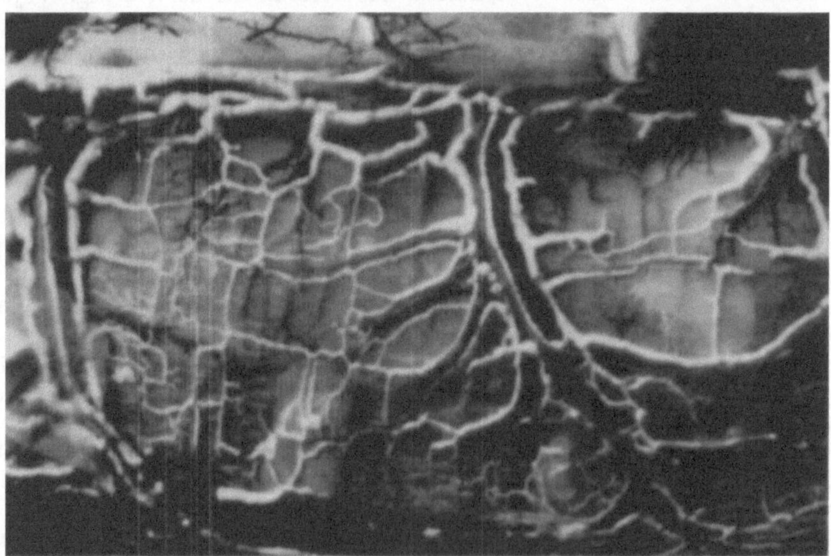

Abb. 3. Subseröses und intramuskuläres (feineres) Lymphgefäßnetz im Colon der Schildkröte Thalassochetis caretta, natürliche Größe. Der Verlauf der Lymphgefäße im perivasculären Bindegewebe der Blutgefäße ist deutlich. [Nach AZZALI (1958)]

Schildkrötenarten gezeigt werden konnte[23], für jede Art charakteristisch. Menge und Kaliber der netzbildenden Gefäße aber stehen in direkter Proportion mit der von den Netzen drainierten Körpermasse. Die aus den Netzen entstehenden größeren Ll. sind zahlreich. Sie begleiten meist Venen (Abb. 3).

[23] AZZALI 1958.

*Lymphatisches Gewebe* findet sich bei den Reptilien außer in der als Hämolymphorgan dienenden Milz nur in Form von kleinen Bezirken unscharf begrenzten diffusen lymphoretikulären, also von Retikulinfasern durchflochtenenLymphgewebes mit spärlichen Reticulumzellen, die an verschiedenen Stellen der Außenwand sowohl von Ll., selbst großen Lymphstämmen, als auch von kleinen und größeren, jedoch zumeist postcapillären Venen ausgebildet sind. Selten finden sie sich auch an präcapillären Arterien. Diese Bezirke liegen nur an Gefäßabschnitten, deren Wand lediglich aus dem Endothel besteht. An solchen Stellen kann Lymphe aus dem Gefäß austreten. In ihr befindliche corpusculäre Partikelchen werden auf ähnlich gebauten, nur aus einem Reticulumfasergeflecht bestehenden ,,extravasculären Saftbahnen"[24] zum Teil im phagocytierten Zustand, zu örtlichen Lymphcapillaren, meist aber zu kleinen, nur aus einem Endothelschlauch bestehenden Venen gebracht, an deren Wand sich ebenfalls lymphoretikuläres Gewebe befindet. Es besteht also eine kontinuierliche Straße (extravasculäre Saftbahn) retikulären Bindegewebes zwischen Lymphraum und Vene. An der Vene wird der Teil der ,,lymphfähigen Stoffe", der durch die reinigende Tätigkeit des retikulären Bindegewebes nicht zurückgehalten wird, entweder in freiem Zustande oder im Zelleib von Phagocyten eingeschlossen, mit diesen resorbiert. Diese Durchschleusung körperlicher, also ,,lymphfähiger", sogar aus Ll. stammender Stoffe durch reinigendes retikuläres Bindegewebe scheint die primitivste Art der Läuterung der Körpergrundflüssigkeiten von solchen Stoffen, wahrscheinlich sogar — durch die Phagocytose — die primitivste Art ihrer teilweisen Verwertung zu sein. Sie besteht auch bei Amphibien und Vögeln (vgl. S. 42 u. 46). Ein solcher Stofftransport ist bei der Ente experimentell nachgewiesen worden[25] (Abb. 4). Gerade unter dem Gesichtspunkt der teilweisen Verwertung der in den Körpergrundflüssigkeiten enthaltenen großmolekularen Stoffe darf dieser Stofftransport in das Kapitel der Ernährung, jedenfalls des intermediären Stoffwechsels, eingereiht werden.

Es darf darauf hingewiesen werden, daß auch beim erwachsenen Säuger Venen, die von retikulärem Bindegewebe umgeben sind in den Milchflecken des großen Netzes (s. S. 72), in der Milz (s. S. 74), im Knochenmark und selbst im Lymphknoten (s. S. 53) ,,lymphfähige Stoffe" und Lymphzellen aus dem Lymphgewebe abtransportieren können. Es hat sich so eine urtümliche Art des Stoffwechsels bei ihnen erhalten. Selbst der Austritt von Lymphe und lymphfähigen Stoffen aus den Ll. zu nochmaliger Reinigung der Lymphe in den extravasculären Saftbahnen findet sich auch beim Säuger (vgl. S. 67).

Ähnliche Läuterungseinrichtungen sind auch, z. B. bei Schildkröte, Eidechse und Schlange, für den Inhalt der großen Körperhöhlen ausgebildet[26] und im übrigen auch bei den Säugern, bis zum Menschen hinauf, erhalten geblieben (s. S. 70): an bestimmten Stellen der Höhlenwände befinden sich dicht unter dem Mesothel statt des zu erwartenden kollagen-fibrillären Bindegewebes umschriebene Bezirke rein argyrophiler Fasern, in die primitive Bindegewebszellen — Reticulumzellen — eingelagert sind, also lymphoretikuläres Gewebe. Hier, an diesen ,,Maculae cribriformes"[27] treten die großmolekularen, ,,lymphfähigen" Stoffe zusammen mit dem serösen Höhleninhalt durch das an dieser Stelle modifizierte Mesothel hindurch, in den Bindegewebsbereich des Körpers ein. Sie werden durch das lymphoretikuläre Geflecht der ,,Maculae cribriformes" und durch gleichgebaute ,,extravasculäre Saftbahnen" den im benachbarten kollagenen Bindegewebe befindlichen Lymphcapillaren, teilweise auch kleinen Venen, zugeführt und dort, zum

[24] Kihara 1956. [25] Hamaguchi 1960.
[26] Kihara 1956, Magari 1962/63, Kotani 1959, Shimizu 1932. [27] Kihara 1956.

Teil wiederum in phagocytiertem Zustand, resorbiert. Die Strecke aber zwischen dem Mesothel und dem Endothel der Lymphcapillaren und Venen darf man als reinigendes Gewebe auffassen.

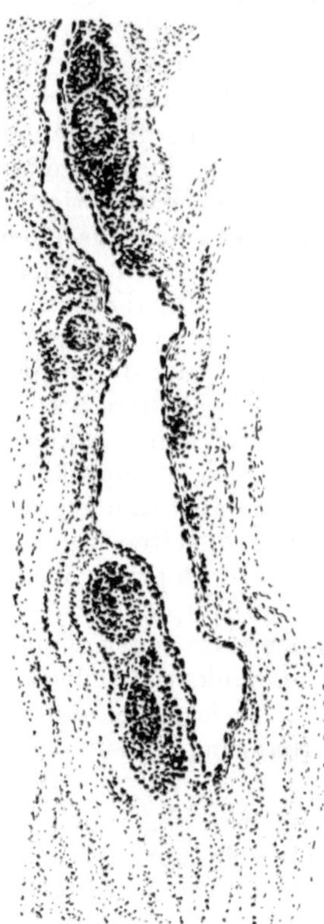

Abb. 4. Längsschnitt durch ein die V. tibialis post. begleitendes Lymphgefäß der Hausente. 40 ×. Lymphgefäß mit zwei außen an seiner Wand liegenden Lymphgewebsansammlungen. In den Ansammlungen Lymphknötchen ohne Reaktionszentren. [Nach KIHARA (1956)]

## B. Das Lymphgefäßsystem der Vögel

Bei den Vögeln gibt es (vgl. S. 40) zum ersten Mal Ll., die kraft der in ihnen befindlichen Klappen den Lymphstrom in zentripetaler Richtung garantieren. Ihr Durchmesser ist klein, ihre Wände dünn, ihre Klappen sind weniger zahlreich als beim Säuger. Es sind ihnen reiche Netze von Lymphcapillaren vorgeschaltet. Die Lymphherzen verschwinden; sie sind bei vielen Arten nur noch beim Embryo nachzuweisen, wo sie die Lymphzirkulation in der Allantois aufrechtzuerhalten haben[28]. Bei ausgewachsenen Tieren jedoch sind sie nur mehr bei gewissen Sumpf- und Wasservögeln[29], unter unseren Hausvögeln bei Gans und Ente vorhanden. Primitive Lymphknoten (vgl. S. 47) treten zum ersten Mal ebenfalls nur bei Wasser-, Sumpf- und Strandvögeln und bei Straußen[29] auf, unter unseren Hausvögeln wiederum bei Gans und Ente.

*Ansammlungen lymphoretikulären Gewebes* an der Außenwand von Ll. (Abb. 4) sind keine Lymphknotenvorstufen. Sie entsprechen, selbst wenn sie Lymphknötchen enthalten, den bei Amphibien und Reptilien (S. 45) geschilderten Maculae cribriformes, liegen also in der Zwischenzellflüssigkeit und immer

[28] STRESEMANN 1927—1934. [29] JOLLY 1909, FÜRTHER 1913.

an Abschnitten, an denen das L. lediglich aus einem Endothelschlauch besteht. Sie stehen mit „extravasculären Saftbahnen" in Verbindung, mittels derer aus dem Gefäß austretende Lymphe und in ihr befindliche corpusculäre Stoffe kleinen Venen mit lymphoretikulären Gewebsmänteln zugeführt und dort resorbiert werden[30].

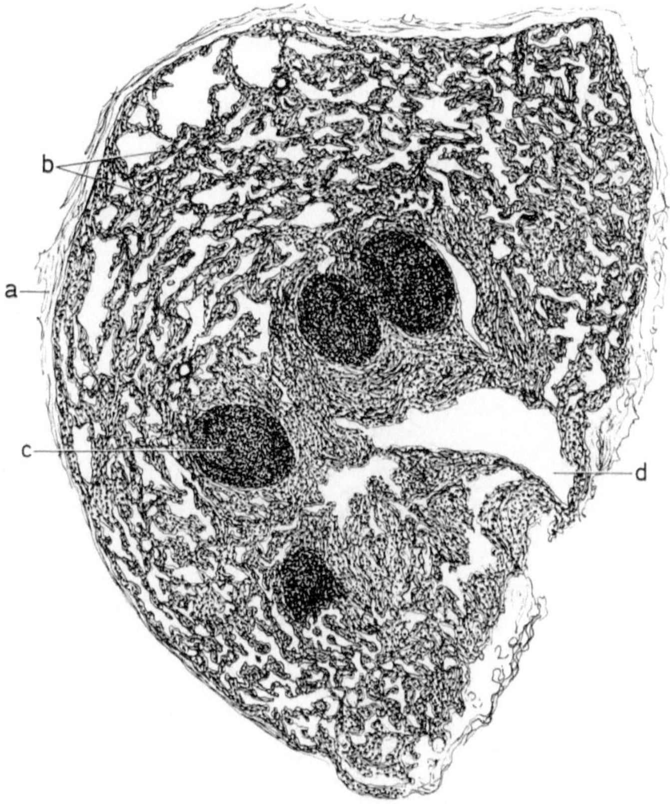


Abb. 5. *Lymphknoten einer jugendlichen Ente*, quergeschnitten. *a* = Kapsel, b = lymphoretikuläres Gewebe, *c* = Lymphknötchen, ohne Reaktionszentrum, *d* = Lymphsinus

Die *Lymphknoten* (Abb. 5) stellen (vgl. S. 40) in der Regel mehr oder weniger spindelförmige Erweiterungen von Ll. dar, in denen sich lymphoretikuläres Gewebe angesiedelt hat. Zwischen einem Vas afferens an einem und einem Vas efferens am anderen Ende besteht ein System von Sinusgängen. Der übrige Raum ist von lymphoretikulärem Gewebe ausgefüllt, das sich nicht, wie bei den Säugern, auch in die Lumina der Sinusgänge erstreckt. Lymphknötchen liegen, wenn überhaupt vorhanden, im allgemeinen im Zentrum des Knotens. Sie scheinen bei keiner Art zentrale Aufhellungen (Reaktionszentren) zu haben und somit auf dem Stadium der Primärknötchen des Säugers stehen geblieben zu sein. Eine Kapsel wird lediglich durch die Lymphgefäßwand vertreten, Trabekel fehlen, ebenfalls ein Hilus, denn die Blutgefäße treten an verschiedenen Stellen in den Lymphknoten ein.

[30] Hamaguchi 1960.

Man[31] unterscheidet (Abb. 6) a) die Halslymphknoten (Abb. 6*C*). Sie liegen am caudalen Ende des Halses und im Anfangsteil der Leibeshöhle, in der Nähe der Schilddrüse und dem Ende der V. jugularis dicht an. Bei der Gans sind sie durchschnittlich 10—15 mm lang und 3—5 mm dick. Meist ist jederseits nur ein Knoten vorhanden, b) die Lendenlymphknoten (*L*) liegen in Höhe der Geschlechtsdrüse, dicht an der Wirbelsäule, zwischen Aorta und dem medialen Rande beider

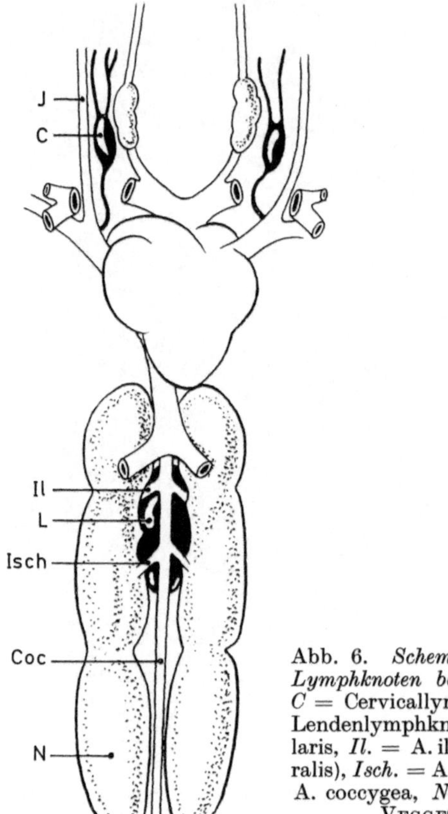


Abb. 6. *Schema zur Lage der Lymphknoten bei Gans und Ente.* *C* = Cervicallymphknoten, *L* = Lendenlymphknoten, *J* = V. jugularis, *Il.* = A. iliaca ext. (A. femoralis), *Isch.* = A. ischiadica, *Coc.* = A. coccygea, *N* = Niere. (Nach VEGGETTI, 1969)

Nieren zwischen den Abgangsstellen der Aa. iliacae extt. (Aa. femorales) und Aa. ischiadicae. Durch Lymphgefäßanastomosen stehen beide Lymphknoten miteinander in Verbindung. Bei der Gans sind sie durchschnittlich 2,5 cm lang und 0,5 cm breit.

Die *Lymphherzen* stellen bei den Vögeln zwei spindelförmige, dorsoventral abgeplattete Endothelsäcke dar, die außen von quergestreifter Muskulatur in netzförmiger Anordnung umgeben sind. Sie liegen jederseits in Höhe der ersten Schwanzwirbel ventral am M. coccygeus und stehen mit den Schwanzvenen in Verbindung. Ihr Innenraum ist durch klappentragende Ostien in vier hintereinander liegende Abteilungen geteilt[32], die sich abwechselnd zusammenziehen und so ihren Inhalt vorwärtstreiben.

[31] BAUM 1930, GRAU 1943, VEGGETTI 1960. [32] OEHME 1928.

*Die Lymphgefäße.* Die Ductus thoracici, von denen im allgemeinen zwei vorhanden sind, zeigen sehr viele Varietäten. An jedem Ductus thoracicus unterscheidet man eine Pars lumbalis und eine Pars thoracica. Die Pars lumbalis entspricht offenbar der Lendenzisterne der Säuger. Sie reicht beiderseits im allgemeinen von der Abgangsstelle der A. ischiadica bis zum cranialen Ende der Nieren bzw. bis zum Hämalfortsatz des vorletzten freien Brustwirbels und entsteht durch die Vereinigung der Vasa lymphatica lumbalia. Am cranialen Ende der Nieren setzt sie sich in die Pars thoracica fort. Die beiden Partes lumbales sind in der Regel durch mehrere Quer- und Schrägäste miteinander verbunden, sehr oft zeigen sie lokale Erweiterungen. Die Pars thoracica entspricht dem Ductus thoracicus der Säuger und ist in der Regel doppelt. Sie liegt jederseits am dorsolateralen Rande der Aorta. Am 3.—4. Lendenwirbel wendet sie sich von der Wirbelsäule ab und mündet kurz nach Zusammenfluß der V. axillaris und der V. jugularis in die V. cava cran.

Die übrigen Ll. sind nur in geringer Zahl vorhanden und bilden nur in geringem Maße Netze. Selbst die größten Ll. sind bei mittelgroßen Vögeln kaum über 1 mm dick.

a) Die meisten der Ll. des Kopfes und Halses vereinigen sich, jederseits zu 1—2 Vasa lymphatica jugularia, die die V. jugularia begleiten und im cranialen Teile der Leibeshöhle jederseits in sie, direkt vor ihrer Vereinigung mit der V. axillaris, seltener etwas weiter kopfwärts, einmünden. Die rechten und linken Vasa jugularia stehen dadurch miteinander in Verbindung, daß die Ll. der linken Kopfhälfte mit denen der rechten am Übergang von Kopf und Hals ein ausgedehntes Netzwerk bilden; aus ihm entstehen 2—3 feine Ll., die in die Vasa lymphatica jugularia einmünden. Weiter finden sich am Halse noch: das Vas lymphaticum caroticum, das die A. carotis communis begleitet, in eine V. jugularis mündet und Ll. aus den Kopf- und Halsmuskeln und den Halswirbeln aufnimmt, und das Vas lymphaticum vertebrale, das die V. vertebralis begleitet, sich entweder mit dem Vas lymphaticum jugulare vereinigt oder neben dem Vas lymphaticum jugulare in die V. jugularis einmündet. Es entsteht aus dem Zusammenfluß von Ll. der Halswirbel. b) Die Ll. des Flügels und der Thoraxwand fließen zu 1—2 feinen Vasa lymphatica axillaria zusammen, die zwischen Coracoid und 1. Rippe in die Leibeshöhle treten und getrennt oder zu einem Stämmchen vereinigt in das Ende der V. axillaris einmünden. c) Die Ll. des Beckens und der Kloakengegend vereinigen sich zu 3—4 feinsten Vasa lymphatica lumbalia, die nach ihrem Eintritt in die Beckenhöhle zu 1—2 Gefäßen zusammenfließen, ventral am Os lumbosacrale liegen und in die Pars lumbalis der Ductus thoracici einmünden. d) Die Ll. der caudalen Hälfte der Brust, des Bauches und der Beckengliedmaße fließen zu 1—2 Vasa lymphatica ischiadica zusammen, die am Oberschenkel den N. ischiadicus und die A. und V. ischiadica begleiten, und entlang der V. femoralis in die Leibeshöhle gelangen. Hier vereinigen sie sich mit den Vasa lymphatica lumbalia bzw. münden gemeinsam mit ihnen in die Pars lumbalis des Ductus thoracicus. e) Die Ll. der meisten Eingeweide (Endteil der Speiseröhre, Leber, Pankreas, Magen, Darm (außer Rectum), Milz, Nebennieren, Hoden, Ovarium, Eileiter) vereinigen sich zu 2—4 Gefäßen, die an die A. mesenterica cran. und A. coeliaca treten und mit ihnen oder zwischen ihnen zu den Ductus thoracici aufsteigen (Abb. 7).

In das Venensystem (Vv. cavae crann., Vv. jugulares, Vv. axillares oder selbst in eine V. pulmonalis) münden am oder nahe dem Leibeshöhleneingang die Ll. des Herzens, der Lunge, der Rippen, eines Teiles der Luftröhre des Drüsen- und Muskelmagens.

## II. Die Stellung des Säuger-Lymphgefäßsystems im Rahmen des Gesamt-Lymphapparates

Das Lymphgefäßsystem, so, wie es beim Säugetier ausgebildet ist, mit seinen beiden Bestandteilen, den Ll. und den Lymphknoten, ist ein Teil des im ganzen Organismus ausgebreiteten Lymphapparates. Es hat die gleichen Aufgaben zu erfüllen wie dieser und löst diese Aufgaben mit Hilfe des allen Teilen des Gesamtapparates eigenen Stromas, des retikulären Bindegewebes. Dieses aber findet sich beim Lymphgefäßsystem nur in den Lymphknoten.

### A. Die Lymphknoten

In den Lymphknoten ist das dreidimensionale, mesenchymähnliche und, wie das Mesenchym des Embryos, pluripotente Zellnetz des retikulären Bindegewebes wie eine Filterstation in den Strom der Lymphe eingeschaltet, so wie das retikuläre Bindegewebe von Milz und Knochenmark in den Strom des Blutes und das unter der inneren Körperoberfläche, dem Epithel der Schleimhäute, gelegene Lymphgewebe in Form der Mandeln, der Peyerschen Platten, der Einzellymphknötchen und der unzähligen, verstreut in das subepitheliale Bindegewebe eingeflochtenen Inselchen diffusen lymphatischen Gewebes in die Zwischenzell- oder Gewebsflüssigkeit eingelagert.

Das subepitheliale Bindegewebe der inneren Körperoberfläche mit seinen oben aufgezählten Organen und Organellen empfängt die Stoffe, die es auszufiltern und mit denen es — auch immunisatorisch — sich auseinanderzusetzen hat, die „lymphfähigen Stoffe", durch das Epithel der inneren Körperauskleidung hindurch, in der Hauptsache aus dem Innenraum des Verdauungstraktes[33]. An der äußeren Körperoberfläche gibt es keine subepithelialen Lymphorganellen und nur wenig diffuses lymphatisches Gewebe, „lymphfähige Stoffe" aus der Außenwelt durchdringen kaum das Epithel der zum Schutz gegen die Umwelteinflüsse derber gewordenen äußeren Haut.

Der Teil der „lymphfähigen Stoffe", der vom Lymphgewebe der inneren Körperoberfläche nicht „verarbeitet" werden kann, gelangt mit „lymphfähigen Stoffen", die in dem unter den Schleimhäuten und in den tieferen Körperschichten befindlichen, von Gewebsflüssigkeiten erfüllten „Saftspaltensystem" entstehen, in die Bindegewebsstraßen des Körpers, aus ihnen in die dort verlaufenden Ll. (s. S. 52) und wird von ihnen den Lymphknoten zugeführt. Und der Teil der „lymphfähigen Stoffe", der die Filterstationen der Lymphknotenkette zu passieren vermag, gelangt durch die großen Lymphsammelstämme in das Venensystem, vermengt sich dort mit den „lymphfähigen Stoffen" des Blutes und wird der Milz und dem Knochenmark zur Reinigung zugeleitet.

Es ist also das subepitheliale Lymphgewebe der inneren Körperoberfläche, was die Filtertätigkeit in den Körperflüssigkeiten, aber auch, was die Entgiftung der „Nahrungsantigene"[34] und die Umwandlung immunisatorisch inkompetenter in immunisatorisch geprägte, „kompetente" Lymphocyten[35], anbetrifft, dem Lymphgefäßsystem mit seinen Lymphknoten vorgeschaltet, das blutumspülte retikuläre Bindegewebe von Milz und Knochenmark aber ist dem lymphoretikulären Bindegewebe beider vorgenannter Stationen als hämoretikuläres Gewebe nachgeschaltet.

---

[33] GRAU 1963, 1964, 1967. [34] MÜLLER, HERMELINK und CAESAR 1969.
[35] FICHTELIUS und BÄCK 1970.

Die „lymphfähigen Stoffe“ aber, die den Lymphknoten zugeleitet werden, sind zum Teil zelliger oder corpusculärer, zum Teil subcellulärer, meist kolloidaler Natur. Bei den zelligen Elementen kann es sich, wie seit langem bekannt ist, um aus Extravasaten stammende rote Blutkörperchen oder andere „harmlose“ Körperzellen handeln, aber auch um Tumorzellen oder gar Krankheitserreger, wie Bakterien oder Pilze. Die corpusculären Elemente stammen vielfach aus der Außenwelt, wie z.B. der Anthrakose oder Silikose erzeugende Kohlen- oder Gesteinsstaub oder manche nicht wasserlösliche Farbstoffe, die, z.B. nach Tätowierungen, in den Lymphknoten abgelagert werden. Zum anderen kommen hierzu noch endogene Pigmente, Zell- und Kerntrümmer („Jollysche Körperchen“) und ähnliches. Interessant ist, daß auch im Experiment verfütterte corpusculäre Substanzen wie Stärkekörner oder kleine (0,1 $\mu$) Plastikkügelchen durch das Darmepithel in den Körper gelangen und von den Ll. zu den Lymphknoten gebracht werden[36]. Zu den subcellulären, vielfach kolloidalen Stoffen gehören vor allem im Körperinneren entstehende Eiweißstoffe (Plasmaproteine), die aus den Blutcapillaren ins Interstitium austreten und von dort nicht mehr in die Blutgefäße zurückgelangen können[37], und viele andere Eiweiß- und eiweißähnliche Körper, die beim intermediären Zellstoffwechsel entstehen. Derartige Stoffe können aber auch aus der Außenwelt stammen, wie z.B. aus dem Darminhalt in den Körper (die subepitheliale Gewebsflüssigkeit) gelangte Nucleoproteide, die für den Aufbau neuer Kernsubstanz wichtig sind, Eiweiß- und Fettmoleküle auch bakterielle Antigene, die großmolekulares Eiweiß darstellen, Toxine und sogar die mannigfachen Viruskörperchen, die nicht nur durch das Epithel des Darm-, sondern auch des Respirations- und Genitaltraktes in den Körper gelangen.

Alle diese großmolekularen und corpusculären Stoffe wirken in den Körperflüssigkeiten als Fremdkörper und Schädlichkeiten[38]. Aus der Zwischenzellflüssigkeit müssen sie durch die Ll. entfernt werden. Fast alle wirken als Antigene, mit denen sich das retikuläre Gewebe des Organismus — hier der Lymphknoten — auseinanderzusetzen hat. Auch die freien Lymphocyten beteiligen sich an dieser Auseinandersetzung: sie eilen den Antigenen entgegen[39] und werden durch deren Einwirkung von immunisatorisch „inkompetenten“ zu immunisatorisch „kompetenten“ Lymphzellen[40], die die Antigene abzusättigen und zu entgiften vermögen. Normalerweise und in den meisten Fällen wird diese Auseinandersetzung „friedlich“ sein, werden also z.B. aus dem Darm aufgenommene „Nahrungsantigene“[41] oder beim Gewebsstoffwechsel im Organismus entstehende Antigene im Lymphgewebe wohl für den Körper adaptiert[42] und zum Aufbau neuer Körpersubstanz genützt[43]. Es handelt sich also bei diesen „Immunreaktionen“ um reine Stoffwechselvorgänge. In anderen, sicherlich weniger zahlreichen Fällen der Auseinandersetzung mit schädlichen Antigenen, spricht man, obwohl prinzipiell gleiche oder ähnliche Vorgänge vorliegen, von „Abwehrreaktionen“. Allmählich beginnt jedoch die Ansicht Allgemeingut zu werden, daß es sich in beiden Fällen um Reaktionen im Rahmen des intermediären Stoffwechsels handelt und daß die „Abwehrleistung“ des retikulären Bindegewebes, hier des Lymphknotengewebes, nur einen Sektor im Fächer seiner mannigfachen Stoffwechselfunktionen darstellt, von denen viele letztlich der Ernährung des Organismus dienen. Die „Abwehrvorgänge“ lassen sich somit als Sonderfälle, als Komplikationen dieser Stoffwechselfunktionen ansehen[44].

---

[36] Volkheimer 1964, Fabian 1971, 1972. [37] Bennhold 1962, Yoffey und Courtice 1956.
[38] Rusznyak 1960. [39] Grau 1963. [40] Fichtelius und Bäck 1970.
[41] Müller-Hermelink und Caesar 1969. [42] Grau 1967a.
[43] Bimes 1962, Braunsteiner 1959, Ehrich 1931, Kellsall und Crabb 1959, Kumpf 1963, Lederberg 1960. [44] Grau 1967b, Kumpf, 1963b.

## B. Die Lymphgefäße

Die Ll. teilen sich mit dem venösen Schenkel der Blutgefäße in der Weise in die Abfuhr der Schlackenstoffe aus der Körpergrundflüssigkeit, daß die Venencapillaren mit der Hauptmasse der abzuführenden Flüssigkeit kristalloid-gelöste und kleinmolekulare Stoffe aufnehmen, während die Lymphcapillaren neben flüssigen besonders körperliche Stoffe, mit einem Molekulargewicht von mehr als 20000[45], die „lymphfähigen Stoffe" abführen. Die Hauptaufgabe der Ll. besteht also in der Annahme dieser „lymphfähigen Stoffe" aus der Gewebsflüssigkeit und ihrem Abtransport zum nächsten lymphoretikulären Gewebe, zu den Lymphknoten.

Im Nebenamt aber spielen die Lymphgefäße auch eine wichtige Rolle im Flüssigkeitshaushalt des Körpers. Während sie normalerweise nur so viel Flüssigkeit führen wie zur Beförderung der „lymphfähigen Stoffe" eben notwendig ist[46], stellen sie in Zeiten, in denen die Venen den Abtransport der Gewebsflüssigkeit nicht mehr gewährleisten können, einen großen Reserve-Abflußapparat für diese Flüssigkeit, ein „Überlaufröhrenwerk des Blutgefäßsystems"[46] dar. Bei Ödemen und bei Verschluß der Venenabflußwege beobachtet man deshalb maximale Erweiterung der Ll. als Beweis ihres nunmehr vollen funktionellen Einsatzes. Wie erwähnt, sind die Ll. ein Sonderdrainageapparat der Bindegewebsräume, und zwar der Räume des Körpers, die mit kollagen-fibrillärem Bindegewebe ausgefüllt sind[47]. In diesem Bindegewebe herrschen Sonderverhältnisse des intermediären Stoffwechsels, die anscheinend die Anhäufung von besonders zahlreichen großmolekularen Eiweißkörpern zur Folge haben. Verbleiben diese in den Bindegewebsräumen, dann kommt es zu übermäßiger Bildung kollagener Fasern und damit zu Sklerosen[46]. Außerhalb des kollagen-fibrillären Bindegewebes gibt es keine Ll., vor allem auch nicht in dem noch nicht genügend ausdifferenzierten retikulären Bindegewebe (z.B. der Milz, des Knochenmarks), aber auch nicht im völlig ausdifferenzierten straffen Bindegewebe (z.B. der Sehnen und Bänder). Von dieser Regel gibt es kaum Ausnahmen, eine davon ist vielleicht die Schilddrüse, in der es Ll. dicht unter den Drüsenfollikeln gibt, weil diese nur von spärlichen kollagenen Fasern umgeben sind (vgl. S. 73), die andere das zentrale L. der Dünndarmzotten[48a]. Es ist in diesem Zusammenhang interessant, daß im wachsenden und reifen Corpus luteum des Eierstocks, solange es nur von epithelialen Luteinzellen gebildet ist, keine und im schwindenden Gelbkörper, wenn er „vascularisiert" wird, mit den Blutgefäßen und ihrem Begleitbindegewebe auch Ll. in ihnen auftreten und daß in Krebsgeschwülsten Ll. nur in den Bindegewebssepten und nicht auch im Epithelgewebe zu finden sind[48]. Aus der Erkenntnis, daß es Ll. nur in den Bindegewebsräumen des Körpers gibt, folgt a) daß es eine Reihe von Körpergeweben geben muß, in denen Ll. fehlen und b) daß in diesen Körperregionen auch Saftbahnen ausgebildet sein müssen, durch die die regional entstandenen „lymphfähigen Stoffe" zu den nächstgelegenen Ll. herangeführt werden.

## C. Lymphgefäßfreie Körperpartien

Ll. fehlen selbstverständlich in allen Regionen, in denen es auch keine Blutgefäße gibt, d.h. in allen Deckepithelien bildet die Basalmembran die Grenze sowohl gegenüber dem Bindegewebe als auch gegenüber den im Bindegewebe befindlichen Blut- und Lymphgefäßen.

---

[45] Barnes und Trueta 1941. [46] Rusznyak 1960.
[47] Grau 1938, 1943, 1960, 1965, Karpf und Taher 1965, Sauer 1965, Taher 1965a und b, Wenzel 1966. [48] Shdanov und Krylowa 1962, Wenzel 1966. [48a] Fabian.

1. Ll. fehlen aber auch im epithelialen Parenchym, nicht aber im Interstitium aller Drüsen.

So gibt es z.B. weder im Leberläppchen noch im Lungenacinus, aber auch weder im Inneren der Epithelkörperchen noch der Pankreasinseln[49] Ll.

Für die rein epithelialen endokrinen Drüsen wie die Epithelkörperchen oder auch die Nebennierenrinde ist es interessant, daß in ihrem Gewebe die Aufgaben der Ll. offenbar von den dortigen Venencapillaren übernommen werden. Diese haben eine primitive Bauart, keine oder eine nur unvollkommene Basalmembran und zahlreiche sinuöse Erweiterungen: sie sind also ähnlich gebaut wie die Lymphcapillaren. Bei Farbstoffinjektionen in diese Bereiche füllen sich denn auch zunächst nur die Blutgefäße[50]*. Es muß hervorgehoben werden, daß die Epithelzellen der endokrinen Drüsen nur von retikulären (argyrophilen) Bindegewebsfasern zusammengehalten werden. Im Bereich retikulinen (retikulären) Bindegewebes aber fehlen (s. unten) Ll. Ihre Tätigkeit wird dort — dies kann als Regel gelten — von den Venencapillaren übernommen. Es herrschen somit prinzipiell im Bereich der von Retikulinfasern zusammengehaltenen Drüsenepithelzellen Verhältnisse, wie im primitiven, aus Retikulinfasern bestehenden Gewebe der „extravasculären Saftbahnen" bei Amphibien und Reptilien, die ja auch corpusculäre „lymphfähige Stoffe" den Venen zuführen.

2. Soll der vorstehende Satz Gültigkeit haben, so dürfen auch in allen Organen, deren Parenchym aus mesenchymähnlichem retikulärem Bindegewebe besteht — wie in der Milz, den Mandeln oder im Knochenmark —, keine Ll. vorkommen. Auch in ihrem Bereiche gilt obige Regel, denn auch hier handelt es sich um Bezirke retikuliner Fasern und, wie bei den epithelialen Endokrindrüsen, haben auch hier die Blutcapillaren die Aufgaben der Lymphcapillaren übernommen. In all diesen Organen sind sie nämlich ebenfalls sinusähnlich erweitert und ihre Wände ganz ähnlich wie die der Lymphcapillaren gebaut. Und bei Injektionen in das Gewebe der Milz oder des Knochenmarks füllen sich zuerst diese Capillaren und dann die ableitenden Blutgefäße mit dem (gefärbten) Injektionsmittel, und später, wenn das Parenchym bis zu den Bindegewebsbereichen der Kapsel (des Periosts) mit dem Farbstoff durchtränkt ist, die außerhalb des Parenchyms dort „wartenden" Ll.[51]. Die Regel, daß im mesenchymähnlichen retikulären Bindegewebe keine Ll. vorkommen, gilt weiterhin nicht nur für Organe wie Milz, Mandeln und Knochenmark, sondern auch für die Lymphknoten, selbst die Lymphknötchen, die in subepithelialen Bindegewebsbereichen eingelagert sind, für die Milchflecken des Netzes und auch für Bereiche mesenchymähnlichen Gewebes wie dem Nabelstrang oder die Eihäute und für kleine Bezirke Gallertgewebes im Organismus, wie etwa das Gallertgewebe im Nierenhilus oder die Zahnpulpa[52].

In vielen Bindegewebsräumen, auch des Säugerorganismus, gibt es Bezirke, oft geradezu „Straßen", in denen ausschließlich oder vorwiegend retikuline Fasern ausgebildet sind: diese Bezirke sind lymphgefäßfrei. Sie dienen als „extravasculäre Saftbahnen", in denen die in der Gewebsflüssigkeit befindlichen „lymphfähigen Stoffe" den im dichteren, kollagenen Bindegewebe befindlichen Ll. zugeleitet werden (s. S. 55).

3. Im Knorpelgewebe, einer weiteren Ausdifferenzierung des Bindegewebes, wurden bisher Ll. nicht gefunden. Auch hier beginnen die Lymphcapillaren erst im Perichondrium als dem nächstgelegenen Ort, in dem kollagenfibrilläres Bindegewebe vorkommt.

---

* Erst wenn das ganze epitheliale Gewebe von der Farbsuspension durchtränkt ist und die Farbe an seine von Bindegewebe umgebenen Ränder gelangt, füllen sich auch die dort liegenden Ll.

[49] Shdanov 1965a. [50] Sauer 1965. [51] Kraus 1961. [52] Isokawa 1960.

4. Im Zentralnervensystem, einem Gewebe rein epithelialer Herkunft, fehlen bekanntlich ebenfalls Ll.[53]. Die „lymphfähigen Stoffe" im Liquor cerebrospinalis werden z.T. über den Blutweg, z.T. über den Lymphweg abgeleitet.

Aus dem Inneren des Gehirns und des Rückenmarks gelangen sie über die perivasculären Virchow-Robinschen Spalten — die ihrerseits schon mit feinstem Piagewebe erfüllt sind — in das Gewebe der Leptomeninx. Dieses besteht neben sehr feinen, mit Retikulinfasern umsponnenen kollagenen Faserbündelchen in der Hauptsache aus einem dreidimensionalen Netz von Retikulinfasern: es erfüllt somit in jeder Weise die Voraussetzungen, die Kihara (1956) und seine Schule[54] an die von ihnen so bezeichneten „extravasculären Saftbahnen" stellen. Von der Außenoberfläche des Leptomeninx-Gewebes erstrecken sich sowohl im Hirn- als auch im Rückenmarksbereich Fortsätze an die Wände der Gehirn- und Rückenmarksvenen oder der in der Dura gelegenen Venensinus heran und führen im Subarachnoidalraum befindliche „lymphfähige Stoffe" — oder im Experiment in diesen Raum eingebrachte Tuschekörner[55] — durch die Pacchionischen Granulationen (Granula meningica) dem Blutgefäßsystem zu. Es darf betont werden, daß die Stiele der Granula meningica sich quer durch den von Serosa ausgekleideten Subduralraum an die Venen heran und sich des öfteren, das Endothel vor sich her einstülpend, in ihr Lumen hinein erstrecken. Sie leiten die in den Gewebsspalten der Leptomeninx befindliche Flüssigkeit also unter Umgehung des serösen Subduralraumes zu den Venen.

Andere derartige Fortsätze, vielfach mikroskopischer Größe, erstrecken sich an die Austrittsstellen der Hirn- und Rückenmarksnerven aus der Durahülle heraus und leiten wie Dochte den Liquor in die Bindegewebshüllformationen der Nerven über und an das die Austrittsstellen umgebende kollagen-fibrilläre Bindegewebe mit den dort befindlichen Ll. Dort, wo die Dura an den Austrittsstellen der Hirn- und Rückenmarksnerven sich trichterförmig verjüngend in die Perineuralscheide der Nervenstränge übergeht, finden sich in ihrem dichtgefügten Gewebe scharf umschriebene Stellen, die mit einem Netzwerk aus argyrophilen Fasern ausgefüllt sind. Dieses Fasergeflecht stellt nichts anderes als jeweils eine Zotte der Leptomeninx dar, ist also funktionell einer Pacchionischen Granulation gleichzustellen. Dies wurde bei Mensch, Hund, Katze, Ziege, Kaninchen und Ente beobachtet[56].

In ähnlicher Weise wirkt das perineurale retikuline Bindegewebe, das die Fila olfactoria während ihres Durchtritts durch die Lamina cribrosa des Siebbeines umgibt und Liquor zur Nasenschleimhaut mit ihren Ll. ableitet[57]. In jedem Falle sind das gesamte Zentralnervensystem, seine Leptomeninx und seine aus straffem Bindegewebe gebildete Dura mater in der Regel lymphgefäßfrei. Die ersten echten Ll. finden sich erst im extraduralen, lockeren kollagen-fibrillären Bindegewebe. Wenn beim Hunde auch „zwischen den Lagen der Dura mater" Ll. gefunden wurden[58], mag es sich um eine Ausnahme von dieser Regel gehandelt haben.

5. Das Auge ist ein vorgestülpter Hirnteil. Es ist demnach ebenfalls frei von Ll. Die ersten Lymphcapillaren gibt es in seinem Bereich erst im lockeren kollagen-fibrillären Bindegewebe außen an der Sklera. Ist diese als die Fortsetzung der harten Hirnhaut zu werten, so sind die weichen Hüllen des Sehstranges und die Chorioidea des Bulbus als Fortsetzung der Leptomeninx, des Subarachnoidealraumes, anzusehen und die serösen perichorioidealen Spalträume als Überreste des serösen Subduralraumes. Es ergeben sich somit gleiche Verhältnisse wie beim

[53] Földi, Gellert, Kozma, Poberai Zoltan und Csanda 1966, Grau 1943, 1960 u.a.
[54] Magari 1962/63, Kotani 1959, Mori, Takata, Kato, Torisawa und Chaya 1967.
[55] Kihara 1956. [56] Kihara 1956.
[57] Key und Retzius 1875, Hayashi 1943, Kihara 1956, Földi, Gellert, Kozma, Poberai, Zoltan und Csanda 1966. [58] Földi, Gellert, Poberai, Zoltan und Csanda 1966.

Gehirn. Im Inneren des Bulbus wird Flüssigkeit mit „lymphfähigen Stoffen" auch durch den Schlemmschen Kanal (bei Tieren den Plexus venosus sclerae) und die Chorioidealvenen abgeführt.

Über die Flüssigkeitsabfuhr aus den peripheren Nerven s. S. 72.

### D. Extravasculäre Saftbahnen

Extravasculäre Saftbahnen sind also (vgl. S. 47, 53 und 55) den Ll. mit Hinblick auf den Flüssigkeitstransport im Organismus vorgeschaltete unscharf, also nicht vom Endothel begrenzte Bezirke feinsten, in der Hauptsache retikulinen Bindegewebes, die meist in dichter gefügtes kollagen-fibrilläres Bindegewebe eingelagert sind. Sie finden sich in der Regel an Orten besonders reichen Stoffwechsels und haben die Form von Straßen oder Sammelgruben. Vielfach umgeben sie als „perivasculäre Spalträume" Blutgefäße. Sie sind zellarm, enthalten jedoch Reticulumzellen und können so als lymphoreticuläres Gewebe aufgefaßt werden (vgl. S. 53 und 54). Ihre Lichtungen sind von dreidimensionalen Netzen retikuliner Fasern, in die selten feinste Kollagenfaserbündelchen eingelagert sind, durchzogen. In ihnen wird Gewebsflüssigkeit den im dichteren Bindegewebe „wartenden" Lymphcapillaren zugeleitet. Mit dem Lymphgefäßsystem haben diese Räume nichts zu tun. Sie sind Teile des „Saftspaltensystems". Offene Kommunikationen mit Ll. sind bisher nie einwandfrei festgestellt worden. Trotzdem werden sie heute noch vielfach als „Lymphspalten" oder Lymphscheiden bezeichnet. Neben den „paravenösen"[59] und den „paraarteriellen"[60] Saftspalten in den verschiedensten Organen und Geweben gibt es besonders markante sammelgruben-ähnliche Bezirke an bestimmten Wandabschnitten der serösen Höhlen, die von Kihara *Maculae cribriformes* genannt wurden. Diese Maculae cribriformes sind wiederum nichts anderes als unscharf begrenzte Ansammlungen besonders locker geflochtener retikuliner Fasern, die im subserösen Bindegewebe der Körperhöhlenwände, z.B. im Bereich der Bauchhöhle, immer an ganz bestimmten Stellen der Zwerchfellkuppel, liegen. In ihrem Bereich sind die Mesothelzellen des Peritoneums wesentlich kleiner als normal. Seröse Bauchhöhlenflüssigkeit mit „lymphfähigen Stoffen" und — im Experiment — mit Tuschepartikelchen durchdringt immer an diesen Stellen das Epithel, gelangt in die Macula cribriformis und wird von hier den stets an ihrem Rande liegenden Lymphcapillaren, manchmal auch kleinen Venen, zugeleitet. Bei Mäusen, Kaninchen, Katzen, Hunden und beim Menschen wurden diese Maculae cribriformes, von den mehrfach genannten japanischen Forschern, an immer gleichen Stellen der Bauch- und Brusthöhle als prädestinierte, dem Lymphgefäßsystem vorgeschaltete, Resorptionsstellen der Höhlenflüssigkeit beschrieben.

Im weiteren Sinne kann man das geformte intralobuläre und intraacinöse (retikuline) Bindegewebe der Organe, z.B. auch die Disseschen Räume der Leber, zu den extravasculären Saftbezirken rechnen. In ihnen finden sich (vgl. S. 53) nur retikuline Fasern, sie stehen nie in offener Verbindung mit den im interlobulären und interacinösen Bindegewebe gelegenen Lymphcapillaren.

## III. Prinzipielles über das Lymphgefäßsystem der Säugetiere

Wie schon auseinandergesetzt, ist es Aufgabe des Säuger-Lymphgefäßsystems mit seinen beiden Teilen, den Ll. und den Lymphknoten, sich mit den großmolekularen und corpusculären Stoffen auseinanderzusetzen, die Eintritt in die Körpergrundflüssigkeit gefunden haben. Die Ll. haben die Sonderaufgabe, diese

[59] Kihara 1956. [60] Mori und Ito 1958.

Großbestandteile in den Bindegewebsbereichen des Körpers (s. S. 50) zu sammeln und den Lymphknoten zuzuführen. Im retikulären Bindegewebsparenchym der Lymphknoten erfolgt die immunisatorische Auseinandersetzung mit ihnen (dabei auch die Unschädlichmachung von Krankheitskeimen), die Adaptierung von Eiweißstoffen und Nucleoproteiden für die Bedürfnisse des Körpers und die Deponierung von unverwertbaren Stoffen wie Ruß oder Gesteinsstaub. Im nachstehenden wird zunächst das Prinzipielle über Lymphknoten und Ll. zusammengetragen. Als Grundlage dazu dienen die Werke von Baum-Trautmann (1933), Shdanow (1952), Yoffey und Courtice (1956), Grau und Boessneck (1960), Grau (1960), Grau und Walter (1967), Rusznyak, Földi und Szabo (1969), Grau und Barone (1970). Darüber hinaus benutzte Literatur wird im Text angegeben.

## A. Die Lymphknoten

Die Lymphknoten (Nodi lymphatici, Lymphonodi) sind als Filterstationen in die Bahn der Ll. eingeschaltet. Sie stehen körperfremden großmolekularen oder corpusculären Stoffen, die das subepitheliale lymphatische Auffanggewebe (s. S. 50) durchbrochen haben, als zweites (konzentrierteres) Auffang-, Neutralisierungs- und Verwertungsgewebe gegenüber. Sie liegen über den ganzen Körper verstreut in anatomisch genau umreißbaren Gegenden, vor allem solchen, in denen zwischen benachbarten Organen sowohl die Möglichkeit von Bindegewebsanhäufungen als auch des Zusammenflusses größerer Ll. gegeben sind, entweder in Form konstant auftretender Lymphknotengruppen oder von größeren Einzellymphknoten. Viele Lymphknoten liegen in der Nähe von Blutgefäßen.

In jedes L. ist vor seinem Eintritt ins Venensystem in der Regel mindestens ein Lymphknoten eingeschaltet. Sind hintereinander eine ganze Anzahl von Lymphknoten eingeschaltet, dann spricht man von „Serienschaltung".

Der Körperteil, von dem aus die Lymphe einem Lymphknoten zuströmt, wird als Einzugs-, Zufluß- oder Wurzelgebiet des betreffenden Lymphknotens bezeichnet. Dieser Knoten aber ist der regionäre Lymphknoten des in Frage stehenden Gebietes. Nur selten ist ein Organ nur einer einzigen Lymphknotengruppe tributär und fast nie ist eine Lymphknotengruppe nur für ein einziges Organ regionär.

Für die Pathologie und ihr tierärztliches Anwendungsgebiet, die tierärztliche Fleischuntersuchung, ist die Umgrenzung des Einzugsgebietes eines Lymphknotens oder einer Lymphknotengruppe von großer Wichtigkeit. Beim Vorliegen von Krankheitsprozessen in dem betreffenden Gebiet wird der regionäre Lymphknoten meist in Mitleidenschaft gezogen, da viele Krankheiten bzw. ihre großmolekularen oder corpusculären Erreger bekanntlich mit dem Lymphstrom verschleppt werden. Unter diesen Gesichtspunkten ist es fraglich, ob man die Lymphknoten weiterhin als Schädlichkeitsbarrieren ansprechen kann. Zur Zeit seiner stärksten Ausbildung bildet das Lymphgewebe oft den Sitz von Krankheitsherden. Zweifellos blieben manche Krankheiten und Infektionen lokal, gäbe es keine Knoten und Gefäße[61].

Diejenigen Lymphknotengruppen, die bei den verschiedenen Arten jeweils den Sammelort für die Lymphe eines sich entsprechenden Zuflußgebietes darstellen, werden im folgenden nach dem Vorgang von Baum (1926b) Lymphocentren, Lcc., genannt. Aus vergleichend-anatomischen Gründen können auch mehrere kleinere Lymphknotengruppen zu einem, sich dann bei allen Tierarten entsprechenden Lc. zusammengefaßt werden, oder ein einziger Lymphknoten kann ein Lc. repräsentieren. Kleinere, im Zuflußgebiet eines Lc. liegende und diesem

[61] Yoffey und Courtice 1956.

tributäre Knoten werden als dem Zentrum vorgeschaltete Lymphknoten behandelt und zum Zentrum gerechnet.

Die Größe der Lymphknoten kann bei demselben Individuum zwischen mikroskopischen Ausmaßen und etwa 15 Zentimetern (z. B. Rind) schwanken. Bei männlichen Meerschweinchen sollen die Lymphknoten größer sein als bei weiblichen[62]. Bei alten Tieren sind die Lymphknoten wegen des mit zunehmendem Alter fortschreitenden Schwundes ihres Lymphgewebes kleiner als bei jungen.

Diese Involution des lymphatischen Gewebes beginnt mit der Zeit der Geschlechtsreife. Sie betrifft nicht nur die Lymphknoten, sondern alle Lymphorgane des Körpers. Bei normaler Rückbildung verwandelt sich das Reticulumgewebe eines Knotens in Fett. Die Knoten älterer und überernährter Individuen zeigen oft erhebliche Fetteinlagerungen. Diese aber sind reversibel: sie können nach Wiederherstellung physiologischer Verhältnisse wieder durch Lymphgewebe ersetzt werden.

Die Form der Lymphknoten ist kugelig oder ovoid, dabei aber meist abgeplattet, nicht selten aber auch langgestreckt, selbst bandartig, hufeisenförmig oder unregelmäßig bis bizarr. Dort, wo die Blutgefäße in den Lymphknoten eintreten, zeigt dieser in der Regel eine Einkerbung, den Hilus. Bei länglichen Knoten tritt der Hilus in Form einer Längsfurche auf. Sehr unregelmäßige Formen, wie die bis zu 1 m langen Gekröselymphknoten des Rindes, das ,,Pancreas Aselli" der Carnivoren, Wale, von Glis oder der Spitzmaus[63] oder auch die oftmals bizarr geformten Lymphknoten des Schweines, entstehen teils durch Verschmelzung mehrerer Knoten[64], teils auch dadurch, daß die von der ,,allgemeinen Lymphknotenanlage" ausgehenden Abschnürungen in ,,Spezialanlagen" ausgeblieben sind[65].

Durch diese entwicklungsmechanischen Vorgänge entsteht auch die artspezifische Zahl der Lymphknoten in einer Knotengruppe. Bei den Equiden z. B. besteht die einzelne Gruppe aus einer größeren Zahl kleiner Knoten, bei den Boviden und den Carnivoren nur aus einem oder wenigen Knoten, die dafür größer sind. Beim Schwein werden Mittelwerte zwischen diesen beiden Extremen festgestellt. Nicht selten wird ein einzelner, größerer Knoten einer Gruppe durch mehrere kleinere ersetzt[66]. Die Gesamtmenge des lymphatischen Gewebes bleibt dabei etwa gleich. Stahr (1900) und Hellman (1943): ,,Jeder Organismus, jedes Organ, jede Gegend fordert für sich eine ganz bestimmte Menge an Lymphknotensubstanz, deren Verteilung auf Einzeldrüsen von den anatomischen Gebilden der Nachbarschaft abhängt." So wechselt die Gesamtzahl der Lymphknoten zwischen den einzelnen Arten außerordentlich. Beim Pferd gibt es über 8000, beim Menschen etwas mehr als 400, beim Hund etwa 60, bei einer Fledermaus (Rhinolophus) kaum 20. Daß die Zahl der Lymphknoten um so höher sei, ,,je höher man in der phylogenetischen Reihe geht", ist somit nicht anzunehmen, wohl aber scheint ganz allgemein zu gelten, daß bei niedrigeren Säugern weniger Lymphknotengruppen (Lymphocentra) entwickelt sind. So fehlen z. B. dem brasilianischen Faultier peripher gelegene Zentren wie die Lcc. des Kopfes und das Lc. popliteum[67].

Die Farbe der Lymphknoten ist normalerweise grau. Sie kann durch Fetteinlagerungen ins Gelbe oder durch Kohlenstaub ins Schwarze (Anthrakose) abgeändert werden. Beim Rind wurde durch Lipofuscin-Pigment-Einlagerung Rot- bis Schwarzfärbung beobachtet[68]. Rotfärbung von Lymphknoten

---

62 Andreasen 1946. 63 Holmes 1965.

64 Teichmann 1861, Petersen 1935, Nuhn 1878, Grau 1943. 65 Kling 1904.

66 Stahr 1900, Hellmann, G. 1914, Hellman, T. 1943, Rotolo 1926.

67 Azzali und Di Dio 1965a. 68 Wyler 1951.

wird außerdem bei Mensch und Tier beschrieben. Oft ist die rote Farbe gleichmäßig, oft ungleichmäßig im Knotengewebe verteilt, so daß sich vielfach Sprenkelung des Gewebes ergibt. In vielen dieser Fälle aber ist die Rotfärbung durch die Ansammlung von roten Blutkörperchen in den Sinusgängen des Knotens bedingt. Die Blutzellen stammen aus Blutergüssen im Zuflußgebiet des betreffenden Knotens und sind durch die Ll. herangeschafft worden[69].

Derartige rote Lymphknoten dürfen nicht den Blutlymphknoten (Hämallymphknoten, splenoide Knoten) gleichgestellt werden, die bisher nur bei Wiederkäuern[70] (Rind, Schaf, Ziege) und bei der Ratte[71] beobachtet wurden. Diese

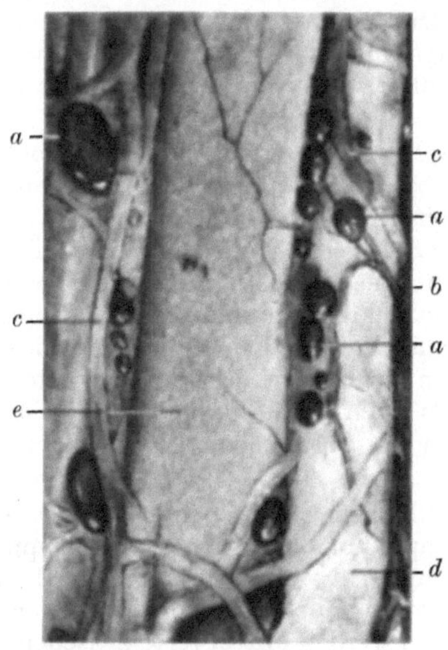


Abb. 7. *Blutlymphknoten* an Bauchaorta und caudaler Hohlvene eines Schafes. *a,a* = Blutlymphknoten; *b* = kleines Blutgefäß, von dem Zweige in eine Gruppe von ihnen eintreten; *c,c* = Trunci lymphatici lumbales; *d* = Aorta abdominalis; *e* = V. cava caud. (Aus GRAU 1960a und b).

nehmen in ihrem Bau eine Zwischenstellung zwischen den Lymphknoten und der Milz ein und sind wohl phylogenetische Reminiszenzen an niedere Lymphorganellen, wie sie sich z.B. bei Amphibien finden (vgl. S. 42, 43). In ihr Parenchym öffnen sich, wie bei der Milz, keine Lymph-, sondern Blutgefäße. Sie haben also keine zu-, aber auch keine abführenden Lymphgefäße und ihr Maschenwerk enthält keine Lymphe, sondern Blut. Somit sind sie nicht an das Lymphgefäßsystem, sondern an das Blutgefäßsystem angeschlossen (Abb. 7). Abführende Ll., die beschrieben werden[71], entspringen wohl im Bindegewebsgerüst der Knoten.

Im allgemeinen wird die Lymphe durch eine größere Zahl von Vasa afferentia in den Lymphknoten gebracht. Diese zuführenden Ll. durchbohren von allen Seiten her die Lymphknotenkapsel. Die eintretende Lymphe durchströmt zuerst

---

69 NIEBERLE 1930, SCHUHMACHER 1912, 1913, TRAUTMANN 1926, WATZKA 1936, WILS 1925, GOLDKUHL 1927.

70 ERENCIN 1951, 1952, GRAU 1960.

71 VINCENT und HARRISON 1887, WELLER 1938, TURNER 1969, OLAH und TÖRÖ 1970.

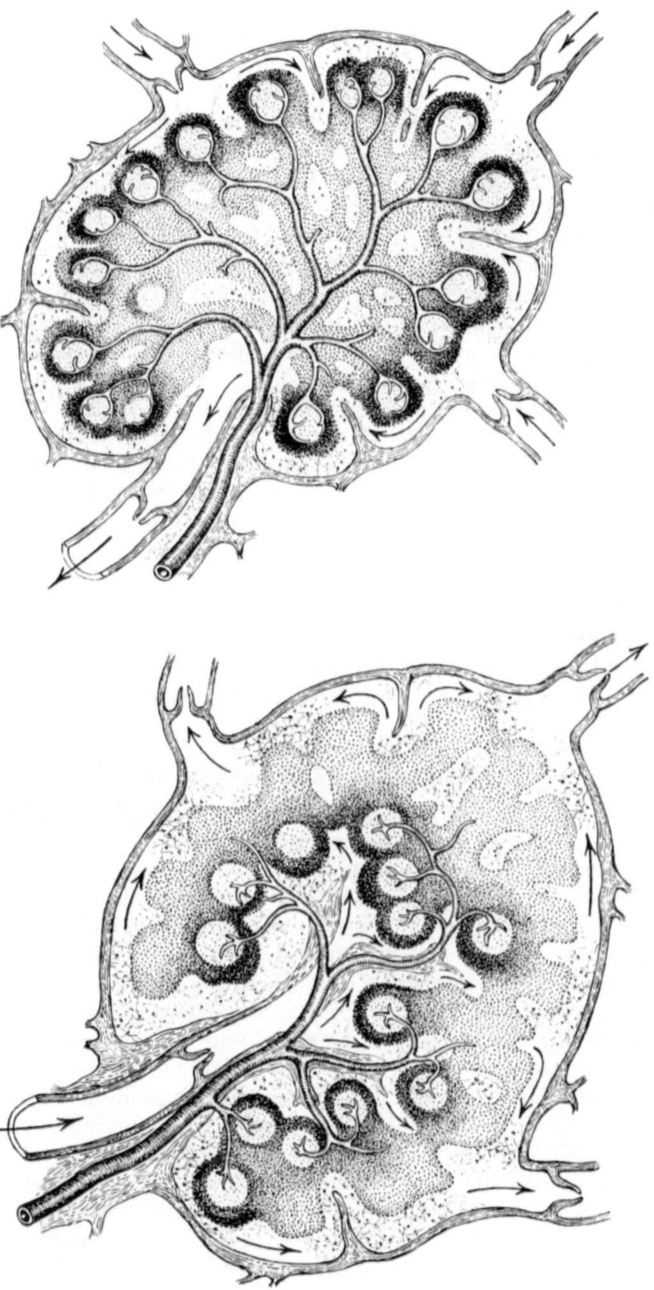

Abb. 8. *Schematische Schnitte durch Lymphknoten des Hundes (Menschen) und des Schweines.* Der Weg der Lymphe ist durch Pfeile gekennzeichnet. Beim Hund (oben) sind die Kappen der Lymphknötchen in der von der Lymphe durchströmten Rinde des Knotens gegen die Einmündungsstellen der Vasa afferentia gerichtet. Beim Schweine (unten), bei dem die Lymphe am Hiluseinschnitt in den Knoten eintritt, liegen die Knötchen zentral und bilden auch hier mit ihren Kappen eine Front gegen die einströmende Lymphe.
(Aus GRAU 1960a und b)

die unter der Kapsel gelegene lymphknötchenhaltige Lymphknotenrinde, gelangt in die Marksubstanz und tritt am Hilus wieder durch einige wenige Vasa efferentia aus dem Knoten aus.

Abweichungen von dieser Regel finden sich beim Schwein[72], beim Delphin[73] und anscheinend auch beim Nashorn[74]. Bei ihnen treten einige größere Vasa afferentia am Hilus in den Knoten ein und eine ganze Anzahl Vasa efferentia an der Peripherie aus: der Lymphstrom im Knoteninneren ist also umgekehrt wie bei der Mehrzahl der Tiere (vgl. Abb. 8). Entsprechend ist auch der Bau des Lymphknotens umgestaltet: Die „Rinde" ist zentral gelegen und dem Hilus zugekehrt und das „Mark" liegt an der Peripherie. Und an den Rindenknötchen (Noduli lymphatici) sind die Lymphocytenverdichtungen (Lymphocytenkappen[75]), denen die erste Auseinandersetzung mit den in den Knoten eintretenden „lymphfähigen Stoffen" zukommt, gegen den Hilus zu gerichtet und nicht, wie bei den übrigen Tieren, der Peripherie zu.

Für den Feinbau der Lymphknoten wird auf die folgenden Literaturstellen verwiesen: Mensch: FISCHER (1937), HELLMAN (1914), LENNERT (1961), LEIBER (1961), OELLER (1928), TESHIMA (1933); Haustiere: ENGELMANN (1907), RICHTER (1902), SCHIWATSCHEWA (1969); Schwein: GOLDKUHL (1927), TRAUTMANN (1926); Katze: (SUGIMURA (1962); Delphin: MOSKOV, SCHIWATSCHEWA und BONOV (1969); Igel, Maulwurf und Waldspitzmaus: MOSKOV, ILKOV und SCHIWATSCHEWA (1969); Maus: SUGIMURA, TAKAHATA, KUDO und FURUHATA (1963), SUGIMURA, FURUHATA, KUDO, TAKAHATA und MIFUNE (1964); Fledermaus: SCHIWATSCHEWA (1967); Ratte: LIPPMANN (1959); Meerschweinchen: OLSON und YOFFEY (1960). Elektronenmikroskopisch: COSSEL (1965), FRESEN und WELLENSIEK (1958), HAN (1961), MARCHESI GOWANS und MOE (1964), SCHULZE (1965), SORENSEN (1960).

## B. Die Lymphgefäße der Säuger

Mit Ausnahme der Chylusgefäße und der großen Lymphsammelrohre gibt es nur wenige Ll., die man mit freiem Auge verfolgen kann. Wegen ihrer Kleinheit, ihrer zarten Wände und wegen des Umstandes, daß sie sich vielfach in kollabiertem Zustande im Gewebe ihrer Umgebung verbergen, müssen die Ll. in der Regel mit verschiedenen Techniken sichtbar gemacht werden. Dabei aber hat man sich vor Augen zu halten, daß es bisher keine Methode gibt, mit der die Ll. einer Gegend oder eines Organs in ihrer Gesamtheit dargestellt werden könnten[76]. Immer gelingt es nur, einen Teil von ihnen aufzuzeigen. Mit der intravasalen Injektionsmethode kann man, sofern sie überhaupt angewendet werden kann, verständlicherweise nur einzelne Gefäße oder Gefäßnetze füllen. Aber auch bei Injektion in das Saftspaltensystem entwickelt sich aus dem Farbsee der Injektionsstelle stets nur ein Teil der Ll. einer Gegend. Eine Vorstellung von der Zahl und der Verteilung der Ll. eines Organs läßt sich deshalb nur durch oft wiederholte Versuche erhalten, die aufeinander projiziert werden müssen. Darüber hinaus verbreiten sich die Injektionsflüssigkeiten vielfach im Saftspaltensystem und täuschen so das Vorhandensein von Ll. in Geweben vor, in denen es keine gibt. So wurden bis in die jüngste Zeit z. B. im Parenchym der Niere (vgl. S. 73), der Nebennierenrinde (vgl. S. 74), des Thymus (vgl. S. 73), der Milz (vgl. S. 74) und des Hodens Ll. beschrieben und abgebildet, die nichts anderes waren als Farbausgüsse von Gewebsspalten. Man ist deshalb in der letzten Zeit vielerorts dazu übergegangen, die Ll. oder auch die Venen eines Organs oder eines bestimmten

---

[72] TRAUTMANN 1926, WILS 1925, GOLDKUHL 1927.

[73] MOSKOV, SCHIWATSCHEWA und BONOV 1969. [74] CAVE und AUMONIER 1962/63.

[75] GRAU 1963, 1964, 1965. [76] GRAU 1965, TAHER 1965.

Gebietes zu unterbinden und durch die darauffolgende Ödematisierung der betreffenden Gegend und die daraus sich ergebende maximale Füllung der regionalen Ll. deren Topik und Morphologie darzustellen. Aber auch hier hat sich gezeigt, daß man in den seltensten Fällen alle lymph- oder blutabführenden Gefäße eines Organs zu unterbinden vermag und daß deshalb auch das durch Lymphstauung vermittelte Bild sich kaum jemals vollkommen mit der tatsächlichen Anordnung der Ll. eines Organs deckt. Überdies erzeugt das sowohl auf die Lymphgefäß- als auch auf die Venenligatur folgende Ödem in den betreffenden Organen einen so starken, von innen her auf die Organoberfläche wirkenden Druck, daß die an diesen Oberflächen befindlichen Ll. vielfach komprimiert werden und so der Wahrnehmung entgehen. Auch können Teile intra vitam gestauter Lymphgefäßnetze, die später im mikroskopischen Schnitt festgestellt werden sollen, durch sub finem vitae erfolgende Kontraktion benachbarter Muskulatur leergepreßt und so der Beobachtung entzogen werden. Renyi-Vamos (1960) z.B. konnten bei Anwendung der Stauungsmethoden die Existenz des zentralen L. der Dünndarmzotte nicht nachweisen [vgl. Grau und Schlüns (1962) und Papp und Röhlich, Rusznyak und Törö (1962)].

Um somit zu einer möglichst vollständigen Darstellung der Ll. einer Gegend zu gelangen, ist es ratsam, sowohl die Injektions- als auch die Ligaturmethode zu verwenden und sie darüber hinaus noch, wie Renyi-Vamos empfehlen, durch die Untersuchung von durch pathologische Prozesse ödematisiertem Gewebe zu ergänzen. [Vgl. Grau (1965), Grau und Karpf (1963), Grau und Meyer-Lemppenau (1965), Grau und Taher (1965), Karpf (1965), Karpf und Taher (1965), Meyer-Lemppenau (1965), Sauer (1965), Taher (1965b).]

## 1. Die Lymphcapillaren

Die Anfänge der Ll., die Lymphcapillaren, liegen als geschlossene Netze im subepithelialen Bindegewebe der äußeren und inneren Körperoberfläche, in den Bindegewebsstraßen des Körpers und im bindegewebigen Stützgerüst der Organe. Sie drainieren somit nur die Bindegewebsbereiche (vgl. S. 52). Nach Kihara (1950) sollen sie sich bei allen Vertebraten gleich verhalten. Die oberflächlichen Lymphcapillarnetze können mit kolbenartig nach der Peripherie vorgetriebenen, aber ebenfalls geschlossenen Sackkanälchen versehen sein. In manchen Organen (Haut, Darm, Uterus) finden sich mehrere übereinanderliegende, jedoch miteinander in Verbindung stehende Netze. Diese Netze sind wesentlich reicher, ihre Maschen unregelmäßiger als die der Blutcapillaren. Die Capillaren sind sehr erweiterungsfähig und zeigen häufig sinuöse Ausbuchtungen. Dadurch können die Lymphcapillaren eines bestimmten Gebietes sich zu umfangreichen Speicherräumen für die Lymphe, die nicht sofort abtransportiert werden kann, entwickeln. Ihr Gesamtlumen übertrifft das Lumen der verhältnismäßig wenigen aus ihnen abführenden Ll. bei weitem[77]. Sie sind jedoch, örtlich und zeitlich, nicht immer völlig gefüllt[78], vielfach zu capillären Spalten kollabiert und entgehen dann, selbst im Mikroskop, häufig auch aufmerksamster Beobachtung. Aus diesen Speichern, deren Wände nicht contractil sind, wird die Lymphe meist durch Kontraktion benachbarter Muskulatur in die Ll. gedrückt. Während des dabei erzeugten erhöhten Druckes treten Flüssigkeit und in ihr gelöste Stoffe aus den Speichern wieder in das Saftlückensystem zurück: die Lymphe wird also in den Capillaren eingedickt, die Wände der Lymphcapillaren sind für kolloidale Stoffe nur in einer Richtung, für flüssige und diffusible Stoffe in zwei Richtungen passierbar[79]. Die

[77] Magari 1962/63. [78] Clark und Clark 1933.

[79] Hudac und McMaster 1932, Kraus 1957, 1961, Mori, Takata, Kato, Torisawa und Chaya 1967, Rusznyak, Földi und Szabo 1957.

Capillarwände bestehen aus einem Schlauch von Endothelzellen und einer lockeren Gitterfaserhülle. Pericyten fehlen in der Regel an den Lymphcapillaren[80]. Eine Basalmembran soll nach Shdanow (1956) fehlen, nach Horstmann (1951) nur andeutungsweise ausgebildet sein. In dieser Hinsicht deckt sich der Bau der Lymphcapillaren mit dem primitiver sinusoider Blutcapillaren, wie sie z.B. im Lymphgewebe, in den Epithelkörperchen und im Leberläppchen ausgebildet sind, mit Blutcapillaren also, die in diesen Geweben (vgl. S. 53) die Aufgaben der Lymphcapillaren zu übernehmen haben. Die Endothelzellen der Lymphcapillaren, meist etwas größer und etwas dicker als die der Blutcapillaren, sind sehr vielgestaltig. Charakteristisch ist ihnen ihr deutlich gezackter Rand. Sie haben vielfach Eichblattform mit verschieden geformten ineinandergreifenden Fortsätzen. Bei vielen sonstigen Formverschiedenheiten handelt es sich wohl um Funktionszustände[81].

Lymphcapillarnetze passen sich den örtlichen Erfordernissen sehr rasch an: sie verändern sich z.B. im Eierstock mit dessen Umbauvorgängen, in der Wand der graviden Gebärmutter bei deren Wachstum und können auch in Stunden sich rasch vergrößernde Knospen in entzündlich-ödematisiertes Gewebe vortreiben[82]. Die Aufnahme von Ödemflüssigkeit in das Lumen der Lymphcapillaren soll nach McMaster (1947) und Pullinger und Florey (1935) in dem unter Flüssigkeitsdruck stehenden Gewebe dadurch gewährleistet sein, daß Bindegewebsfasern, die einerseits außen am Capillarendothel und andererseits im Fasergeflecht des umgebenden Bindegewebes verankert sind, bei der Erweiterung der Saftspalten durch das Ödem einen Zug auf das zunächst kollabierte Capillarrohr ausüben und es so entfalten. Nach Viragh, Papp, Törö und Rusznyak (1966) dagegen soll allein der höhere Flüssigkeitsdruck im Bindegewebe die Ödemflüssigkeit zwingen, in die Lymphcapillaren einzutreten.

## 2. Die Lymphgefäße

Aus den Lymphcapillarnetzen entstehen die ableitenden Lymphgefäße. Sie sind sehr dünnwandig und deshalb wegen ihres in der Regel farblosen Inhalts nicht sichtbar. Ihre Zahl ist größer als die der Venen. Ihr Verlauf kann meist nur durch die auf S. 60 angegebenen Methoden studiert werden. Ausnahmen machen die ganz großen Lymphsammelrohre und die Chylusgefäße. Die Ll. bilden sich untereinander und mit den Lymphgefäßen anderer Organe vereinigend immer größere Stämme, die schließlich, in der Regel nach der Passage eines oder mehrerer Lymphknoten, zum Milchbrustgang oder zum Ductus lymphaticus dexter zusammentreten und ins Venensystem münden. Die aus den Capillarnetzen entspringenden Ll. sind zunächst außerordentlich feinwandig und bestehen wie die Capillaren im wesentlichen nur aus einem Endothelzellrohr. Sie können von den Capillaren nur dadurch unterschieden werden, daß in ihrem Inneren in regelmäßigen Abständen Trichter- oder Taschenklappen auftreten, die einen Rückstau der Lymphe ins Capillarnetz verhindern und das Gefäßrohr in zahlreiche intervalvuläre Abschnitte zerlegen. Jeder von ihnen hat die Form eines mit der Spitze nach der Stromrichtung weisenden Tropfens. Die Klappen sind im wesentlichen Endothelduplikatoren. Ihre spezielle Morphologie — beim Menschen — wird von Kampmeier (1928) sowie von Kaindl, Mannheimer, Pfleger-Schwarz und Turnher (1960), beim Hund von Grau (1931) beschrieben. Die meisten Ll. sehen durch ihre Segmentierung rosenkranzähnlich aus. Der Anfang eines L. gegenüber dem Capillarnetz ist durch die erste Klappe gekennzeichnet. Jeder intervalvuläre Abschnitt ist im Prinzip wie ein Lymphherz gebaut und arbeitet wie eine Saug-

[80] Maximow und Bloom 1939. [81] Shdanov 1956. [82] Aminowa 1963, Shdanov 1965.

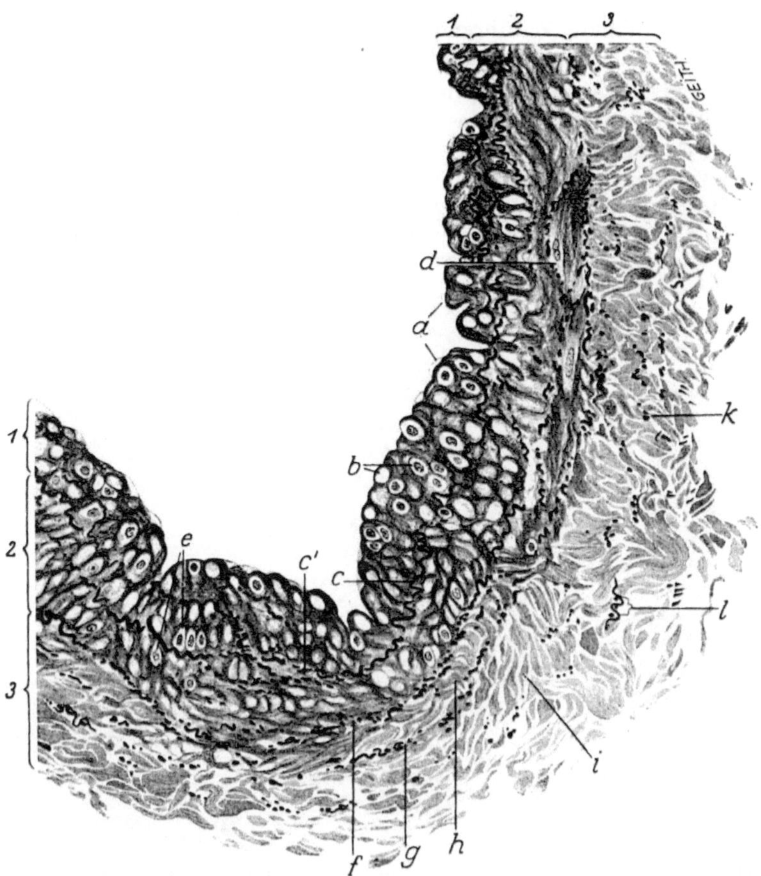


Abb. 9. *Querschnitt durch die Wand eines Vas afferens des Ln. popliteus des Hundes*, als Beispiel eines *dickwandigen*, muskelstarken L. mit starker Ausbildung der Intima. *1* = Intima; *2* = Media; *3* = Adventitia. *a* = Endothelzellen; *b* = längsgestellte glatte Muskelzellen der Intima; *c* = elastische Grenzfaserschicht; *d* = schräggeschnittene glatte Muskelzelle der Media; *i* = im allgemeinen längs verlaufendes Bindegewebe der Adventitia; *f* = elastische Längsfasern der Media, vielfach zu elastischen Lamellen vereinigt; *g* = elastische Lamelle an der Grenze zwischen Media und Adventitia; *h* = längsverlaufendes Bindegewebe der Adventitia; *e* = quergeschnittene (längsverlaufende) glatte Muskelzellen der Media; *k* = elastische Längsfasern der Adventitia; *l* = zirkulär verlaufende elastische Verbindungsfasern. (Aus Grau 1931)

und Druckpumpe (vgl. S. 41/42). Da den auf das Capillarnetz folgenden Ll. — sie werden von Horstmann (1968) „Leitgefäße" genannt — Wandmuskulatur fehlt, geschieht die Entleerung ihrer Segmente wohl passiv, durch Kontraktion benachbarter Muskulatur, den Pulsschlag benachbarter Arterien etc. (vgl. S. 61). Gleiche Verhältnisse, d.h. Muskelfreiheit der Wände, kann es aber auch bei ganz großen Lymphsammelrohren geben, besonders dann, wenn die Lymphe in ihnen auch durch die Schwerkraft weiterbefördert wird. Die übrigen Ll. aber zeigen zwar erhebliche Verschiedenheiten, jedoch wenig charakteristische Unterschiede im Aufbau ihrer Wand. Dies gilt nicht nur bei den einzelnen Tierarten, sondern vor allem auch für die einzelnen Körperregionen. Gefäße, die die Lymphe, z.B. an den Extremitäten, der Schwerkraft entgegen befördern, haben im allgemeinen dickere Wände. Zuführende Ll. eines Lymphknotens sind meist stärker mit glatten Muskelfasern versehen als seine Vasa efferentia[83] (Abb. 9 und 10).

Der histologische Bau der Lymphgefäßwand ist bei den Säugetieren wenig erforscht[84]. Er stimmt mit der des Menschen so weitgehend überein[85], daß sich z. B. Ll. einer Gegend (Mesenterium) beim Meerschweinchen von denen des Menschen zwar größenmäßig, nicht aber strukturell unterscheiden[86]. Zu einem Endothelhäutchen mit einer geringen Bindegewebsfaserhülle gesellen sich bei starkwandigen Ll. zunächst glatte Muskulatur und elastische Fasern (Abb. 10) und

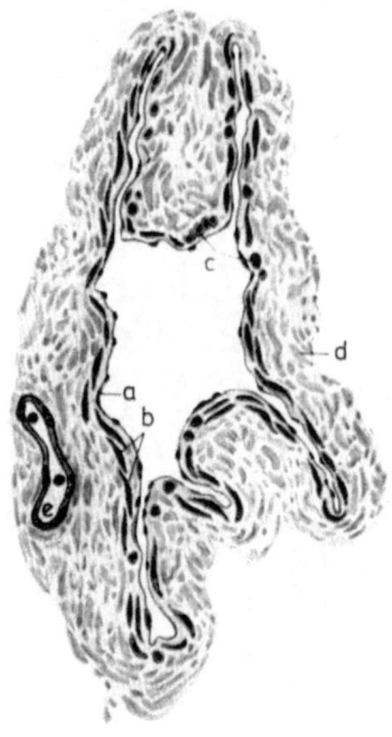


Abb. 10. Querschnitt durch ein Vas efferens des Ln. popliteus des Hundes als Beispiel eines *dünnwandigen* L. mit einer an der Außenwand der Intima gelegenen Spiralmuskelschicht. *a* = Intima; *b* = schräg verlaufende glatte Muskelzellen; *c* = quergetroffene Muskelzellen; *d* = in der Hauptsache längsverlaufendes Bindegewebe der Media und Adventitia; *e* = schräg geschnittenes Blutgefäß. (Aus GRAU 1931)

schließlich kann man, wenn auch nur bei größeren Ll., in gleicher Weise wie bei den Blutgefäßen Intima, Media und Adventitia unterscheiden (Abb. 9 u. 10). In der Intima haben sowohl die Muskel- als auch die elastischen und bindegewebigen Faserelemente longitudinalen Verlauf: sie sind am zahlreichsten bei Gefäßen, die Längsdehnungen ausgesetzt sind. In der Media haben die Muskelfasern spiraligen, vielfach sich überkreuzenden Verlauf. Bei kleineren Gefäßen, mit weniger glatten Muskelzellen läßt sich oft schwer entscheiden, ob man die Muskulatur zur Intima oder zur Media zu rechnen hat. Die Muskulatur eines intervalvulären Abschnittes kann sich auch in die Endothelduplikatur der Klappen hinein erstrecken[87]. Die Adventitia ist bei den Ll. wohl am besten entwickelt, die seitlichen Druckbeanspruchungen ausgesetzt sind. Stets ist sie longitudinal ausgerichtet, bei großen Ll. sind in ihr bindegewebig elastisches Stroma, spindelförmige Muskelbündel eingebaut, die von elastischen Fasern umsponnen und deren Spitzen mit

[83] GRAU 1931. [84] BAUM und KIHARA 1929, RICHTER 1907, GRAU 1931.
[85] SHDANOV 1952, COMPARINI 1957/58, KAINDL, MANNHEIMER, PFLEGER-SCHWARZ und TURNHER 1960, MALL 1933. [86] HORSTMANN 1951. [87] GRAU 1931.

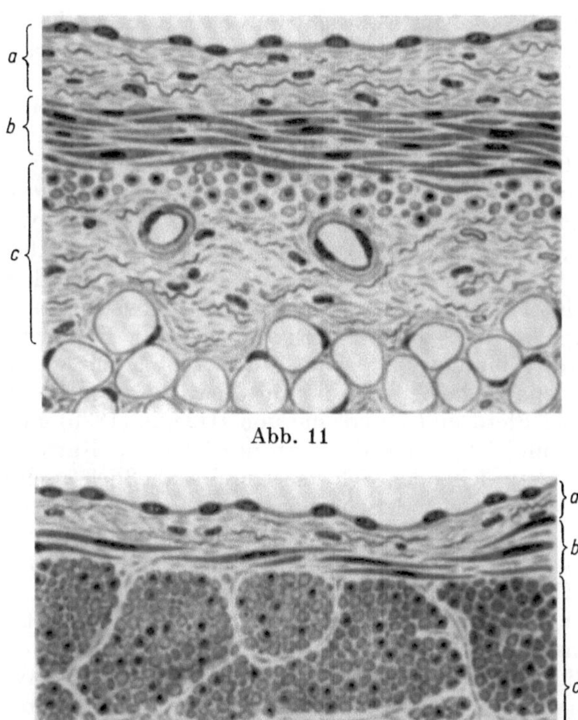


Abb. 11

Abb. 12

Abb. 11 und 12. *Querschnitte durch die Brustportion des Ductus thoracicus des Pferdes* (Abb. 11) *und des Schafes* (Abb. 12). Beim Pferde ein schwach bemuskeltes Gefäßrohr, beim Schafe starke Spannmuskulatur in der Adventitia. *a* = Intima mit Endothel, Bindegewebs- und elastischen Fasern; *b* = Media mit zirkulären glatten Muskelfasern; *c* = Adventitia mit Längsmuskelbündeln und Vasa vasorum. (Aus GRAU-WALTER 1967)

aus elastischen Fasern bestehenden Sehnen aneinander befestigt und auf diese Weise so in das elastische Fasernetz eingefügt sind, wie die Spiralfedern in einer Drahtmatratze. Sie wirken bei ihrer Kontraktion als Spannmuskeln des elastischen Netzes und damit des Gefäßrohres und verleihen diesem je nach Spannung oder Entspannung verschiedengradige Elastizität. Am deutlichsten ist diese Spannmuskulatur am Ductus thoracicus der Wiederkäuer entwickelt[88] (Abb. 12). Sie muß die besonderen, beim Schluck- und Wiederkau-Akt in der Brusthöhle auftretenden Druckschwankungen ausgleichen. Sie verhält sich genau so, wie die dem gleichen Zweck angepaßte Adventitiamuskulatur in den Azygosvenen der Wiederkäuer[89]. Dislokationen des Gesamtgefäßes werden durch radiäre elastische Verankerungsfäden verhindert, die von der Adventitia in das umgebende Bindegewebe ausstrahlen.

[88] N. WENZEL 1965. [89] GRAU 1933a.

In, oder bei dünnwandigen Ll., dicht an der Adventitia finden sich ein oder mehrere Netze kleiner Blutgefäße (Vasa vasorum) (Abb. 11 und 12), die bei starkwandigen Gefäßen auch in der Media liegen und sich bis in die subendothelialen Bereiche erstrecken können, außerdem ein oder — bei wandstarken Gefäßen — auch zwei oder drei Netze vegetativer Nervenfasern, die Ganglienzellen enthalten können[90]. Bei der Katze wurden auch Vater-Paccinische Receptoren an Ll. gefunden[91]. Die Nervenanordnung an den Ll. wurde im einzelnen von TIMOFEJEW (1897), DOGIEL (1897), CAMUS (1894), LAWRENTJEW (1925/26, 1927), SHDANOW (1952), GELERT, POBERAI, KOZMA, LIPPAI und HUSTIK (1967) und WOLODIKO (1960) studiert. Sie bildet die Voraussetzung für die aktiven, alternierend aufeinanderfolgenden Kontraktionen der intervalvulären Segmente [nach HORSTMANN (1968) Lymphangione] der klappen- und zugleich muskelhaltigen Ll. Diese pumpen also (vgl. S. 62/63) auch aktiv ihren Inhalt zentralwärts weiter und werden deshalb von HORSTMANN Transportgefäße genannt. Ihre Tätigkeit wurde früh schon von HEWSON (1774) bei Pferd und Hund und von HELLER (1896) an lebenden Nagetieren beobachtet und ist in der Folge an der lebenden Ratte[92], dem lebenden Meerschweinchen[93], am lebenden Schwein[94] und schließlich auch am Menschen[95] in verschiedenen Körpergegenden beschrieben worden. YOFFEY und COURTICE (1956) berichten jedoch, daß man rhythmische Spontankontraktionen der Ll. nicht bei allen Tierarten beobachten kann, sondern bei vielen (Kaninchen, Eichhörnchen, Igel, Hund u.a.) nur Kontraktionen nach Reizung der Gefäßwand. Sie sind der auch vom Verfasser vertretenen Meinung, daß extramurale Kräfte beim Lymphtransport die Hauptrolle spielen, ferner, daß die Spontankontraktionen vornehmlich bei Ll. vorkommen, auf deren Wände extravasculäre Kräfte nicht oder nur in geringem Maße einwirken können. Experimentell lassen sie sich durch Injektion von im Sinne von Adrenalin wirkenden Stoffen hervorrufen[96]. Daß die Klappenketten der Ll., gleichgültig, ob es sich nur um Leit- oder Transportgefäße handelt, bei durch Lymphstau stark erweiterten Gefäßen unwirksam werden und dadurch retrograder Lymphfluß eintreten kann, ist seit langem bekannt.

Ebenso wie die Bindegewebsstraßen im Körper netzartig miteinander verbunden sind, so bilden auch die Ll. in ihnen weitmaschige Netze, die nicht nur jeweils in einer Ebene liegen, sondern oberflächliche Ll. mit tiefen und tiefe mit oberflächlichen verbinden. Beim Menschen geht die Lymphströmung von den tiefen zu den oberflächlichen Ll.[97]. Die Netze sind je nach Tierart verschieden stark ausgeprägt, unter den Haustieren bei Pferd und Rind am geringsten, stärker schon bei Schaf und Schwein und am besten wohl beim Hund. Im Extremitätenbereich stimmt die Anordnung der Ll. von Hund, Katze und Kaninchen anscheinend mit der des Menschen überein[98]. Die Maschen der Lymphgefäßnetze sind oft individuell verschieden. Sie spielen als Kollateralen eine bedeutsame Rolle: sie gewährleisten die zentripetale Lymphbewegung bei Verstopfung einzelner Gefäße. Die Möglichkeit der Umgehung des nächstgelegenen Lymphknotens durch einzelne Ll. und ihre Einmündung in den übernächsten Knoten oder das Überschreiten der Medianlinie durch Ll. und damit ihr Übertreten von einer Körper-

[90] LAWRENTIEW 1925/26, 1927. [91] KUBIK 1955. [92] WEBB 1933, FLOREY 1927.

[93] PULLINGER und FLOREY 1935, MISLIN 1961a, b, HORSTMANN 1968, SMITH 1949.

[94] HORSTMANN 1968.

[95] HORSTMANN 1951, 1959, 1961, 1968, KINMOUTH, SHARPEY-SCHAFER und TAYLOR 1963, SZEGVARY, LAKOS, SZONTAGH und FÖLDI 1963.

[96] PELLEGRINI, PIOVELLA und DE SILVESTRI 1961.

[97] KAINDL, MANNHEIMER, PFLEGER-SCHWARZ und TURNHER 1960.

[98] MUNARI und MOREA 1967, KAINDL, MANNHEIMER, PFLEGER-SCHWARZ und TURNHER 1960, OLIVA und STUART 1964.

hälfte auf die andere sind ebenfalls auf die Netzbildung zurückzuführen. Die abführenden Ll. passieren auf ihrem zentripetalen Wege, ehe sie ins Venensystem einmünden, mindestens einen Lymphknoten. Sie schließen sich zu immer größeren Sammelrohren, Kollektoren, zusammen.

Für die praktischen Bedürfnisse ist es von Bedeutung, daß bei der radiographischen Darstellung der Ll. beim lebenden Versuchstier und beim lebenden Menschen sich Übereinstimmung mit dem durch die Anatomie ermittelten Verlauf ergab[98]. Schwierigkeiten ergeben sich manchmal deshalb, weil im Röntgenbild die in verschiedenen Ebenen liegenden Gefäße auf eine Ebene projiziert sind.

Unmittelbares Einmünden von kleineren Ll. in den Ductus thoracicus wurde des öfteren und bei vielen Tierarten beobachtet [Literatur bei Grau-Boessneck (1960)]. Über das direkte Einmünden von kleinsten Ll. ins Venensystem gibt es ebenfalls viele Angaben. Beim Faultier, das keinen Ductus thoracicus hat, münden starke Lymphstämme des Bauchraumes in die V. cava caud. und solche des Brustraumes in die V. azygos[99]. Bei Mensch und Tier soll dies für kleinere Ll. ebenso zutreffen[100], doch findet man in einer Reihe dieser Arbeiten Hinweise darauf, daß die Kommunikationen nach Wegverlegungen im Lymphgefäßsystem[101] stattfinden oder daß sie nach Lymphgefäßinjektionen mit erhöhtem Druck zustande gekommen sein dürften[102].

In diesem Zusammenhang darf erwähnt werden, daß auch beim Säuger Leit- und Transport-Lymphgefäße an verschiedenen, vom Capillarbereich weit entfernten Stellen für Lymphe und großmolekulare Stoffe durchlässig sind (vgl. S. 45). An diesen Stellen ist ihre Wand, wie bei der Ente (Abb. 4), unter dem Endothel zu diffusem lymphoretikulärem Gewebe, das auch Lymphknötchen enthalten kann, aufgelockert. Lymphe und — im Experiment — in ihr enthaltene Farbstoffpartikelchen können hier aus dem Lumen des Gefäßes in das perivasale Lymphgewebe gelangen. Sie werden nach ihrer „Reinigung" von den Lymphcapillaren der Umgebung, vielleicht auch von kleinen, capillaren Venen aufgenommen, die außen an ihrer Wand ebenfalls kleine Bezirke lymphoretikulären Gewebes besitzen. Ein Teil der Gefäßlymphe wird also durch dieses extravasculäre Gewebe geschleust. Kihara und seine Schüler fanden diese Verhältnisse zuerst beim Kaninchen, später auch bei anderen Säugetieren und beim Menschen. Besonders deutlich sind sie bei Injektionen in die Bauchhöhle. Der Farbstoff tritt in diesem Fall vor allem im Zwerchfellbereich aus dem Peritonaealsack aus und wird von Ll. resorbiert, die im weiteren Verlauf die A. und V. thoracica int. begleiten. Hier im Bereich des Sternum finden sich die durchlässigen Wandstellen an den Ll. Beim Hund ist dieser Versuch leicht zu demonstrieren. Doch finden sich derartige Durchlaßstellen auch an anderen Stellen der Brustwand, im Bereich des Kopfes, an den Extremitätenlymphgefäßen im Bereich des Carpalgelenkes und der Achselhöhle, der Kniekehle und im Adductorenkanal[103].

## 3. Die großen Lymphsammelstämme des Rumpfes

Die Einmündung der Lymphe in das Venensystem erfolgt am Brusteingang, an der Vereinigungsstelle der beiden Jugularvenen zur V. cava cran., und zwar durch den Ductus (lymphaticus) thoracicus und die beiden Ductus (lymphatici) jugulares, die von den Veterinäranatomen Ductus (lymphatici) tracheales genannt werden. Der *Ductus thoracicus* entspringt aus der Lendenzysterne. Er ist ein Rest

[99] Azzali und Di Dio 1965.
[100] Pic, Anson und Burnett 1944, Teshima 1932, Baum 1911, De Sousa und Pereira 1966, Heath 1964, Threefoot, Kent und Hatchett 1963.
[101] Threefoot, Kent und Hatchett 1963, De Sousa-Pereira 1966, Heath 1964.
[102] Threefoot, Kent und Hatchett 1963. [103] Kihara 1956.

des paarigen Truncus subvertebralis der niedrigen Vertebraten[104] (vgl. S. 41). Er kann deshalb bei manchen Arten in Ausnahmefällen in seiner ganzen Länge[104], bei anderen regelmäßig in seinen postkardialen Partien[105] paarig sein. Er führt, längs der Aorta descendens zum „Venenwinkel“ ziehend, diesem die Lymphe der Beckengliedmaßen, des gesamten Bauch- und Brustraumes und des größten Teiles des Brustkorbes zu. In seinem Verlauf zeigt er viele artspezifische und individualspezifische Varietäten.

Der oder die beiden Ductus thoracici entspringen aus der *Lendenzisterne, Cisterna chyli*. Sie bildet einen oder, entsprechend ihrer paarigen Entstehung, auch zwei parallele spindelförmige, durch Anastomosen miteinander verbundene Säcke, die zwischen den Ursprüngen der Zwerchfellspfeiler liegen. Als Sammelpunkt der Lymphe des Bauchraumes und der Beckengliedmaße hat die Lendenzisterne eine Reihe von Zuflüssen: von caudal her die beiden Trunci lymphatici lumbales, die zu beiden Seiten der Aorta abdominalis an der dorsalen Bauchwand liegen, und von ventral her einen Truncus lymphaticus coeliacus, der die Lymphe aus dem intrathorakalen Teil des Bauchraumes sammelt, und einen Truncus lymphaticus intestinalis, der als Sammelstamm der aus dem Bereiche der A. und V. mesenterica cran. stammenden Ll. zu werten ist. Bei manchen Arten[105a] verbinden sich diese beiden letzteren Zuflüsse vor ihrem Eintritt in die Zisterne zu einem einheitlichen Truncus lymphaticus visceralis.

Einzelheiten über die Morphologie des Ductus thoracicus vermitteln die Veröffentlichungen von BALANKURA (1950/51), BUCCIANTE (1942), BUY und ARGAUD (1906), CELLIS und PORTER (1952), CLATTENBURG (1917), CORREIA (1926), GOLUB (1929), GRODZINSKY (1922), INABA (1935), KAMPMEIER (1931), KISTLER (1917), MCCLURE (1908), MARTIN (1932), MINKIN (1925/26), ORTS-LLORCA (1935/36, 1937/38), PENSA (1908), RODRIGUES und GERRIS-GALVEZ (1957), TESHIMA (1932) und YAMAMOTO (1939).

Die *Ductus trachealis* sind paarig, liegen zu beiden Seiten der Luftröhre und sammeln die Lymphe aus Kopf, Hals, den cranialen Brustabschnitten und den Schultergliedmaßen.

Der Ductus tracheales dexter mündet stets unmittelbar in die Venen, der Ductus trachealis sinister bei manchen Säugetieren, wie beim Schwein in der Regel, indem er sich mit dem Ductus thoracicus, kurz vor dessen Mündung, vereinigt.

Außer diesen größten Lymphstämmen können sich bei manchen Tierarten, wie z.B. beim Schwein, tiefe Lymphkollektoren der Schultergliedmaßen gesondert in den Venenwinkel ergießen, die bei den meisten anderen Tieren, z.B. bei Pferd, Rind und Hund, sich mit den Hauptlymphstämmen, kurz vor deren Mündung vereinigen.

Als Truncus lymphaticus dexter wurde von BAUM das kurze Mündungsstück des Ductus trachealis dexter bezeichnet, das nach der Einmündung der Vasa efferentia der Lnn. cervicales supff. besonders verdickt ist (Hund) oder — beim Pferd — der kurze Sammelstamm der aus den Vasa efferentia der Lnn. cervicales caud. und den zu einem Stamm vereinigten Vasa efferentia der Lnn. cervicales supff. und mediastinales crann. entsteht. Dieser Truncus lymphaticus dexter kann auch als Endstück des Ductus trachealis dexter betrachtet werden. Er mündet dem Ductus thoracicus gegenüber an der Zusammenflußstelle der beiden Jugularvenen.

---

[104] BARONE 1970, OTTAVIANI 1931, 1937, OTTAVIANI und DONNINI 1953, OTTAVIANI, DI DIO und MANFREDONIA 1959.

[105] AZZALI und DI DIO 1965b, AZZALI 1957/58, BARONE 1970.

[105a] GRAU, in ELLENBERGER-BAUM 1943.

## C. Die Lymphgefäße wichtiger Gewebsarten und Organe

Nach diesen allgemeinen Angaben über die Ll. wird im folgenden ihr prinzipielles Verhalten in den wichtigsten Gewebsarten und Organen des Körpers geschildert. Da auch heute noch die Angaben über Lage und Verteilung der Ll., besonders in den großen Parenchymen der inneren Organe, sowohl in der Human- als auch in der Veterinärmedizin und Zoologie erheblich voneinander abweichen, erschien deren Sonderdarstellung besonders wichtig.

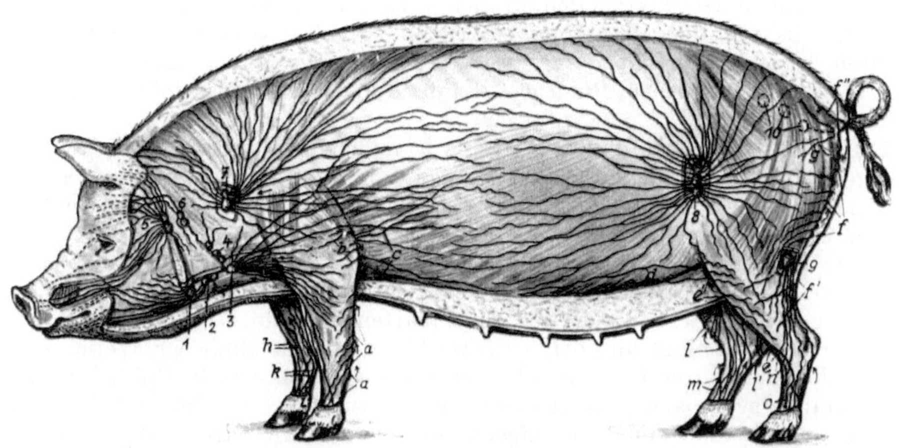


Abb. 13. *Ll. der Haut des Schweines. 1* = Lnn. mandibulares; *2* = Lnn. mandibulares accessorii; *3* und *4* = Lnn. cervicales supff. ventrr.; *5* = Lnn. parotidei; *6* = Lnn. retropharyngei latt.; *7* = Lnn. cervicales supff. dorss.; *8* = Lnn. subiliaci; *9* = Lnn. poplitei; *10* = Lnn. ischiadici; *a, a* = Ll., die sich um den hinteren Rand des Carpus und des Unterarmes umschlagen; *b, c* und *h* = Ll., die zu den Lnn. cervicales supff. ventrr. ziehen; *d, e, e', f, f', f''* = Ll., die die Lnn. inguinales supff. aufsuchen; *g* = L., das sich um den caudalen Rand des M. semitendineus umschlägt und zu einem Ln. ischiadicus zieht; *i* = Ll. der volaren Seite und *k* = Ll., die sich von der lateralen Seite (*a, a*) auf die mediale Seite umschlagen und teils zu den Lnn. cervicales supff. ventrr., teils zu den Lnn. cervicales proff. caudd. ziehen; *l, l'* = Ll, die sich von der lateralen Seite auf die mediale umschlagen und zu den Lnn. inguinales supff. ziehen; *m, n* = Ll., die sich von der medialen Seite auf die laterale Seite umschlagen und zu den Lnn. poplitei ziehen; *o* = l., das von der plantaren Seite auf die laterale Seite durchtritt. (Aus BAUM-GRAU 1938)

1. Die Ll. der *äußeren* Haut[106] bilden bei Mensch und Tier zwei Flächennetze, von denen ein engmaschiges im Corium und ein weitmaschiges in der Subcutis liegt. An dicken Hautabschnitten kann das Coriumnetz doppelt sein. Vom oberflächlichen Netz können sich keulenförmige Blindsäckchen in die Coriumpapillen hinein erstrecken. Die abführenden Ll. dieser durch Anastomosen miteinander verbundenen Netze liegen im Bereich der Hautmuskeln und der oberflächlichen Fascie zunächst an deren Oberfläche, um sie früher oder später zu durchbohren und an deren Unterfläche weiterzulaufen. Nach der Zugehörigkeit ihrer Ll. zu bestimmten Lymphknoten(-gruppen) kann man die Haut in verschiedene Bezirke einteilen. In den Grenzbereichen dieser Bezirke, den Lymphscheiden, füllen sich Ll. nach zwei Seiten hin (Abb. 13).

[106] Mensch: CAVALLI 1935, FORBES 1938, MCMASTER 1937, 1942, 1947, NAGAI 1952, OTTAVIANI und LUPIDI 1941, UNNA 1908; Mensch und Säugetiere: NEUMANN 1873; Rind: BAUM 1912; Schaf: GRAU 1933; Pferd: BAUM 1928; Hund: BAUM 1918; Schwein: EGEHOJ 1937, BAUM-GRAU 1938.

2. Die *Fascien*[107] haben an ihren beiden Flächen Lymphgefäßnetze (s. oben). Das äußere hat sehr feine, das innere gröbere Maschen. Wenn von den Winkeln einzelner Maschen die Fascie durchbohrende Ll. abgehen, sind sie vielfach zu Lacunen erweitert.

3. In der cutanen Schleimhaut, z.B. der Zunge[108] oder der Scheide[109], ist die Anordnung der Lymphgefäßnetze — von denen es in der menschlichen Scheide nur eines gibt — im Prinzip ähnlich.

4. Die Ll. der *Muskeln*[110] (Abb. 14) entstehen in deren Bindegewebsgerüst. Sie folgen im Inneren der Muskeln den Straßen ihres interstitiellen Bindegewebes und kommen teils mit den Muskelblutgefäßen am Hilus, teils ohne Blutgefäße zu begleiten, besonders am Übergang des Muskels in seine Sehne, oder an Stellen zum Vorschein, an denen Bindegewebsanhäufungen die Muskeloberfläche erreichen.

5. Die Ll. der *Sehnen*[111] entstehen aus Lymphgefäßnetzen im interstitiellen Bindegewebe der Sehnen. Sie vereinigen sich z.T. mit Ll. aus dem zugehörigen Muskelkörper, bei vielen langsehnigen Gliedmaßenmuskeln ziehen sie gesondert sogar zu einem anderen Lymphknoten als die Muskellymphgefäße.

6. Die Ll. der *Sehnenscheiden und Schleimbeutel* entwickeln sich aus subsynovialen Lymphgefäßnetzen. Sie münden in der Regel in die abführenden Ll. der zugehörigen Sehnen oder der benachbarten Muskeln.

7. Der Lymphabfluß aus den *Gelenken*[112] erfolgt in ähnlicher Weise. Der Gelenkhöhleninhalt, soweit er durch Ll. abgeführt wird, passiert die Epithelschicht der Membrana synovialis, gelangt hierauf in das subsynoviale Bindegewebe und wird hier von Lymphcapillaren aufgenommen. Aus dem engen subsynovialen Lymphcapillarnetz und einem unter Umständen noch in der bindegewebigen Gelenkkapsel vorhandenen zweiten Netz entspringen die abführenden Ll.

8. Die Ll. der *serösen Körperhöhlen*. Bei Mensch und allen untersuchten Säugetieren wird die Flüssigkeit der serösen Körperhöhlen durch Ll. aufgenommen, die in ihrem subserösen Bindegewebe beginnen[113]. Der Durchtritt der Flüssigkeit erfolgt an besonderen Stellen, aus der Bauchhöhle vor allem im Zwerchfellbereich und aus der Brusthöhle im Bereich der Pleura costalis und mediastinalis[114]. An diesen Stellen sind (vgl. S. 55) die polygonalen Mesothelzellen der serösen Häute viel kleiner als die der übrigen Serosa. Auch die Subserosa ist hier verändert: sie bildet ein dreidimensionales, lockeres Geflecht von argyrophilen Fasern und feinsten, von argyrophilen Fasern umsponnenen kollagenen Faserbündeln, das, circumscript, nur im Bereich der differenzierten Mesothelzellen vorkommt. Kihara hat diese Stellen (vgl. S. 55) wegen ihrer siebartigen Struktur „Maculae cribriformes" genannt. Magari (1961/62) hat sie elektronenmikroskopisch untersucht. Sie dürfen zweifellos als lymphoretikuläres Gewebe angesprochen werden,

---

[107] Mensch: Shdanov 1932, Nadeshdin 1932; Pferd: Baum 1925; Rind: Baum 1911; Schwein: Baum und Grau 1938; Hund: Baum 1918.

[108] Kozma, Poberai, Varga, Gelert und Földi 1962. [109] Satjukowa 1961.

[110] Mensch: Jossifow 1930; Shdanov 1931; Kurdümow 1930, Kozma und Gelert 1958; Haussäugetiere: Grau 1943, T. Koch 1965, Zietzschmann 1951; Hund: Baum 1918, Pferd: Baum 1928; Schwein: Baum und Grau 1938; Schaf: Grau 1934; Rind: Baum 1912. [111] Edwards 1946.

[112] Mensch: Zalewski 1928, Shdanov 1930, Mouchet und Nourredine 1925, Oschkaderow 1929, 1931; Säuger: Panizza 1909; Haussäugetiere: Grau 1943, T. Koch 1965, Zietzschmann 1951; Rind: Baum 1912; Hund: Baum 1918; Pferd: Baum 1928; Schwein: Baum und Grau 1938.

[113] Allen und Vogt 1937, Courtice und Steinbeck 1950, Drinker und Fields 1931, Higgins und Graham 1929, Jossifow, G.M. 1930, Jossifow, W. 1930, Juldaschev 1967, Kihara 1956, Magari 1962/63, Simen 1944, 1948, 1952, Takawa 1943, Teshima 1932, Walter 1912.

[114] Lemon und Higgins 1927, 1932, Ogo 1934, Tsubouchi 1950.

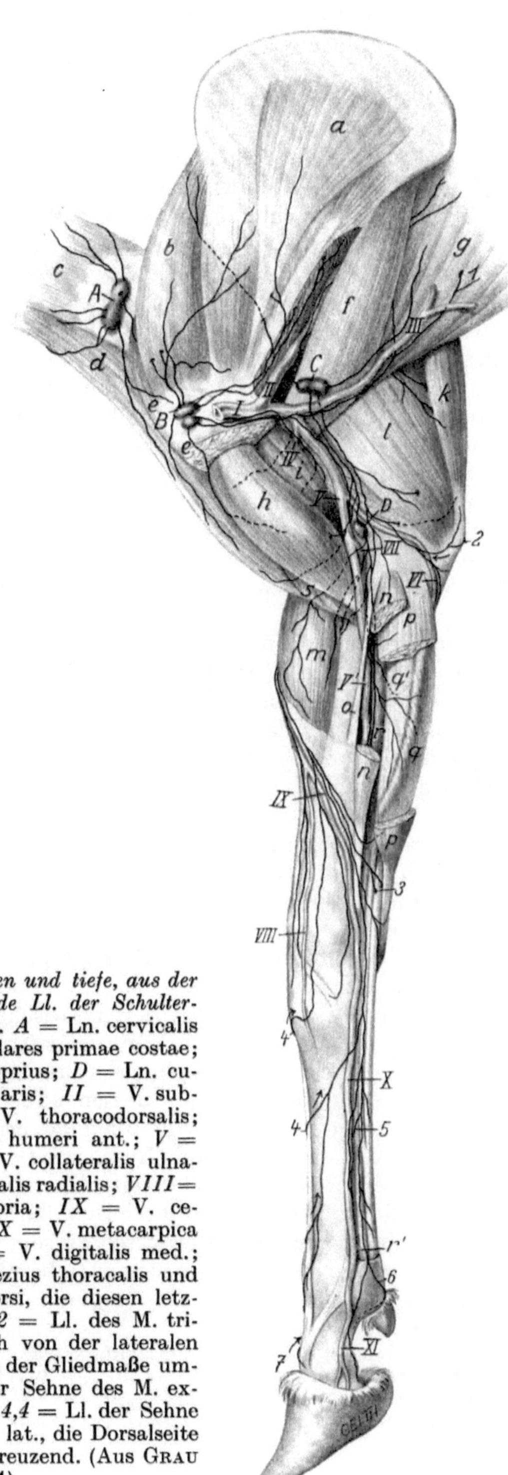

Abb. 14. *Lymphknoten und tiefe, aus der Muskulatur stammende Ll. der Schultergliedmaße des Schafes.* *A* = Ln. cervicalis supf.; *B* = Lnn. axillares primae costae; *C* = Ln. axillaris proprius; *D* = Ln. cubitalis; *I* = V. axillaris; *II* = V. subscapularis; *III* = V. thoracodorsalis; *IV* = V. circumflexa humeri ant.; *V* = V. brachialis; *VI* = V. collateralis ulnaris; *VII* = V. collateralis radialis; *VIII* = V. cephalica accessoria; *IX* = V. cephalica antebrachii; *X* = V. metacarpica vol. supf. III; *XI* = V. digitalis med.; *1* = Ll. des M. trapezius thoracalis und des M. latissimus dorsi, die diesen letzteren durchbohren; *2* = Ll. des M. triceps brachii, die sich von der lateralen auf die mediale Seite der Gliedmaße umschlagen; *3* = Ll. der Sehne des M. extensor carpi ulnaris; *4,4* = Ll. der Sehne M. extensor digitalis lat., die Dorsalseite der Gliedmaße überkreuzend. (Aus Grau 1934)

weil sie auch Reticulumzellen enthalten, sind ihm zum wenigsten außerordentlich ähnlich. In diesen Maculae cribriformes sammelt sich zunächst die durch das kleinzellige Mesothel durchgetretene seröse Flüssigkeit. Sie wird von dort durch „extravasculäre Saftbahnen", die ähnlich gebaut sind wie die Maculae (vgl. S. 55), zu dichter geflochtenem, derberem Bindegewebe weitergeleitet und dort von Lymphcapillaren, vielleicht auch von kleinen, postcapillaren Venen resorbiert. Yamamoto, Fukushima, N., und Fukushima, A. (1960) haben den Abtransport von Ascites-Krebszellen aus der Bauchhöhle auf diesem Wege studiert.

9. Auch im Bereich des *großen Netzes* erfolgt Resorption von Bauchhöhlenflüssigkeit[115], vor allem im Bereich der *Milchflecken*. Über jedem Milchflecken besteht das Mesothel des Omentums in gleicher Weise wie an den Zwerchfells-Resorptionsstellen aus Zellen, die viel kleiner sind als die der Umgebung. Das subseröse Gewebe des Milchfleckens aber stimmt in seiner Struktur ebenfalls weitgehend mit dem der Maculae cribriformes überein. Im Bereich der Milchflecken aber fehlen auch Ll. (vgl. S. 53) und deshalb werden hier die durch das Mesothel hindurchgetretene Bauchhöhlenflüssigkeit und — im Experiment — in ihr aufgeschwemmte Farbpartikelchen durch Venencapillaren oder durch kleine Venen, die an ihrer Außenwand von diffusem lymphoretikulärem Gewebe umgeben sind, aufgenommen[116]. Die Ll. des großen Netzes liegen in den das Organ durchziehenden fetthaltigen Bindegewebsstreifen. Sie begleiten die dort verlaufenden Blutgefäße. Sie scheinen sich bald nach der Geburt und dann im zunehmenden Maße zu verringern.

10. Im *Knochengewebe* gibt es Ll. in den Haversschen Kanälchen. Außerdem finden sie sich, wie zu erwarten, im Periost[117], im bindegewebigen Endost und anscheinend auch in feinen Bindegewebssträhnen, die sich von ihm aus ins Innere des Markes erstrecken, nicht aber im Mark selbst[118].

11. Im Bereich des *Knorpelgewebes* kommen Ll. nur im Perichondrium vor.

12. In der Wand der größeren *Blutgefäße* wurden vielfach Lymphgefäßnetze nachgewiesen[119].

13. Die peripheren *Nerven* besitzen Lymphgefäßnetze nur in ihren epineuralen Bindegewebsscheiden. Nach Kihara (1956) und Magari (1962/63) verbreitet sich Tusche, in einen Nervenstrang gespritzt, zunächst in dem feinen, weichen Bindegewebe des Endoneuriums, das wegen des Fehlens kräftigerer kollagener Fasern als „extravasculares Saftspaltengewebe" (vgl. S. 55) angesprochen werden kann. Von dort gelangt sie in das Perineurium, das sich aus lamellär übereinanderliegenden Bindegewebsblättern zusammensetzt, deren Zwischenräume endothelausgekleidet sind und vielfach kommunizieren. Von hier tritt sie in den einheitlichen, ebenfalls endothelausgekleideten Subepineuralraum über, der wohl dem Subduralraum des Gehirns entspricht. Unter dessen äußerer Endothelfläche liegen weiche Bindegewebsinseln in Form von Maculae cribriformes die die austretende Flüssigkeit an die im dichteren Bindegewebe des Epineuriums liegenden Lymphcapillarnetze heranleiten. Wie weit diese von Kiharas Schule ermittelte Feinstruktur der Nervenstränge und ihrer Lymphdrainage auch für die kleineren Nervenäste gilt, scheint noch nicht ermittelt zu sein. Angaben über die Lymphabfuhr aus den peripheren Nerven finden sich auch bei Baum-Grau (1938),

---

[115] Chung 1938, Pfuhl 1940, Zschau 1933.

[116] Grau 1954.

[117] Orts-Llorca und Verge-Brian 1932, Hoggan und Hoggan 1883.

[118] Mensch: Jossifow 1928, Orts-Llorca 1931 b, Oschkaderow 1931; Hund: Baum 1918; Pferd: Baum 1928; Schwein: Baum und Grau 1938.

[119] Kutsuna 1930, Papamiltiades 1952, Oschkaderow 1931, Lee 1922, Hoggan und Hoggan 1883, Enomoto 1920.

Field und Brierley (1948), Orts-Llorca und Botar (1932), Rouvière (1929, 1932), Shdanow (1932), Troitzky (1930).

14. Die Ll. am Kopf gelegener Organe. Über die Lymphabfuhr aus dem zentralen Nervensystem und aus dem Auge s. S. 54.

15. Die Ll. im Halsbereich gelegener Organe. Die Ll. des *Thymus* liegen im interlobulären Bindegewebe und in der Kapsel des Organes. Im lymphoretikulären Thymusparenchym gibt es (vgl. S. 55) keine Ll. Angaben über Lymphcapillarnetze, die die Hassalschen Körperchen umgeben[120], bedürfen der Nachprüfung.

Die Lymphcapillaren der *Schilddrüse* liegen im gering entwickelten perifollikulären Bindegewebsnetz, dem Epithel vieler Follikel an[121]. Da ihr Inhalt und der des Kolloids der Drüsenfollikel sich in mikroskopischen Schnitten in gleicher Weise färben, wird vermutet, daß sie Schilddrüsenkolloid abführen. Gastaldi (1947/48), Ottaviani (1951) und andere sprechen von der Schilddrüse als von einer „lymphokrinen“ Drüse. Die perifollikulären Lymphcapillarnetze münden in Ll., die in blutgefäßhaltigen Bindegewebssepten liegen, und diese wiederum in das in der Kapsel liegende Netz größerer Ll.[122].

16. Die Ll. der Brustorgane. In den *Lungen* unterscheidet man subpleurale und interstitielle Ll. Die ersteren bilden ausgedehnte Netze, aus denen konzentrisch zum Hilus ziehende oberflächliche Ll. entstehen. Diese stehen an Stellen, an denen die Bindegewebssepten des Organes mit dem subserösen Bindegewebe der Lungenoberfläche sich treffen, mit den tiefen, interstitiellen Ll. in Verbindung. Die tiefen Ll. liegen in den Interstitien, die die Lobi und Sublobi des Organes trennen, im peribronchialen Bindegewebe und in den Bindegewebshüllen der Lungenblutgefäße. Sie laufen, plexusbildend, entlang der Bronchien und Gefäße zum Lungenhilus und verbinden sich dort, vor der Einmündung in die Lungenlymphknoten, vielfach mit den hier zusammenströmenden oberflächlichen Ll. Sie bilden im Organ ein Netz, in dessen grobe Maschen Lymphgefäßnetze mit feineren Maschen eingebaut sind. Die letzten, feinsten Maschen dieser Netze liegen in den interacinösen Bindegewebssepten. Intraacinöse Ll. gibt es in der Lunge nicht. Gegenteilige Mitteilungen[123] beruhen auf Irrtümern.

Einzelheiten über die Lymphgefäßversorgung der Lungen bringen die Arbeiten von Baum (1925, 1929), Folena (1939), Hayek (1940), Iwanow (1936), Kampmeier (1929), Karpf (1965), Kreuzfuchs (1929), Kubik, Vizkeleti und Palint (1957), Kutsuna (1935), Luna (1936), Maraschio (1940), Meller (1931), Miller (1937), Most (1907), Ottaviani (1938), Parfenowa (1953), Renyi-Vamos und Papp (1960), Rouviere (1928—1930), De Sousa (1954), Steinert (1928), Warren und Drinker (1942).

Die Ll. des *Herzens* entstehen aus subendokardialen, subepikardialen und im Bindegewebe des Myokards gelegenen Netzen. Sie begleiten im allgemeinen die Blutgefäße des Organes. Ihr Hauptsammelpunkt ist die Vereinigungsstelle des Sulcus coronarius mit dem Sulcus longitudinalis dexter.

Einzelheiten über die Ll. des Herzens enthalten die Arbeiten von Aagard (1925), Allodi (1936), Blair (1925), Dolfini (1940), Drinker, Warren, Maurer und Carrel (1940), Kampmeier (1928), Mouchet (1909), Patek (1939), Rainer (1911), Shore (1928, 1929). — Über die Ll. des Herzbeutels berichten Drinker und Field (1931).

17. Die Ll. der Bauchorgane. In den *Nieren* finden sich in der oberen, lockeren Schicht der Capsula fibrosa ein reich verzweigtes Netz von Ll. und Lymphcapillaren und in der Nierenbeckenwand ein submuköses und ein submuskuläres

---

[120] Shdanov 1960.

[121] Herberhold 1962, Ottaviani 1951, Rusznyak, Földi und Szabo 1969.

[122] Über die intrathyreoidalen und die aus der Drüse abführenden Ll. unterrichten weiterhin: Bartels 1901, Földi, Jellinek und Szabo 1955, Frey 1863, Kulenkampf 1950, Marhorner, Caylor, Schlotthauer und Pemberton 1927, Mukasa 1938, Rienhoff 1929, Rossi 1933, Shdanov 1960, Takabatake 1932, Wegelin 1926 und Wissig 1960.

[123] Engel 1957, Rassochina 1958, Tobin 1954, 1955, 1957.

Lymphgefäßnetz. Das gesamte Nierenparenchym ist frei von Ll.[124]. Lediglich im perivasculären Bindegewebe der Aa. interlobares und arciformes gibt es Lymphgefäßgeflechte[125]. Diese verbinden anscheinend das Kapselnetz mit den Lymphgefäßnetzen des Nierenbeckens[126]. Alle Schilderungen von Ll. in Mark und Rinde des Organes[127] oder im Inneren der Glomerula[128] und alle Abbildungen von Ll. im Nierenparenchym[129] beruhen auf irriger Interpretation von Injektionsbefunden.

Zusätzliches über die Ll. der Nieren findet man bei BAUM (1930), ETCHEVERRI (1935), FÖLDI (1952), FRESEN (1943), JASIENSKI (1938), KAISERLING (1940), NICOLESCO (1930), RENYI-VAMOS (1950), RENYI-VAMOS und RONA (1954), STAHR (1900).

Die Ll. der *Nebennieren* liegen in der Kapsel, wo sie ein reich verzweigtes Capillarnetz bilden, und außerdem im perivasculären Bindegewebe der Blutgefäße, wo sie besonders die Venen in Form von Geflechten umgeben. Deutliche Geflechte umspinnen die Zentralvene in der Marksubstanz. In den rein parenchymatösen Bereichen der Rinden- und der Marksubstanz wurden von einer Reihe von Forschern Lymphcapillarnetze beschrieben[130]. Bei Anwendung anderer Technik können sie als Blutcapillarnetze erkannt werden[131].

Die Ll. des *Magens* und des gesamten *Darmtraktes* bilden je ein weitlumiges submuköses und subseröses Netz. Das submuköse Netz empfängt alle aus der Propria mucosae, besonders auch die von den subepithelialen Lymphorganen (Einzellymphknötchen, Lymphkrater, Peyersche Platten) kommenden Ll. Diese entspringen nie in den Lymphknötchen, sondern umgeben sie in Form korbartiger Geflechte (vgl. S. 53). Aus dem submukösen Netz entstehen starke Ll., die die Tunica muscularis des Organes durchbohren, die Abflüsse eines feinen, im intermuskulären Bindegewebe befindlichen Lymphgefäßnetzes aufnehmen und in das subseröse Lymphgefäßnetz einmünden. Aus diesem entstehen die im Gekröse verlaufenden ableitenden Ll.[132].

Entgegen anderweitigen Berichten (vgl. S. 52) beginnen die Ll. der Schleimhaut des Dünndarms mit weiten, in den Darmzotten gelegenen Capillaren (zentralen Lymphräumen)[133]. Dieses zentrale Zottenlymphgefäß soll bei Pflanzenfressern größer sein als bei Fleischfressern[134]. Nach FABIAN (1972) sollen ihm feinste Lymphcapillaren vorgeschaltet sein.

Über die spärlichen Ll. des *Omentums* s. S. 72 und ZSCHAU (1933).

Die Ll. der *Milz*[133] liegen nur in der Kapsel[134], in den stärkeren der aus der Kapsel entspringenden Trabekel und im Hilus des Organes. Im lymphoretikulären Parenchym sind (vgl. S. 53) Ll. nicht nachzuweisen. Angaben über perivasculäre

[124] PEIRCE 1944, TAHER 1965a.

[125] BABICS und RENYI-VAMOS 1957, COMPARINI und BASTIANINI 1967.

[126] FÖLDI und ROMHANYI 1953.

[127] TEICHMANN 1861, KAISERLING und SOOSTMEIER 1939, RENYI-VAMOS 1950, BRZEZINSKI 1963 u.a.

[128] RINDOWSKI 1869, KUMITA 1909, SSYSGANOW 1930.

[129] BOTSCHAROW 1957, SHDANOV 1965.

[130] STILLING 1887, KUMITA 1909, SSAPIN 1962.

[131] SAUER 1965.

[132] Näheres über die Ll. des Magens bei BAUM 1930a, DONINI 1955, GRAY 1937, MOST 1899, REIFFENSTUHL 1954, RENYI-VAMOS und SZINAY 1954, und RÖHLICH 1938; über die Ll. des Darmkanals bei AAGARD 1922, BESPALOWA 1953, BLAIR, HOLYOKE und BEST 1950, BROCKMANN und KRAHL 1950, COHN 1905, FALKE 1938, FREEMAN 1942, HORSTMANN 1951/1952, KRAUS 1955, 1958, OTTAVIANI 1931, RENYI-VAMOS und SZINAY 1954, 1958, SHIMITSU 1932, und VILLEMIN, MONTAGNE und HUARD 1924.

[133] GRAU und TAHER 1967.

[134] Die Tatsache, daß RENYI-VAMOS 1960 auch in der Milzkapsel keine Ll. feststellen konnten, ist auf die angewandte Technik zurückzuführen: nach Unterbindung der Milzvenen und der abführenden Ll. entsteht im Organ ein starkes Ödem, dessen Flüssigkeitsdruck sich auf die Organoberfläche auswirkt. Die hier befindlichen Kapsellymphgefäße werden dabei so komprimiert, daß sie sogar der Feststellung im histologischen Schnitt entgehen können.

Lymphspalten oder im Parenchym befindliche Lymphbahnen[135] betreffen unbewandete Gewebsspalten.

Die Ll. der *Leber* finden sich nur im interstitiellen, die Lobuli begrenzenden Bindegewebe, also *inter*lobär, ferner in der Leberkapsel und an der Leberpforte. Zwischen den Leberzellplatten, also *intra*lobulär, gibt es keine Ll. Hier können „lymphfähige Stoffe“ auch durch die Blutcapillaren abgeführt werden (vgl. S. 53), worauf die in deren Wänden befindlichen Kupfferschen Sternzellen hinweisen. Die Disseschen Räume sind Gewebsspalten.

Die Ll. der *Gallenblase* verhalten sich wie die jedes Eingeweideorganes (s. S. 74): man unterscheidet ein submuköses, ein intramuskuläres und ein subseröses Netz. Die drei Netze stehen durch Verbindungsgefäße untereinander und mit den Ll. der Leber in Verbindung.

Einzelheiten über die Ll. der Leber und der Gallenblase finden sich in den Arbeiten von Babics, Földi, Renyi-Vamos, Romhanyl, Rusznyak und Szabo (1955), Baum (1916, 1925b, 1929), Gnatowski-Sledziewky (1932), Grau und Meyer-Lemppenau (1965), Hass (1926), McCarrell, Thayer und Drinker (1941), Meyer-Lemppenau, Sauer und Taher (1965), Renyi-Vamos und Jellinek (1957) und Winkenwerder (1927).

Die Ll. des *Pankreas*[136] sind schwierig darzustellen, am besten durch Lymphstauungsmethoden. Sie verlaufen, meist zusammen mit Blutgefäßen, im interstitiellen Bindegewebe und subserös in der feinen Kapsel des Organes. Im Gegensatz zu manchen[137] Angaben dringen Ll. nicht in die Acini und damit zu den Drüsenendstücken ein. Auch in den Langerhansschen Inseln gibt es keine Ll. (vgl. S. 53).

18. Die Ll. der Beckenorgane. Die Ll. des *Hodens* bilden in der Tunica albuginca mehrere übereinanderliegende Netze. Im Hodenparenchym gibt es zwischen den Tubuli seminiferi keine Ll.[138], wohl aber im Bindegewebe zwischen den Gängen des Rete testis und dem der Septula testis. Die Ll. der Septula verbinden das im Rete testis liegende Netz mit denen der Tunica albuginea. Sie begleiten in der Regel Blutgefäße.

Die Ll. des *Nebenhodens* gesellen sich zu den aus dem Hoden austretenden Ll.

Näheres über die Ll. im Hoden bei: Grau und Karpf (1965), Karpf und Taher (1965), Renyi-Vamos (1960), Staudt und Wenzel (1965), Wenzel und Kellermann (1966).

Die Ll. der *accessorischen Geschlechtsdrüsen* liegen in deren Bindegewebsstrukturen.

Die Ll. des *Eierstocks* beginnen in der Tunica albuginea und im Bindegewebe zwischen den Primär- und Sekundärfollikeln. Sie liegen nie im Inneren, doch stets am Rande tätiger Zwischenzellinseln. Werden diese Inseln durch allmählichen Funktionsverlust und notwendigen Materialabbau stärker vascularisiert, dann dringen im perivasculären Bindegewebe der Blutgefäße auch Lymphcapillaren in sie ein. Größere Sekundär- und die Tertiärfollikel sind, besonders in der Theca ext., von mehrschichtigen Lymphgefäßnetzen umgeben. Ähnliche Netze umspinnen das reifende Corpus luteum. Erhält das Corpus luteum nach seinem Blütestadium einen zentralen Bindegewebskern, so wachsen auch Lymphcapillaren in ihn ein, zerteilen, von ihm aus mit Bindegewebssepten vorsprossend, seine Zellmassen und vereinigen sich mit den Capillaren, die ihnen, die Theca int. durchdringend, aus der Theca ext. entgegenwachsen. Bei allen Gewebsumbaufunktionen im Eierstock, vielleicht auch beim Hormontransport, spielen die Ll. eine

---

[135] Dominici 1941, Hartmann 1930, Hartwig 1950, v. Herrath 1941, Hoepke 1932, Kellner 1962, 1963, Snook 1946.

[136] Grau und Taher 1965, Karpf und Taher 1965.

[137] Bartels 1909, Klein 1852, Tömböl und Vajda 1962.

[138] Die von Ostrowerchowa (1960) und Stupin (1965a) zwischen den Samenkanälchen beschriebenen Ll. sind Füllungen von Gewebsspalten durch das Injektionsmittel.

besondere Rolle. — Die Ll. des Ovars sammeln sich im Zentrum des Organes und verlassen es mit den Blutgefäßen am Hilus.

Einzelheiten über die Ll. des Eierstocks finden sich in den Arbeiten von ANDERSON (1926), BACHMANN (1949), MORRIS und SASS (1966), TAHER (1964) und WENZEL (1966).

Die Ll. des *Uterus* und *Eileiters* sind wohl nur beim Menschen und bei den Haustieren studiert worden[139]. Über die Uterus-Ll. des Rhesusaffen existiert eine Studie von WISLOKKI und DEMPSEY (1939). Im Prinzip bilden sich in allen Fällen ein submuköses und ein subseröses Netz. Das submuköse Netz erhält Zuflüsse aus der Propria mucosae und entsendet solche, die die Uterusmuskulatur durchbohren, Abflüsse eines in ihr gelegenen feinen Lymphgefäßnetzes aufnehmen und in das starke subseröse Netz einmünden. Aus dem subserösen Netz entstehen die in das Gekröse übertretenden Ll.

Die Ll. des *Mastdarmes* verhalten sich wie die der intraabdominal gelegenen Darmabschnitte.

## IV. Über eine vergleichende Darstellung des Lymphgefäßsystems der Säugetiere

Einer ins einzelne gehenden, für alle Säuger gültigen Schilderung des Lymphgefäßsystems, die im übrigen über den Rahmen dieses Beitrags hinausginge, würden sich mannigfache erschwerende Hindernisse entgegenstellen. Einmal ist es unerläßlich, darauf hinzuweisen, daß eine solche Schilderung fragmentarisch sein würde, weil über Mensch und Haustiere hinaus verhältnismäßig wenig über das Lymphgefäßsystem der übrigen Säugerarten bekannt ist, für eine runde, synthetische Betrachtung zu wenig. Zum anderen ist das Problem der Lymphabfuhr aus sich entsprechenden Körperteilen bei manchen Arten auf sehr verschiedene Weise gelöst (Abb. 15/16), Homologien zwischen vergleichbaren Lymphknotengruppen sind nicht selten schwer erkennbar, die Zuflußgebiete der Knotengruppen, deren Abgrenzung eine solche Homologisierung erleichtern könnte, sind vielfach schwer zu ermitteln oder bisher noch nicht ermittelt. Weiterhin aber würden derartige Homologisierungsversuche durch das Fehlen einer einheitlichen Nomenklatur der Lymphknoten erschwert. Es bestehen Benennungsunterschiede nach Ländergruppen und nach einzelnen Autoren, so daß bis vor kurzem für ein und dieselbe Lymphknotengruppe in verschiedenen Ländern und von verschiedenen Beschreibern eine ganze Reihe von Bezeichnungen gebraucht wurde. Dazu kommt, daß die Benennung von Lymphknoten, wie sie etwa in den seit 1955 international gültigen Nomina Anatomica Parisiensia (NAP) enthalten ist, nur für die eine Säugergattung Mensch gilt: sie ist vergleichend-anatomisch schlecht anwendbar. BARONE, der sich intensiv mit den einschlägigen nomenklatorischen Fragen beschäftigte (1957, 1970), sagt darüber (1967): „Il est impossible de les (Nomina Anatomica 1955) considérer comme une acquisiton définitive, car les vétérinaires, les zoologistes, les embryologistes, beaucoup de biologistes, ne peuvent en faire usage. De nombreux termes des Nomina Anatomica Parisiensia sont incorrects ou prètent à des graves confusions en anatomie comparée, surtout en raison des différences d'attitudes ou de fonctions, dont les Nomina anatomica n'ont jamais tenu compte. D'autres termes désignent des formations qu'on ne peut reconnaître chez des animaux. Enfin il existe, chez ces derniers de nombreux éléments anatomiques ou organes qui n'existent pas chez l'Homme et ont ainsi été omis dans les Nomina Anatomica Parisiensia."

[139] BEAU 1951, KUBIK und VARADY 1957, REIFFENSTUHL 1957, RENYI-VAMOS und RONA 1956, VARADY 1951.

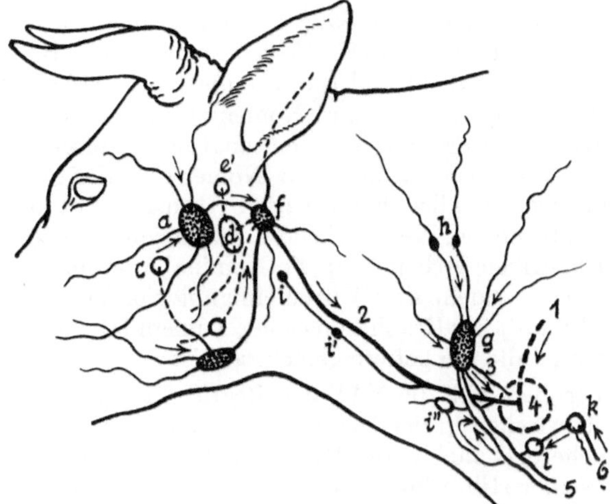


Abb. 15. *Schema des Lymphstromes und der Lymphknoten im Kopf-, Hals- und Brustgebiet des Rindes.* Tiefliegende Lymphknoten nur in der Kontur gezeichnet. *a* = Ln. parotideus; *b* = Ln. mandibularis; *c* = Ln. pterygoideus; *d* = Ln. retropharyngeus med.; *e, e'* = Lnn. hyoidei orr. bzw. aborr.; *f* = Ln. retropharyngeus lat.; *g* = Ln. cervicalis supf.; *h* = Ln. cervicalis supf. accessorius; *i, i', i''* = Lnn. cervicales proff. (crann., medii,caudd.); *k* = Lnn. axillares proprii; *l* = Lnn. axillares primae costae; *1* = Ductus thoracicus; *2* = Ductus trachealis; *3* = Vasa efferentia des Ln. cervicalis supf.; *4* = Venenwinkel; *5* = oberflächliche und *6* = tiefe Ll. der Schultergliedmaße. [Nach ZIETZSCHMANN (1951)]

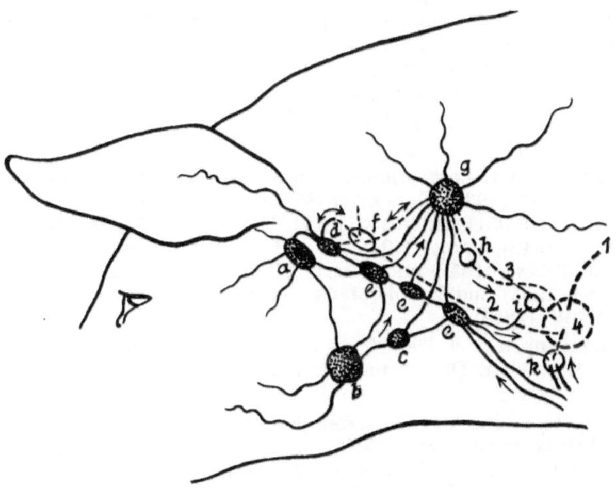


Abb. 16. *Schema des Lymphstromes und der Lymphknoten im Kopf-, Hals- und Brustgebiet des Schweines.* (Nach ZIETZSCHMANN,) Tiefliegende Lymphknoten nur in der Kontur, besonders tiefliegende gestrichelt gezeichnet. *a* = Ln. parotideus; *b* = Ln. mandibularis or.; *c* = Ln. mandibularis abor.; *d* = Ln. retropharyngeus lat.; *e* = Lnn. cervicales supff. ventrr.; *f* = Ln. retropharyngeus med.; *g* = Ln. cervicalis supf. dors.; *h* = Ln. cervicalis supf. medius; *i* = Ln. cervicalis prof. caud.; *k* = Ln. axillaris primae costae; *1* = Ductus thoracicus; *2* = Ductus trachealis; *3* = Vasa efferentia des Ln. cervicalis supf. dors.; *4* = Venenwinkel. [Nach ZIETZSCHMANN (1951)]

Ähnliche Äußerungen gibt es von Schreiber (1965), Simic (1956) und Ghetie (1971), Bemühungen, eine für alle Säuger gültige Nomenklatur der Lymphknoten zu erreichen, von Grau (1941, 1942, 1943), Spira (1962), Barone (1970), ferner von Grau und Barone (1970) und Barone und Grau (1971). Den Versuch, eine vergleichend anatomisch anwendbare Nomenklatur zu schaffen, unternahm vor allem die Weltvereinigung der Veterinäranatomen durch die Gründung der „Internationalen veterinäranatomischen Nomenklaturkommission", der gegenwärtig 64 Mitglieder aus allen Kontinenten, Human-Anatomen, Human-Neurologen, Human-Internisten, vergleichende Anatomen und Zoologen angehören. Ihrer (1957) 10jährigen Arbeit sind die Nomina Anatomica Veterinaria (NAV) zu verdanken, die nunmehr der Weltvereinigung der Veterinäranatomen vorliegen und die in Zukunft zur Etablierung einer Nomenklaturliste beitragen könnten, die für Mensch und alle Säugetiere gemeinsam ist.

Es ist zu begrüßen, daß die NAV den Begriff des Lymphocentrums enthalten (s. S. 56), der inzwischen in der Veterinäranatomie sich weitgehend durchgesetzt hat[140] und mancherorts auch in der Humananatomie[141] Verwendung findet. Wenn es gelänge, mit seiner Hilfe Einheitlichkeit in das gegenwärtig bestehende Nomenklaturgestrüpp zu bringen, wäre ein großer Schritt getan.

Eine vergleichende Schilderung des Lymphgefäßsystems der Säugetiere müßte sich hauptsächlich auf die Untersuchungen bei Haustieren stützen, weil bei diesen — abgesehen vom Menschen — das Lymphgefäßsystem topographisch am besten erforscht ist[142].

Den Körper umfassende Spezialuntersuchungen gibt es

a) für eine über den Bereich der Haustiere hinausgehende Reihe von Tierarten von v. d. Brink (1957), McClure und Silvester (1909), ferner die außerordentlich verdienstvolle Arbeit von Spira (1962) und die Arbeiten von Barone, Barone und Grau (1971) und Grau und Barone (1970),

b) für einzelne Arten von Haustieren wie das Pferd von Barone (1951), Baum (1928) und Zietzschmann (1951), oder das Rind von Baum (1912) und Zietzschmann (1951), das Schaf von Grau (1933, 1934)), das Schwein von Baum-Grau (1938), Egehöj (1937), Jossifow (1932), Postma (1928), Zietzschmann (1951), für den Hund von Baum (1918), Bradley und Grahame (1959), Merzdorf (1911) und für die Katze von Manabe (1930/31), Ottaviani und Cavalli (1933) und Sugimura, Kudo und Takahata (1955—1960);

c) für eine Reihe von Laboratoriumstieren von Hoffmann (1956) und Barone, Bertrand und Desenclos (1950);

d) für einzelne Arten von Laboratoriumstieren wie das Kaninchen von Balazsy (1933), Ottaviani (1931), Sakamoto (1931), Sappey (1885), das Meerschweinchen von Falke (1938), Glimstedt (1922), Hadek (1951), Hashiba (1917), Keller (1937), Maalouf, Gagnon und Bois (1967), Ottaviani (1942), Sourd (1945/46) und Winkelmann (1937), den Goldhamster von Azzali (1958), Hoffmann (1952) und Michel (1956), für die Ratte von Higgins (1925), Job (1915) und Miotti (1965) und für die Maus von Azzali (1937) und Kawashima, Sugimura, Hwang und Kudo (1964);

e) für einzelne Tiergruppen oder Tierarten anderer Gattungen wie für

α) Primaten von Ottaviani, Di Dio und Manfredonia (1959) und McClure und Silvester (1909).

Das Lymphgefäßsystem einzelner Primaten haben bearbeitet: Di Dio, Manfredonia und Ottaviani (Callithrix penicillata) (1959), Azzali und Manfredonia (Comopithecus Hamadryas) (1959), Endo (1949) und Teshima (Macacus rhesus) (1935a), Teshima (einige Lemuren) (1935b), Teshima und Kihara (Troglodytes niger) (1935), und Sonntag (Orang-Utan) (1950).

[140] Barone 1970, Grau 1933, 1934, 1943, Kawashima, Sugimura, Hwang und Kudo 1964, T. Koch 1965, Saar und Getty 1961/62, 1962.

[141] Miotti 1965, Oliva und Stuart 1964.

[142] Baum und Trautmann 1933, Bruni und Zimmerl 1951, Chauveau, Arloing und Lesbre 1905, Grau in Ellenberger und Baum 1943, Grau und Boessneck 1960, T. Koch 1965, Montané und Bourdelle 1920, Sisson und Grossman 1950.

β) Für die Nager vgl. den Abschnitt „Laboratoriumstiere", darüber hinaus die Untersuchungen von McClure und Silvester (1909) und eine ganze Reihe von Arbeiten Ottavianis: über das Eichhörnchen (Sciurus italicus) und das Murmeltier (Arctomys Marmotta) (1935), den Siebenschläfer (Mioxis glis) und die Haselmaus Muscardinus Avellanarius (1937), den Nutria (Myocastor coypus) (1939), das Stachelschwein (Hystrix cristata) und den Mara (Dolychotis patagonica) (1942) und das Wasserschwein (Hydrochoerus capibara) (1950).

γ) Einzelstudien existieren ferner von Ottaviani und Donini über den Maulwurf (Talpa europeea) (1953) und von Ottaviani über Fledermäuse (1933).

δ) Untersuchungen über das Lymphgefäßsystem niederer Säugerarten gibt es von Azzali über Myrmecophaga tetradactyla (1965), von Azzali und Di Dio über Bradypus tridactylus (1965) sowie über Dasypus novemcinctus und Dasypus sexcinctus (1965), von Azzali über Didelphys azarae und Didelphys marsupialis (1965) und von Wood über das Opossum (1924).

Für den Menschen werden bei diesen vergleichenden Untersuchungen mit Vorteil die Werke von Bartels (1909), Benninghoff (1952), Cruikshank (1970), Jossifow (1909), Most (1907), Rauber-Kopsch (1948), Rouvière (1932) und Sobotta-Becher (1937) herangezogen.

Über die hier zusammengestellten Gesamtschilderungen des Lymphgefäßsystems verschiedener Tierarten und des Menschen hinaus gibt es eine große Zahl von speziellen Angaben über regionale Lymphgefäß- und Lymphknotenbefunde: Sie finden sich zum größten Teil in den Schrifttumsverzeichnissen der oben aufgeführten Werke, besonders in Grau und Boessneck (1960) und Rusznyak, Földi und Szabo (1969).

## Literatur

Aagard, O. C.: Lymphgefäße der Zunge, der quergestreiften Muskulatur und der Speicheldrüsen des Menschen. Anat. Nachr. **47**, 493 (1913). ~ Lymphgefäße des Dünndarms. Z. Anat. Entwickl.-Gesch. **65**, 301 (1922). ~ Les vaisseaux lymphatiques du coeur chez l'Homme et chez les mammifères. Kopenhagen 1925. — Allen, L., Vogt, E.: Lymphatische Absorption aus serösen Höhlen. Amer. J. Physiol. **119**, 776 (1937). — Allodi, F.: Lymphgefäße des His'schen Bündels. Scritti biol. **11**, 39 (1936). — Aminowa, G. G.: Die Erforschung des Lymphkapillarendothels und der Gefäße des Diaphragmas beim Kaninchen. Arkh. Anat. Gistol. Embriol. **44**, 81—90 (1963). — Anderson, D. H.: Lymphgefäße des Ovars beim Schwein. Contr. Embryol. Carneg. Instn **17**, 107 (1926). — Andreasen, E.: Sex differences in the size of the lymphnodes and spleen in guinea-pigs. Acta anat. (Basel) **1**, 359—376 (1946). — Azzali, G.: Sistema linfatico dei Roditori. Part. IV. Mus decumanus, Mus rattus (Var. alb.), Mus musculus. Gen. Arvicolis (Microtus arvalis). Arch. Ist. biochim. ital **3**, 2—20 (1937). ~ Sistema linfatico dell'hamster (Cricetus auratus). Atti Accad. Fisiocr. Siena Sez. med.-fis. XIII, 5, 241—261 (1957/58). ~ Richerce sul sitema linfatico di piccoli e grossi Cheloni. Ateneo parmense **29** (1958). ~ Lymphatic system of Myrmecophaga tetradactyla. Yokohama med. Bull. **16** (3), 109—122 (1965). — Azzali, G., Dio, L. J. A. di: The lymphatic system of Bradypus tridactylus. Anat. Rec. **153**, 149—160 (1965a). ~ The lymphatic system of Didelphys azarae and didelphys marsupialis. Amer. J. Anat. **116**, 449—470 (1965b). ~ The lymphatic system of Dasypus novemcinctus and Dasypus sexcinctus. J. Morph. **117**, 49—71 (1965c). — Azzali, A., Manfredonia, M.: Sistema linfatico del Papio (Comopithecus hamadryas). Ateneo parmense **30**, Suppl. 3, 3—46 (1959).

Babics, A., Földi, M., Renyi-Vamos, F., Romhanyi, G., Rusznyak, J., Szabo, G.: Das Lymphgefäßsystem der Leber und seine pathologische Bedeutung. Acta med. Acad. Sci. hung. 7, 261 (1955). — Babics, A., Renyi-Vamos, F.: Das Lymphgefäßsystem der Niere und seine Bedeutung für die Nierenpathologie und Chirurgie. Budapest 1957. — Bachmann, R.: Gelbkörper und Lymphgefäße. Z. mikr.-anat. Forsch. **55**, 115—164 (1950). — Baculi, B. S., Cooper, E. L., Brown, B. A.: Lymphomyeloid organs of Amphibia. J. Morph. **131**, 315—328 (1970). — Balankura, K.: Entwicklung des Ductus thoracicus bei den Säugern. Diss. Cambridge 1950/51. — Balazsy, J. L.: Untersuchungen über die Lymphgefäße des Kaninchens. Diss. Budapest 1933. — Barnes, M., Trueta, J.: Absorption of bacterial toxins and snake venoms from the tissues. Lancet **1941 I**, 623. — Barone, R.: L'histoire et les possibilités de reforme de la nomenclature anatomique internationale. Bull. Acad. vét. Fr. **30**, 349—357 (1957). ~ Problèmes de nomenclature en Anatomie. Rev. méd. Vét. **118**, Nouv. Ser. XXX, 749 (1967). Barone 1971. — Barone, R., Bertrand, M., Desenclos, R.: Ganglions lymphatiques des petits rongeurs de laboratoire (cobaye, rat, souris). Rev. méd. Vét. **101**, 423 (1950). — Barone, R., Grau, H.: Zur vergleichenden Topographie und zur Nomenklatur der Lymphknoten des Beckens und der Beckengliedmaße. Zbl. Vet.-Med., Reihe A (1971). — Bartels, F.:

Lymphgefäße der Schilddrüse. Anat. Nachr. **16**, 333—377 (1901). — BARTELS, P.: Das Lymphgefäßsystem. In: BARDELEBEN, Handbuch der Anatomie des Menschen, Bd. 3. Jena 1909. — BARTLETT, R. W., CRILE, G., GRAHAM, E. A.: Lymphatische Verbindung zwischen Gallenblase und Leber. Surgery **61**, 363 (1935). — BAUM, H.: Können Lymphgefäße direkt in Venen einmünden? Anat. Anz. **39**, 593—608 (1911). ~ Lymphgefäße des Rindes. Berlin 1912. ~ Lymphgefäße der Leber des Hundes. Z. Fleisch- u. Milchhyg. **26**, H. 15 (1916). ~ Lymphgefäßsystem des Hundes. Berlin 1918. ~ Das Lymphgefäßsystem des Pferdes. Berlin 1928. ~ Lymphgefäße der Leber des Pferdes. Z. Anat. Entwickl.-Gesch. **76**, 645—652 (1925b). ~ Lymphgefäße der Lungen der Haustiere. Z. Anat. Entwickl.-Gesch. **78**, 714 (1925). ~ Über die Benennung der Lymphknoten. Anat. Anz. **61**, 39—48 (1926). ~ Lymphgefäße der Serosa der Leber und der Lunge. Anat. Anz. **67**, 88—110 (1929). ~ Lymphgefäße der Nieren. Berl. tierärztl. Wschr. **46**, 673—693 (1930a). ~ Das Lymphgefäßsystem des Huhnes. Z. Anat. Entwickl.-Gesch. **93**, 1—34 (1930b). ~ Lymphgefäße des Magens und der Milz des Schweines. Berl. tierätztl. Wschr. **46**, 375—384 (1930c). — BAUM, H., KIHARA, T.: Untersuchungen über den Bau der Lymphgefäße und den Einfluß des Lebensalters auf diese. Z. mikr.-anat. Forsch. **18**, 1—2 (1929). — BAUM, H., TRAUTMANN, A.: Das Lymphgefäßsystem der Säugetiere. In: BOLK-GÖPPERT-KALLIUS-LUBOSCH, Handbuch der vergleichenden Anatomie der Wirbeltiere, VI. Leipzig 1933. — BEAU, M. A.: Lymphbahnen der Gebärmutter. Krebsarzt **6**, 47 (1951). — BENNHOLD, H. H.: Referat 102. Versammlg d. Ges. Dtsch. Naturforscher und Ärzte. München: Selecta 1962. — BENNINGHOFF, A.: Lehrbuch der Anatomie des Menschen, Bd. 2. München-Berlin 1952. — BESPALOWA, L. S.: Lymphgefäße des Colon transversum des Menschen. Arch. Anat. (Moskau) **30**, 70 (1953). — BIMES, C.: Le lymphocyte. Bull. de l'Assoc. des Anat. **40**, VIIIe Réun. Toulouse (1962). — BLAIR, D. M.: Lymphgefäße des Herzens. Glasg. med. J. **103**, 363 (1925). — BLAIR, J. B., HOLYOKE, E. A., BEST, R. R.: Lymphgefäße des Enddarms. Anat. Rec. **108**, 635 (1950). — BOTSCHAROW, B.: Neue Ergebnisse über Anatomie der Lymphknoten der inneren Organe und über die Lymph- und Blutgefäße der Niere beim Menschen. Leningrad: Lehrstuhl der normalen Anatomie 1957. — BRADLEY, O. C., GRAHAME, T.: Topographical anatomy of the dog, p. 307—310. Edinburgh-London 1959. — BROCKMAN, H. L. R., KRAHL, V. E.: Lymphdrainage des Rectums. Anat. Rec. **106**, 13 (1950). — BRAUNMÜHL, A. VON: Myelolymphoide und lymphoepitheliale Organe der Anuren. Z. mikr.-anat. Forsch. **4**, 635—688 (1926). — BRAUNSTEINER, H.: Physiologie und Physiopathologie der weißen Blutzellen. Stuttgart: Thieme 1959. — BRINK, F. H. V. D.: Die Säugetiere Europas. Hamburg-Berlin 1957. — BRUNI, A. C., ZIMMERL, U.: Anatomia degli animali domestici, II. Aufl. Mailand 1951. — BRZEZINSKY, D. K. VON: Neue Befunde mit einer verbesserten Darstellung experimentell gefüllter Lymphkapillaren an Niere, Hoden und Nebenhoden etc. Anat. Anz. **113**, 289—306 (1963). — BUCCIANTE, L.: Ductus thoracicus. Boll. Soc. ital. Biol. sper. **17**, 510 (1942). — BUY, C., ARGAUD, R.: Ductus thoracicus. Bibl. anat. (Basel) **15**, 312 (1906).

CAMUS, L.: Recherches experimentales sur les nerfs des vaisseaux lymphatiques. Arch. Physiol. norm. path. **26**, 454 (1894). — CAVALLI, M.: Lymphgefäße der Haut. Sperimentale **89**, 504 (1935). — CAVE, A. J. E., AUMONIER, F. J.: Lymphnode structure in the Sumatran rhinoceros. J. roy. micr. Soc. **81**, 73—77 (1962). ~ Lymphnode structure in Diceros bicornis. J. roy. micr. Soc., Ser. III **82**, 107—110 (1963). — CELLIS, A., PORTER, J.: Lymphbahnen und Lymphknoten des Thorax. Acta radiol. (Stockh.) **38**, 461 (1952). — CHAPMAN, S. W., CONKLIN, R. E.: The lymphatic system of the snake. J. Morph. **58**, 18 (1935). — CHAUVEAU, A., ARLOING, S., LESBRE, F. X.: Traité d'anatomie comparée des animaux domestiques, vol. 2, p. 323—358. Paris 1905. — CHUNG, CHUN-MO.: Resorption korpuskulärer Stoffe durch die Lymphgefäße des Omentum. Arch. jap. Chir. **15**, 25 (1938). — CLARK, E. R., CLARK, E. L.: Amer. J. Anat. **52**, 273 (1933). — CLATTENBURG, H. A.: Ductus thoracicus beim Meerschweinchen. Anat. Rec. **12**, 113 (1917). — COHN, M.: Lymphgefäße des Appendix. Arch. Anat. Phys., Anat. Abt. 445 (1905). — COMPARINI, L.: La minuta struttura dei collettori linfatici superficiali et profundi degli arti nell'uomo. Atti Accad. Fisiocr. Siena Sez. med.-fis., Ser. XIII **5** (1957/58). — COMPARINI, L., BASTIANINI, A.: Vasi linfatici parenchymali del rene umano. Arch. ital. Anat. Embriol. **72**, 59—91 (1967). — CONKLIN, R. E.: The formation and circulation of lymph in the frog. Amer. J. Physiol. **95**, 91—197 (1930). — COOPER, E. L.: Lymphomyeloid organs of Amphibia. J. Morph. **122**, 391—398 (1967). — CORREIA, M.: Ductus thoracicus beim Menschen. Folia anat. (Coimbra) **1** (1926). — COSSEL, L.: Elektronenmikroskopischer Beitrag zur Organisation des lymphatischen Gewebes. Z. Zellforsch. **65**, 199—205 (1965). — COURTICE, F. C., STEINBECK, A. W.: Absorption aus der Peritonealhöhle. Aust. J. exp. Biol. med. Sci. **28**, 161 (1950). — CRUIKSHANK, W.: The anatomy of the absorbing vessels of the human body. London 1970.

DI DIO, L. F. A., MANFREDONIA, M., OTTAVIANI, G.: Sistema linfatico di Callithrix penicillata. Ateneo parmense **30**, Suppl. 4, 5—30 (1959). — DOGIEL, A.: Die Nerven der Lymphgefäße. Arch. mikr. Anat. **49**, 791 (1897). — DOLFINI, G. E.: Lymphgefäße im Reizleitungssystem des Herzens. Anat. Anz. **80**, 209—221 (1940). — DOMINICI, M.: Die Milz. Arch. med.

exp. Anat. Path. **12**, 562—588 (1941). — DONINI, L.: Über die Feinaufteilung der lymphatischen Gefäße im menschlichen Magen. Acta anat. (Basel) **4**, 289—301 (1955). — DRINKER, C. K., FIELD, M. E.: Absorption from the pericardial cavity. J. exp. Med. **53**, 143 (1931). — DRINKER, C. K., WARREN, M. D., MAURER, F. V., MCCARREL, J. D.: Lymphe des Herzens. Amer. J. Physiol. **130**, 43 (1940).

EDWARDS, D. A. W.: Lymphdrainage der Sehnen. Z. Anat. Entwickl.-Gesch. **80**, 147—162 (1946). — EHRICH, W. E.: Beitr. path. Anat. **86**, 287—368 (1931). Zit. nach GRAU (1967). — ENDO, M.: Lymphgefäßsystem von Macacus rhesus. Kaibo **17**, 208—225 (1941). — ENGEL, S.: Lungenlymphsystem. Acta anat. (Basel) **29**, 228—235 (1957). — ENGELMANN, M.: Die elastischen Fasern der Lymphknoten von Pferd, Rind, Schwein und Hund etc. Diss. Leipzig 1907. — ENOMOTO, H.: Lymphgefäße der V. umbilicalis. Folia anat. jap. **9**, 9 (1930). — ERENCIN, Z.: Die Zytologie der Haemallymphknoten von Wiederkäuern (Schaf und Ziege). Acta anat. (Basel), Separatum **11**, Fasc. 2/3 (1951). ~ Haemallymphknoten. Ankara Üniversitesi-Vet. Fakültesi Yayinlari: 34 Calismalar: 18 Ankare Üniversitesi Bas mevi 1952. — ETCHEVERRI, A. J.: Lymphgefäße der Niere. Anat. Anz. **81**, 201—206 (1935).

FABIAN, CL.: 1971, 1972. — FALKE, H.: Lymphgefäße des Verdauungsapparates des Meerschweinchens. Diss. Leipzig 1938. — FICHTELIUS, K. E., BÄCK, O.: The afferent pathways of lymphocytes to the spleen. In: LENNERT, K., und D. HARMS, Die Milz. Berlin-Heidelberg-New York: Springer 1970. — FIELD, E. J., BRIERLEY, J. B.: Lymphdrainage der Spinalnerven des Kaninchens. Z. Anat. Entwickl.-Gesch. **82**, 198 (1948). — FISCHER, H.: Die Veränderungen im Bau des Lymphknotens und die Bedeutung seines Gefäßsystems. Z. mikr.-anat. Forsch. **41**, 229—244 (1937). — FLINDT, R.: Relative Koordination der Lymphherzbewegungen bei den Anuren. Pflügers Arch. ges. Physiol. **290**, 28—37 (1966). — FLOREY, H. W.: Observations on the contractility of lacteals. Part I and II. Z. Physiol. **62**, 267—272 (1927); **63**, 1—18 (1927). — FÖLDI, M.: Lymphkreislauf der Niere. Magy. belorv. Arch. **5**, 139 (1952). — FÖLDI, M., GELLERT, A., KOZMA, M., POBERAI, M., ZOLTAN, Ö. T., CSANDA, E.: Neue Beiträge zu den anatomischen Verbindungen zwischen Gehirn und Lymphsystem. Acta anat. (Basel) **64**, 498—505 (1966). — FÖLDI, M., JELLINEK, H., SZABO, G.: Lymphbahnen der Schilddrüse. Acta med. Acad. Sci. hung. **7**, 161 (1955). — FÖLDI, M., ROMHANYI, G.: Über den Lymphstrom der Niere. Acta med. Acad. Sci. hung. **4**, 323 (1953). — FOLENA, S.: Pleuropulmonale Lymphanastomosen. Riv. Clin. pediat. **37**, 804 (1939). — FORBES, G.: Lymphgefäße der Haut. J. Anat. **72**, 399 (1938). — FREEMAN, L. W.: Lymphatic pathways from the intestin in the dog. Anat. Rec. **82**, 543—550 (1942). — FRESEN, O.: Lymphgefäßsystem der Niere. Beitr. path. Anat. **108**, 452 (1943). — FRESEN, O., WELLENSIEK, H. J.: Zur elektronenoptischen Struktur des Lymphknotens. Verh. dtsch. Ges. Path. **42**, 353—363 (1958). — FREY, H.: Lymphbahnen der Schilddrüse. Dtsch. Klin. **15**, 478 (1863). — FRIEDKIN, M.: Discussion of the re-utilisation of PNA and DNA breakdown-products. In: The kinetics of cellular proliferation. New York: Grune & Stratton 1959. — FÜRTHER, H.: Beiträge zur Kenntnis der Vogellymphknoten. Jena. Z. Med. Naturw. **50**, 359—410 (1913).

GASTALDI, A.: Lymphokrinie der Schilddrüse. Monit. Zool. ital., Suppl. **56**, 58 (1947/48). — GAUPP: In: A. ECKERS-ERWIEDERSHEIM, Anatomie des Frosches, 3. Aufl. Braunschweig 1896. — GELERT, A., POBERAI, M., KOZMA, M., LIPPAI, J., HUSTIK, E.: Vergleichende Untersuchungen über die Innervation der Lymphgefäße. Anat. Anz. **120**, 113—126 (1967). — GHETIE, V.: Anatomia animalelor domestice. T. 1. Bukarest 1971. — GILLMAN, J., GILLMAN, T., GILBERT, C.: Sem. Hôp. Paris **27**, **1** (1951). — GLIMSTEDT, G.: Bakterienfreie Meerschweinchen, Lymphatisches Gewebe. Verh. anat. Ges. Lund. **79** (1922). — GLÖCKNER, A. B.: Die symptomatische Beteiligung der Mundhöhle, insbesondere des lymphatischen Rachenringes, an Erkrankungen des Blutes und der blutbildenden Parenchyme. Diss. Freie Univ. Berlin (1962). — GNATOWSKY-SEDZIEWSKY, H.: Lymphgefäße der Leber: Abfluß nach dem Thorax. Bull. Acad. Sci. Lettres, Krakau, Cl. Med. 125 (1932). — GOLDKUHL, E.: Über die Lymphknoten des Schweines. Z. mikr.-anat. Forsch. 8, 365—383 (1927). — GOLUB, D. M.: Rechtsseitig mündender Ductus thoracicus. Anat. Anz. **67**, 387—392 (1929). — GRAU, H.: Beiträge zur vergleichenden Anatomie der Azygosvenen bei unseren Haustieren. Z. Anat. Entwickl.-Gesch. **100**, 257—276 (1933a). ~ Lymphgefäße der Haut des Schafes (Ovis aries). Z. Anat. Entwickl.-Gesch. **101**, 423—448 (1933b). ~ Die Lymphgefäße der Schultergliedmaßenmuskeln des Schafes (Ovis aries). Morph. Jb. **75**, 62—91 (1934). ~ Das Lymphgefäßsystem des Schweines. In: BAUM-GRAU. Berlin 1938. ~ Zur Benennung der Lymphknoten; hier: Die Lymphknoten des Beckeneinganges und der Beckenhöhle. Berl. Münch. tierärztl. Wschr. **1941**, 237—241. ~ Zur Benennung der Lymphknoten; hier: Die Lymphknoten der Beckenwand und des Brusteinganges. Berl. Münch. tierärztl. Wschr. **1942**, 180—181. ~ In: ELLENBERGER-BAUM, Handbuch der vergleichenden Anatomie der Haustiere, 18. Aufl. Berlin 1943. ~ Über die Herkunft der Lymphozyten. Tierärztl. Umsch. **1954**. ~ Prinzipielles und Vergleichendes über das Lymphgefäßsystem. Verh. Dtsch. Ges. Inn. Med. 66. Kongr., 1960. ~ In: KRÖLLING-GRAU, Lehrbuch der Histologie und vergleichenden mikroskopischen Anatomie der Haustiere. Berlin u. Hamburg 1960. ~ Die Mandeln im Rahmen des Lymphapparates.

In: GILCH, M. J., Lymphsystem und Lymphatismus. (München) 18—38 (1963). ~ Lymphozyt und Außenwelt. Zbl. Vet.-Med., Reihe A 11, 333—342 (1964a). ~ Le lymphocyte et le milieu exterieur. Écon. Méd. anim. 5, 3—17 (1964b). ~ Lymphozyt und Mandelepithel. Anat. Anz. 116, 370—377 (1965). ~ Lymphozyt und exogene Kernsubstanzen. Zbl. Vet.-Med., Reihe A 14, 1—14 (1967a). ~ Über die Bedeutung der subepithelialen Lymphstrukturen. Forsch. Fortschr. dtsch. Wiss. 41, 230—232 (1967b). — GRAU, H., BARONE, R.: Sur la topographie comparée et la Nomenklature des nodules lymphatiques du bassin et du membre pelvien. Rev. Med. vet. (1970). — GRAU, H., BOESSNECK, J.: Der Lymphapparat, Bd. 8 des Handbuches der Zoologie von HELMCKE, J. G., H. LENGERKEN und D. STARCK. Berlin 1960. — GRAU, H., KARPF, A.: Das innere Lymphgefäßsystem des Hodens. Zbl. Vet.-Med., Reihe A 10, 553—557 (1963). — GRAU, H., MEYER-LEMPPENAU, U.: Das innere Lymphgefäßsystem der Leber. Zbl. Vet.-Med., Reihe A 12, 232—242 (1965). — GRAU, H., SCHLÜNS, I.: Experimentelle Untersuchungen zum zentralen Chylusraum der Darmzotten. Anat. Anz. 111, 241—249 (1962). — GRAU, H., TAHER, M.: Das innere Lymphgefäßsystem von Pankreas und Milz. Berl. Münch. tierärztl. Wschr. 78, 147—152 (1965). — GRAU, H., WALTER, P.: Grundriß der Histologie und vergleichenden mikroskopischen Anatomie der Haussäugetiere. Berlin-Hamburg: Paul Parey 1967. — GRAY, J. H.: Lymphgefäße des Magens. J. Anat. (Lond.) 71, 492 (1937). — GRODZINSKY, E.: Entwicklung des Ductus thoracicus beim Schwein. Bull. inter. Acad. Sci. Krakau 183 (1922).

HADEK, R.: Lymphknoten des Meerschweinchens. Brit. vet. J. 107, 487 (1951). — HAMAGUCHI, R.: Über das Verhalten der von den Lymphgefäßen ausgesickerten Stoffe bei der Ente. Okajimas Folia anat. jap. 34, 177—187 (1960). — HAMILTON, L. D.: Discussion of the re-utiliation of RNA and DNA breakdown-products. In: The kinetics of cellular proliferation. New York: Grune & Stratton 1959. — HAN, S. S.: The ultrastructure of mesenteric lymphnode of the rat. Amer. J. Anat. 109, 183—225 (1961). — HARTMANN, A.: Die Milz. In: Handbuch der mikroskopischen Anatomie des Menschen von W. v. MÖLLENDORF, Bd. 6, Teil 1. 1930. — HASHIBA, G. K.: Lymphgefäßsystem des Meerschweinchens. Anat. Rec. 12, 331 (1917). — HASS, H.: Lymphgefäße der Leberkapsel. Virchows Arch. path. Anat. 297, 384 (1926). — HAYASHI, Y.: Über die Kommunikation zwischen dem Subarachnoidealraum und den Nasenschleimhautlymphgefäßen. J. med. Kyoto 40 (1943). — HAYEK, H. VON: Lymphwege der Lunge. Anat. Anz. 89, 219—233 (1940); 90, 254—255 (1940). — HEATH, T.: Pathways of intestinal lymph drainage in normal sheep and in sheep following thoracic duct occlusion. Amer. J. Anat. 115, 569—580 (1964). — HELLER, A.: Über selbständige rhythmische Contractionen der Lymphgefäße bei Säugetieren. Centrale. med. Wiss. J. 545 (1896). — HELLMAN, G.: Die normale Menge des Lymphgewebes beim Kaninchen etc. Uppsala Läk. f. Förh. 1914. — HELLMAN, T.: Lymphgefäße, Lymphknötchen und Lymphknoten. In: Handbuch der mikroskopischen Anatomie des Menschen, hrsg. von MÖLLENDORF, Bd. VI, Teil 4. Berlin 1943. — HERBERHOLD, C.: Die intrathyreoidalen Lymphbahnen. In: ZILCH, M. J., Lymphsystem und Lymphatismus. München 1963. — HERRATH, E. VON: Beobachtungen an den Milzlymphknoten etc. Z. mikr.-anat. Forsch. 49, 299—315 (1941). — HEWSON, W.: Experimental inquiries. Appendix relating to the discovery of the lymphatic system in birds, fish and the animals called Amphibious. London 1774. — HIGGINS, G. M.: Lymphatisches System der neugeborenen Ratte. Anat. Rec. 30, 243—258 (1925). — HIGGINS, G. M., GRAHAM, A. S.: Lymphdrainage aus der Peritonealhöhle des Hundes. Arch. Surg. 19, 453 (1929). — HILL, M.: Uptake of desoxyribonucleic acid (DNA)—a special property of the cell nucleus. Nature (Lond.) 189, 916 (1961). — HOEPKE, H.: Morphologie und Physiologie des Lymphgewebes. Die Milz etc. Z. Anat. Entwickl.-Gesch. 99, 411—476 (1932). — HOFFMANN, G.: Lymphknoten des Syrischen Goldhamsters. Mh. Vet.-Med. 7, 1, 188 (1952). — HOGGAN, G., HOGGAN, F. E.: Lymphgefäße des Periost. J. Anat. and Phys. 17, 308 (1883). — HOLMES, B. R.: Abdominal lymphoid tissue in the shrew. J. Anat. (Lond.) 99, 445—457 (1965). — HORSTMANN, E.: Lymphgefäße des Mesenteriums. Morph. Jb. 91, 483—510 (1951/52). ~ Über die funktionelle Struktur der mesenterialen Lymphgefäße. Morph. Jb. 91, 483—510 (1951). ~ Beobachtungen zur Motorik der Lymphgefäße. Pflügers Arch. ges. Physiol. 269, 511 (1959). ~ Die Motorik der Lymphgefäße. Bibl. anat. (Basel) 1, 306—308 (1961). ~ Die Lymphgefäße. In: Bild der Wissenschaft. Stuttgart: Deutsche Verlags-Anstalt 1968. — HORTON, J. D.: Histogenesis of the lymphomyeloid complex in the larval leopard frog, Rana pipiens. J. Morph. 134, 1—20 (1970). — HOYER, H.: Das Lymphgefäßsystem der Wirbeltiere vom Standpunkt der vergleichenden Anatomie. Cracovie 1934. — HUBER, F.: Ductus thoracicus von Pferd, Rind, Hund und Schwein. Diss. Leipzig 1909.

INABA, E.: Ductus thoracicus. Tohoku J. exp. Med. 27, 117 (1935). — ISAYAMA, S.: Über die Strömung der Lymphe bei den Amphibien. Z. Biol. 82, 236—247 (1924/25). — IWANOW, G.: Lymphgefäße der Lunge. Bull. Hist. appl. 13, 401 (1936).

JASIENSKI, G.: Lymphgefäße der Nieren. J. Urol. (Baltimore) 40, 97, 512 (1935). — JOB, T. T.: Anatomie des Lymphsystems der Ratte. Anat. Rec. 9, 447—458 (1915). — JOLLY, J.: Ganglions lymphatiques des oiseaux. C. R. Ass. Anatomistes 1909. — JOSSIFOW, G. M.:

Das Lymphgefäßsystem des Menschen. Jena 1909. ~ Lymphwege des Diaphragmas und der Dura mater. Anat. Anz. **69**, 184 (1930). ~ Das Lymphgefäßsystem des Schweines. Anat. Anz. **75**, 91—104 (1932). — JOSSIFOW, W. G.: Zur Frage des Einsaugens durch die Lymphgefäße des Diaphragmas und der Dura mater. Anat. Anz. **69**, 184—193 (1930). — JULDASCHEW, J. J.: Die Lymph- und Blutgefäße des Peritoneum parietale des Menschen etc. Anat. Anz. **120**, 127—142 (1967).

KAINDL, F., MANNHEIMER, E., PFLEGER-SCHWARZ, L., TURNHER, B.: Lymphangiographie und Lymphadenographie der Extremitäten. Stuttgart 1900. — KAISERLING, H.: Lymphgefäße der Niere. Virchows Arch. path. Anat. **306**, 322 (1940). — KAISERLING, H., SOOSTMEIER, T.: Die Bedeutung der Nierenlymphgefäße für die Nierenfunktion. Wien. klin. Wschr. 1113 (1939). — KAMPMEIER, O. F.: Lymphfluß im Herzen des Menschen. Amer. Heart J. **4**, 210 (1928). ~ The genetic history of the valves in the lymphatic system of man. Amer. J. Anat. **40**, 413—457 (1928). ~ Lymphdrainage der menschlichen Lunge. Anat. Rec. **42**, 25 (1929). ~ Entwicklung des Ductus thoracicus. Morph. Jb. **67**, 157 (1931). ~ Evolution and comparative morphology of the lymphatic system. Springfield (Ill.) 1969. — KARPF, A.: Das innere Lymphgefäßsystem der Lunge. Anat. Anz. **116**, 442—451 (1965). — KARPF, A., TAHER, E. S.: Untersuchungen über das innere Lymphgefäßsystem des Hodens, des Ovars, der Lunge und des Pankreas. Zbl. Vet.-Med., Reihe A **12**, 553—558 (1965). — KAWASHIMA, Y., SUGIMURA, M., HWANG, Y. CH., KUDO, N.: The lymph system in mice. Jap. J. vet. Res. **12**, 69—78 (1964). — KELLER, G.: Lymphgefäße der Haut des Meerschweinchens. Diss. Leipzig 1937. Z. Infekt.-Kr. Haustiere **52**, 250 (1937). — KELLNER, G.: Die Lymphwege der menschlichen Milz. Z. mikr.-anat. Forsch. **68**, 564—602 (1962). ~ Die Blut- und Lymphwege der menschlichen Milz. Wien. klin. Wschr. **35**, 616—620 (1963). — KELLSALL, M. A., CRABB, E. D.: Lymphocytes and mast cells. Baltimore 1959. — KEY, RETZIUS, A.: Anatomie des Nervensystems und des Bindegewebes. Stockholm 1875. — KIHARA, T.: Das extravaskuläre Saftbahnsystem. Okajimas Folia anat. jap. **28**, 601—621 (1956). — KINMOUTH, J. B., SHARPEY-SCHAFER, E. P., TAYLOR, G. W.: Spontaneous contractions of lymphatic vessels in man. Lancet **1963I**, 1425. — KISTLER, R. H.: Ductus thoracicus beim Kaninchen. Anat. Rec. **11**, 233 (1917). — KLEIN, E.: Lymphatic system and minute structure of the salivary glands and pancreas. Quart. J. micr. Sci. 154—175 (1852). — KLING, C. A.: Entwicklung der Lymphknoten beim Menschen. Arch. mikr.-anat. Forsch. **63**, 575 (1904). — KOCH, T.: Lehrbuch der Veterinär-Anatomie, Bd. III, Die großen Versorgungs- und Steuerungssysteme. Jena 1965. — KOTANI, M.: Lymphgefäße, lymphatische Apparate und extravaskuläre Saftbahnen der Schlange (Elaphe quadrivirgata Boie). Acta Sch. med. Univ. Kyoto **36**, Fasc. II, 121—171 (1959). — KRAUS, H.: Zur Lymphgefäßversorgung des Dünndarms beim Schwein. Tierärztl. Umsch. **10**, 8—10 (1955). ~ Theorie über die Kreislaufsteuerung im Bereich zwischen Blut- und Lymphkapillaren auf Grund von Erfahrungen bei der Darstellung von Lymphgefäßen. Berl. Münch. tierärztl. Wschr. **1957**, 190—196. ~ Lymphwege und Lymphorgane im Dünndarm des Schweines. Berl. Münch. tierärztl. Wschr. **71**, 32—35 (1958). ~ Besonderheiten der Kreislaufsteuerung im (lympho-)retikulären Bindegewebe gegenüber der Kreislaufsteuerung im kollagenen Bindegewebe. Anat. Anz. **109**, 225—230 (1961). — KREUZFUCHS, S.: Lymphgefäße der Lunge. Wien. klin. Wschr. **49**, 894 (1936). — KUBIK, J.: Die Innervation der Lymphgefäße im Mesenterium. Acta morph. Acad. Sci. hung. **6**, 25 (1955). — KUBIK, J., VARADY, K.: Beiträge zur Frage des Lymphgefäßsystems und der Lymphzirkulation im Uterus. Anat. Anz. **104**, 18—25 (1957). — KUBIK, J., VIZKELETI, T., PALINT, J.: Lokalisation der Lungensegmente in regionalen Lymphknoten. Anat. Anz. **104**, 104—121 (1957). — KULENKAMPF, H.: Lymphsinus in der Schilddrüse des Neugeborenen. Z. Anat. Entwickl.-Gesch. **115**, 82—87 (1950). — KUMITA, K.: Lymphbahnen des Nierenparenchyms. Arch. Anat. Entwickl.-Gesch. **99**, (1909). — KUMPF, A.: Die Lymphozyten und der Nukleinsäurenstoffwechsel. In: M. ZILCH, Lymphsystem und Lymphatismus. München: Ambr. Barth 1963. — KUTSUNA, M.: Lymphgefäße in den Wänden der Blutgefäße. Acta Sch. med. Univ. Kioto **13**, 17 (1930). ~ Lymphgefäße der Lunge. Folia anat. jap. **13**, 385 (1935).

LAITHA, L. G.: On DNA labeling in the study of the dynamics of bone marrow cell population. In: The kinetics of cellular proliferation. New York 1959. — LAWRENTJEW, A. P.: Zur Lehre von der Innervation des Lymphsystems. Über die Nerven des Ductus thoracicus beim Hunde. Anat. Anz. **60**, 475 (1925/26). ~ Zur Lehre von der Innervation des Lymphsystems. Über die Nerven der Lymphgefäße in der Bauchhöhle. Anat. Anz. **62**, 430 (1927); **63**, 268 (1927). — LEDERBERG, J. A.: A view of genetics. Science **131** (1960). — LEE, F. C.: Lymphgefäße der Wand der Aorta. Anat. Rec. **23**, 343 (1922). — LEIBER, B.: Der menschliche Lymphknoten. München: Urban & Schwarzenberg 1961. — LENNERT, K.: Lymphknoten und Diagnostik. In: Handbuch der speziellen pathologischen Anatomie und Histologie, Bd. I, Teil III. Berlin-Göttingen-Heidelberg: Springer 1961. — LIPPMANN, H.: Histologische Struktur des normalen Rattenlymphknotens. Diss. Fr. Univ. Berlin 1959. — LUDWIG, C., SAWARYKIN, T.: Die Lymphwurzeln in der Niere der Säugetiere. S.-B. Akad. Wiss. Wien **47**, 242 (1863). — LUNA, W.: Lymphgefäße der Lungen. Arch. ital. Anat. **35**, 542 (1936).

MAALOUF, A., GAGNON, R., BOIS, P.: Etude descriptive et topographique des ganglions lymphatiques du cobaye. Rev. canad. Biol. **26**, 323—334 (1967). — MAGARI, S.: Grundlagen und neue Ergebnisse der Erforschung des Lymphgefäßsystems. Insbesondere in der Frage seines Ursprungs sowie seiner Beziehung zum Venensystem. Z. Grundlagenforsch. **3**, 1—38 (1962/63). — MALL, G. D.: Über den Wandbau der mittleren und kleineren Lymphgefäße des Menschen. Z. Anat. Entwickl.-Gesch. **100**, 521—558 (1933). — MANABE, S.: Lymphgefäßsystem der Katze. Kaibogaku Zasshi **3**, 620 (1930/31). — MARASCHIO, P.: Lungenlymphgefäße. Anat. Anz. **90**, 248—254 (1940). — MARCHESI, V. T., GOWANS, J. L.: The migration of lymphocytes through the endothelium of venules in lymphnodes. An electron microscope study. Proc. roy. Soc. Edinb. B **159**, 283 (1964). — MARHORNER, H. R., CAYLOR, H. D., SCHLOTTHAUER, C. F., PEMBERTON, J. DE: Lymphgefäßverbindungen der Schilddrüse des Menschen. Anat. Rec. **36**, 341 (1927). — MARTIN, C.: Tronc intestinal et origine du Canal thoracique. These, Paris 1932. — MAXIMOW, A. A., BLOOM, W.: Textbook of histology. Philadelphia-London: Sounders 1939. — McCARRELL, J. D., THAYER, S., DRINKER, C. K.: Lymphdrainage der Gallenblase. Amer. J. Physiol. **123**, 79 (1941). — McCLURE, C. F. W.: Entwicklung des Ductus thoracicus bei der Katze. Anat. Anz. **32**, 533—543 (1908). — McCLURE, C. F. W., SILVESTER, CH. F.: A comparative study of the lymphatics veinous communications in adult mammals. I. Primates, Carnivora, Rodentia, Ungulata and Marsupiala. Anat. Rec. **3**, 552 (1909). — McMASTER, P. D.: Hautlymphgefäße des Menschen. J. exp. Med. **65**, 347 (1937); **86**, 293 (1947). ~ Bull. N.Y. Acad. Med. **18**, 73 (1942). ~ The relative pressures with cutaneous lymphatic capillaries and the tissues. J. exp. Med. **86**, 293—308 (1947). — MELLER, A.: Lymphgefäße der Lunge. Fortschr. Röntgenstr. **44**, 66 (1931). — MERZDORF, B.: Verhalten der Lymphknoten des Hundes und Einfluß des Lebensalters auf das relative Gewicht der Lymphknoten. Diss. Dresden 1911. — MEYER-LEMPPENAU, U., SAUER, J., TAHER, M.: Das innere Lymphgefäßsystem von Leber, Nebenniere und Milz. Zbl. Vet.-Med. B **12**, 520—527 (1965). — MICHEL, G.: Anatomie und Topographie der Lymphknoten des syrischen Goldhamsters. Zbl. Vet.-Med. **3**, 705 (1965). — MILLER, W. S.: The lung. London: Balliere, Tindall & Cox 1937. — MINKIN, S.: Rechtsseitiger Verlauf des Ductus thoracicus. Anat. Anz. **60**, 314—318 (1925/26). — MIOTTI, R.: Lymphknoten und Lymphgefäße der weißen Ratte. Acta anat. (Basel) **62**, 489—527 (1965). — MISLIN, H.: Zur Funktionsanalyse der Lymphgefäßmotorik. Rev. suisse Zool. **68**, Fasc. 2, 228—238 (1961a). ~ Experimenteller Nachweis der autochthonen Automatie der Lymphgefäße. Experimentia. Mschr. Naturw. **17**, 29, 1—4 (1961b). — MOE, R. E.: Electron microscopic appearance of parenchyma of lymph nodes. Amer. J. Anat. **114**, 341—349 (1964). — MONTANE, BOURDELLE: Anatomie régionale des animaux domestiques. Paris 1920. — MORI, K., ITO, R.: Morphological investigation on the pathway of adsorption of some subcutaneously and intramuscularly injected equeous electrolytes. Nagoya med. J. **4**, 115—121 (1958). — MORI, K., TAKADA, M., KATO, F., TORISAWA, K., CHAYA, J.: Experimental studies on the leakage of dye fluids through the lymphatic vessel wall. Nagoya med. J. **13**, 165—176 (1967). — MORRIS, B., SASS, M. B.: The formation of the lymph in the ovary. Proc. roy. Soc. B **164**, 577 (1966). — MOSKOV, M., ILKOV, N., SCHIWATSCHEWA, T.: Vergleichende histologische Untersuchungen über die Lymphknoten der Säugetiere. Die Lymphknoten des Igels. Jugoslaw. Akademija Znanosti i Umjetnosti. Zagreb 1969. — MOSKOV, M., SCHIWATSCHEWA, T., BONOV, ST.: Vergleichshistologische Untersuchung der Lymphknoten der Säuger. Die Lymphknoten des Delphins. Anat. Anz. **124**, 49—67 (1969). — MOST, A.: Lymphgefäße und Lymphknoten des Magens. Langenbecks Arch. klin. Chir. **59**, 175 (1899). ~ Topographie der für die Infektionswege der Lungentuberkulose maßgebenden Lymphbahnen. 6. Intern. Tuberkulose-Konferenz, Wien, 132 (1907). — MOUCHET, A.: Lymphgefäße des Herzens. J. Anat. (Paris) **45**, 433 (1909). — MOUCHET, A., NOUREDINE, A.: Vaisseaux lymphatiques des grandes articulations des membres. Paris 1925. — MÜLLER-HERMELINK, H. K., CAESAR, R.: Elektronenmikroskopische Untersuchung der Keimzentren in menschlichen Tonsillen. Z. Zellforsch. **96**, 521—547 (1969). — MUKASA, H.: Lymphbahnsystem der Gaumentonsillen. Fukuoka Acta med. **37**, 134 (1938). — MUNARI, P. F., MOREA, M.: Riliefi di anatomia radiografica in vivo dei sistemi linfatici inguino-pelvico e lombo-aortico. Arch. Sci. biol. (Bologna) **51**, 303—401 (1967).

NADESHDIN, W. N.: Lymphgefäße der Faszien. Anat. Anz. **75**, 82—91 (1932). — NAGAI, K.: Hautlymphbahnen am Schenkel des Menschen. Lymphopathologia (Kyoto) **1**, 88 (1952). — NEUMANN, J.: Zur Kenntnis der Lymphgefäße der Haut des Menschen und der Säugetiere. Wien 1873. — NICOLESCO, J.: Lymphgefäße der Nieren. Ann. Anat. path. **7**, 503 (1930). — NIEBERLE, K.: Über das Wesen und die diagnostische Bedeutung der Lymphknotenveränderungen bei der akuten Schweinepest. Festschrift Vet. Med. Fak. Leipzig 1930. — NISHIDA, K.: Über das Lymphgefäßsystem der Schlange. Kumamoto Igaku Z. 28 (1954). — NOSE, Z.: Studium über das tiefe Lymphgefäßsystem der Froscharten. Folia anat. jap. **9** (1931). — NUHN, A.: Lehrbuch der vergleichenden Anatomie. I. Heidelberg 1878.

OEHME, C.: Das Lymphsystem. In: Handbuch der normalen und pathologischen Physiologie von BOTHE, BERGMANN, EMBDEN und ELLINGER, Bd. 6, Teil 2. Berlin 1928. — OELLER,

H.: Lymphdrüsen und lymphatisches System. In: Handbuch der normalen und pathologischen Physiologie. Berlin 1928. — Ogo, M.: Topographische Besonderheit der pleuralen und subpleuralen Lymphgefäße. Arch. jap. Chir. **11** (1934). — Olah, J., Törö, J.: Blutlymphknoten der Ratte. Cytobiologie (Stuttg.) **2**, 376—386 (1970). — Oliva, L., Stuart: Le esperienze raiografiche nella evoluzione dello studio anatomico del sistema linfatico dell uomo. Monit. zool. ital., Suppl. **71**, 152—393 (1964). — Olson, I. A., Yoffey, J. M.: Oligosynthetic and polysynthetic lymph nodes. In: The lymphocyte in immunology and haemopoesis. Symposium in Bristol 1966, publ. Arnold, E. LTD. — Orts-Llorca, F.: Lymphgefäße des Sternums, der Clavicula und der Wirbelkörper. Amer. Anat. Path. **8**, 769 (1931). ~ Rechtsseitiger Verlauf des Ductus thoracicus. Anat. Anz. **81**, 283 (1935/36). — Orts-Llorca, F., Botar, J.: Lymphgefäße des sympathischen Grenzstranges etc. Ann. Anat. path. **9**, 818 (1932). — Orts-Llorca, F., Verge-Brian, F.: Lymphgefäße des Periosts der Ossa longa. C. R. Ass. Anat. 436 (1932). — Oschkaderow, W. I.: Lymphgefäße der distalen Gelenke der Extremitäten. Anat. Anz. **66**, 377—403 (1929). ~ Abflußwege der Lymphe der arteriellen Blutgefäßwände. Anat. Anz. **78**, 104—117 (1934). — Ostrowerchowa, W. G.: Intraorganales Lymphsystem der männlichen Geschlechtsdrüse. Arch. Anat. Hist. u. Embr. (Moskau) **34**, 59 (1960). — Ottaviani, G.: Lymphgefäße des Mesenteriums. Monit. zool. ital., Suppl. 258 (1931). ~ Il sistema linfatico del Coniglio. Arch. Ist. Biochim. ital. **1**, 2—20 (1931). ~ Ricerche sul sistema linfatico dei Chirotteri. Atti Soc. ital. Progr. Sci. **3**, 104—122 (1932). ~ Contributi al sistema linfatico dei Roditori, p. II. Sciurus Italicus e Arctomys Marmotta. Atti Ist. Ven. Sci. Lett. Arti. **94**, 895—991 (1935). ~ Contributi al sistema linfatico dei Roditori, p. IV. Mus decumanus, Mus rattus (var. alb.), Mus musculus. Gen. Arvicolis (Microtis arvalis). Arch. Ist. biochim. ital. **3**, 2—30 (1937b). ~ Il sistema linfatico della Cavia (Cavia cobaya). Arch. Ist. biochim. ital. **1**, 3—28 (1942). ~ Il sistema linfatico dell'Istrice (Hystrix cristata) e del Mara (Dolichotis patagonica). Morph. Jb. **88**, 148—223 (1942). ~ Sistema linfatico dei Roditori. Part III: Mioxis glis e Muscardinus avellanarius. Atti Acad. Agr. Sci. Lett. Verona **15**, 129—162 (1937). ~ Sistema linfatico della Nutria (Myopatamus coypus). Atti Ist. Ven. Sci. Lett. Arti. **98**, 297—331 (1939). ~ Sistema linfatico del capibara (Hydrochoerus capibara). Arch. Zool. ital. (Torino) **35**, 361—410 (1950). ~ Lymphgefäße der menschlichen Lunge. Morph. Jb. **82**, 453—468 (1938). ~ Ricerche istologiche sulla ghiandola tiroidea in stasi linfatica sperimentale. Folia endocr. (Pisa) **4**, 19 (1951). — Ottaviani, G., Cavalli, M.: Effetti della estirpatione dei linfonodi del collo nel cane. Atti Soc. med.-chir. Padova 661 (1933). — Ottaviani, G., Di Dio, L. J. A., Manfredonia, M.: Sistema linfatico di alcunc Scimmie. Ateneo parmense **30**, 843—847 (1959). — Ottaviani, G., Donini, L.: Sistema linfatico della talpa (Talpa europea). Arch. Zool. ital. (Torino) **38**, 419—440 (1953). — Ottaviani, G., Lupidi, I.: Lymphgefäße der Haut des Menschen. Arch. ital. Anat. **45**, 123 (1941).

Panizza, B.: Sopra il sistema linfatico dei rettili. Pavia 1833. — Papamiltiades, M.: Lymphgefäße der Lungenarterie des Menschen. Acta anat. (Basel) **16**, 116 (1952). — Papp, M., Röhlich, P., Rusznyak, J., Törö, I.: An electron-microscopic study of the central lacteal in the intestinal villus of the cat. Z. Zellforsch. **57**, 475—486 (1962). — Parfenowa, I. P.: Lymphgefäße der Lungen. Pediatriya **9** (1953). — Patek, P. R.: Lymphgefäße des Säugerherzens. Amer. J. Anat. **64**, 203 (1939). — Peirce, E. C.: Renal lymphatics. Anat. Rec. **90**, 315—335 (1944). — Pellegrini, G., Piovella, C., Silvestri, A. de: Observations in vivo of the lymphatic microcirculation. Bibl. anat. (Basel) **1**, 302—305 (1961). — Petersen, H.: Histologie und mikroskopische Anatomie. 1935. — Pfuhl, W., Wiegand, W.: Lymphgefäße des großen Netzes beim Meerschweinchen. Z. mikr.-anat. Forsch. **47**, 117 (1940). — Postma, C.: Das Lymphgefäßsystem des Schweines. Z. Fleisch- u. Milchhyg. **38**, 354—362 (1928). — Pullinger, B. D., Florey, H. W.: Some observations on the structure and functions of lymphatics—their behaviour in local oedema. Brit. J. exp. Path. **16**, 49—61 (1935).

Rainer, F. J.: Lymphgefäße des Herzens. Ann. Biol. anim. **1**, 60, 265 (1911). — Rassochina, L. I.: Altersbedingte Veränderung des intraorganen Lymphsystems der Lunge. Arch. Anat. Hist. u. Embr. (Moskau) **35** B, 19—26 (1958). — Rauber, A., Kopsch, F.: Lehrbuch und Atlas der Anatomie des Menschen, Bd. 2. Leipzig 1948. — Reiffenstuhl, A.: Das Lymphgefäßsystem des weiblichen Genitals. München-Berlin-Wien 1957. — Reiffenstuhl, G.: Lymphgefäße und regionäre Lymphknoten des Magens. Z. Anat. Entwickl.-Gesch. **118**, 28—34 (1954). — Renyi-Vamos, F.: Lymphgefäße der Nieren. Kisérl. Orvostud. **2**, 331 (1950). — Renyi-Vamos, F., Jellinek, H.: Lymphgefäßsystem der Gallenblase. Acta med. Acad. Sci. hung. **10**, 295 (1957). — Renyi-Vamos, F., Papp, M.: Das Lymphgefäßsystem der Lunge. Acta anat. (Basel) **40**, 100—105 (1960). — Renyi-Vamos, F., Rona, A.: Lymphgefäße der Niere. Acta med. Acad. Sci. hung. **5**, 59 (1954). — Renyi-Vamos, F., Rona, G.: Lymphgefäßsystem der Tuba uterina. Virchows Arch. path. Anat. **329**, 319 (1956). — Renyi-Vamos, F., Szinay, G.: Lymphgefäßsystem des Magens. Acta morph. Acad. Sci. hung. **4**, 353 (1954). — Richter, H.: Histologischer Bau des Ductus thoracicus des Pferdes. Berl. tierärztl. Wschr. **1907**, 213. — Richter, J.: Vergleichende Untersuchungen über den mikroskopischen Bau der Lymphdrüsen von Pferd, Rind, Schwein und Hund. Arch. mikr. Anat. **60**, 469 (1902). —

Rienhoff, W. F.: Study of the lymphatic system of the thyroid gland in dog and man. Anat. Rec. **44**, 239 (1929). — Rindowski, D.: Lymphgefäße der Niere. Zbl. med. Wiss. **10**, 145 (1869). — Rodrigues, A., Gerris-Galvez, J. M.: Ductus thoracicus. Acta anat. (Basel) **31**, 61 (1957). — Röhlich, K.: Lymphgefäße des Magens. Ann. Anat. path. 401 (1938). — Rossi, F.: Lymphgefäße der Schilddrüse. Morph. Jb. **73**, 100 (1933). — Rotolo, G.: Mandibularlymphknoten. Monit. zool. ital. **37**, 185 (1926). — Rouviere, H.: Lymphgefäße des sympathischen Halsganglions. Ann. Anat. path. **6**, 222 (1929). ~ Lymphgefäße der Lungen. Ann. Anat. path. **5**, 743, 818, 1002 (1928); **6**, 113 (1929); **7**, 1109 (1930). ~ Anatomie des lymphatiques de l'homme. Paris 1932. — Rusznyak, I.: Die Insuffizienz des Lymphkreislaufs. Ref. 66. Dtsch. Intern. Kongr. Wiesbaden 1960. — Rusznyak, I., Földi, M., Szabo, G.: Physiologie und Pathologie des Lymphkreislaufes. Jena: Gustav Fischer 1957. ~ Lymphologie. Jena: Gustav Fischer 1969.

Saar, L. I., Getty, R.: The lymphatic system. A neglected area in veterinary research. Iowa St. Univ. Veterinarian. **24**, 146—151 (1961/62). ~ Nomenclature of the lymph-apparatus. Iowa St. Univ. Veterinarian. **25**, 23—29 (1962). — Sakamoto, S.: Lymphgefäßsystem des Kaninchens und Meerschweinchens. Trans. jap. path. Soc. **27**, 559 (1931). — Sappey, P.: Description et iconographie des vaisseaux lymphatiques chez l'homme et les vertébrés. Paris 1885. — Satjukowa, G.: Makroskopische Untersuchungen am Lymphgefäßsystem der weiblichen Scheide. Anat. Anz. **110**, 177—198 (1961). — Sauer, J.: Das innere Lymphgefäßsystem der Nebenniere. Inaug.-Diss. München 1965. — Schipp, R., Flindt, R.: Zur Feinstruktur und Innervation der Lymphherzmuskulatur der Amphibien (Rana temporaria). Z. Anat. Entwickl.-Gesch. **127**, 232—253 (1968). — Schiwatschewa, T.: Beitrag zur Histologie der Lymphknoten des Rindes, Pferdes und Schweines. Zit. nach Koskov et al. 1969. — Schumacher, S. von: Blutlymphdrüsen. Erg.-Hefte Anat. Anz. **41**, 131—139 (1912). ~ Entwicklung und systematische Stellung der Blutlymphdrüsen. Arch. mikr. Anat. **81** (1913). — Schulze, P.: Elektronenmikroskopische Untersuchungen an Lymphozyten und Plasmazellen in Lymphknoten des Schweines. Arch. exp. Vet.-Med. **20**, 767—783 (1965). ~ Elektronenmikroskopische Untersuchung zur Faserbildung und zum Verband der Retikulumzellen in den peripheren Bezirken des Schweinelymphknotens. Arch. exp. Vet.-Med. **20**, 19, 1341—1368 (1965). — Shdanov, D. A.: Lymphgefäße des Tarsalgelenks, Kniegelenks und Hüftgelenks des Menschen. Anat. Anz. **69**, 194—210 (1930). ~ Lymphabflußwege aus den subfaszialen und intermuskulären Räumen. Anat. Anz. **74**, 380—394 (1932). ~ Die allgemeine Anatomie und Physiologie des Lymphsystems. Leningrad 1952. ~ Nouvelles données sur la morphologie functionelle du système lymphatique des glandes endocrines. Acta anat. (Basel) **41**, 240—259 (1960). ~ Die funktionelle Anatomie der Lymphkapillaren. In: Bargmann, W., Aus der Werkstatt der Anatomen. Stuttgart: Thieme 1965. — Shdanov, D. A., Krylowa, J. B.: Das Gefäßsystem bösartiger Tumoren. Arch. Anat. Hist. u. Embr. **43**, 27—50 (1962). — Shimitsu, S.: Vergleichende Untersuchung über die Lymphgefäße in der Dünndarmschleimhaut der Reptilien. Folia anat. jap. **10** (1932a). ~ Untersuchungen über die feinere Verteilung der Lymphgefäße des Dickdarmes. Folia anat. jap. **10** (1932b). ~ Chylusgefäße der Säugetiere. Folia anat. jap. **10**, 193, 589 (1932c). — Shore, L. R.: Lymphgefäße des Herzens. J. Anat. **62**, 125 (1928); **63**, 291 (1929). — Simen, P. H.: Absorption aus der Peritonealhöhle in Lymphgefäße. Anat. Rec. 88, 175 (1944); **101**, 333 (1948); **113**, 269 (1952). — Sisson, S., Grossman, J. D.: The anatomy of the domestic animals, 3rd ed. Philadelphia 1950. — Smith, A. M., Wivel, N. A., Potter, M.: Plasmocytopoesis in the pronephros of the carp (Cyprinus carpio). Anat. Rec. **167**, 351—369 (1970). — Smith, R. O.: Lymphatic contractility. J. Exp. Med. **90**, 497—509 (1949). — Snook, Th.: Deep lymphatics of the spleen. Anat. Rec. **84**, 43—55 (1946). — Sobotta, J., Becher, H.: Atlas der descriptiven Anatomie des Menschen, 3. München-Berlin 1937. — Sonntag, Ch. F.: On the anatomy, physiology and pathology of Orang-Utan. Proc. Zool. Soc. Lond. 349 (1950). — Sorensen, G. D.: Electron microscopic study of popliteal lymphnodes from rabbits. Amer. J. Anat. **107**, 73—78 (1960). — Sourd, Ch.: Recherches anatomiques sur le système lymphatique du lapin. Diss. Lyon 1945/46. — Sousa, O. de: Lymphdrainage der Lunge. Acta anat. (Basel) **21**, 342 (1954). — Sousa, O. de, Pereira, J. M.: Le problème des anastomoses lymphatico-veineuses. Bull. Ass. Anat. (Nancy) **133**, 805—816 (1966). — Spira, A.: Die Lymphknotengruppen (Lymphocentra) bei den Säugern — ein Homologisierungsversuch. Anat. Anz. **111**, 294—364 (1962). — Ssapin, M. R.: Das intraorgane Lymphgefäßsystem des Menschen. In: Shdanow, Zur Lösung der Streitfrage ... Anat. Anz. **111**, 17—56 (1962). — Ssysganow, A. N.: Über das Lymphgefäßsystem der Niere und Nierenhüllen beim Menschen. Z. Anat. Entwickl.-Gesch. **91**, 771—831 (1930). — Stahr, H.: Lymphapparat der Nieren. Arch. Anat. u. Phys., Anat. Abt., 40 (1900). — Staudt, J., Wenzel, J.: Das Lymphgefäßsystem des Kaninchenhodens. Z. mikr.-anat. Forsch. **73**, 60—72 (1965). — Steinert, R.: Lymphsystem der Lunge. Beitr. klin. Tuberk. **68**, 497 (1928). — Stilling, J.: Über die Lymphbahnen der Nebenniere. Virchows Arch. path. Anat. **109**, 324 (1887). — Stresemann, E.: Im Handbuch der Zoologie von Kükenthal, Bd. VII, 2. Hälfte. Berlin und Leipzig 1927—1934. — Stupin: Zit. nach Shdanow (1965a). —

SUGIMURA, M.: Histological and histochemical studies on the postnatal lymphnodes of the cat. Jap. J. vet. Res. **10**, 155—202 (1962). — SUGIMURA, M., FURUHATA, F., KUDO, N., TAKAHATA, K., MIFUNE, Y.: Fine structure of postcapillary venules in mouse lymphnodes. Jap. J. vet. Res. **12**, 83—89 (1964). — SUGIMURA, M., KUDO, N., TAKAHATA, K.: Studies on the lymphnodi of cats. Jap. J. vet. Res. **3**, 90—112 (1955); **4**, 101—112 (1956); **6**, 69—88 (1959); **7**, 27—51 (1959); **8**, 35—46 (1960). — SUGIMURA, M., TAKAHATA, K., KUDO, N., FURUHATA, K.: Regional differences in the appearance of various cells in the mouse lymph nodes. Jap. J. vet. Res. **11**, 123—134 (1963). — SZEGVARY, M., LAKOS, A., SZONTAGH, F., FÖLDI, M.: Spontaneous contractions of lymphatic vessels in man. Lancet **1963 I**, 1329.

TAHER, M.: Das innere Lymphgefäßsystem des Eierstocks. Tierärztl. Umsch. **19**, 194—197 (1964). ~ Das innere Lymphgefäßsystem der Niere. Diss. München 1965a. ~ Zur Technik der Lymphgefäßdarstellung. Zbl. Vet.-Med., Reihe A **12**, 501—507 (1965b). — TAKABATAKE, Y.: Lymphabflußbahnen aus der Schilddrüse etc. Arb. anat. Inst. Kyoto, Ser. D **2**, 20 (1932). — TAKAWA, G.: Die an den die Vasa thoracica interna begleitenden Lymphgefäßen des Kaninchens vorgefundenen Lymphinfiltrationen und Lymphknötchen und deren Durchlässigkeit für korpuskuläre Elemente. J. Med. (Kyoto) **40** (1943). — TAKAWA, O.: Vorkommen des lymphatischen Apparates im Venensystem und Differenzierung des lymphatischen Apparates im Venensystem von dem des Lymphgefäßsystems. Kyoto Igaku Z. **40** (1943). — TEICHMANN, L.: Das Saugadersystem etc. Leipzig 1861. — TESHIMA, G.: Ductus thoracicus der Japaner. Kaibogaku Zasshi **5**, 773 (1932). ~ Untersuchung über das Verhalten der Lymphgefäße bei der peritonealen Resorption. Arch. jap. Chir. **9** (1932). ~ Glatte Muskelfasern in Lymphknoten des Menschen. Kaibogaku Zasshi **6**, 279 (1933). ~ Beiträge zur Anatomie des Lymphgefäßsystems des Macacus rhesus. Folia anat. jap. **13**, 251—228 (1935a). ~ Das Lymphgefäßsystem des Lemurs. Folia anat. jap. **13**, 251—287 (1935b). — TESHIMA, G., KIHARA, T.: Das Lymphgefäßsystem des Schimpansen. Folia anat. jap. **13**, 303—324 (1935). — THREEFOOT, S. A., KENT, W. T., HATCHETT, B. F.: Lymphatico-venous and lymphatico-lymphatic communications demonstrated by plastic corrosion models of rats and by postmortem lymphangiography in man. J. Lab. clin. Med. **61**, 9—22 (1963). — TISCHENDORF, W.: Lymphknoten. In: Handbuch der gesamten Hämatologie. Urban & Schwarzenberg 1957. ~ Die Milz. In: Handbuch der mikroskopischen Anatomie des Menschen, Bd. 6, Teil 6. Berlin-Heidelberg-New York: Springer 1969. — TOBIN, C. E.: Lymphatics of the pulmonary alveoli. Anat. Rec. **120**, 625 (1954); **121**, 420 (1955); **127**, 611 (1957). — TÖMBÖL, F., VAJDA, J.: Lymphzirkulation des Pankreas. Anat. Anz. **110**, 400—409 (1962). — TÖRÖ, J.: Histological problems regarding the lymphatic tissue. Acta morph. Acad. Sci. hung., Suppl. **10**, 4—18 (1962). ~ Über die Lymphknoten. Anat. Anz., Erg.-H. zu Bd. **112**, 111—127 (1964). — TRAUTMANN, A.: Die Lymphknoten (Lymphonodi) von Sus scrofa, insbesondere deren Lymphstrom-, Färbungs- und Rückbildungsverhältnisse. Z. Anat. Entwickl.-Gesch. **78**, 733—755 (1926). — TROITZKY, A.: Lymphgefäße des Sympathicus. Bull. int. Ass. med. Mus., Ser. II **2**, 195 (1930). — TROWELL, O. A.: Re-utilisation of lymphocytes in lymphopoesis. J. biophys. biochem. Cytol. **3**, 317 (1957). — TSUBOUCHI, M.: Siebförmige Struktur (Macula cribriformis), gefunden im peritonealen Bindegewebe von Menschen und Säugetieren. Acta anat. jap. **25** (1950). — TURNER, D. R.: The vascular tree of the hemal node in the rat. J. Anat. (Lond.) **104**, 481—493 (1969).

UNNA, U.: Untersuchungen über die Lymph- und Blutgefäße der äußeren Haut etc. Arch. mikr. Anat. **72** (1908).

VARADY, K.: Lymphgefäße des Uterus. Gynéc. et Obstét. **59**, 207 (1951). — VEGGETTI, A.: L'apparato circulatorio (seconda parte). Riv. Avicoltura **29**, 39—47 (1960). — VILLEMIN, F., MONTAGNÉ, M., HUARD, P.: Lymphgefäße des Rectums. C. R. Ass. Anat. (Straßburg) **19**, 273 (1924). — VINCENT, S., HARRISON, S.: On the hemolymph glands of some vertebrates. J. Anat. u. Phys. **31**, 176—198 (1897). — VIRAGH, S. Z., PAPP, M., TÖRÖ, I., RUSZNYAK, I.: Cutaneous lymphatic capillaries in dextran induced oedema of the rat. Brit. J. exp. Path. **47**, 563—657 (1966). — VOLKHEIMER, G.: Durchlässigkeit der Darmschleimhaut für großkorpuskuläre Elemente. Herbst-Effect. Z. Gastroent. **2**, 57—64 (1964).

WALTER, R.: Über die „Stomata" der serösen Höhlen. Anat. H. **46** (1912). — WARREN, M. F., DRINKER, C. K.: Lymphfluß der Lunge. Amer. J. Physiol. **136**, 207; **137**, 611 (1942). — WATZKA, M.: Über die Gefäßsperren, arteriovenöse Anastomosen und den Erythrozytenabbau im Rinderlymphknoten. Z. mikr.-anat. Forsch. **39**, 250—262 (1936). — WEBB, R.: Observations on the propulsion of lymph through the mesenteric lymphatic vessels of the living rat. Anat. Rec. **57**, 345—351 (1933). — WEGELIN, C.: Die Schilddrüse. In: Handbuch der speziellen pathologischen Anatomie und Histologie von F. HENKE und C. LUBARSCH. Berlin 1926. — WELIKY, W.: Über die Lymphherzen bei Siridon pisciformis. Melanges biol. Acad. imp. d. sc. (St. Petersburg) **12**, 311 (1886). — WELLER, C. V.: The hemolymph nodes. In: DORONEY, Handbook of hematology, vol. III, p. 1759—1787. 1938. — WENZEL, J.: Die Ausbildung des Lymphgefäßsystems in Abhängigkeit vom Lebensalter und Funktionszustand — dargestellt an Ovarien jugendlicher, erwachsener und trächtiger Kaninchen. Z. mikr.-

anat. Forsch. **75**, 482—516 (1966). — WENZEL, J., KELLERMANN, P.: Vergleichende Untersuchungen über das Lymphgefäßsystem des Nebenhodens und Hodens von Mensch, Hund und Kaninchen. Z. mikr.-anat. Forsch. **75**, 368—387 (1966). — WENZEL, N.: Vergleichende Untersuchungen über den Wandbau des Ductus thoracicus bei Schaf und Hund. Diss. München 1965. — WILS, H.: Beiträge zur Anatomie und Histologie der Lymphknoten des Schweines. Diss. Leipzig 1925. — WINKELMANN, H.: Lymphknoten des Meerschweinchens. Diss. Leipzig 1937. — WINKENWERDER, W. L.: Lymphgefäße der Gallenblase der Katze. Bull. Johns Hopk. Hosp. **41**, 226 (1927). — WISLOCKI, G. B., DEMPSEY, E. W.: Lymphgefäße des Geschlechtstraktes weiblicher Rhesusaffen. Anat. Rec. **75**, 341 (1939). — WISSIG, S. I.: The anatomy of secretion in the follicular cells of the thyroid gland. a) The fine structure of the gland in the normal rat. J. biophys. biochem. Cytol. **7**, 419 (1960). — WOLODIKO, N.: Zur Innervation des Ductus thoracicus der Katze. Anat. Anz. **109**, 216—227 (1960). — WOOD, R. L.: The lymphatics of the opossum. Anat. Rec. **27**, 193 (1924). — WYLER, R.: Über die Pigmentierung der Rinderlymphknoten. Acta anat. (Basel) **14**, 365—382 (1951).

YAMAMOTO, J.: Ductus thoracicus und Lymphsammelstämme. Kaibogaku Zasshi **13**, 195 (1939). — YAMAMOTO, T., FUKUSHIMA, N., FUKUSHIMA, A.: Metastase der Krebszellen durch die extravaskulären Saftbahnen. Jap. J. Cancer clin. **6** (1960). — YOFFEY, I. M., COURTICE, F. C.: Lymphatics and lymphoid tissue. London 1956.

ZALEWSKI, A.: Lymphgefäße der Capsula articularis beim Menschen. C. R. Ass. Anat. (Prag) 520 (1928). — ZIETZSCHMANN, G.: Lymphgefäßsystem von Schwein, Rind und Pferd. In: SCHÖNBERG-ZIETZSCHMANN, Die Einführung der tierärztlichen Fleischuntersuchung. Berlin-Hamburg: Parey 1951. — ZSCHAU, H.: Lymphgefäßsystem des großen Netzes. Dtsch. Z. Chir. **240**, 395 (1933).

# Normale Anatomie des Lymphgefäßsystems*

Von

JÜRGEN WENZEL, Berlin

Mit 18 Abbildungen

## Einleitung

Die Erkenntnisse über die Struktur und Funktion des Lymphgefäßsystems sind in den letzten beiden Jahrzehnten wesentlich bereichert worden. Physiologie, Pathophysiologie und Pathologie haben die ursprünglich rein morphologische Darstellung des Lymphgefäßsystems zu einer funktionellen Morphologie des Lymphkreislaufs gewandelt. Das Lymphgefäßsystem ist aus heutiger Sicht mit seinen Bestandteilen, den Lymphcapillaren, den Lymphgefäßen und den in diese eingeschalteten Lymphknoten, ein Teil des Kreislaufapparates. Durch seine grundlegende Aufgabe — der kontinuierlichen Drainage des Interstitiums und des Rücktransportes von Plasmaproteinen über die Lymph- in die Blutbahn — ist es ein Teil des Gewebestoffwechselapparates. Die morphologische Darstellung des Lymphgefäßsystems als Grundlage der allgemeinen Pathologie des Lymphgefäßsystems und des Lymphkreislaufs berücksichtigt daher in erster Linie solche Prinzipien wie: Vorkommen, Verteilung und Organisation der Lymphgefäße in Abhängigkeit von der spezifischen Funktion eines Organes, die Ausbildung in Abhängigkeit vom Lebensalter (Biomorphose des Lymphgefäßsystems), die Topographie der Lymphgefäße außerhalb der Organe und ihre klinische Anwendung (Lymphographie) und den Lymphknoten nur so weit, wie er funktioneller Bestandteil des Lymphkreislaufs ist. Eine topographische Darstellung sämtlicher ableitender Lymphgefäße der Organe wie auch ihrer regionalen Lymphknoten ist im Rahmen dieser Arbeit nicht möglich und muß sich notwendigerweise auf das Prinzipielle beschränken. Ebenso muß hinsichtlich des älteren Schrifttums auf zusammenfassende Darstellungen der Literatur[1] verwiesen werden.

## I. Die Lymphcapillaren und die Lymphgefäße

Das Lymphgefäßsystem umfaßt die Gesamtheit aller Lymphcapillaren, die Lymphgefäße und die großen Lymphstämme einschließlich der zwischengeschalteten Lymphknotenanteile, wobei unter Lymphe nur die in den Gefäßen zirkulierende Flüssigkeit zu verstehen ist[2]. Als Lymphcapillaren bzw. Lymphgefäße gelten nur solche Strukturen, die eine geschlossene Wandung mit Endothelauskleidung besitzen. Die vielfach verwendeten Begriffe „Lymphscheiden" oder „Lymphspalten" bezeichnen in Wirklichkeit — meist artifizielle — Spalträume des Interstitiums und können als solche auch keine Lymphe enthalten.

---

* Herrn Professor Dr. sc. med. H.-L. KETTLER zum 60. Geburtstag gewidmet.

[1] BARTELS 1909, JOSSIFOW 1930, HELLMAN 1930, 1943, SHDANOV 1952, RUSZNYÁK, FÖLDI und SZABÓ 1957, RÉNYI-VÁMOS 1960, KIHARA 1963, KAMPMEIER 1969.

[2] SHDANOV 1952, RUSZNYÁK, FÖLDI und SZABÓ 1957, RÉNYI-VÁMOS 1960, FÖLDI 1961.

## 1. Mikroskopische Struktur der Lymphcapillaren

In allen größeren Monographien über das Lymphgefäßsystem wird heute die prinzipielle These der Geschlossenheit der Anfangsabschnitte dieses zentripetal leitenden Zirkulationssystems anerkannt[3]. Die initialen Abschnitte des Lymphgefäßsystems, die *Lymphcapillaren*, liegen als morphologisch geschlossene Netze im subepithelialen Bindegewebe der „äußeren und inneren Körperoberfläche" und im bindegewebigen Stützgerüst der Organparenchyme. Die oft mehrschichtig ausgebildeten Oberflächennetze entsenden polymorph gestaltete, blind endigende Fortsätze in die Peripherie, die den eigentlichen Beginn des Lymphkreislaufs darstellen[4]. Die Architektonik der originären Lymphcapillaren zeigt, daß ihre Histotopographie der Grundkonstruktion und der spezifischen Funktion jedes bestimmten Organs entspricht[5]. Allgemein gilt für Gewebe ohne Blutversorgung,

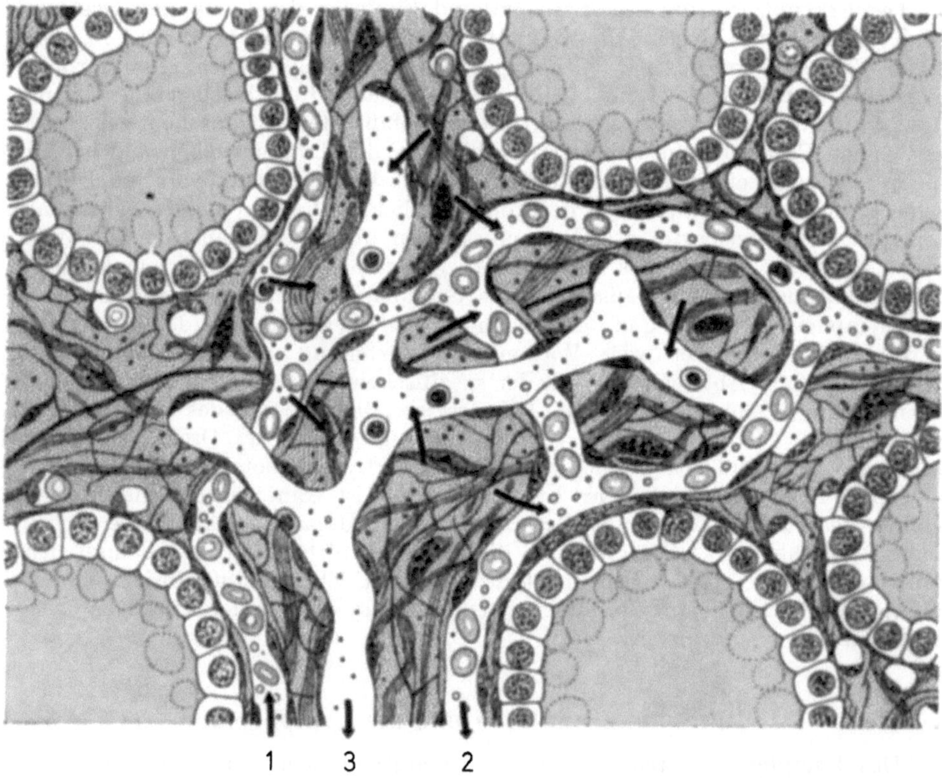


Abb. 1. Schema der Beziehungen von arteriellen (*1*), venösen (*2*) und Lymphcapillaren (*3*) im Gewebe. Der Pfeil in der arteriellen Capillare (*1*) gibt die Richtung des afferenten Blutstromes an, während die von ihr abgehenden Pfeile die Passage von Plasma und Substanzen (niedrigmolekulare Stoffe und Plasmaproteine) in das umgebende Gewebe zeigen. In die Capillaren weisende Pfeile zeigen die doppelte Drainage des Interstitiums durch Lymph- und venöse Capillaren an. (Schema verändert nach KAMPMEIER 1969.) Sämtliche Zeichnungen wurden von HORST LINK erstellt

---

[3] JOSSIFOW 1930, ROUVIERE 1932, GRAU 1938, HELLMAN 1943, DRINKER und YOFFEE 1941, SHDANOV 1952, YOFFEE und COURTICE 1956, OTTAVIANI 1958b, RUSZNYÁK, FÖLDI und SZABÓ 1957, FÖLDI 1961, 1969, RÉNYI-VÁMOS 1960, ABRAMSON 1962, SHDANOV 1962, GRAU 1965, 1966, LIMBORGH 1966. [4] HELLMAN 1943, SHDANOV 1952, 1962, GRAU 1961, 1965.
[5] SHDANOV 1951, 1952, 1966.

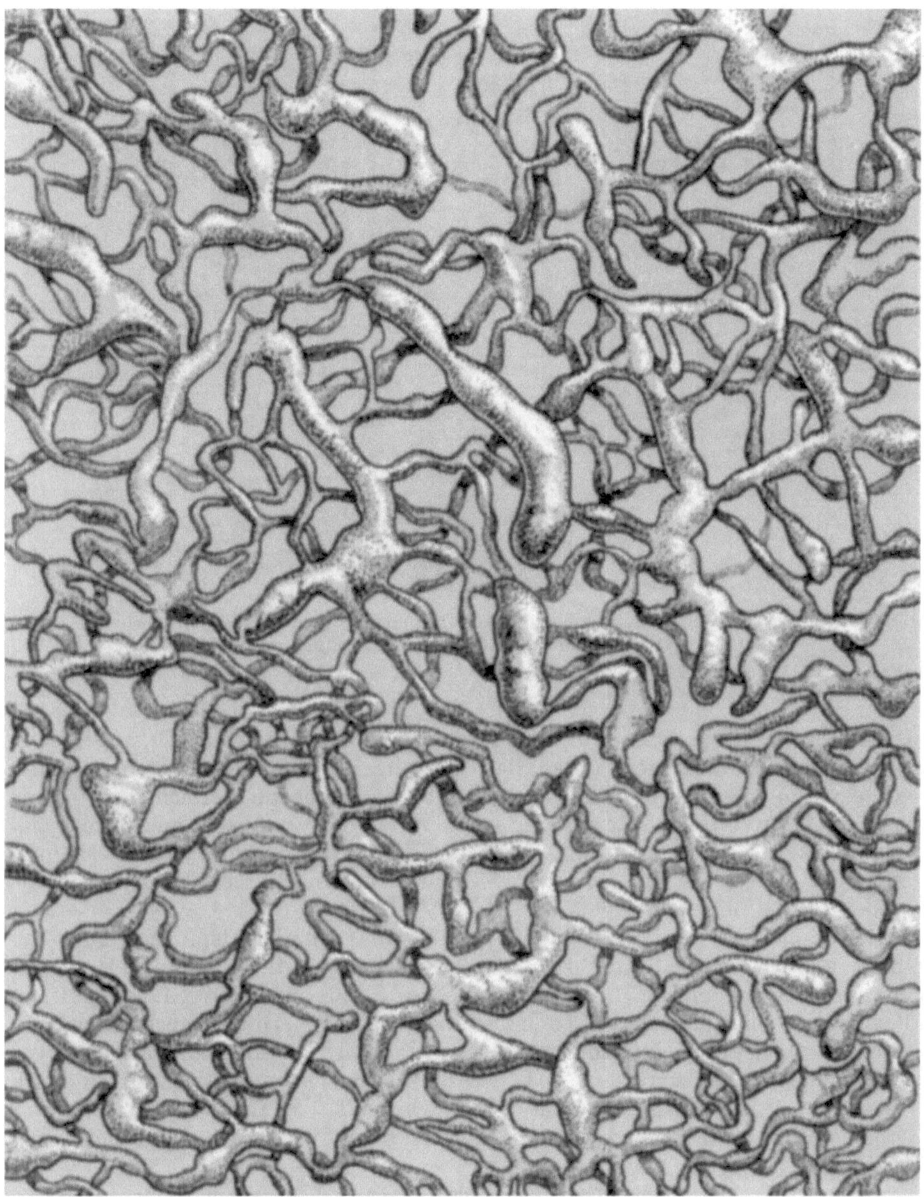

Abb. 2. Mehrschichtiger Lymphcapillarplexus der Lunge eines menschlichen Säuglings. Vollständige Injektion der Lymphgefäße. (Nach SUSHKO 1959 umgezeichnet)

daß sie auch keine Lymphvascularisation besitzen[6]. So befinden sich keine Lymphcapillaren in der Cornea und Linse des Auges, im Knorpelgewebe, in allen Epithelien der Haut und der Schleimhäute. Ferner fehlen Lymphcapillaren im zentralnervösen Gewebe (vgl. FÖLDI), in der Placenta und im vorwiegend

[6] RUSZNYÁK, FÖLDI und SZABÓ 1957.

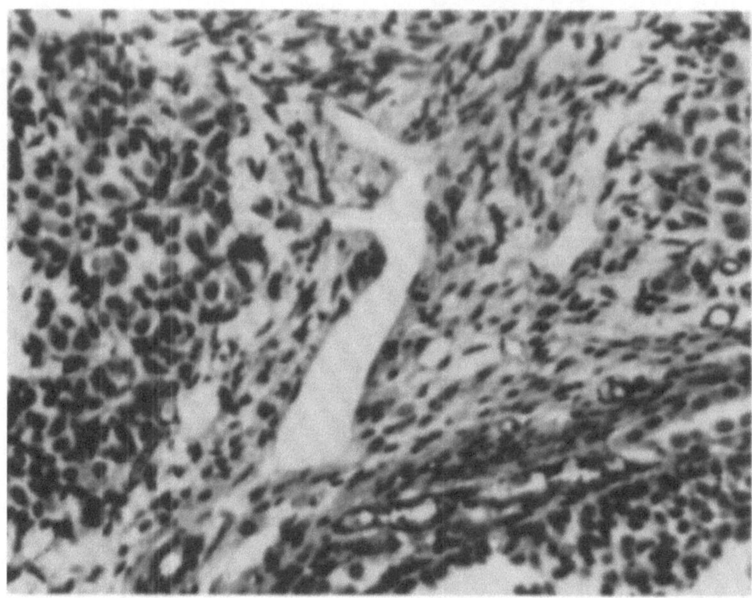

Abb. 3. Größere Lymphcapillare mit „handschuhfingerförmigen“ Capillarwurzeln im Interstitium des Ovars. Hämatoxylin-Eosin-Färbung, Vergr. 250fach

aus Reticulinfasern gebildeten Bindegewebe der parenchymatösen Organe[7]. Nach der von GRAU formulierten These, daß Lymphgefäße nur im kollagenen Bindegewebe vorkommen, ist der mit Reticulinfasern versehene Bereich der Organe oder Gewebe frei von Lymphgefäßen oder enthält nur in Ausnahmefällen Capillaren. Danach kämen im lymphoretikulären Gewebe, im interacinären Bindegewebe der Drüsen und im rein epithelialen Parenchym der großen Drüsen keine Anteile des Lymphgefäßsystems vor.

Die Capillaren bestehen als kleinste Gefäße grundsätzlich aus einer geschlossenen Endothelzellage[8]. Das etwa 0,1—0,2 μm dicke Endothel[9] grenzt meist ohne Basalmembran[10] an das umgebende Bindegewebe, nur in Ausnahmefällen kommt eine unvollständige Basalmembran vor[11]. Die intercellulären Verbindungen sind unterschiedlich und zeigen End-zu-End-Aneinanderlagerungen, Überlappungen und Digitationen (vgl. LEAK). Die sich auch lichtmikroskopisch darstellende Verzahnung des Endothels wird als ein Charakteristikum der Lymphcapillarwandung angesehen; beim Menschen weist das Endothel einen

[7] GRAU 1938, 1961, 1965.

[8] SHDANOV 1951, 1952, 1960a, 1964, 1966, 1969b, KIHARA 1956, POBERAI, GELLÉRT, NAGY, NAGY und LIPPAI 1956, PALAY und KARLIN 1959, OTTAVIANI 1959, KRAUS 1959, GRAU 1961, 1965, 1966, FRALEY und WEISS 1961, MAGARI 1962, OTTAVIANI 1962, 1966, 1969, CASLEY-SMITH 1962, 1967b, 1968, 1969, PAPP, RÖHLICH, RUSZNYÁK und TÖRÖ 1962a, 1962b, COMPARINI 1962, AMINOVA 1963, DE LANGEN 1965, LEAK und BURKE 1965, 1966a, 1966b, BORISOV 1965, KATO 1966, LIMBORGH 1966, NISIMARU 1968, LEAK 1968a, 1968b, KLIKA 1969, KUPRIANOV 1969. [9] FRALEY und WEISS 1961, KRIZ und DIETERICH 1970.

[10] PALAY und KARLIN 1959, YAMAGISHI 1960, FRALEY und WEISS 1961, CASLEY-SMITH und FLOREY 1961, PAPP, RÖHLICH, RUSZNYÁK und TÖRÖ 1962a, 1962b, OTTAVIANI 1962, SHDANOV und SHAKHLAMOV 1964, OTTAVIANI und AZZALI 1966, LEAK und BURKE 1966b, CASLEY-SMITH 1967b, KRIZ und DIETERICH 1970.

[11] KATO 1966, DAVID 1967, LEAK 1968b, LEAK und BURKE 1968, OTTAVIANI 1969, KLIKA 1969

„syncytialen“ Bau auf[12]. An verschiedenen Punkten der Intercellularverbindungen finden sich an den aneinandergrenzenden Oberflächenmembranen differenzierte Verbindungsstrukturen: Zonulae occludentes, Zonulae adhaerentes und Maculae adhaerentes (Desmosomen)[13]. Die Weite des übrigen Intercellularraumes wird mit 150—200 Å bei der zentralen Zottenlymphcapillare[14], in anderen Lymphcapillaren mit 90 Å angegeben[15]. Der Intercellularspalt ohne spezifische Membranverbindung wird als ein spezialisierter Bereich angesehen, in dem der Durchtritt von Makromolekülen bis zu einem Molekulargewicht von 40000 ermöglicht wird, während die Stoffpermeation bis zu einem Molekulargewicht von 2000—5000 transcellulär erfolgt[16]. Durch die feinstrukturellen Befunde an der Lymphcapillarwand dürfte die Jahrzehnte dauernde Diskussion um die „Stomata“ oder „Stigmata“ im Sinne präformierter Wandöffnungen beendet sein (vgl. LEAK).

Als wesentliches Unterscheidungsmerkmal zu den Blutgefäßen gilt die fehlende oder unvollständige Basalmembran der Lymphcapillaren. In feinstrukturellen Untersuchungen über die Lymphcapillaren und den angrenzenden Bindegewebsraum[17] werden an Stelle einer Basalmembran zahlreiche feine Filamente (“anchoring filaments”) gefunden, die verschieden weit in das umgebende Bindegewebe hineinreichen und eine Verankerung der Lymphcapillaren an benachbarten Kollagenfasern und Bindegewebszellen darstellen. Damit erweisen sich die alten Beobachtungen über das Verhalten von Lymphcapillaren in ödematösen Geweben als richtig, daß „spezialisierte Strukturen ein Kollabieren der Capillare im interstitiellen Ödem verhindern“[18].

Aufgrund der morphologischen Wandbeschaffenheit der Lymphcapillaren findet in ihnen der trans- und interendotheliale Stoff- und Flüssigkeitstransport statt. Demgegenüber stellen die Lymphgefäße, die als morphotopische Merkmale zusätzliche Wandschichten und Klappen besitzen, die eigentlichen leitenden Lymphbahnabschnitte dar[19].

In jüngster Zeit wird jedoch immer wieder auf einen zwischen den Lymphcapillaren und Lymphgefäßen existierenden Gefäßtypus hingewiesen, der schon Klappen besitzt und von der Lokalisation her eine ableitende Funktion ausübt, dessen Wandbau aber auf weite Strecken capillären Charakter besitzt[20]. Für diese Gefäßabschnitte werden die Begriffe „postcapilläre Lymphgefäße“ oder „précollecteurs“ verwendet und in ihnen funktionell adsorptive Endothelleistungen vermutet[21].

Von vielen Autoren wird auf die große Dehnbarkeit der Lymphcapillaren aufmerksam gemacht[22]. Infolgedessen sind Angaben von 10—14 μm Durchmesser bei Lymphcapillaren nur sehr kritisch zu bewerten[23]. Hinsichtlich einer ausführlichen Darstellung der Feinstruktur der Lymphcapillaren sei auf den Beitrag von LEAK hingewiesen.

---

12 CHERNYSHENKO 1964.
13 KATO 1966, LEAK und BURKE 1966, 1968, KLIKA 1969, KRIZ und DIETERICH 1970.
14 PAPP, RÖHLICH, RUSZNYÁK und TÖRÖ 1962a.
15 FRALEY und WEISS 1961.
16 CASLEY-SMITH 1962, 1967b, 1968, 1969, KATO 1966, LEAK und BURKE 1966.
17 LEAK und BURKE 1966, 1968, KRIZ und DIETERICH 1970.
18 PULLINGER und FLOREY 1935.
19 SHDANOV 1962, RUSZNYÁK, FÖLDI und SZABÓ 1957, RÉNYI-VÁMOS 1960, KAMPMEIER 1969.
20 COMPARINI 1962, LIMBORGH 1966, OTTAVIANI und AZZALI 1966, KRIZ und DIETERICH 1970.
21 OTTAVIANI und AZZALI 1966.
22 SHDANOV 1952, RUSZNYÁK, FÖLDI und SZABÓ 1957.
23 FRALEY und WEISS 1961, PAPP, RÖHLICH, RUSZNYÁK und TÖRÖ 1962.

## 2. Mikroskopische Struktur der Lymphgefäße

### a) Aufbau der Lymphgefäßwandung einschließlich Klappenstruktur

Die bisherige morphologische Forschung am Lymphgefäßsystem wurde meist im Hinblick auf die Struktur der Blutgefäße vorgenommen. Strukturelle Besonderheiten im Sinne einer art- oder organspezifischen Variabilität des Gefäßbaues werden kaum erwähnt. Allgemein besteht die Ansicht, daß die Wandstruktur der Lymphgefäße im wesentlichen einer schwachen Vene entspricht[24]. In zahlreichen Arbeiten wird auf Detailfragen der Wandstruktur kleiner und mittlerer Lymphgefäße[25] eingegangen und versucht, funktionelle Aspekte mit dem jeweiligen Wandbau zu verknüpfen. Seit dem Erscheinen der grundlegenden Arbeiten von HORSTMANN[26] über die funktionelle Struktur der Lymphgefäße der Mesenterien wurden neue Erkenntnisse über die Struktur, Motorik und Autonomie der Lymphbahnabschnitte in Mesenterien und anderen Organen gewonnen[27].

Die aus den Lymphcapillaren hervorgehenden Lymphgefäße unterscheiden sich in vielen Organen und Tierarten in ihren Anfangsstrecken kaum von ihnen. Als Beginn des *Lymphgefäßes* wird im allgemeinen der Teil der Lymphbahn bezeichnet, in dem die erste Klappe auftritt, also unabhängig davon, ob die Wandung aus einem einfachen Endothelschlauch besteht oder eine Mehrschichtigkeit in Intima, Media und Adventitia aufweist.

Die *Tunica intima der Lymphgefäße* besteht aus einer geschlossenen einschichtigen Endothelzellage[28]. Die Kerne der Endothelzellen sind längsoval und parallel zur Achse des Gefäßes ausgerichtet, so daß sie sich in Gefäßquerschnitten knopfartig in das Lumen vorbuchten[29]. Im mesenterialen Lymphgefäß werden neben glatten Endothelgrenzflächen ineinandergreifende Fältungen der Zellmembranen und dachziegelartige Überlagerungen der Endothelzellen beobachtet[30]. Desmosomen der angrenzenden Zellmembranen sind an den Mesenterialgefäßen, nicht aber am Lymphgefäßendothel der Niere und der unteren Extremität vorhanden[31]. Im Endothel contractiler Lymphgefäße des Meerschweinchens gibt es wie in anderen Endothelien[32] intraplasmatische Filamente mit einer regelmäßigen Querstreifung (Periodizität 130—150 Å). Da diese Filamente in besonders dehnungsfähigen Abschnitten gehäuft vorkommen, werden sie als elastischer Dehnungsschutz interpretiert; eine Contractilität ist nicht ausgeschlossen (vgl. LEAK).

An der basalen Fläche des Endothels streben stachelartige Fortsätze in das subendotheliale Bindegewebe über. An den meisten Lymphgefäßen ist eine ein-

---

[24] SCHIPP 1965a.

[25] BARTELS 1909, BAUM 1929, JOSSIFOW 1930, HELLMAN 1930, 1943, MALL 1933, OTTAVIANI 1948, DAL ZOTTO 1950, SHDANOV 1952, KÜHNE 1953, KRAUS 1957a, 1959b, 1962b, RUSZNYÁK, FÖLDI und SZABÓ 1957, BRAUDE 1957, KAINDL, MANNHEIMER und PFLEGER 1959, 1960, 1964, GRAU 1960, 1961, 1965, 1966, RÉNYI-VÁMOS 1960, ZERBINO 1961, POBERAI, GELLÉRT, NAGY, LIPPAI, KOZMA und NAGY 1961, 1962, BORISOV 1965b, COMPARINI, FRUSCHELLI und BAGNOLI 1965, KATO 1966a, 1966b, BASTIANINI 1966, LIMBORGH 1966, CASLEY-SMITH 1967b, LAUWERYNS und BOUSSAUW 1967, OEHMKE 1968, MISIMARU 1968, MAGARI 1968, KLIKA 1969, OTTAVIANI und AZZALI 1969, CASLEY-SMITH 1969, KAMPMEIER 1969, KRIZ und DIETERICH 1970. [26] HORSTMANN 1950, 1951, 1959.

[27] HELLMAN 1943, OTTAVIANI 1950, HAITA 1952, SHDANOV 1952, 1955a, 1955b, 1956, 1958a, 1958b, YAMAGISHI 1960, CASLEY-SMITH und FLOREY 1961, MISLIN 1961, MISLIN und RATHENOW 1962, 1965b, VAJDA und TOMCSIK 1966, TAKADA 1966.

[28] RUSZNYÁK, FÖLDI und SZABÓ 1957, SHDANOV 1962, POBERAI, GELLÉRT, NAGY, LIPPAI, KOZMA und NAGY 1962, SCHIPP 1965b, LIMBORGH 1966, TAKADA 1966, KATO 1966a, OEHMKE 1968, KLIKA 1969, OTTAVIANI und AZZALI 1969, CASLEY-SMITH 1969, KAMPMEIER 1969. [29] OEHMKE 1968. [30] SCHIPP 1965a, 1968.

[31] OEHMKE 1968, KRIZ und DIETERICH 1970 u.a.

[32] SCHIPP 1968 (Lit. über Filamentstrukturen in Endothelien).

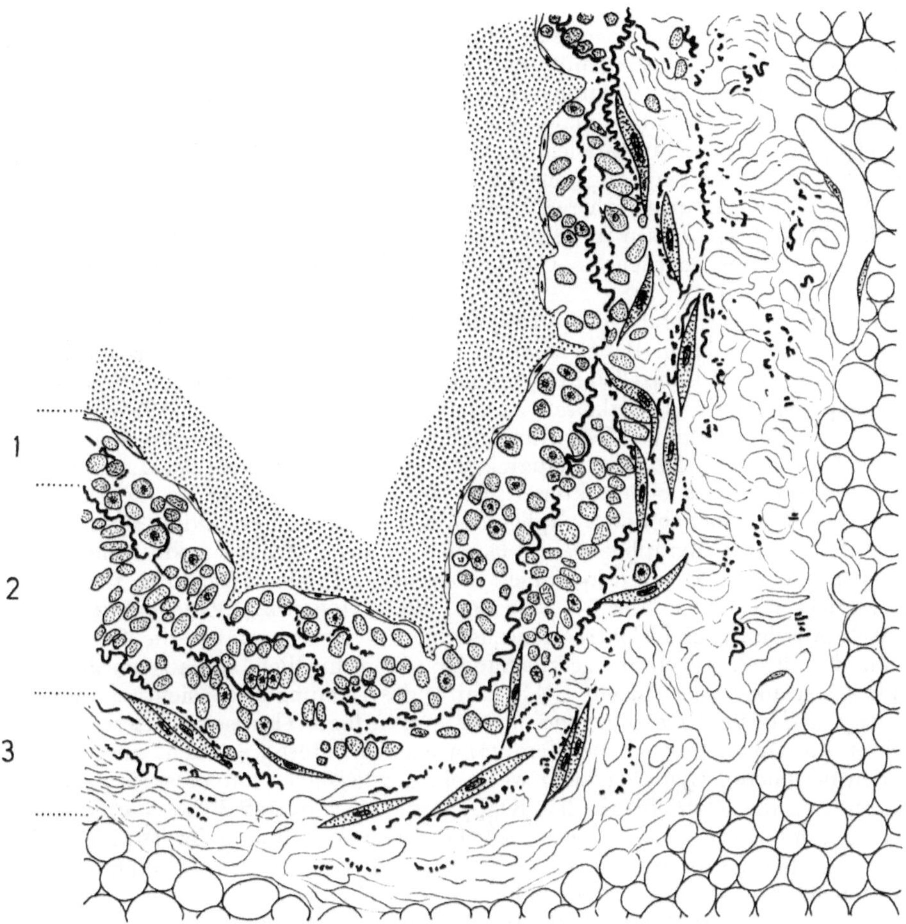


Abb. 4. Ausschnitt aus der Wandung eines muskelstarken Lymphgefäßes (verändert nach GRAU 1965). *1* Tunica intima mit Endothel und längs gestellten glatten Muskelzellen. *2* Tunica media mit längs-, zirkulär- und schrägziehenden Muskelzellen sowie elastischen Fasern (stellenweise als Grenzlamelle ausgebildet). *3* Adventitia mit kollagenen Bindegewebsbündeln und elastischen Fasern

heitliche Basalmembran nicht vorhanden. Oft bedeckt sie größte Teile der basalen Endothelfläche oder ist als basalmembranähnliche Struktur ausgebildet[33].

Nach dem älteren Schrifttum ist eine deutliche Abgrenzung der *Tunica media* gegen Intima und Adventitia kaum möglich, da die Grenzen durch kontinuierliche Übergänge der Muskelzellen aus einer Schicht in die andere verwischt werden[34]. Nach MALL (1933) soll auch eine Längsmuskelschicht der Intima mit längsverlaufenden Bindegewebszügen und zarten elastischen Netzen bestehen. Die Muskelzüge der Media verlaufen in zwei diagonal gerichteten, sich überkreuzenden Muskelspiralen. Vereinzelte zirkulär verlaufende Muskelzüge durchziehen quer die Spiralsysteme. An der Grenze zur Adventitia finden sich kräftige Längsmuskelbündel, die an dem bindegewebigen Grundgerüst der Adventitia

[33] KATO 1966a, LIMBORGH 1966, OEHMKE 1968, CASLEY-SMITH 1969, OTTAVIANI 1969, KLIKA 1969, BORST, MARX, SCHMIDT und HERRMANN 1969, KRIZ und DIETERICH 1970.

[34] BAUM 1929, JOSSIFOW 1930, HELLMAN 1930, 1943, MALL 1933.

angeheftet sind. Die *Tunica adventitia* (Externa nach MALL) besteht aus derben Geflechten kollagener Fasern mit spärlich eingewobenen elastischen Fasern. Ein besonderes Merkmal der Lymphgefäßwandung ist die Verflechtung der Mediamuskelzellen mit dem subintimalen und adventitiellen Bindegewebe. Im Bereich der Klappen und Gabelungsstellen der Gefäße tritt die Verflechtung der einzelnen Schichten zugunsten der Längsmuskelzüge (steile Spiralen) zurück.

Untersuchungen an peripheren Lymphgefäßen der Extremitäten, der Organe und des Dünndarms lassen im Hinblick auf die Beziehungen zwischen Struktur und Funktion eine deutliche morphologische Differenziertheit der Lymphgefäßwandung erkennen.

In allen mittleren und größeren Lymphgefäßen sind Muskelzellen und Bindegewebe die wesentlichen Bauelemente der Media. Vergleichsweise verhalten sich die Volumina der Muskelzellen in Lymphgefäßen, Venen und Arterien wie 1:3:17, dementsprechend die Fähigkeiten zur passiven Dehnung wie 11:9:1[35]. Dabei verhält sich die Lymphgefäßwandung nicht wie ein sich gleichmäßig dehnender Schlauch, sondern zeigt in Abhängigkeit vom Wandbau und der Lokalisation des Gefäßes im Körper charakteristische Formveränderungen; am deutlichsten werden diese im Bereich der Lymphgefäße von Extremitäten und Mesenterien.

An Extremitätenlymphgefäßen[36] lassen sich in der Tunica media eine innere Längs- und äußere Ringmuskelschicht abgrenzen. Tangentialschnitte zeigen ein gitterartiges Flechtwerk der Muskelzellen. Nach OEHMKE (1968) verhalten sich je nach Abschnitt und Contractionszustand des Lymphgefäßes die Steigungswinkel der einzelnen Spiralzüge zueinander unterschiedlich, so daß verschiedene Funktionszustände der einzelnen Abschnitte des Lymphgefäßes sichtbar werden. Kräftige kollagene Faserzüge und locker angeordnete elastische Fasern durchflechten die Muskelzellen; eine Membrana elastica interna ist nicht ausgebildet. An den peripheren Lymphgefäßen wechseln muskelstarke mit muskelschwachen Abschnitten, die letztlich mit den Klappen dem Lymphgefäß die charakteristische Perlschnurform geben. Durch diese besondere Anordnung der Tunica media kann auch für das periphere Lymphgefäß ein diskontinuierlicher Wandbau als funktionelle Struktur gedeutet und die „Muskelmanschetten" den Lymphangionen der Mesenteriallymphgefäße gleichgestellt werden[37]. Vergleichende histologische Untersuchungen über die Wandstruktur der Lymphgefäße zeigen, daß innerhalb einer Tierart der Wandbau der Lymphgefäße verschiedener Körperregionen gleich ist und diese sich nicht voneinander unterscheiden lassen[38]. Unter Berücksichtigung des quantitativen Vorkommens der in der Lymphgefäßwand vorhandenen Muskelelemente werden die peripheren Gefäße in 3 Typen unterteilt: 1. muskelreicher Typ (arterienartig), 2. Typ mit mittelstarker Muskulatur und 3. muskelarmer Typ.

Beim muskelreichen Typ, der bei Kalb und Ziege vorkommt, ist eine deutliche Dreischichtung in Tunica intima, -media und -adventitia möglich. Die Tunica media enthält eine geschlossene Schicht von glatter Muskulatur in spiraliger Anordnung. Lymphgefäße mit mittelstarker Muskulatur, beim Menschen und Schwein vorkommend, zeigen eine lockere Anordnung und Durchflechtung mit kollagenen Bündeln. Der muskelarme Typ ist durch eine dünne Wand aus kollagenen Fasern und einzelnen Muskelzellen charakterisiert; vorkommend bei Hund, Katze, Kaninchen. Bei allen 3 Gefäßtypen ist in Richtung zur Peripherie hin keine wesentliche Abweichung der Wanddicke zu beobachten.

---

[35] NISIMARU 1968a, b.

[36] SHDANOV 1952, KAINDL, MANNHEIMER und PFLEGER 1959, 1960, POBERAI, GELLÉRT, NAGY, LIPPAI, KOZMA und NAGY 1962, LIMBORGH 1966, OEHMKE 1968. [37] OEHMKE 1968.

[38] POBERAI, GELLÉRT, NAGY, LIPPAI, KOZMA und NAGY 1962, KRAUS 1962b, OEHMKE 1968.

Organlymphgefäße[39] weisen in ihren äußeren Wandschichten netzartig verflochtene kollagene Faserbündel auf, die von argyrophilen Fasern umsponnen werden und eine Fortsetzung des interlobulären Bindegewebes auf die Gefäßwandung darstellen[39].

Die genauesten Kenntnisse über die Struktur von Lymphgefäßen haben wir im Bereich der Mesenterien. Struktur- und Funktionsanalysen sowie Lebendbeobachtungen haben zu der Vorstellung spezialisierter Struktur- und Funktionseinheiten am mesenterialen Lymphgefäß geführt[40]. Das mesenteriale Lymphgefäß ist kein Rohr von einheitlichem Wandbau, sondern eine Kette von muskelstarken Röhrchen, die durch muskelarme oder muskellose, klappennahe, relativ leicht dehnbare Abschnitte unterbrochen wird. Die distal das Gefäßsegment abschließende Klappe gehört mit zu diesem Segment und ist in den leicht aufblähbaren, muskelarmen Abschnitt eingelassen[41]. Damit besteht jedes Klappensegment als funktionelle Einheit des Lymphgefäßsystems aus einem klappentragenden, muskelarmen Abschnitt und einer anschließenden Muskelmanschette, die durch die Klappenbasis des folgenden Segments begrenzt wird[42]. Mislin (1961) konnte die relative Autonomie dieser Segmente nachweisen und führte den Begriff „Lymphangion" als morphologische und funktionelle Einheit des Lymphgefäßes ein (vgl. Mislin). Wesentliches Merkmal auch der Mesenterialgefäße ist die Diskontinuität der Lymphgefäßwandung. Eine Dreischichtung der Wandung in Intima, Media und Adventitia ist nur im mittleren Abschnitt des Lymphangions in der sog. „Muskelmanschettenregion" erkennbar[43]. Durch das Ausscheren einzelner Muskelzellen zum Endothel oder zur Adventitia ergibt sich die Verflechtung der Wandschichten. Die einzelnen Muskelzellen zeigen „Seit-zu-Seit-Verzahnung": ein muskuläres Syncytium besteht nicht[44]. Im kontrahierten Zustand des Gefäßes wird eine Schichtung der Muskelmanschette in eine äußere Längsmuskulatur, in mittlere, zirkuläre und innere Längsmuskelzüge sichtbar. Die Anordnung entspricht weitgehend einem spiraligen Verlauf, wobei die inneren und äußeren einen steilen und die mittleren Muskelzellen einen flacheren Steigungswinkel aufweisen[45]. Im klappennahen Bereich fehlt bis auf einzelne Muskelzellen die Tunica media. Zirkulär angeordnete Kollagenfasern umgreifen in diesem Abschnitt das Gefäß und stellen die bindegewebige und sehr dehnungsfähige Grundlage des Klappenapparates dar. Schipp (1965a) beschreibt für den Intercellularraum der Media neben dem gut differenzierten Kollagen feine Elastinfasern als acelluläre Strukturkomponente zwischen den Muskel- und Bindegewebszellen der Media. Eine besondere Membrana elastica interna sieht er nicht.

Die Adventitia der Lymphgefäße enthält neben zahlreichen Fibrocyten kollagene Faserbündel, ferner in großer Zahl Histiocyten und Mastzellen sowie gelegentlich Mesothelzellen und Lymphocyten[46]. Besonders im muskelarmen, klappennahen Gefäßbereich bildet eine Lage gestreckter, sich teilweise überlappender Fibroblasten den Abschluß zum mesenterialen Bindegewebe. Aus dem perivasalen Bindegewebe treten Blutcapillaren an die Lymphgefäße heran, dringen aber niemals in die Tunica media ein[46].

---

[39] Poberai, Gellért, Nagy, Lippai, Kozma und Nagy 1961, Grau 1961, 1965, Magari 1968.
[40] Ottaviani 1950, Horstmann 1950, 1951, 1959, Mislin 1961, Mislin und Rathenow 1962, Waldeck 1965a, 1965b, Vajda und Tömböl 1965b, Schipp 1965a, Vajda und Tomcsik 1966, Schipp 1967a, b, Mislin 1967, Taylor 1967, Borst, Marx, Schmidt und Herrmann 1969. [41] Horstmann 1951. [42] Horstmann 1959. [43] Schipp 1965a.
[44] Schipp 1965a, Borst, Marx, Schmidt und Herrmann 1969. [45] Horstmann 1951.
[46] Schipp 1965a, Borst, Marx, Schmidt und Herrmann 1969.

Fast in jeder über das Lymphgefäßsystem erfolgten Untersuchung wird auch über die Struktur der Klappen berichtet[47]. Für die Entstehung der Klappen werden von KAMPMEIER (1931, 1960) 2 Möglichkeiten und damit zwei verschiedene Typen beschrieben (vgl. TÖNDURY und KUBIK). Eine Art der Klappenbildung erfolgt während der Embryogenese, wenn sich zwei voneinander unabhängig entwickelnde Lymphgefäße vereinigen. Ein kleineres Lymphgefäß, das unter spitzem Winkel in die Wand eines größeren Lymphgefäßes eindringt, bildet nach Erreichen des Gefäßlumens die Klappen. Der andere Klappentypus entsteht bei Vereinigung zweier Lymphgefäße unter einem stumpfen Winkel. „An der Vereinigungsstelle verdickt sich zuerst das Endothel des größeren Gefäßes, dann krümmt es sich lippenförmig zur Lichtung des breiten Kanals hin". Nach KAMPMEIER findet sich der letztere Typ bei den peripheren Lymphgefäßen. Die Klappen des Ductus thoracicus gehen aus kreisförmigen Endothelfalten hervor, die wie bei den Venenklappen durch Zellproliferation höher und durch den Lymphstrom in die entsprechende Richtung gedrängt werden. Für die außerhalb der Organe verlaufenden Lymphgefäße sind halbmondförmige Klappen charakteristisch. Die innerhalb der Organe vorkommenden Klappen sind anderer Bauart und erinnern an Irisblenden mit z.T. exzentrisch gelegener Öffnung[48]. Andere Autoren sprechen nach der Art der Einmündung und der Form der Taschen von Segment- oder Taschenklappen und Einmündungs- oder Trichterklappen[49]. Besonderheiten mit Klappencharakter wurden im Capillarbereich beobachtet[50]. Ableitende Lymphcapillaren sind in erweiterten Ektasien regelrecht invaginiert, so daß die invaginierten Anteile einen Ventilcharakter annehmen können. Im Bereich von Gefäßanastomosen sind die Capillaren mit Einzelblattklappen und in den Endabschnitten durch Doppelblattklappen gegen einen Rückstrom weitgehend gesichert. Im allgemeinen sind die Klappen bicuspidal, seltener tricuspidal.

HELLMAN (1930) gibt für ein Lymphgefäß der oberen Extremität ca. 60—80 und in einem Lymphgefäß, das die untere Extremität durchläuft, 80—100 Klappen an. In kleinen Lymphgefäßen folgen die Klappen in Abständen von 2—3 mm, in größeren von 6—12 mm aufeinander.

Mikroskopisch besteht das Klappengerüst aus einem spärlichen kollagenen Bindegewebe mit einzelnen Fibrocyten, das an der Oberfläche von einer geschlossenen einschichtigen Endothelzellage bedeckt ist. Eine Basalmembran zwischen Endothel und Stützgerüst fehlt oder ist nur stellenweise vorhanden. Wie das Endothel der Lymphgefäßwand besitzen auch die Klappenendothelzellen intracytoplasmatische Filamente[51]. Vereinzelt können auch in größeren Gefäßen glatte Muskelzellen im Stützgerüst der Klappen vorkommen. Die Klappenbasis ist der Abschnitt der Lymphgefäße, der die größte Kollagenfaserdichte aufweist, während die Muskulatur fehlt oder nur einzelne Muskelzellen die Klappenbasis umgreifen. Am kontrahierten Lymphgefäß sitzt die Klappe einem Sporn aus kollagenen und feinen elastischen Fasern auf, dessen Basis in die Fortsetzung der Muskelmanschette eingelassen zu sein scheint und eine Art Reservefalte für die Aufblähung des Klappensegments darstellt[52]. Die Gesamtheit aller Klappen ist unter normalen Strömungsbedingungen die Ursache für einen nur zentripetal gerichteten Lymphtransport.

---

[47] Zusammenfassende Lit. bei HELLMAN 1943, SHDANOV 1952, RUSZNYÁK, FÖLDI und SZABÓ 1957, SUSHKO 1959, RÉNYI-VAMÓS 1960, KAMPMEIER 1969.
[48] SUSHKO 1959.
[49] HELLMAN 1943, KRIZ und DIETERICH 1970 u.a.
[50] VAJDA und TOMCSIK 1966.
[51] KRIZ und DIETERICH 1970.
[52] HORSTMANN 1951.

Spezielle Untersuchungen über die *Blutgefäßversorgung* der Lymphgefäße liegen nur in geringer Zahl vor[53]. Meist handelt es sich um Befunde im Rahmen anderer Fragestellungen über das Lymphgefäßsystem. Danach verfügen die Lymphgefäße wie die Blutgefäße über eine eigene Versorgung — Vasa vasorum. Die untersuchten Extremitäten- und Mesenteriallymphgefäße sind von 1—2, bei größeren Lymphgefäßen von einem Netz von Blutcapillaren begleitet. Größere Lymphgefäße sollen sogar von einer eigenen Arterie und Vene mit einem daraus

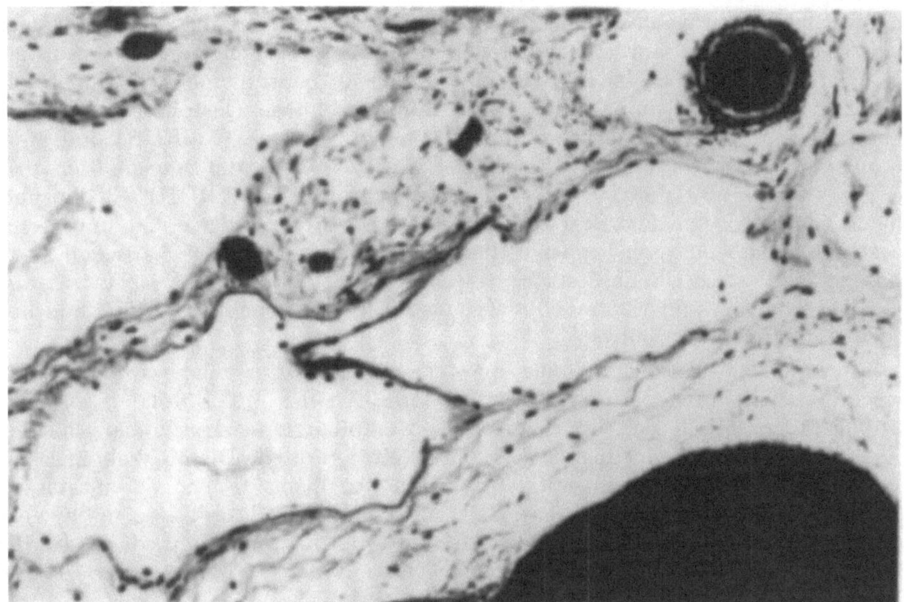

Abb. 5. Lymphgefäß mit Klappen aus einem Kaninchenovar im Längsschnitt. Blutgefäße mit schwarzer Tusche gefüllt. Gitterfaserdarstellung nach GOMORI. Vergr. 225fach

hervorgehenden Capillarnetz begleitet werden[54]. Hier bedarf es jedoch künftig weiterer Untersuchungen.

Die Lymphe eines Organs oder einer Körperregion wird über kleinere Lymphgefäße größeren Sammelgefäßen zugeführt, die sich selbst wieder zu einigen ableitenden Organlymphkollektoren, häufig unter Anastomosenbildung, zusammenschließen und in der Regel einen bestimmten Lymphknoten oder einer Lymphknotengruppe zugeführt werden (regionäre Lymphknoten). Das einem Lymphknoten oder einer Lymphknotengruppe zugeteilte lymphatische Einzugsgebiet wird als „tributäres Gebiet" bezeichnet[55]. Neuere Untersuchungen weisen darauf hin, daß die Lymphgefäße von Organen unter Umgehung regionärer Lymphknoten direkt in die großen Lymphstämme bzw. in den Ductus thoracicus einmünden können[56].

[53] DOGIEL 1880, 1883, EVANS 1907/08, BARTELS 1909, HELLMAN 1930, SHDANOV 1952, RUSZNYÁK, FÖLDI und SZABÓ 1957, KAMPMEIER 1969.
[54] EVANS 1907/08.
[55] BARTELS 1909, JOSSIFOW 1930, HELLMAN 1930, 1943, ROUVIERE 1932, SHDANOV 1952.
[56] Siehe Lit. bei SHDANOV 1952, RUSZNYÁK, FÖLDI und SZABÓ 1957, FUCHS 1965, FISCH 1966, EICKHOFF und HERBERHOLD 1968.

### b) Histochemie der Lymphgefäßwandung

Über das histochemische Verhalten der Lymphgefäßwandung hinsichtlich ihrer Bausteine und Enzyme wissen wir recht wenig. Einzelne Untersuchungen[57] geben Einblick in die Enzymhistochemie der Lymphgefäßwand und ermöglichen damit gewisse Rückschlüsse auf ihren Metabolismus und die ablaufenden biologischen Transportphänomene.

**Enzymhistochemische Befunde am Endothel.** Im Endothel der Lymphgefäße sind Naphtylacetatesterase (N-ac-E) und Naphthol-AS-acetatesterase (N-AS-ac-E) nachweisbar. Beim Nachweis der hydrolytischen Enzyme ergeben die Reaktionen auf 5'-Nucleotidase, Saure Phosphatase (SPase) und Polyphosphatase (s. unten) ein positives Ergebnis. Die Dehydrogenasen zeigen beim histochemischen Nachweis von $NADPH_2$- und $NADH_2$-Tetrazoliumreductase (Diaphorase), Lactatdehydrogenase (LDH), Glucose-6-phosphatdehydrogenase (G-6-PDH) und Monaminooxidase (MAO) eine kräftige Aktivität, während die Succinatdehydrogenase (SDH), $\beta$-Hydroxybuttersäuredehydrogenase ($\beta$-HBDH), 6-Phosphogluconatdehydrogenase (6-PGDH) und die Cytochromoxydase sich nur gering darstellen. Histochemisch negative Reaktionen werden bei der alkalischen Phosphatase (APase), Cholinesterase (ChE), Naphthol-As-D-Chloracetatesterase (N-AS-D-Cl-ac-E) und Cholindehydrogenase (ChD) beobachtet[58]. Die Endothelzellen sind stets glykogenfrei[59].

**Enzymhistochemische Befunde an der Media.** Untersucht wurden sowohl mesenteriale als auch periphere Lymphgefäße. An der Media von Mesenteriallymphgefäßen stellen sich im Bereich der Lymphangione (Muskelmanschetten) Abschnitte mit unterschiedlichen Enzymaktivitäten dar[60]. Die Muskelmanschetten besitzen dabei die höchsten Aktivitäten an unspezifischer Cholinesterase, ATPase, MAO, N-ac-E, Diaphorase, SDH und 5'-Nucleotidase; dagegen schwache Aktivität beim Nachweis der G-6-PDH und der Cytochromoxydase. In der Media sind die Reaktionen auf A-Pase, S-Pase, N-AS-D-Cl-ac-E, $\beta$-HBDH und ChD negativ.

Die Aktivitätsstärke der einzelnen Enzyme unterscheidet sich an mesenterialen-, Organ- oder peripheren Lymphgefäßen nur unwesentlich. Beim Nachweis von Glykogen zeigt sich im Sarkoplasma der glatten Muskelzellen ein feingranuläres Reaktionsprodukt, das vorwiegend in Kernnähe und polar lokalisiert ist.

**Enzymhistochemische Befunde in der Adventitia.** BORST und Mitarb.[60] wiesen eine positive N-ac-E-, S-Pase, ATPase-, Diaphorase- und MAO-Reaktion nach. A-Pase-Aktivität wird nur in den Endothelzellen der Vasa vasorum gefunden. In der Adventitia vorkommende Mastzellen reagieren beim N-AS-D-Cl-ac-E-Nachweis positiv.

In einer sehr gründlichen Untersuchung[61] wird das Fehlen von alkalischer Phosphatase als histochemisches Merkmal des Lymphgefäßendothels und das

Abb. 6. Enzymhistochemische Befunde der Lymphgefäßwandung (vgl. Tabelle 1). a $NADPH_2$-Diaphorase, b $NADH_2$-Diaphorase, c G-6-PDH, d 6-PGDH, e $\beta$-HBDH, f SDH, g LDH, h Cytochromoxydase, i SPase, k APase

[57] PINTO, COIMBRA und CASTRO-CORREIA 1957, v. BRZEZINSKI 1963, POBERAI, KOZMA, GELLÉRT, HUSZTIK und LIPPAI 1963, FRUSCHELLI und COMPARINI 1966, WEGMANN 1967, FRUSCHELLI und BASTIANINI 1967, FRUSCHELLI und COMPARINI 1967, RADYMSKA-WAWRZYNIAK 1968, BORST, MARX, SCHMIDT und HERRMANN 1969, VETTER 1970.

[58] BORST, MARX, SCHMIDT und HERRMANN 1969, VETTER 1970, WENZEL 1970.

[59] FRUSCHELLI und COMPARINI 1967. [60] BORST, MARX, SCHMIDT und HERRMANN 1970.

[61] VETTER 1970.

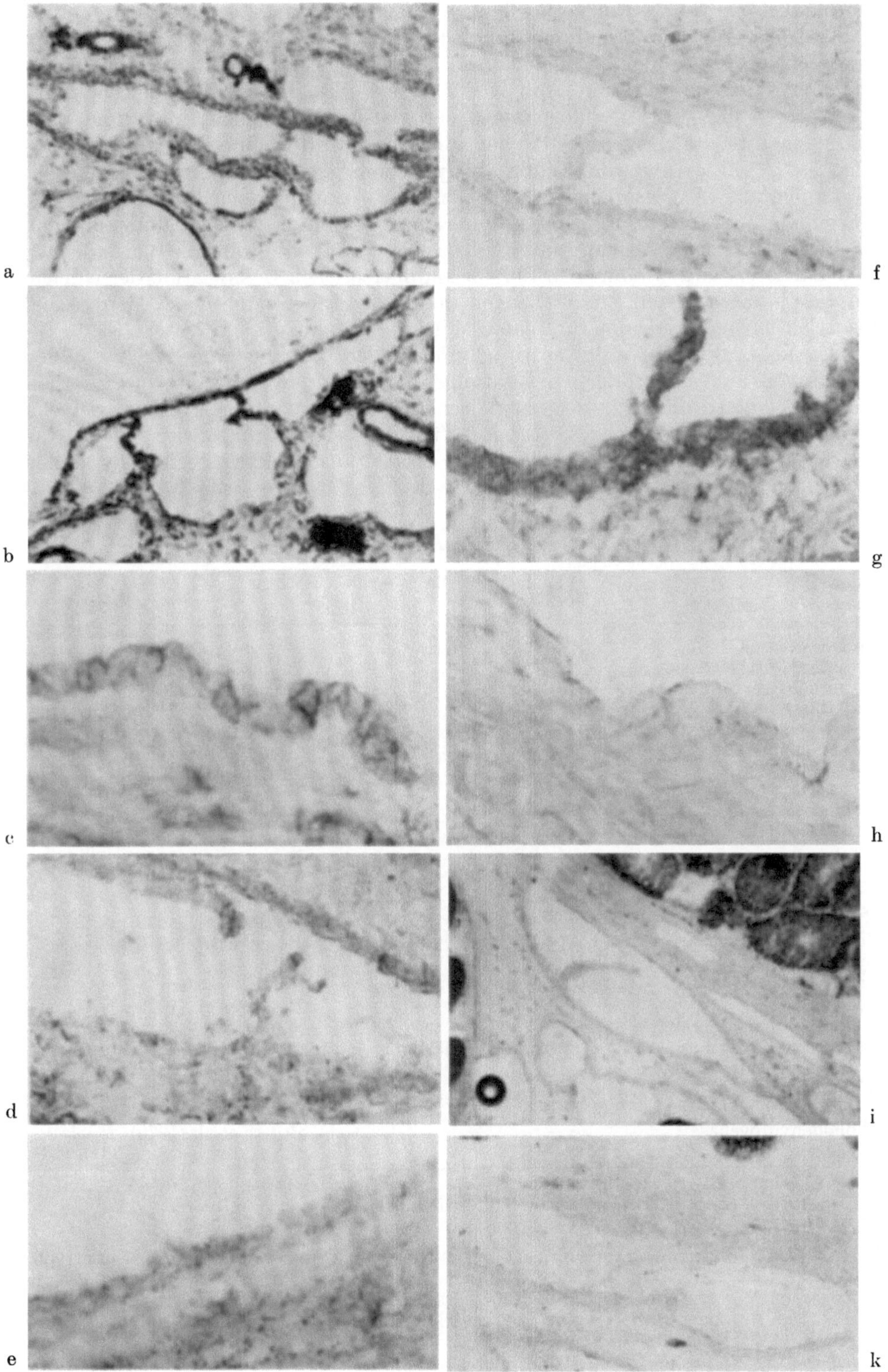


Abb. 6 a—k

Vorhandensein von 5'-Nucleotidase in den Endothel- und Muskelzellen geprüft. Die mittels Adenosin-5-monophosphat (AMP) bei pH 8,8, 8,4 und 8,0 nachgewiesene Aktivität der 5'-Nucleotidase kann als gesichert gelten[62]. Die Untersuchungen geben weiterhin Anhalt für das Vorhandensein zweier Polyphosphatasen, wobei die Polyphosphatase der glatten Muskelzellen aufgrund ihrer stärkeren Aktivität gegen ATP eher die Eigenschaften einer Adenosintriphosphatase (ATPase) und die Endothelpolyphosphatase eher die einer Adenosindiphosphatase (ADPase) besitzt. Die enzymhistochemischen Befunde über die Verteilung der Nucleosidphosphatasen ergänzen die funktionellen Vorstellungen, nach der differente Bestandteile der Capillarwand als Transportmechanismen und Barrieren wirken können[63]. Bei der hauptsächlichen Lokalisation der Nucleosidphosphatasen in den Endothelzellen sind diese als die eigentliche Barriere und als Selektionsmechanismus für Ionen, Moleküle u.ä. anzusehen[64].

Die hohe Aktivität an SPase im Endothel der Lymphgefäße dürfte mit den resorptiven und sekretorischen Leistungen sowie der Speicherung in Endothelzellen übereinstimmen[65]. Insgesamt scheint der oxydative Stoffwechsel der Lymphgefäßwandung gering zu sein. Nicht zuletzt charakterisiert die starke LDH-Aktivität bei geringer bis fehlender Aktivität der oxydativen Enzyme den anaeroben Weg der Energiegewinnung.

Tabelle 1. *Histochemische Befunde am Lymphgefäß*

| Enzym | Endothel | Media | Adventitia | Autor |
|---|---|---|---|---|
| Cholinesterasen | — | ++ | — | BORST et al. (1970) |
| Naphthylacetatesterase | + | ++ | + | BORST et al. (1970) |
| Naphthol-AS-acetatesterase | + | + | (+) | BORST et al. (1970) |
| Naphthol-As-D-chloracetatesterase | — | — | Mastzellen | BORST et al. (1970) |
| Monaminooxydase | ++ | ++ | + | BORST et al. (1970), E.U. |
| Saure Phosphatase | ++ | — | + | BORST et al. (1970), E.U. |
| Alkalische Phosphatase | — | — | — | BORST et al. (1970), VETTER (1970), E.U. |
| 5'-Nucleotidase | ++ | ++ | — | VETTER (1970) |
| ATPase | + | ++ | + | BORST et al. (1970) |
| ADPase | ++ | + | + | VETTER 1970) |
| $NADPH_2$-Diaphorase | ++ | ++ | + | E.U. |
| $NADH_2$-Diaphorase | ++ | ++ | + | BORST et al. (1970), E.U. |
| Succinatdehydrogenase | (+) | (+) | (+) | BORST et al. (1970), E.U. |
| Cytochromoxydase | + | (+) | (+) | E.U. |
| Lactatdehydrogenase | ++ | ++ | + | E.U. |
| Glucose-6-Phosphatdehydrogenase | ++ | (+) | — | BORST et al. (1970), E.U. |
| β-Hydroxy-buttersäure-dehydrogenase | schwache Anfärbung, „nothing dehydrogenase" BORST et al (1970), E.U. | | | |
| 6-Phospho-Gluconatdehydrogenase | ++ | (+) | — | E.U. |
| Cholindehydrogenase | — | — | — | BORST et al. (1970) |
| Glykogen | — | ++ | — | FRUSCHELLI et al. (1967), E.U. |

— = keine nachweisbare Aktivität; (+) = schwache Aktivität; + = deutliche Aktivität; ++ = starke Aktivität; E.U. = Eigene Untersuchungen.

[62] VETTER 1970.

[63] RUSZNYÁK, FÖLDI und SZABÓ 1957, CASLEY-SMITH 1962, CHERNYSHENKO 1964, LEAK 1966, TAKADA 1966, KATO 1966a, 1966b, DANIEL, PLASKETT und PRATT 1966, DANIEL, PRATT, ROITT und TORRIGIANI 1967, DAVID 1967, STERNLIEB, HAMER und ALPERT 1967, BARROWMAN und ROBERTS 1967, CASLEY-SMITH 1967a, 1968, 1969, OTTAVIANI 1969, SHDANOV 1969b. [64] DAVID 1967.

[65] RUSZNYÁK, FÖLDI und SZABÓ 1957, BORST, MARX, SCHMIDT und HERRMANN 1970.

Der hohe Glykogengehalt der angrenzenden Media spricht für eine aktive Glykolyse als den bevorzugten Weg der Energiegewinnung, da auch die starke G-6-PDH-Reaktion einen anderen Weg des $H_2$-Transportes und die Überleitung in den Pentosephosphatcyclus ermöglicht. Die bemerkenswerte Aktivität von MAO steht in mesenterialen Lymphgefäßen mit dem Vorkommen biogener Amine in den Nervenfasern („Nervenmanschetten")[66] in Zusammenhang, für die morphologisch und fluoreszenzmikroskopisch der Nachweis erbracht wurde[67]. Andererseits wird der MAO im Endothel auch eine Bedeutung bei der Entgiftung von Aminen in der Darmschleimhaut zugesprochen[68]. In ähnlicher Weise sollen Zusammenhänge zwischen der Peristaltik und dem Vorkommen von Cholinesterase in den Muskelzellen bestehen[68].

### c) Innervation der Lymphgefäße

Im Vergleich zum Blutgefäßsystem ist die Innervation der Lymphgefäße histologisch und feinstrukturell wenig untersucht worden. Frühere Untersucher beschreiben in der Lymphgefäßwandung überwiegend aus marklosen Nervenfasern bestehende Geflechte. Neben einem adventitiellen, einem supra- und intramuskulären stellt sich ein subendothelialer Plexus mit freien, teils „motorischen und sensorischen" Endigungen verschiedener Form dar[69]. Während die Grundgeflechte der Adventitia enge Beziehungen zu den Blutgefäßen haben, bilden die Fasern in den tieferen Gefäßwandschichten unabhängige Geflechte.

Die Nerven mesenterialer Lymphgefäße entstammen dem N. splanchnicus und dem N. vagus[70]; insgesamt scheint die vegetative Innervation der Lymphgefäße geringer als die der entsprechenden Blutgefäße zu sein. Nach Nisimaru (1968b) leiten vasoconstrictorische Nervenfasern autonome und reflektorische Impulse, dagegen sollen Dilatatoren fehlen. Kubik und Szabó[71] finden einen von den Blutgefäßen abgehenden vegetativen Grundplexus aus einem lockeren Geflecht selbständig verlaufender Fasern. Als charakteristischen Befund sehen sie den Lymphgefäßen anliegende und diese gabelartig umklammernde sensorische Endapparate vom Vater-Pacini-Typ. Andere Autoren beobachten neben den feinen periadventitiellen Nervennetzen und Vater-Pacinischen Körperchen längs der Lymphgefäße Zellanhäufungen, deren Zellart an die neurologischen Zellelemente der Glomusgebilde erinnert[72] und für Receptoren gehalten werden, die möglicherweise einer Regulation des Gefäßtonus bzw. des Gefäßdruckes dienen[73].

In späteren Untersuchungen wurden mit speziellen neurohistologischen Methoden frühere Ergebnisse überprüft und weitgehend bestätigt[74]. Besonderheiten der Lymphwandstruktur, die eine gewebliche Variabilität im Bereich der Media bedingen, bestimmen die Art der Innervation[75]. Lymphgefäße vom muskelreichen Typ und solche mit mittelstarker Muskulatur verfügen über einen adventitiellen und muskulären Nervenplexus, während Lymphgefäße vom muskelarmen bzw. bindegewebeartigen Typ einen fein ausgebreiteten, einheitlichen Plexus besitzen. Die terminalen Äste der feineren Geflechte begleiten parallel die Muskelzellen oder kreuzen sie oder legen sich ihnen teilweise an. Damit stimmt diese Art der Innervation der Lymphgefäßwand morphologisch prinzipiell mit der glatten Muskulatur anderer Organe überein[76]. Feinstrukturell und fluorescenzmikro-

[66] Schipp 1965b. [67] Schipp 1965b, Gellért, Poberai, Kozma, Lippai und Husztik 1967.
[68] Borst, Marx, Schmidt und Herrmann 1970. [69] Kytmanof 1901, Lawrentjew 1927.
[70] Lawrentjew 1927. [71] Kubik und Szabó 1954. [72] Kiss 1956, Melnikova 1963.
[73] Schipp 1967a, b.
[74] Gellért, Nagy, Lippai und Poberai 1956, Burova 1963, Borisov 1964a.
[75] Gellért, Poberai, Kozma, Lippai, Husztik 1967.
[76] Poberai, Kozma, Gellért, Husztik und Lippai 1963.

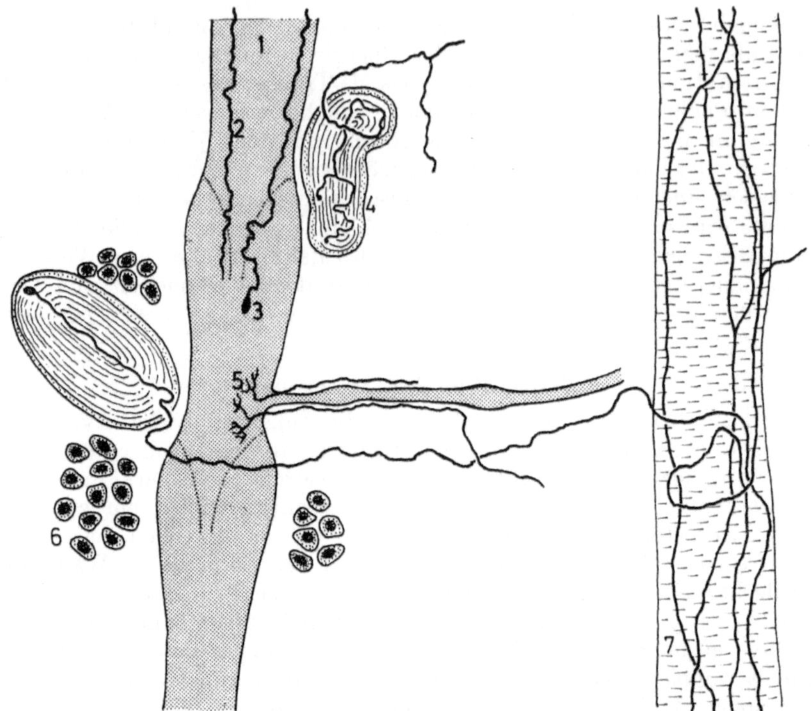


Abb. 7. Schema der Lymphgefäßinnervation nach Einzelbefunden von Melnikova (1964). Lymphgefäß (*1*) mit freien Nervenfaserendigungen (*2*, „nacktes Axon"), knöpfchen- (*3*) und büschelförmigen (*5*) Receptoren in der Wandung. In der näheren Umgebung Vater-Pacinische Körperchen (*4*) und Ansammlungen neuroblastenähnlicher Zellen (*6*). *7* Arterie mit periarteriellem Nervengeflecht, das mit den Vater-Pacinischen Körperchen in Verbindung steht

skopisch wurden diese Befunde überprüft und für die varicösen-terminalen Fasern synaptischer Kontakt mit der Muskelzelle sowie eine positive Noradrenalin-Paraformaldehydreaktion im Sinne adrenerger Faserqualität nachgewiesen.

Untersuchungen an mesenterialen[77] und peripheren[78] Lymphgefäßen lassen hinsichtlich der Innervation gewisse Unterschiede erkennen. Bei mesenterialen Lymphgefäßen geht die Innervation von dem erwähnten adventitiellen Nervenplexus aus. Vegetative Axone werden an ihren Enden kolbenartig entfaltet und treten mit den lopodialen Ausläufern der glatten Muskelzellen in synaptischen Kontakt. Die Vielzahl der beobachteten Axone läßt auf die Tatsache schließen, daß jede glatte Muskelzelle von einem Axon erreicht wird. Schipp (1965b) schließt aufgrund der morphologischen Besonderheiten mesenterialer Lymphangione und der Art des synaptischen Kontaktes auf eine „gezielte multiple Innervation ihrer glatten Muskulatur". Der gefundene Membrankontakt zwischen Axon und Effectorzelle mit einem intersynaptischen Spalt von über 200 Å weist neben der elektrischen Erregungsübertragung auf die Möglichkeit „humoraler Neuro-Effectorbeziehung" hin. Im Gegensatz dazu werden an den peripheren Extremitätenlymphgefäßen keine Axone zwischen den Mediamuskelzellen gefunden, so daß eine intramurale Erregungsausbreitung von Muskelzelle zu Mus-

---

[77] Schipp 1965a, 1965b, Mislin 1967, Taylor 1967, Schipp 1967a, Borst, Marx, Schmidt und Herrmann 1969. [78] Oehmke 1968.

kelzelle erfolgen müßte[79]. Die bisherigen Befunde an mesenterialen und peripheren Lymphgefäßen sprechen morphologischerseits für eine „funktionsabhängige“ Spezifität der jeweiligen Gefäßinnervation[80].

Auf die neurophysiologischen Ergebnisse der Lymphgefäßforschung sei an dieser Stelle nur hingewiesen. Rusznyák, Földi und Szabó (1957) geben einen umfassenden Überblick über die bisherigen Ergebnisse auf diesem Gebiet. Damit bestätigen sie die morphologischen Befunde über eine vegetative Innervation der Lymphgefäße, die nach Adrenalin und Pituitrin[81] sowie nach Sympathicusreizung mit Contraction und Spasmus ihrer Wandung reagieren. Das Vorhandensein bestimmter Receptoren erklärt den erwiesenen physiologischen Tonus der Lymphgefäßwandung, der durch Störungen der Hämodynamik verändert werden kann und andererseits bei Veränderung des Lymphgefäßtonus den Tonus der Blutgefäße beeinflußt[82].

### d) Motorik der Lymphgefäßwandung und Klappenfunktion

Die Lymphströmung ist nach unseren heutigen Kenntnissen von einer Anzahl Faktoren abhängig. Dazu gehören physiko-chemische Kräfte, Muskelbewegungen, Organbewegung und -funktion, Arterienpulsation, Venenpulsation, Sinuswirkung sowie der Einfluß von Atmung und Kreislauf[83]. Neben diesen außerhalb der Lymphgefäße liegenden Faktoren spielt die aktive Bewegung der Lymphgefäßwandung eine Rolle. Bei den phylogenetisch tieferstehenden Vertebraten sind für den aktiven Lymphtransport besondere contractionsfähige Gefäßabschnitte als sog. Lymphherzen vorhanden[84]. Diese fehlen bei Säugetieren. In früheren Arbeiten wurde bereits über Bewegungen von Lymphgefäßen in Form von unregelmäßig spontanen Contractionen oder Bewegungen peristaltischen Charakters berichtet[85].

Die Untersuchungen von Horstmann (1950, 1951) erbrachten den Beweis, daß für bestimmte Lymphgefäße strukturelle Besonderheiten bestehen, die eine gerichtete Motorik der Lymphgefäßwandung ermöglichen. Die bereits oben dargestellten morphologischen Grundlagen dieser „Klappensegmente“ stellen jeweils funktionelle Einheiten dar. Die histologischen Unterschiede im Aufbau der einzelnen Segmente (verschiedener Dehnungs- und Contractionsgrad) bringen im wesentlichen den funktionellen Zustand des betreffenden Teiles zum Ausdruck. Die den muskelhaltigen Lymphgefäßen vorgelagerten Gefäßabschnitte sind so in die Darmmuskulatur eingebaut, daß sie durch Contraction dieser Muskulatur ausgepreßt werden. Dabei entleert sich die Lymphe aus diesem Abschnitt im Schwall in das erste postmurale Segment des Lymphgefäßes. Ist der Klappenabschnitt prall gefüllt, so kontrahiert sich die Muskulatur und preßt die Lymphe durch die proximale Klappe in das nächste Segment. Die an lebenden Lymphgefäßen beobachtete „Taillenbildung“ beginnt in der proximalen Hälfte und schiebt sich distal unter weiterem Auspressen der Flüssigkeit weiter. Dadurch wird das Lymphgefäßsegment erst in der proximalen Hälfte, dann in der Mitte sanduhrförmig eingeschnürt. Mit der Contraction des prall gefüllten Seg-

---

[79] Oehmke 1968. [80] Schipp 1965b. [81] Pullinger und Florey 1935.

[82] Rusznyák, Földi und Szabó 1957.

[83] Hellman 1930, 1943, Jossifow 1930, Rouviere 1932, Rusznyák, Földi und Szabó 1957, Rényi-Vámos 1960 u.a.; s. Abschnitt Physiologie (Földi) in diesem Band.

[84] Kampmeier 1958, Del Castillo und Sanchez 1961, Flindt 1966, Serbenyuk und Platonova 1966, Muraviev und Zsypin 1967, Schipp und Flindt 1968, Lindner und Schaumburg 1968, Kampmeier 1969.

[85] Florey 1927, Clark und Clark 1932, Mall 1930, Webb 1933, Henry 1933, Pullinger und Florey 1935, Pfuhl 1940, Ottaviani 1950.

mentes beginnt auch der Abfluß in das nächste Segment, das Volumen nimmt wieder ab und die Muskelschichten schieben sich wieder unter Ausbildung steilerer und flacher Steigungswinkel zusammen. Im Bereich der Klappen wird das kollagene Wandmaterial bis zu einer gewissen Grenze entfaltet, da sonst der Klappenapparat insuffizient wird. Insgesamt entsteht dadurch ein komplizierter Bewegungstyp, ein dynamischer Contractionsprozeß, der aus mehrmaligen rhythmischen Zusammenziehungen und Erschlaffungen eines oder mehrerer Segmente besteht. Contractionswelle und Stellung der in die Lymphbahn eingebauten Klappen verhindern normalerweise einen Rückstrom und zwingen der Lymphe den zentripetalen Abfluß auf.

Für weitere Untersuchungen, die den Nachweis einer relativen Autonomie dieser Klappensegmente oder Lymphangione erbrachten, muß auf den Beitrag von Mislin verwiesen werden.

## 3. Vorkommen, Verteilung und Organisation von Lymphcapillaren und Lymphgefäßen in den Organen

### a) Herz

In den Wandschichten des Herzens[86] lassen sich mehrere schichtenweis angeordnete Lymphcapillarnetze nachweisen. Subendokardial bildet sich aus blind beginnenden Lymphcapillaren der erste Capillarplexus, der auch einzelne Capillaren aus dem Klappenbindegewebe aufnimmt[87]. Im eigentlichen Myokard verlaufen die Lymphcapillaren unter reicher Anastomosenbildung im Interstitium und gehen zum Epikard in Lymphgefäße mit Klappen über. Im epikardialen Bindegewebe lassen sich ein grobmaschiger, tief liegender und ein unmittelbar subepikardialer, feinmaschiger Lymphcapillarplexus darstellen.

### b) Blutgefäße

Das Lymphgefäßsystem der Blutgefäße[88] wurde sowohl an Arterien als auch an Venen untersucht. Die Ergebnisse von Aorta, Vena cava inferior, Vena portae, kleinen Venen und A. pulmonalis lassen ein gemeinsames Prinzip der Lymphvascularisation erkennen. Subintimal beginnen die Lymphcapillaren mit einem feinen Netzwerk jenseits der inneren elastischen Lamellen, so daß die Intima stets capillarfrei ist (= avasculäre Schicht) und die Lamina elastica interna eine natürliche Grenze für die Mikrozirkulation der Gefäßwand bildet. Je nach Dicke der Muskelschicht bilden sich einfache oder mehrschichtige Netze von Lymphcapillaren, die in größere perivasculäre Lymphgefäße einmünden.

### c) Lungen

Die Ausbildung des Lymphgefäßsystems der Lungen[89] steht in unmittelbarer Beziehung zu seinem Reichtum an interstitiellem Bindegewebe[90]. Die meisten Autoren stimmen darin überein, daß die Wand der Alveolen lymphcapillarfrei ist. Die umfassendste Darstellung des Lymphgefäßsystems der Lunge in der Biomorphose des Menschen gibt RASSOCHINA (1958).

[86] PATEK 1939, SHEMTSHUSNIKOVA 1953, FEDIAI 1959, 1961, 1965, GOLAB 1959, 1961, RÉNYI-VÁMOS 1960, DOBROVOLSKAYA-ZAISEVA 1961a, 1961b, SPIRIDONOVA 1962, SETTI und RASORI 1965a, 1965b, AMOSOV 1967, SHDANOV 1969a, HEINE 1970. [87] SPIRIDONOVA 1962.

[88] PAPAMILTIADES 1952, ZERBINO 1957, SVIRIDOV 1960, SAPIN 1961, NADEZHDIN 1968, BOTSCHAROV 1968a, 1968b.

[89] NINFO 1950, SIMER 1952, PARFENOVA 1953, BAUDRIMONT 1954, TOBIN 1954a, b, 1957, DE SOUSA 1954, GIACOMELLI, MAZELLA und SETTI 1955, TAMÁSKA und HARSÁNYI 1955, MUNKA 1956, ROTENBERG 1956a, b, ENGELS 1957, OTTAVIANI und SATTA 1957, CASTELLI, SETTI und FONTANILI 1958, CORDIER, PAPAMILTIADES und CEDARD 1958a, 1958b, OTTAVIANI, VIDONI und SETTI 1958, WAASBERGEN und DANKMEIJER 1958, RASSOCHINA 1958, BURKE 1959, KLIKA 1959, TYURINA 1959, 1965, RÉNYI-VÁMOS und PAPP 1960, BALASHOV und ZHEMCHUZHNIKOVA 1961, KARPF und TAHER 1965, KARPF 1965, LAUWERYNS 1965, 1967, BASTIANINI 1967. [90] BASTIANINI 1967.

Das Lymphgefäßsystem der Lunge besteht aus einem oberflächlichen, visceralpleural gelegenen und einem tiefen Capillar- und Gefäßnetz. Primär besteht das oberflächliche Geflecht aus einem kleinmaschigen Netz, das in ein großmaschiges Lymphcapillarnetz gebettet ist. Mit zunehmendem Lebensalter vergröbern sich beide Netze und bestehen nach dem 40.—60. Lebensjahr nur noch aus Lymphgefäßen. Das tiefe Lymphgefäßsystem der Lunge selbst zeigt Lymphcapillaren im peribronchialen und perivasculären Bindegewebe, Lymphgefäße im Bindegewebe der Segmentsepten, der großen Bronchien und Gefäße. Bei Feten und Kleinkindern sollen die Lymphcapillaren aufgrund des dichten Bindegewebes bis an die Alveolen vordringen und im Laufe der weiteren Lungenausbildung in das peribronchiale

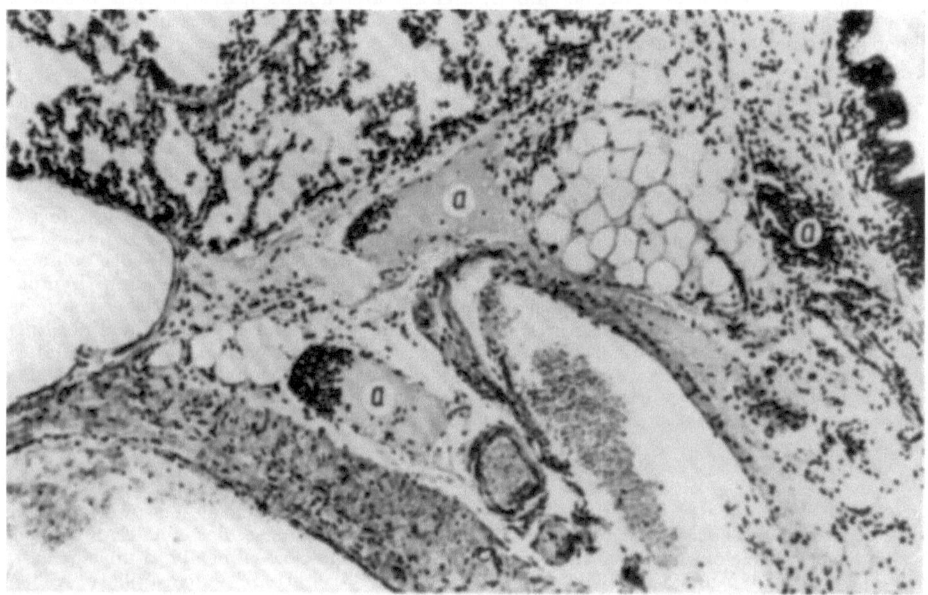


Abb. 8. Lymphgefäße (*a*) im peribronchialen Bindegewebe mit Lymphocytensedimentation. Rattenlunge, Hämatoxylin-Eosin-Färbung, Vergr. 125fach

Gewebe zu liegen kommen. Im Bereich der Bronchien gelingt die Darstellung eines submukösen und eines im peribronchialen Bindegewebe liegenden Capillarnetzes. Beide Netze anastomosieren selten miteinander, häufig aber mit Lymphcapillaren benachbarter Blutgefäße. Über die septalen Lymphgefäße kommt es zu Anastomosenbildung zwischen tiefen und oberflächlichen Lymphgefäßnetzen der Lunge. Diese Anastomosen erklären die Vielfalt des Lymphabflusses der Lunge zu den regionalen Lymphknoten.

## d) Thymus

Untersuchungen über das Lymphgefäßsystem des Thymus[91] betreffen überwiegend das kindliche Alter. In diesem Stadium sind Rinde und Mark des Thymus von einem dreidimensionalen Netz von tiefen Lymphcapillaren durchzogen. Es besteht aus kleinen Capillarmaschen, die in ein zweites, gröberes Netz von interfollikulären Capillaren eingebettet sind. Letztere münden in intralobuläre Lymphgefäße, die nach Vereinigung mit anderen Lymphgefäßen zur Oberfläche ziehen. Die Hassalschen Körperchen sind von Lymphcapillaren umringt und stehen mit Lymphcapillaren des intralobulären Bindegewebes in Verbindung. Die Arterien und Venen des Thymus werden von leiterartig angeordneten Lymphcapillaren begleitet. Die Abgabe von Lymphocyten (Thymocyten) über die Lymphgefäße an die Blutbahn wird mit etwa $12{,}1 \times 10^6$ pro Tag angegeben[92].

[91] Vorobeva 1961, Shdanov 1962, Kotani, Seiki, Yamashita und Horii 1966, Harris und Templeton 1968.

[92] Kotani, Seiki, Yamashita und Horii 1966.

### e) Milz

Über das Vorkommen von Lymphgefäßen in der Milz bestehen sehr unterschiedliche Auffassungen[93]. Einige Autoren[94] beschränken das Lymphgefäßsystem nur auf die subseröse Schicht lockeren Bindegewebes und den Hilus, während Kellner (1962) als die „Lymphwege der Milz" alle die Systeme ansieht, die Gewebsflüssigkeit der Milzpulpa in die regionären Lymphknoten ableiten. Danach verlaufen die intralienalen Lymphgefäße periarteriell in den Trabekeln und sind bis zu den Malpighischen Körperchen verfolgbar; entsprechend werden mit Endothel unvollständig ausgekleidete Lymphräume bzw. Lymphscheiden periartiell, perifollikulär und intrafollikulär beschrieben. Es gilt bisher als sicher, daß sich im gesamten Kapsel- und Trabekelbindegewebe der Milz Lymphcapillaren und auch Lymphgefäße befinden. In weiteren Untersuchungen muß die Ausbreitung des Lymphgefäßsystems und seine besonderen Beziehungen zum Parenchym der Milz geklärt werden.

### f) Darmsystem

Die Ausbildung des Lymphgefäßsystems entspricht in den einzelnen Abschnitten dem einheitlichen Bauplan des Darmsystems und zeigt im Oesophagus[95], Magen[96], Dünndarm[97] und Colon[98] funktionell begründete, spezifische Unterschiede.

Die grundlegenden Untersuchungen Ottavianis (1933) über die Lymphgefäße des *Magens* mit der Beschreibung eines subserös-muskulären und eines submukös-mukösen Lymphnetzes waren richtungweisend für die weitere Lymphforschung am Darmsystem. In der subserös gelegenen Adventitia und in der Muskulatur des Magens findet man ausgedehnte Lymphcapillar- und Lymphgefäßplexus (subseröse und intermuskuläre Plexus). Das eigentliche Mucosa-Lymphsystem ist nach den Drüsenschläuchen orientiert und entspricht in seiner Entfaltung dem Reichtum an Drüsen. Entsprechend gibt es submuköse, subglanduläre und interglanduläre Lymphcapillaren bzw. -netze. Shdanov (1955a, b) beobachtet im Bereich des Pylorus und der kleinen Kurvatur des Magens eine wesentlich höhere Anzahl von Lymphcapillaren und führt diesen Befund auf eine höhere Stoffwechselaktivität dieser Magenabschnitte zurück.

Die grundsätzliche Frage am Lymphgefäßsystem des *Dünndarmes* über das Fehlen bzw. die Existenz einer zentralen Zotten-(Chylus-)Lymphcapillare konnte mit ihrem ultrastrukturellen Nachweis geklärt werden[99]. Das Lymphsystem des Dünndarmes beginnt mit der zentralen Zottenlymphcapillare, deren Wandung aus einer dünnen geschlossenen Endothellage besteht und außen von einer Schicht kollagener Fibrillen ohne Basalmembran umgeben ist. Zahlreiche Fortsätze und Endothelabschnitte der nicht erweiterten Lymphcapillare wölben sich in das Lumen vor und bilden eine unregelmäßige Oberfläche. Die Endothelauskleidung auch der erweiterten Lymphcapillare ist kontinuierlich und weist keine Poren oder Lücken auf. Die zentrale Lymphcapillare läuft bis zur Basis der Zotte in der Achse und geht am basalen Ende mit benachbarten Zottencapillaren Anastomosen ein. Aus diesem Netz ziehen Capillaren

---

93 Drinker und Yoffee 1941, Goldberg 1958, Janout 1959, Rényi-Vámos 1959, 1960, Kellner 1962, Golab 1963, Grau und Taher 1965, Meyer-Lempenau, Sauer und Taher 1965.

94 Rényi-Vámos 1959, 1960, Grau und Taher 1965, Meyer-Lempenau, Sauer und Taher 1965.

95 Eppinger 1951, Balashev 1956a, Ferreira 1957, Boreisho 1957, 1961, Szabó, Karacsony und Pataky 1962.

96 De Sousa 1947, 1951, Donini 1953, 1955, Balashev 1956b, Branca und Forcheri 1956, Forcheri 1957a, 1957b, 1957c, Pataky, Kubik, Karacsonyi und Tömböl 1959a, 1959b, Rusznyák, Földi und Szabó 1957, Balashev 1959, Rényi-Vámos 1960, Rassochina Volkova 1961, Goldenberg 1961, Bespalova 1961, Samoilov 1962, Shdanov 1962 Toda 1963, Revasov 1963, Shiridov 1964, Revasov 1968.

97 Giacomelli, Mazza und Mazzella 1955, Velikorechin 1956, Rényi-Vámos 1956, 1960 (Lit.), Rényi-Vámos und Szinay 1957, Forcheri 1957d, Russu, Vaida und Lengyel 1958b, Kraus 1958, Goldenberg 1958/59, Drozdova 1959, Borisov 1959, Russu 1960, Borisov 1960, Grau 1960, 1962, 1965, Papp, Röhlich, Rusznyák und Törö 1962a, 1962b, Krasovskii 1963, Kakharov 1963, Jamiolskowka 1963, Heath 1964, Vajda und Tömböl 1965a, Mohiuddin 1966, Ando 1969, Kampmeier 1969.

98 Mensa und Benedetto 1949, Blair, Holyoke und Best 1950, Bespalova 1953, Russu, Stern, Ghibu und Lengyel 1956e, Forcheri 1956, 1957, Russu, Vaida und Lengyel 1958, Righetti 1958, Rényi-Vámos und Szinay 1958, Delaini, Setti und Coscelli 1958, Oleneva 1959, 1960, 1962, 1965, Goldenberg 1959, Rényi-Vámos 1960, Abdykerimov 1963, Kavunenko 1964, Barrionuevo 1966, Abdykerimov 1968.

99 Papp, Röhlich, Rusznyák und Törö 1962a, 1962b, David 1967 (Lit.).

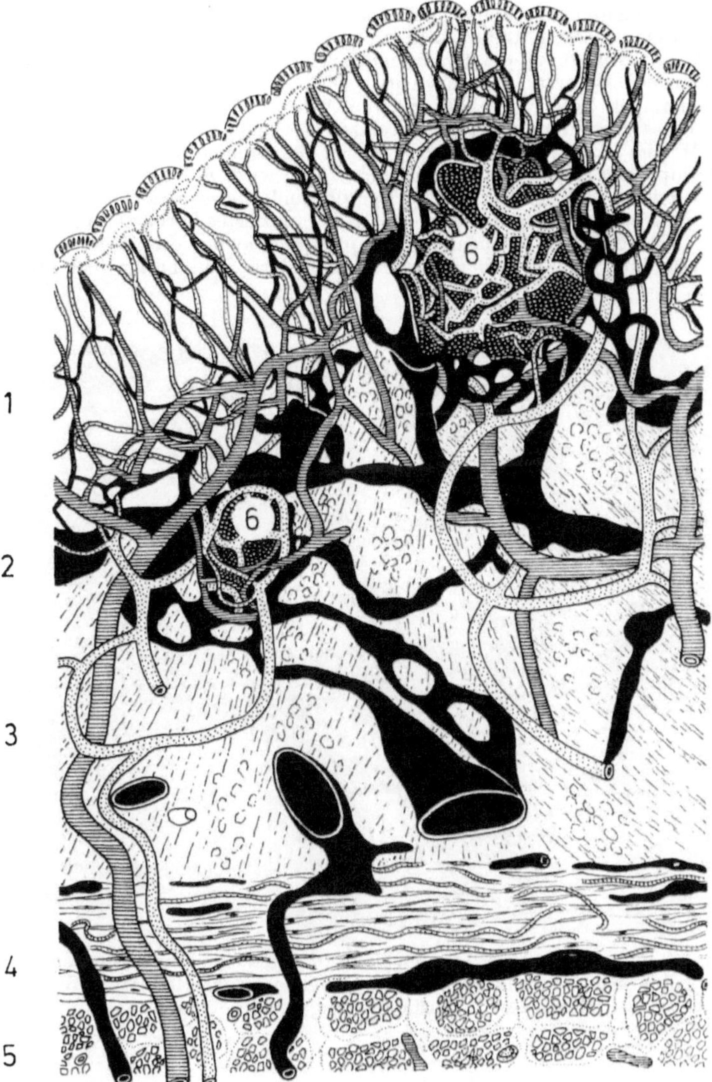


Abb. 9. Schnitt durch die Dickdarmwandung mit Lymphgefäßen (schwarz), Arterien (gesprenkelt) und Venen (schraffiert): Tunica propria mucosae (*1*), subglanduläres Netz von Lymphcapillaren (*2*), Submucosa (*3*), zirkuläre (*4*) und longitudinale (*5*) Muskelschichten sowie Solitärlymphknötchen (*6*) mit einem perinodulären Lymphcapillargeflecht. (Verändert nach Ottaviani 1933)

in die Tunica muscularis mucosae und bilden hier ein lockeres Geflecht. Größere Gefäße gehen aus ihnen hervor und bilden in der Submucosa einen reich anastomosierenden Plexus (einem Stauungsreservoir der Lymphe entsprechend).

Die Lymphgefäße der Muscularis zeigen im Längsschnitt eine polygonale Form und umfangen die Muskelbündel. Einzelne große Lymphgefäße ziehen direkt bis zur Serosa und münden in ableitende Gefäße des Dünndarmes. Der größere Teil der intermuskulären Capillaren überbrückt die äußere Längsmuskulatur und bildet in der Subserosa einen zweischichtigen Lymphgefäßplexus. Vajda und Tömböl (1965a) stellen fest, daß jeder einer aktiven Bewegung fähigen Schicht der Darmwand ein Lymphgeflecht folgt. Funktionell wird zwischen einem

„im Ruhezustand ableitenden und einem sich bei größerer Lymphproduktion in die Ableitung einschaltenden Lymphsystem" unterschieden.

Die strukturelle Anordnung des Lymphgefäßsystems im *Dickdarm* entspricht weitgehend der des Dünndarmes. Während RÉNYI-VÁMOS (1958, 1960) die initialen Lymphcapillaren in der Submucosa findet, beschreiben die anderen Autoren ausgedehnte Capillarnetze an der Grenze von Mucosa und Submucosa, die aus einzelnen Capillaren der Tunica propria mucosae hervorgehen. Wie im Dünndarm finden sich an den Grenzschichten Netze, während die Muscularis von Lymphgefäßen bzw. -capillaren durchzogen wird. Für die im Colon vorhandenen lymphatischen Follikel werden spezifische Lymphcapillarnetze ausgebildet[100]. Die Lymphcapillaren der Mucosa und Submucosa bilden ein kompliziertes korbartiges Netzwerk um die Lymphfollikel. Grundsätzlich bleiben die Lymphcapillaren auf die Peripherie der Follikel beschränkt; die Blutcapillaren dringen in die Follikel ein und bilden hier intrafollikuläre Netzwerke.

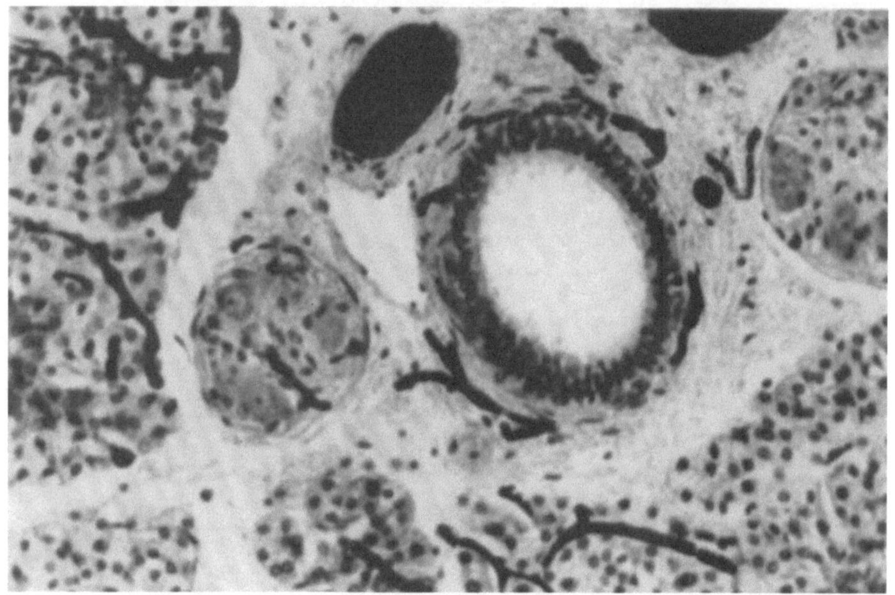

Abb. 10. Glandula submandibularis. Lymphgefäße zwischen einem mittelgroßen Ausführungsgang, Blutgefäß (schwarz) und vegetativen Ganglion im interlobulären Bindegewebe. Hämatoxylin-Eosin-Färbung, Vergr. 300fach

## g) Speicheldrüsen

Initiale Abschnitte des Lymphsystems der großen Speicheldrüsen[101] Glandula submandibularis, Gl. parotis und Gl. sublingualis sind Lymphcapillaren bzw. Lymphgefäße im intralobulären, interlobulären und interlobären Begleitbindegewebe des Ausführungsgangsystems und in der Kapsel. Die ersten Lymphcapillaren beginnen als blindsackförmige Röhren im umgebenden Bindegewebe der kleinsten Ausführungsgänge; inter- oder periacinär können keine Lymphcapillaren nachgewiesen werden. Die die kleinen Ausführungsgänge begleitenden Lymphcapillaren vereinigen sich im interlobulären Bindegewebe zu größeren Gefäßen (Trias von Blut-, Lymphgefäßen und Ausführungsgang). Durch die in ihrem weiteren Verlauf auftretenden zahlreichen Verzweigungen entsteht streckenweise ein Netzcharakter des Lymphsystems um die Ausführungsgänge. Die interlobulären Lymphgefäße liegen in enger Nachbarschaft von Blutgefäßen, während die ableitenden Lymphgefäße zusammen mit den Ausführungsgängen die Drüse verlassen.

[100] ABDYKERIMOV 1968, KAMPMEIER 1969.

[101] PAPP und FODOR 1958, KURBSKAYA 1959, RAUCH 1959, BALASHEV und IGNASHKINA 1964, ROZHDESTVENSKII 1965, WENZEL 1967.

## h) Leber

Über das Lymphgefäßsystem der Leber[102] liegen zahlreiche Angaben vor. Besonders die morphologischen und funktionellen Zusammenhänge zwischen Disseschem Raum und Beginn des Lymphsystems waren lange Zeit Gegenstand der Lymphgefäßforschung an der Leber[103]. Auch in der Leber befinden sich die Anfänge des Lymphsystems im Bindegewebe des Organs und nicht im eigentlichen Parenchym. Nach SHDANOV (1962) liegen die Wurzeln des tiefen Lymphsystems in Netzen von perilobulären Capillaren, die in keinem Fall ihren Ursprung im Inneren der Lobuli nehmen. Über das periportale Bindegewebe nehmen die perilobulären Capillaren Verbindung zu größeren Gefäßen auf und vereinigen sich mit Lymphgefäßen der Capillar- und Gefäßnetze der Kapsel.

MAGARI (1968) beschreibt für die Leberlymphgefäße einen besonderen Wandbau. Danach baut sich die Wand der Lymphgefäße aus netzartig verflochtenen, scharf konturierten, kollagenen Faserbündeln auf, die von dünneren argyrophilen Fasern umsponnen werden. Die Netzstruktur der Lymphgefäßwandung soll die besonderen funktionellen Beziehungen zwischen Disseschem Raum und Lymphgefäßsystem bei der Dynamik resorptiver Vorgänge erklären. Offene Verbindungen zwischen Disseschem Raum und Lymphgefäßen bestehen nicht. Infolge einer dynamischen Insuffizienz des Leberlymphkreislaufes kommt es zu einer Erweiterung des Disseschen Raumes[104].

## i) Seröse Häute

Die große Oberfläche der serösen Häute stellt im Hinblick auf die sekretorischen und resorptiven Leistungen besondere Anforderungen an das Gefäßsystem und damit die Frage nach den Beziehungen zum Lymphkreislauf. Untersucht wurden das Lymphgefäßsystem der *Pleura*[105], des *Pericardiums*[106] und des *Peritoneums*[107] im Bereich des Diaphragmas[108], des Omentums und der Mesenterien[109] sowie des *Peri-* und *Epiorchiums*[110]. Im allgemeinen kommen in allen Bereichen der serösen Häute Lymphcapillaren und Lymphgefäße in unterschiedlicher Dichte und Organisation vor. Es werden 2 Netze von Lymphcapillaren unterschieden: ein oberflächliches Netz, das unmittelbar unter dem Mesothel, in der hier ausgebildeten lockeren Kollagenfaserschicht liegt, und ein zweites, tieferes Capillarnetz in einer aus kollagenen und elastischen Fasern bestehenden Schicht. Beide Netze sind durch schräg ziehende Anastomosen miteinander verbunden. Aus dem tieferen Netz von Lymphcapillaren gehen die ableitenden Lymphgefäße hervor, die im Peritonealbereich als besonderer Abfluß längs der Gefäßstraßen zu den thorakalen Lymphknoten ziehen[111].

## k) Pankreas

Die initialen Abschnitte des Pankreaslymphsystems beim Fetus[112] bilden Lymphcapillaren, die in dreidimensionalen Netzen um die Acini und Langerhansschen Inseln angeordnet sind. Diese Lymphcapillaren fließen in feinere Lymphgefäße, die ein räumliches Netz um die Läppchen der Drüse bilden. In der Embryonalzeit bestehen die perilobulären Netze noch aus Lymphcapillaren, um sich postnatal in Lymphgefäße umzuwandeln[113]. Das Vorhandensein von Lymphcapillaren um die endokrinen Anteile der Drüse bestätigt nach Ansicht der Autoren

---

[102] HASS 1936, LE ROY, JOHNSON und MANN 1950, BAYO und ESPINOSA 1953, OTTAVIANI 1953, BABICS, FÖLDI, RÉNYI-VÁMOS, ROMHÁNYI, RUSZNYÁK und SZABÓ 1954, 1955, BELLI, DE MARZIO und PERACCHIA 1959, SPIRIDONOVA 1959, DOLGOVA 1962, VIKAIYUK 1964, GRAU und MEYER-LEMPENAU 1965, MEYER-LEMPENAU, SAUER und TAHER 1965, COMPARINI und BASTIANINI 1965, VOLODKO 1967, MAGARI 1968.

[103] Zusammenfassende Darstellung dieser Problematik s. RUSZNYÁK, FÖLDI und SZABÓ 1957.

[104] BABICS, FÖLDI, RÉNYI-VÁMOS, ROMHÁNYI, RUSZNYÁK und SZABÓ 1955, RÉNYI-VÁMOS 1960.

[105] SHDANOV 1952, SIMER 1952, BURKE 1959.

[106] COURTICE und STEINBECK 1951, YAROVYCH 1956, 1959, SVIRIDOV 1957, SETTI und RASORI 1965, KOTANI 1959.

[107] BORISOV 1965a, YIDASHEV 1966, BORISOV 1967a, SPIROV 1967, JULDASCHEW 1967.

[108] OTTAVIANI und MAZZA 1955, ALLEN 1956, SVIRIDOV 1959, VOSKRESENSKAYA 1960, FRENCH, FLOREY und MORRIS 1960, YAMAGISHI 1961, CASLEY-SMITH 1964, BORISOV 1967b, AMINOVA 1968.

[109] HORSTMANN 1950, SUBBOTIN 1954, BORISOV 1958, YUKOV 1958, 1963, 1964, VAJDA und TÖMBÖL 1965b. [110] HAYSMAN 1957. [111] SHDANOV 1952.

[112] NISHIMURA 1956, ZHEMCHUZNIKOVA 1957, 1959, RUSZNYÁK, FÖLDI und SZABÓ 1937, KRUTIKOVA 1958, RÉNYI-VÁMOS 1960, TÖMBÖL und VAJDA 1962, VOROBEVA 1962, 1963, SHDANOV 1962, GRAU und TAHER 1965. [113] ZHEMCHUZNIKOVA 1957.

die Möglichkeit des Insulin-Transportes über die Lymphgefäße[114]. Die intralobulär gelegenen Lymphcapillaren münden in Geflechte von Lymphgefäßen im interlobulären Bindegewebe, die als leiterartige Netze in enger Beziehung zu Blutgefäßen und Ausführungsgängen stehen. Der Zusammenfluß der ableitenden Lymphgefäße erfolgt an der vorderen und hinteren Pankreasoberfläche. Neuere Untersuchungen nehmen als capillare Anfangsabschnitte den Bereich des interlobulären Bindegewebes an[115].

### l) Hypophyse

Nach den bisherigen Untersuchungsergebnissen aus dem Schrifttum scheint die Hypophyse keine Lymphgefäße im Inneren der Drüse zu besitzen. Frühere Untersucher[116] fanden zwar im Parenchym des Vorderlappens der Hypophyse runde, mit Kolloid gefüllte Erweiterungen, die jedoch keine Endothelauskleidung aufwiesen. Aufgrund dieser Befunde wird angenommen, daß „die Prähypophyse spezielle Lymphcapillaren enthält, über die sich einzelne Teile des entstehenden Sekretes entfernen (‚Lymphokrinie hypophysaire'), die dann zusammen mit der Kopf- und Halslymphe in den Blutstrom fließen"[117]. Somit steht der exakte Nachweis von Lymphcapillaren im Inneren der Hypophyse noch aus.

### m) Schilddrüse

Der Beginn und die Ausbildung des Lymphgefäßsystems der Schilddrüse[118] sind weitgehend von der Architektur, im besonderen der Bindegewebsstruktur der Drüse abhängig. Die „Wurzeln" des Lymphsystems stellen blindsackförmige Capillaren im interfollikulären Bindegewebe (intralobulär) zwischen einzelnen Follikelgruppen dar.

In keinem Fall wird eine so dichte Lymphcapillarisierung beobachtet, daß jedem Follikel eine Lymphcapillare anliegt. Zwischen der Basalmembran der Follikel und der Wandung der interfollikulären Lymphcapillaren liegen immer einzelne Bindegewebsfasern bzw. Blutcapillaren. Die feinen Lymphcapillaren aus der unmittelbaren Umgebung der Follikelgruppen sammeln sich in trabekulären Lymphgefäßen, die dem Verlauf der Septen folgen. Über das interlobuläre Bindegewebe gelangen sie zur Kapsel und münden in die großen, oft sinusartig geweiteten Lymphgefäße des zweischichtigen Kapselplexus. Entsprechend gliedern sich die Schilddrüsenlymphbahnen in perifollikuläre Lymphcapillaren, perilobuläre, trabeculäre Lymphgefäße (gleich intrathyreoidale), Kapsel- und Kantenlymphgefäße sowie mit den Blutbahnen ziehende Trabantenlymphgefäße (gleich extrathyreoidale[119]). Auch für die Schilddrüse lassen sich räumliche Netze von Lymphcapillaren rekonstruieren[120], in deren „Capillarmaschen" die Follikel in kleineren Gruppen liegen. Im perivasalen Bindegewebe kommt es zur Bildung leiterartiger Lymphgefäßnetze entlang der Blutgefäße. Über den speziellen Lymphabfluß der Schilddrüse liegen umfangreiche Angaben und klinische Erfahrungen der cervicalen Lymphangiographie vor[121].

### n) Nebenniere

Nach Anwendung der Injektionstechnik stellt sich in der Nebenniere ein dreidimensionales Netz von Lymphcapillaren[122] im Bindegewebsgerüst zwischen den Zellgruppen der Rinde und im Mark dar. Die Capillaren dieses Raumgitters sind in der Zona reticularis und in der Zona glomerulosa in polygonaler Form und in der Zona fasciculata senkrecht zur Oberfläche der Nebenniere angeordnet. Unterhalb und in der Kapsel bestehen miteinander anastomosierende Plexus von Lymphcapillaren und Gefäßen. Die größeren Abflußgebiete begleiten paarweise die Blutgefäße. Der Capillarplexus des Markes ist eine Fortsetzung des Lymphsystems der Rinde und bildet an der Zentralvene der Nebenniere und ihren Hauptästen perivenöse Capillarnetze. Der Lymphabfluß erfolgt über 2—3 größere Lymphgefäße.

[114] ZHEMCHUZNIKOVA 1957, 1958, SHDANOV 1962.

[115] RÉNYI-VÁMOS 1960, GRAU und TAHER 1965. [116] OTTAVIANI 1947. [117] OTTAVIANI 1947.

[118] RIENHOFF 1931, ROSSI 1933, 1934, RAMSAY und BENNET 1943, GASTALDI 1947/48, OTTAVIANI 1949, 1951, KULENKAMPFF 1950, ALLARA 1951, PANSINI 1952/53, 1953, FÖLDI, JELLINEK und SZABÓ 1955, FÖLDI und KALLEE 1957, MAZZA, PUGLIONISI und SBERNINI 1955, ROSHKO 1956, RUSZNYÁK, FÖLDI und SZABÓ 1957, 1957a, SHMERLING 1958, SEMEINA und ANDRIJUSHIN 1958, KURBSKAYA 1959, KRACHT, HORST und EICKHOFF 1960, HERBERHOLD 1962, 1963, 1965, ZAKRZHEVSKII 1964, EICKHOFF 1962a, 1962b, ZAKRZHEVSKII 1965, LASSAU, HIDDEN, HUREAU, CHEVREL und ALEXANDRE 1966, 1967, EICKHOFF und HERBERHOLD 1968, WENZEL 1968.

[119] EICKHOFF und HERBERHOLD 1968.

[120] ROSHKO 1957, SHMERLING 1958, SHDANOV 1960, 1961, 1962.

[121] FEIND 1965, FUCHS 1965, FISCH 1966, EICKHOFF und HERBERHOLD 1968.

[122] SSAPIN 1959, SHDANOV 1961, 1962.

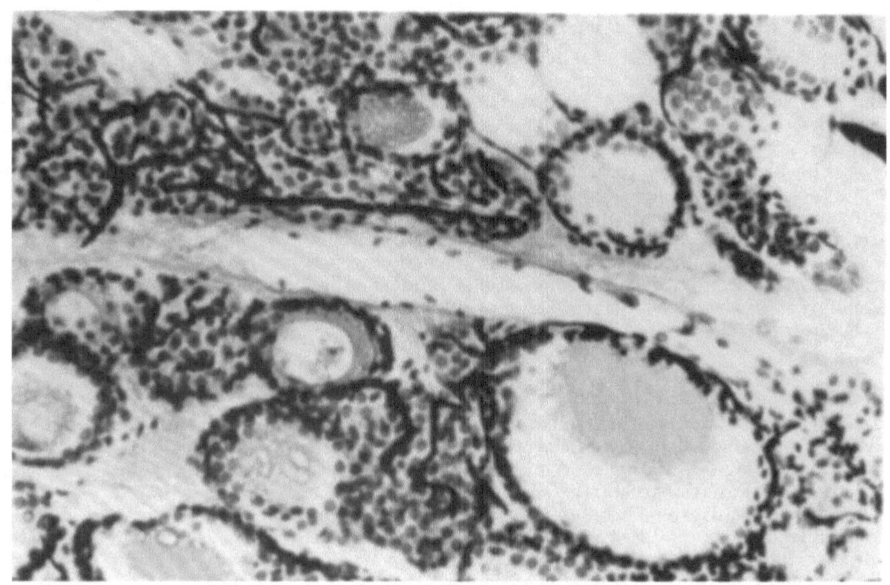

Abb. 11. Lymphcapillare im Interstitium zwischen den Follikeln benachbarter Lobuli der Schilddrüse. Blutgefäße schwarz. Hämatoxylin-Eosin-Färbung, Vergr. 150fach

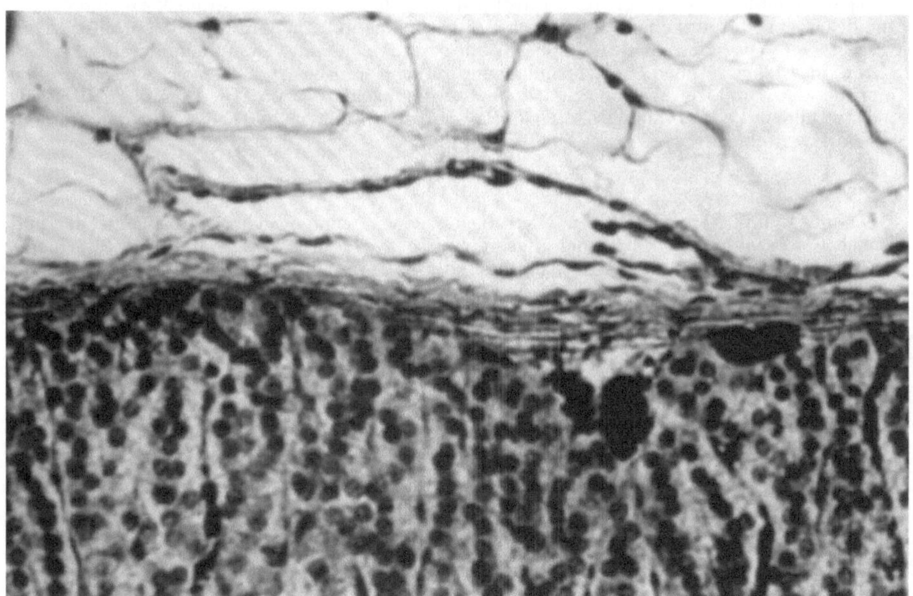

Abb. 12. Lymphgefäß mit Klappe in der Nebennierenkapsel. Blutgefäße schwarz. Hämatoxylin-Eosin-Färbung, Vergr. 350fach

Nach Ansicht anderer Untersucher[123] kommen Lymphcapillaren nur im faserigen Bindegewebe des Markes in Nähe der großen Venen und im Kapselgewebe vor. Capillar- oder Gefäßanastomosen, die Kapsel und Mark quer durch die Rinden miteinander verbinden, gibt es nicht. Die ausgeprägte Blutcapillarisierung der Rinde als Ausdruck der spezifischen Nebennierenfunktion macht außerdem das Vorhandensein von Lymphcapillaren in der Rinde unwahrscheinlich.

[123] Rusznyák, Földi und Szabó 1957, 1957a, Sauer 1965, Merklin 1966, Wenzel 1969.

## o) Hoden — Nebenhoden

In den männlichen Keimdrüsen bestehen zwischen dem Vorkommen der Lymphgefäße und dem umgebenden Gewebe eindeutige strukturelle und funktionelle Beziehungen. Gerade im Hoden und Nebenhoden dauert aber der Streit um den Ursprung des Lymphgefäßsystems in Organen weiterhin an. Während ein Teil der Untersucher[124] Lymphcapillaren zwischen den Tubuli contorti findet, verlegen andere[125] den Ursprung der Capillaren in das septale Bindegewebe. Von hier aus ziehen die Lymphcapillaren und Gefäße in den Septula zum Rete testis oder zur peripher gelegenen Tunica albuginea, bilden im subcapsulären Bereich den subcapsulären Lymphgefäßplexus und durchsetzen in schräger Richtung die Kapsel. Der capsuläre, mehrschichtige Lymphplexus anastomosiert an der Hoden-Nebenhodengrenze mit Gefäßen des Nebenhodens und zieht dann gemeinsam mit diesen entlang des Funiculus spermaticus. Dagegen enthält das interstitielle Bindegewebe zwischen den Ductuli efferentes und epididymidis des Nebenhodens zahlreiche Lymphcapillaren, die über septale Capillaren und Gefäße zur Nebenhodenkapsel ziehen und einen Lymphgefäßplexus bilden.

## p) Ovarium

Das Ovarium bietet aufgrund seines ständigen funktionellen Wechsels und der damit verbundenen Änderung seiner Strukturverhältnisse ein geeignetes Untersuchungsobjekt hinsichtlich morphologisch erfaßbarer Veränderungen des Lymphsystems in Abhängigkeit vom Lebensalter und Funktionszustand[126].

Das Lymphgefäßsystem beginnt mit Lymphcapillaren in der Tunica albuginea, die sich mit denen der Primär- und Sekundärfollikel im umgebenden Stroma ovarii verbinden. Mehrschichtige Capillargeflechte der Tunica externa reifender Follikel sowie die Lymphcapillaren von atretischen Follikeln, Corpora albicantia und Corpora lutea bilden nach ihrem Zusammenfluß im Markbereich einen mächtigen Lymphgefäßplexus. Die Ausbildung des Lymphsystems des Corpus luteum erfolgt nach unserer Ansicht in strenger Abhängigkeit von der Entwicklung des Corpus luteum. Während das Corpus rubrum nur einen peripher gelegenen mehrschichtigen Capillarplexus besitzt, zeigt sich im Blütestadium, daß in den Bindegewebskern und in die Septen des Corpus luteum ebenfalls Lymphcapillaren einsprossen. Während der proliferativen und regressiven Veränderung des Corpus luteum werden niemals Lymphcapillaren zwischen den Granulosazellen gesehen. Bei verschiedenen Säugetieren besitzen die sog. Zwischenzellen im umgebenden Bindegewebe eine deutliche Lymphvascularisation. Die Lymphgefäßplexus des Markes bilden die morphologische Grundlage für den Funktionsmechanismus der Follikelruptur im Ovarium[127].

## q) Niere

Über das Lymphgefäßsystem der Niere liegen von morphologischer, physiologischer und klinischer Seite zahlreiche Untersuchungsergebnisse vor[128]. Bis in die neueste Zeit bleibt jedoch die Frage umstritten, ob die Lymphcapillaren intertubulär[129] beginnen und Anastomosen zwischen dem Lymphsystem von Nierenkapsel und Parenchym bestehen[130]. Als sicher gilt, daß zwischen dem Verlauf der Blut- und Lymphgefäße enge Beziehungen bestehen und die Lymphcapillaren weitgehend die Blutgefäße begleiten[130]. Danach besteht das Lymphgefäß-

[124] VASILENKO 1957, OSTROVERCHOVA 1960, SHDANOV 1960, 1962, HUNDEIKER 1969a, 1969b.

[125] RÉNYI-VÁMOS 1954, 1966, 1960, RUSZNYÁK, FÖLDI und SZABÓ 1957, KARPF 1963, GRAU und KARPF 1963, BUSCH und SAYEGH 1963, VON BRZEZINSKI 1963, HUNDEIKER und KELLER 1963, KARPF und TAHER 1965, STAUDT und WENZEL 1964, 1965, WENZEL und KELLERMANN 1966, WENZEL 1969.

[126] BACHMANN 1949, BURR und DAVIES 1951, REIFFENSTUHL 1957, EICHNER und BOVE 1954, CHERNYSHENKO 1957, ETINGEN 1958, 1961, CZEIZEL und PALKOVICH 1961, 1962a, 1962b, 1963a, 1963b, TAHER 1964, KARPF und TAHER 1965, MORRIS und SASS 1966, WENZEL und STAUDT 1966, WENZEL 1966a, 1966b.

[127] CZEIZEL und PALKOVICH 1961, 1962a.

[128] SYSGANOW 1930, KAISERLING und SOOSTMEYER 1939, KAISERLING 1940, 1942, FRESEN 1943, PEIRCE 1944, RAWSON 1949, RÉNYI-VÁMOS 1952, 1960, BABICS und RÉNYI-VÁMOS 1955, 1957, GOODWIN und KAUFMAN 1956, BOCHAROV 1956, ACCONIA 1957, MAYERSON 1963, TAHER 1965, TORMENE, ZANGRANDO, MILLINI und FAZZINI 1959, 1965, NISIMARU 1966, COMPARINI und BASTIANINI 1967, CORRIERE und MURPHY 1967, BELL, KEYL, SHRADER, JONES und HENRY 1968, HUTH 1968, DIETERICH 1969a, 1969b, DIETERICH und KRIZ 1969, KRIZ 1969a, 1969b, KRIZ und DIETERICH 1970.

[129] KAISERLING und SOOSTMEYER 1939, FRESEN 1943, RAWSON 1949, RÉNYI-VÁMOS 1952, 1960, BABICS und RÉNYI-VÁMOS 1955, SHDANOV 1962, HUTH 1968.

[130] RUSZNYÁK, FÖLDI und SZABÓ 1957 (Lit.).

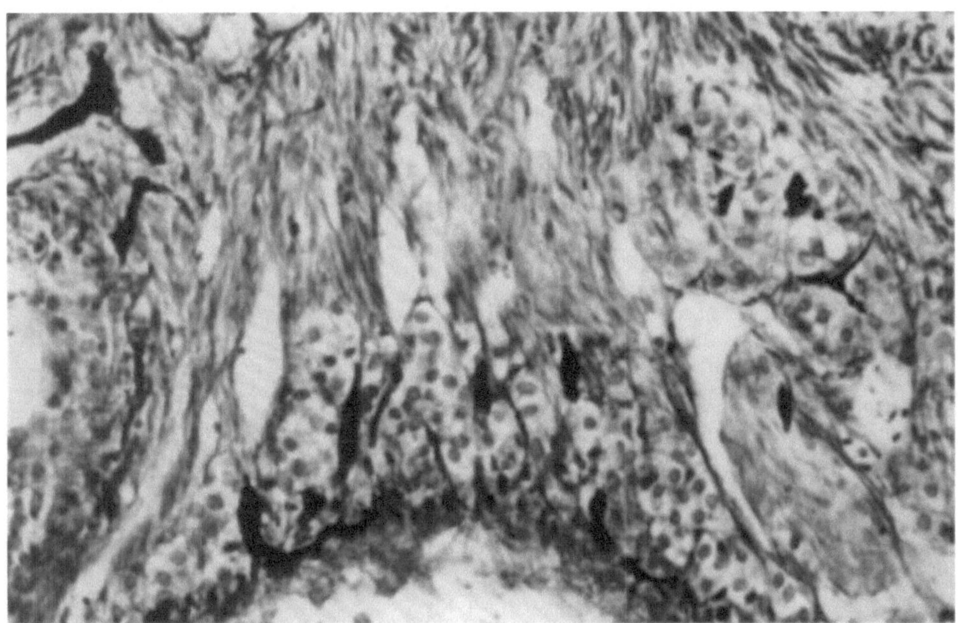

Abb. 13. Lymphcapillaren der Theca externa eines Tertiärfollikels (Kaninchenovar). Unten die Follikelhöhle mit Theca interna und Blutgefäßen (schwarz). Gitterfaserdarstellung nach GOMORI, Vergr. 250fach

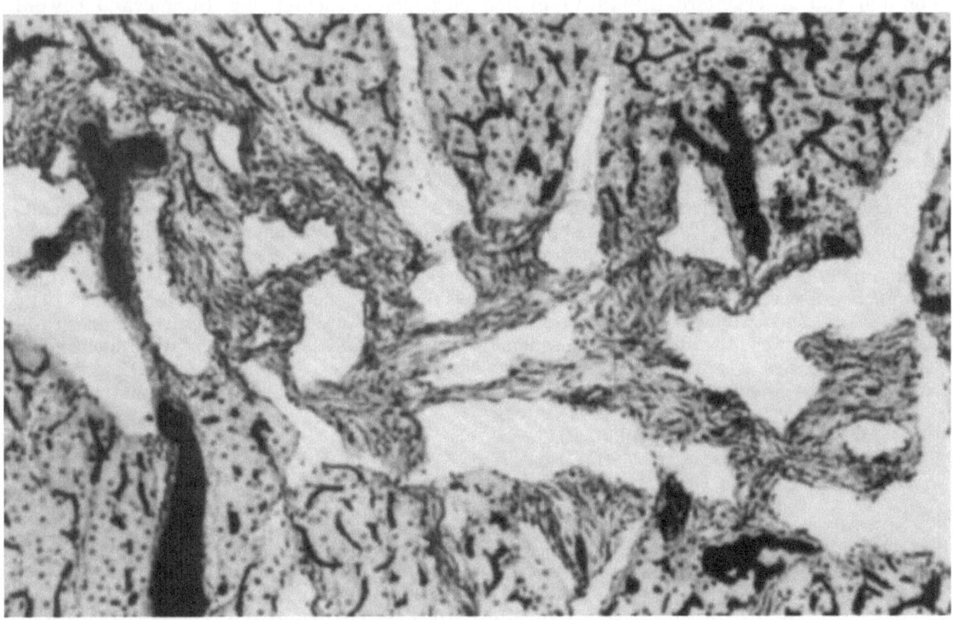

Abb. 14. Lymphgefäßplexus des Markes im Kaninchenovarium. Oben und unten reich vascularisierte interstitielle Zellen. Van Gieson-Färbung, Vergr. 75fach

system der Niere aus interlobulären, arciformen und interlobären Gefäßen mit Anastomosenbildung zwischen Parenchym- und Kapsellymphsystem[131].

Kürzlich wurden neue Ergebnisse über das Nierenlymphsystem durch kombinierte Anwendung verschiedener Techniken erhalten[132]. Danach wird das Vorkommen von Lymphcapillaren im Parenchym von Rinde und Mark verneint und licht- und feinstrukturell bewiesen, daß im Bereich der Interlobular-Arterien der Beginn der Lymphcapillaren zu lokalisieren ist[133] und die Capillaren an der Rindenmarkgrenze in klappentragende Arcuata-Lymphgefäße münden. Aus diesen gehen die klappenreichen Interlobar-Lymphgefäße hervor, die nach Vereinigung mit anderen Gefäßen als Hilus-Lymphgefäße die Niere verlassen. Arcuata- und Interlobar-Lymphgefäße bilden während ihres Verlaufes um die entsprechenden Blutgefäße Plexus.

KRIZ und DIETERICH (1970) unterscheiden bei Tieren, die ein ausgeprägtes Venennetz an der Nierenoberfläche besitzen, subcapsuläre Lymphgefäße, die mit den großen Venen zum Hilus ziehen. Wie für die Kapsel werden auch im angrenzenden Fettgewebe der Capsula adiposa und im subperitonealen Bindegewebe Lymphplexus nachgewiesen. Anastomosen zwischen intrarenalen und capsulären Lymphgefäßen bestehen nur in den Fällen, wo Aa. capsulares vorkommen und entsprechendes paravasales Bindegewebe zur Kapsel zieht. Der Lymphabfluß der Niere soll so erfolgen, daß ein im Nierenparenchym gebildetes Extravasat im Sinne eines Sickerungsvorganges zu den Interlobular-Lymphgefäßen, zu einem sehr geringeren Anteil auch zu den Arcuata- sowie capsulären und subcapsulären Lymphgefäßen gelangt[134]. Im Nierenmark sind keine Lymphgefäße nachweisbar. Die entsprechende Resorption dürfte über Blutcapillaren erfolgen: für diese Capillaren ist eine hohe Permeabilität auch für Eiweißkörper beschrieben[134]. Die am Nierenhilus abfließende Lymphe entstammt somit im wesentlichen der Nierenrinde, geringen Außenanteilen des Nierenmarks und dem Begleitbindegewebe des Sinus renalis.

## r) Muskuläre Hohlorgane

Über das Lymphgefäßsystem des *Ureters* und der *Blase* liegen nur einzelne und unbefriedigende Ergebnisse vor[135]. Das ältere Schrifttum ist ausführlich von RÉNYI-VÁMOS (1960) zusammengestellt und in eigenen Untersuchungen von ihnen überprüft worden. Danach sollen Lymphgefäße nur in der Adventitia des Ureters vorkommen. Entsprechend verfügt auch die Blase nur über einzelne Lymphcapillaren im intermuskulären Bindegewebe, die über subserös gelegene Lymphgefäße die Lymphe der Blasenwand ableiten. Im Gegensatz dazu konnten von Mitarbeitern SHDANOVs in den einzelnen Schichten der Blasenwand sowohl subepithelial, submucös und intermuskulär charakteristisch angeordnete Lymphcapillarnetze dargestellt werden[136].

Wesentlich genauere Kenntnis besitzen wir über das Lymphsystem der *Tuba uterina*[137] und des *Uterus*[138]. Für beide Organe gilt, daß das Lymphsystem im geschlechtsreifen Alter seine stärkste Ausbildung erfährt. Die Pars ampullaris ist der an Lymphgefäßen reichste Abschnitt. Nicht nur in der Mucosa, sondern auch in der Muscularis und Adventitia kommen ausgedehnte Netze von Lymphcapillaren vor, wobei sie in der Muscularis dem Verlauf der zirkulären Muskelzüge folgen[139].

Im Uterus beginnt das Lymphgefäßsystem intramural mit lacunären Capillaren unmittelbar unter dem Epithel. Die durch Anastomosenbildung entstandenen Netze und die Weite der Lymphcapillaren erinnert an embryonale Lymphgefäße. Diese und in der Funktionalis vorkommende Lymphcapillaren werden in der Desquamationsphase mit abgestoßen und anschließend regeneriert. Das reiche endometriale Geflecht geht zur Muskelschicht hin in ein feineres Lymphcapillarnetz über, dessen Capillaren die Blutgefäße begleiten und in große subseröse Lymphgefäßgeflechte einmünden. Aus diesen Geflechten gehen die ableitenden Lymphgefäße des Uterus hervor. Bemerkenswert ist hierbei, daß bestimmte Bezirke des Endometriums über einzelne, sektorartig ableitende Systeme nach dem Parametrium hin

---

[131] BABICS und RÉNYI-VÁMOS 1955, 1957.

[132] COMPARINI und BASTIANINI 1967, BELL, KEYL, SHRADER, JONES und HENRY 1968, DIETERICH 1969a, 1969b, DIETERICH und KRIZ 1969, KRIZ 1969a, 1969b, KRIZ und DIETERICH 1970. [133] KRIZ und DIETERICH 1970.

[134] SLOTKOFF und LILIENFELD 1967, MOHAT 1969.

[135] BAKER, GOVAN und SAWYER 1954, KRAEV 1957, RÉNYI-VÁMOS 1960.

[136] KRAEV 1957, SHDANOV 1962.

[137] RÉNYI-VÁMOS und RÓNA 1956, RÉNYI-VÁMOS 1960, GATZALOV 1956.

[138] VARADY 1951, ROZHDESTVENSKII 1956, 1957, 1958, PAPPALARDO 1957, RUSZNYÁK, FÖLDI und SZABÓ 1957, KUBIK und VÁRADY 1957, TSVETKOVA 1959, SHDANOV 1962, BRIZZI und GASPARRI 1962, ANTIPOVA 1963, MCLEAN und SCOTHORNE 1970.

[139] GATZALOV 1956, SHDANOV 1962.

verfügen[140]. Während der Gravidität verändern sich die Lymphgefäßgeflechte und reagieren mit Neubildung und Umbau der Architektur der Lymphplexus[141].

### s) Muskulatur, Fascien, Sehnen, Sehnenscheiden

Vorkommen und Organisation des Lymphgefäßsystems in der quergestreiften Muskulatur[142] mit ihren Fascien[143] sowie in Sehnen und Sehnenscheiden[144] sind weitgehend ungeklärt. Im älteren Schrifttum wird die Muskulatur als lymphgefäßreich beschrieben; Form und Verlaufsweise der Lymphgefäße sind der jeweiligen Muskelstruktur angepaßt[145].

Neuere Untersuchungen[146] lassen erkennen, daß es zwischen den einzelnen Muskelfasern keine Lymphcapillaren gibt. Die initialen Lymphcapillaren liegen im Perimysium internum in unmittelbarer Nähe von Blutgefäßen; im Perimysium externum kommt es zur Plexusbildung. Ausgedehnte Capillar- und Gefäßnetze bilden sich an der Innenseite der Muskelfascie aus und sind durch schräg ziehende Lymphgefäße mit den oberflächlich verlaufenden Lymphgefäßen verbunden.

Mit den Blutgefäßen dringen Lymphcapillaren in das Bindegewebe der Sehnen ein, wobei sich die Capillaranastomosen zu längs gerichteten Capillarnetzen umformen. Das die Sehne umgebende äußere Bindegewebe enthält einen dichten, oberflächlichen Capillarplexus, der sich bei Sehnen mit Sehnenscheiden auf diese fortsetzt. Übereinstimmend werden artspezifische Merkmale und außerdem spezifische Differenzen zwischen den einzelnen Sehnen in Abhängigkeit von der Funktion in der Ausbildung des Lymphgefäßsystems in Muskeln und Sehnen festgestellt.

### t) Haut

Noch immer gehört das Lymphgefäßsystem der Haut zu den am wenigsten bearbeiteten Abschnitten der Lymphforschung. Seit den Untersuchungen SHDANOVs u. Mitarb.[147] über das Lymphsystem der Haut sind nur einzelne neue Erkenntnisse hinzugekommen[148]. Die wichtigsten Untersuchungsergebnisse sind, daß das Lymphsystem der Haut mit Lymphcapillaren im Corium beginnt, die Epidermis aber capillarfrei ist. Im Corium befinden sich ein oberflächliches und ein tiefes Lymphcapillarnetz. Das erste besteht aus dünnen, häufig ampullär geweiteten Capillaren, die in die Subpapillarschicht heraufreichen und in enger Nachbarschaft zu den subpapillären Blutgefäßen liegen. Der tiefliegende Plexus befindet sich in den tiefen Schichten des Coriums, liegt dabei meist unter dem zweiten arteriellen Gefäßnetz des Coriums und besitzt zahlreiche Lymphcapillaren verschiedenen Kalibers sowie davon ausgehende ableitende Lymphgefäße. Letztere anastomosieren mit den Plexus des Subcutangewebes. Zwischen dem Entwicklungsgrad des Lymphgefäßsystems und der strukturellen und funktionellen Beschaffenheit der Haut bestehen engste Abhängigkeiten. Papillenreiche Hautabschnitte verfügen wie auch mechanisch stark beanspruchte Regionen über ein reiches Lymphsystem. Besonders bei Untersuchungen der Haut der Vulva[149], der Fingerhaut, der Innenhand- und Fußsohlenflächen[150] wurde die quantitativ stärkere Entwicklung des Lymphgefäßsystems nachgewiesen.

### u) Zentralnervensystem

Am Fehlen von Lymphcapillaren oder Lymphgefäßen in der zentralnervösen Substanz zweifelt man heute m.E. nicht mehr[151]. Trotzdem steht aufgrund pathophysiologischer und klinischer Befunde die Frage der Verbindungen zwischen ZNS und Lymphgefäßsystem im Brennpunkt des Interesses[152]. Als gesichert gelten die Befunde über derartige morphologische

---

140 KUBIK und VARADY 1957. 141 RUSZNYÁK, FÖLDI und SZABÓ 1957, SHDANOV 1962.

142 AAGAARD 1913, NADEZHDIN 1957a, KOZMA und GELLÉRT 1957, RÉNYI-VÁMOS 1960.

143 NADEZHDIN 1957a, SAFIANNIKOVA 1961.

144 BERTINELLI, DELAINI, MAZZA und SBERNINI 1955, KURBSKAYA 1956, KOZMA, POBERAI, VARGA, GELLÉRT und FÖLDI 1962a, 1962b, CHERNOVA 1963, HARADA 1964, KOLESOV 1968.

145 AAGAARD 1913.

146 KOZMA und GELLÉRT 1957, NADEZHDIN 1957a, RÉNYI-VÁMOS 1960, SHDANOV 1962, GODART 1968. 147 SHDANOV 1951.

148 DE SOUSA 1955, TONETTI 1956, PADOVANI und SETTI 1957, NADEZHDIN 1957b, KAINDL 1958, PARRY-JONES 1960, SATJUKOVA 1960, NARYADTCHIKOVA 1960, NADEZHDIN 1961, PFLEGER 1964, HEIMBERGER 1967.

149 PADOVANI und SETTI 1957, PARRY-JONES 1960, SATJUKOVA 1960.

150 SHDANOV 1951, DE SOUSA 1955, NADEZHDIN 1961.

151 Älteres Schrifttum s. RUSZNYÁK, FÖLDI und SZABÓ 1957.

152 RUSZNYÁK, FÖLDI und SZABÓ 1957, FÖLDI, GELLÉRT, KOZMA, POBERAI, ZOLTÁN und CSANDA 1966, FÖLDI, CSILLIK und ZOLTÁN 1968.

„Verbindungsstellen", an denen der Nachweis von Lymphcapillaren bzw. Gefäßen gelang. Demnach gibt es Lymphcapillaren in der Dura mater (im subepiduralen Fettgewebe)[153], Lymphgefäßplexus im Bereich der Foramina intervertebralia[154] und in den Wänden der großen cerebralen Blutgefäße[155]. Besonders enge, morphologisch-funktionelle Beziehungen zwischen dem ZNS (Liquorraum) und dem Lymphgefäßsystem bestehen im Bereich der Fila olfactoria und der Nasenschleimhaut[156], der Durascheiden von Hirn- sowie Spinalnerven[157] und dem perivasalen und perineuralen Leitbindegewebe. Resorptionsversuche im Bereich der Nasenschleimhaut und der Rückenmarkshüllen[158] sowie Lymphstauung im Cervicalbereich[159] lassen erkennen, daß für corpusculäre Elemente eine „Lymphe-Liquorschranke" besteht[160] und an der Bedeutung der lymphogenen Flüssigkeitszirkulation für das Gehirn nicht mehr zu zweifeln ist.

Für das periphere Nervensystem liegen einzelne Angaben über seine Lymphgefäße vor[161]. Die Grundlage bilden feinste Lymphcapillargeflechte, die nicht nur im Perineurium bzw. in dem den Nervenstamm bedeckenden epineuralen Gewebe, sondern auch zwischen den Nervenfasern verlaufen[162]. Bei Injektion wasserlöslicher Stoffe diffundieren diese durch ein Kanälchensystem innerhalb der endoneuralen Septen oder innerhalb der primären Nervenbündel[163]. Das Kanälchensystem soll zum paralymphatischen System[164] der Nerven gehören.

## II. Die großen Lymphstämme (Trunci lymphatici)

### 1. Bildung und Verlauf der Lymphstämme

Die Lymphgefäße werden vor ihrer Einmündung in das Venensystem zu einigen großen Lymphstämmen vereinigt (vgl. TÖNDURY und KUBIK). BRAUS und ELZE (1960) sprechen von einer vorher erfolgenden Vereinheitlichung der Lymphbahn durch die Lymphknoten. Danach münden sämtliche Lymphgefäße z.B. der unteren Extremität und der unteren Rumpfwand in ihre „regionären" Lymphknoten in der Leistenbeuge. Dieser Vielzahl einmündender Vasa afferentia stehen wenige abführende Vasa efferentia gegenüber. Nach Passage der ganzen Kette der tiefen und lumbalen Lymphknoten entsteht jederseits nur 1 Truncus lumbalis. In ähnlicher Weise entstehen unter Zwischenschaltung mehrerer Lymphknotenstationen in der Radix mesenterii neben dem Truncus coeliacus der unpaare Truncus intestinalis, im cranialen Abschnitt des Mediastinums die beiden Trunci mediastinales anteriores, vor der Vena subclavia der Truncus subclavius und auf dem M. scalenus anterius der Truncus jugularis. Die beiden Trunci lumbales sowie der Tr. intestinalis vereinigen sich dorsal und neben der Aorta in Höhe des 2. Lenden- bis 12. Brustwirbels unter Bildung eines ampullärgeweiteten Gefäßes, der Cisterna chyli (Anfangsteil des Ductus thoracicus).

Die Lymphgefäße von Kopf und Hals sammeln sich jederseits im Truncus jugularis, der mit den großen Gefäßen zum Venenwinkel zwischen V. jugularis interna und V. subclavia zieht, um entweder selbständig in die Venen oder rechts in den Ductus lymphaticus dexter und links in den Ductus thoracicus einzumünden.

---

153 FÖLDI, GELLÉRT, KOZMA, POBERAI, ZOLTÁN, CSANDA 1966.
154 OTTAVIANI, FRIGNANI und CENNA 1957. 155 FÖLDI, CSILLIK und ZOLTÁN 1968.
156 SAKAIDA 1950a, YOFFEY und COURTICE 1956, KÓSA, FÖLDES und OROSZ 1957.
157 BRIERLEY und FIELD 1948, FIELD und BRIERLEY 1948, SAKAIDA 1950b, KURDIUMOV 1963, FÖLDI, GELLÉRT, KOZMA, POBERAI, ZOLTÁN und CSANDA 1966, FÖLDI, SZENES, KAHÁN, THURY und ZOLTÁN 1967, FÖLDI, CSILLIK und ZOLTÁN 1968.
158 BRIERLEY und FIELD 1948, FIELD und BRIERLEY 1948, KÓSA, FÖLDES und OROSZ 1957.
159 FÖLDI, GELLÉRT, KOZMA, POBERAI, ZOLTÁN und CSANDA 1966, FÖLDI, CSILLIK und ZOLTÁN 1968.
160 RUSZNYÁK, FÖLDI und SZABÓ 1957.
161 SHDANOV 1952, NISHIMURA 1953, KISELEVA 1955, SEROVA 1958, VARGIN 1961, MARIANI 1963, KURDIUMOV 1963. 162 SHDANOV 1962. 163 MARIANI 1963.
164 OTTAVIANI 1952.

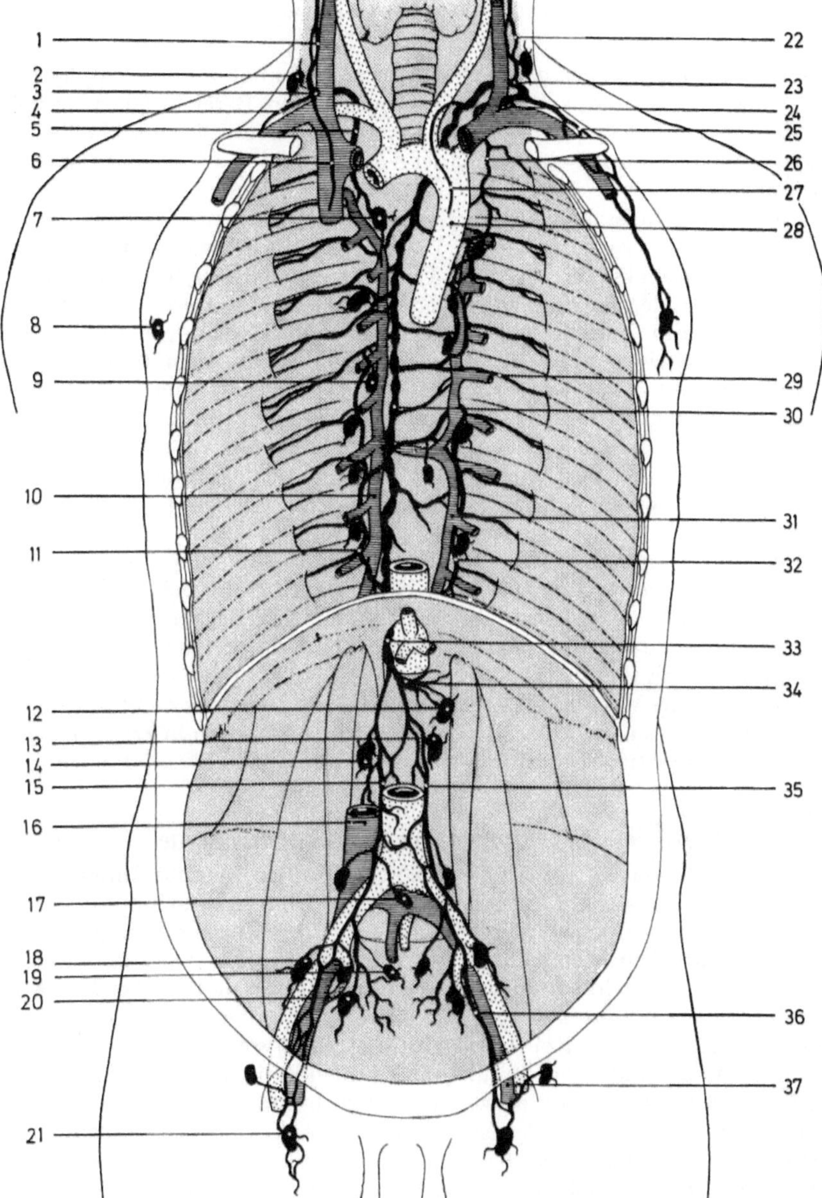


Abb. 15. Schematische Darstellung der Hauptlymphstämme, ihrer Einmündung in das Blutgefäßsystem und der Lymphozentra beim Menschen. *1* Truncus jugularis dexter; *2* Nll. cervicales profundi; *3* Einmündung des Truncus lymphaticus dexter in den Angulus venosus; *4* Truncus subclavius dexter; *5* Truncus bronchomediastinalis dexter; *6* Truncus mediastinalis anterior (dexter); *7* Nll. mediastinales posteriores; *8* Nll. axillares centrales; *9* Nll. intercostales; *10* Vena azygos; (*11* Truncus lymphaticus intercostalis descendens dexter); *12* Nll. mesenteriales superiores; *13* Nll. aortici; *14* Nll. lumbales; *15* Truncus lumbalis dexter; *16* Vena cava inferior; *17* Nll. subaortici; *18* Nll. iliaci externi; *19* Nll. sacrales; *20* Nll. iliaci interni; *21* Nll. inguinales superficiales; *22* Truncus jugularis sinister; *23* Ductus thoracicus (Pars cervicalis); *24* Einmündung des Ductus thoracicus in den Angulus venosus sinister; *25* Truncus subclavius sinister; *26* Truncus bronchomediastinalis sinister; *27* Truncus mediastinalis anterior (sinister); *28* Aorta thoracica descendens; *29* Vasa lymphatica intercostales; *30* Ductus thoracicus (Pars thoracica); *31* Vena hemiazygos; (*32* Truncus lymphaticus intercostalis descendens sinister); *33* Cisterna chyli; *34* Truncus intestinalis; *35* Truncus lumbalis sinister; (*36* Truncus lymphaticus iliaci); *37* Vasa femoralia. Die Trunci parasternales sind nicht mit eingezeichnet. (Verändert nach KAMPMEIER 1969)

Die Trunci jugulares gehen aus Ketten von Lymphknoten und Lymphgefäßen längs der V. jugularis interna und externa hervor. Im Bereich der Achselhöhle mündet der gesamte Lymphabfluß der oberen Extremität einschließlich der Brustwand in den Truncus subclavius, der ventral über die Vena subclavia zum Angulus venosus zieht.

Im Brustraum gibt es neben dem Ductus thoracicus und dem Ductus lymphaticus dexter beiderseits drei große Lymphstämme: Truncus bronchomediastinalis, Tr. mediastinalis anterior und Tr. parasternalis. Der Truncus bronchomediastinalis verbindet die zu seiten der Aorta und des Oesophagus liegende Lymphknotenkette und nimmt außerdem die Lymphe der Lungen auf, um links in den Ductus thoracicus und rechts nach Vereinigung mit dem Truncus mediastinalis anterior, dem Tr. jugularis und subclavius in den Ductus lymphaticus dexter einzumünden. Der Truncus mediastinalis anterior zieht an der Rückfläche des Sternums selbständig oder nach Verbindung mit den anderen Trunci zum Angulus venosus. Der die A. thoracica interna begleitende Truncus parasternalis leitet die Lymphe ebenfalls zum Venenwinkel oder zu den supraclavicularen Lymphknoten.

Die drei großen Lymphstämme des Bauchraumes sammeln die Lymphe der unpaaren Bauchorgane im Truncus intestinalis, während die beiden Trunci lumbales die Lymphe aus den paarigen Bauchorganen, den Beckeneingeweiden und den unteren Extremitäten aufnehmen. BRAUS und ELZE (1960) sprechen von Plexus lymphatici, da im Bereich „der letzten Abschnitte der Lymphgefäße vor den großen Trunci die Vasa efferentia des einen Lymphknotens nicht nur in einen folgenden Lymphknoten als Vasa afferentia eintreten, sondern in zwei oder mehr, kommt eine geflechtartige Anordnung (Plexus) zustande“.

## 2. Mikroskopische Struktur der Lymphstämme

Über den histologischen Aufbau der Wand der großen Lymphstämme besitzen wir sehr wenig Kenntnisse. Ihr Wandaufbau wurde früher vielfach mit der Wandstruktur des Ductus thoracicus verglichen — mit der Einschränkung, daß eine klare Trennung der Schichten weniger gut möglich und die Wandung insgesamt dünner ist[165]. Als Besonderheiten werden Intimapolster und in der Media eine äußere und innere longitudinale sowie mittlere Zone mit zirkulär angeordneten Muskelzellen beschrieben[166]. BAUM und KIHARA (1929) sehen ebenfalls eine Dreischichtung der Media und berichten übereinstimmend mit KAJAVA (1921), daß die Adventitia derbe kollagene und elastische Fasern besitzt.

In vergleichenden Untersuchungen[167] über den histologischen Aufbau der Lymphstämme beim Menschen, bei Ziege, Rind, Schwein, Hund, Katze und Kaninchen ergeben sich auch für die Lymphstämme allgemeingültige Strukturprinzipien (vgl. GRAU). Aufgrund der Verteilung der am Wandbau beteiligten Gewebeelemente lassen sich 3 Typen von Lymphstämmen unterscheiden:

1. ein muskulärer Typ mit kollagenen Fasern (Mensch, Ziege);
2. ein muskulärer Typ mit elastischen Fasern (Rind, Schwein) und
3. ein muskelarmer Typ (Hund, Katze, Kaninchen). Für die beiden ersten Typen ist eine Dreischichtung der Wand in Tunica intima, Tunica media und Adventitia feststellbar. Die Lymphstämme des Menschen lassen die Dreischichtung nur abschnittsweise erkennen, wie überhaupt die Tunica media sehr verschieden strukturierte Abschnitte aufweist. Wandstrecken mit kollagenen Fasern und längsver-

165 KAJAVA 1921 (zit. GELLÉRT, POBERAI, NAGY, NAGY und LIPPAI 1958/59), BAUM 1929, HELLMAN 1930, 1943. 166 KAJAVA 1921.

167 GELLÉRT, POBERAI, NAGY, NAGY und LIPPAI 1958, 1959.

laufenden Muskelbündeln wechseln mit ausschließlich zirkulär angeordneter Muskulatur der Media ab. In selteneren Fällen wird eine geordnete Schichtung der Media sichtbar. An Vereinigungsstellen zweier Trunci greifen die Muskelbündel aus der Wand des einen auf die des anderen Lymphstammes über. Am Ursprung der Klappen sind die Muskelzellen überwiegend in Längsrichtung angeordnet. Hinsichtlich der Wandstruktur verschiedener Trunci bestehen bei ein und demselben Tier keine Unterschiede, ebenso ist die Wanddicke über die Gesamtlänge der Lymphstämme annähernd gleichbleibend und proportional der Größe des Individuums. Die Truncuswand des Menschen ist jedoch relativ dünn. Für die Lymphstämme gilt nach Ansicht der Autoren[168] allgemein, daß für verschieden gebaute Abschnitte hinsichtlich ihrer Lokalisation keine Regelmäßigkeit besteht. Funktionsanalysen, wie sie für mesenteriale und andere Lymphgefäße vorliegen[169], fehlen bisher an den Lymphstämmen.

## III. Der Ductus thoracicus

### 1. Verlauf und Topographie des Ductus thoracicus

Aus der Vereinigung der Trunci lumbales und des Truncus intestinalis geht im Hiatus aorticus des Zwerchfells dorsal und rechts von der Aorta, im Hiatus selbst oder unter- oder oberhalb von ihm, die Cysterna chyli, der Anfangsteil des Ductus thoracicus, hervor[170]. Meist stellt die Cisterna chyli eine ampullenartige Erweiterung dar; beim Menschen dagegen selten[171]; nach Shdanov (1952) besteht oft kein Truncus intestinalis, sondern ein Teil der ableitenden Lymphgefäße der Bauchorgane mündet unmittelbar in den Ductus thoracicus bzw. in einen der Trunci lumbales. Der Ductus thoracicus variiert stark in der Höhe seines Beginnes (2. Lendenwirbel bis 11. Brustwirbel). Bei tiefbeginnendem Ductus thoracicus findet sich in 25% eine Cisterna chyli, bei hohem Beginn (40—50%) ein geflechtartiger Anfang[171]. Nach Shdanov (1952) fehlt sie in 42% aller Fälle, 11% besitzen neben einer Cisterna chyli ampullenartige Erweiterungen der Trunci lumbales und 47% eine „klassische" Cisterna chyli. Der weitere Verlauf des Ductus thoracicus weist im Thorax zahlreiche Variationen auf[172]. Neben dem sog. Normalverlauf (60%) kommen als häufigste Variation vor: linksseitiger Ductus hemithoracicus, kürzere, mit dem Hauptstamm zusammenhängende Nebenkanäle, Inselbildung des Ductus thoracicus, doppelter Ductus thoracicus, Vorkommen von Lymphknoten im Verlauf des Ductus thoracicus sowie Verbindungskanäle zu den hinteren mediastinalen Lymphknoten.

Der Ductus thoracicus steigt vor der Wirbelsäule und hinter der Aorta auf, wendet sich dann nach rechts und im oberen Brustabschnitt nach links von der Aorta. Auf dem M. longus colli zieht er in der Tiefe zwischen A. carotis communis sinistra und A. subclavia sinistra ventral über die A. vertebralis und biegt in einen,

---

[168] Gellért, Poberai, Nagy, Nagy und Lippai 1958, 1959.

[169] Horstmann 1950, 1951, 1959, Mislin 1961, 1962, 1967, Waldeck 1965a, 1965b, Schipp 1965a.

[170] Bartels 1909, Jossifow 1930, Hellman 1930, 1943, Rouviere 1932, Manzocchi und Carberini 1950, Shdanov 1952, De Plato und De Matteis 1956, Abbondanza und Beltrao 1957, Rusznyák, Földi und Szabó 1957, Krausel, Reeve, Stein, Alley und Stranahan 1957, Braus und Elze 1960, Ludwig 1961, Simic und Popovic 1967, 1968, Kutsuna 1967. [171] Jossifow 1930.

[172] Bartels 1909, Kampmeier 1931, Rouviere 1932, Hellman 1943, Pernis 1949, Shdanov 1952, Butler und Balankura 1952, Genis-Galvez 1957, Rusznyák, Földi und Szabó 1957, Gryaznova 1953, Adachi 1953, Hall 1968, Kampmeier 1969.

zuerst fast sagittal stehenden Bogen, nach vorn zum Angulus venosus ein[173]. Vor seiner Einmündung nimmt er die intercostalen Lymphgefäße, den linken Truncus bronchomediastinalis und auch die Trunci jugularis und subclavius auf. In 47,7% aller Fälle mündet der Ductus thoracicus in die Vena jugularis interna. Die Einmündung erfolgt meist unter Aufteilung des Endabschnittes in zwei (18%), in drei (15%), in vier (60%) oder in mehrere kleine Zweige (2%)[174].

Über die Anzahl, Lokalisation und Funktion der Klappen des Ductus thoracicus liegen in der einschlägigen Literatur zahlreiche und oft widersprüchliche Angaben vor[175]. Nach BRAUS und ELZE (1960) finden sich im mittleren Abschnitt weniger Klappen als im Anfangs- und Endteil. Letzterer wird durch eine Taschenklappe gegen das Venensystem abgeschlossen. Sämtliche als artenabhängig beobachteten Variationen sowohl beim Menschen als bei anderen Säugern lassen sich von dem ursprünglichen Bauplan der bilateral symmetrisch angelegten Lymphwege niederer Wirbeltiere ableiten[176].

## 2. Mikroskopische Struktur des Ductus thoracicus

### a) Wandstruktur des Ductus thoracicus

Für den Ductus thoracicus läßt sich für den Wandaufbau in ähnlicher Weise wie für die Lymphstämme die Unterteilung der Wandung in Tunica interna, media und Adventitia vornehmen[177]. Der Vergleich des Wandaufbaues mit dem einer Vene oder Arterie ist nur bedingt anzuerkennen, da der Ductus thoracicus bedeutende lokale Unregelmäßigkeiten hinsichtlich der Wanddicke und der inneren Organisation der Wandung aufweist. Besonders die Anordnung und Zusammensetzung der Tunica media zeigt erhebliche lokale Unterschiede[178].

Die Tunica interna besteht aus Endothel und einer sehr verschieden zusammengesetzten, subintimalen Schicht aus kollagenen und elastischen Fasern sowie glatten Muskelzellen. Kollagene und elastische Fasern können sowohl fehlen als auch in Form radiär gestellter Züge zwischen die Muskelzellen gefügt sein. Die elastischen Anteile ordnen sich über größere Abschnitte zu einer Membrana elastica interna. Lokale, stärker ausgebildete Intimamuskulatur führt in Klappennähe zu einer Ausbuchtung im Endothel („Intimakissen" der älteren Literatur). Allgemein gilt, daß die caudalen Abschnitte des Ductus thoracicus einen stärkeren Wandbau als die cranialen Anteile besitzen. Die glatten Muskelzellen der Media sind in Bündeln oder Schichten zusammengefaßt und zeigen in der inneren und äußeren Schicht einen Längsverlauf, während die mittleren Züge zirkulär in einer mehr oder weniger steil ziehenden Spirale angeordnet sind. Zwischen die einzelnen Muskelschichten ziehen radiär gestellte Bindegewebssepten, die eine komplizierte Verflechtung mit der Muskulatur besitzen.

In vergleichenden Untersuchungen[179] über die Wandstruktur des Ductus thoracicus beim Menschen, Ziege, Rind, Kalb, Schwein, Hund, Katze und Kaninchen können aufgrund der mikroskopischen Struktur, insbesondere des Mediaaufbaues, 3 Typen unterschieden werden, die auch für einzelne Tierspecies charakteristisch sind (vgl. GRAU). Nach dem Anteil von glatten Muskelzellen, elastischen und kollagenen Fasern unterscheiden die Autoren einen muskulären Typ mit kollagenen Fasern (Mensch, Ziege) und einen zweiten mit elastischen Fasern in der

---

173 BRAUS und ELZE 1960. 174 SHDANOV 1952.

175 Siehe BARTELS 1909, HELLMAN 1943, SHDANOV 1952, KOROLEVA 1957, BRAUS und ELZE 1960, KAMPMEIER 1969.

176 RAKHIMOV, HROMADA und STRNAD 1966, SHDANOV 1965, KAMPMEIER 1969.

177 HELLMAN 1930, 1943 (älteres Schrifttum), GELLÉRT, POBERAI, NAGY, NAGY und LIPPAI 1957, 1958, PINTO, CORREIA und COIMBRA 1957a, HROMADA und STRNAD 1966, KÜHNEL 1966. 178 HELLMAN 1930. 179 GELLÉRT, POBERAI, NAGY, NAGY und LIPPAI 1958.

Media (Rind, Schwein). Beim ersten Typ wird die Mediamuskulatur durch derbe kollagene Faserzüge in Bündel gegliedert, während beim zweiten die elastischen Fasern wie ein Raumgitter in der Muskulatur angelegt sind. Für Hund, Katze und Kaninchen wird ein dritter, muskelarmer Typ mit relativ geringer Dicke der Ductuswand, einzelnen Muskelzellen mit überwiegend kollagenen unelastischen Fasern beschrieben. Beim Menschen hat der Ductus thoracicus oberhalb der Cisterna chyli eine deutliche Dreischichtung der Media mit einer äußeren und inneren zirkulären sowie einer mittleren längsverlaufenden Schicht. Nach cranial wird diese Anordnung fortschreitend aufgegliedert und durch eine Zweischichtung ersetzt. Typisch ist für die Ductuswandung die Abnahme der Muskulatur (insbesondere der Längszüge) nach proximal, die Auflockerung der Media durch Einbau kollagener oder elastischer Fasern und der Wechsel zwischen aufgelockerten Abschnitten und deutlicher Schichtenausbildung der Wand. Im Bereich der Klappen ordnet sich die Muskulatur zu einigen wenigen längs verlaufenden Muskelzügen, die auch in die Klappen einstrahlen können. An den Grenzflächen sowohl innerhalb der Media als auch gegen das subintimale und adventitielle Bindegewebe kommt es durch Einstrahlung der Muskulatur zu einer innigen Verflechtung der Schichten.

Die Adventitia ist aus groben kollagenen Fasern aufgebaut, die in ein feinfibrilläres Binde- und Fettgewebe übergehen und die Blutgefäße bis in die Media heranführen[180]. Die besonders caudal kräftige Muskulatur des Ductus spricht für aktiven Transport der Lymphe durch Eigenmotorik des Ductus thoracicus.

### b) Innervation des Ductus thoracicus

Die Innervation des Ductus thoracicus wurde überwiegend an den Säugetieren Katze[181], Hund[182] und nur in einigen Fällen am Menschen[183] untersucht. Die Ergebnisse der Untersuchungen an Tieren zeigen, daß die vom N. vagus und Truncus sympathicus sowie von den Nervengeflechten der Speiseröhre und der Aorta kommenden Fasern in der Ductuswand ein adventitielles, ein perimuskuläres, ein intramuskuläres und ein subendotheliales Geflecht bilden. Die Nerven dringen als markhaltige und marklose Fasern mit den Blutgefäßen in die Wand des Ductus thoracicus ein. Bei der Katze kommen in der Adventitia Krausesche und Vater-Pacinische Körperchen in der Nähe der Vasa vasorum vor. Außerdem treten Nervenendigungen in Form stark verzweigter Büschel auf. In der Tunica media werden Nervenendigungen vom receptorischen Typ gefunden. Subendothelial enden die Plexus neben den Endothelzellen.

In kürzlich erfolgten Untersuchungen aus der Shdanovschen Schule über die Innervation des Ductus thoracicus des Menschen werden neue Ergebnisse neben der prinzipiellen Ähnlichkeit der Innervation mit verschiedenen Tieren mitgeteilt[184]. Danach treten selbständig und mit den Arterien verlaufende Nervenfasern an die Wand des Ductus thoracicus heran und bilden zunächst einen adventitiellen Plexus mit zahlreichen Receptoren: buschartige Verzweigungen, neurofibrilläre Plättchen, Krausesche Endkolben und Vater-Pacinische Körperchen. Die Autoren beobachteten einzelne multipolare Nervenzellen und Ganglien. Der Tunica muscularis liegt außen ein „supramuskuläres", ebenfalls aus überwiegend marklosen Axonen bestehendes Nervengeflecht an. Es innerviert einerseits die Muskelwand und andererseits steht es mit den verschiedenen Receptoren der Adventitia in

[180] Hellman 1943, Malyuk 1961, 1964.
[181] Lawrentjew 1940, Shdanov und Pawlitzkaja 1949, Ginzburg 1959, Wolodjko 1961.
[182] Kytmanof 1901, Shdanov und Pawlitzkaja 1949.
[183] Ginzburg 1959, Shdanov und Wolodjko 1967, 1968.
[184] Shdanov und Wolodjko 1967, 1968.

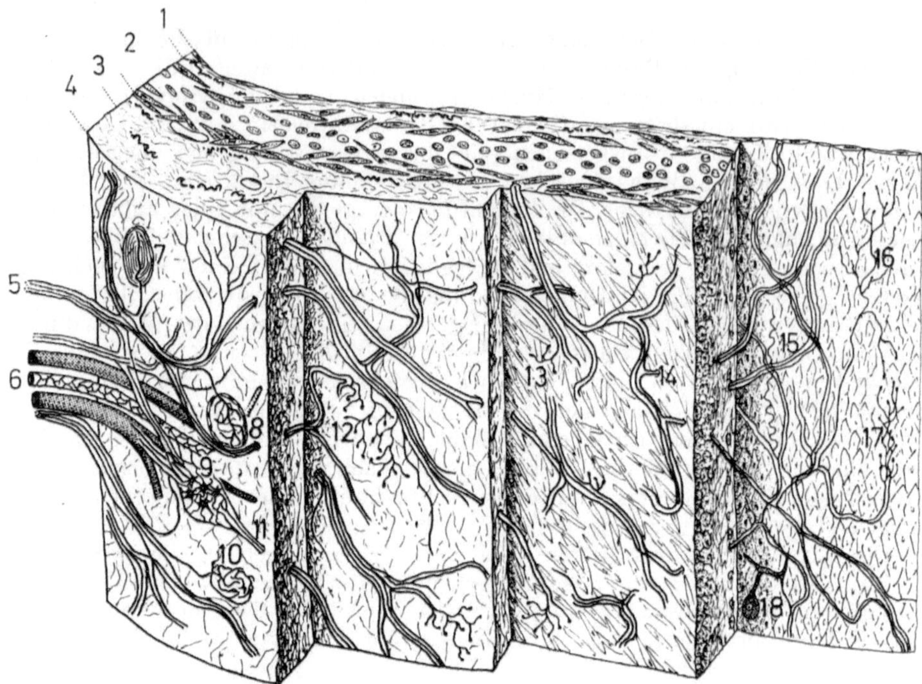


Abb. 16. Schema der intramuralen Innervation des Ductus thoracicus des Menschen. *1* Tunica intima; *2* Tunica media; *3* Supramuskulärer Teil der Adventitia; *4* Adventitia; *5* selbständig eintretendes Nervenstämmchen; *6* Vasa vasorum mit Nervenfasern und periarteriellem Geflecht; *7* Vater-Pacinisches Körperchen; *8* eingekapselter Receptor vom Krauseschen Endkolbentypus; *9* multipolare Nervenzellen inmitten eines Nervenbündels des adventitiellen Nervengeflechts; *10* nichteingekapselter knäuelartiger Receptor; *11* Nerven, die in den supramuskulären Adventitiateil eintreten mit *12* büschelartigen Receptoren; *13* feiner büschelartiger Receptor der Muscularis; *14* perforierende Nervenfasern, die den subendothelialen Plexus bilden (*15*); *16* und *17* büschel- und baumartiger Receptor in der Subendothelialschicht; *18* unipolare Nervenzelle in der Subendothelialschicht des Ductus thoracicus. (Verändert nach SHDANOV und WOLODJKO 1967)

Verbindung. Die übrige Muskulatur wird von einem intramuskulären Plexus innerviert sowie über rückläufige motorische Ästchen aus einem subendothelialen Geflecht, in dem sich auch unipolare Ganglienzellen finden. SHDANOV deutet sie im Sinne afferenter Neurone intramural ablaufender Reflexbögen. Für den Ductus thoracicus werden wie für andere Lymphgefäße segmental ablaufende Kontraktionen nachgewiesen.

### c) Enzymhistochemie des Ductus thoracicus

Aktivitätsmuster von Enzymen in der Wandung des Ductus thoracicus unterscheiden sich nur geringfügig von denen peripherer Lymphgefäße. Sie sind im wesentlichen durch die unterschiedliche Dicke der Tunica media und das Vorhandensein der Vasa vasorum bedingt. Von den hydrolytischen Enzymen zeigen die saure Phosphatase im Endothel und in der Tunica media eine hohe Aktivität, alkalische Phosphatase ist histochemisch nicht nachweisbar bzw. kommt nur in den Capillarendothelien der Vasa vasorum vor.

Die $NADPH_2$-abhängige Tetrazoliumreductase (Diaphorase) ergibt im Endothel und in der Media eine starke Reaktion. Die oxydativen Enzyme Succinat-

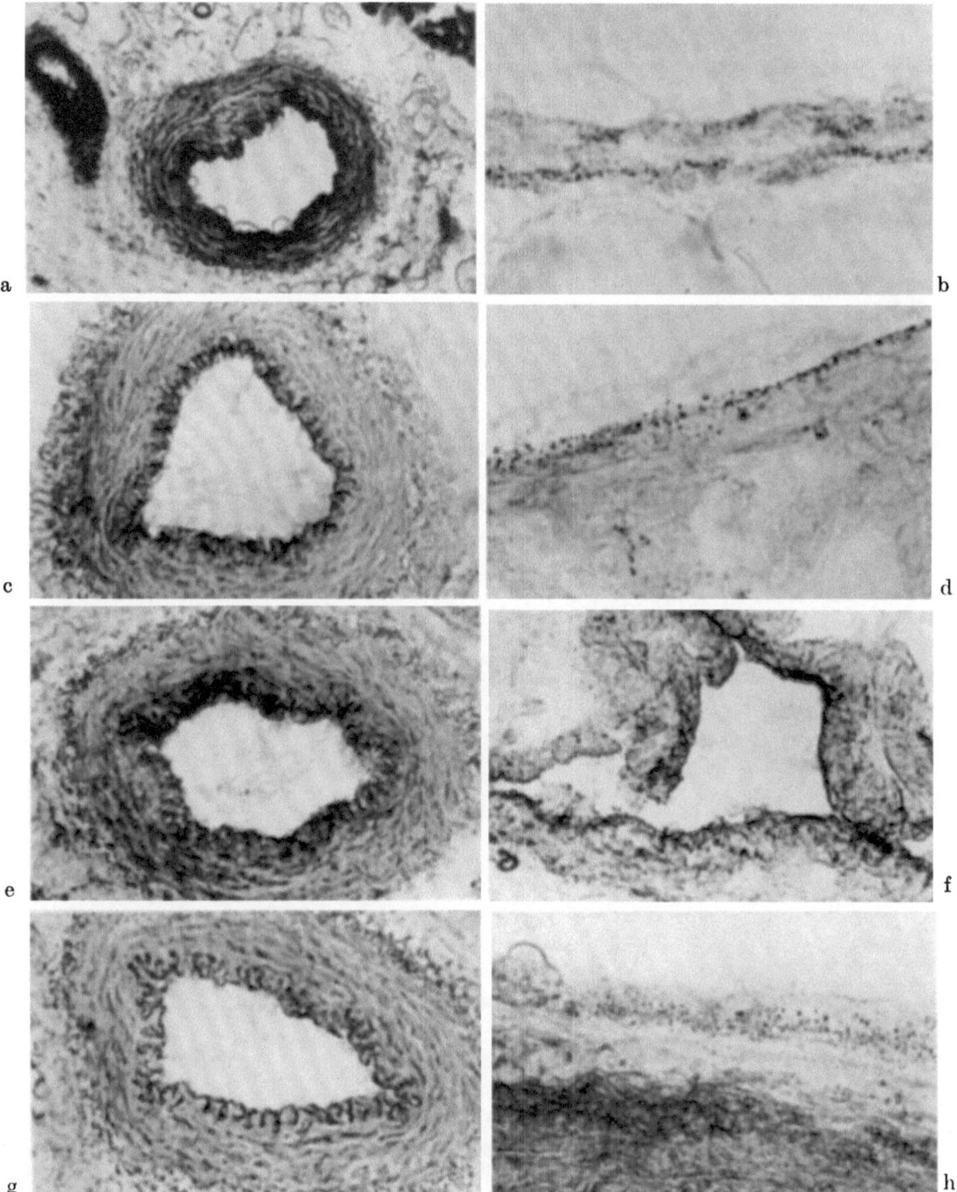


Abb. 17. Enzymhistochemische Befunde der Wandung vom Ductus thoracicus (rechte Bildreihe; zum Vergleich links die entsprechenden Enzymnachweise der Arterienwand). *a*, *b* $NADPH_2$-Diaphorase (400×); *c*, *d* G-6-PDH (400×); *e*, *f* 6-PGDH (200×); *g*, *h* β-HBDH (400×)

dehydrogenase, Cytochromoxydase sowie die β-Hydroxybuttersäuredehydrogenase zeigen nur schwache Aktivitäten, sind aber im Vergleich zu peripheren Lymphgefäßen etwas erhöht. Auffallend ist auch in der Ductuswand die stark positive Reaktion beim histochemischen Nachweis der Lactat- und Glucose-

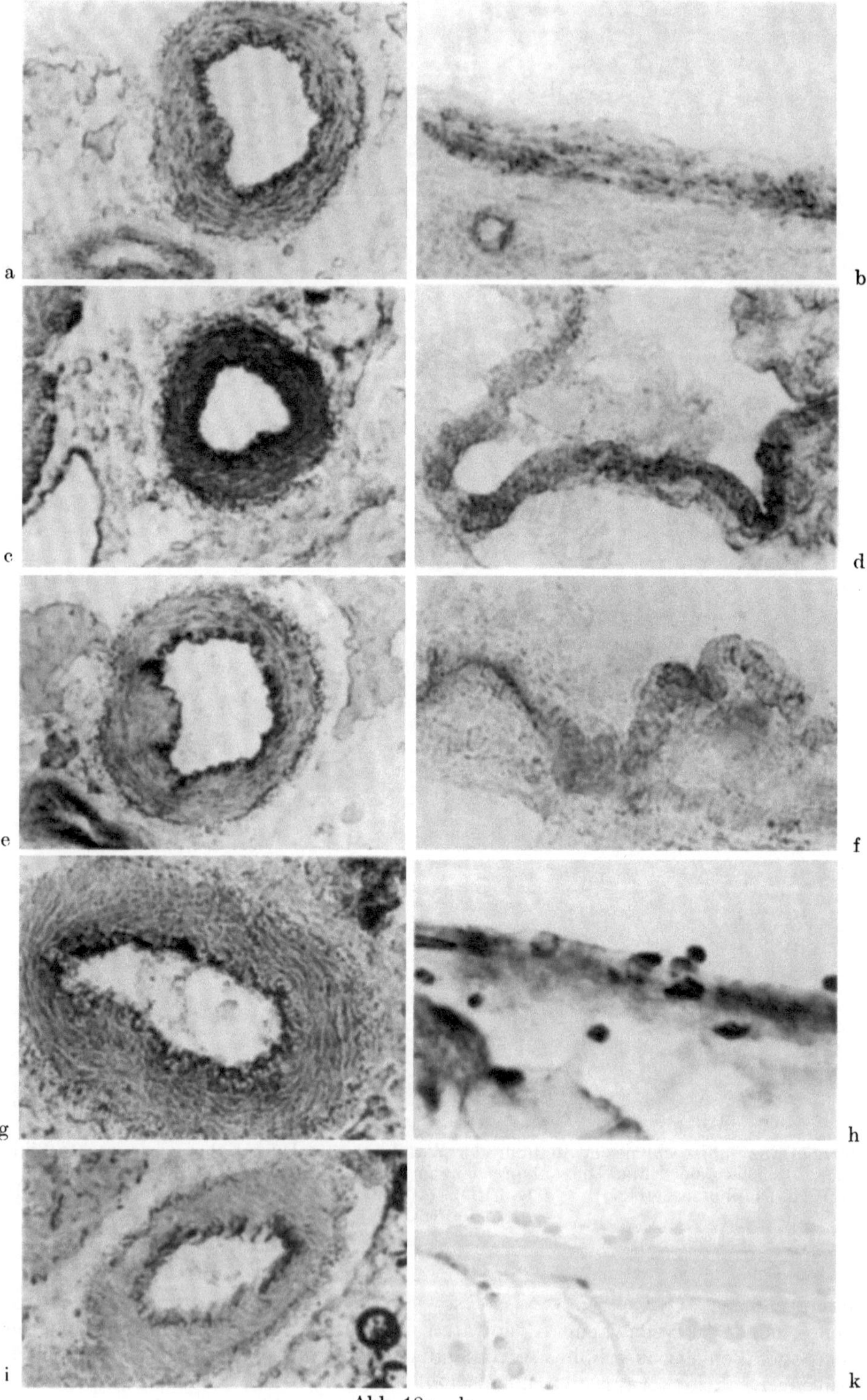


Abb. 18a—k

6-Phosphatdehydrogenase. Soweit die histochemisch nachgewiesenen Aktivitäten Rückschlüsse auf die metabolische Situation der Ductus thoracicus-Wandung zulassen, dürfte weitgehend die Energiegewinnung auf anaerobem Wege erfolgen und sich damit auch von der der Blutgefäße unterscheiden.

### d) Lymphatico-venöse Anastomosen

Das Vorkommen lymphatico-venöser Anastomosen ist in einem besonderen Beitrag von MALEK bearbeitet worden, auf den hier verwiesen wird.

## IV. Die Morphologie der Lymphbahn als funktionelle Struktur

### 1. Einfluß des Lebensalters auf die Struktur der Lymphgefäße

Die Alternsveränderungen der Capillaren und Gefäße des Lymphsystems sind in bezug auf den Wandbau, das Vorkommen und die Verteilung eng mit den Alternsveränderungen der Struktur und der Funktion der Organe als Teile des Gesamtorganismus verbunden. So wie die Organe nicht gleichzeitig und mit gleicher Intensität altern, ist auch der Beginn der Alternsveränderungen der Lymphcapillaren individuell verschieden und selbst bei demselben Individuum in verschiedenen Organen möglich[185]. Hieraus erwächst die besondere Problematik der Alternsforschung am Lymphgefäßsystem, zugleich aber auch ihre Aktualität als einem Teil der Kreislaufforschung.

Bereits in der zweiten Hälfte des pränatalen Lebens (vgl. TÖNDURY und KUBIK) liegt in den meisten Organen ein undifferenziertes Netz von Lymphcapillaren vor bzw. umgibt die einzelnen funktionell-anatomischen Elemente der Organkonstruktion[185]. Aus diesen primitiven Netzen geht durch Sprossung oder Bildung einer aus dem Cytoplasma der Endothelzelle entspringenden Knospe das weitere Wachstum der Lymphcapillaren hervor. Nach den Untersuchungen von SHDANOV vergrößern sich diese Endothelknospen unter Einbeziehung weiterer Endothelzellen zu finger- oder kugelartigen Auswüchsen. Zu einem späteren Zeitpunkt kommt es zu einer Kanalisierung dieser Auswüchse und nach Ausbildung der Intercellulargrenzen entsteht die neue Lymphcapillare. Die Annäherung der neuen Capillare an die Endothelcapillare führt zur Entstehung eines dünnen langen Endothelsprosses, der mit der Capillare verschmilzt, ein Lumen ausbildet und Anschluß an das Capillarlumen gewinnt.

Nach weiteren Sprossungsvorgängen entwickeln sich in den „Maschen" der primären Capillarnetze neue „Maschen" von dünneren Capillaren unter gleichzeitiger Einbeziehung der angrenzenden Gewebeschichten, so daß räumlich angeordnete Netze entstehen. Unter Veränderung des Wandbaues und der Ausbildung von Klappen entwickeln sich aus den Capillaren die Lymphgefäße. Die weitere Differenzierung des Lymphgefäßsystems ist abhängig von Organentwicklung und Funktionszustand. Unter pathologischen und experimentellen Bedingungen sind der Ontogenese des Lymphgefäßsystems entsprechende Vorgänge an Lymphcapillaren und -gefäßen zu beobachten[186]. Nur wenige Untersucher

Abb. 18. Enzymhistochemische Befunde der Wandung von Ductus thoracicus (rechte Bildseite; zum Vergleich links die entsprechenden Enzymnachweise der Arterienwand). *a, b* SDH (400×); *c, d* LDH (200×); *e, f* Cytochromoxydase (200×); *g, h* SPase (400×); *i, k* APase (400×)

[185] SHDANOV 1969a.

[186] COFFIN 1906, CLARK und CLARK 1920, 1921, 1932, 1936/37, CLARK 1936, PULLINGER und FLOREY 1937, LYAN 1957, MILES und MILES 1958, TATEMOTO 1958, TOMUSYAK 1969, SHDANOV 1969a.

berichten über spezifische altersabhängige Strukturveränderungen der Wandung von Lymphcapillaren und Lymphgefäßen[187]. Die Involution der Lymphgefäße zeigt sich in zahlreichen varicösen Schwellungen und Ausstülpungen ihrer Wandung. Insbesondere in den großen Lymphgefäßen kommt es zu einer Rückbildung der glatten Muskulatur und zu einem Schwund der elastischen Elemente[188].

An einigen Organen liegen Angaben über die Differenzierung des Lymphgefäßsystems und seine weiteren postnatalen Veränderungen vor[189]. So zeigt das Lymphgefäßsystem des Herzmuskels im Alter eine teilweise Reduktion seiner oberflächlichen und tiefen subepikardialen Capillarnetze. Die ursprünglich gleichmäßige Organisation der Netze geht verloren[190]. Für das Lymphsystem von Lunge und Pleura konnte die deutliche Abhängigkeit seiner Entwicklung von der Organogenese nachgewiesen werden[191] (s. Lymphgefäßsystem der Lunge).

Besonders in den untersuchten Organen Hoden[192], Ovar[193], Schilddrüse[194], Vagina[195], Eileiter[196] und Rectum[197] zeigt sich, daß die altersabhängigen Veränderungen eine funktionelle Grundlage haben. So erreichen die Lymphcapillarnetze in Hoden, Ovar und Schilddrüse erst zum Moment der Geschlechtsreife ihre volle Entwicklung, um mit zunehmendem Alter eine Reduktion ihrer Capillardichte und Verteilung zu erfahren. Die an Ovar, Vagina und Eileiter erhobenen Befunde des Postklimakteriums zeigen nahezu eine Verödung der Lymphbahn. Nach Shdanov „beruhen die Veränderungen des Lymphsystems der Organe im vorgeschrittenen und im Greisenalter auf funktioneller Grundlage[198]. In diesem Lebensabschnitt verringert sich die Dispersität der Blutproteine, senken sich die Hydrophilität und die Permeabilität der Grundsubstanz des Bindegewebes sowie die der Blutcapillaren".

Am Dünndarm kommt es erst kurz vor dem Geburtstermin zur Ausbildung eines funktionstüchtigen Lymphsystems der Mucosa[199], um sich dann im postnatalen Leben durch weitere Entfaltung den zunehmenden Resorptionsleistungen anzupassen. Bei Menschen über 40 Jahre beginnt die Reduktion des Lymphgefäßsystems mit Deformierungen der Lymphwandung; mit 60 Jahren beobachtet Shdanov eine Auflösung der Maschen und das allmähliche Verschwinden der Lymphcapillarnetze in der Mucosa[201]. Im Rectum setzt die Reduktion der Lymphcapillaren um die Follikel bereits nach dem 40. Lebensjahr ein. Die Involution der Lymphgefäße dürfte mit zunehmendem Alter ein allgemeines Prinzip darstellen, da auch bei Säugetieren entsprechende Veränderungen der Histotopographie der Lymphcapillaren in Organen während des Lebens beobachtet werden[202].

## 2. Einfluß der Funktion auf die Verteilung und Organisation der Lymphgefäße

Die Untersuchungen der letzten zwei Jahrzehnte über das Lymphgefäßsystem lassen erkennen, daß Verteilung und Organisation der Lymphgefäße und Capillaren und damit ihre Histotopographie der Grundkonstruktion und der spezifischen

---

[187] Baum und Kihara 1929, Grau 1931, Zerbino 1960, Shdanov 1960a, 1962, Borisov 1965b, Shdanov 1966, 1969a. [188] Zerbino 1960, Shdanov 1962, 1969a.
Hass 1936, Vidoni und Maffei 1953, Shdanov 1956, 1962, Rassochina 1958, Gatzalov 1958, Etingen 1958, Fontanili 1958, Gordeeva 1960, Zerbino 1960, Satjukova 1961, Borisov 1965a, Wenzel 1966, 1968, Abdykerimov 1968, Eickhoff und Herberhold
[189] 1968, Shdanov 1969a. [190] Shdanov 1962.
[191] Rassochina 1958, Fontanili 1958, Shdanov 1969a. [192] Shdanov 1962, 1969a.
[193] Etingen 1958, Shdanov 1962, Wenzel 1966.
[194] Eickhoff und Herberhold 1968, Wenzel und Ilius 1968.
[195] Satjukova 1961. [196] Gatzalov 1958. [197] Abdykerimov. 1968
[198] Shdanov 1969a. [199] Shdanov 1969a. [200] Abdykerimov 1968.
[201] Shdanov 1969a. [202] Rassochina zit. Shdanov 1969a.

Funktion jedes Organs entsprechen. Die Beziehung der Lymphcapillaren zu den Blutcapillaren ist dagegen in den einzelnen Organen verschieden und nicht konstant[203]. Nur im Bereich der ableitenden Lymphgefäße der Organe und der großen Lymphstämme bestehen zwischen Blut- und Lymphgefäßen so enge topographische Beziehungen, daß aus ihnen eine funktionelle Beeinflussung der Lymphströmung im Sinne eines engen Wechselspiels zwischen Pulswelle und Klappenapparat geschlossen werden muß. In den Organen selbst besitzen Blut- und Lymphcapillaren unterschiedlich spezifische Aufgaben, die eine verschiedene Ausdehnung und Dichte der Vascularisation bedingen. Die Veränderlichkeit dieser Beziehungen in Abhängigkeit von der Entwicklung der Organkonstruktion gilt als erwiesen.

Ausgehend von der Hauptfunktion des Lymphgefäßsystems, der kontinuierlichen Drainage des Interstitiums und der Rückführung der Plasmaproteine über die Lymph- in die Blutbahn[204], bestehen prinzipielle Beziehungen zwischen dem Vorkommen der Lymphgefäße und der Art des umgebenden Bindegewebes. Nach Grau[205] „kommen Lymphgefäße überwiegend im lockeren interstitiellen, vorwiegend kollagenfaserhaltigen Bindegewebe der Organe vor, während intraparenchymatöse Organabschnitte mit ausschließlich Reticulinfasern im allgemeinen keine Lymphcapillaren oder nur in Ausnahmefällen solche enthalten". Diese Ansicht ist heute hinreichend bewiesen; in den Lobuli der Leber, zwischen den Nierentubuli, im interacinären Raum der Drüsen, in den Langerhansschen Drüsen, zwischen den Muskelfasern der quergestreiften Muskulatur u.a. kommen keine Lymphcapillaren vor.

Ein Teil der interstitiellen Flüssigkeit, kristalloid gelöste und niedermolekulare Stoffe, verläßt das Interstitium über die Venen; die Lymphcapillaren und die -gefäße nehmen dagegen neben flüssigen besonders die hochmolekularen Stoffe auf und drainieren somit diesen Bindegewebsbereich. Diese Einrichtung bewirkt, daß Bakterien nicht direkt der Blutbahn, sondern zwischengeschalteten Lymphknoten zugeführt werden[206]. Das Fehlen der Lymphcapillaren wird somit im intercellulären Raum in bestimmten Organabschnitten (Acini der Speicheldrüsen, Theca interna-Zellen, Granulosazellen des Corpus luteum u.a.) zur funktionellen Struktur.

Bestimmte Organe, wie Ovarium, Schilddrüse u.a., die altersmäßig und funktionell einem ständigen Wechsel ihrer Organstruktur und damit auch ihrer Bindegewebsverhältnisse unterliegen, sind besonders geeignet, die funktionsabhängige Bildung und Entwicklung des Lymphgefäßsystems zu verfolgen. Die Lymphcapillaren der Rindensubstanz des Ovariums einer geschlechtsreifen Frau verändern sich parallel zum funktionellen Cyclus dieses Organs[207]. Während beim funktionstüchtigen reifenden Follikel die Lymphgefäße nur auf den mit vorwiegend kollagenen Fasern versehenen Theca externa-Bereich beschränkt bleiben, kommt es nach der Degeneration der Theca-Zellen, dem Einsprossen von Bindegewebe in die ehemalige Follikelhöhle und der Ausbildung eines faserigen Bindegewebskernes auch zum Einwachsen von Lymphcapillaren — vergleichbar mit einem besonderen Drainagesystem für die Abbauvorgänge im atretischen Follikel. In ähnlicher Weise läßt sich auch die Entwicklung des Lymphsystems im Corpus luteum verfolgen. Während die ehemalige Follikelhöhle allmählich von einem Mesenchym ausgefüllt wird, finden sich Lymphgefäße nur im Bereich der ursprünglichen Theca externa. Erst mit dem Einsetzen der Bindegewebsfaserbildung und damit der Ausbildung eines echten faserigen Bindegewebskerns entstehen die ersten Lymphcapillaren, die über die Bindegewebssepten Anschluß an das ableitende Lymphsystem in der Peripherie des Corpus luteum bekommen. Die Ausbildung des Lymphsystems innerhalb des Bindegewebskernes des Corpus luteum verläuft proportional der Ausbildung gerichteter Faserstrukturen (vorwiegend Kollagenfasern). Auch für die Rückbildungsperiode wird eine Zunahme der Lymphvascularisation beobachtet und funktionell gedeutet. Die regressiven Veränderungen

[203] Shdanov 1966. [204] Koranyi 1960, Földi 1961, Grau 1965.
[205] Grau 1938, 1960, 1961, 1965. [206] Grau 1965.
[207] Etingen 1958, Shdanov 1962, 1966, Wenzel 1966, Morris und Sass 1966.

des Corpus luteum zeigen sich in einer degenerativen Veränderung der Granulosazellen, ihrem Ersatz durch Bindegewebe und einer Verkleinerung des ganzen Organs. Die starke Lymphgefäßproliferation, die das ehemalige Corpus luteum förmlich in kleine Abschnitte zerlegt, spricht deutlich für eine Drainagefunktion des Lymphsystems bei der Rückbildung des Corpus luteum für die entstehenden Abbauprodukte (Zelltrümmer, Plasmaproteine u.a.). Nur so ist es zu erklären, daß der Abbau des Corpus luteum bis zu einer kleinen Bindegewebsnarbe (die bei Kaninchen sogar vollständig verschwindet) innerhalb so kurzer Zeit erfolgen kann.

Dem Lymphgefäßsystem kommt neben der Drainagefunktion für Abbaustoffe (Zelltrümmer, Plasmaproteine) aus dem Interstitium auch Bedeutung beim Abtransport der Hormone zu. Hierfür sprechen die erhebliche Ausbildung des Lymphsystems um die innersekretorisch-aktiven Anteile des Ovariums sowie der Nachweis von Oestrogenen in der Lymphe[208].

Auch für die Schilddrüse kann unter experimentellen Bedingungen eine Beteiligung des Lymphgefäßsystems beim Hormontransport angenommen werden. Es wurde nachgewiesen, daß nach Injektion von $^{131}$J und Stimulation durch TSH eine größere eiweißgebundene Jodmenge in der Schilddrüsenlymphe erscheint; die Konzentration von organischen Jodverbindungen ist dabei in der Lymphe höher als im venösen oder peripheren Blut[209]. Auch HERBERHOLD u.a.[210] weisen nach dünnschicht-chromatographischer Aufarbeitung der Punktatlymphe von Leichen neben Jodproteinen und organischem Jod die Jodthyrosine Monojodthyrosin, Dijodthyrosin sowie die Schilddrüsenhormone Tri- und Tetrajodthyrosin nach.

Die morphologischen Befunde des Lymphgefäßsystems können ebenfalls die Möglichkeit eines lymphogenen Hormontransportes bestätigen, wobei jedoch die Hauptmenge der Schilddrüsenhormone die Drüse auf dem Blutwege (Basalmembran der Follikel mit anliegenden Capillarnetzen) verlassen wird. Dem Lymphgefäßsystem könnte aufgrund seiner großen Aufnahmefähigkeit die Funktion eines Hormonspeichers zukommen. Nach EICKHOFF und HERBERHOLD[211] würde bei funktionsbedingter Hyperämie der Schilddrüse der erhöhte Binnendruck zu einem Auspressen des Lymphgefäßinhaltes — einschließlich der darin enthaltenen Hormone — führen und so bei Sofortbedarf den Hormonvorrat aus den thyreoidalen Lymphgefäßen über die Halslymphstämme in den Kreislauf abgeben. SHMERLING[212] fand nach Gaben von Methylthiourazil und Thyreoidin eine direkte Abhängigkeit der morphologischen Ausbildung der Lymphgefäße von der inkretorischen Aktivität der Drüse. So bewirkte das Methylthiourazil eine Hyperplasie des „Parenchyms“ und Stapelung des Kolloids. Das Lymphgefäßsystem reagierte mit einer Verminderung der interfollikulären, aber Vermehrung der trabeculären Lymphgefäße. Umgekehrt führte die Gabe von Thyreoidin zu einer erheblichen Vermehrung der interfollikulären Lymphcapillarnetze. Der Reichtum an Lymphgefäßen perinataler und juveniler Schilddrüsen steht somit mit der endokrinen Leistung der Follikelepithelien, ihrer in der perinatalen Phase einsetzenden Aktivierung, den erheblichen Ab- und Umbauvorgängen in den Follikeln nach der Geburt in engem Zusammenhang. Auch im Uterus und in der Brustdrüse gehen Umbauvorgänge als Ausdruck höherer funktioneller Beanspruchung mit einer morphologisch nachweisbaren Proliferation der Lymphcapillaren einher.

## Schlußbetrachtung

In der vorliegenden Darstellung der normalen Anatomie des Lymphgefäßsystems wurde versucht, einen allgemeinen Überblick über die Struktur und Organisation der einzelnen Lymphbahnabschnitte zu geben. Die Übersicht der einzelnen Organlymphsysteme erwies sich als notwendig, da hier am deutlichsten die engen Zusammenhänge zwischen Struktur und Funktion sichtbar werden. Unser Wissen um diese Beziehungen hat sich im Laufe der letzten Jahre erheblich vergrößert; nicht zuletzt wurden durch die Einführung neuer Untersuchungsmethoden jahrzehntealte Streitfragen um den Ursprung und die Ausbreitung des Lymphgefäßsystems geklärt. Trotzdem bestehen zahlreiche offene Fragen und zeigen die Perspektive der künftigen Lymphgefäßforschung. Hierzu gehören im

[208] CULINER 1944, REIHER 1955, PALKOVICH, CZEIZEL und HANCSÓK 1962, CZEIZEL, HANCSÓK und PALKOVICH 1963, MORRIS und SASS 1966.

[209] OTTAVIANI 1952, ALLARA 1951, PANSINI 1952/53, 1953, DOBYNS und HIRSCH 1956, EICKHOFF, KRACHT und HORST 1956, FÖLDI und KALLEE 1957, SHMERLING 1958, KRACHT, HORST und EICKHOFF 1960, DANIEL, MURIEL und PRATT 1963a, DANIEL, GALE, PLASKETT und PRATT 1963b, DANIEL und PRATT 1963c, DANIEL, PRATT, ROITT und TORRIGIANI 1967, PLASKETT und PRATT 1966. [210] HERBERHOLD und NEUMÜLLER 1965.

[211] EICKHOFF und HERBERHOLD 1965. [212] SHMERLING 1958.

besonderen die Veränderungen der Lymphbahnstruktur unter funktioneller Belastung, unter pathologischen Verhältnissen und das Verhalten in den einzelnen Ontogeneseabschnitten. Die aufgezeigte Problematik macht deutlich, daß diese Fragen nur durch komplexe Untersuchungen von Morphologen, Physiologen, Klinikern und Biochemikern zu lösen sind.

## Literatur

AAGAARD, O. C.: Über die Lymphgefäße der Zunge, des quergestreiften Muskelgewebes und der Speicheldrüsen des Menschen. Anat. Hefte **47**, 497—648 (1913). — ABBONDANZA, E., BELTRAO, L.: Formation and topography of the initial portion of the thoracic duct in man. Folia clin. biol. (S. Paulo) **27**, 13—15 (1957). — ABDYKERIMOV, S.: Anatomy of the lymphatic and blood capillaries and vessels of the rectal wall in man. Arch. Anat. Gistol. Embriol. **44**, 3, 48—61 (1963). ~ Lymphatic and blood capillaries and vessels of lymphatic follicles of the rectum in man. Arch. Anat. Gistol. Embriol. **55**, 12, 63—68 (1968). — ABRAMSON, J. D.: Blood vessels and lymphatics, XX. New York and London: Academic Press 1962. — ACCONCIA, A.: The renal lymphatics. Atti Accad. Fisiocr. Siena Sez. med.-fis. **4**, 435—446 (1957). — ADA, G. L., NOSSAL, G. J. V., AUSTIN, CAROLINE M.: Antigens in immunity. V. The ability of cells in lymphoid follicles to recognize foreignness. Aust. J. exp. Biol. med. Sci. **42**, 331—346 (1964). — ADACHI, B.: Der Ductus thoracicus der Japaner. Kyoto: Kenkyusha 1953. — ALEKSANDROV, S. A.: Innervation of lymph nodes in the region of the human neck. Tr. permsk. med. Inst. **29**, 36—43 (1959). — ALLARA, E.: Secretion of thyroid hormone into the lymph spaces in the neonatal thyroid. Boll. Soc. ital. Biol. sper. **27**, 1027—1029 (1951). — ALLEN, L.: On the penetrability of the lymphatics of the diaphragm. Anat. Rec. **124**, 639—657 (1956). — AMINOVA, G. G.: The endothelium of the lymphatic capillaries and vessels of the diaphragm in rabbits. Arch. Anat. Gistol. Embriol. **44**, 81—90 (1963). ~ Morphology of resorption of colloid solutions and suspensions from peritoneal cavity into lymphatic capillaries of diaphragm. Arch. Anat. Gistol. Embriol. **55**, 8, 44—53 (1968). — AMOSOV, M. G.: Lymphatic channels in rabbit heart in normal and in experimental pathologic conditions. Arch. Anat. Gistol. Embriol. **52**, 77—86 (1967). — ANDO, A.: A histological study on the lymphatic vessels in the wall of the mouse small intestine. Acta anat. Nippon **44**, 3, 177—186 (1969). — ANTIPOVA, E. V.: The efferent lymphatic vessels of the uterine cervix and ovaries. Akush. J. Ginek **5**, 82—85 (1963). — ARKHIPOVICH, A. A.: On the blood supply of the lumbar nodes. Dopov. Akad. Nauk. ukrain. RSR **2**, 257—260 (1962).

BABICS, A., FÖLDI, M., RÉNYI-VÁMOS, F., ROMHÁNYI, G., RUSZNYÁK, I., SZABÓ, G.: Der Dissesche Raum und das Lymphgefäßsystem der Leber. Magy. belorv. Arch. **7**, 7 (1954). ~ Das Lymphgefäßsystem der Leber und seine pathologische Bedeutung. Acta med. (Budapest) **7**, 261—278 (1955). — BABICS, A., RÉNYI-VÁMOS, F.: Über den Lymphkreislauf der Niere und dessen Bedeutung für einzelne pathologische Prozesse der Niere. Z. Urol. **48**, 618—643 (1955). ~ Das Lymphgefäßsystem der Niere und seine Bedeutung in der Nierenpathologie und Chirurgie. Budapest: Verlag der Ungarischen Akademie der Wissenschaften 1957. — BACHMANN, R.: Gelbkörper und Lymphgefäße. Z. mikr.-anat. Forsch. **55**, 115—180 (1949). — BAIRATI, A., AMANTE, L., PETRIS, S. DE, PERNIS, B.: Studies on the ultrastructure of the lymph nodes. I. The reticular network. Z. Zellforsch. **63**, 644—672 (1964). — BAIRATI, A., PERNIS, B.: Studies of the nature and the submicroscopic organization of reticular connective tissue. Boll. Soc. ital. Biol. sper. **34**, 250—252 (1958). — BAKER, R., GOVAN, D. E., SAWYER, J. K.: A physiological study of vesical lymphatics. J. Urol. (Baltimore) **71**, 435—445 (1954). — BALASHEV, V. N.: The intraorganic lymphatic system of the human oesophagus. Tr. Leningr. sanit.-gig. med. Inst. **35**, 27—33 (1956a). ~ Intraorganic lymphatic system of the human stomach. Tr. Leningr. sanit.-gig. med. Inst. **35**, 34—54 (1956b). ~ Age-conditioned changes of the intra-organ lymphatic system of the human stomach. Trudy III. Nauchnoi Konferentsii po Vozrastnoi Morfologii, Fiziologii i Biokhimii (Moskva) 535—540 (1959). — BALASHEV, V. N., IGNASHKINA, M. S.: The lymphatic system of the human parathyroid gland. Probl. Endokr. Gormonoter. **5**, 52—55 (1964). — BALASHEV, V. N., ZHEMCHUZHNIKOVA, L. E.: The intrinsic lymphatics of the main bronchi in man. Arch. Anat. Gistol. Embriol. **40**, 3, 66—69 (1961). — BALLANTYNE, B., BURWELL, R. G.: Distribution of cholinesterase in normal lymph nodes and its possible relation to the regulation of tissue size. Nature (Lond.) **206**, 1123—1125 (1965). — BANK, L. S.: The nervous system of the tracheo-bronchial lymph nodes. Tr. permsk. med. Inst. **36**, 29—33 (1962a). ~ Experimental morphological study of the sources of nerve supply of the tracheobronchial lymph nodes. Tr. permsk. med. Inst. **36**, 35—38 (1962b). — BARGMANN, W.: Histologie und mikroskopische Anatomie des Menschen, 6. Aufl. Stuttgart: Thieme 1967. — BARRIONUEVO, M. E.: The lymphatics of the left colon.

Rev. argent. Cirug. **11**, 60—62 (1966). — BARROWMAN, J., ROBERTS, K. B.: The role of the lymphatic system in the absorption of water from the intestine of the rat. Quart. J. exp. Physiol. **52**, 19—30 (1967). — BARTELS, P.: Das Lymphgefäßsystem. In: Handbuch der Anatomie des Menschen (ed. von BARDELEBEN, K.), Bd. III, 4. Abt. Jena: Fischer 1909. — BASTIANINI, A.: Essais de reconstruction graphique des vaisseaux lymphatiques du foie chez l'homme. Bull. Ass. Anat. (Nancy) **131**, 159—164 (1966). ~ Studies on the lymphatic vessels of the lung. C. R. Ass. Anat. **137**, 208—212 (1967). — BATUEV, K. M.: Nerve supply of the parietal lymph nodes of the pelvis. Tr. permsk. med. Inst. **36**, 39—45 (1962). — BAUDRIMONT, A.: The lymphatic and connective tissue arrangement of the perilobular spaces and the intralobular circulation in the ox lung. C. R. Ass. Anat. **40**, 725—749 (1954). — BAUM, H., KIHARA, S.: Untersuchungen über den Bau der Lymphgefäße und den Einfluß des Lebensalters auf diese. Z. mikr.-anat. Forsch. **18**, 159—198 (1929). — BAYO BAYO, J. M., FERREIROS ESPINOSA, I.: The intrahepatic lymphatic vessels. Arch. Inst. Farmacol. exp. (Madr.) **5**, 215—224 (1953). — BELL, R. D., KEYL, M. J., SHRADER, F. R., JONES, E. W., HENRY, L. P.: Renal lymphatics: the internal distribution. Nephron **5**, 454—463 (1968). — BELLI, L., MARZIO, V. DE, PERACCHIA, A.: Changes of the intra- and extrahepatic efferent lymphatic network in "stasis liver". Folia angiol. (Milano) **5**, 199—205 (1959). — BENEDETTI, E. L.: Structure of the reticular stroma of lymph-nodes studied by means of the electron microscope. Sci. med. ital. **3**, 148—172 (1954). — BERTINELLI, A., DELAINI, G., MAZZA, E., SBERNINI, C.: Microscopic-anatomical study of the lymphatic, arterial and venous systems of the tongue. Ateneo parmense **26**, 19—65 (1955). — BESPALOVA, L. S.: Die abführenden lymphatischen Gefäße des Colon transversum des Menschen. Arch. Anat. Gistol. Embriol. **30**, 3, 70—77 (1953). ~ The lymph drainage of the gastro-intestinal tract in man and certain mammals. Tr. Vi Vses. Sezda Anat. Gistol. Embriol. (Charkov) **1**, 175—177 (1961). — BLAIR, J. B., HOLYOKE, E. A., BEST, R. B.: A note on the lymphatics of the middle and lower rectum and anus. Anat. Rec. **108**, 635—644 (1950). — BOCHAROV, V. YA.: New data on the anatomy of lymphatics and blood vessels of the human kidney. Tr. Leningr. sanit.-gig. med. Inst. **35**, 164—185 (1956). ~ Age-conditioned characteristics of the lymphatic system of human kidneys and renal membranes. Trudy III. Nauchnoi Konferentsii po Vozrastnoi Morfologii, Fiziologii i Biokhimii (Moskva) 546—551 (1959). — BONDAR, L. A.: Observation on the blood supply of lymph nodes in man. Fiziologiya i Patologiya Soedintelnoi Tkani (Kiev) 157—165 (1964). — BOREISHO, G. K.: The inferior lymph vessels of the oesophagus. Arch. Anat. Gistol. Embriol. **34**, 28—34 (1957). ~ The connections between the oesophageal lymphatics and those draining adjacent organs. Tr. Vi Vses. Sezda Anat. Gistol. Embriol. (Charkov) **1**, 186—188 (1961). — BORISOV, A. B.: New data on the morphology of small-intestinal mesenteric lymph vessels in the human. Arch. Anat. Gistol. Embriol. **35**, 76—81 (1958). — BORISOV, A. V.: The age-conditioned morphology of the lymphatic system of the small intestine in man. Trudy III Nauchnoi Konferentsii po Vozrastnoi Morfologii, Fiziologii i Biokhimii (Moskva) 541—545 (1959). ~ Comparative-anatomical studies of the lymphatic capillaries and vessels of the small intestine in vertebratae. Anat. Rec. **136**, 167 (1960). ~ Lymphatic capillaries and vessels of milky spots of the greater omentum in man. Arch. Anat. Gistol. Embriol. **44**, 3, 115—120 (1963). ~ Nerves of the lymph vessels. Tr. Tadzhiksk. Med. Inst. **63**, 29—33 (1964a). ~ Lymph capillaries and vessels of the greater omentum in the rabbit. Tr. Tadzhiksk. Med. Inst. **63**, 26—28 (1964b). ~ Structure and lymph supply of peritoneum in middle-age and presenium. Vop. Gerontologii i Geriatrii (Leningrad) 18—22 (1965a). ~ Development of lymphatic capillaries and age-associated changes in the walls of lymphatic vessels in man. Vop. Gerontologii i Geriatrii (Leningrad) 22—26 (1965b). ~ The architectonics and histotopography of the networks of the lymphatic capillaries of parietal and visceral peritoneum in man. Arch. Anat. Gistol. Embriol. **53**, 46—50 (1967a). ~ Architectonics and histotopography of lymphatic capillaries and vessels of the diaphragmatic peritoneum in man. Arch. Anat. Gistol. Embriol. **52**, 116—124 (1967b). — BORST, R. H., MARX, M., SCHMIDT, W., HERRMANN, M.: Elektronenmikroskopische Befunde an ableitenden Lymphgefäßen im Dünndarmmesenterium der Ratte. Z. Zellforsch. **101**, 338—354 (1969). — BOTCHAROV, V. J.: Intramural vasa vasorum and vasa lymphatica of aorta, inferior caval, porta and hepatic veins in man. Arch. Anat. Gistol. Embriol. **54**, 2, 72—82 (1968a). ~ Lymphatic and blood vessels and nerve apparatuses of the inferior vena cava wall in connexion with its structure in man. Arch. Anat. Gistol. Embriol. **55**, 8, 20—29 (1968b). — BRANCA, S., FORCHERI, V.: Observations of the lymphatic circulation and drainage of the antral part of the lesser curvature of the stomach. (Anatomical and experimental studies in connection with the surgical treatment of gastric carcinoma by total gastrectomy). Boll. Soc. piemont. Chir. **26**, 582—594 (1956). — BRAUDE, A. I.: Some data concerning compensatory rebuilding of the lymphatic system. Dokl. Akad. Nauk. SSSR **113**, 1354—1356 (1957). — BRAUNSTEIN, H., FREIMAN, D. G., GALL, E. A.: A histochemical study of the enzymatic activity of lymph nodes. I. The normal and hyperplastic lymph node. Cancer (Philad.) **11**, 829—837 (1958). — BRAUNSTEIN, H., FREIMAN, D. G., THOMAS, W., JR., GALL, E. A.: A histochemical study of the enzymatic activity of lymph nodes. II. Further investigation of normal and hyperplastic lymph nodes. Cancer (Philad.) **15**, 130—138 (1962). — BRAUS, H., ELZE, C.: Anatomie des Menschen. Berlin-Göttingen-Heidelberg: Springer 1960. — BRIERLEY, J. B., FIELD, E. J.: The connections of the spinal subarachnoid space with the lymphatic system. J. Anat. (Cambridge) **82**, 153—166 (1948). — BRIZZI, E., GASPARRI, F.: Studio anatomico dei collettori linfatici del fondo dell'utero. Arch. ital. Anat. Embriol. **67**, 203—220 (1962). — BRZEZINSKI, D. K. VON: Neue Befunde mit einer verbesserten Darstellung experimentell aufgefüllter Lymphkapillaren an Niere, Hoden-Nebenhoden, Dünn- und Dickdarm. Anat. Anz. **113**, 289—306 (1963). — BURKE, H. E.: The lymphatics which drain the potential space between the visceral and the parietal pleura. Amer. Rev. Tuberc. **79**, 52—65 (1959). — BUROVA, V. I.: On the intraorganic innervation of blood and lymphatic vessels in the human oesophagus. Dopov. Akad. Nauk ukrain. RSR **11**, 1512—1516 (1963). — BURR, J. K., DAVIES, J. I.: The vascular system of the rabbit ovary and its relationship to ovulation. Anat. Rec. **111**, 273—297 (1951). — BUSCH, F. M., SAYEGH, E. S.: Roentgenographic visualization of human testicular lymphatics: A preliminary report. J. Urol. (Baltimore) **89**, 106—110 (1963). — BUTLER, H., BALANKURA, K.: Preaortic thoracic duct and azygos vein. Anat. Rec. **113**, 409—419 (1952).

CASLEY-SMITH, J. R.: The identification of chylomicra and lipoproteins in tissue sections and their passage into jejunal lacteals J. Cell Biol. **15**, 259—277 (1962). ~ Endothelial permeability—The passage of particles into and out of diaphragmatic lymphatics. Quart. J. exp. Physiol. **49**, 365—383 (1964). ~ The functionning of the lymphatic system under normal and pathological condition: its dependence on the fine structures and permeabilitas of the vessels. In: RÜTTIMANN, A., Progress in lymphology. Stuttgart: Thieme 1967a. — An electron microscopical study of the passage of ions through the endothelium of lymphatic and blood capillaries and through the mesothelium. Quart. J. exp. Physiol. **52**, 105—113 (1967b). ~ How the lymphatic system works. Lymphology **1**, 77—80 (1968). ~ The permeability of large lymphatics to ions, studies with the electron microscope. Experientia (Basel) **25**, 374—375 (1969). — CASLEY-SMITH, J. R., FLOREY, H. W.: The structure of normal small lymphatics. Quart. J. exp. Physiol. **46**, 101—106 (1961). — CASTELLI, C. A., SETTI, A., FONTANILI, E.: Morphological aspects of the subpleural lymphatic network of the human lung. Ateneo parmense **29**, 21—36 (1958). — CAVE, A. J. E., AUMONIER, F. J.: Lymph node structure in the Sumatran Rhinoceros. J. roy. micr. Soc. **81**, 73—77 (1962). ~ Lymph node structure in diceros bicornis. J. roy. micr. Soc. **82**, 107—109 (1963). ~ Lymph node structure in rhinocerus unicornis. J. roy. micr. Soc. **83**, 251—254 (1964a). ~ Lymph node structure in an asiatic elephant. J. roy. micr. Soc. **82**, 251—255 (1964b). ~ Lymph node structure in Ceratotherium. J. roy. micr. Soc. **83**, 425—431 (1964c). ~ A note on lymph node structure in choeropsis. J. roy. micr. Soc. **85**, 413—415 (1966). — CHERNYSHENKO, L. V.: The human intraovarial lymph vessels. Arch. Anat. Gistol. Embriol. **34**, 1, 101—105 (1957). ~ Comparative morphology of the endothelium of lymphatic capillaries of the peritoneum and their relation to the mesothelium. Dopov. Akad. Nauk ukrain. RSR **9**, 1234—1237 (1964). — CHERNOVA, V. A.: The lymphatic plexuses of muscle tendons in some animals. Tr. Blagoveshchensk. Med. Inst. **5**, 3—7 (1963). — CHISTOVA, N. M.: Activity of alkaline and acid glycerophosphatases in explants of lymphatic nodes in man. Arch. Anat. Gistol. Embriol. **40**, 58—66 (1961a). ~ Cytochemical study of the activity of succinoxidasesystem enzymes in the explants of human lymphoid nodules. Citologija (Mosk.) **3**, 687—695 (1961b). — CLARK, E. A., CLARK, E. L.: Reaction of cells in the tail of amphibian larvae to injected croton oil (aseptic inflammation). Amer. J. Anat. **27**, 221—254 (1920). ~ The character of the lymphatics in the experimental edema. Anat. Rec. **21**, 127—141 (1921). ~ Observations on new growth of lymphatic vessels as seen in transparent chambers introduces into rabbits ear. Amer. J. Anat. **51**, 49—87 (1932). — CLARK, E. R., CLARK, E. L.: Observations on living mammalian lymphatic capillaries—their relation to the blood vessels. Amer. J. Anat. **60**, 253—298 (1936/37). — CLARK, E. W.: Growth and development of function in blood vessels and lymphatics. Ann. intern. Med. **9**, 1043 (1936). — CLARK, S. L., JR.: The reticulum of lymph nodes in mice studied with the electron microscope. Amer. J. Anat. **110**, 217—257 (1962). — COFFIN, T. H.: On the growth of lymphatics in granulation tissue. Bull. Johns Hopk. Hosp. **17**, 277—278 (1906). — COMPARINI, L.: I precolletori linfatici. Biol. lat. (Milano) **15**, 479—493 (1962). — COMPARINI, L., BASTIANINI, A.: Graphic reconstructions in the morphological study of the hepatic lymph vessels. Angiologica **2**, 81—95 (1965). ~ Renal lymphatics. (Microscopic morphology and histotopography in human intact kidney.) Arch. ital. Anat. Embriol. **72**, 59—91 (1967). — COMPARINI, L., FRUSCHELLI, C., BAGNOLI, E.: Observations on the microscopic morphology of the system of lymph vessels of the liver. I. Increase of lymph production elicited by histamine in the dog. Boll. Soc. ital. Biol. sper. **41**, 668—671 (1965). — CONWAY, E. A.: Cyclic changes in lymphatic nodules. Anat. Rec. **69**, 487—513 (1937). — CORDIER, G., CÉDARD, CL., PAPAMILTIADES, M.: The lymph vessels of the bronchi and the lung segments. Arch. Anat. Path. **6**, 7—16 (1958). — CORDIER, G., PAPAMILTIADÈS, M., CEDARD, C.: The lymphatics of the bronchi and the pulmonary segments. Bronches **8**, 8—52 (1958). — CORriere, J. N., Jr., Murphy, J. J.: Vesicoureteral reflux and the intrarenal lymphatic system in the rat. Invest. Urol. **4**, 556—569 (1967). — Cossel, L.: Elektronenmikroskopischer Beitrag zur Frage der Organisation des lymphatischen Gewebes. Z. Zellforsch. **65**, 199—205 (1965). — Courtice, F. C., Steinbeck, A. W.: The effects of lymphatic obstruction and of posture on the absorption of protein from the peritoneal cavity. Aust. J. exp. Biol. med. Sci. **29**, 451—458 (1951). — Csaba, G., Törö, I., Bodoky, M., Mold, K., Horváth, C.: Data concerning relationship between thymus, lymph node and spleen. Acta anat. (Basel) **47**, 333—344 (1961). — Csaba, G., Törö, I., Mold, K.: Some new data concerning the functional unity of the "lymphatic-system". Acta anat. (Basel) **48**, 114—121 (1962). — Culiner, A.: The relation of lymph flow to endocrine activity in the guinea pig ovary. Anat. Rec. **90**, 217—224 (1944). — Czeizel, E., Hancsok, M., Palkovich, J.: Endogene Östrogene in der Lymphe. Endokrinologie **45**, 142—146 (1963). — Czeizel, E., Palkovich, I.: Die Rolle der Lymphzirkulation bei Entstehung der Follikulärzysten des Ovars. Orv. Hetil. **102**, 3, 2468—2471 (1961). ~ Study of the internal lymph vessels of the ovary with the aid of experimental lymphatic congestion. Anat. Anz. **111**, 413—425 (1962a). ~ The efferent lymph vessels and regional lymph nodes of the ovary. Anat. Anz. **111**, 406—412 (1962b). ~ Internal lymphatics of the ovary. Morph. Igazs. Orv. Szemile **3**, 97—101 (1963).

Dabelow, A.: Neue Ergebnisse über das Gefäßsystem des Lymphknotens und anderer lymphatischer Organe. Verh. Anat. Ges. 1936, Erg.-Bd. zu Anat. Anz. **81**, 187—206 (1936). — Die Blutgefäßversorgung der lymphatischen Organe. Verh. Anat. Ges. 1938, in Erg.-Bd. zu Anat. Anz. **87**, 179—223 (1938/39). — Dal Zotto, E.: A comparative study on the structure of the lymph vessels in certain regions in man. Atti. Soc. med.-chir. Padova **28**, 240—249 (1950). — Daniel, P. M., Gale, M., Plaskett, L. G., Pratt, O. E.: Jodoprotein in the thyroid lymph of primates. Nature (Lond.) **198**, 392—393 (1963). — Daniel, P. M., Muriel, M. G., Pratt, O. E.: Radioactive iodine in the lymph leaving the thyroid. Quart. J. exp. Physiol. **48**, 138—145 (1963). — Daniel, P. M., Plaskett, L. G., Pratt, O. E.: The lymphatic and venous pathways for the outflow of thyroxine, iodoprotein and inorganic iodide from the thyroid gland. J. Physiol. (Lond.) **188**, 25—44 (1966). — Daniel, P. M., Pratt, O. E.: Hormones and releated substances in the lymph leaving four endocrinie glands—the testis, ovary, adrenal and thyroid. Lancet **1963I**, 1232—1234. — Daniel, P. M., Pratt, O. E., Roitt, I. M., Torrigiani, G.: Thyroglobulin in the lymph draining from the thyroid gland and in the peripheral blood of rats. Quart. J. exp. Physiol. **52**, 184—199 (1967). — Dawson, A. D., Masur, J.: Variations in the histological structure of the inguinal lymphnodes of the albino rat. Anat. Rec. **44**, 143—164 (1929). — Delaini, G., Setti, G. C., Coscelli, C.: Lymph and blood vessels of the ileocaecal valve. Ateneo parmense **29**, 118—133 (1958). — De Langen, C. D.: Some observations on the possible connective slits between pericapillary spaces and the beginning of the lymphatic vascular system. Proc. kon. ned. Akad. Wet., Ser. C **68**, 154—160 (1965). — Del Castillo, J., Sanchez, V.: The electrical activity of the amphibian lymph heart. J. cell. comp. Physiol. **57**, 29—45 (1961). — Denz, F. A.: Age changes in lymph nodes. J. Path. (Chic.) **59**, 575—591 (1947). — De Plato, M., Matteis, A. de: Anatomisurgical study of the thoracic duct in Poirier's triangle. Gazz. int. Med. Chir. **61**, 1480—1488 (1956). — De Sousa, M. O.: Observations on the lymphatic vessels of the pyloric region. An. Fac. Med. S. Paulo **23**, 117—153 (1947). ~ Gastroduodenal lymphatic connections. Folia clin. biol. (S. Paulo) **17**, 25—29 (1951). ~ Varieties of lymphatic drainage of the inferior lobe of the lung in man. Acta anat. (Basel) **21**, 342—348 (1954). ~ The individuality of the lymphatic territories of the skin. C. R. Ass. Anat. **42**, 986—993 (1955). — De Sousa Pereira, J.-M.: Le problème des anastomoses lymphatico-veineuses. Bull. Ass. Anat. (Nancy) **133**, 805—816 (1966). — Dieterich, H. J.: Die Ultrastruktur der Lymphgefäße in der Katzenniere. Anat. Anz., Suppl. zu **125**, 33—38 (1969a). ~ Der feinstrukturelle Aufbau der Lymphgefäße in der Katzenniere. In: Watschinger, B. (ed.), Aktuelle Probleme des Elektrolyt- und Wasserhaushaltes, S. 627—630. Wien: Verlag Wien. Med. Akad. 1969. — Dobrovolskaya-Zaitseva, E. A.: The lymphatic system of the endocardium in man. Arch. Anat. Gistol. Embriol. **41**, 76—81 (1961a). ~ Macro-microscopical studies of the lymphatic system of the human heart in various stages of development. Tr. Vi Vses. Sezda Anat., Gistol. Embriol. (Charkov) **1**, 222—224 (1961b). — Dobyns, B. M., Hirsch, E. Z.: Iodinated compounds in the lymphatic pathways leading from the thyroid. J. clin. Endocr. **1**c, 153—155 (1956). — Dogiel, A.: Über ein die Lymphgefäße umspinnendes Netz von Blutkapillaren. Arch. mikr. Anat. **17**, 335—341 (1880). ~ Über die Beziehungen zwischen Blut- und Lymphgefäßen. Arch. mikr. Anat. **22**, 608—615 (1883). — Dolgova, M. A.: Lymphatic vessels in the liver in circulatory disorders secondary to cardiovascular disease. Arch. Anat. Gistol. Embriol. **43**, 84—91 (1962). ~ Development of connective tissue stroma and blood vessels of lymphatic nodes in man. Arch. Anat. Gistol. Embriol. **53**, 7, 97—103 (1967). — Donini, I.: The paralymphatic system of the stomach in a foetus and neonates. Monit. Zool. Ital. (Florence) **62**, 238—242 (1953). ~ Sur la fine distribution des vaisseaux lymphatiques dans l'estomac humain. Acta anat. (Basel) **23**, 289—311 (1955). — Dos Santos Ferreira, A.: The abdomino-thoracic lymphatic drainage and the peri-oesophageal way. An experimental study. Gaz. méd. port. **10**, 652—656 (1957). — Doyle, W. L., Liebelt, R.: Distribution of esterase in epithelial and lymphatic tissues of the rabbit appendix. J. Histochem. Cytochem. **3**, 50—60 (1955). — Drinker, C. K., Yoffey, J. M.: Lymphatics, lymph and lymphoid tissue. Cambridge: Haward Univ. Press 1941. — Drozdova, A. V.: Small intestine and mesentery lymphatic system and development of collateral lymph circulation caused by portocaval anastomosis and portal vein ligation. Arch. Anat. Gistol. Embriol. **37**, 99—104 (1959). — Dvorák, M.: The structure of cervical lymphatic nodes in newborn and in adult rats. Scr. Med. Fac. Med. Brunensis **31**, 11—18 (1958).

Egorova, M.: Veins of intestinal lymphoid formations in man and some vertebrates. Arch. Anat. Gistol. Embriol. **40**, 3, 39—46 (1961). — Ehrich, W. E.: Studies of lymphatic tissue. II. The first appearance of the secondary nodules in the embryology of the lymphatic tissue. Amer. J. Anat. **43**, 385—400 (1929). ~ Studien über das lymphatische Gewebe mit besonderer Berücksichtigung der Lymphopoese und der Histogenese der Sekundärknötchen, ihres Schicksals und ihrer Bedeutung. Beitr. path. Anat. **86**, 287—368 (1931). ~ The role of the lymphocyte in the circulation of the lymph. Ann. N.Y. Acad. Sci. **46**, 823—857 (1946). ~ Die Entzündung. In: Handbuch der allgemeinen Pathologie, Bd. VII, Teil 1, S. 1—324. Berlin-Göttingen-Heidelberg: Springer 1956. — Eichner, E., Bove, E. R.: In vivo studies on the lymphatic drainage of the human ovary. J. Obstet. Gynec. (N.Y.) **3**, 287—297 (1954). — Eickhoff, W.: Die intrathyreoidalen Lymphbahnen des Menschen. Verh. dtsch. Ges. Path. **46**, 293—296 (1962a). ~ Die abführenden thyreoidalen und cervikalen Lymphgefäße des Menschen. Endokrinologie **43**, 1—17 (1962b). — Eickhoff, W., Herberhold, C.: Die Lymphbahnen der menschlichen Schilddrüse. Morphologie, Angiographie, Biochemie, Funktion. Berlin-Heidelberg-New York: Springer 1968. — Elesin, V. A.: Nerve supply of the lymph nodes of the stomach and porta hepatis. Tr. Permsk. Med. Inst. **36**, 53—61 (1962). — Engels, S.: The origin of the pulmonary lymph system. Acta anat. (Basel) **29**, 228—235 (1957). — Eppinger, S.: The fine lymphatic vascularization of the oesophagus. Quad. Anat. prat. **6**, 45—62 (1951). — Etingen, L. E.: The morphology of the "parenchymal" lymph vessels in the ovaries of women. Arch. Anat. Gistol. Embriol. **35**, 33—40 (1958). ~ Cyclical changes in the intrinsic lymphatic system of the human ovary. Tr. Vi Vses. Sezda Anat., Gistol. Embriol. (Charkov) **1**, 381—383 (1961). — Evans, H. M.: The blood-supply of lymphatic vessels in man. Amer. J. Anat. **7**, 195—208 (1907/08).

Fediai, V. V.: Macromicroscopical structure and lymphatic system of the epicardium in man. Arch. Anat. Gistol. Embriol. **36**, 7, 74—83 (1959). ~ Structure of connective tissue and lymphatic system of myocardium in man. Arch. Anat. Gistol. Embriol. **40**, 75—81 (1961). ~ Age changes in intraorgan lymphatic vessels of heart. Arch. Anat. Gistol. Embriol. **48**, 3, 60—65 (1965). — Feind, C.: Lymphsystem of the neck. Proc. intern. Workshop on Lancer of the Head and Neck. New York 1965. — Fennell, R. A.: Some histochemical and biochemical observations on the lymphatic tissues of highly inbred white leghorns. J. Morph. **125**, 281—302 (1968). — Ferber-Schmidt, L.: Development of inguinal lymph nodes. Z. mikr.-anat. Forsch. **63**, 94—130 (1957). — Field, E. J., Brierley, J. B.: The lymphatic drainage of the spinal nerve roots in the rabbit. J. Anat. (Cambridge) **82**, 198—206 (1948). — Fisch, U.: Lymphographische Untersuchungen über das zervikale Lymphsystem. Fortschr. der Hals-Nasen-Ohrenheilkunde, Bd. 14, S. 1—196 (1966). Basel-New York: Karger 1966. — Fishman, M., Hammerstrom, R. A., Bond, V. P.: In vitro transfer of macrophage RNA to lymph node cells. Nature (Lond.) **198**, 549—551 (1963). — Flemming, W.: Studien über Regeneration der Gewebe. Arch. mikr. Anat. **24**, 50—91 (1885). — Flindt, R.: Relative Koordination der Lymphherzbewegungen bei Anuren. Pflügers Arch. ges. Physiol. **290**, 28—37 (1966). — Florensov, V. A.: The phylogenetic and ontogenetic aspects of the morphology of the lymph nodes. Tr. Vi Vses. Sezda Anat., Gistol. Embriol. (Charkov) **1**, 364—366 (1961). — Florey, H.: Observations on the contractility of lacteals. Part I: J. Physiol. (Lond.) **62**, 267—272 (1927). Part II: J. Physiol. (Lond.) **63**, 1—18 (1927). — Földi, M.: Physiologie und Pathologie des Lymphkreislaufes. Verh. Dtsch. Ges. Innere Medizin. 66. Kongr. (Wiesbaden 1960). München: Bergmann 1961. ~ Diseases of lymphatics and lymph circulation. Budapest: Akademiai Kiado 1969. — Földi, M., Csillik, B., Zoltán, Ö. T.: Lymphatic drainage of the brain. Experientia (Basel) **24**, 1283—1287 (1968). — Földi, M., Gellért, A., Kozma, M., Poberai, M., Zoltán, Ö. T., Csanda, E.: New contributions to the anatomical connections of the brain and the lymphatic system. Acta anat. (Basel) **64**, 498—505 (1966). — Földi, M., Jellinek, H., Szabó, G.: Untersuchungen über das innere Lymphsystem der Schilddrüse. Acta med. Acad. Sci. hung. **7**, 161—172 (1955). — Földi, M., Kallee, E.: Autoradiographische Untersuchung des Lymphgefäßsystems der Schilddrüse. Orv. Hetil. **27**, 1919 (1957). — Földi, M., Szenes, T., Kahán, A., Thury, G., Zoltán, Ä. T.: Experimental lymphography by means of a subarachnoidal injection of lipiodol ultrafluid (Guerbet). Experientia (Basel) **23**, 455—457 (1967). — Fontanili, E.: Senile aspects of the bronchial lymph vessels. Ateneo parmense **29**,

37—46 (1958). — FORCHERI, V.: The lymphatic connections between the rectum and the inguinal lymph nodes. (Anatomical and experimental studies.) Boll. Soc. piemont. Chir. **26**, 493—501 (1956). ~ The lymphatics and the lymph nodes in relation with the body of the stomach. (Anatomical and surgical studies in connection with the treatment of carcinoma of the stomach.) Boll. Soc. piemont. Chir. **27**, 439—448 (1957a). ~ The lymphatic ducts and stations in the region of the cardia and of the fundus of the stomach. (Anatomical and surgical investigations in connection with the treatment of carcinoma of the stomach.) Boll. Soc. piemont. Chir. **27**, 449—458 (1957b). ~ The lymphatic drainage of the splenic flexure of the colon. Boll. Soc. piemont. Chir. **27**, 655—660 (1957c). ~ Anatomical study of the lymphatic ducts of the digestive tract (Technical notes and critical considerations). Boll. Soc. piemont. Chir. **27**, 885—897 (1957d). ~ The lymphatic connections between the superior pole of the stomach, the distal oesophagus and the diaphragm (Anatomosurgical study). Boll. Soc. piemont. Chir. **27**, 831—841 (1957e). — FRALEY, E. E., WEISS, L.: An electron microscopic study of the lymphatic vessels in the penile skin of the rat. Amer. J. Anat. **109**, 85—101 (1961). — FRENCH, J. E., FLOREY, H. W., MORRIS, B.: The absorption of particles by the lymphatics of the diaphragm. Quart. J. exp. Physiol. **45**, 88—103 (1960). — FRESEN, O.: Die Bedeutung des Lymphgefäßsystems der menschlichen Niere. Klin. Wschr. **22**, 664—666 (1943). ~ Zur normalen und pathologischen Histologie des Retikuloendothelialen Systems. Retikulose-Monozytenleukämie. Habil.-Schr., Düsseldorf 1945. — FRESEN, O., WELLENSIEK, H. J.: Zur elektronenmikroskopischen Struktur des Lymphknotens. 42. Tag. Wien 1958, Verh. dtsch. Ges. Path. 353—365 (1959). — FRUSCHELLI, C., BASTIANINI, A.: Localization of the glycogen in the wall of the lymphatic vessels of man. C. R. Ass. Anat. **138**, 538—540 (1967). — FRUSCHELLI, C., COMPARINI, L.: Preliminary observations on the histochemical pattern of the lymphatic vascular walls. Localization of the glycogen in the precollectors and in the collectors. Boll. Soc. ital. Biol. sper. **42**, 766—769 (1966). ~ Introduction to the histochemical study of carbohydrate metabolism in the lymph vascular wall. Angiologica **4**, 279—294 (1967). — FUCHS, W. A.: Lymphographie und Tumordiagnostik. Berlin-Heidelberg-New York: Springer 1965. — FURUTA, W. J.: The histologic structure of the lymph node capsule at the hilum. Anat. Rec. **102**, 213—223 (1948). — FUSAROLI, P.: A propos de la différenciation anatomo-microscopique des ganglions lymphatiques chez les embryons et les foetus humains. Bull. Ass. Anat. (Nancy) **125**, 605—618 (1965).

GASTALDI, A.: Osservazioni sulla limfocriniia della tiroide. Monit. Zool. Ital., Suppl. al. Vol. **56**, 58—60 (1947/48). — GATZALOV, M. D.: Lymph system of the uterine wall in women. Arch. Anat. Gistol. Embriol. **35**, 5, 41—48 (1958). — GEGA, I., FUJIMURA, K., ONO, H., SUZUKI, Y.: Effect of autonomic nerve damage on the histogenesis of the lymphatic nodes. Bull. Kobe Med. Coll. **15**, 187—205 (1959). — GELLÉRT, A., NAGY, S., LIPPAI, J., POBERAI, M.: The innervation of lymph vessels. Acta morph. Acad. Sci. hung., Suppl. **7**, 41 (1956). — GELLÉRT, A., POBERAI, M., KOZMA, M., LIPPAI, J., HUSZTIK, E.: Vergleichende Untersuchungen über die Innervation der Lymphgefäße. Anat. Anz. **120**, 113—126 (1967). — GELLÉRT, A., POBERAI, M., NAGY, I., NAGY, S., LIPPAI, J.: Comparative histological examinations of the structure of the lymph vessels. I. The histological structure of the ductus thoracicus wall. Kisérl. Orvostud. **9**, 309—315 (1957). ~ Vergleichende histologische Untersuchungen über die Struktur der Wand der Lymphgefäße. I. Histologischer Aufbau der Wand des Ductus thoracicus. Acta morph. Acad. Sci. hung. **8**, 111—121 (1958). ~ Comparative histology of the wall of lymph vessels II. Histological structure of the wall of lymphatic thrunks. Acta morph. Acad. Sci. hung. **8**, 391—401 (1958/59). — GIACOMELLI, V., MAZZA, E., MAZZELLA, A.: Morphological and microtopographical research on the blood and lymphatic network of the large intestine. Ateneo parmense **26**, 75—98 (1955a). — GIACOMELLI, V., MAZZELLA, A., SETTI, G. C.: Research on the morphogenesis of the lymphatic vessels of the human lung. Ateneo parmense **26**, 99—125 (1955b). — GINZBURG, V. V.: Afferent innervation of the lymph nodes. Tr. Inst. Eksper. Morfol. Akad. Nauk Gruz. SSR (Tbilisi) **6**, 43—46 (1957). ~ Sources of afferent innervation of the thoracic duct. Arch. Anat. Gistol. Embriol. **36**, 37—45 (1959). — GODART, S.: Studies of the physiology of lymphatic vessel by microcirculation methods. Lymphology **1**, 80—87 (1968). — GOLAB, B.: Lymphatic vessels of the heart. The subepicardial network. Folia morph. (Warszawa) **10**, 245—250 (1959). ~ The lymphatic vessels of the heart. The subendocardial and the muscle networks. Folia morph. (Warszawa) **12**, 47—53 (1961). ~ The lymphatic system of the spleen—the superficial vessels network. Folia morph. (Warszawa) **12**, 283—293 (1963). — GOLDBERG, G. M.: Lymphatics of the spleen. J. Anat. (Lond.) **92**, 310—314 (1958). — GOLDENBERG, S.: Anatomical study of the lymphatic connections between the large intestine and the kidneys. Folia clin. biol. (S. Paulo) **28**, 143—149 (1958/59). ~ Lymphatic connections of the ascending and descending colons with the perirenal lymphatic vessels (anatomical study). Seara méd. **14**, 45—64 (1959). ~ Mediocosurgical importance of the lymphatic system of the stomach. Med. Cirurg. Farm. **292**, 67—81 (1961). — GOODWIN, W. E., KAUFMAN, J. J.: The renal lymphatics. II. Preliminary experiments. J. Urol. (Baltimore) **76**, 702—707 (1956). — GORDEEVA, L. I.: Macro-microscopic study of age and functional features of mammary gland lymphatic system. Arch. Anat. Gistol. **39**, 10 79—93 (1960). — GORYACHEVA, T. P.: Interconnection of the right and left vagus nerves with lymph nodes of the mediastinum. Sborn. Nauch. Rab. Molod. Uch. Tomsk. Med. Inst. 47—51 (1960). — GRAU, H.: Ein Beitrag zur Histologie und Altersanatomie der Lymphgefäße des Hundes. Z. mikr.-anat. Forsch. **25**, 207—237 (1931). ~ Das Lymphgefäßsystem des Schweines. Berlin: Paul Parey 1938. ~ Prinzipielles und Vergleichendes über das Lymphgefäßsystem. Verh. Dtsch. Ges. Innere Medizin, 66. Kongr. Wiesbaden 1960, S. 518—530. München: Bergmann 1961a. ~ Über das Lymphgefäßsystem. I. Allgemeines und Lymphgefäße. Forsch. Fortschr. dtsch. Wiss. **35**, 6—11 (1961b). ~ Über das Lymphgefäßsystem. II. Die Lymphknoten. Forsch. Fortschr. dtsch. Wiss. **35**, 44—46 (1961c). ~ Die Lymphgefäße, ein Sonderdrainagesystem der Bindegewebsräume. Wien. tierärztl. Mschr. **52**, 353—358 (1965c). ~ Über das Wurzelgebiet der Lymphgefäße Forsch. Fortschr. **40**, 6, 171—174 (1966). GRAU, H., KARPF, A.: Das innere Lymphgefäß-System des Hodens. Zbl. Vet.-Med. A **10**, 553—558 (1963). — GRAU, H., MEYER-LEMPENAU, U.: Das innere Lymphgefäßsystem der Leber. Zbl. Vet.-Med. A **12**, 232—242 (1965a). — GRAU, H., TAHER, E.: Histologische Untersuchungen über das innere Lymphgefäßsystem von Pankreas und Milz. Biol. Münch. tierärztl. Wschr. **78**, 147—151 (1965b). — GRJAZNOVA, A. V.: Bestehen beim Menschen lymphvenöse Anastomosen zwischen Ductus thoracicus und Vena thoracica longitudinalis dextra und sinistra? Arch. Anat. Gistol. Embriol. **30**, 2, 40—44 (1953). — GRUNDMANN, E.: Die Bildung der Lymphozyten und Plasmazellen im lymphatischen Gewebe der Ratte. Beitr. path. Anat. **119**, 217—262 (1958). — GRZYAZNOVA, A. V.: On the variations of the thoracic duct in the thorax. Arch. Anat. Gistol. Embriol. **34**, 3, 51—55 (1957). — GYLLENSTEN, L.: The postnatal histogenesis of the lymphatic system in guinea-pigs. Acta anat. (Basel) **10**, 130—160 (1950). ~ Influence of experimental infection on the appearance of secondary nodules in the regional lymph nodes of young guinea pigs. Acta anat. (Basel) **22**, 82—94 (1954).

HALL, J. G.: Evolutionary significance of the thoracic duct. Nature (Lond.) **220**, 910—911 (1968). — HALL, J. G., MORRIS, B., WOOLLEY, G.: Intrinsic rhythmic propulsion of lymph in the unanaesthetized sheep. J. Physiol. (Lond.) **180**, 336—349 (1965). — HAN, S. S.: The ultrastructure of lymph nodes. Anat. Rec. **136**, 206 (1960). ~ The ultrastructure of the mesenteric lymph node of the rat. Amer. J. Anat. **109**, 183—225 (1961). — HARADA, T.: On the lymphatic vessels from the tendon sheaths of the monkey leg. Acta med. Univ. Kagoshima. **6**, 25—34 (1964). — HARRIS, P. F., TEMPLETON, W. R.: Studies on the extrinsic lymphatic drainage of the guinea-pig thymus. Acta anat. (Basel) **69**, 366—377 (1968). — HASS, H.: Die Architektur der Lymphgefäße der Lebergegend in ihren Beziehungen zur Bindegewebsstruktur und Flüssigkeitsströmung. Virchows Arch. path. Anat. **297**, 384—403 (1936). — HATTA, H.: The function and structure of lymphatic system. Hiroshima J. med. Sci. **1**, 13—23 (1952). — HAYSMAN, E. B.: Lymphatic vessels and regionary lymphatic ganglia in the serous membrane of testicles in certain mammals. Dokl. Akad. Nauk SSSR **113**, 920—922 (1957). — HEATH, T.: Pathways of intestinal lymph drainage in normal sheep and in sheep following thoracic duct occlusion. Amer. J. Anat. **115**, 569—579 (1964). — HEIMBERGER, H.: Vitalmikroskopische Studien. I. Über die Ursprünge des Lymphgefäßsystems. Acta anat. (Basel) **67**, 201—207 (1967). — HEINE, H.: Die Coronargefäße der Insektivoren. Mit einem Beitrag zum Lymphgefäßsystem des Säugetierherzens, untersucht an Erinaceus europaeus L. Z. Anat. Entwickl.-Gesch. **131**, 193—211 (1970). — HELLMAN, T.: Lymphgefäße, Lymphknötchen und Lymphknoten. In: Handbuch der mikroskopischen Anatomie des Menschen (ed. MÖLLENDORFF, W. v.), Bd. VI, Teil 1, S. 232—396. Berlin: Springer 1930. ~ Lymphgefäße, Lymphknötchen und Lymphknoten. In: Handbuch der mikroskopischen Anatomie des Menschen (ed. MÖLLENDORFF, W. v.), Bd. VI, Teil 4, S. 173—262. Berlin: Springer 1943. — HENRICHSEN, E.: Alkaline phosphatase and calcification in tuberculous lymph nodes. Exp. Cell. Res. **11**, 511—519 (1956). — HENRY, C. G.: Studies on the lymphatic vessels and on the movement of lymph in the ear of the rabbit. Anat. Rec. **57**, 263—278 (1933). — HERBERHOLD, C.: Über die intrathyreoidalen Lymphbahnen des erwachsenen Menschen. Med. Diss., Tübingen 1962. — HERBERHOLD, C., NEUMÜLLER, O. A.: Dünnschichtchromatographische Untersuchungen des Lymphbahninhaltes menschlicher Schilddrüsen. Trennung von Jodaminosäuren aus autoptischem Material. Klin. Wschr. **43**, 717—721 (1965). — HORSTMANN, E.: Beobachtungen an den Lymphgefäßen des Mesenteriums. Anat. Nachr. **1**, 90—91 (1950). ~ Über die funktionelle Struktur der mesenterialen Lymphgefäße. Morph. Jb. **91**, 483—510 (1951). ~ Beobachtungen zur Motorik der Lymphgefäße. Pflügers Arch. ges. Physiol. **269**, 511—519 (1959). — HOSTETLER, J. R., ACKERMAN, G. A.: Lymphopoiesis and lymph node histogenesis in the embryonic and neonatal rabbit. Amer. J. Anat. **124**, 57—76 (1969). — HROMADA, J., STRNAD, L.: Der Ductus thoracicus bei Macaca mulatta. Z. Morph. Anthrop. **58**, 74—85 (1966). — HUDSON, G., YOFFEY, J. M.: The passage of lymphocytes through the sinusoidal endothelium of guinea-pig bone marrow. Proc. roy. Soc. B **165**, 486—496 (1966). — HUNDEIKER, M.: Lymphgefäße im Parenchym des menschlichen Hodens. Arch. klin. exp. Derm. **235**, 271—276 (1969a). ~ Untersuchungen zur Darstellung der Lymphgefäße im Hodenparenchym beim

Stier mit der Injektionsmethode. Andrologie **1**, 113—117 (1969b). — HUNDEIKER, M., KELLER, L.: Die Gefäßarchitektur des menschlichen Hodens. Morph. Jb. **105**, 26—73 (1963). — HUTH, F.: Beiträge zur Orthologie und Pathologie der Lymphgefäße der Nieren. Beitr. path. Anat. **136**, 341—412 (1968).

ISHII, T.: Zur positiven Reaktivität der Retikulumfasern des Lymphknotens bei der Perjodat-Leukofuchsinreaktion. (PAS-Reaktion.) Histochemie **8**, 297—301 (1967).

JAMIOLSKOWSKA, K.: The lymphatic vessels of the small intestine. Folia morph. (Warszawa) **22**, 123—144 (1963). — JANOUT, V.: Deep lymphatic circulation in monkeys spleens. Čsl. Morfol. **7**, 278—288 (1959). — JOSSIFOW, G. M.: Das Lymphgefäßsystem des Menschen. Jena: Fischer 1930. — JULDASCHEW, I. J.: The lymphatic and blood vessels of the parietal peritoneum of man and its construction. Anat. Anz. **120**, 127—142 (1967).

KAGAN, I. I.: The morphology of the nervous apparatus and an experimental-morphological study of the innervation of the popliteal lymph nodes. Arch. Anat. Gistol. Embriol. **43**, 64—68 (1962). ∼ The different sources of blood supply to the popliteal lymph nodes. Aktualnye Vop. Khirurgii (Orenburg) **2**, 336—343 (1964). — KAINDL, F.: Observations on the lymphatic system in human extremities. Medizinische **24**, 976—977 (1958). — KAINDL, F., MANNHEIMER, E., PFLEGER, L.: Zur Histologie bioptisch gewonnener Lymphgefäße in Extremitäten. Z. mikr.-anat. Forsch. **65**, 219—229 (1959). — KAINDL, F., MANNHEIMER, E., PFLEGER-SCHWARZ, L., THURNER, B.: Lymphangiographie und Lymphadenographie der Extremitäten. Stuttgart: G. Thieme 1960. ∼ Die Überbrückungs- und Kompensationsmechanismen im peripheren Lymphgefäßsystem. Angiologica **1**, 90—93 (1964). — KAISERLING, H.: Lymphgefäße und Lymphangitis der Niere. Virchows Arch. path. Anat. **306**, 322—359 (1940). ∼ Die Ausbreitungsformen der Nierenlymphbahninfekte und die lymphogene Nephrose (experimentelle, chemisch-physiologische und morphologische Untersuchungen). Virchows Arch. path. Anat. **309**, 561—583 (1942). — KAISERLING, H., SOOSTMEYER, TH.: Die Bedeutung des Nierenlymphgefäßsystems für die Nierenfunktion. Wien. klin. Wschr. **52**, 1113—1116 (1939). — KAJAVA, Y.: Zur mikroskopischen Anatomie des Ductus thoracicus und der Trunci lymphatici des Menschen. Acta Soc. Med. „Duodecim" **3**, 1—24 (1921). — KAKHAROV, A.: Peculiarities of lymph and blood vessels of jejunum and ileum in man. Arch. Anat. Gistol. Embriol. **44**, 3, 28—47 (1963). — KAMPMEIER, O. F.: Ursprung und Entwicklungsgeschichte des Ductus thoracicus, nebst Saccus lymphaticus jugularis und Cisterna chyli beim Menschen. Morph. Jb. **67**, 157—234 (1931). ∼ On the lymphatic system of ascaphus; its evolutionary significance. Anat. Rec. **132**, 343—363 (1958). ∼ The development of the jugular lymph sacs in the light of vestigial, provisional and definitive phases of morphogenesis. Amer. J. Anat. **107**, 153—175 (1960). ∼ Evolution and comparative morphology of the lymphatic system. Springfield (Ill.): C. C. Thomas 1969. — KARBE, E.: The development of the cranial lymph nodes in the dog. Anat. Anz. **116**, 155—164 (1965). — KARPF, A.: Das innere Lymphgefäßsystem des Hodens. Vet. med. Diss., München 1963. ∼ Das innere Lymphgefäßsystem der Lunge. Anat. Anz. **116**, 442—451 (1965). — KARPF, A., TAHER, E.-S.: Untersuchungen über das innere Lymphgefäßsystem des Hodens, des Ovars, der Lunge und des Pankreas. Zbl. Vet.-Med. A **12**, 553—558 (1965). — KATO, F.: The fine structure of the lymphatics and the passage of China ink particles through their walls. I. The fine structure of the lymphatics of the cattle lung and the passage of China ink particles, through their walls. Nagoya med. J. **12**, 221—236 (1966a). ∼ The fine structure of the lymphatics and the passage of china ink particles through their walls. II. Electronmicroscopic findings of the fine structure of the internal thoracic lymphatics of living rabbits and sites of escape of carbon particles from the vessels. Nagoya med. J. **12**, 237—246 (1966b). — KAVUNENKO, I. A.: Age-dependent changes in the lymphatics of the walls of the vermiform appendix in man. Fiziol. i Pat. Soedinit. Tkain (Kiev) 127—136 (1964). — KELLNER, G.: Die Lymphwege der menschlichen Milz. Z. mikr.-anat. Forsch. **68**, 564—602 (1962). — KIHARA, T.: Entwicklungsgeschichtliche und experimentelle Untersuchungen über die Retikulumfasern. Bull. Osaka med. Sch., Suppl. **1**, 1—19 (1956a). ∼ Das extravasculäre Saftbahnensystem. Folia anat. jap. **28**, 601—621 (1956b). ∼ Das Lymphgefäßsystem der Japaner. Kyoto: Deutsch-Japanisches Kulturinstitut 1967. — KINDRED, J. E.: Quantitative studies on lymphoid tissues. Ann. N.Y. Acad. Sci. **59**, 746—754 (1955). — KISELEVA, E. S.: Über den Lymphabfluß aus dem Ggl. stellatum des Sympathicusstranges. Arch. Anat. Gistol. Embriol. **32**, 13—14 (1955). — KISS, F.: Innervation of blood- and lymph capillaries. Acta morph. Acad. Sci. hung., Suppl. **7**, 40—41 (1956). — KLEBANOV, V. M.: Blood supply of the retroperitoneal lymph nodes. Tr. III Nauch. Sessii Aktyubinsk. Med. Inst., p. 189—191 (1961). — KLEBANOV, V. M., SPESIVTSEVA, L. G.: Nerve supply of the lymph nodes of the neck, posterior abdominal wall and posterior mediastinum. Tr. Vi Vses. Sezda Anat., Gistol. Embriol. (Charkov) **1**, 155—157 (1961). — KLIKA, E.: L'ultrastructure des vaisseaux lymphatiques des poumons. Bull. Ass. Anat. (Nancy) **142**, 1073—1080 (1969). — KOLESOV, M. A.: On morphology of lymphatic system of the mucous membrane of the papillary portion of the tongue in man and some mammals. Arch. Anat.

Gistol. Embriol. 55, 9, 11—16 (1968). — KOROLEVA, T. S.: Valves of the thoracic duct in man. Arch. Anat. Gistol. Embriol. 34, 56—61 (1957). — KÓSA, Cs., FÖLDES, I., OROSZ, A.: Lymphatic connections between the nasal mucosa and intracranial space. Acta morph. Acad. Sci. hung. 7, 361—369 (1957). — KOSITSYN, I. I.: Nerve supply of the lymph glands (A study of foetuses and newborns). Tr. Permskogo Med. Inst. 36, 21—28 (1962). — KOTANI, M.: Absorption of indian ink from the pericardial cavity of the rabbit. Okajimas Folia anat. jap. 33, 373—387 (1959). — KOTANI, M., SEIKI, K., YAMASHITA, A., HORII, I.: Lymphatic drainage of thymocytes to the circulation in the guinea pig. Blood 27, 511—520 (1966). — KOZMA, M., GELLÉRT, A.: Microscopic examination of the lymph vessels of muscles. Acta morph. Acad. Sci. hung. 7, 42 (1956). ~ Microscopic data on the question of lymph vessels in muscle. Kisérl. Orvostud. 9, 147—150 (1957). — KOZMA, M., POBERAI, M., VARGA, L., GELLÉRT, A., FÖLDI, M.: The lymphatics of the tongue. Acta anat. (Basel) 49, 252—259 (1962a). ~ Experimental research on lymph vessels of the tongue. Morph. Igazs. Orv. Szemle 2, 294—298 (1962b). — KRAEV, A. V.: Intraorganic lymphatic system of the urinary bladder. Tr. Leningr. sanit.-gig. med. Inst. 35, 186—206 (1957). — KRASOVSKII, G. T.: The anatomy of the extrinsic lymphatic apparatus of the small intestine in various age groups. Arch. Anat. Gistol. Embriol. 45, 71—80 (1963). — KRAUS, H.: Morphology, system and function of lymphatic vessels. Z. Zellforsch. 46, 446—456 (1957). ~ Lymphwege und Lymphorgane im Dünndarmbereich des Schweines. Berl. Münch. tierärztl. Wschr. 32—35 (1958). ~ Eine Betrachtung über die Bildung und Bewegung der Lymphe sowie über die Aufgabe des Lymphsystems im Gesamtkreislauf. Tierärztl. Umsch. 14, 116—123 (1959a). ~ The functional anatomy of the lymphatic system. Anat. Anz. 107, 135—144 (1959b). ~ Zur Kreislaufmechanik im Bereich des Lymphknotens. Anat. Anz. 111, 207—212 (1962a). ~ Über artspezifische Unterschiede bei Lymphgefäßen. Morph. Jb. 103, 1—8 (1962b). — KRAUSEL, H. W., REEVE, T. S., STEIN, A. A., ALLEY, R. D., STRANAHAN, A.: Anatomic and pathologic studies of the thoracic duct. J. thorac. Surg. 34, 631—642 (1957). — KRIZ, W.: Die Lymphknoten der Säugerniere. Anat. Anz., Suppl. zu 125, 25—32 (1969a). ~ Das Lymphgefäß-System der Säugerniere. In: WATSCHINGER, B. (ed.), Aktuelle Probleme des Elektrolyt- und Wasserhaushaltes, S. 621—625. Wien: Wien. Med. Akad. 1969b. — KRIZ, W., DIETERICH, H. J.: Das Lymphgefäßsystem der Niere bei einigen Säugetieren. Licht- und elektronenmikroskopische Untersuchungen. Z. Anat. Entwickl.-Gesch. 131, 111—147 (1970). — KRUTIKOVA, J. F.: Blood vessels and ducts of pancreas in man. Arch. Anat. Gistol. Embriol. 35, 7, 27—32 (1958). — KUBIK, I., SZABO, J.: Die Innervation der Lymphgefäße im Mesenterium. Acta morph. Acad. Sci. hung. 6, 25—31 (1954). — KUBIK, I., VÁRADY, K.: Beiträge zur Frage des Lymphgefäßsystems und der Lymphzirkulation im Uterus. Anat. Anz. 104, 18—25 (1957). — KÜHNE, H.: Beitrag zur Kenntnis der Lymphgefäße. Bruns' Beitr. klin. Chir. 186, 63—73 (1953). — KÜHNEL, W.: Electron microscope studies on the ductus thoracicus. Z. Zellforsch. 70, 519—531 (1966). — KULENKAMPFF, H.: Acini und Lymphsinus in der Schilddrüse des Neugeborenen. Z. Anat. Entwickl.-Gesch. 115, 82—87 (1950). — KURBSKAYA, R. A.: Anatomy of the lymphatic system of the tongue. Tr. Leningr. sanit.-gig. Med. Inst. 35, 13—16 (1956). ~ On the directions and connection of lymph collectors in some organs of head and neck. Arch. Anat. Gistol. Embriol. 36, 2, 52—62 (1959a). — KURDIUMOV, N. A.: Some structural characteristics of perineural spaces and efferent lymphatic routes from cerebrospinal nerves. Arch. Anat. Gistol. Embriol. 44, 3, 121—126 (1963). — KUTSUNA, M.: Anatomical study of the lymphatic trunks. Asian Med. J. 10, 457—472 (1967). — KYTMANOF, K. A.: Über die Nervenendigungen in den Lymphgefäßen der Säugetiere. Anat. Anz. 19, 369—377 (1901).

LANG, P. G., ADA, G. L.: Antigen in tissues. IV. The effect of antibody on the retention and localization of antigen in rat lymph nodes. Immunology 13, 523—534 (1967). — LASSAU, J.-P., HIDDEN, G., HUREAU, J.: Les collecteurs lymphatiques du corps thyroide de l'adulte. Arch. Anat. path. 15, 107—110 (1967). — LASSAU, J.-P., HIDDEN, G., HUREAU, J., CHEVREL, J.-P., ALEXANDRE, J. H.: Les voies de drainage lymphathique du corps thyroide chez l'adulte. Bull. Ass. Anat. (Nancy) 132, 610—617 (1966). — LAUWERYNS, J. M.: The lymphatic vessels of the normal and pathological neonatal lung (secondary atelectasis with hyaline membranes). C. R. Ass. Anat. 127, 1015—1024 (1965). — LAUWERYNS, J.-M., BOUSSAUW, L.: L'ultrastructure des vaisseaux lymphatiques pulmonaires. Bull. Ass. Anat. (Nancy) 138, 766—775 (1967). — LAWRENTJEW, A.: Über die Nerven der Lymphgefäße in der Bauchhöhle. Anat. Anz. 63, 268—278 (1927). — LEAK, L. V.: Lymphatic capillaries in tail fin of amphibian larva: an electron microscopic study. J. Morph. 125, 419—446 (1968a). — LEAK, L. V., BURKE, J. F.: Ultrastructure of lymphatic capillaries. J. appl. Phys. 36, 2620 (1965). ~ The passage of electron-opaque tracers across the lymphatic capillary wall. VI. Intern. Congr. Electron microscopy Kyoto, vol. II, 731—732 (1966a). ~ Fine structure of the lymphatic capillary and the adjoining connective tissue area. Amer. J. Anat. 118, 785—809 (1966b). ~ The renoral of particulate material from the connective tissue area by the lymphatic capillaries. J. Cell Biol. 31, 149 (1966c). ~ Ultrastructural studies on the lymphatic anchoring filaments. J. Cell Biol. 36, 129—149 (1968b). — LEBED, B. S.: Blood supply of the mesenteric lymph nodes of the small intestine. Tr. Donetsk. Med. Inst. **20**, 66—72 (1961). — Leiber, B.: Der menschliche Lymphknoten. München-Berlin: Urban & Schwarzenberg 1961. — Lennert, K.: Lymphknoten. Diagnostik in Schnitt und Ausstrich. Cytologie und Lymphadenitis. Berlin-Göttingen-Heidelberg: Springer 1961. — Lennert, K., Leder, L.-D., Löffler, H.: Fermenthistochemische Untersuchungen des Lymphknotens. V. Saure Phosphatase in Schnitt und Ausstrich. Virchows Arch. Path. Anat. **338**, 285—304 (1965). — Lennert, K., Löffler, H., Grabner, F.: Fermenthistochemische Untersuchungen des Lymphknotens. IV. Esterase in Schnitt und Ausstrich. Virchows Arch. path. Anat. **335**, 491—512 (1962). — Lennert, K., Löffler, H., Leder, L.-D.: Fermenthistochemische Untersuchungen des Lymphknotens. I. Alkalische Phosphatase in Schnitt und Ausstrich. Virchows Arch. path. Anat. **234**, 399—418 (1961). — Limborgh, J. van: Mikroskopische Anatomie der Lymphgefäßwand. In: Comèl, M., u. L. Laszt (ed.), Morphologie und Histochemie der Gefäßwand, Teil II, S. 309—324. Basel: S. Karger 1966. — Lindner, E., Schaumburg, G.: Zytoplasmatische Filamente in den quergestreiften Muskelzellen des kaudalen Lymphherzens von Rana temporaria L. Untersuchungen am Lymphherzen. Z. Zellforsch. **84**, 549—562 (1968). — Löffler, H.: Untersuchungen über die Aktivität der alkalischen Phosphatase und der unspezifischen Esterase in den Retikulumzellen des Knochenmarkes. Ein Vergleich zwischen Knochenmark und Lymphknoten. Folia haemat. (Frankfurt), N. F. **6**, 164—169 (1961). — Ludwig, J.: Die Lymphgefäßverbindungen zwischen Ductus thoracicus und supraclaviculären Lymphknoten und ihre Bedeutung für die Krebsmetastasierung. Frankfurt. Z. Path. **71**, 436—442 (1961). — Lyan, Y.: Collateral circulation of the lymph with a distortion in circulation of the blood and in nerve supply. Arch. Anat. Gistol. Embriol. **34**, 4, 70—76 (1957).

Magari, S.: Grundlagen und neue Ergebnisse der Erforschung des Lymphgefäßsystems, insbesondere in der Frage seines Ursprungs sowie seiner Beziehung zum Venensystem. Z. naturw.-med. Grundlagenforsch. **1**, 3—38 (1962). ~ Die Rolle des Bindegewebes und der Lymphgefäße in der Mikrozirkulation der Leber. (Über ein eigenartig gebautes Netzwerk des Bindegewebes um die Wand der Lymphgefäße normaler Leber und dessen Veränderungen in pathologischer Leber.) Anat. Anz. **123**, 46—58 (1968). — Makhanik, Kh. J.: Sources of the axillary lymphatic nodes innervation in man. Arch. Anat. Gistol. Embriol. **36**, 3, 60—67 (1959). ~ Innervation sources of lymphatic nodes of the free part of the upper extremity in foetuses, newborns and infants. Arch. Anat. Gistol. Embriol. **40**, 83—90 (1961). — Mall, G. D.: Über den Wandbau der mittleren und kleineren Lymphgefäße des Menschen. Z. Anat. Entwickl.-Gesch. **100**, 521—558 (1933). — Malyuk, V. I.: The sources of the arterial blood supply of the thoracic duct in man. Arch. Anat. Gistol. Embriol. **41**, 103—110 (1961). ~ Morphological aspects of the blood supply of the thoracic duct in man and dog. Funktionalnaya anatomiya Sosudistoi Sistemy **2**, 127—136 (1964). — Manzocchi, L., Carberini, S.: Some particulares of the surgical anatomy of the thoracic duct. Chirurgia (Milano) **5**, 173—184 (1950). — Mariani, G.: Sul sistema paralinfatico dei nervi. Ric. Morf. **28/29**, 215—225 (1963). — Masshoff, W., Gross, U.: Die postnatale Entwicklung der Lymphknoten bei der Maus. Virchows Arch. path. Anat. **335**, 109—126 (1962). — Maximow, A.: Bindegewebe und blutbildende Gewebe. In: Handbuch der normalen mikroskopischen Anatomie des Menschen (ed. Möllendorff, W. v.), Bd. II, Teil 1, S. 232—583. Berlin: Springer 1927. — Mayerson, H. S.: The lymphatic system with particular reference to the kidney. Surg. Gynec. Obstet. **116**, 259—272 (1963). — Mazza, E., Puglionisi, A., Sbernini, C.: Morphological and microtopographical report on the blood and lymphatic vessels of the thyroid gland in man. Ateneo parmense **26**, 127—149 (1955). — McLean, J. M., Scothorne, R. J.: The lymphatics of the endometrium in the rabbit. J. Anat. (Lond.) **107**, 39—48 (1970). — Melnikova, K. V.: Innervation of the lymphatic vessels of the mesentery of the small intestine. Arch. Anat. Gistol. Embriol. **46**, 85—91 (1964). — Melnikow-Raswedenskow, N.: Histologische Untersuchungen über das elastische Gewebe in normalen und pathologisch veränderten Organen. Beitr. path. Anat. **26**, 546—588 (1899). — Meneghelli, V.: Protein synthesis in upper mesenteric lymphnodes of rabbits (pancreas asell II). In vitro experiments by histoautoratiographic technique with 1-$C^{14}$ labelled glycine. Acta anat. (Basel) **43**, 231—244 (1960). ~ The distinct structures of the lymphatic tissue and the supporting substance of superficial and deep lymph nodes in man with special reference to changes due to ageing. Acta anat. (Basel) **47**, 164—182 (1961). — Mensa, C., Benedetto, V.: Experimental study on the lymphatic tissue of the appendix (preliminary note). Boll. Mem. Soc. piemont. Chir. **19**, 423—426 (1949). — Menzies, D. W.: The concept of the „centron". Nature (Lond.) **208**, 163—165 (1965). ~ Concept of micro-environment related to the regional cytology of lymph nodes. Nature (Lond.) **213**, 714—715 (1967). — Merklin, R. J.: Suprarenal gland lymphatic drainage. Amer. J. Anat. **119**, 359—374 (1966). — Meyer-Lempenau, U., Sauer, J., Taher, E.-S.: Untersuchungen über das innere Lymphgefäßsystem von Leber, Nebenniere und Milz. Zbl. Vet.-Med. A **12**, 520—527 (1965). — Milanesi, S.: Ultrastructure of the lymph node follicles. Boll. Soc. ital. Biol. sper. **41**, 1221—1223 (1965). — Miles, A. A., Miles, E. M.: The state of lymphatic capillaries in acute inflammatory lesions. J. Path. Bact. **76**, 21—35 (1958). — MILLER, J. J., NOSSAL, J. V.: Antigens in immunity. VI. The phagocatic reticulum of lymph node follicles. J. exp. Med. **120**, 1075—1085 (1964). — MISLIN, H.: Zur Funktionsanalyse der Lymphgefäßmotorik (Cavia porcellus L.). Rev. suisse Zool. **68**, 228—238 (1961). ~ Structural and functional relation of the mesenteric lymph vessels. In: New trends in basic lymphology (ed. J. M. COLLETTE, G. JAUTET, R. E. SCHOFFE-NIELS), p. 87—93. Basel-Stuttgart: Birkhäuser 1967. — MISLIN, H., RATHENOW, D.: Experimentelle Untersuchungen über die Bewegungskoordination der Lymphangione (Cavia porcellus L.). Rev. suisse Zool. **69**, 334—344 (1962). — MITCHELL, J., ABBOT, A.: Ultrastructure of the antigen-retaining reticulum of lymph node follicles as shown by high-resolution autoradiography. Nature (Lond.) **208**, 500—502 (1965). — MIYAKAWA, M., IIJIMA, S., KOBAYASHI, R., TAJIMA, M.: Observation on the lymphoid tissue of the germ-free-guinea pig. Acta path. jap. **7**, 183—210 (1957). — MOE, R. E.: Fine structure of the reticulum and sinuses of lymph nodes. Amer. J. Anat. **112**, 311—335 (1963). ~ Electron microscopic appearance of the parenchym of lymph nodes. Amer. J. Anat. **114**, 341—369 (1964). — MOHIUDDIN, A.: Blood and lymph vessels in the jejunal villi of the white rat. Anat. Rec. **156**, 83—90 (1966). — MORITZ, V.: Über den histochemischen Nachweis alkalischer Phosphatase in menschlichen Lymphknoten. Zbl. allg. Path. path. Anat. **97**, 457—465 (1958). — MORRIS, B., SASS, M. B.: The formation on lymph in the ovary. Proc. roy. Soc. A **164**, 577—591 (1966). — MOSKOV, M.: Attempt at a new interpretation of the morphology and the function of the lymphatic follicles. Izv. Inst. Morfol. (Sofia) **9**, 49—57 (1964). — MOSKOV, M., SCHIWATSCHEWA, T., BONEV, ST.: Vergleichshistologische Untersuchung der Lymphknoten der Säuger. Die Lymphknoten des Delphins. Anat. Anz. **124**, 49—67 (1969). — MOVAT, H. Z., FERNANDO, N. V. P.: The fine structure of lymphoid tissue. Exp. molec. Path. **3**, 546—568 (1964). ~ The fine structure of the lymphoid tissue during antibody formation. Exp. molec. Path. **4**, 155—188 (1965). — MUNKA, V.: Lymphatic drainage of pulmonary segments. Čs. Morfol. **4**, 196—204 (1956). — MURAVIEV, M. N., ZSYPIN, A. B.: The effect of $\gamma$-rays of $Co^{60}$ on the automatic activity of lymphatic hearts of the frog. Dokl. Akad. Nauk SSSR **177**, 479—482 (1967).

NADEZHDIN, V. N.: The lymph-vessel architectonics in the interior of the muscles, tendons and fasciae. Arch. Anat. Gistol. Embriol. **34**, 90—100 (1957a). ~ Anatomy of extraorganic connections between lymph vessels of lower limbs in man. Arch. Anat. Gistol. Embriol. **34**, 90—99 (1957b). ~ The lymphatic system of the subcutaneous areolar tissue of the lower limb in man. Tr. Vi Vses. Sezda Anat. Gistol. Embriol. (Charkov) **1**, 280—281 (1961). ~ Lymphatic vessels of wall of subcutaneous veins of lower extremity in man. Arch. Anat. Gistol. Embriol. **55**, 8, 30—34 (1968). — NAITO, T., ISOKAWA, F.: Electron microscopic research on the structure of the capillary of the human lymph nodes. Arch. Histol. Jap. **22**, 397—406 (1962). — NAKANISHI, S.: Die Passage der Lymphflüssigkeit in einer Lymphdrüse. Lymphatologia (Kyoto) **1**, 49—54 (1951). — NARYADTCHIKOVA, A. S.: The problem of the stomach wall lymphatic system formation on foetuses and newborns. Arch. Anat. Gistol. Embriol. **36**, 1, 71—77 (1959). ~ Anatomy of cutaneous lymphatic vessels in human embryos foetuses and newborns. Arch. Anat. Gistol. Embriol. **38**, 86—92 (1960). — NICULESCU, I. T., ENACHESCU, A., BADESCU, R.: Innervation of lymph nodes. Com. Acad. R.P.R. **6**, 355—357 (1956). — NINFO, G.: Particulars regarding the behaviour of the interlobar lymphatics of the lung. Policlinico, Sez. prat. **57**, 1213—1214 (1950). — NISHIMURA, R.: A study on lymph passage of the stomach and the pancreas during operation by vital staining. II. A clinical study of the lymph-vessel system of the pancreas. Tohoku med. J. **53**, 495—502 (1956). — NISHIMURA, S.: Extravasculäre Saftbahnen des Augapfels und Sehnerven und ihre Beziehung zu den orbitalen Lymphgefäßen. Acta Sch. med. Univ. Kioto **31**, 47—102 (1953). — NISIMARU, Y.: Blood and lymph vessels and body fluid flow in the kidney. Hiroshima J. med. Sci. **15**, 153—170 (1966). ~ Lymphatics and lymph flow. Hiroshima J. med. Sci. **17**, 53—76 (1968a). ~ Structure and function of the lymph capillaries. Hiroshima J. med. Sci. **17**, 77—91 (1968b). — NORDMANN, M.: Studien an Lymphknoten bei akuten und chronischen Allgemeininfektionen. Virchows Arch. path. Anat. **267**, 158—203 (1928). — NOSSAL, G. J. V., ADA, G. L., AUSTIN, C. M.: Antigens in immunity. IV. Cellular localization of $^{125}J$ and $^{131}J$-labelled flagella in lymph nodes. Aust. J. exp. Biol. med. Sci. **42**, 311—330 (1964).

OEHMKE, H.-J.: Periphere Lymphgefäße des Menschen und ihre funktionelle Struktur. Licht- und elektronenmikroskopische Studien. Z. Zellforsch. **90**, 320—332 (1968). — OLENEVA, E. N.: Characteristics of the extravisceral lymphatic system of the rectum and its connection with certain organs of the pelvis and perineum. Sborn. Nauch. Trud. Ivanovsk. Med. Inst. **22**, 346—349 (1959). ~ Some data on connections of rectal lymphatic system with genitalia. Arch. Anat. Gistol. Embriol. **39**, 88—94 (1960). ~ The collateral lymph flow from the rectum. Sborn. Nauch. Trud. Ivanovsk. Med. Inst. **25**, 17—21 (1962). ~ Age-related features of the intramural lymphatic system of the rectum. Arch. Anat. Gistol. Embriol. **49**, 7—13 (1965). — OLIVA, L., STUART, C.: Le esperienze radiografiche nella evoluzione dello studio anatomico del sistema linfatico dell'uomo. Monit. zool. ital. **71**, 151—393 (1964). — ONO, K., MIYAZAKI, T.: Über die Beziehungen der Lymphknötchen zum arteriellen Gefäßsystem. Trans. jap. path. Soc. **26**, 278—288 (1936). — ORSÓS, F.: Das Bindegewebsgerüst der Lymphknoten im normalen und pathologischen Zustand. Beitr. path. Anat. **75**, 15—134 (1926). — OSTROVERCHOVA, W. G.: Mikroskopische Untersuchungen des intraorganellen Lymphgefäßsystems der männlichen Sexualdrüse. Arch. Anat. Gistol. Embriol. **39**, 9, 59—61 (1960). — OTANI, T.: Etudes sur les lymphocytes. Arch. franç. Pédiat. **15**, 227—237 (1958). — OTTAVIANI, G.: Ricerche comparative sulla topografia e sulla morfologia delle reti sangnifere e linfatiche delle stomao, dell'intestino tessue, dell'intestino crasso e confronti tra le reti. Padova 1933. ~ Pent-on parler de lymphocrinie hypophysaire. Bull. Histol. appl. **7**, 146 (1947). ~ Anatomical and biological observations concerning the lymphatic vessels. Monit. zool. ital. **56**, 54—58 (1948). ~ Osservazioni sull'importanza antofunzionale dei vasi limfatici della tiroide. Monit. Zool. Ital., Suppl. vol. LXVIII, Atti delle Soc. Ital. Anat. XI. Conocgno Catania 1949. ~ Bemerkungen über die Lymphgefäße des lebenden Tieres (Beobachtungen über die Bewegungen der Klappen und über die Kontraktion der Mesenterialkollektoren). Anat. Anz. **97**, 89—92 (1950). ~ Ricerche istologiche sulla gliandola tiroidéa in stasi limfactica sperimentale. Folia end. Acno IV, Fasc. I, 19—30 (1951). ~ On the necessity of distinguishing a "paralymphatic-system", consisting of peculiar canaliculi, from the lymphatic system proper. Boll. Soc. ital. Biol. sper. **28**, 2—3 (1952). ~ On the existence of portal lymph vessels. G. Clin. med. **34**, 1348—1355 (1953). ~ Studies and researches on the lymphatic system. Ric. Sci. **28** 1687—1690 (1958b). ~ The histobiology of the lymphatics. Folia angiol. (Milano) **5**, 164—168 (1959). ~ Ultrastruttura dei vasi linfatici dell'A.L.P.A. (Apparato Linfatico Periferico Assorbento). Monit. zool. ital., Suppl. **70**, 343—353 (1962). — OTTAVIANI, G., AZZALI, G.: Ultrastructure des capillaires lymphatiques. In: COMÈL, M., and L. LASZT (ed.), Morphologie und Histochemie der Gefäßwand, Teil II, S. 325—360. Basel: S. Karger 1966. ~ Ultrastructure of lymphatic vessels in some functional conditions. Acta anat. (Basel), Suppl. **56**, 73, 325—336 (1969). — OTTAVIANI, G., MAZZA, E.: Microscopic-anatomical research on the lymphatic vessels of the diaphragm. Ateneo parmense **26**, 151—221 (1955). — OTTAVIANI, G., SATTA, M.: Observations on the morphological elements of the prenodal lymph of the lung (Guinea pigs). Ateneo parmense **28**, 133—143 (1957). — OTTAVIANI, G., VIDONI, G. C., SETTI, G. C.: The lymphatic system of the bronchi. Bronches **8**, 53—123 (1958a).

PADOVANI, E., SETTI, G. C.: Osservazioni sullo sviluppo dei vasi linfatici della vulva. Attual. Ostet. Ginec. **3**, 471—483 (1957). — PALAY, S. L., KARLIN, L. J.: An electron microscopical study of the intestinal villus. I. The fasting animal. J. biophys. biochem. Cytol. **5**, 363—372 (1959). — PALKOVICH, J., CZEIZEL, E., HANCSÓK, M.: The role of the lymphcirculation in draining of the oestrogens. Magy Nöorv. Lap. **25**, 214 u. 256 (1962). — PANSINI, A.: Lympho-epithelial and lympho-arterial connections in the thyroid gland of the dog. Quad. Anat. prat. 8, 190—203 (1952/53). ~ On thyroid lymphocrinia. Boll. Soc. ital. Biol. sper. **29**, 1920—1921 (1953). — PAPAMILTIADES, M.: The lymphatic vessels of the pulmonary artery in man. Acta anat. (Basel) **16**, 116—122 (1952). — PAPP, M., FODOR, I.: A study of the lymphatic system of the canine salivary gland. Acta morph. Acad. Sci. hung. **8**, 145—149 (1958). — PAPP, M., RÖHLICH, P., RUSZNIÁK, I., TÖRÖ, I.: An electron microscopic study of the central lacteal in the intestinal villus of the cat. Z. Zellforsch. **57**, 475—486 (1962a). ~ Ultrastructure of central chylous vessel in intestinal villus. Arch. Anat. Gistol. Embriol. **42**, 6, 24—29 (1962b). — PAPPALARDO, G.: The lymphatic system of the uterus. Arch. ital. Chir. **82**, 169—207 (1957). — PARFENOVA, I. P.: Changes in the lymphatic vessels of normal lungs in connection with age. Pediatriya **1**, 9—15 (1953). — PARRY-JONES, E.: Lymphatics of the vulva. J. Obstet. Gynaec. Brit. Emp. **67**, 919—928 (1960). — PATAKY, ZS., KUBIK, I., KARÁCSONYI, S., TÖMBÖL, T.: Lymphatic circulation of the stomach and its clinical relations. Magy. Sebész. **13**, 227—237 (1959a). ~ Über den Lymphkreislauf des Magens und seine klinischen Beziehungen. Anat. Anz. **107**, 1—8 (1959b). — PATEK, P. R.: The morphology of the lymphatics of the mammalian heart. Amer. J. Anat. **64**, 203 (1939). — PEIRCE, E. C.: Renal lymphatics. Anat. Rec. **90**, 315—329 (1944). — PERNIS, P. A. VAN: Variations of the thoracic duct. Surgery **26**, 806—809 (1949). — PFLEGER, L.: Histologie und Histopathologie cutaner Lymphgefäße der unteren Extremitäten. I. Mitt.: Morphologie der cutanen Lymphgefäße. Arch. klin. exp. Derm. **22**, 1—22 (1964). — PFUHL, W., WIEGAND, W.: Die Lymphgefäße des großen Netzes beim Meerschweinchen und ihr Verhalten bei intraperitonealer Trypanblauinjektion. Klappenapparat und Mikrolymphherzen. Z. mikr.-anat. Forsch. **47**, 117—136 (1940). — PINTO, S., CASTRO-CORREIRA, J., COIMBRA, A.: Studies on the anatomy and physiology of the lymphatic system. IV. The structure of the thoracic duct in dogs. C. R. Ass. Anat. **43**, 768—775 (1957a). — PINTO, S., COIMBRA, A., CASTRO-CORREIA, J.: Studies of the anatomo-physiology of the lymphatic system. V. The histochemistry of the lymph vessels and nodes in the dog. C. R. Ass. Anat. **43**, 776—782 (1957b). — PISCHINGER, A.: Über die Zellen des weichen Bindegewebes. Wien. klin. Wschr. **1959**, 73—77. ~ Über die Organisation des lymphatischen Gewebes. Z. Zellforsch. **60**, 893—908 (1963). — POBERAI, M., GELLÉRT, A.,

Nagy, I., Lippai, J., Kozma, M., Nagy, S.: Comparative studies on the tissue composition of the peripheral lymph vessel wall. Kisérl. Orvostud. **13**, 154—159 (1961). ~ Vergleichende histologische Untersuchungen über die Struktur der Wand der Lymphgefäße. III. Histologischer Bau der Wand der peripherischen Lymphgefäße. Acta morph. Acad. Sci. hung. **11**, 229—238 (1962). — Poberai, M., Gellért, A., Nagy, I., Nagy, S., Lippai, J.: Comparative histological examinations of the architecture of the wall of lymph capillaries. Acta morph. Acad. Sci. hung., Suppl. **7**, 41 (1956). — Poberai, M., Kozma, M., Gellért, A., Husztik, E., Lippai, J.: Die Innervation der glatten Muskulatur auf Grund lichtmikroskopischer Untersuchungen. Anat. Anz. **113**, 107—118 (1963). — Pola, A. P.: Morphogenesis of lymphatic nodes. Voprosy Fiziologii I. Funktsionalnoi Morfologii Vnutrennikh Organov 244—247 (1964). Policard, A., Collet, A., Martin, J. C.: Recherches au microscope électronique sur diverses infrastructures des voies sanguines des ganglions lymphatiques. Z. Zellforsch. **56**, 203—212 (1962). — Pullinger, B. D., Florey, H. W.: Some observations on the structures and functions of lymphatics: their behaviour in local oedema. Brit. J. exp. Path. **16**, 49—61 (1935). ~ Proliferation of lymphatics in inflammation. J. Path. **45**, 157—172 (1937).

Radymska-Wawrzyniak, K.: The histochemical activity of monoamine oxidase and cholinesterase in arterial and venous walls of various circulation regions in domestic animals. Folia histochem. cytochem. (Kraków) **6**, 49—64 (1968). — Rakhawy, M. T. E.: The histochemistry of the lymphatic tissue of the human tongue and its probable function in taste. Acta anat. (Basel) **5**, 259—270 (1962). — Rakhimov, Ya. A.: The anatomy of the thoracic duct in dogs and monkeys. Trudy I Nauch. Konf. Anat. Gistol. Embriol. Sredn. Azii I Kaz. (Alma-Ata) 60—64 (1961). — Ramsay, A. S., Bennet, G. A.: Structure extent and drainage of the lymph-sac (felis domestica). Anat. Rec. **87**, 321—339 (1943). — Rassochina, L. I.: Age changes of the intraorgan pulmonary lymph system. Arch. Anat. Gistol. Embriol. **35**, 5, 19—26 (1958). — Rassochina-Volkova, L. I.: Age changes in the intraorgan lymphatic system of stomach in albino rats. Arch. Anat. Gistol. Embriol. **41**, 50—59 (1961). — Rauch, S.: Die Speicheldrüsen des Menschen. Stuttgart: Thieme 1959. — Rawson, A. J.: Distribution of the lymphatics of the human kidney as shown in a case of carcinomatous permeation. Arch. Path. **47**, 283—292 (1949). — Reiffenstuhl, G.: Das Lymphsystem des weiblichen Genitale. München-Berlin-Wien: Urban & Schwarzenberg 1957. — Reiher, K. H.: Erfolgt ein Hormontransport auf dem Lymphweg? Endokrinologie **33**, 60—63 (1955). — Rényi-Vámos, F.: Die Lymphgefäße der Nieren. Acta med. Acad. Sci. hung. **3**, 7—14 (1952). ~ Der Lymphkreislauf von Hoden und Nebenhoden. Acta med. Acad. Sci. hung. **6**, I, 36—41 (1954). ~ Das Lymphsystem des Hodens und Nebenhodens. Z. Urol. **48**, 353—372 (1955). ~ Über einige Probleme der Lymphforschung. Acta morph. Acad. Sci. hung. **6**, 71—86 (1955/56). ~ Neue Beiträge und Richtlinien zur Anatomie des Lymphgefäßsystems. Virchows Arch. path. Anat. **328**, 503—512 (1956a). ~ Das Lymphsystem des Dünndarms und seine Rolle im Fetttransport. Acta med. Acad. Sci. hung. **9**, 153—164 (1956b). ~ Neue Beiträge und Richtlinien zur Anatomie des Lymphgefäßsystems. Virchows Arch. path. Anat. **328**, 503—512 (1956c). ~ Das Lymphgefäß-System der Milz. Acta anat. (Basel) **39**, 84—89 (1959). ~ The lymphatic system of the urinary bladder. Acta chir. Acad. Sci. hung. **1**, 33—40 (1960a). ~ Das innere Lymphgefäßsystem der Organe. Anatomie, Pathologie und Klinik. Budapest: Verlag Ungar. Akademie der Wissenschaften 1960b. — Rényi-Vámos, F., Papp, M.: Das Lymphgefäß-System der Lunge. Acta anat. (Basel) **40**, 100—105 (1960). — Rényi-Vámos, F., Róna, G.: Das Lymphgefäßsystem der Tuba uterina und seine Bedeutung in der Pathologie. Virchows Arch. Path. Anat. **329**, 319—326 (1956). — Rényi-Vámos, F., Szinay, G.: Das Lymphgefäßsystem des menschlichen Dünndarms und seine Bedeutung in der Pathologie. Acta med. Acad. Sci. hung. **11**, 87—96 (1957). ~ Das Lymphgefäßsystem des Coecums. Acta anat. (Basel) **34**, 124—130 (1958). — Revasov, V. S.: Anatomy of the efferent lymphatics of the stomach in adult persons. Arch. Anat. Gistol. Embriol. **44**, 19—27 (1963). ~ Anatomy and topography of lymphatic vessels and nodes of the stomach and their relationship with arteries and veins in adult man. Arch. Anat. Gistol. Embriol. **55**, 8, 34—44 (1968). — Rienhoff, W. F.: The lymphatic vessels of the thyroid gland in the dog and in man. Arch. Surg. **23**, 783—804 (1931). — Righetti, L.: Development and senescence of the lymphatic vessels of the vermiform appendix. Ateneo parmense **29**, 617—632 (1958). — Rinneberg, H., Lennert, K.: Fermenthistochemische Untersuchungen des Lymphknotens. II. Adenosintriphosphatase und 5'-Nucleotidase in den Zellen des Lymphknotenschnittes. Klin. Wschr. Berlin, 923—924 (1961). — Rodriguez, A. L., Genis-Galvez, J. M.: A variety of the "ductus thoracicus" not yet described in man: Thoracic canal traversing vieussens' ansa. Acta anat. (Basel) **31**, 61 (1957). — Rojko, V. A.: Le systéme lymphatique intraorgane de la glande thyroide. Trav. Int. san.-hyg. (Leningrad) **35**, 227—232 (1956). — Rossi, F.: I vasi collecttori limfatici tiroidei nei mammiferi. Monit. zool. ital. **44**, 102—184 (1933). ~ Récerche comparative sui vasi collecttori limfatici della glandula tiroidea. Morph. Jb. **73**, 100—183 (1934). — Rotenberg, A. L.: Lymphatic flow from different parts of the human lung. Tr. Leningr. sanit.-gig. med. Inst. **35**, 105—122 (1956a). ~ The confluence of lymphatic vessels of different areas of the lungs. Tr. Leningr. sanit.-gig. med. Inst. **35**, 123—134 (1956b). — ROUVIERE, H.: Anatomie des lymphatiques de l'homme. Paris: Masson & Cie. 1932. — ROY, A. LE, JOHNSON, E., MANN, F. C.: Intrahepatic lymphatics. Amer. J. Physiol. **163**, 723 (1950). — ROZHDESTVENSKII, E. V.: Intraorganic lymphatic system of the human uterus. Tr. Leningr. sanit.-gig. med. Inst. **35**, 207—220 (1956). ~ Intrinsic lymphatic system of the human uterus. Novye Dannye O Limfaticheskoi Sisteme. Vnutrennostei (Leningrad) 207—220 (1957). ~ Lymph vessels of the endometrium and their changes during the menstrual cycle. Akush. i Ginek. **5**, 76—80 (1958). ~ Regional differences in the structure of human lymph nodes. Tr. Vi Vses. Sezda Anat. Gistol. Embriol. (Charkov) **1**, 308—310 (1961). ~ Intraorgan lymphatic bed of parotid salivary gland. Arch. Anat. Gistol. Embriol. **48**, 5, 77—80 (1965). — ROZHKO, V. A.: Intraorganic lymphatic system of the thyroid gland. Trud. Leningradskogo Sanit.-Gigien. Med. Inst. **35**, 227—232 (1956). — RUSSU, I. G., STERN, GH., GHIBU, M., LENGYEL, E.: The lymphatic periglandular spaces of the colon. Stud. Cercet. Med. (Cluj) **7**, 13—23 (1956). — RUSSU, I. G., VAIDA, A.: New morphologic data on the structure of the intramural lymphatic system of the large intestine. Morfol. norm. si. pat. **5**, 305—311 (1960). — RUSSU, I. G., VAIDA, A., LENGYEL, E.: The periglandular lymphatic spaces. Stud. Cercet. Med. (Cluj) **8**, 261—267 (1958a). ~ The morphofunctional appearance of the intramural lymphatic system of the large intestine. Com. Acad. R.P.R. **8**, 961—966 (1958b). — RUSZNYÁK, I.: Die Insuffizienz des Lymphkreislaufes. Verh. Dtsch. Ges. Innere Medizin, 66. Kongr. (1960 Wiesbaden). München: Bergmann 1961. — RUSZNYÁK, I., FÖLDI, M., SZABÓ, GY.: Physiologie und Pathologie des Lymphkreislaufes. Budapest: Akad. Verlag 1957. ~ Sur la circulation lymphatique de quelques glandes endocrines. Sem. Hôp. Méd. Monde 5—8 (1957a).

SAFIANNIKOVA, E. B.: Lymphatic system of the fascial sheaths of the upper limb. Arch. Anat. Gistol. Embriol. **41**, 9, 93—102 (1961). — SAINTE-MARIE, G.: The postcapillary venules in the mediastinal lymph node of ten-week-old rats. Rev. canad. Biol. **25**, 263—284 (1966). — SAINTE-MARIE, G., SIN, Y. M.: Structures of the lymph node and their possible function during the immune response. Rev. canad. Biol. **27**, 191—207 (1968). — SAKAIDA, I.: The relations between the lymph vessels and the "Gitter"-fibres of the fila olfactoria. Kaibogaku Zasshi **25**, 47—49 (1950a). ~ The drainage of the cerebrospinal fluid into the lymph vessels. Kaibogaku Zasshi **25**, 91—94 (1950b). — SAMOILOV, G. A.: Communications between the lymphatic system of the stomach and of various divisions of the small intestine in children. Sborn. Nauch. Trud. Ivanovsk. Med. Inst. **25**, 12—16 (1962). — SAPIN, M. R.: The lymphatic and vascular systems of the inferior vena cava in man. Arch. Anat. Gistol. Embriol. **41**, 82—87 (1961). — SATJUKOVA, G. S.: Macromicroscopic study of the intraorgan lymphatic system of skin and mucous membrane of external genitalia. Arch. Anat. Gistol. Embriol. **39**, 10, 66—78 (1960). ~ Makromikroskopische Untersuchungen am Lymphgefäßsystem der weiblichen Scheide. Anat. Anz. **110**, 177—198 (1961). — SAUER, J.: Das innere Lymphgefäßsystem der Nebenniere. Vet.-Med. Diss., München 1965. — SCHIPP, R.: Histological structure of the mesenteric lymph vessels (Cavia porcellus L.). Z. Zellforsch. **67**, 799—818 (1965a). ~ Über neue elektronenmikroskopische Befunde zur peripheren vegetativen Synapse am mesenterialen Lymphgefäß vom Meerschweinchen (Cavia porcellus). Experientia (Basel) **21**, 328—330 (1965b). ~ Feinstruktur besonderer Zellformen in der Lymphgefäßwand und deren Bedeutung für die nervöse Afferenz. J. Ultrastruct. Res. **19**, 250—259 (1967a). ~ Besonderheiten der Lymphgefäßwand im elektronenmikroskopischen Bild. Anat. Verh. 1966, Erg.-H. zu Anat. Anz. **120**, 223—234 (1967b). ~ Der Feinbau filamentärer Strukturen im Endothel peripherer Lymphgefäße. Acta anat. (Basel) **71**, 341—351 (1968). — SCHIPP, R., FLINDT, R.: Zur Feinstruktur und Innervation der Lymphherzmuskulatur der Amphibien (Rana temporaria). Z. Anat. Entwickl.-Gesch. **127**, 232—253 (1968). — SCHIWATSCHEWA, T.: Vergleichende histologische Untersuchung der Lymphknoten bei den Säugetieren. II. Die Lymphknoten bei der Fledermaus. Anat. Anz. **121**, 1—11 (1967). — SCHUBERT, J. C. F., RINNEBERG, H.: Der histochemische Nachweis der Adenosintriphosphatase bei pH 7,2 in eosinophilen Granulozyten und Plasmazellen des menschlichen Knochenmarkausstriches. Folia haemat. (Frankfurt), N. F. **6**, 145—148 (1961). — SCHULZE, P.: Elektronenmikroskopische Untersuchungen am Lymphknoten des Schweines. Morph. Jb. **111**, 301—306 (1967). — SEMEINA, N. A., ANDRIJUSHIN, J. N.: The flow of the thyroid gland, pharynx and larynx lymph vessels to the cervical veins. Arch. Anat. Gistol. Embriol. **35**, 5, 99—101 (1958). — SERBENYUK, Ts. V., PLATONOVA, G. G.: On the problem of morphophysiological organization of spinal centres of amphibia lymphatic hearts. Biofizika **11**, 1042—1048 (1966). — SEROVA, E. V.: The structure of the lymph system of the G. nodosum of the vagal nerve. Arch. Anat. Gistol. Embriol. **35**, 5, 96—98 (1958). — SETTI, G. C., RASORI, C.: The lymphatic system of the heart, of the pericardium and of the big vessels. (Anatomical, physiological, experimental and anatomo-pathological observations) (Continuation.) Riv. Pat. clin. **20**, 357—415 (1965a). ~ The lymphatic system of the heart, of the pericardium and of the big vessels. (Anatomical, physiological, experimental and anatomo-pathological observations) (End). Riv. Pat. clin. **20**, 419—453 (1965b). ~ The lymphatic system of the heart, pericardium and great vessels (anatomical, experimental and pathological observations). (To be continued.) Riv. Pat. clin. **20**, 291—353 (1965c). — SHDANOV, D. A., PAWLITZKAJA, S. S.: Zur Innervation der Wand des Ductus thoracicus. In: Probleme der theoretischen Med. Schr. des Leningrad. San. hyg. med. Inst. **49**, 5—8 (1949). — SHDANOV, D. A.: Gesamte Anatomie und Physiologie des Lymphgefäßsystems. Leningrad: Med. 1952. ~ Recent data on the functional anatomy of the internal lymphatics of the viscera. C. R. Ass. Anat. **42**, 716—725 (1955a). ~ Neues zur Anatomie des intraorganischen lymphatischen Systems der Eingeweide. Arch. Anat. (Strasbourg) **32**, 3, 28—34 (1955b). ~ Nouvelles données concernant l'anatomie fonctionelle des lymphatiques internes des viscères. Bull. Ass. Anat. (Nancy) 716—725 (1956). ~ The significance of macro- and microscopic investigations in the development of functional and pathological morphology of the lymph system of the internal organs. Arch. Anat. Gistol. Embriol. **35**, 5, 3—18 (1958a). ~ Functional anatomy of the visceral lymphatics. Ann. Anat. path. **3**, 251—267 (1958b). ~ Senile changes of lymphatic capillaries and vessels. Arch. Anat. Gistol. Embriol. **39**, 10, 24—36 (1960a). ~ Nouvelles données sur la morphologie fonctionelle du systéme lymphatique des glandes endocrinies. Acta anat. (Basel) **4**, 240—259 (1960b). ~ New data on the functional morphology of the lymphatic system of the endocrine glands. Probl. Endokr. **7**, 52—62 (1961). ~ Zur Lösung der Streitfragen über die funktionelle Morphologie des Lymphgefäßsystems. Anat. Anz. **111**, 17—50 (1962). ~ Anatomie comparée du canal thoracique et des principaux collecteurs lymphatiques du tronc chez les mammifères. Acta anat. (Basel) **61**, 15—83 (1965). ~ New data on the functional morphology of the lymph capillaries. Usp. sovrem. Biol. **61**, 443—460 (1966). ~ Regional differences and age changes in construction of lymphatic nodes in man. Arch. Anat. Gistol. Embriol. **55**, 8, 3—8 (1968). ~ Questions contestées d'anatomie des capillaires lymphatiques des viscères. Bull. Ass. Anat. (Nancy) **142**, 1034—1043 (1969a). ~ Anatomy and function of the lymphatic capillaries. Lancet **1969 II** b, 895—899. — SHDANOV, D. A., ŠAPIN, M. P.: Intraorgan blood vessels of hypophysis in man in functional aspect. Arch. Anat. Gistol. Embriol. **43**, 10, 3—12 (1962). — SHDANOV, D. A., SHAKLAMOV, V. A.: Comparative electron-microscopic study of the structure of the walls of blood and lymph capillaries. Arch. Anat. Gistol. Embriol. **47**, 10, 13—18 (1964). ~ Electron-microscopic study of lymphatic nodes in man. Arch. Anat. Gistol. Embriol. **55**, 7, 25—34 (1968). — SHDANOV, D. A., WOLODJKO, N. S.: Die intramurale Innervation des Ductus thoracicus beim Menschen. Acta anat. (Basel) **67**, 369—386 (1967). ~ Scheme of intramural innervation of ductus thoracicus in man. Arch. Anat. Gistol. Embriol. **54**, 64—68 (1968). — SHMERLING, M. D.: Intraorgan lymph-system of the thyroid gland in the rabbit, under normal and experimental conditions. Arch. Anat. Gistol. Embriol. **35**, 5, 49—54 (1958). — SHVALEV, V. N.: Innervation of lymphatic nodes. Arch. Anat. Gistol. Embriol. **54**, 96—98 (1968). — SHVYREVA, N. E.: Innervation of lymphatic nodes of man and some animals. Tr. Ivanovsk. med. Inst. **12**, 355—362 (1957). — SIMER, P. H.: The passage of particulate matter from the peritoneal cavity into the lymph vessels of the diaphragm. Anat. Rec. **101**, 333—351 (1948). ~ Drainage of pleural lymphatics. Anat. Rec. **113**, 269—283 (1952). — SIMIĆ, V., POPOVIĆ, S.: Cisterna chyli und die Hauptlymphkollektoren bei der Katze. Acta vet. (Beogr.) **17**, 17—25 (1967). ~ Cisterna chyli und die Hauptlymphkollektoren bei der Katze. Tierärztl. Umsch. **23**, 222—226 (1968). — SMITH, C., HÉNON, B. K.: Histological and histochemical study of high endothelium of post-capillary veins of the lymph node. Anat. Rec. **135**, 207—213 (1959). — SMITH, R. O.: Lymphatic contractility. A possible intrinsic mechanism of lymphatic vessels for the transport of lymph. J. exp. Med. **90**, 497—509 (1949). — SÖDERSTROM, N.: Post-capillary venules as basic structural in the development of lymphoglandular tissue. Scand. J. Haemat. **4**, 411—429 (1967). — SORENSON, G. D.: An electron microscopic study of popliteal lymph nodes in rabbits. Anat. Rec. **136**, 282 (1960a). ~ An electron microscopic study of popliteal lymph nodes from rabbits. Amer. J. Anat. **107**, 73—96 (1960b). — SPESIVTSEVA, L. G.: Arterial supply of the lymph nodes of the posterior mediastinum. Tr. Permskogo Med. Inst. **36**, 85—92 (1962). — SPIRIDONOVA, E. P.: Connections of the lymphatic system of the liver and kidneys. Sborn. Nauch. Trud. Ivanivsk. Med. Inst. **22**, 409—412 (1959). ~ The lymphatics of the human heart valves. Sborn. Nauch. Trud. Ivanovsk. Med. Inst. **25**, 127—129 (1962). — SPIROV, M.: Lymph vessels of the human peritoneum. Eksper. Med. Morfol. (Sofia) **6**, 1—7 (1967). — SSAPIN, M. R.: The adrenal intraorgan lymphatic system in man. Arch. Anat. Gistol. Embriol. **36**, 6, 52—59 (1959). — STAUDT, J., WENZEL, J.: Untersuchungen über das Lymphgefäßsystem des Kaninchenhodens. Z. mikr.-anat. Forsch. **73**, 59—72 (1965). — STERNLIEB, I., HAMER, C. J. A. VAN den, ALPERT, S.: Role of intestinal lymphatics in copper absorption. Nature (Lond.) **216**, 824 (1967). — SUBBOTIN, M. JA.: Zum Problem der Lymphgefäße im Omentum des Kaninchens. Dokl. Akad. Nauk SSSR, N. S. **95**, 1097—1099 (1954). — SUN, T. T.: Innervation disturbances and their influence upon the development of collateral lymph circulation after resection of lymphatic vessels. Arch. Anat. Gistol. Embriol. **37**, 24—28 (1959). — SUSHKO, A. A.: The valves of lymphatic vessels. Arch. Anat. Gistol. Embriol. **36**, 65—74 (1959). — SUWA, K.: Electron microscope studies on the lymph nodes of rabbits vitally stained by repeated intravenous or subcutaneous injections of acid and basic dyes, with special reference to the direction of passage of vital dyes in the nodes. Acta med. Okayama **16**, 111—151 (1962). — SVIRIDOV, A. I.: Age conditioned changes of primitive lymph vessels of the human diaphragm. Trudy III Nauchnoi Konferentsii Po Voprosam Vozrastnoi Morf., Fiz. i Biokhim. (Moskva) 557—560 (1959). ~ The lymphatic vessels of the walls of the inferior (posterior) vena cava in man and animals. Dokl. Biol. Sci. Sect. **132**, 380—381 (1960). ~ The lymphatic of the diaphragmatic part of the pericardium in man. Vrach. Delo **5**, 509—512 (1957). ~ The initial networks of lymphatic capillares of the mucous membrane and the submucous layer of the stomach in vertebrates. Dopov. Akad. Nauk ukrain. RSR **2**, 264—266 (1964). — SYSGANOW, A. N.: Über das Lymphsystem der Nieren und Nierenhüllen beim Menschen. Z. Anat. Entwickl.-Gesch. **91**, 771—831 (1930). — SZABÓ, L. E., KARÁCSONY, S., PATAKY, Z.: Functional lymph drainage of the oesophagus. Zbl. Chir. **87**, 1796—1802 (1962).

TAHER, E.-S.: Das innere Lymphgefäßsystem des Eierstocks. Tierärztl. Umsch. **19**, 194—197 (1964). ~ Das innere Lymphgefäßsystem der Niere. Vet.-Med. Diss., München 1965. — TAKADA, M.: Electron microscopic observations on the passage of electrolyte solutions through the walls of lymph vessels. Nagoya med. J. **12**, 7—12 (1966). — TAKADA, M., KATO, F., CHAYA, I.: Capillary endothelial fenestrations of the popliteal lymph nodes of the rabbit. Nagoya med. J. **12**, 211—214 (1966). — TAMÁSKA, L., HARSÁNYI, L.: Über die periarteriellen Lymphspalten der Lunge. Acta morph. Acad. Sci. hung. **6**, 45—56 (1955). — TANAKA, H.: Comparative cytologic studies by means of an electron microscope on monocytes, subcutaneous histiocytes, reticulum cells in the lymph nodes and peritoneal macrophages. Ann. Rep. Inst. Virus Res., Kyoto Univ., Ser. A **1**, 87—149 (1958). — TATEMOTO, J.: Wiederherstellung der Lymphbahnen nach der Exstirpation des Popliteallymphknotens. Arch. Histol. Jap. **14**, 265—278 (1958). — TAYLOR, G. W.: Contractility in human lymphatics. In: COLLETTE, J. M., G. JANTET and E. SCHOFFENIELS (ed.), New trends in basic lymphology, p. 100—101. Basel-Stuttgart: Birkhäuser 1967. — THOMAS, C. E.: An electron- and light-microscope study of sinus structure in perfused rabbit and dog spleens. Amer. J. Anat. **120**, 527—551 (1967). — TISCHENDORF, F., LINNARTZ-NIKLAS, A.: Autoradiographische Untersuchungen an Milz und Lymphknoten verschiedener Säugetiere. Anat. Anz. **105**, 400—411 (1958). — TOBIN, CH. E.: Pulmonary lymphatics. Anat. Rec. **118**, 275—454 (1954a). ~ Lymphatics of the pulmonary alveoli. Anat. Rec. **120**, 625—636 (1954b). ~ Human pulmonic lymphatics. An anatomic study. Anat. Rec. **127**, 611—633 (1957). — TODA, T.: Experimental studies on the lymphatic system of the gastroduodenal junction and its vicinity with a view to surgery for gastric cancer. Acta med. (Japan) **33**, 148—174 (1963). — TÖMBÖL, T., VAJDA, J.: Über die Lymphzirkulation des Pankreas. Anat. Anz. **110**, 400—409 (1962). — TÖRÖ, I.: Histophysiological problems regarding the lymphatic tissue. Acta morph. Acad. Sci. hung., Suppl. **10**, 4—18 (1962). ~ Über die Lymphknoten. Anat. Anz. 111—127 (1964). Verh. anat. Ges. (Jena), Erg.-H. zu Bd. 112 (1963). — TÖRÖ, I., CSABA, G., KISS, J.: Studies on the mucopolysaccharide metabolism of the lymphatic organs. Acta anat. (Basel), Suppl. 56, **73**, 422—428 (1969). — TÖRÖ, I., RÖHLICH, P.: Ultrastructure of the lymph node of the guinea pig. Acta morph. Acad. Sci. hung. **11**, 415—432 (1962). — TOMUSYAK, T. L.: On restoration of the lymphatic vessels after extirpation of lymph nodes. Bjull. eksp. Biol. Med. **68**, 8, 109—112 (1969). — TONETTI, E.: Morphogenesis and senescense of the lymph vessels of the scrotum. Ateneo parmense **27**, 511—529 (1956). — TORMENE, A., ZANGRANDO, O., MILLINI, R., FAZZINI, G.: Contribution to the study of the lymphatic circulation in organs. I: The renal lymphatics. Urol. int. (Basel) **20**, 305—318 (1965). — TOYODA, M.: Histological study of lymph nodes of monkey (Macaca fuscata yakui). Rep. Sec. Div. Anat. Kyoto Univ. **9**, 1—54 (1965). — TRAUTMANN, F., LIPPMANN, H.: Zum feingeweblichen Strukturbild der Rattenlymphknoten. Ärztl. Forsch. **12**, 152—157 (1958). — TSETKOVA, A. P.: Connections of the lymphatic system of the uterus, ovaries and uterine tubes. Sborn. Nauch. Trud. Ivanovsk. Med. Inst. **22**, 476—479 (1959). — TYURINA, A. A.: Connections of the lymphatic system of the lungs and liver in children. Sborn. Nauch. Trud. Ivanovsk. Med. Inst. **22**, 427—431 (1959). ~ Morphology of the internal lymphatic system of the lungs in the fetus, newborn, and young infant in relation to their segmental structure. Trudy Yubileinoi Nauchnoi Konferentsii, Posvyashshennoi Pamyati Proffessora G. M. Iosifova (voronezh) 184—187 (1965).

UKEDA, Y.: A histological study on the afferent innervation of the lymph nodes. Arch. Jap. Chir. **27**, 1357—1372 (1958).

VAJDA, J., TÖMBÖL, T.: Lymphatic apparatus of the wall of the small intestine. Acta morph. Acad. Sci. hung. **13**, 339—347 (1965a). ~ Beiträge zum mesenterialen Lymphkreislauf. Acta morph. Acad. Sci. hung. **13**, 349—357 (1965b). — VAJDA, J., TOMCSIK, M.: Neuere Untersuchungen an den mesenterialen Lymphgefäßen. Acta morph. Acad. Sci. hung. **14**, 137—144 (1966). — VANCOV, V.: Sur la présence dans certains ganglions lymphatiques de canaux, dans lesquels sont logés des vaisseaux sanguins et des nerfs. Anat. Anz. **107**, 252—256 (1959). — VARADY, K.: In-vivo manifestation of the uterinal lymphatic system. Acta morph.

Acad. Sci. hung. **1**, 259—260 (1951). — VARGIN, V. S.: Fluid currents in the perineural space of the sciatic nerve and its connections with the lymphatic system. Tr. Vi Vses. Sezda Anat. Gistol. Embriol. (Charkov) **1**, 189—190 (1961). — VASILENKO, V. A.: Interconnections of the internal testicular renis and vein of the pampiniform plexus. Arch. Anat. Gistol. Embriol. **34**, 98—99 (1957). — VELIKORECHIN, I. A.: Intraorganic lymphatic system of the human large intestine. Tr. Leningr. sanit.-gig. med. Inst. **35**, 61—82 (1956). — VETTER, W.: Alkalische Phosphatasen in Mastzellen, Blut- und Lymphgefäßen der Rattenzunge. Z. Anat. Entwickl.-Gesch. **130**, 153—176 (1970). — VIDONI, G. C., MAFFEI, G.: Sulla fine distribuzione dei vasi linfatici della faringe umana. Arch. ital. Otol. **15**, 11—87 (1953). — VIKALYUK, Y. u. F.: Age-related changes in the lymphatic vessels of the liver. Arch. Anat. Gistol. Embriol. **46**, 77—82 (1964). — VOLODKO, V. P.: Lymphatic vessels and segmental structure of liver in man. Arch. Anat. Gistol. Embriol. **52**, 1, 65—79 (1967). — VOROBEVA, E. A.: Lymphatic system of human thymus. Arch. Anat. Gistol. Embriol. **41**, 9, 60—66 (1961). ~ Intrinsic lymphatic system of the pancreas in children. Trudy V Konf. Po Vozrastnoi Morfol. Fiziol. i Biokhimii (Moskva) 506—508 (1962). ~ Anatomy of the lymphatic system of the pancreas in man. Arch. Anat. Gistol. Embriol. **44**, 3, 62—67 (1963). — VOSKRESENSKAYA, I.: Structure of the lymphatic system of the diaphragm in the rabbit. Arch. Anat. Gistol. Embriol. **39**, 95—100 (1960).

WAASBERGEN, G.-P.-W., DANKMEIJER, J.: Le caractère des vaisseaux lymphatiques dans les modifications de la circulation pulmonaire. Bull. Ass. Anat. (Nancy) **100**, 759—763 (1958). — WALDECK, F.: Zur Motorik der Lymphgefäße bei der Ratte. I. Die Bedeutung aktiver Kontraktionen der Lymphgefäße für den Lymphtransport. Pflügers Arch. ges. Physiol. **283**, 285—293 (1965a). ~ Zur Motorik der Lymphgefäße bei der Ratte. II. Die contractilen Eigenschaften der Muskulatur der Leberlymphgefäße. Pflügers Arch. ges. Physiol. **283**, 294—300 (1965b). — WATANUKI, T., MIURA, A. B., KOIZUMI, K.: Elektronenmikroskopische und enzymhistochemische Untersuchungen über den morphologischen Unterschied zwischen Reticulumzellen und Sinusendothelien des Mäuselymphknotens. Virchows Arch. Abt. A **346**, 130—153 (1969). — WEBB, R. I.: Observations of the propulsion of lymph through the mesenteric lymphatic vessels of the living rat. Anat. Rec. **57**, 345—350 (1933). — WEGMANN, R.: Histochimie et histoenzymologie des voies lymphatiques. In: COLLETTE, J. M., G. JANTET and G. SCHOFFENIELS (ed.), New trends in basic lymphology, p. 146—156. Basel-Stuttgart: Birkhäuser 1967. — WENZEL, J.: Untersuchungen über das Lymphgefäßsystem juveniler Kaninchenovarien. Z. mikr.-anat. Forsch. **74**, 471—481 (1966a). ~ Die Ausbildung des Lymphgefäßsystems in Abhängigkeit vom Lebensalter und Funktionszustand — dargestellt an Ovarien jugendlicher, erwachsener und trächtiger Kaninchen. Z. mikr.-anat. Forsch. **75**, 482—516 (1966b). ~ Untersuchungen über das innere Lymphgefäßsystem der Speicheldrüsen beim Kaninchen. Z. mikr.-anat. Forsch. **76**, 226—243 (1967). ~ Zur funktionellen Morphologie des Lymphgefäßsystems in Organen. Wiss. Z. Humboldt-Univ. Berlin, math.-nat. Reihe **18**, 821—832 (1969). — WENZEL, J., KELLERMANN, P.: Vergleichende Untersuchungen über das Lymphgefäßsystem des Nebenhodens und Hodens von Mensch, Hund und Kaninchen. Z. mikr.-anat. Forsch. **75**, 368—387 (1966). — WENZEL, J., STAUDT, J.: Neue Befunde über das Lymphgefäßsystem des Kaninchenovariums durch differenzierte Darstellung von Lymph- und Blutgefäßen. Z. mikr.-anat. Forsch. **74**, 457—470 (1966). — WINCKLER, G.: Contribution à l'étude de l'innervation des ganglions lymphatiques. Arch. Anat. (Strasbourg) **49**, 319—326 (1966). — WOLODJKO, N.: Zur Innervation des Ductus thoracicus der Katze. Anat. Anz. **109** 201—216 (1921).

YAMADA, S., YAMAGISHI, T.: Light and electron microscopic studies on the structure of the lymphatic sinus in lymph nodes. Nagoya med. J. **7**, 7—16 (1961). — YAMAGISHI, T.: The fine structure of the small lymph and blood vessels in the serous and muscular coats and mesentery of the small intestine of various vertebrates. Nagoya med. J. **6**, 215—229 (1960). ~ Fine structure of the lymph vessels in the abdominal surface of the diaphragm of dogs, and their appearance after the absorption of indian ink. Nagoya med. J. **7**, 1—6 (1961). — YAROVYCH, I. I.: Intraorganic lymphatic system of the human pericardial cavity. Tr. Leningr. sanit.-gig. med. Inst. **35**, 153—163 (1956a). ~ Pericardium lymphatic drainage in man. Arch. Anat. Gistol. Embriol. **36**, 4, 71—75 (1959b). — YIDASHEV, I.: Intraorganal lymph-capillaries and peritoneal vessels in the lesser pelvis. Dok. Tadzhik. Akad. Nauk **9**, 38—41 (1966). — YOFFEY, J. M., COURTICE, F. D.: Lymphatics, lymph, lymphoid tissue. London: Arnold 1956. — YUKOV, O. S.: The role of omental lymphatics in the absorption of suspensions from the peritoneal cavity. Sborn. Nauch. Trud. Krasnoyarsk. Med. Inst. **5**, 73—74 (1958).

ZAEVA, K. A.: Sources of nerve supply of the superficial lymph nodes of the cubital fossa in man. Tr. permskogo med. Inst. **36**, 47—51 (1962). — ZAKRZHEVSKII, V. V.: Topography of the efferent lymphatic vessels of the thyroid gland in elderly subjects. Arch. Anat. Gistol. Embriol. **6**, 78—84 (1964). ~ Lymph vessels of human thyroid in the elderly and the aged. Trudy Yubileinoi Nauchnoi Konferentsii, Posv-Yashcnennoi Pamyati Proffessora G. M.

Iosifova (Voronezh) 85—87 (1965). — ZERBINO, D. D.: The perivascular lymph-vessels. Arch. Anat. Gistol. Embriol. **34**, 35—39 (1957). ~ Senile changes in outflow lymphatic vessels. Arch. Anat. Gistol. Embriol. **39**, 10, 37—42 (1960). ~ New data on changes in lymphatic vessels at and after middle age. Trudy VI Vses. Sezda Anat. Gistol. i Embriol. (Charkov) **1**, 235—236 (1961). — ZHEMCHUZNIKOVA, L. E.: Das intraorgane Lymphgefäßsystem der Bauchspeicheldrüse der Föten, der Neugeborenen und der Kinder während der ersten Lebensmonate. In: Neue Angaben über das Lymphgefäßsystem der Eingeweide. Abh. sanit. hyg. med. Inst. Leningrad **35**, 55—60 (1957). ~ Age changes in the anatomy of the human pancreatic lymphatic system. Arch. Anat. Gistol. Embriol. **36**, 3, 53—59 (1959).

# The Fine Structure and Function of the Lymphatic Vascular System*

By

LEE V. LEAK, Washington**

With 32 Figures

## I. Introduction

Despite the close topographical association of the lymphatic vessels to the blood vessels, the lymphatics differ from blood vessels in both their function and overall structural architecture. Therefore, before lymphatic function in both the normal and pathologic states can be understood, there must first be a delineation of the precise structure, distribution and organization of lymphatics in the various regions and organs of the body, for their presence in several organs and areas still remain a topic of controversy. Likewise, the questions of lymphatic patency, lymphatic dilatation during inflammation, the flow of fluids and proteins across the connective tissue-lymph-interface (i.e., lymphatic capillary permeability) and the unindirectional flow and propulsion of fluids within these vessels still need clarification.

Notwithstanding present advancements in techniques for both physiologic and cytologic studies, a consistent interpretation of the precise distribution and structure of lymphatic vessels has not yet evolved. It is the purpose of this chapter, therefore, to evaluate some of the available data on the structure and function of the lymphatic vessels. Also presented are the findings of some new experiments designed to provide information that will further our understanding of the critical role played by the lymphatic vascular system in the removal of connective tissue fluids and protein in both the healthy and diseased states.

## II. General Organization of the Lymphatic Vascular System

The overall organization and distribution of the lymphatic vascular system can be thought of as a one-way drainage system and viewed as a tree-like structure with the trunk representing the thoracic duct and emptying into the great veins of the neck. The main branches and limbs of the tree-like structure are represented by collecting vessels that are punctated with lymph nodes (i.e., a filtering or screening system) along their course and a final arborization of smaller and permeable vessels, the lymphatic capillaries which are located at the scene of the action or site of extracellular exchange within the interstitium. It is across the wall of the lymphatic capillaries that connective tissue fluids, proteins and hor-

* This work has been supported by United States Public Health Grant AL 07348 and R01 HE 13901, and the Shriners Burns Institute, Boston Unit.

Appreciation is expressed to Mr. ERNEST SARTARIO, Mrs. R. MACWILLIAMS, Mrs. ETHEL LIPNER, and Mr. L. LORPORDI for technical assistance during the course of these studies. Appreciation is also expressed to Miss L. JENKINS for secretarial services rendered in typing the manuscript.

** Department of Anatomy, College of Medicine, Howard University, Washington, D.C.

mones are readily transported, for the continual maintenance of fluid homeostasis throughout various regions and tissues of the body.

Vessels comprising the lymphatic drainage system can be grouped in the following categories:

**1. Lymphatic Trunks.** These consist of the major lymphatics with a large diameter and thick vascular wall. The walls of such vessels contain valves and consist of three distinct tunics (a) an intima which is comprised of a single layer of endothelial cells that are surrounded by a basement lamina; (b) a media consisting of several layers of smooth muscle cells that alternate with successive layers of collagen and elastic fibers; and (c) an outermost layer, the adventitia, that is composed of connective tissue elements, fibroblasts in addition to nerve bundles and *vasa vasorum*.

**2. Lymphatic Collecting Vessels.** The diameter of these vessels are variable. The wall possesses valves and is composed of three tunics; however, the tunica media may consist of an occasional smooth muscle cell that occurs at various intervals along the vessel wall. In some vessels a single layer of smooth muscle may form the tunica media while in other collecting vessels the middle layer may be composed of several complete layers of smooth muscle cells.

**3. Lymphatic Capillaries.** The walls of these vessels possess a continuous endothelial lining that is not surrounded by a complete basement lamina. The endothelial cell junctions permit free passage of large molecules and cells from the adjoining interstitial areas and constitute the primary or initial element of the lymphatic system which drains the interstitium of fluids in the maintenance of fluid homoestasis. The diameter of these vessels is also extremely variable, ranging from 20 to 60 microns. In some species the absorbing lymphatics take on the form and shape of bulbous or saccular structures[1].

**4. Lymphatic Sinusoids.** These consist of extremely attenuated endothelial cells that line interstitial or fascicular planes between epithelial cells as is found in the testis. The term sinusoid is used to describe such structure because of their pleomorphic and labyrinthine configurations. These vessels also serve as the initial drainage site for interstitial fluids. Just as specific types of blood vessels are recognized in various regions of the body, it seems reasonable, also, to expect variability in the lymphatics according to their function. Such is, indeed, the case as is depicted by the variability in structural appearance of lymphatics in various organs and connective tissue of the body.

## A. Anatomical Arrangement of the Major Lymphatic Vessels

### 1. Structural Components of the Lymphatic Vascular Wall

Like the major muscular arteries and large veins, the major vessels of the lymphatic vascular system consist of three distinct layers: (1) the *tunica intima*, (2) the *tunica media*, and (3) the *tunica adventitia*. The elements of the internal layer are oriented mostly longitudinally while those of the middle layer are wound in a tight spiral and, therefore, appear circular in arrangement. Elements of the outer layer are more or less loosely arranged and appear parallel to the long axis of the lymphatic vessel. These gradually merge with other surrounding elements of the connective and adipose tissues in which the major lymphatics are usually embedded.

The thoracic duct is composed of an endothelial layer, a distinct subendothelial layer which consists of elastic and collagen fibers, a media composed of

[1] WEBB and NICOLL 1944, CLIFF and NICOLL 1970.

mainly circularly arranged smooth muscle cells that are interspersed with elastic and collagen fibers, fibroblasts, blood vessels (*vasa vasorum*) and nerves.

The lymphatics from various organs investigated by the author have been prepared according to the methods currently employed for electron microscopic examinations[2].

### *a) Tunica Intima, the Endothelium*

The endothelial cells of the thoracic duct appear cuboidal in shape in the contracted vessel with a nucleus that bulges into the lumen. However, the cells are considerably flattened out in the distended vessel. The endothelium may reach a thickness of approximately 2 $\mu$ at the perinuclear regions while measurements of 0.1 $\mu$ or less are often noted in the thinner regions of the cytoplasm (Fig. 1). The protoplasm of the endothelial cells is surrounded by a plasma membrane which contains invaginations of varying depths along both its luminal and abluminal fronts (Fig. 2). These invaginations have a dimension similar to the micropinocytotic vesicles noted in blood vessels[3] as well as blood capillaries[4] that are responsible for transendothelial passage of large molecules.

The cytoplasm contains numerous ribosomes, many of which appear in clusters or rosettes while some are attached to relatively short and infrequent cisternae of the endoplasmic reticulum.

In cells with a high rate of protein synthesis[5] the ribosomal-studded endoplasmic reticulum occupies a large portion of the cytoplasm; i.e., the rough variety. Morphological features of the endothelial cell comprising the major lymphatics would suggest that it is engaged in a moderate production of protein synthesis as part of its own metabolism and that it is not equipped with the apparatus needed for a heavy protein production for extracellular discharge as is the case with other cell types where the latter condition prevails[6].

Mitochondria are regularly observed and are usually spherical in shape with an average diameter of approximately 0.2 $\mu$. The Golgi apparatus occupies a perinuclear position and consists of crescent shaped lamellar structures with numerous peripherally associated coated vesicles. Occasionally, multivesicular bodies are observed in the endothelial cells. These are usually located near the Golgi region (Fig. 3). Membrane bounded bodies with a moderate electron dense content are also present in the endothelial cells. These are of varying sizes, usually spherical, although variations in this form are occasionally encountered.

In the contracted vessels, the luminal surface of the endothelium is usually thrown into folds which produce finger-like projections that extend into the lumen of the vessel, while in a distended vessel the luminal surface is remarkably smooth and rarely displays projections along its surface (Fig. 1, 3). There is a moderate amount of cytoplasmic filaments in the endothelial cells, their occurrence being more abundant in certain regions of the vessel than others. Endothelial cells comprising the valves (Figs. 6, 7) usually contain a large number of cytoplasmic filaments while their occurrence in cells that make up the wall of the large vessels is not as profuse (Fig. 2).

Microtubules are also seen in the endothelial cells of the major lymphatic vessels, but they are not as abundant as in the lymphatic capillary endothelium.

**Intercellular Junctions.** The lateral surfaces of the endothelial cells are extremely variable. Endothelial margins may be thrown into elaborate folds where

[2] Leak 1968, 1970a, 1971. [3] Rhodin 1962.

[4] Palade 1953, 1960, Bruns and Palade 1968.

[5] Palade, Siekevitz and Caro 1962, Caro and Palade 1964.

[6] Jamieson and Palade 1967, 1971.

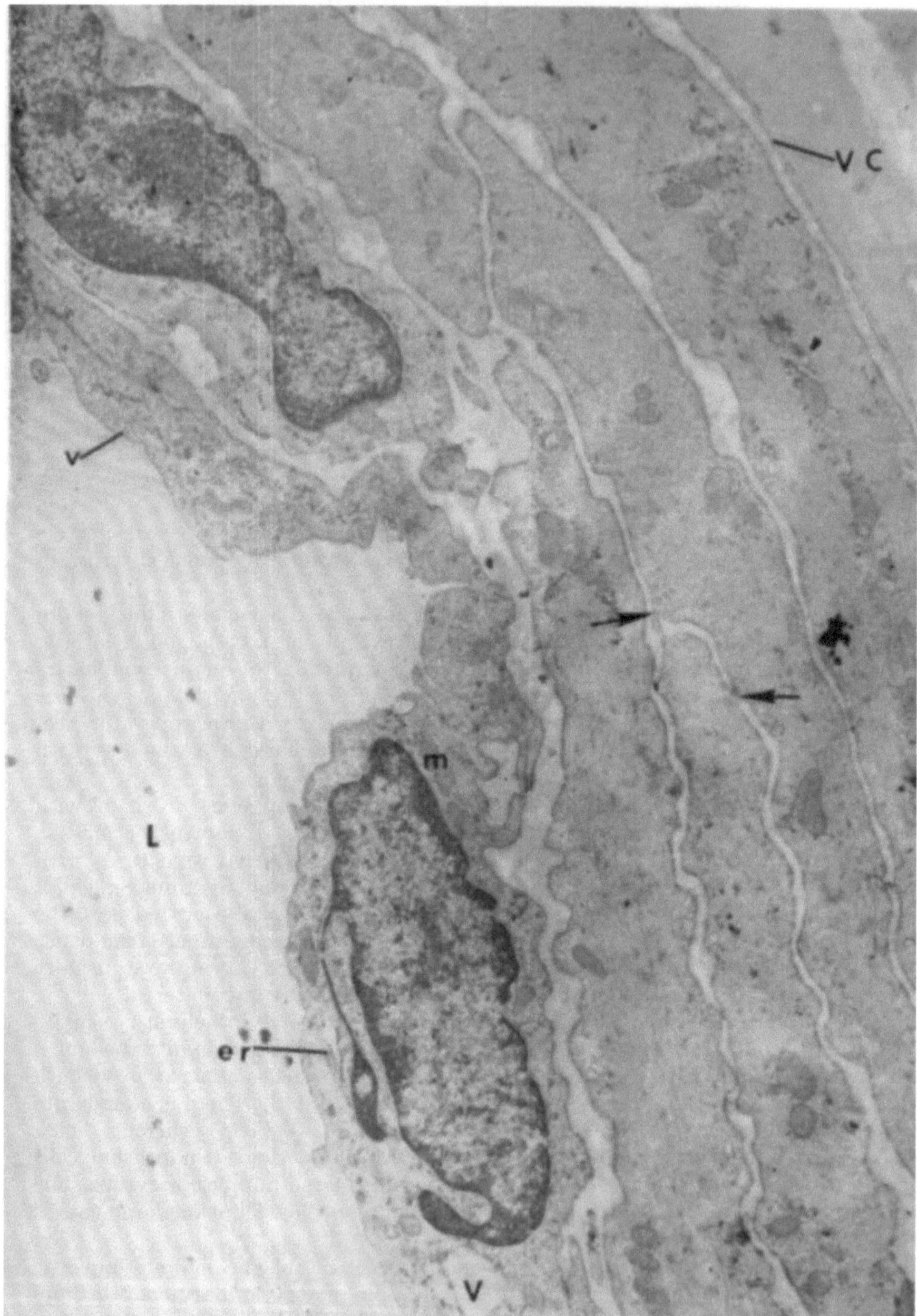


Fig. 1. Electron micrograph showing cross sectional view of a portion of thoracic duct. Endothelial cells contain numerous pinocytosis vesicles (*v*) along the plasmalemma as well as vesicles and vacuoles (*V*) within the deeper regions on the cytoplasm. Mitochondria (*m*) and endoplasmis reticulum (*er*) of the rough variety are also observed. The tunica media consist, of smooth muscle cells which are closely apposed at various regions (arrows). A small segment of a veil cell (*VC*) is seen at the upper right portion of the micrograph. ×15000

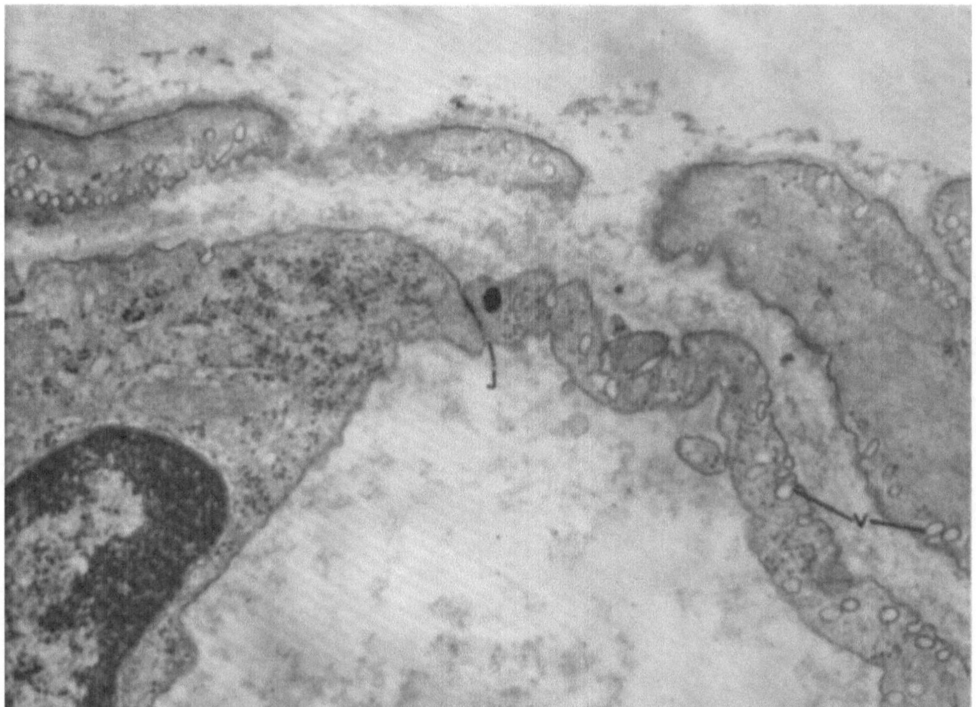

Fig. 2. This micrograph demonstrates intercellular junction (*j*) of a collecting vessel. The plasmalemma of the endothelial cell contains numerous pinocytosis invaginations (*v*), these are also observed in the smooth muscle cells of the tunica media. ×42000

adjacent cells overlap each other for very short distances or they may interdigitate to form imbrications. Specializations noted along the lateral surfaces consist of electron dense accumulation within the peripheral cytoplasm subjacent to the endothelial plasmalemma. There is often a space of 150—200 A between the apposing endothelial plasma membranes which may or may not contain an electron dense material. These areas are very similar to desmosomes observed between epithelial cells[7].

Other specialized areas between adjacent endothelial plasma membranes consist of focal sites where apposing plasma membranes are held in close contact without an obliteration of the intercellular cleft (Fig. 2). These presumably permit endothelial cells to maintain cell-to-cell contact (i.e., a *macula adhaerens*) without obliterating extensive areas of the intercellular cleft. Infrequently areas are observed in which there is a spot-like elimination of the intercellular cleft. This occurs when the outer leaflets of the adjacent endothelial plasma membranes fuse for short distances to form a quintuple structure and represent a "tight junction"[8]. Such areas are reported to represent sites for cell-to-cell interaction[9].

**Basement Lamina.** The basement lamina appears to be continuous in the thoracic ducts for the animals observed thus far. It is composed of a felt work of fine filaments that form an amorphous band of approximately 800—1000 A in

[7] Fawcett 1966.
[8] Farquhar and Palade 1963.
[9] Bullivant and Loewenstein 1968, Loewenstein and Penn 1967.

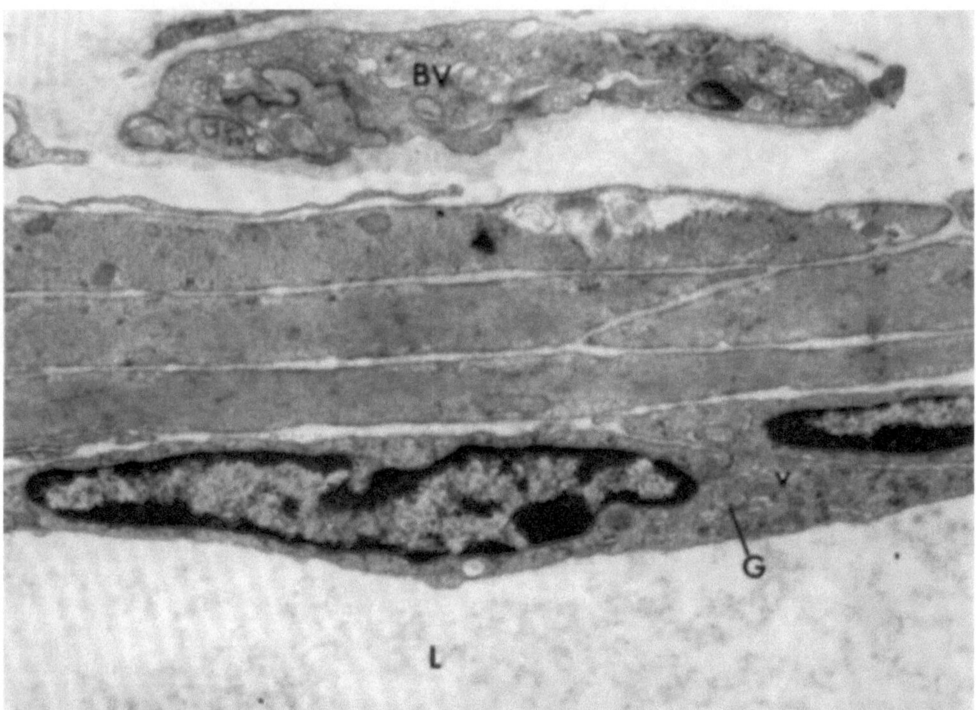


Fig. 3. This electron micrograph demonstrates the location of a blood vessel (*BV*) within the wall of a lymphatic collecting vessel. A Golgi (*G*) apparatus with associated vesicles (*v*) is illustrated. The smooth muscle cells are cut in both longitudinal and cross sections. ×15500

thickness. It is separated from the endothelial cell by a translucent space of approximately 500 A.

**Elastic Fibers.** Unlike the continuous internal elastic membranes of the large arteries, the internal elastic membrane in the thoracic duct appears to be more like that found in large veins; i.e., it is not continuous but appears in small bundles between the basement lamina and the tunica media. Elastic fibers are also observed between the smooth muscle cells of the tunica media (Fig. 1).

The elastic fiber consists of longitudinally dispersed filaments that are embedded in an amorphous substance. The longitudinally arranged filaments form a mantle around the less densely stained central core of the fiber. The filaments are approximately 100 Å in diameter and cross sections depicit a light core of approximately 40 Å in diameter. When the tissue is stained with phosphotungstic acid, the individual filaments within the mantle of the elastic fiber are difficult to differentiate while the central core is densely stained. However, when uranyl acetate or lead is used to stain thin sections a reverse staining reaction is obtained; i.e., the longitudinally arranged filaments show a marked affinity for uranyl and lead which permits a delineation of these structures within the elastic fiber, while the central area appears unstained or is very slightly stained with these salts.

A separation and characterization of the morphologic components of the elastic fiber has been demonstrated by ROSS and BORNSTEIN (1969). Their studies indicated that the central amorphous component is identical with that previously described for elastin[10], while the longitudinally arranged microfibrils were rich in polar, hydroxy and sulphur containing amino acids and contained less glycine, valine, and proline than did the amorphous component[11].

Since the microfibrils form an aggregated structure before the amorphous component is secreted, ROSS and BORNSTEIN (1969) suggested that the microfibrils may play a primary role in the morphogenesis of the elastic fiber during embryonic development.

### *b) Tunica Media, Smooth Muscle Cells*

Smooth muscle cells make up the greater part of the vascular wall. They are arranged in a helical fashion around the vessel forming three to six layers of cells depending on the contracted state of the vessel. To date, only preliminary reports have been presented on major lymphatic trunks[12]. Therefore, it seems necessary to give a detailed account of the fine structure of the smooth muscle cells that make up the tunica media of the major lymphatic vessels.

Smooth muscle cells comprising the tunica media are fusiformed cylinders with tapering ends. The thickest part of the cell is also its mid-portion and contains a single elongated nucleus. The length of the cell depends upon its state of contraction. The total length is very difficult to ascertain in sectioned material since no single section reveals its entire length because of its spiral arrangement around the vessel wall (Figs. 1, 3). The plasmalemma is studded with numerous micropinocytotic vesicles (Fig. 9). These vesicles are equally abundant on both sides of the smooth muscle cell and are usually restricted to the extreme periphery of the cytoplasm. Although some of the vesicles do appear to lie free in the cytoplasm, the use of lanthanum in the fixation solution reveals that many of the vesicles within the peripheral cytoplasm are open to the connective tissue as demonstrated by their content of tracer within the lumina of the vesicles. Since many of the vesicles are free of the lanthanum tracer, it is presumed that these invaginations, like the micropinocytotic vesicles seen in endothelial cells of blood vessels and other cell types, pinch off from the plasma membrane and represent vesicles that are in transit through the endothelial cytoplasm[13]. Such a process would provide for the exchange of fluids and metabolites between the cell and the surrounding connective tissue spaces. Except for the focal sites of cell-to-cell adhesion (nexus) the smooth muscle cell is surrounded by a basement lamina (Fig. 4).

The fine structure of the smooth muscle cells of the lymphatic trunk is characterized by numerous myofilaments (Figs. 3, 4). The filaments are arranged with their long axis coinciding with the long axis of the cell. Electron dense plaques are observed in the peripheral cytoplasm at regions subjacent to the plasma membrane. Similar structures have also been noted in other smooth muscle cells. PEASE and MOLENARI (1960) suggested that these dense areas adjacent to the plasma membrane may serve as attachment points for the myofilaments. In relaxed cells the myofilaments have an average width of 60 Å as determined in longitudinal and cross sections of the smooth muscle cells. However, in contracted cells much thicker measurements for myofilaments are noted; i.e., widths of 60 to 80 A. Variation in filament thickness has been reported for smooth muscle cells surrounding blood vessels in a number of species[14] and the question was raised as

[10] SANDBERG 1966, PARTRIDGE and DAVIS 1955, PIEZ *et al.* 1964, CLEARY *et al.* 1967.
[11] ROSS and BORNSTEIN 1969. [12] MORRIS 1968, CASLEY-SMITH 1969.
[13] KARNOVSKY 1965, 1967.
[14] KARRER 1961, PEASE and PAULE 1960, PEASE and MOLENARI 1960.

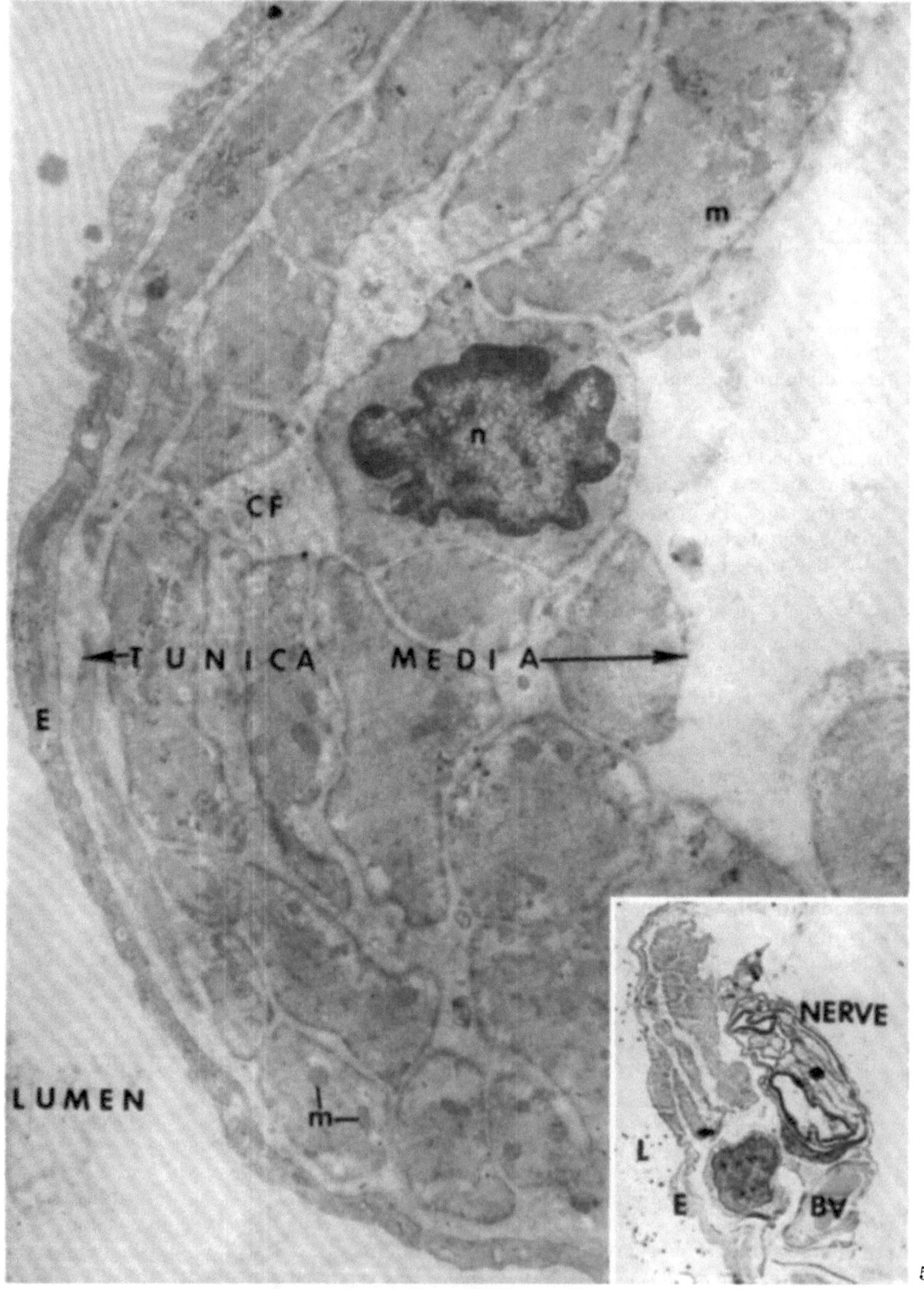


4 5

Fig. 4. This micrograph demonstrates a portion of a lymphatic duct from the lumbar region. The tunica media is composed of approximately five layers of smooth muscle cells that have been cut in cross section and shows the various regions of the smooth muscle cell. The central portion of the cell is its widest, and contains the nucleus (*n*). Its distal and perinuclear areas are filled mostly by myofilaments with scattered mitochondria (*m*). Collagen fibers (*CF*) occupy the interstitial areas of the tunica media. ×15000

to the existence of two types of filaments in the smooth muscle cells. PROSSER *et al.* (1960) suggested that the myofilaments of smooth muscle cells presumably represented actomyosin since they were completely removed with alkaline 0.25 M KCL extraction.

By using the technique of inert dehydration for investigating smooth and striated muscles, PEASE (1968) demonstrated a conspicuous system of coarse filaments that were similar to myosin filaments of striated muscle. PEASE (1968) noted that the coarse filaments resembled the system of thick filaments found in certain invertebrate smooth muscles. The coarse filaments observed in the unfixed preparation commonly reached diameters of 300 A[15]. However, the thin (50 A) actin filaments were not seen with any degree of clarity[16]. Likewise the "dense plaques" associated with the cell surface (i.e., anchor bundles) and the "dense bodies" were not illustrated with this technique[17]. The demonstration of a system of thick filaments in vertebrate smooth muscle[18] strongly suggests that this muscle may be structured as the invertebrate smooth muscle and perhaps may operate with a comparable sliding filament mechanism[19].

**Endoplasmic Reticulum, Golgi Complex, and Ribosomes.** The endoplasmic reticulum is not highly developed in the smooth muscle cells (Fig. 10). It is usually observed in the perinuclear region as flattened membranous profiles studded with ribosomes. Mitochondria contain a dense matrix and appear as spherical or slightly elongated structures with an average width of 0.2 micron. They are concentrated in the perinuclear regions and are also found in other areas throughout the cell. The centriosphere or cytocentrum contains a Golgi apparatus with its membranous profiles and associated vesicle. Centrioles are also seen in this area (Fig. 10).

### c) *Tunica Adventitia*

The outermost layer of the major lymphatic vessels is composed of a connective tissue complex consisting of veil cells, collagen fibers, nerves, and *vasa vasorum.* Veil cells appear as flattened out fibroblasts at the outer boundary of the adventitial layer. The veil cell is closely associated with the lymphatic wall and its extremely attenuated cytoplasmic rim forms a shield or covering along a major portion of the lymphatic wall to form a boundary between it and the profuse adipose tissue in which the lymphatics are embedded (Fig. 1). The cell is extremely thin, measuring 0.2 $\mu$ in thickness in the attenuated regions of its cytoplasm while areas near the nucleus are much thicker, 1.5 to 2 micron in thickness. The length of these cells is undertermined as it usually extends beyond the length or width of a given section. The flat veil cells surrounding the lymphatic trunks are very similar to those of the veins[20].

There are also fibroblasts in the adventitia. Their cytoplasm contains the usual complement of cellular organelles. There is also an extensive endoplasmic reticulum of the rough variety, a relatively large Golgi apparatus and a moderate number of mitochondria that are evenly dispersed throughout the cytoplasm. Numerous ribosomes are also scattered free throughout the cytoplasm. The plasma membrane contains inpocketings (micropinocytotic vessels); however, there is no basal lamina associated with the outer surface of the cell.

Fig. 5. This micrograph shows the close relationship of a blood vessel and nerve fiber to the wall of a collecting lymphatic vessel. $\times 4500$

[15] PEASE 1968. [16] LOWY and HANSON 1962. [17] PEASE 1968. [18] PEASE 1968.
[19] LOWY and HANSON 1962, HANSON and LOWY 1963. [20] RHODIN 1968.

6

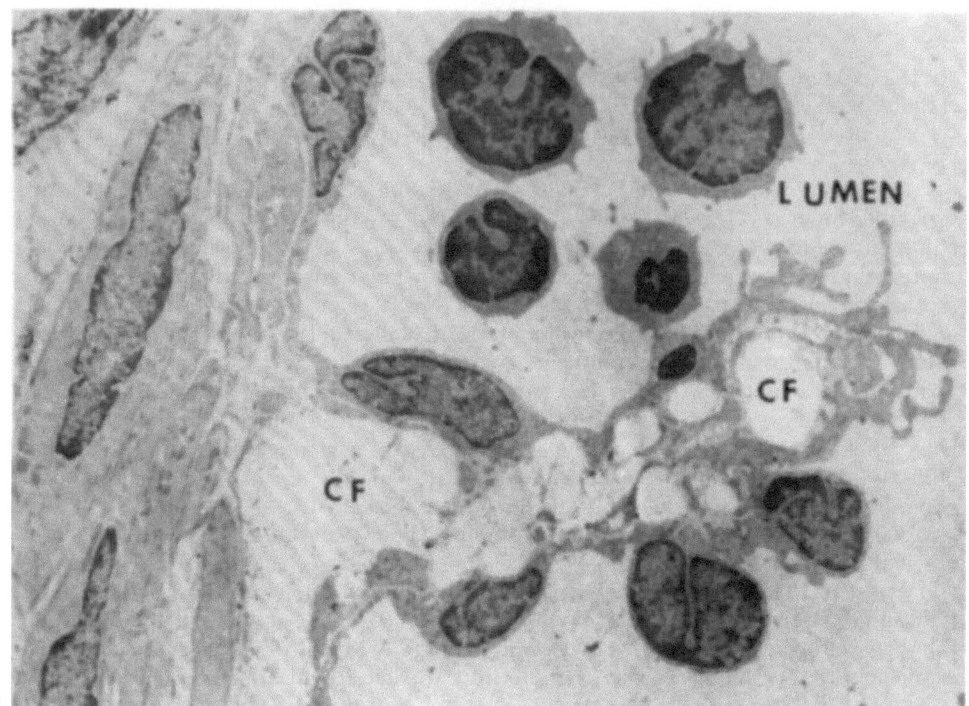


7

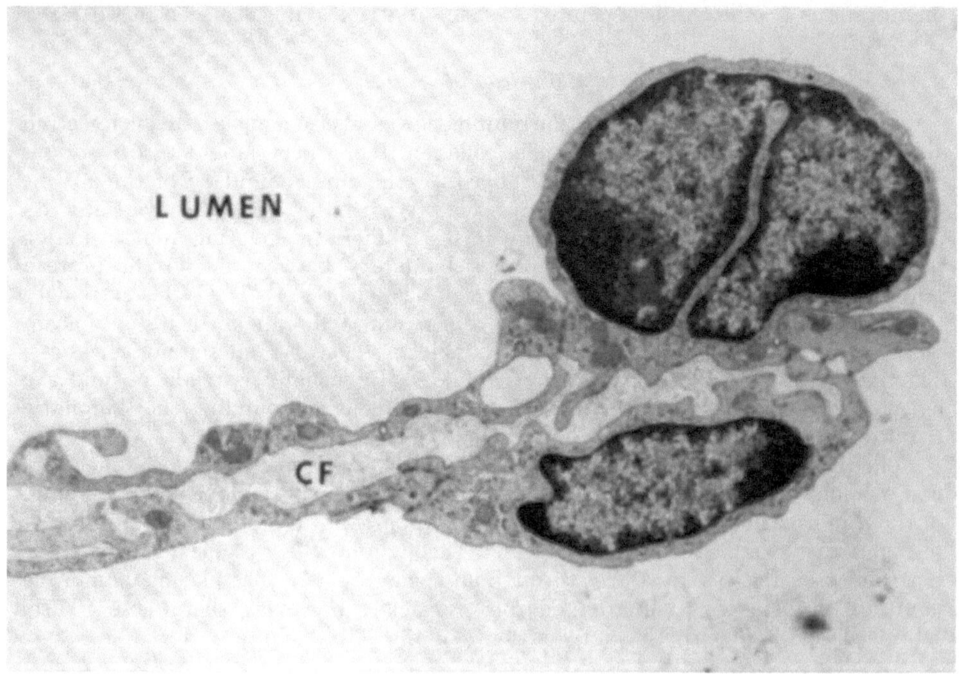


Fig. 6. Valves in lymphatic collecting vessels are formed by a reduplication of the endothelium as indicated in Fig. 6. Note that the smooth muscle cells of the tunica media do not make a contribution to the valve complex; instead, collagen bundles CF fill the matrix between the apposing layers of endothelial cells that comprise the lymphatic valve. ×6000

Fig. 7. The endothelial cells comprising the lymphatic valve contain cytoplasmic filaments as well as the usual compliment of cellular organelles. ×14000

Nerve bundles are present in the adventitial layer of the lymphatic trunks. They are usually closely associated with the veil cells (Fig. 5).

The *vasa vasorum* of the lymphatic trunks consist of small vessels which course along the outer regions of the adventitia and may also penetrate the more superficial muscle layers of the media adjacent to the adventitia (Fig. 3).

### 2. Lymphatic Valves

Lymphatic trunks and collecting vessels are regularly provided with valves. They are usually more numerous in lymphatics than those noted in veins. It is the closely spaced valves that impart the beaded appearance that is so characteristic of distended lymphatic vessels. Lymphatic valves consist of paired leaflets of endothelial cells originating from opposite sides of the lymphatic wall. The origin of each valve occupies about half of the circumference of the vessel wall. Like the valves of veins, those in lymphatic vessels project into the lumen in the direction of lymph flow and are so arranged as to allow free and rapid passage of fluids and cells toward the major lymphatic trunks. This arrangement also prevents passage of fluids and cells in the reverse direction. The valve cusps consist of endothelial cells that are continuous with the lymphatic intimal lining. They represent a reduplication of endothelial lining cells which form folds that project into the lymphatic lumen. The folds of endothelial cells are closely apposed with only a delicate meshwork of connective tissue elements consisting of collagen fibers and an occasional fibroblast separating them (Figs. 6, 7). Smooth muscle cells of the tunica media are excluded from the folds that comprise the valves. However, the basal lamina surrounding the endothelial lining cells of the vessels also continues around the endothelial cells comprising the valves.

The cytoplasm of valvular endothelial cells contains numerous filaments in contrast to the small supply noted in cells of the vessel wall. Recent studies have provided information suggesting that the cytoplasmic filaments in endothelial cells of blood vessels may serve a contractile function[21].

The valves of lymphatic vessels, like those found in veins, are thought to maintain a undirectional flow of lymph and cells toward the venous system. The presence of numerous cytoplasmic filaments within cells of the valve leaflet may provide the contractile properties needed for the leaflets to expand and contract for the passage of fluids and/or prevent regurgitation. In addition to serving a contractile function for developing movement by cells, the cytoplasmic filaments may also be important in stabilizing cells of the valve leaflet; i.e., during closure to prevent backward flow of fluids. The microtubules would also serve as form-stabilizing elements in resisting the tensional forces that would be produced by the constant movement of fluids and particulate components over the surface of the valve leaflet.

## B. General Organization and Distribution of Lymphatic Collecting Vessels

Collecting lymphatic vessels differ histologically from the major lymphatic trunks. These vessels may or may not have a reduced number of smooth muscle cells within the tunica media. Although they are extremely variable in diameter, the lumen is much smaller than that of the major trunks. Lymph drained from the interstitium by lymphatic capillaries is received by the collecting vessels before passing through the lymph nodes that are located at specific regions of the body.

[21] MAJNO and LEVENTHAL 1967, MAJNO *et al.* 1969, GIACOMELLI *et al.* 1970.

8 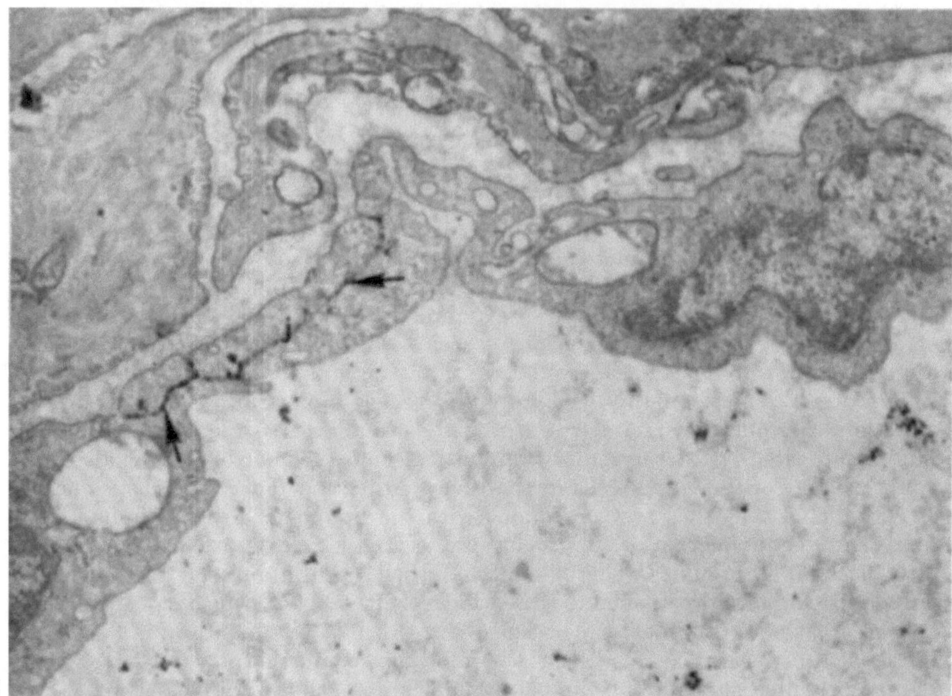

9 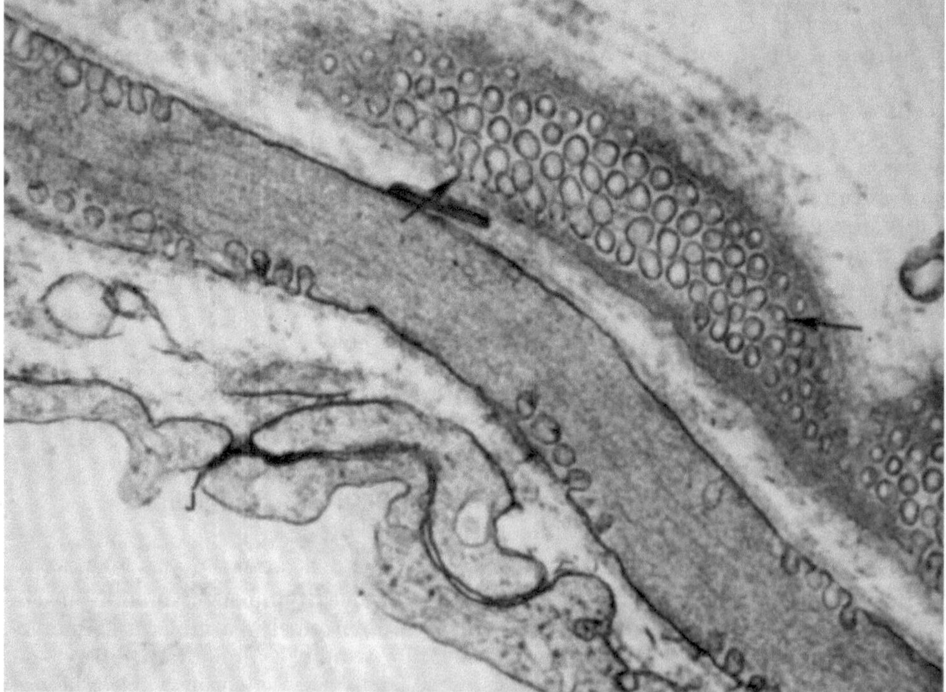

Fig. 8. This micrograph is from a specimen that was injected with colloidal thorium which has reached clefts of the intercellular junctions (*j*) as indicated by arrows. The tracer, however, has not reached the interstitium. ×29000

## 1. Structural Organization

**Endothelial Cells.** The size and shape of endothelial cells of the collecting vessels are generally the same as that noted for the larger lymphatic trunks. The cells are also attenuated beyond the perinuclear regions, with the thinnest areas measuring approximately 0.1 μ. The thickness of the cell through the nuclear region is approximately 2 μ. Apposing endothelial cells are held in close apposition at the terminal margins by *maculae adhaerens*. Micropinocytotic vesicles are also noted along luminal and abluminal surfaces of the endothelium (Figs. 2, 8, 9).

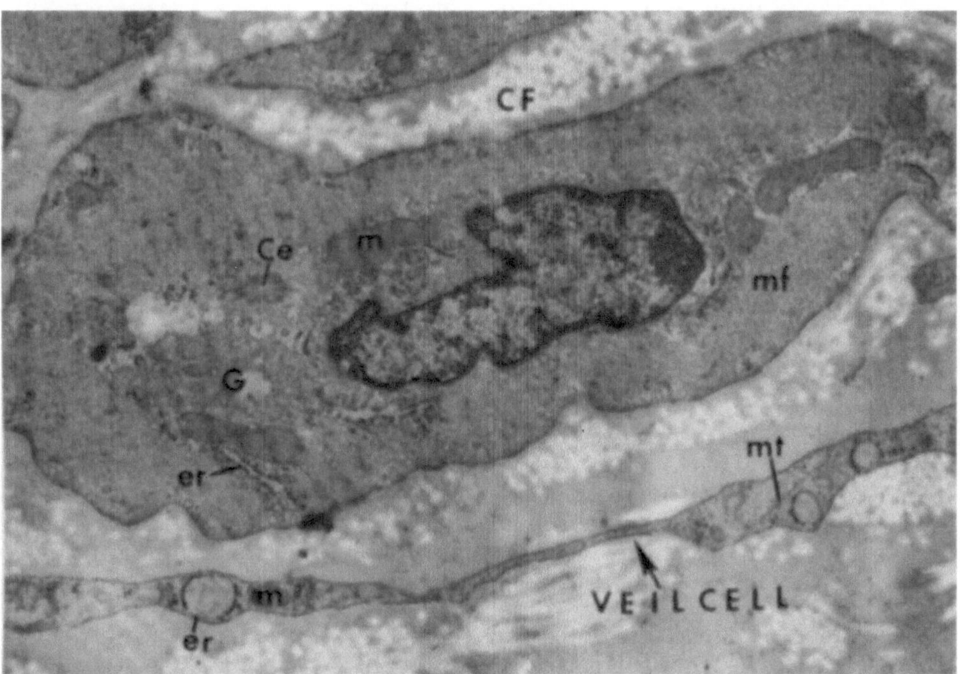


Fig. 10. This electron micrograph demonstrates the cytocentrum of the smooth muscle cell in cross section. The Golgi (*G*) apparatus occupies a sizable portion of this region and is surrounded by numerous vesicles and is often in close relation to the centriole (*Ce*). Mitochondria (*m*) are sparse in the cytoplasm. The endoplasmic reticulum (*er*) is of the rough variety and ribosomes occur free in the cytoplasm. The myofilaments (*mf*) occupy most of the cytoplasm. A segment of the veil cell is demonstrated. Its cytoplasm contains microtubules (*mt*), dilated cisternae of the endoplasmic reticulum (*er*), mitochondria (*m*), and ribosomes that are dispersed throughout the cytoplasm. Collagen fibrils (*CF*) appear as negative images between the smooth muscle cells. ×21000

The cytoplasm contains filaments which seem to be in greater abundance than in the much larger lymphatic trunks. These are often grouped in bundles that are oriented mainly parallel to the long axis of the vessel. Microtubles are also observed along with the usual complement of cellular organelles.

Fig. 9. This micrograph demonstrates the closely apposed endothelial cells to form *maculae adhaerens* (*j*). The concentration of plasmalemmal invaginations is demonstrated in smooth muscle cells within the tunica media which has been cut in longitudinal section (arrows). ×58000

**Basement Lamina.** The collecting vessels like the large trunks are surrounded by a continuous basement lamina. Elastic and collagen fibers are often observed in close contact with the basement lamina.

**Tunica Media of Collecting Vessels.** The smooth muscle cells composing the tunica media may vary from an incomplete layer to one layer and a half (Fig. 2). They are generally arranged in a spiral around the wall of the collecting vessel. The cells are surrounded by a basement lamina except for areas where adjacent cells make a membranous contact with its neighbor. The plasma membrane contains numerous inpocketing and the myofilaments fill the cytoplasm. The nucleus occupies the central portion of the cell which is also the area of its greatest dimension. The cytocentrum is located in the usual perinuclear position and consist of a centriole that lies in close proximity to the Golgi complex and its associated vesicles (Fig. 10).

**Adventitial Layer and Connective Tissue.** There is an occasional fibroblast seen in close relation to the bundles of collagen which surround the smooth muscle cells of the lymphatic collecting vessel. Small blood vessels and non-myelinated nerve fibers are often seen in close association with the wall of lymphatic collecting vessels. The axon of the nerve fiber contain neurofilaments and occasionally vesicles are observed. The axon is accompained by Schwann cells which may not completely surround it.

## C. Lymphatic Sinusoids

Although a rich plexus of lymphatics occurs in the capsule surrounding the various glands of the body, it was generally held that lymphatics did not reach the interstitial areas of such organs as the testis as well as other glandular organs. Likewise the belief that lymphatics do not extend beyond the capsule and trabeculae in the spleen was also generally accepted. A system of intertubular connective tissue clefts that were believed to be in direct communication with the septular lymphatic vessels in the testis were desribed by LUDWIG and TOMSA (1862). This concept was also shared by FREY (1863), REGAUD (1897) and TESTUT (1902). However, MIKALKOVICS (1873), GERSTER (1876), and HASUMI (1930) demonstrated a system of lymphatic capillaries in the interstitial tissue of the testis of various species. Subsequent studies of the interstitial tissue of the testis on the other hand have discounted the earlier reports of the existence of lymphatics within the interstitium[22]. However, in more recent studies FAWCETT *et al.* (1969, 1970) described an extensive system of lymphatics in the interstitium of the guinea pig and chinchilla testis. When 1 $\mu$ thick epon sections are obtained from testis prepared by the perfusion method of fixation and examined with the light microscope, specific features of the organization of the interstitial areas are revealed that usually escape detection in the much thicker paraffin sections upon which the previous classical observations were based. On close examination of such sections, one observes very thin cells with elongated nuclei that surrounds large areas containing an homogeneous substance. Electron microscopic observations reveal an attenuated endothelium where adjacent cells may or may not form closely apposed intercellular junctions. Many areas are observed where the intraluminal densities are continuous with that of the outside of the vessel[23]. This observation suggested that the lymphatics of the interstitium of the testis are pleomorphic and labyrinthine in their three dimensional configuration and the term lymphatic sinusoids seem more appropriate for these vessels (Fig. 11). These

[22] RENYI-VAMOS 1955, 1956, 1960, VON BRZEZINSKI 1963, STAUDT and WENZEL 1965.
[23] FAWCET *et al.* 1969.

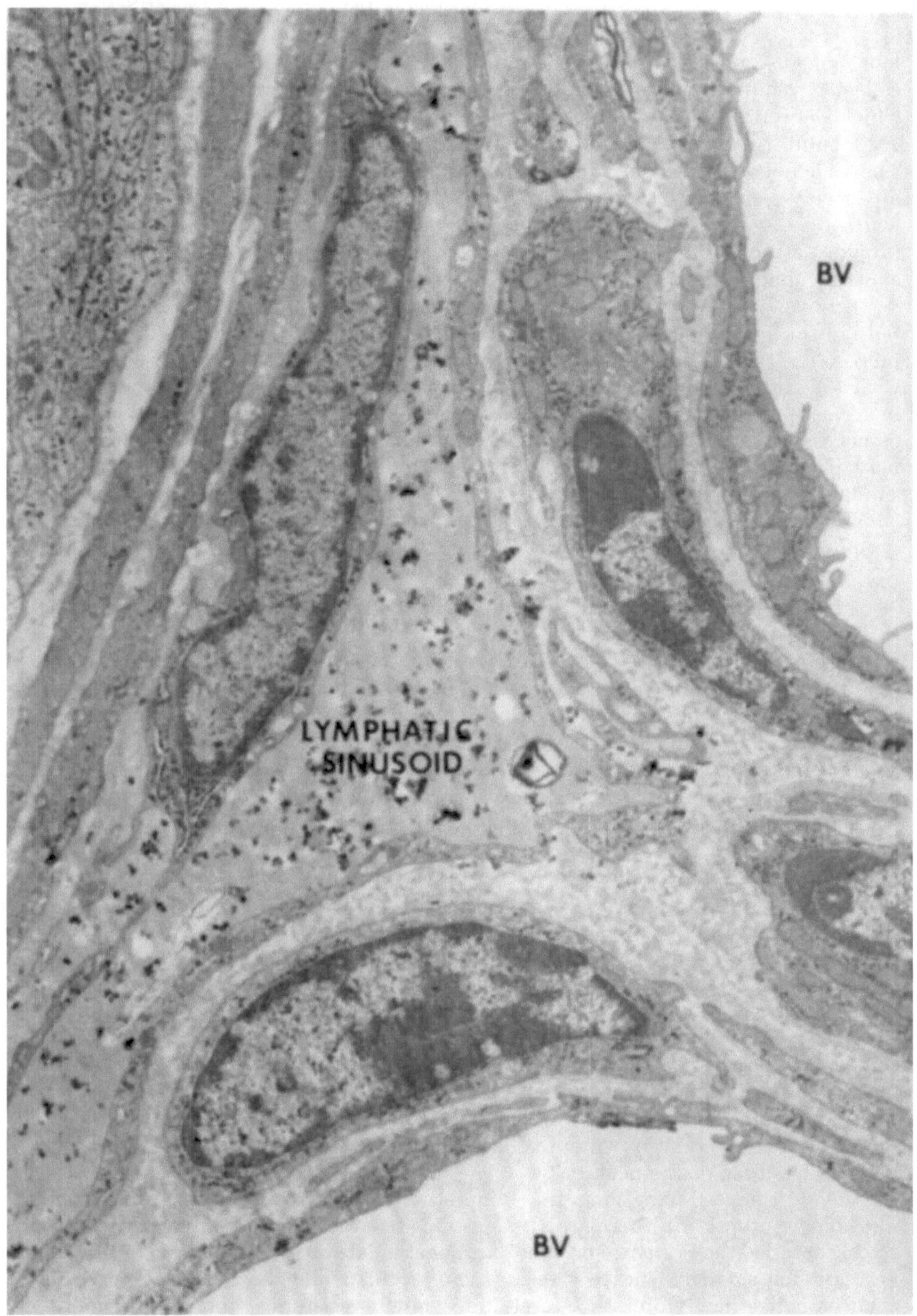


Fig. 11. Electron micrograph of the interstitial tissue from the guinea pig's testis that has been fixed by the perfusion method. The lymphatic sinusoid consist of a continuous endothelium which is filled with a uniform gray material which is presumed to be precipitated protein of the lymph. Material of a similar nature is also observed in the surrounding interstitial areas. The specimen was injected with carbon particles prior to fixation by the perfusion method. ×14000

morphological observations fit the physiological findings of Lindner (1963), who collected lymph from the anaesthetized ram at a mean rate of 7.5 ml/hr/testis which showed a protein composition that was similar to that of plasma. The slow $\alpha^2$-globulin, however, was much lower in lymph samples than that found in plasma. The rich network of lymphatic sinusoids throughout the testicular interstitial areas may be necessary for return of serum proteins to the general circulation which do not gain entrance into the blood testis barrier[24]. This observation also provides a morphological basis for explaining the ease with which endocrine and exocrine components of the testis can be easily separated[25].

Janout and Weiss (1971) have demonstrated lymphatics within the white pulp in the spleen of marmots. These vessels entwined major arteries of the white pulp and were embedded in the extracellular ground substance that was contiguous with the surrounding arteries and the fibrous reticulum of the white pulp. Filamentous elements that run in the surrounding interstitium are also closely associated with the abluminal lymphatic surface. It is suggested that the filaments may play a role in anchoring the lymphatics to the interstitium in a manner similar to that of dermal lymphatic capillaries. The splenic lymphatics constitute channels that perhaps play a significant role in carrying recirculating small lymphocytes and fluid flowing within the splenic lobule counter to blood flow[26].

## D. General Organization of Lymphatic Capillaries

Before electron microscopic techniques were applied to studying the lymphatic vascular system the precise classification of the smaller and delicate vessels of the system which extend to the interstitial spaces still remained a subject of much debate and discussion[27]. However, as the techniques for electron microscopy became more refined and applied to studies of the lymphatic vascular system early studies[28] provided some interesting morphological information concerning the smaller lymphatic vessels which had not been available thereby not permitting an adequate description of the lymphatic vasculature.

Just as the smallest blood vessels were traditionally classified as capillaries[29] a similar terminology was used to describe the smallest of the lymphatic vessels; i.e., lymphatic capillaries[30]. Such terms as "Terminal lymphatic", "primary lymphatic", and "initial lymphatic", have been used to describe the smaller and more delicate vessels of the lymphatic vascular system. From a functional standpoint, however, lymphatic capillaries serve as the initial absorption site for the removal of fluids and large molecules and to classify them as "terminal" is somewhat misleading. Therefore, the term capillary will be used to designate the more delicate and permeable vessels of the lymphatic vascular system that serve to remove fluids and protein as well as cells from the interstitium for return to the blood vascular system by way of collecting vessels and thoracic duct to the large veins in the base of the neck.

In addition to classifying the lymphatic vascular system according to its physiologic properties, there are also specific structural features that can be used to characterize the system; i.e., fluids and particulate substances may readily pass across much smaller delicate vessels (Figs. 12, 13) while the much larger vessels such as collecting lymphatic vessels offer much resistance, thereby preventing

[24] Fawcett *et al.* 1970. [25] Christensen and Mason 1965. [26] Janout and Weiss 1971.
[27] Hudack and McMaster 1932, McMaster and Hudack 1932.
[28] Palay and Karlin 1959, French *et al.* 1960, Fraley and Weiss 1961, Casley-Smith and Florey 1961. [29] Zweifach 1961.
[30] His 1863, Sabin 1902, 1915, 1916, MacCallum 1903.

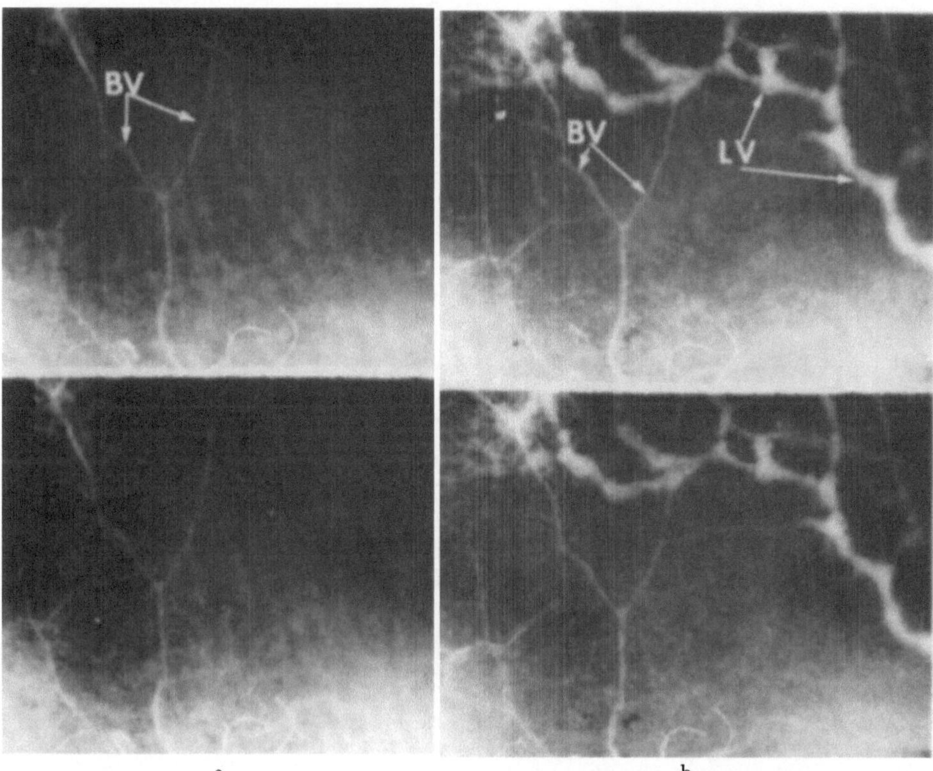


Fig. 12a and b. Cinephotomicrograph of blood (*BV*) and lymphatic vessels (*LV*). a) illustrates an area before labeling of the lymphatics while, b) shows the same area after an interdermal injection of a mixture of trypan blue and colloidal carbon. ×70. (From LEAK 1971)

large molecules and particulate components from readily passing from the connective tissue into their lumina[31]. Therefore, the lymphatic capillaries can be designated as the smallest vessels of the lymphatic vascular system that are located at the scene of the action. In other words, the site of cellular metabolism where there is rapid passage from the interstitium to the lymphatic lumen[32]. It is also assumed that a rapid exchange occurs between interstitium and lymphatic lumen for the much smaller molecules (e.g., water and ions).

The lymphatic capillaries cannot always be recognized with certainty in routine histologic preparation since the regular paraffin preparation usually leaves them in a collasped state and very difficult to differentiate from many interstitial spaces and fasicles of the connective tissue areas. If, however, specimens are processed for electron microscopic studies and a one micron thick epon embedded section is examined with the light microscope after suitable staining techniques have been applied, certain aspects of their organization are revealed that usually escape recognition in the much thicker paraffin embedded specimen. In such preparations the cytoplasm appears to be abruptly attenuated beyond the perinuclear region. However, at this level of resolution it is very difficult to follow the

[31] DRINKER and YOFFEY 1941, MCMASTER 1941, 1942, 1946.
[32] HUDACK and MCMASTER 1932, DRINKER 1938.

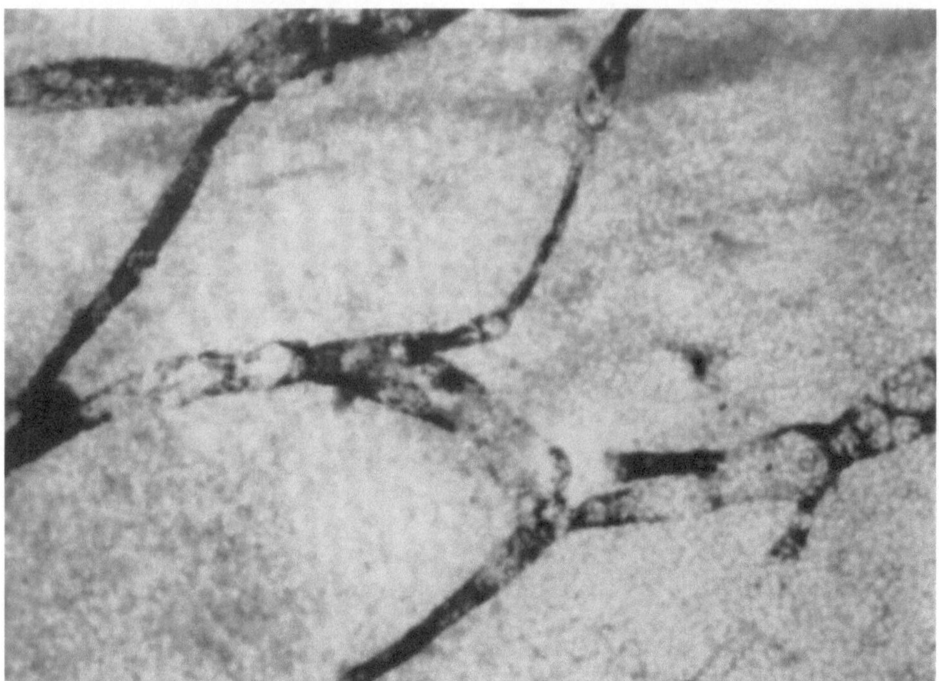

Fig. 13. Whole mount preparation of guinea pig's ear injected with colloidal carbon to label the lymphatic plexus. ×100. (From LEAK and BURKE 1968)

singular layer of endothelial cells making up its wall. The nucleus is arranged with its long axis parallel to the long axis of the vessel and often protrudes into the lymphatic lumen. The long axis of the endothelial cells is also parallel to that of the vessel. Lymphatic capillaries are usually larger than the accompanying blood capillaries, ranging from 20 to 60 microns in diameter.

When the techniques of electron microscopy were first brought to bear on the problem of lymphatic capillary structure[33], the fine structure of the lymphatic capillary was described as being very similar to that of the blood capillary. The major difference between the two vessels was that the lymphatic capillary was extremely irregular in shape and was surrounded by a poorly developed and irregular basement lamina (basement membrane). However, in subsequent studies of the lymphatic capillaries utilizing improved techniques and methods for tissue preservation, it became increasingly apparent that lymphatic capillaries throughout the various regions studied did indeed possess rather unique and specific ultrastructural features that set them apart from the blood capillaries (c.f. Figs. 14, 15). In our studies of the lymphatic vessels from various regions of the body and from a number of different vertebrates[34] it became increasingly apparent that the lymphatic capillaries possessed specific features that could be used as criteria for differentiating them from the accompanying blood capillaries; i.e., the lymphatic capillaries possess (1) a wider and more irregular lumen than

[33] PALAY and KARLIN 1959, FRENCH, FLOREY and MORRIS 1960, CASLEY-SMITH and FLOREY 1961, FRALEY and WEISS 1961.

[34] LEAK and BURKE 1966, 1968, LEAK 1968, 1970a, 1971, LEAK *et al.* 1971.

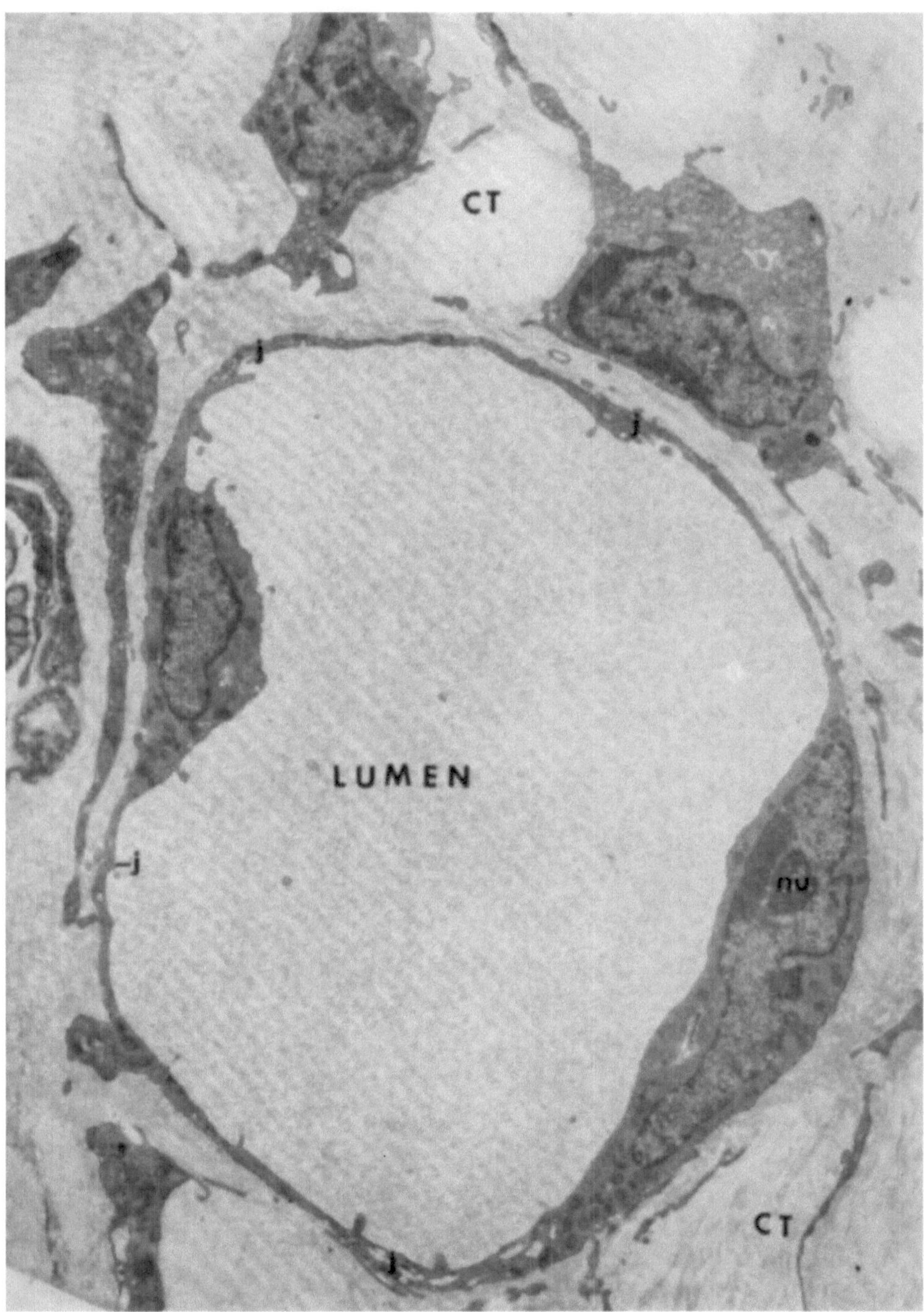


Fig. 14. Cross section of lymphatic capillaries from the ear of guinea pig. The irregular outline of the lymphatic capillary is demonstrated in addition to the attenuation achieved by the endothelium beyond the perinuclear regions. A flocculent material of moderate electron opacity occupies its lumen while a close association of its abluminal surface is maintained with the adjoining connecting tissue area (*CT*). Intercellular junctions are as indicated (*j*). ×7000. (From LEAK 1971)

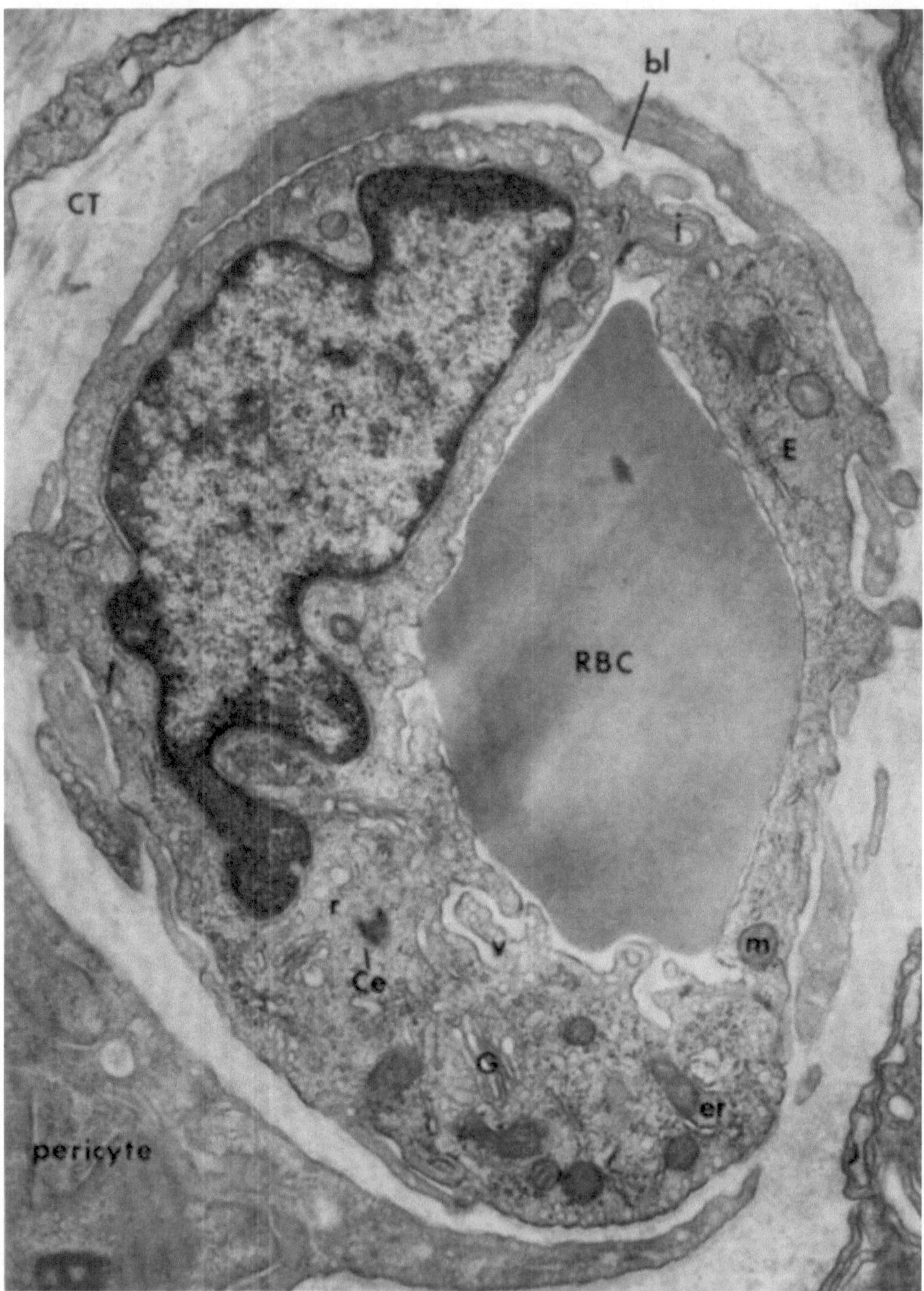


Fig. 15. This micrograph demonstrates a blood capillary in cross section from the dermis of the guinea pig's ear. Most of the lumen is occupied by a red blood cell (*RBC*) which leaves very little space for plasma. Its wall consist of a continuous endothelium (*E*) which contains numerous vesicles (*v*) as well as the usual compliment of cellular organelles; i.e., nucleus (*n*), Golgi apparatus (*G*), centriole (*Ce*), mitochondria (*m*), a sparse endoplasmic reticulum (*er*) of the rough variety as well as ribosomes (*r*) that are scattered throughout the cytoplasmic matrix as free particles. The abluminal surface of the capillary is surrounded by a continuous basement lamina (*bl*) which also encircles the accompanying pericyte. ×21000

the accompanying blood capillary, (2) an endothelium with an extremely attenuated cytoplasm except in the perinuclear region, (3) a discontinuous basement lamina, (4) endothelial cell junctions generally lacking the so called tight junctions that have been described for some blood capillaries; thus many patent junctions are observed, and (5) anchoring filaments which terminate on the vessel wall and serve to bind the lymphatic capillary endothelium to the surrounding connective tissue components.

By using techniques similar to that described above, it has been possible to examine lymphatic capillaries in a number of tissues and organs for a varied number of species. Thus, the fine structure of diaphragmatic lymphatics[35], dermal lymphatics[36], the lung[37]; the heart[38], the intestine[39], the testis[40], the ovary[41], and the spleen[42] have been examined.

In addition, lymphatics of the diseased kidney[43] and liver[44] have recently been examined.

## 1. Lymphatic Capillary Wall

The wall of the lymphatic capillary is composed of a continuous endothelial lining, the tunica intima (Figs. 14, 16). The basement lamina is for the most part absent or very irregular when it is observed. There are no smooth muscle cells interposed between the endothelium and the adjoining interstitium. However, numerous anchoring filaments are attached to the endothelial cells and extend into the surrounding interstitium between the collagen bundles and connective tissue cells (Figs. 17—22).

### *a) The Lymphatic Capillary Entothelium*

Although the lymphatic capillaries are difficult to recognize in routine histologic preparations, the use of microinjection techniques[45] make it possible to label delicate lymphatic vessels which can be readily identified in histologic preparations by the presence of the injected marker substance within their lumina (Fig. 12). Examinations of ultrathin sections at low magnifications reveal that the lymphatic capillary is composed of a continuous endothelial lining and the endothelial cytoplasm is very thin over large regions of its circumference, particularly beyond the perinuclear region of the cell (Figs. 14, 16). The thickest region of the endothelium is occupied by the nucleus which is quite variable depending on the state of contraction of the vessel. In the highly constricted vessel the nucleus appears to be very irregular in shape, having a scalloped outline which contains deep enfoldings along its surface. However, in the dilated vessel the nucleus takes a smooth to elliptical contour (Fig. 14). The cytocentrum which contains a pair of centrioles and a Golgi complex is not very extensive in most cases and consists of crescent shaped lamellar membranous structures with vesicles closely associated with the peripheral regions of the Golgi complex (Figs. 14, 17). The endoplasmic reticulum is usually sparse, being represented by cisternae of the rough variety. In addition, many ribosomes are also scattered throughout the cytoplasmic matrix in single units and also in clusters (Fig. 17). Since endoplasmic reticulum of the rough variety seems to be indicative of a high rate of protein synthesis, it

[35] French *et al.* 1960.
[36] Casley-Smith and Florey 1961, Fraley and Weiss 1961, Leak and Burke 1965, 1966, Leak 1968, 1970, Cliff and Nicoll 1970. [37] Kato 1966, Lauweryns and Boussauw 1969.
[38] Leak *et al.* 1971. [39] Palay and Karlin 1959, Casley-Smith 1964, Papp *et al.* 1962.
[40] Morris 1968, Fawcett *et al.* 1969, 1970. [41] Morris and Sass 1966.
[42] Janout and Weiss 1971. [43] Huth 1968. [44] Huth *et al.* 1970.
[45] Hudack and McMaster 1932.

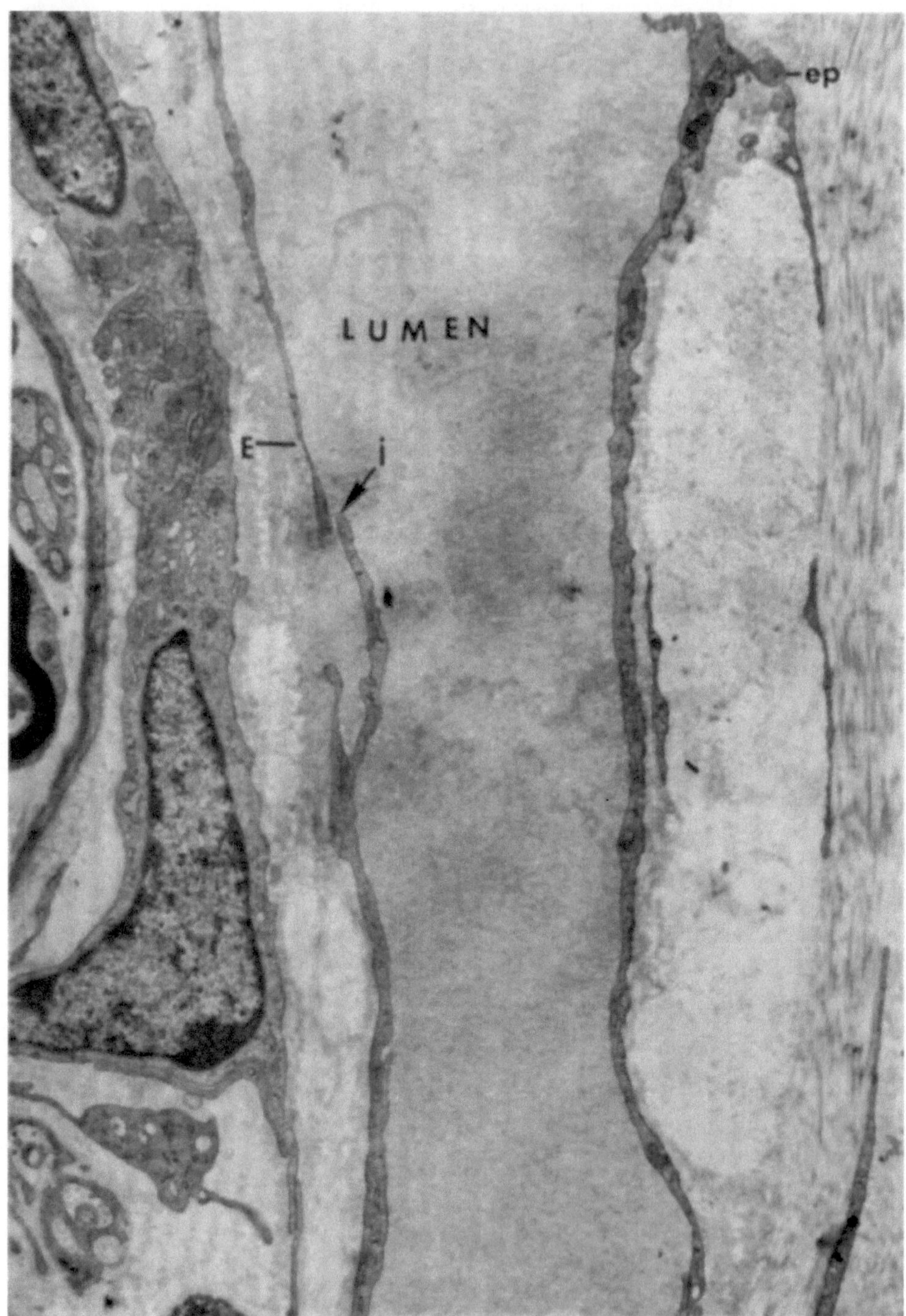


Fig. 16. Electron micrograph which illustrates the lymphatic capillary as seen in longitudinal section. The content of the lymphatic capillary lumen appears as a flocculent material which presumably represents precipitated lymph which occurred during the fixation process. Note that the gray flocculent material is continuous with the interstitium by way of patent junction (*j*) at the arrow. Attenuations of the endothelium (*E*) and endothelial projections (*ep*) are also demonstrated. ×8500. (From Leak 1970)

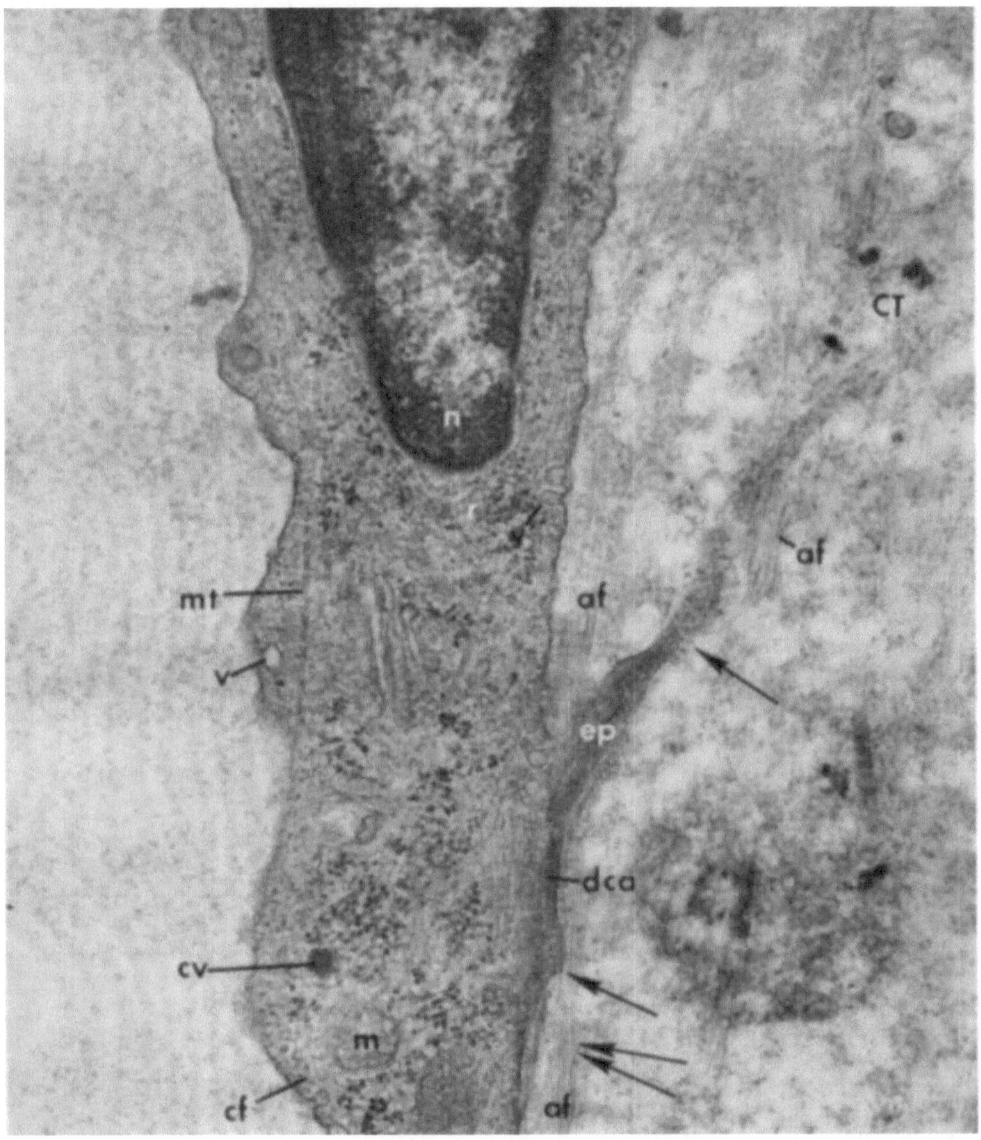


Fig. 17. The anchoring filaments af are prominently displayed in this micrograph which depicts a longitudinal section through a portion of the lymphatic capillary. Many of the anchoring filaments lie in a plane that is parallel to the long axis of the lymphatic capillary wall while others extend out into the adjoining connective tissue area (*CT*). Some of the filaments insert on the outer leaflet of the trilaminar unit membrane of the lymphatic endothelium (single arrows). Endothelial projections (*ep*) with closely associated filaments (af) extend into the surrounding interstitial areas (*CT*). Note the dense cytoplasmic accumulations (*dca*) at periphery of the endothelium. Pinocytotic vesicles (*v*) occur along both the abluminal and luminal surfaces of the endothelium. Carbon particles occur in the lumen. Numerous ribosomes (*r*), in addition to microtubules (*mt*), cytoplasmic filaments (*cf*) and mitochondria (*m*) occur in the cytoplasm. Coated vesicles (*cv*) are also shown. Part of nucleus (*n*) is located in upper portion of the cell. ×42500. (From Leak and Burke 1968)

seems reasonable to assume that the paucity of rough endoplasmic reticulum in the lymphatic endothelial cells may perhaps indicate a slow or very limited turnover of protein. The use of radioactive labeled protein precursors should provide some information in this respect. Mitochondria are distributed very similarly to those found in the endothelial cells of the blood capillaries. They are usually concentrated in the perinuclear regions but are also observed in the attenuated regions of the cytoplasm where they are more randomly dispersed (Fig. 14). Microtubules (250 Å in diameter) occur in thin rims of the cytoplasm but are frequently observed in the juxtanuclear regions in close association with the centrioles. They are generally aligned with their long axis parallel to that of the lymphatic endothelial cells (Fig. 17). The length of the microtubules cannot be determined as most of the sections which illustrate their longitudinal aspect usually deviate from the long axis of the microtubules.

Prominent in the cytoplasm are numerous fine filaments that measure 40 to 60 Å in diameter (Figs. 25, 26). These filaments of undertermined lengths are widely dispersed in some areas of the cytoplasm while in others they may be loosely aggregated to form delicate skeins that often follow an irregular course throughout the cytoplasm. Fine filaments also appear in the peripheral cytoplasm adjacent to the plasmalemma. In such areas they often form bundles that run parallel to the long axis of the cell that often gives the appearance of an electron dense band which accompanies the plasmalemma (*vide infra*). The orientation and distribution of cytoplasmic filaments as well as their association with the plasma membrane can be more critically examined in sections cut parallel to the long axis of the vessel wall as illustrated in Figs. 17, 25).

Frequently the filaments are arranged into bundles that form dense bands near the albuminal border and small condensations of an electron opaque material are also observed in these areas, seemingly to provide a site for anchoring the cytoplasmic filaments to the plasma membrane (Fig. 17).

The occurrence of cytoplasmic filaments of a similar diameter in endothelial cells of blood capillaries has been observed by a number of investigators[46]. Although a contractile function has been implicated for these cytoplasmic filaments, it is only recently that some evidence has been provided that endothelial cells can contract[47]. Cross-striated bundles of filaments have recently been observed in arterioles of hypertensive rats[48]. The cross-striated filaments appeared in narrow bands and were located near the luminal border of vessels in which the endothelial cell junctions exhibited increased permeability[49]. McCuskey (1971) suggests that endothelial cells in organs such as the liver may perhaps provide the morphologic mechanism responsible for regulating blood flow through capillaries and sinusoids. These endothelial cells have microfibrils and are responsive to vasoactive substances. The presence of microfibrils are suggestive of contractile elements and have been shown by immunofluorescent methods to contain actomyosin.

Although the cytoplasmic filaments observed in lymphatic endothelial cells are of a similar dimension to those reported for endothelial cells of blood vessels, they are very numerous and more widely dispersed throughout the cytoplasm in the lymphatic endothelial cells.

---

[46] Bensch *et al.* 1964, Fawcett 1959, Hama 1961, Han and Avery 1963, Palade 1953, Rhodin 1962, Weiss 1962, Rohlich and Olah 1967, Zwillenberg and Zwillenberg 1963. [47] Majno and Leventhal 1967, Majno *et al.* 1969.

[48] Giacomelli *et al.* 1969. [49] Giacomelli *et al.* 1969.

[50] Florey 1926, Webb and Nicoll 1944, Webb and Starzl 1953, Kinmonth and Taylor 1956, Hall *et al.* 1965.

Rhythmic contractions have been observed in lymphatic collecting vessels in various regions of the body[50]. However, since smooth muscle cells make up the wall of collecting lymphatic vessels, it is conceivable that this activity is due to the contraction of the smooth muscle cells that are closely applied to the lymphatic endothelium. This idea is strengthened when one considers the fact that nerve fibers are closely associated with the smooth muscle cells (Fig. 6).

The contractile processes and locomotions noted in living cells have been ascribed to proteinaceous cytoplasmic filaments which would presumably contract when exposed to the appropriate chemical environment[51]. Therefore, the occurrence of numerous cytoplasmic filaments and their longitudinal orientation in lymphatic endothelial cells are of significance, particularly in light of the recent observation which suggests that cytoplasmic filaments in endothelial cells of blood vessels possess contractile properties[52].

The nucleus varies from an elongate to oval shaped body that usually projects into the capillary lumen (Fig. 14). The nuclear envelope is composed of two membranes which form a perinuclear cisterna that is like other nuclear envelopes: i.e., it is interrupted by numerous nuclear pores. The nuclearplasm consists of electron dense accumulations at its periphery with less dense areas containing a fine filamentous network that usually occupy the central regions of the nucleus. The nucleolus often appears in the center of the nucleus but it may be also eccentrically placed (Fig. 14). Its form varies from a spherical granular structure to a thread-like body composed of dense strands that anastomose to form an irregular filamentous network, the nucleolonema[53].

Specializations noted along the plasmalemma consist of invaginations or pits along both the luminal and abluminal surfaces of the endothelium. These range from slight depressions within the surface of the plasmalemma to vesicles that are completely separated and lie free within the cytoplasmic matrix. Such vesicles are observed in the peripheral as well as the mid-cytoplasmic region of the endothelial cells as if in transit across the lymphatic endothelium. These are very similar to the micropinocytotic vesicles of the blood capillaries and have an average diameter of approximately 750 A. Much larger vesicles (approximately 350 mμ in diameter) with oval to irregular profiles are also observed in the cytoplasmic matrix. These usually contain a substance of moderate electron density.

In addition to smooth surfaced vesicles, coated vesicles are also observed in the lymphatic endothelial cells (Fig. 17). These appear along both the tissue and the luminal fronts and suspend in the cytoplasm. The membrane of the vesicles measures approximately 90 A in thickness and is backed by a coating of approximately 150 to 200 A in thickness. Coated vesicles have been described within a wide range of cell types which span the evolutionary scale of both the invertebrates and vertebrates[54]. It has been suggested that the bristle coated vesicles are mainly associated with cellular uptake of specific proteins[55].

Other surface specializations consist of thin cytoplasmic projections that frequently extend into the adjoining connective tissue and are often closely associated with fibroblasts and macrophages in the immediate vicinity (Figs. 16 and 17).

---

[51] Schmidt 1955, Wohlman and Allen 1968.

[52] Majno *et al.* 1969, Giacomelli *et al.* 1970, McCusky 1971. [53] Hay 1968.

[54] Bowers 1964, Fawcett 1964, Roth and Porter 1963, Anderson 1964, Rosenbluth and Wissig 1963, Leak 1968.

[55] Rosenbluth and Wissig 1963, Roth and Porter 1963, 1964, Anderson 1964, Fawcett 1964, Maunsbach 1963, Stay 1965.

It is suggested that the endothelial projections provide a structural basis for maintaining the lymphatic capillary wall in close contact with the adjoining interstitium. FRALEY and WEISS (1961) made similar observations in their studies of the lymphatic capillaries in the penile skin of the rat. The luminal surface is also made serrated by the presence of cytoplasmic extensions which produce an irregular contour. Similar structures have also been noted in blood vessels and have been termed short microvilli or blunt pseudopodial projections (Fig. 25). FAWCETT (1963) suggested the term marginal folds or flaps for the endothelial projections since they were usually located in close association with cell junctions.

### *b) Intercellular Junctions*

Frequently margins of apposing endothelial cells overlap for several microns (Figs. 28a—d). In such areas, the intercellular clefts vary greatly in their width. There may be areas of close approximation (30 to 40 Å) but for the most part widths of up to 0.5 μ may extend the total length of the intercellular cleft providing free access to the surrounding interstitium (patent junctions, Figs. 16, 28d). In some of the overlapped junctions there are occasionally areas along the intercellular cleft where the adjacent plasma membranes are closely approximated (Fig. 28a, b, c). When such sites are viewed at higher magnifications, it becomes apparent that the apposed membranes are held together by a *macula adhaerens*. Occasionally there are areas of close apposition where the intercellular cleft is in fact obliterated by a fusion of the external leaflets of apposing membranes (Figs. 30a, b). In some areas, terminal margins form extensive interdigitations so that the cells are closely imbricated (Figs. 29a, b), while in other areas the adjacent endothelial cells are held in close apposition by a simple abutment.

It is recognized that specialized sites along the lymphatic capillary wall provide a mechanism for maintaining cell-to-cell cohesion without causing a complete or extensive obliteration of the intercellular cleft along the total length of intercellular junctions. Such an arrangement facilitates separation of adjacent endothelial cells, thus providing patent junctions. The less frequently encountered specializations along the intercellular junctions are *maculae occludens*. These are formed by a spot-like elimination of the intercellular space between apposing cells where the outer leaflets of adjacent plasma membranes are fused to form a quintuple layer (Fig. 30b). The occurrence of such adhesive devices at periodic regions along the intercellular cleft would provide a spot-weld effect for connecting adjacent endothelial cells at focal points over the total length of the lymphatic vessel. Such an arrangement would permit regions within the intercellular cleft to become separated where cells are loosely apposed to each other, thereby facilitating a rapid formation of patent channels that could readily become available to accommodate the passage of large amounts of interstitial fluids as well as particulate component.

### *c) Extracellular Components*

**Anchoring Filaments.** A connection of the lymphatic wall to the surrounding extracellular elements was referred to by early histologists[56], and studies designed to provide information that would shed some light on the significance of this intimate association of the extracellular elements with the lymphatic wall were undertaken by PULLINGER and FLOREY (1935). By studying the behavior of lymphatics in local edema they were able to observe collagen and reticulum fibers in close proximity to the lymphatic endothelium. Their observation suggested

[56] MAXIMOW and BLOOM 1931.

that these fibers provided a means for connecting the lymphatic capillaries to the surrounding tissue area. With the increased resolution provided by electron microscopy, later works by CASLEY-SMITH and FLOREY (1961) described collagen bundles as well as small fibers investing the lymphatic capillaries. However, the intimate association of collagen and reticulum fibers that had been described earlier by PULLINGER and FLOREY (1935) at the light microscopic level, was not borne out in the initial electron microscopic studies of lymphatic capillaries. With more refined fixation and staining techniques, subsequent fine structural studies in our laboratory supplied structural evidence that had not been presented[57]. We observed that the lymphatic capillary wall was held in close contact to the surrounding tissue area by fine filaments. The close association of these filaments with the lymphatic wall may have been overlooked previously because conventional procedures failed to preserve the materials necessary to show their intimate relationship with the lymphatic wall. The term *lymphatic anchoring filaments* was used to designate these structures which connected or held the lymphatic capillary wall in intimate contact with the surrounding connective tissue areas. Electron micrographs of these *anchoring filaments* are shown in Figs. 17—24 which are from dermal lymphatics of the guinea pig. Filaments associated with the lymphatic wall vary in their diameter and two distinct classes of filaments are recognized in close contact with the lymphatic endothelial surface, (1) a population of larger filaments with an average diameter of 100 Å and (2) small filaments measuring 40—60 Å. The orientation of the larger filaments is more specific in that they appear to insert on the lymphatic surface and extend for varying distances between collagen bundles and the adjoining connective tissue regions. The smaller population of filaments seems to form loose skeins between the lymphatic endothelial cells and the surrounding tissue areas. They may also lie in close proximity to fibroblasts and other components of the interstitium (Fig. 22). Filaments of similar sizes have been commonly seen throughout the connective tissue spaces and their structure and distribution have been dealt with by several investigators[58]. PALADE and BRUNS (1964) also described small filaments in the outer layers of the basement lamina of muscle capillaries.

Cross sections of the *anchoring filaments* depicted a translucent core surrounded by an electron dense outer layer, suggesting that the filaments either have a tubular structure or that the medulla and cortex possess different affinities for osmium tetroxide and/or the uranyl and lead stains that are used to enhance contrast in the ultrathin sections. Additional evidence which also indicates that these filaments are tubular in nature is gained from microdensitometer tracings of both longitudinal and cross sectional views of the *anchoring filaments* in which two high density peaks are separated by a very low gap (Figs. 18, 19).

When the dye ruthenium red is used in combination with osmium tetroxide to fix lymphatic capillaries, structural detail is greatly enhanced within endothelial cells. This increase in clarity is apparently due to the dye becoming bound to the outer leaflet of the plasmalemma. The probability that ruthenium red reacts with substances rich in mucopolysaccharides that occupy the external surface of the cell membrane has also been considered[59]. In tissues prepared by this method, the *anchoring filaments* appear to be inserted on the outer leaflet of the trilaminar unit membrane or the filaments terminate within the densely-stained substance which resides on the external surface of the outer leaflet of the unit membrane (Figs. 20, 21). The *anchoring filaments* are disposed along the abluminal surface of the lymphatic capillary including endothelial projections as well as the terminal

[57] LEAK and BURKE 1965, 1966, 1968.

[58] LOW 1961, 1962, 1967. [59] LUFT 1964.

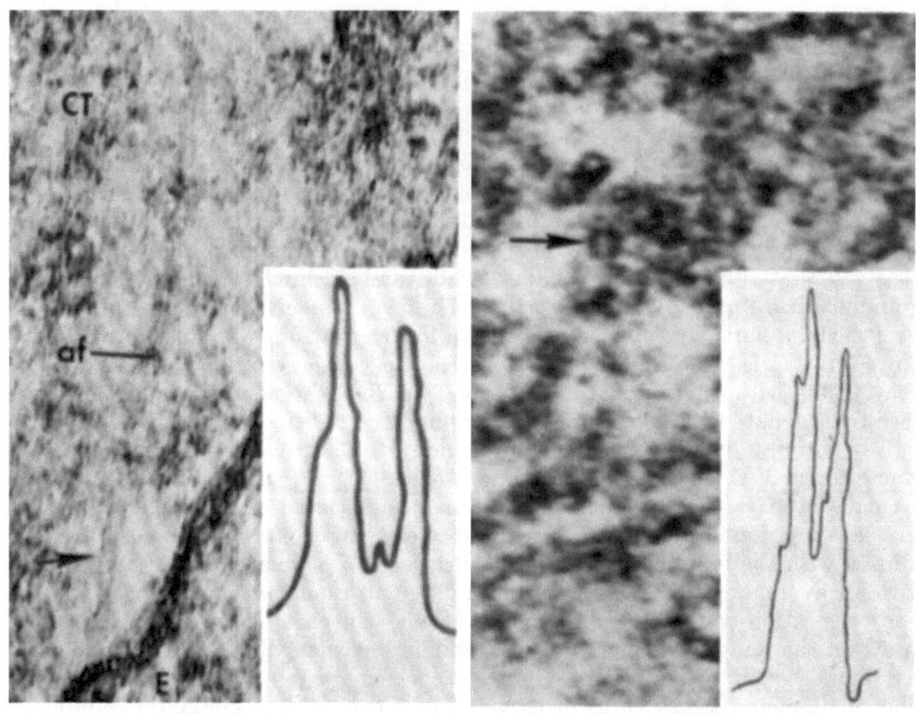


Fig. 18 Fig. 19

Fig. 18. Portion of lymphatic endothelium (*E*) which illustrates the insertion of anchoring filament (*af*) on outer leaflet of the trilaminar unit membrane. ×249000. Microdensitometer tracing across anchoring filament near arrow is shown in inset. Lever ratio 100:1; slit width 0.5 mm. ×700000. (From LEAK and BURKE 1968)

Fig. 19. Cross-sections of anchoring filaments which illustrate a light central core that is surrounded by a dense circumferential layer. ×440000. Inset shows a microdensitometer tracing across one of the filaments at arrow. Lever ratio 100:1; slit width 0.1 mm. ×800000. (From LEAK and BURKE 1968)

cell margins of intercellular junctions that are exposed to the connective tissue spaces (Figs. 22a, b).

It is of special interest that the lymphatic *anchoring filaments* are of a similar nature to those filaments which lie in close relation to the inner layers of the basement lamina of the glomerular capillary wall[60], the peripheral layers of the basement lamina of muscle capillaries[61], and the filaments in close association with various epithelia in addition to the microfibers of the connective tissue spaces[62]. It would also be of interest to know whether the various filaments and microfibers throughout various regions of the body[63] are chemically related in any way, especially since the observations obtained from several studies suggest that they possess similar structural and staining properties[64].

The insertion of *anchoring filaments* onto the surface of the outer leaflet of the unit membrane of lymphatic endothelial cells and their extension between collagen

[60] FARQUHAR, WISSIG and PALADE 1961. [61] PALADE and BRUNS 1964.
[62] LOW 1961, 1962. [63] LOW 1961, 1962.
[64] LOW 1967, PALADE and BRUNS 1964, LEAK and BURKE 1968.

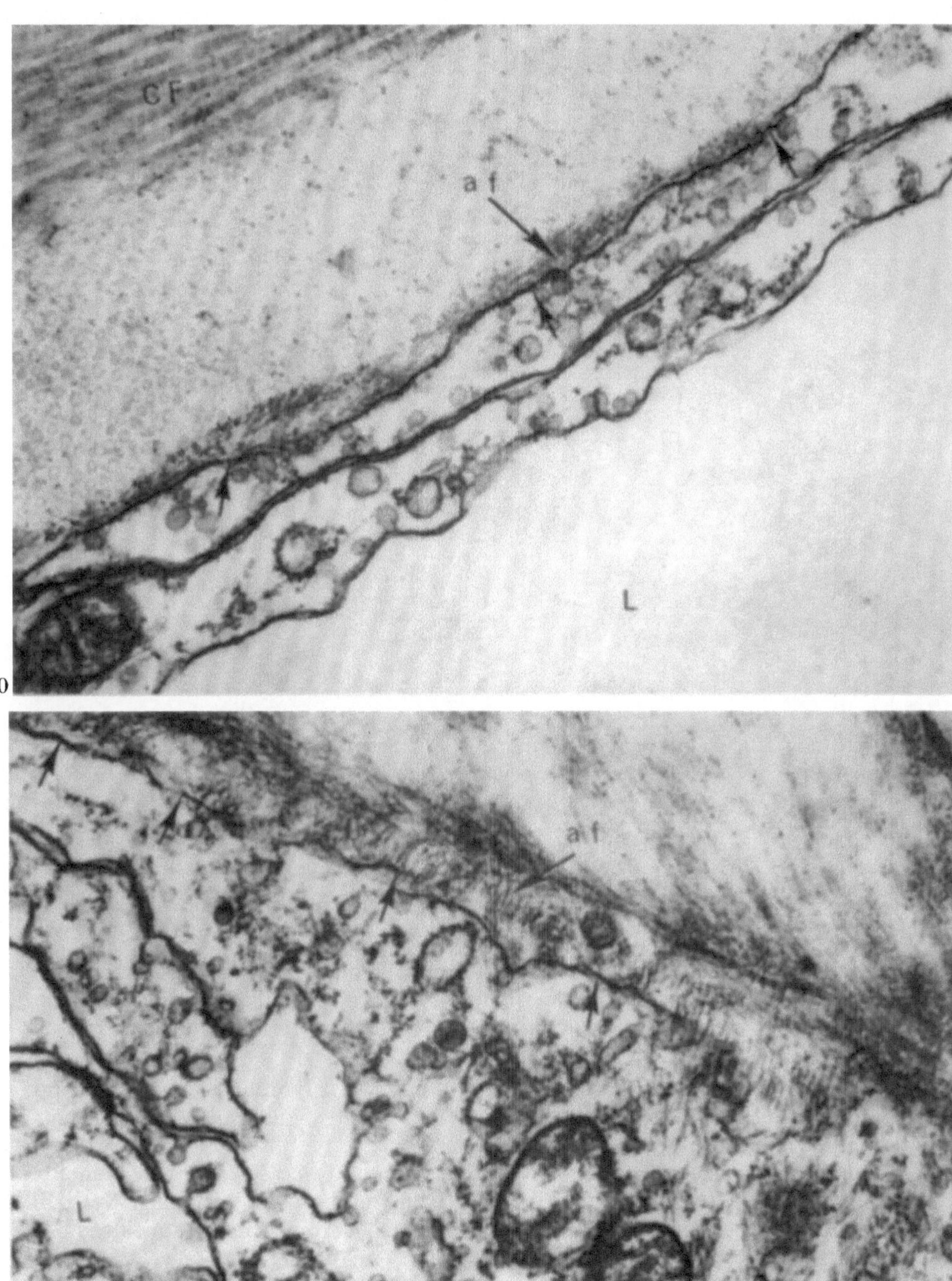


Figs. 20 and 21. Section of lymphatic capillary from tissue fixed in S-collidine buffered osmium tetroxide with the dye ruthenium red. The image of the cell membrane is enhanced due to binding of the dye to substances in or on its outer leaflet. The insertion of anchoring filaments (*af*) on the outer leaflet of the cell membrane is illustrated at arrows. Section double stained with uranyl and lead stains. Collagen fibers (*CF*) and lymphatic lumen (*L*) are indicated. Fig. 20, ×43000. Fig. 21, ×43000. (From LEAK and BURKE 1968)

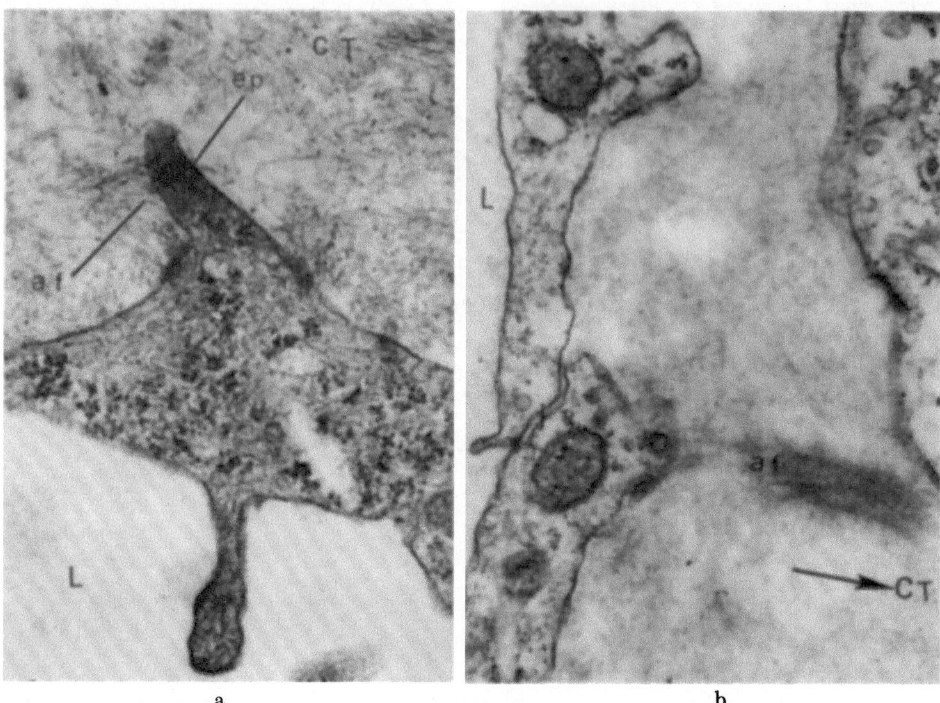


Fig. 22a. In Fig. 22a endothelial projections (*ep*) with anchoring filaments (*af*) extend toward the adjacent connecting tissue (*CT*). ×42000. (From LEAK and BURKE 1968)

Fig. 22b. Part of the terminal cell process which comprises the cell junction (*j*) contains anchoring filaments (*af*) that extend into the connective tissue area (arrow). Specimen fixed in 1% osmium tetroxide in S-collidine buffered with 1% ruthenium red. Section double stained with uranyl acetate and lead. ×31500. (From LEAK and BURKE 1968)

bundles and cells of the surrounding interstitium, strongly suggest these structures represent a binding mechanism that helps maintain a firm connection between the lymphatic endothelium and components of the adjoining connective tissue areas.

From their studies on the intimate relation between lymphatic capillaries and the adjoining interstitium, DRINKER and FIELD (1933) suggested, "A further possibility for which no proof exists, is that the delicate lymph capillaries are fixed to surrounding tissues by fine strands of reticulum, and that muscular movements by pulling on these strands may induce distortion and temporary openings through which fluid enters eventually to reach a valved trunk from which escape does not occur." This intimate association is confirmed by our findings; however, the fibers that are attached to the lymphatic wall are not reticulum or collagen fibers. Instead, much smaller filaments make physical contact with the abluminal surface of the lymphatic capillary. The disclosure of these *anchoring filaments* by refined electron microscopic methods[65] also corroborates the earlier histological studies of PULLINGER and FLOREY (1935), who demonstrated that lymphatics were intimately associated to the interstitium in both normal and edematous tissues. Our

[65] LEAK and BURKE 1966, 1968.

recent studies[66] indicate that *anchoring filaments* provide a firm connection between the lymphatic wall and surrounding tissue in such a way that the pressure changes which occur in the tissue spaces would also produce tension on the collagen bundles in which the *anchoring filaments* are embedded. Therefore, when, there is an increase of interstitial exudates in the tissue space, tension would be placed on the collagen bundles in which the *lymphatic anchoring filaments* are firmly embedded. As collagen and elastic fibers are separated by increased interstitial fluids during both normal and inflammatory conditions, areas of the lymphatic wall to which the filaments are attached would also be pulled along with the separating collagen and connective tissue fibers thus causing a wider lymphatic capillary lumen by a separation of loosely overlapping adjacent endothelial cells. Such a separation of widely overlapped adjacent cell margins would also produce patent intercellular junctions through which fluids and particulate components could readily enter the lymphatic lumen. This is expressed in the form of dilated lymphatic capillaries, which may vary considerably, depending on the extent of tissue exudate that accumulates in the surrounding area. Likewise, it seems reasonable to assume that the normal accumulation of connective tissue fluids would also produce a similar change, tending to keep the lymphatics open but to a lesser degree than is found during the inflammatory response. This process is depicted in digramatic form in Fig. 31.

**Basement Lamina.** Although the basement lamina is recognized as being structurally and functionally important for the blood capillary[67], its absence from around the lymphatic capillary suggests that it plays a far less active role in these vessels than in blood capillaries. This feature also serves as one of the major criteria for the differentiation of lymphatics from blood capillaries. In areas where the basement lamina is observed, this structure is less organized than its counterpart around the blood capillary. It is separated from the plasma membrane by a light space which may measure up to 400 mμ. If the basement lamina is present, it is observed as a very short segment consisting of a moderately electron dense material which, when viewed at high magnification, resembles a feltwork of very fine filaments embedded in a loose matrix. In ultrastructural studies of regenerating blood vessels, Cliff (1963) and Schoefl (1963, 1964) observed that the basement lamina was irregular and often absent from newly formed segments of regenerating blood vessels, while a continuous basement lamina surrounded the older portion of the vessels. It is of special interest that regenerating blood vessels are also highly permeable to large molecules and particulate substances.

**Collagen Fibers.** The perivascular areas of connective tissue around the lymphatic capillaries contain large bundles of collagen fibers. These range in diameter from 500 to 600 Å and show the typical periodicity (approximately 600 Å) of collagen fibers for other regions of the body. In general, the fibers form large bundles in which they are regularly packed parallel to one another. However, those that approach the endothelial plasma membrane are relatively sparse when compared with the tightly ordered array of collagen bundles that appear at some distance from the lymphatic wall. The sparse collagen fibers are for the most part separated from the plasmalemma of the lymphatic endothelium by the numerous *anchoring filaments* which emanate from the abluminal surface of these cells.

**Elastic Fibers.** Infrequently elastic fibers are observed in close proximity to the lymphatic capillary wall. They are distributed along the connective tissue boundary of the lymphatic wall and in general, their longitudinal axes lie in a

---

66 Leak and Burke 1968.

67 Palade 1953, Farquhar *et al.* 1961, Fawcett 1963, Bruns and Palade 1968.

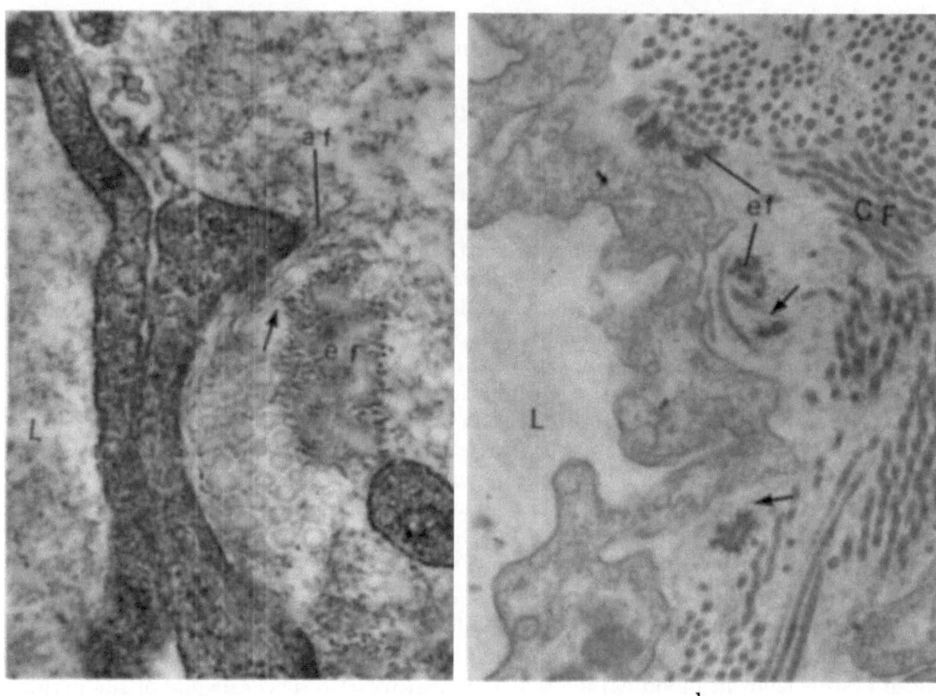


Fig. 23a. Anchoring filaments (*af*) illustrated in this micrograph lie in close proximity to the adjacent elastic fiber (*ef*). Several anchoring filaments (*af*) also appear to be continuous with peripheral filaments of the elastic fiber (arrow). ×51000. (From LEAK and BURKE 1968)

Fig. 23b. The central area of the elastic fiber (*ef*) and collagen fibers (*CF*) are densely stained with phosphotungstic acid, however, the anchoring filaments and fibrils around the elastic fibers (arrows) are not so densely stained with PTA as in sections that are doubly stained with uranyl and lead. Specimens fixed in 1% osmic acid and phosphate buffer pH 7.2, tissues stained *en bloc* with uranyl acetate, sections stained with 1% aqueous PTA. ×30000. (From LEAK and BURKE 1968)

plane parallel to that lymphatic capillary. They occur as clusters consisting of several bundles and occasionally as single fibers (Figs. 23a, b).

The filaments that surround the elastic fibers are very similar in structure and staining properties to the *lymphatic anchoring filaments* and the latter may also be continuous with the longitudinally arranged filaments within the mantle of the elastic fiber.

## 2. Lumen of Lymphatic Capillaries

The lumen of the lymphatic capillary contains fluid that has been removed from the surrounding interstitial space (lymph). In specimen examined with the electron microscope after double fixation in glutaraldehyde and osmium tetroxide, the lymphatic lumen contains a uniform gray flocculent material which is interpreted as protein-rich lymph that has been precipitated by the fixation procedures. Very often this flocculent material is observed in the adjacent perilymphatic areas of the interstitium and is occasionally continuous with the interstitial areas in regions of patent junctions. Under normal condition, very few cells are seen in the lymphatic capillary lumen as lymph nodes are not interposed between lymphatic capillaries.

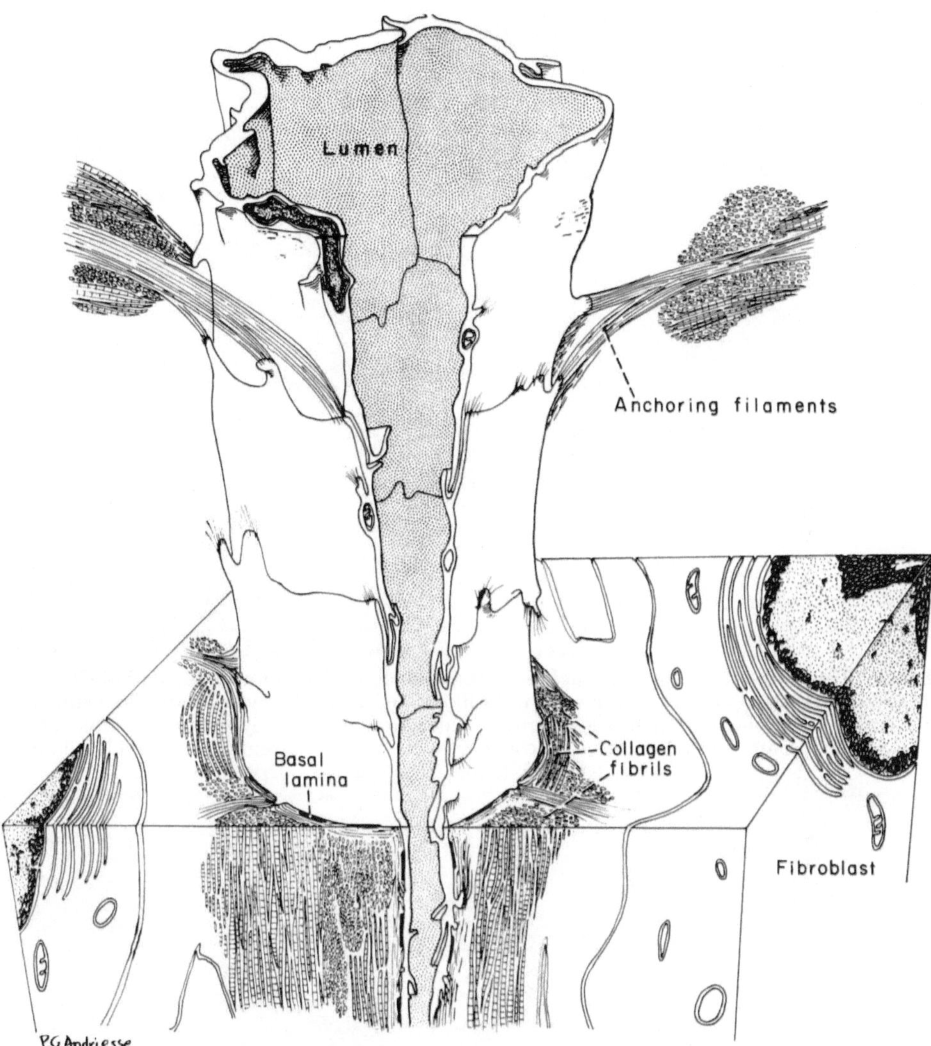


Fig. 24. The figure in this micrograph presents a three dimensional interpretive diagram of a lymphatic capillary that was reconstructed from collated electron micrographs. The three dimensional relationship of the lymphatic capillary to the surrounding interstitium is illustrated. The lymphatic anchoring filaments appear to originate from the endothelial cell surface and extend among collagen bundles, elastic fibers, and cells of the adjoining tissue area, thus, providing a firm connection between the lymphatic capillary wall and the surrounding connective tissue. An irregular basement lamina and collagen fibers are as marked. (From Leak and Burke 1968)

When the ruthenium red technique of Luft (1964) is used in the preparation of lymphatic capillaries for electron microscopic studies, and electron dense flocculent substance appears dispersed over the luminal surface of the endothelial plasma membrane (Fig. 27). This flocculent substance is structurally different from that observed over the intestinal villi (filamentous fuzz) and the basement lamina which surrounds blood capillaries. The dense staining reaction is continuous from the lymphatic lumen throughout clefts of the intercellular junctions

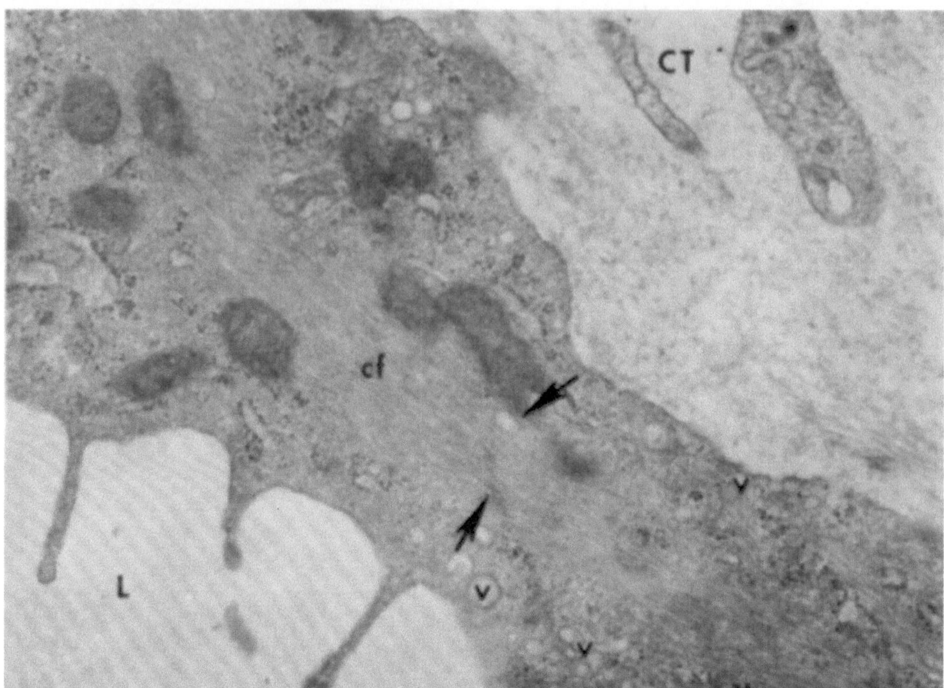


Fig. 25. This electron micrograph depicts a longitudinal section through the endothelial cell at some distance from the nuclear region. As illustrated here, the cytoplasmic filaments (cf) are arranged into bundles or fasicles (arrows) which exclude other cytoplasmic components. Vesicles (*v*) occupy both luminal and connective tissue (*CT*), fronts of the endothelium, ×29000. (From LEAK 1971)

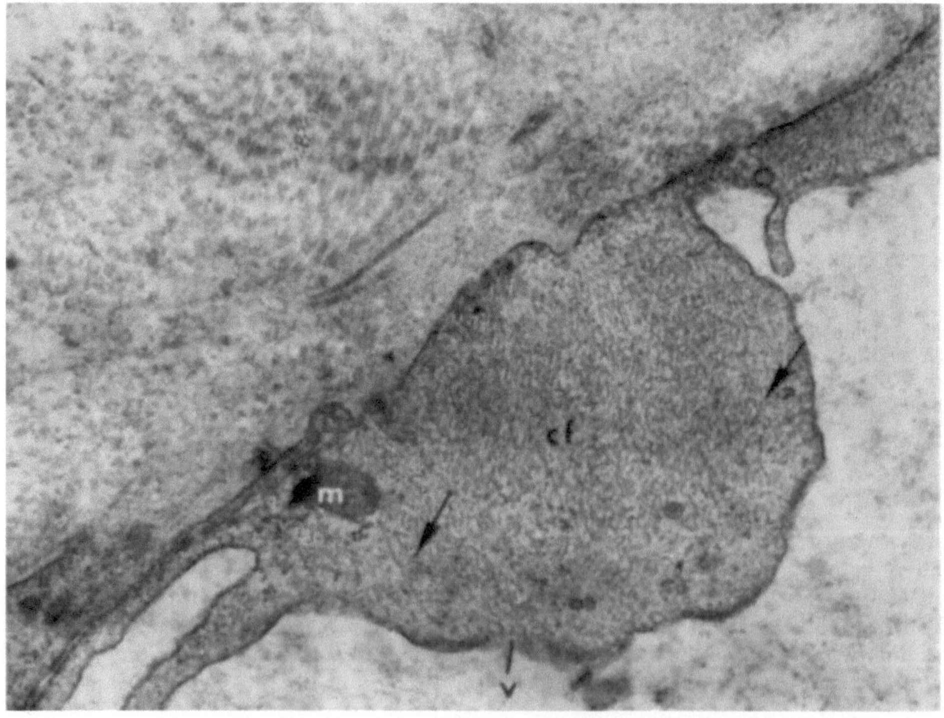


Fig. 26

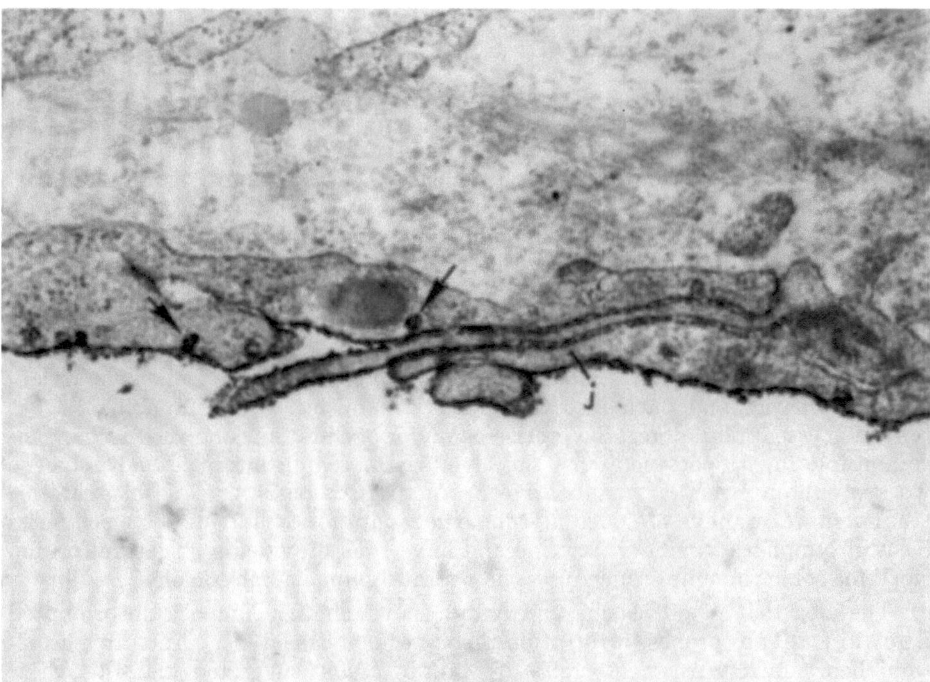


Fig. 27. The tissue from which this micrograph was obtained was processed with the ruthenium red technique of Luft. There is a dense staining reaction which covers the luminal surface (endocapillary layer) and also invaginations in the plasmalemma (arrow). This reaction is continuous throughout the cleft of the intercellular junction (*j*). ×41000. (From Leak 1970)

as well as plasmalemmal invaginations. Earlier studies indicated that this dye binds to, and precipitates, several acid mucopolysaccharides including epithelial muccous and heparin[68]. Although the occurrence of this layer in blood capillaries was attributed to a mucopolysaccharide layer which coats the luminal surface of the endothelial cells, the source and conditions necessary for such a flocculent reaction to be preserved is still unclear[69].

## III. Functional Interpretation of Lymphatic Structure

Although the blood circulation was described by Harvey at about the same time as Asellius (1627) described the lymphatic system, combined structural and physiological studies have not been directed to the lymphatic vascular system as has been the case for the blood vessels. Thus, a detailed understanding of lymphatic function as related to anatomic structure in addition to the part that

Fig. 26. Aggregations of cytoplasmic filaments (*cf*) in a region of the lymphatic endothelial cell is illustrated in this electron micrograph. Most of the filaments have been sectioned obliquely, however, the very electron dense dots (arrow) represent cross sections of these elements. Notice that the filaments occupy most of the cytoplasm of this area, with the exception of several vesicles (*v*) and a mitochondrion (m). ×31000. (From Leak 1970)

---

68 Luft 1964. 69 Luft 1965.

is played by the lymphatic system in constantly removing interstitial fluids for maintaining homeostasis throughout various regions of the body is still far from complete.

The earlier investigators considered the lymphatic vascular system as part of and as being connected to arteries and the smaller blood vessels. This concept persisted until the middle of the 19th Century. It was not until VON RECKLINGHAUSEN (1862) proposed the idea of an intercellular space that set the stage for a further investigation into the phenomenon of fluid exchange between blood capillaries, the intercellular space, cells, and lymphatic vessels. VON RECKLINGHAUSEN suggested that once fluid had passed out of the blood capillaries, it passed directly into the interstitial spaces and the lymphatics serve as a drainage system for transporting fluid from the interstitial space back to the main blood stream. Notwithstanding the fact that this general concept of fluid movement out of blood capillaries and back into the blood stream by way of lymphatics has remained essentially intact, the precise behavior of fluid flow and the mechanisms responsible for its passage across the blood-tissue-lymph interface had not been worked out on either a quantitative or qualitative basis. Our recent anatomic studies, however, have provided morphological data for explaining the mechanical basis of lymphatic capillary function and have thus provided a structural framework for some thoughts concerning the overall lymphatic physiology[70].

The idea that blood plasma and lymph had a similar composition prompted LUDWIG (1861) to propose a filtration theory which was later modified to a secretion theory by HEIDENHAIN (1891). STARLING (1909) suggested that the major pathway for the return of water and crystalloids was by way of the blood capillary system, and that colloids were not appreciably absorbed by the blood capillary system but returned by way of the lymphatic vessels. Recent studies have demonstrated that the lymphatic vascular system and the blood capillaries are strikingly different not only in anatomical details as described above, but also in their topographical relationship to the interstitial areas and in their permeability to proteins and large molecules (LEAK 1970b). In order to comprehend the differences between the blood capillaries and the lymphatic capillaries, it should be emphasized again that one must recognize the salient anatomic features exhibited by the two types of vessels. In addition, the lymphatic vascular system is not a circulatory system as is the blood vascular system but rather a one-way drainage system whose minute channels possess the ability for providing open passageways that readily become continuous with the surrounding interstitium providing a means for uninterrupted flow of interstitial fluids. This occurs via intercellular clefts of loosely apposed endothelial cells that are extensively overlapped. Such an anatomic arrangement permits adjacent cells to slide past each other for varying distances allowing the vessel to become dilated without a complete disruption of the vessel wall. On the other hand, the blood capillary maintains its lumen by the anatomic rigidity of its wall in addition to a much higher intraluminal pressure than is found in the lymphatic capillary[71]. These authors were able to measure interstitial and luminal pressure of mesenteric lymphatics. They found lymphatic pressures of 0 to +1.5 cms of water.

In its overall function the lymphatic vascular system provides an indispensable component of tissue homeostasis. Although the plasmalemma of the blood capillary endothelium is permeable to water and crystalloids, it is only semipermeable to colloids of protein molecular size. Colloids, therefore, are retained to a large extent in the blood capillary lumen thereby creating an osmotic pressure gradient serving

[70] LEAK 1970a, 1971. [71] ZWEIFACH and PRATHER 1971.

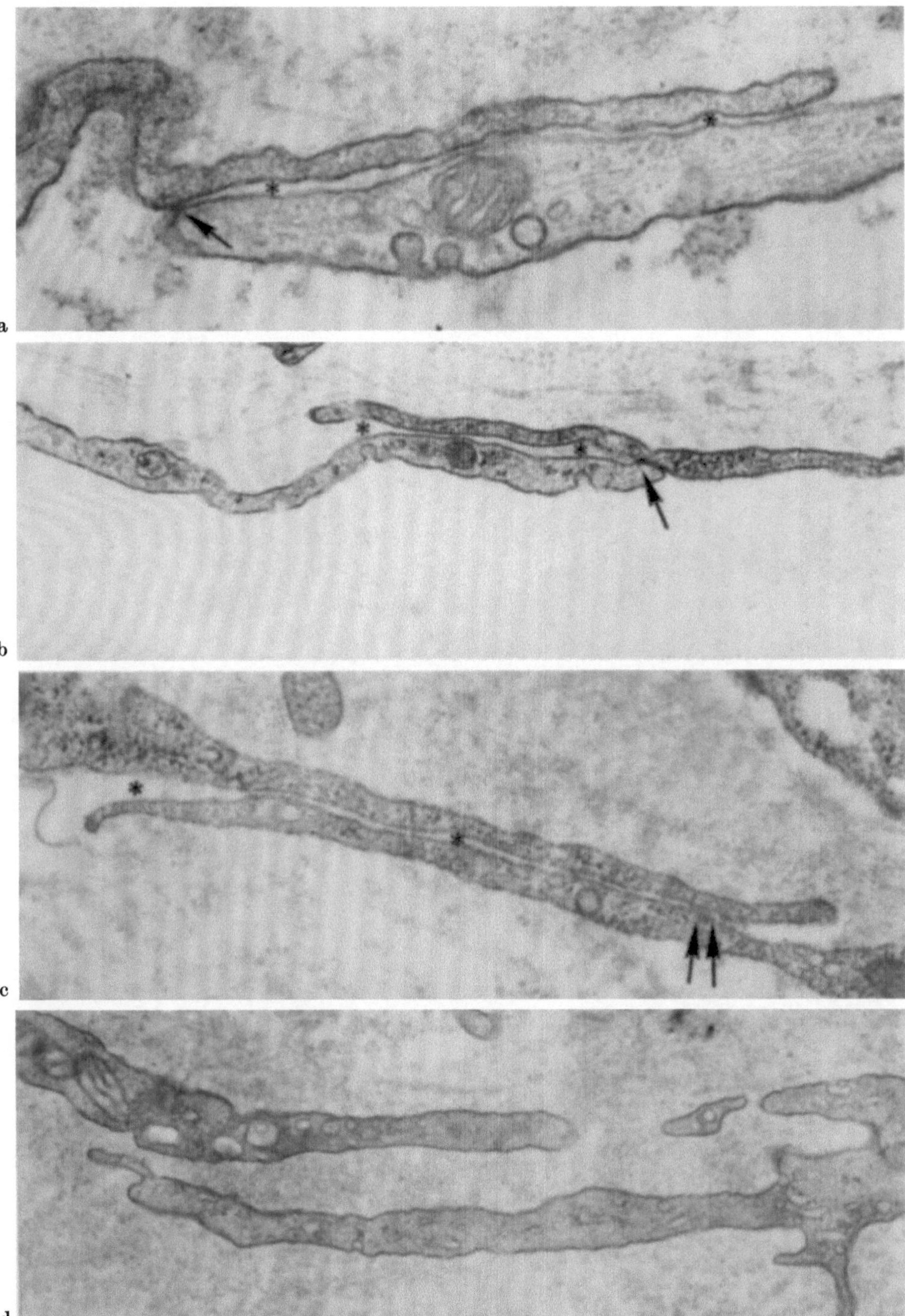


Fig. 28a—d. These micrographs illustrate the overlap of endothelial cells. In b), there is at least one point of close apposition between the opposing membranes (arrow) while there is variability in the width of the intercellular clefts along its length (*). In c), the intercellular cleft is also variable, but narrow near the abluminal surface double arrows). In d), the patent junction is illustrated. Lumina are at the bottom of figures. a) ×89500; b) ×21000; c) ×39000; d) ×28000. (From Leak 1971)

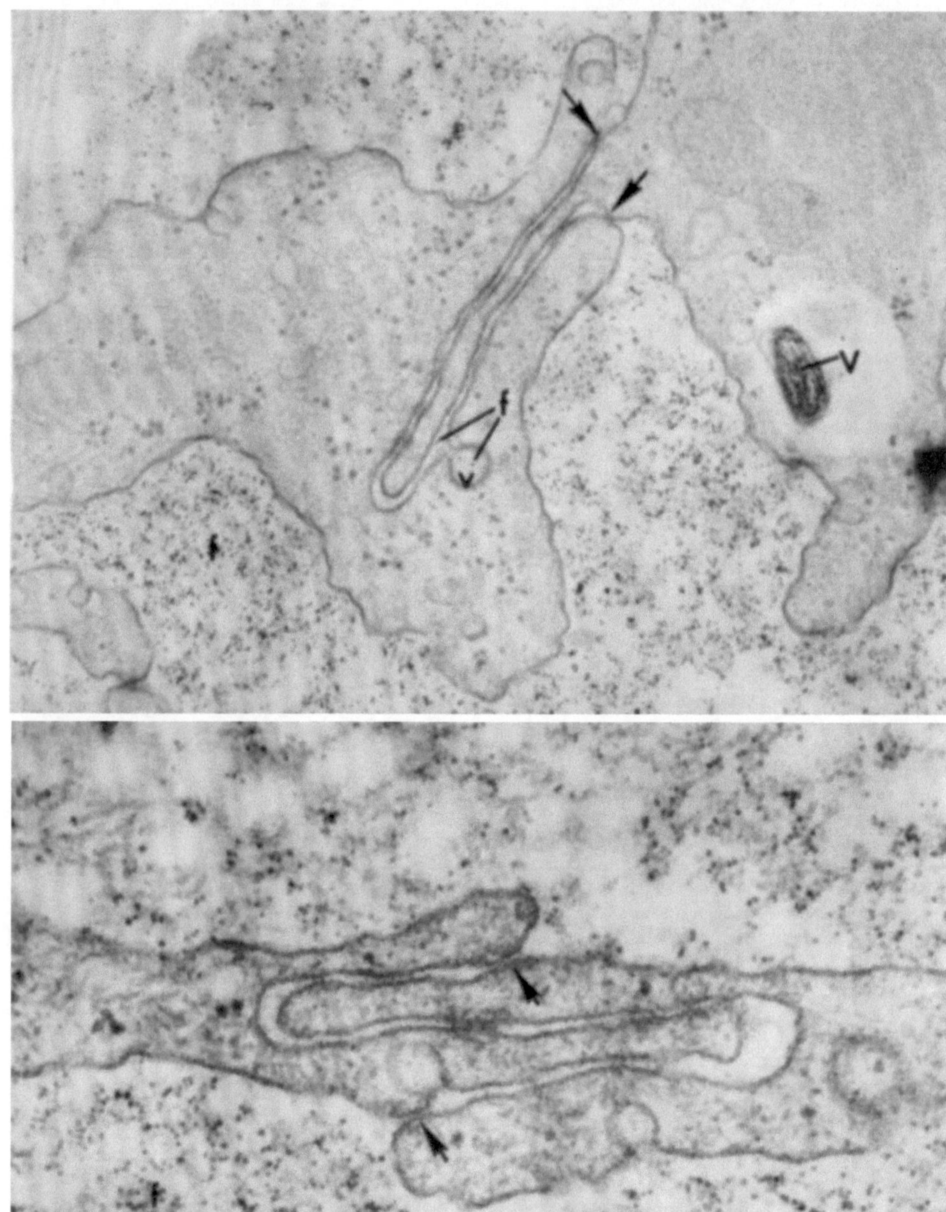


Fig. 29a and b. Overlapping and interdigitations of terminal margins of adjacent endothelial cells are demonstrated in these electron micrographs. In a), ferritin particles (*f*) occur in the intercellular cleft as well as in the plasmalemmal invagination (*v*) that is partially open to the intercellular cleft and in a large vesicle containing membranes (*V*). Note the various points of close apposition between adjacent endothelial cells (arrows) near the luminal front as well as the connective tissue front in both a) and b). Specimen injected with colloidal ferritin five minutes before fixation. Lumina are at the bottom of figures. a) ×70500; b) ×100000. (From LEAK 1971)

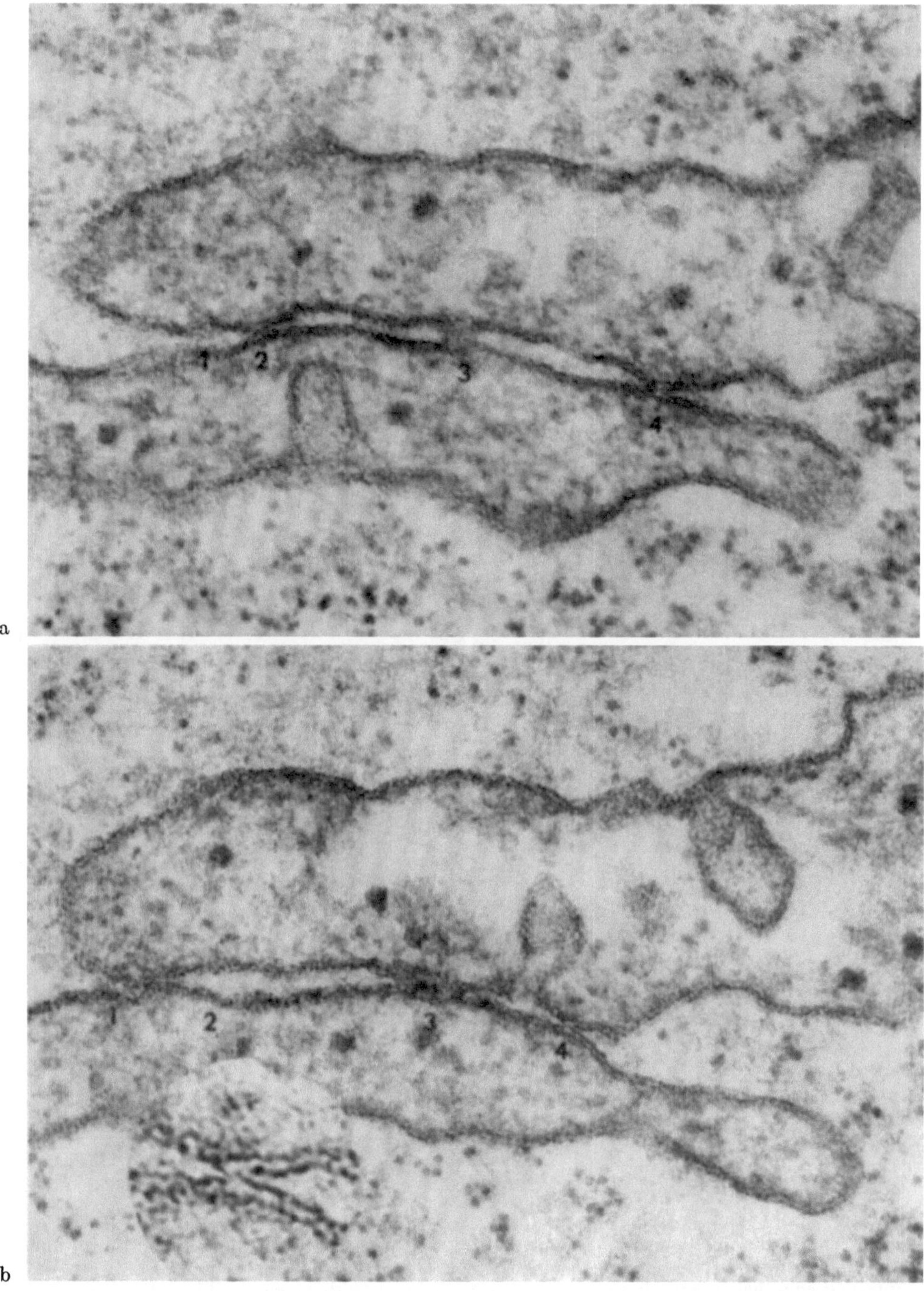


Fig. 30a and b. The semiserial sections depicted in these electron micrographs demonstrate areas of close apposition between the endothelial cells [areas 1, 2, 3, and 4, in a) and b)]. Lumina are at bottom of figures. a and b ×172000; a and b ×500000. (From LEAK 1971)

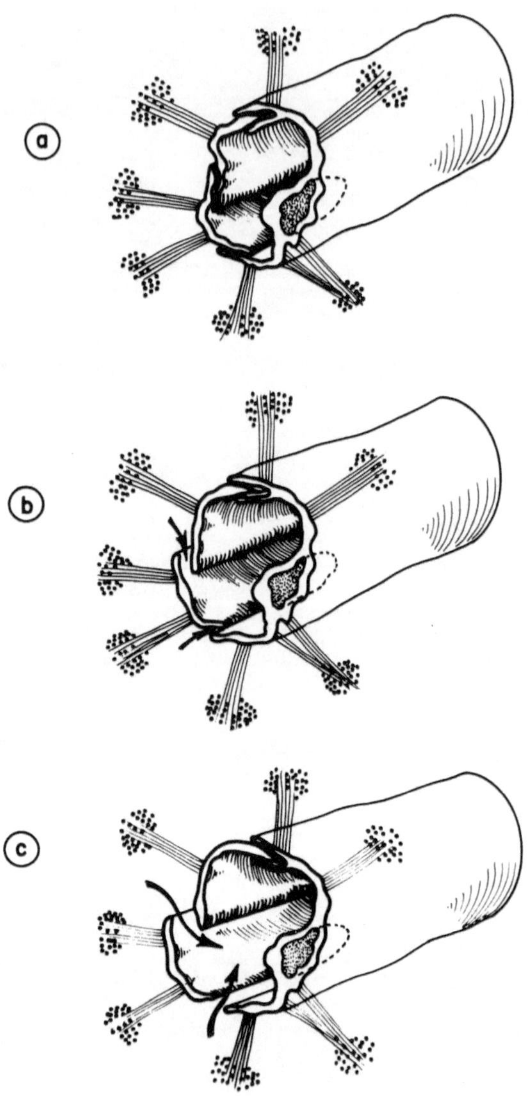


Fig. 31. The lymphatic capillary-tissue interface is depicted in the three figures in this diagram. The anchoring filaments provide a firm connection between the lymphatic wall and surrounding interstitium as depicted in b and c. The lack of adhesion devices between the apposing endothelial cells that overlap each other for long distances facilitate the ease with which adjacent cells separate (arrows) to allow for expansion of the lymphatic lumen and also increase the number of patent junctions. If, on the other hand, the cytoplasmic filaments are in fact contractile elements, the anchoring filaments would also serve to stabilize the lymphatic wall to the surrounding interstitium while permitting a longitudinal contraction of the endothelial cells. This would also cause separation of overlapping adjacent endothelial cells

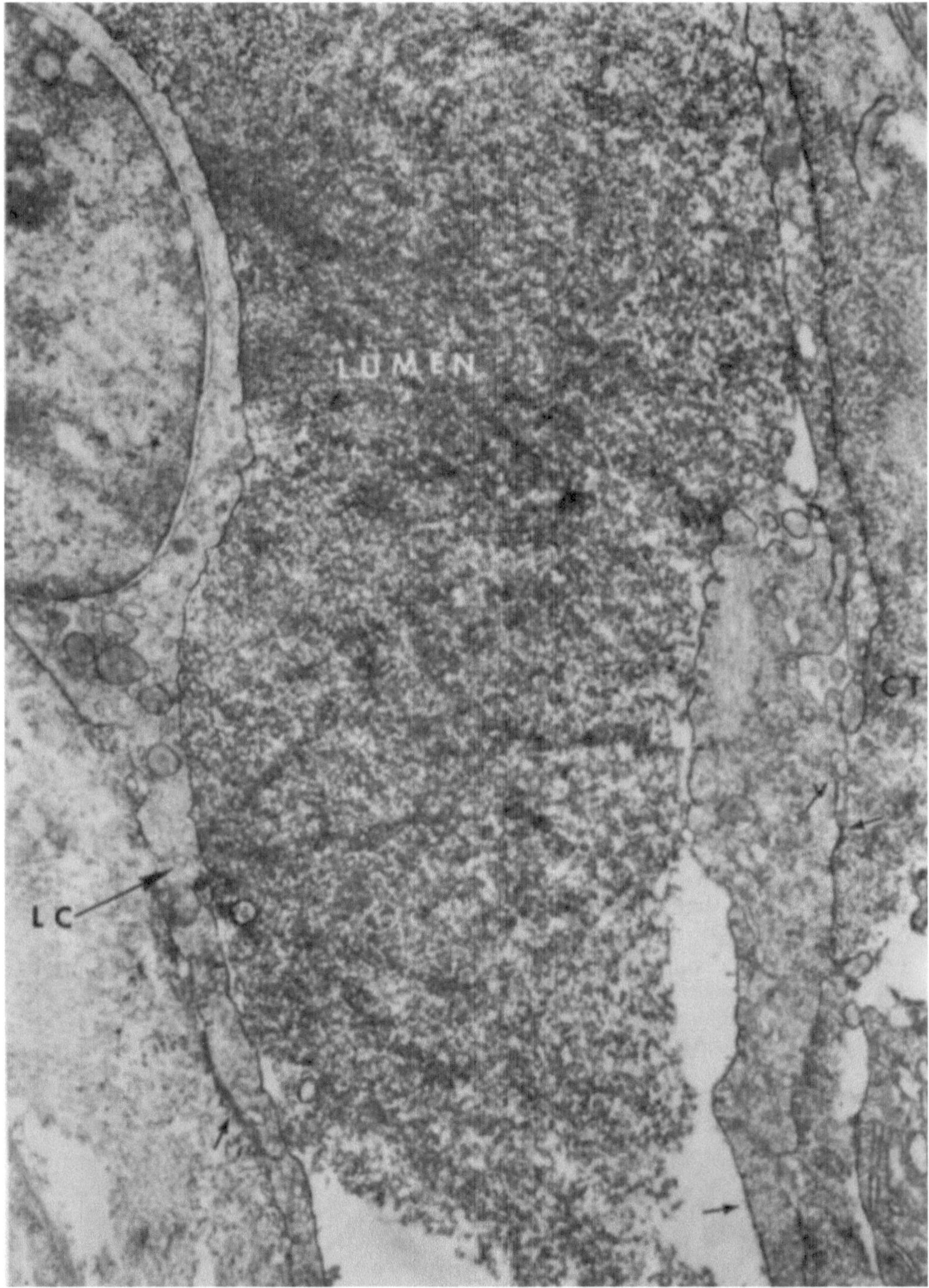


Fig. 32. Lymphatic (LC) capillaries from mouse ear fifteen minutes after injection of peroxidase. Reaction product is also observed throughout the connective tissue (CT) areas along the surface of the endothelial plasma membrane (small arrows) and within the pinocytosis vesicles (v). ×18500

to reabsorb water and crystalloid into the blood vascular system. However, proteins of molecular weight less than 40000 will readily escape blood capillaries into the interstitium as demonstrated with intravenously injected peroxidase[72]. If proteins of this molecular weight were not removed from the interstitium by the lymphatic vascular system, but had to be reabsorbed by the blood capillaries, their reabsorption rate into the blood capillaries would depend on the relative concentration of colloids on both sides of the capillary membrane and in the interstitial space. In such condition colloid content would, therefore, approach plasma content and a gradient of colloid osmotic pressure across the capillary wall would disappear and the resorption of water and electrolytes into the venous limb of the capillaries would stop. Such a condition would bring on widespread fluid shifts from the normal that would deplete intravascular volume causing increased tissue edema which would be followed by shock. The forementioned conditions are commonly observed in areas of inflammation especially in large inflammatory areas brought on by burns[73].

Our recent studies on intravenously injected proteins demonstrated a continuous movement of fluids and water solube macromolecules from the blood into the interstitium with a subsequent removal by the lymphatic capillaries[74]; e.g., when peroxidase is injected in the tail vein of mice, it can be localized at the ultrastructured level using the methods of GRAHAM and KARNOVSKY (1966). Peroxidase activity is observed in the blood vessels, the interstitium and the lumina of lymphatics within one minute. Maximal concentration of peroxidase occurred in peripheral lymphatics between 15 and 30 minutes (Fig. 32). It is significant that CLEMENTI and PALADE (1969) also demonstrated that intravenously injected peroxidase rapidly appeared in the thoracic duct lymph reaching a maximal concentration in approximately 20 minutes. Their studies with ferritin, however, showed a maximal concentration at approximately four hours after intravenous injections. Although some peroxidase staining occurred in pinocytotic vesicles, there was a greater concentration within the clefts of intercellular junctions. These findings[75] corroborate the earlier studies which utilized colloidal tracer particles[76] to study the permeability of lymphatic capillaries. These observations suggested that the intercellular junction is the major channel for the rapid passage of fluids and large molecules, while vesicular transport is perhaps responsible for the slow transendothelial passage of large molecules.

Ultrastructural studies have demonstrated that the anchoring filaments which emanate from the abluminal surface of the lymphatic capillary and extend into the interstitium between collagen bundles serve as a supporting structure for maintaining lymphatic patency[77]. Lymphatic capillaries would, therefore, serve as drainage areas or spillways which would readily accommodate the rapid removal of lymph during the inflammatory process of during intense metabolic activity as is the case in exercise when the flow of lymph exceeds that during times of normal physiology.

The blood vascular system responds to an increased demand for blood flow by utilizing additional conduits whose blood flow is maximal only in times of demand but may be very slow during normal physiologic activities. Such a condition provides additional vessels for instantaneous response and actually controls the level of tissue perfusion that can be activated or deactivated at a very short notice. However, the lymphatic capillary is not required to respond in such a

---

[72] KARNOVSKY 1965, 1967.
[73] BURKE and CONSTABLE 1965. [74] LEAK 1970a. [75] LEAK 1970b.
[76] LEAK and BURKE 1966, LEAK 1970a. [77] LEAK 1970a.

rapid fashion; thus, the infrequent demand for "peak" flow is provided only in stresses such as severe inflammation. The lymphatic responds by a dilatation in order to accommodate the increased demand instread of the utilization of quiescent channels. The mechanism for a dilatation of the lymphatic capillaries is made possible by the presence of anchoring filaments in addition to the extensive overlap of adjacent endothelial cells that are loosely apposed to each other. During the inflammatory state, for example, the initial response of blood capillaries is twofold. First, there is an increased permeability of the endothelial wall and second, the number of blood capillaries in the inflamed area that carry blood at the optimal flow rate is increased. Such conditions not only serve to increase fluid pressure within the interstitial area, but would also tend to force the connective tissue elements apart increasing the capacity of the interstitial spaces. Since the lymphatic capillaries can also be considered as a specialized version of the interstitial spaces, a movement of collagen bundles from each other to accommodate an increased fluid volume not only expands the interstitial space but also the lymphatic capillary lumen is made larger. Thus as collagen bundles are moved apart, so are the attached areas of the lymphatic capillary wall. This mechanical arrangement also explains why histologic evaluation of an intense inflammatory reaction demonstrates venules which are compressed while on the other hand, lymphatics are greatly distended[78]. Therefore, an efficient system is provided which responds to the drainage needs of the interstitium.

A one-way flow between interstitial space and lymphatic capillary lumen is maintained in the lymphatic capillary by endothelial cell junctional valves, which open and close intercellular junctions responding to local pressure variations between interstitial space and vessel lumen. A unidirectional and centripetal flow is maintained in the collecting trunks and thoracic duct by a series or intraluminal valves as described above. The lymphatic capillary network is, therefore, not a closed system of pipes receiving fluid actively pumped into its lumen, but a network of channels with frequent one-way passageways communicating with the surrounding interstitium, allowing fluid to flow from the interstitial space into the lumen without regurgitation. These passageways are operated by an intralumenal-interstitial pressure differential. Higher pressure in the interstitial space opens the junctional valve while higher pressure in the capillary lumen closes it. The lymphatics, particularly the capillary networks, are capable of responding to increased demands for fluid transport by a widening of their lumen rather than by opening quiescent vessels as is true in the blood capillary system. The vessels continue to function satisfactorily even though widely dilated until the endothelial junctions are pulled so widely apart that the junctional valve does not seat on the adjacent cell and fluid is allowed to move out of the lymphatic lumen.

Once lymph is in the capillary it is rapidly propelled into collecting vessels. In reptiles and amphibia, lymph is propelled along the collecting lymphatic vessels by action of rhythmically contracting lymph hearts. Although no lymph hearts occur along the course of lymphatics of the adult mammal, the occurrence of rhythmic contractions in lymphatic vessels has been described in a number of mammalian species[79].

Lymph propulsion has been ascribed to extrinsic factors such as muscle contractions respiratory movement and tissue pressure[80]. However, the more recent

---

[78] Pullinger and Florey 1935.

[79] Florey 1926, Carleton and Florey 1927, Pullinger and Florey 1935, Smith 1949, Webb and Starzl 1953, Kinmonth and Taylor 1956, Hall *et al.* 1965.

[80] Yoffey and Courtice 1970, Rusznyak *et al.* 1960, Mayerson 1963.

experiments of HALL *et al.* (1965) suggest that intrinsic rhythmic contractions of the valved lymphatic vessels are primarily responsible for the propulsion of lymph from the thoracic duct, and that the strength and frequency of the intrinsic contractions of lymphatic vessels were related to the rate of lymph flow. In connection with this, TODD and BERNARD (1971) recently demonstrated nerve fibers scattered throughout the wall of cervical lymph ducts of the dog using the fluorescent histochemical technique of FALCK *et al.* (1965) for adrenergic fibers.

The close topographical relationship between the nerve fibers and smooth muscles comprising the collecting and large lymphatic vessels as observed in our studies provide morphological data implicating neural regulation as a probable source for controlling the rhythmic contraction of lymphatic collecting vessels and the larger lymph ducts.

## References

ANDERSON, E.: Oocyte differentiation and vitellogenesis in the roach. *Periplaneta America*. J. Cell Biol. **20**, 131—155 (1964). — ANSON, B. J.: In blood vessels and lymphatic, D. I. ABRAMSON (ed.), p. 703. New York: Academic Press 1959. — ASELLIUS, G.: De Labibus sive lacteis venis, quarto vasorum mesaraicorum genere, novo invento dissertatio ... Milan: Biddellium Mediolani 1627. — ASKAR, O. M.: "Communicating lymphatics" and lymphovenous communications in relation to deep venous occlusion of the leg. Lymphology **2**, 56—63 (1969).

BARTHOLIN, T.: Anatomia, ex caspari bartholini parentis institutionibus, omnium recentiorum, et propries observationibus tertium ad sanguinis circulationem reformata. Leyden: Hack 1651. — BENSCH, K. G., GORDON, G. B., MILLER, L.: Fibrillar structure resembling leiomyofibrils in endothelial cells of mammalian pulmonary vessels. Z. Zellforsch. **63**, 759 (1964). — BOWERS, B.: Coated vesicles in the pericardial cells of the aphid (*Myzus persicae Sulz*). Protoplasma **59**, 351—367 (1964). — BRUNS, R. R., PALADE, G. E.: Studies on blood capillaries. I. General organization of blood capillaries in muscle. J. Cell Biol. **37**, 244—276 (1968). — BRZEZINSKI, D. K. VON: Neue Befunde mit einer verbesserten Darstellung experimentell aufgefüllter Lymphkapillaren an Niere, Hoden-Nebenhoden, Dünn- und Dickdarm. Anat. Anz. **113**, 189 (1963). — BULLIVANT, S., LOEWENSTEIN, W. R.: Structure of coupled and uncoupled cell junctions. J. Cell Biol. **37**, 621—632 (1968). — BURKE, J. F., CONSTABLE, J. D.: Systemic changes and replacement therapy in burns. J. Trauma **5**, 242 (1965).

CARLETON, H. M., FLOREY, H. W.: The mammalian lacteal: Its histologic structure in relation to its physiological properties. Proc. roy. Soc. B **102**, 110—118 (1927). — CARO, L. G., PALADE, G. E.: Protein synthesis, storage, and discharge in the pancreatic exocrine cell. An autoradiographic study. J. Cell Biol. **20**, 473—495 (1964). — CASLEY-SMITH, J. R.: The identification of chylomicra and lipoproteins in tissue sections and their passage into jejunal lacteals. J. Cell Biol. **15**, 259—277 (1962). ~ The structure of normal large lymphatic: How this determines their permeabilities and their ability to transport lymph. Lymphology **2**, 15—25 (1969). — CASLEY-SMITH, J. R., FLOREY, H. W.: The structure of normal small lymphatics. Quart. J. exp. Physiol. **46**, 101—106 (1961). — CHRISTENSEN, A. K., MASON, N. R.: Comparative ability of seminiferous tubules and interstitial tissue of rat testis to synthesize androgens from progesterone -4-$14_C$ *in vitro*. Endocrinology **76**, 646 (1965). — CLARK, E. R.: Observations on living growing lymphatics in the tail of the frog larva. Anat. Rec. **3**, 183—198 (1909). — CLEARY, E. G., SANDBERG, L. B., JACKSON, D. S.: The changes in chemical composition during development of the bovine nuchal ligament. J. Cell Biol. **33**, 469—479 (1967). — CLEMENTI, F., PALADE, G. E.: Intestinal capillaries. I. Permeability to peroxidase and ferritin. J. Cell Biol. **41**, 33—58 (1969). — CLIFF, W. J.: Observations on healing tissue: A combined light and electron microscopic investigation. Phil. Trans. B **246**, 305—325 (1963). — CLIFF, W. J., NICOLL, P. A.: Structure and function of lymphatic vessels of the bat's wing. Quart. J. exp. Physiol. **55**, 112—121 (1970).

DOGIEL, A.: Über die Beziehungen zwischen Blut- und Lymphgefäßen. Arch. mikr. Anat. **22**, 608—615 (1883). — DRINKER, C. K.: The functional significance of the lymphatic system. Harvey Lect. **38**, 89 (1938). — DRINKER, C. K., FIELD, M. E.: Lymphatic, lymph, and tissue fluid. Baltimore: William & Wilkins 1933. — DRINKER, C. K., FIELD, M. E., WARD, H. K.: The filtering capacity of lymph nodes. J. exp. Med. **59**, 393—405 (1934). — DRINKER, C. K.,

YOFFEY, J. M.: Lymphatic, lymph, and lymphoid tissue. Cambridge, Massachusetts: Harvard University Press 1941.

EBERTH, C. J., BELAJEFF, A.: Über die Lymphgefäße des Herzens. Virchows Arch. path. Anat. **37**, 124—131 (1886).

FALCK, B., MCHEDLISVILL, G. I., OVEMAN, CH.: Histochemical demonstration of adrenergic nerves in the cortex-pia of rabbit. Acta pharmacol. (Kbh.) **23**, 133 (1965). — FARQUHAR, M. G., PALADE, G. E.: Junctional complexes in various epithelia. J. Cell Biol. **17**, 375—412 (1963). — FARQUHAR, M. G., WISSIG, S. L., PALADE, G. E.: Glomerular permeability. I. Ferritin transfer across the normal glomerular capillary wall. J. exp. Med. **113**, 47—66 (1961). — FAWCETT, D. W.: The fine structure of capillaries, arterioles, and small arteries in the microcirculation (S. R. M. REYNOLDS and B. ZWEIFACH, ed.), p. 1. Urbana, Illinois: University of Illinois Press 1959. ~ Comparative observations on the fine structure of blood capillaries. In: The peripheral blood vessels. Inter. Acad. Path. Monogr. No 4 (O. L. ORBINSON and D. E. SMITH, eds.), p. 17—44. Baltimore: Williams & Wilkins 1963. ~ Local specialization of the plasmalemma in micropinocytosis vesicles of erythroblasts. Anat. Rec. **148**, 370 (1964). ~ In: An atlas of fine structure, "The cell, its organelles, and inclusions". Philadelphia: W. B. Saunders Co. 1966. — FAWCETT, D. W., HEIDGER, P. M., JR., LEAK, L. V.: Lymph vascular system of the interstitial tissue of the testis as revealed by electron microscopy. J. Reprod. Fertil. **19**, 109—119 (1969). — FAWCETT, D. W., LEAK, L. V., HEIDGER, P. M., JR.: Electron microscopic observations on the structural components of the blood-testis barrier. J. Reprod. Fertil. (Suppl.) **10**, 105—122 (1970). — FLOREY, H. W.: Observations on the contractility of lacteal. Part I. J. Physiol. (Lond.) **62**, 267—272 (1926). — FRALEY, E. E., WEISS, L.: An electron microscopic study of the lymphatic vessels in the penile skin of the rat. Amer. J. Anat. **109**, 85—101 (1961). — FRENCH, J. E., FLOREY, H. W., MORRIS, B.: The absorption of particles by the lymphatics of the diaphragm. Quart. J. exp. Physiol. **45**, 88—103 (1960).— FREY, H.: Zur Kenntnis der lymphatischen Bahnen im Hoden. Virchows Arch. path. Anat. **28**, 563 (1863).

GERSTER, R.: Über die Lymphgenese des Hodens. Anat. Entwickl.-Gesch. **2**, 36 (1876). — GIACOMELLI, F., WIENER, J., SPIRO, D.: Ultrastructure and permeability of cerebral vessels in experimental hypertension. Amer. J. Path. **55**, 33a (1969) (abstract). ~ Cross-striated arrays of filaments in endothelium. J. Cell Biol. **45**, 188 (1970). — GRAHAM, R. C., KARNOVSKY, M. J.: The early stages of absorption of injected horse-radish peroxidase in the proximal tubule of the mouse kidney. Ultrastructural cytochemistry by a new technique. J. Histochem. Cytochem. **14**, 291 (1966).

HALL, J. G.: The response of a node to stimulation with foreign tissue. Les Congies et Colloques De L'Univ. De Liege **45**, 1—8 (1967). — HALL, J. G., MORRIS, B., WOODLEY, G.: Intrinsic rhythmic propulsion of lymph in unanesthetized sheep. J. Physiol. (Lond.) **180**, 336—349 (1965). — HAMA, K.: On the existence of filamentous structure in endothelial cells of the amphibian capillary. Anat. Rec. **139**, 437 (1961). — HAN, S. S., AVERY, J. K.: The ultrastructure of capillaries and arterioles of the hamster dental pulp. Anat. Rec. **145**, 549 (1963). — HANSON, J., LOWY, J.: The structure of F-Actin and of actin filaments isolated from muscle. J. molec. Biol. **6**, 46—60 (1963). — HASUMI, S.: Anatomische Untersuchungen über die Lymphgefäße des männlichen Urogenitalsystems. Jap. J. med. Sci. Anat. **2**, 159 (1930). — HAY, E.: Structure and function of the nucleus in developing cells. In: The nucleus (A. J. DALTON and F. HAGUENAU, edts.). New York: Academic Press 1968. — HEIDENHAIN, R.: Versuche und Fragen zur Lehre von der Lymphbildung. Pflügers Arch. ges. Physiol. **49**, 209—301 (1891). — HIS, W.: Über das Epithel der Lymphgefäßwurzeln und über v. Recklinghausenschen Saftkanälchen. Z. wiss. Zool. **13**, 455 (1863). — HOLLINSHEAD, W. H.: Textbook of anatomy (second ed.). New York: Harper & Row Pub. 1967. — HUDACK, S. S., MCMASTER, P. D.: I. The permeability of the wall of the lymphatic capillary. J. exp. Med. **56**, 223—238 (1932). — HUTH, F.: Beiträge zur Orthologie und Pathologie der Lymphgefäße der Nieren. Beitr. path. Anat. **136**, 341—412 (1968). — HUTH, F., WILDE, A., SCHULTEN, H. J., BERGER, S.: Morphologische Beiträge zur Pathophysiologie des Lymphgefäßsystems der Leber. Virchows Arch., Abt. A Path. Anat. **351**, 41—67 (1970).

JAMIESON, J. D., PALADE, G. E.: Intracellular transport of secretory protein in the pancreatic exocrine cell. J. Cell Biol. **34**, 577—615 (1967). ~ Condensing vacuole conversion and zymogen granule discharge in pancreatic exocrine cells: Metabolic studies. J. Cell Biol. **48**, 503—521 (1971). — JANOUT, V., WEISS, L.: Deep splenic lymphatic in the woodchuck (Marmota monax.). Anat. Rec. **169**, 341 (1971).

KARNOVSKY, M. J.: Vesicular transport of exogenous peroxidase across capillary endothelium into the T System of muscle. J. Cell Biol. **27**, 49A (1965). ~ The ultrastructural basis of capillary permeability studied with peroxidase as a tracer. J. Cell Biol. **35**, 213—236 (1967). — KARRER, H. E.: An electron microscopic study of the aorta in young and aging mice. J. Ultrastruct. Res. **5**, 1 (1961). — KATO, F.: The fine structure of the lymphatics and the passage of China ink particles through their walls. Nagoya med. J. **12**, 221—246 (1966). — KINMONTH, J. B., TAYLOR, G. W.: Spontaneous rhythmic contractility in human lymphatics. J. Physiol. (Lond) **133**, 3 (1956).

LAUWERYNS, J. M., BOUSSAUW, L.: The ultrastructure of pulmonary lymphatic capillaries of newborn rabbits and of human infants. Lymphology **2**, 108—129 (1969). — LEAK, L. V.: Lymphatic capillaries in tail fin of amphibian larva. An electron microscopic study. J. Morph. **125**, 419—446 (1968). ~ Electron microscopic observations on lymphatic capillaries on the structural components of the connective tissue-lymph interface. Microvasc. Res. **2**, 361—391 (1970a). ~ The transport of exogenous protein across the blood-tissue-lymph interface. J. Cell Biol. **47**, 117a (1970b). ~ Studies on the permeability of lymphatic capillaries. J. Cell Biol. **50**, 300—323 (1971). — LEAK, L. V., BURKE, J. F.: Studies on the permeability of lymphatic capillaries during inflammation. Anat. Rec. **151**, 489 (1965). ~ Fine structure of the lymphatic capillary and the adjoining connective tissue area. Amer. J. Anat. **118**, 785—810 (1966). ~ Ultrastructural studies on the lymphatic anchoring filaments. J. Cell Biol. **36**, 129—149 (1968). — LEAK, L. V., SHANNAHAN, A., SCULLY, H.: Electron microscopic studies of lymphatics in the mammalian heart. Anat. Rec. **169**, 365 (1971). — LINDNER, H. R.: Partition of androgen between lymph and venous blood of the testis in the ram. J. Endocr. **25**, 483—494 (1963). — LOEWENSTEIN, W. R., PENN, R. D.: Intercellular communication and tissue growth, II Tissue Regeneration. J. Cell Biol. **38**, 235—242 (1967). — LOW, F. N.: The extracellular portion of the human blood-air barrier and its relation to tissue space. Anat. Rec. **139**, 105—124 (1961). ~ Microfibrils: Fine filamentous components of the tissue space. Anat. Rec. **142**, 131—137 (1962). ~ The fine structure of extracellular connective tissue fibrils in the early chick embryo. Anat. Rec. **157**, 280 (1967). — LOWY, J., HANSON, J.: Ultrastructure of invertebrate smooth muscles. Physiol. Rev. **5**, 34—43 (1962). — LUDWIG, K., TOMSA, W.: Die Lymphwege des Hodens und ihr Verhältnis zu den Blut- und Samengefäßen. S.-B. Akad. Wiss., math.-nat. Kl. Abt. 11, **46**, 221 (1862) (cited by STAUDT and WENZEL 1965). — LUFT, J. H.: Electron microscopy of cell extraneous coats as revealed by ruthenium red staining. J. Cell Biol. **23**, 54A (1964). ~ The ultrastructural basis of capillary permeability. In: The inflammatory process (B. W. ZWEIFACH, L. GRANT, and R. T. MCCLUSKEY, eds.), p. 121. New York: Academic Press Inc. 1965.

MACCALLUM, W. G.: The relations between the lymphatics and the connective tissue. Bull. Johns Hopk. Hosp. **14**, 1—9 (1903). — MAJNO, G., LEVENTHAL, M.: Pathogenesis of histamine type vascular leakage. Lancet **1967 II**, 991. — MAJNO, G., SHEA, S. M., LEVENTHAL, M.: Endothelial contraction induced by histamine type mediators. An electron microscopic study. J. Cell Biol. **42**, 647 (1969). — MARCHESI, V. T., GOWANS, J. L.: The migration of lymphocytes through the endothelium of venules in lymph nodes. Proc. roy. Soc. B **159**, 283—290 (1964). — MAUNSBACH, A. B.: Electron microscopic observations of ferritin absorption in microperfused proximal tubules. J. Cell Biol. **19**, 48a (1963). — MAXIMOW, A. A.: A text-book of histology, completed and edit. by WILLIAM BLOOM. Philadelphia: Saunders 1931. — MAYERSON, H. S.: The physiologic importance of lymph. In: Handbook of physiology, sect. 2, Circulation, Amer. Soc. W. F. HAMILTON and P. DOW (eds.), p. 1035. Washington, D.C. 1963. - MCCLURE, C. F. W., SILVESTER, C. F.: A comparative study of the lymphatic-venous communications in adult mammals. Anat. Rec. **3**, 534—541 (1909). — MCCUSKEY, R. S.: Sphincters in the microvascular system. Fed. Proc. **30**, 713 (1971). — MCMASTER, P. D.: Lymphatic participation in cutaneous phenomena. Harvey Lect. **37**, 227 (1941—1942). ~ Conditions of skin influencing interstitial fluid movement, lymph formation, and lymph flow. Ann. N.Y. Acad. Sci. **46**, 743 (1946). — MCMASTER, P. D., HUDACK, S. S.: Induced alterations in the permeability of the lymphatic capillary. J. exp. Med. **56**, 239—253 (1932). — MIKALKOVIC, V.: Beiträge zur Anatomie und Histologie des Hodens (Ber Sacks). Ges. Wiss. Math. Phys. Cl. 1873 (cit. by RENYI-VAMOS 1960). — MILES, A. A., MILES, E. M.: The state of lymphatic capillaries in acute inflammatory lesions. J. Path. Bact. **73**, 21—35 (1958). — MORRIS, B.: Lymphatic contractility and its significance in lymph propulsion. Progress in lymphology II (M. VIAMONTE, P. R. KOEI[illegible]ER, M. WITTE and C. WITTE, eds.), p. 60. Stuttgart: Georg Thieme 1968. — MORRIS, [illegible] SASS, M. B.: The formation of lymph in the ovary. Proc. roy. Soc. B **164**, 577—591 (19[illegible]

PALADE, G. E.: Fine structure of blood capillaries. J. appl. Phys. **24**, 1424 (1953). ~ Transport in quanta across the endothelium of blood capillaries. Anat. Rec. **136**, 254 (1960). — PALADE, G. E., BRUNS, R. R.: Structure and function in normal muscle capillaries. In proceedings of the conference on small blood vessel involvement in diabetes mellitus (M. D. SIPERSTEIN, A. R. COLWELL, and K. MEYER, eds.), p. 39. Washington, D. C.: The Amer. Inst. Biol. Sci. 1964. — PALADE, G. E., SIEKEVITZ, P., CARO, L. G.: Structure, chemistry, and function of the pancreatic exocrine cell. In: Ciba Foundation Symposium on the Exocrine Pancreas (A. V. S. DE REUCK and M. P. CAMERON, edts.), p. 23. London: J. A. Churchill, Ltd. 1962. —

PALAY, S. L., KARLIN, K. J.: An electron microscopic study of the intestinal villus. I. The fasting animal. J. biophys. biochem. Cytol. **5**, 363—372 (1959). — PAPP, M., ROHLICK, P., RUSZNYOK, J., TORO, J.: An electron microscopic study of the central lacteal in the intestinal villus of the cat. Z. Zellforsch. **57**, 475—486 (1962). — PARTRIDGE, S. M., DAVIS, H. F.: The chemistry of connective tissues. The composition of the soluble proteins derived from elastin. Biochem. J. **61**, 21 (1955). — PEASE, D. C.: Structural features of unfixed mammalian smooth and striated muscle prepared by glycol dehydration. J. Ultrastruct. Res. **23**, 280—303 (1968). — PEASE, D. C., MOLENARI, S.: Electron microscopy of muscular arteries; pial vessels of the cat and monkey. J. Ultrastruct. Res. **3**, 447—468 (1960). — PEASE, D. C., PAULE, W. J.: Electron microscopy of elastic arteries; the thoracic aorta of the rat. J. Ultrastruct. Res. **3**, 469—483 (1960). — PECQUET, J.: Experimenta nova anatomica quibus incoqnitum hactenus chyli receptaculum et ab eo per thoracem in ramos usque subclavios vasa lactea deteguntur. Paris: Cramoisy and Cramoisy 1651. — PIEZ, K. A., MILLER, E. J., MARTIN, G. R.: The chemistry of elastin and its relationship to structure. Advan. Biol. Skin. **6**, 245 (1964). — PROSSER, C. L., BURNSTOCK, G., KAHN, J.: Conduction in smooth muscle comparative structural properties. Amer. J. Physiol. **199**, 545 (1960). — PULLINGER, B. D., FLOREY, H. W.: Some observations on the structure and functions of lymphatics: Their behavior in local edema. Brit. J. exp. Path. **16**, 49—61 (1935).

RECKLINGHAUSEN, F. T. VON: Zur Fettresorption. Arch. Path. Anat. **26**, 172—208 (1862). — REGAUD, CL.: Les Vaisseaux lymphatiques de testicule. C. R. Soc. Biol. (Paris) **14**, 695 (1897). — RENYI-VAMOS, F.: Das Lymphsystem des Hodens und Nebenhodens. Z. Urol. **48**, 353 (1955). ~ Neue Beiträge und Richtlinien zur Anatomie des Lymphgefäßsystems. Virchows Arch. path. Anat. **328**, 503 (1956). ~ Das innere Lymphgefäß-System der Organe. Anatomie, Pathologie und Klinik. Budapest: Verlag Ungar. Akad. d. Wissenschaften 1960. — RHODIN, J. A. G.: Fine structure of vascular walls in mammals with special reference to smooth muscle component. Physiol. Rev. **42**, 48—81 (1962). ~ Ultrastructure of mammalian venous capillaries, venules, and small collecting veins. J. Ultrastruct. Res. **25**, 452—500 (1968). — RHOLICH, P., OLAH, I.: Cross-striated fibrils in the endothelium of the rat myometral arterioles. J. Ultrastruct. Res. **18**, 667—676 (1967). — ROSENBLUTH, J., WISSIG, L. S.: The uptake of ferritin by toad spinal ganglion cells. J. Biol. **19**, 91 A (1963). — ROSS, R., BORNSTEIN, P.: The elastic fiber. I. The separation and partial characterization of its macromolecular components. J. Cell Biol. **40**, 366—381 (1969). — ROTH, T. F., PORTER, K. R.: Membrane differentiation for protein uptake. Fed. Proc. **22**, 178 (1963). ~ Yolk protein uptake in the oocyte of the mosquito aedes aegypti. L. J. Cell Biol. **20**, 313—332 (1964). — RUDBECK, O.: Nova Exercitatio Anatomica, Exhibens Ductus Hepaticos Aquosas, et Vasa Glandulorum Serosa. Upsala 1653. — RUSZNYAK, I., FOLDI, M., SZABO, G.: Lymphatics and lymph circulation. Oxford: Pergamon Press 1960.

SABIN, F. R.: On the origin of the lymphatic system from the veins and the development of the lymph hearts and thoracic duct in the pig. Amer. J. Anat. **1**, 367—389 (1902). ~ The method of growth of the lymphatic system. Harvey Lect. **11**, 124—145 (1915). ~ The origin and development of the lymphatic system. Bull. Johns Hopk. Hosp. **17**, 347—440 (1916). — SANDBERG, L. B.: Biochemical studies of elastic tissue. Doctorate thesis University of oregon, 1966. — SCHMIDT, F. O.: Cell constitution. In: Analysis of development (B. H. WILLIER, P. A. WEISS, and V. HAMBURGER, edts.), p. 39. Philadelphia: Saunders 1955. — SCHOEFL, G. I.: Studies on inflammation. III. Growing capillaries: Their structure and permeability. Virchows Arch. path. Anat. **337**, 97—141 (1963). ~ Electron microscopic observations on the regeneration of blood vessels after injury. Ann. N.Y. Acad. Sci. **116**, 789—802 (1964). ~ SMITH, R. O.: Lymphatic contractility. A possible intrinsic mechanism of lymphatic vessels for the transport of lymph. J. exp. Med. **90**, 497—509 (1949). — STARLING, E. H.: The fluids of the body. The Herter Lectures. Chicago: W. T. Keener & Co. 1909. — STAUDT, J., WENZEL, J.: Untersuchungen über das Lymphgefäßsystem des Kaninchenhodens. Z. mikr.-anat. Forsch. **73**, 60 (1965). — STAY, B.: Protein uptake in the oocytes of the cecropia. Moth. J. Cell Biol. **26**, 49—62 (1965).

TESTUT, L.: Traite d'anatomie humaine. Paris: Oclane doin 1902. — TODD, G. L., BERNARD, G. R.: Functional anatomy of the cervical lymph duct of the dog. Anat. Rec. **169**, 443 (1971).

WEBB, R. L., NICOLL, P. A.: Behavior of lymphatic vessels in the living rat. Anat. Rec. **88**, 351—367 (1944). — WEBB, R. L., STARZL, T. E.: The effect of blood vessel pulsations on lymph pressure in large lymphatics. Bull. Johns Hopk. Hosp. **93**, 401—407 (1953). — WEISS, L.: The structure of fine splenic arterial vessels in relation to hemoconcentration and red cell destruction. Amer. J. Anat. **111**, 131 (1962). — WOHLMAN, A., ALLEN, R. D.: Structure orginzation associated with pseudoped extension and contraction during cell locomotion in diffugia. J. Cell Sci. **3**, 105—114 (1968).

YOFFEY, J. M., COURTICE, F. C.: Lymphatics, lymph, and the lymphomyeloid complex. New York: Academic Press 1970.

ZWEIFACH, B. W.: Functional behavior of the microcirculation. Springfield, Ill.: Thomas 1961. — ZWEIFACH, B. W., PRATHER, J. W.: Pressures in terminal lymphatics of mesentery. Fed. Proc. **30**, 718 (1971). — ZWILLENBERG, L. O., ZWILLENBERG, H. H. L.: Zur Struktur und Funktion der Hülsencapillaren in der Milz. Z. Zellforsch. **59**, 908 (1963).

# Lymphaticovenous Anastomoses

By

P. Málek, Prague*

With 8 Figures

## 1. Historical Background

Views on the communication between the lymphatics and the venous system have a long history of development. Asselius, whose book, De Lactis sive lacteis venos, makes him the discoverer of lymphatics, assumed that the mesenteric lymph which he identified emptied into the liver, there changing into blood. Long after Harvey's discovery of the circulation of the blood and Paquent's discovery of the thoracic duct, two controversial views long persisted. According to Stenosis (1662), Nuck (1692) and Meckel (1772), the lymphatics of the extremities and the paranchymatose organs are connected with the veins of the respective areas[1]. They assumed this from experiments during which they injected mercury into lymphatics. Equally famous anatomists of that time, such as Haller, Sommering, Mascagni and others did not share this opinion. According to them, communication between the lymphatic and the venous system was present only in the neck region, between the main efferent lymphatic trunks and the neck veins. This opinion was confirmed by noted lymphologists of the twentieth century[2] who agree that there is no direct anastomosis between the lymphatics and veins other than between the thoracic duct and the right lymphatic trunk and the left or right jugular vein.

Despite this generally accepted view, lymphaticovenous anastomoses have been reported in some animals also in other areas, or under abnormal conditions. In 1911, Baum found that under some circumstances there are openings from the lymphatics into the sacral, jugular, circum profunda and cephalic veins in dogs. In the same year, Silvester described openings of the lymphatics from the mesentery and lower limbs into the inferior vena cava near the renal veins in South American monkeys. In 1918, Job reported additional anastomoses with the lymphatics and the vena cava and with the renal or portal region in 40 per cent of common wild rats. These were more frequently present in pregnant rats. In 1942, Freeman found anastomosis between the thoracic duct and the azygos vein in 9 out of 25 dogs.

It was becoming increasingly obvious that lymphaticovenous anastomoses frequently occur at the site of obstruction of the main efferent lymphatic vessels. In 1834, Wutzer demonstrated, by anatomic dissection, anastomoses between the thoracic duct and the azygos vein in a female patient whose thoracic duct, altered by fibrosis, was obstructed above the site of the abnormal communication. In 1922, Lee found anastomoses between the thoracic duct and the v. azygos in cats after ligating the former. In 1937, Blalock came to the same conclusion in his experiments with dogs. He too demonstrated numerous additional anastomoses between lymphatics and veins in his attempts to produce total lymphatic obstruction. The introduction of X-ray lymphography, and particularly X-ray cinematography, made possible clinical demonstration of lymphaticovenous anastomoses in man under some pathological conditions. The ever-growing number of these findings indicated that lymphaticovenous anastomoses were not only an interesting and isolated observation, but that they may have a significant role in physiology and pathology.

The potential practical significance of lymphaticovenous anastomoses, on the one hand, and the many uncertainties regarding their anatomy, physiology and pathology, on the other hand, have aroused renewed interest in this problem in the past decade. Some investigators have concerned themselves systematically and comprehensively with lymphaticovenous anastomoses. Above all, Pressman *et al.* have studied lymphaticovenous anastomoses with

---

* Professor of Surgery, Director, Institute for Clinical and Experimental Medicine, Prague, Czechoslovakia.

1 Wallace 1970.

2 Bartels 1909, Jossifov 1930, Rouviere 1932, Schdanov 1952, Rusznyak, Földi and Szabo 1960 etc.

special attention to lymph nodes; THREEFOOT *et al.*, building upon MEYERSON's work, introduced many novel procedures into the investigation of lymphaticovenous anastomoses, and MÁLEK *et al.*, through the use of X-ray cinematography, offered new views on the participation of lymphaticovenous anastomoses in the regeneration of the lymphatic system. These and other teams have helped to clarify many problems concerning lymphaticovenous anastomoses. In 1967, THREEFOOT concluded that the problem of lymphaticovenous anastomoses is not whether they exist, however many still unresolved problems prevent us from reaching final conclusions.

## 2. Definition of Lymphaticovenous Anastomoses (LVA)

The following is a brief definition: LVA are additional openings between the lymphatics and the venous system in areas other than the normal openings at the neck, i.e. from the thoracic duct or the right thoracic trunk into the left or the right jugular vein. This simple definition may lead to errors; a more precise definition is therefore necessary. The close relationship of the venous and the lymphatic systems from the point of view of embryology, anatomy, physiology and pathology is discussed in the respective chapters. For the purpose of defining LVA, we should, above all, bear in mind that ontogenetically the lymphatic system is younger than the venous system and that the former developed as a complementary addition to overcome the inadequacies of the blood system, mainly in the transport of polymolecular substances. In order to perform this function, the lymphatic system is "both open and closed at the same time"[3]. This permits the penetration of polymolecular and corpuscular substances into the lymphatics and at the same time prevents them from leaving the lymphatics during their further transport. On the other hand, crystalloid and watersoluble substances escape from lymphatics by diffusion and resorption via the main capillaries. We can thus speak of LVA only if they are demonstrated by means of polymolecular or corpuscular substances.

To make the definition of LVA more precise, it is necessary to establish what is not to be considered a lymphaticovenous anastomosis, even though it is occasionally called so in the medical literature. This applies, in the first place, to multiple openings from the thoracic duct or the right lymphatic trunk into cervical veins. These ought rather to be included among the anomalies of physiological openings from the main efferent lymphatics into the venous system. The fact that the amount of lymph passing through the thoracic duct is smaller than the total amount of lymph in individual areas of the lymphatic system is not indicative of the presence of LVA. This is due to physiological escape of water and crystalloids from the lymphatics, but not to LVA. Great care should also be taken in evaluating attempts to demonstrate LVA in nodes when an unphysiologic injection, e.g. air, was used for the experiment. This involves the danger of producing an artefact, as the substance may have been forced into the venous system.

## 3. Methods of Demonstrating LVA

Methods of demonstrating LVA have been developing along with methodological approaches to investigation of the lymphatic system in general. Injection of coloured media and anatomic dissection were for a long time the only procedures used. The introduction of X-ray lymphography and the use of radioisotopes have greatly improved the demonstration of LVA. The principal methods of demonstrating LVA are summarized in Table 1, partly taken over and modified from THREEFOOT's paper (1967).

The substance (India ink, various dyes), intended to demonstrate communication between the lymphatic system and veins, is injected into a dissected lymph vessel or lymph node. The latter route is generally considered less suitable since injection into the node slightly damages

[3] CASLEY-SMITH 1970.

the veins there and simultaneous filling of the vein and efferent lymph vessels following injection of the substance into the node does not necessarily confirm the existence of LVA. To facilitate visual demonstration, POLJAKOVA (1958) developed a procedure by which the lymphatics and veins are injected with two different substances. For example, in demonstrating LVA between the thoracic duct and the azygos vein, she administers ferrous sulphate solution into the thoracic duct and potassium ferrocyanid into the vein. Colour reaction at the point of their blending produces TURNBULL'S blue. Its dark blue color facilitates visual demonstration at dissection.

A valuable contribution to anatomic demonstration of LVA is the plastic corrosion model[4]. It is recommended that methyl methacrylate polymer-type plastic dyed yellow, blue and red be used for lymphatics, veins and arteries, respectively. This permits three-dimensional reproduction of the anatomic location of the opening in relation to the blood and lymphatic vessels. Its usefulness is somewhat diminished by the fact that the lymphatic vessels are not always filled adequately, or that their walls are occasionally damaged.

In demonstrating LVA in animal and human cadavers, THREEFOOT and KOSSOVER used a special isotope method, based on the following procedure: at autopsy, after the removal of all organs except the kidneys and the suprarenal capsule, a gauze roll is inserted into the vena cava; Ethiodol labelled with radioactive iodine and dyed with Sudan black is injected into the femoral or abdominal lymphatics. Following injection, the gauze roll is removed. After X-ray examination, the gauze roll is scanned for radioactivity. Lymphaticovenous anastomosis manifests itself on the roll and roentgenogram by radioactivity and opacity, respectively.

Of the utmoust importance in the demonstration of LVA and its role are functional methods in vivo, i.e. X-ray lymphography, and particularly X-ray cinematography, the latter playing a significant role in our understanding of lymphaticovenous communication. Correct interpretation depends upon the choice of a suitable contrast material. Entirely unsuitable are crystalloid, water-soluble contrast materials which, as we know, escape from lymphatic vessels and are resorbed by blood capillaries. However, the best are the oily contrast materials, Lipiodol or Ultrafluid Lipidiol, owing to their capacity to form after injection an uninterrupted column, which soon breaks into small segments and isolated globules. It is the transfer of these globules from the lymph vessel to the venous system that best demonstrates lymphaticovenous communication, both functionally and anatomically. It follows that X-ray cinematography is far more advantageous than conventional X-ray lymphography; in the latter, the globule of oily contrast material will be found only by chance; the existence of LVA will be confirmed mainly by the presence of oily contrast material in the efferent vein, whereas in X-ray cinematography the pumping of globules from the lymphatics into the veins is clearly visible. From there, we can follow their progress to the heart from where they are embolized into pulmonary circulation.

Hence, the demonstration of LVA by means of Lipiodol is a valuable method. Yet it has one disadvantage: the lymphovenous opening must be wide enough to permit the passage of globules of the oily contrast material. Therefore LVA can be demonstrated by X-ray cinematography only after the formation of an adequate lumen.

For this reason it is recommended that X-ray cinematography be combined with injection of radioactive substances. Suitable for this purpose is albumin or globulin labelled with iodine ($^{131}$I or $^{125}$I)[5]. This method has many uses. In principle, they are similar—the substance is injected into the lymphatics and the dynamics of changes in its radioactivity is studied in blood samples from the corresponding venous system. Thus, for example, this method is suitable for studying the regeneration of lymphatics after extirpation of the popliteal node in animals, as described in the respective chapter. THREEFOOT *et al.* proposed a similar method applicable in vivo. This makes it possible to study lymphaticovenous communication between the abdominal lymphatic system and the veins of the abdominal region.

As Table 1 shows, there is also a third way of demonstrating LVA, i.e. by indirect demonstration. It should be stressed that it is, first, an indirect method and, secondly, that it shows nothing except that after ligation of the thoracic duct after obstruction of the lymphatic system at any desired site, collaterals develop from the area of lymphatics below the point of obstruction. It does not, however, show whether the collaterals are formed by means of lympho-lymphatic or lymphovenous communication. Therefore all the indirect methods can be evaluated only in combination with other direct functional methods, above all lymphography and isotope methods. This is true of all four procedures appearing in the table, i.e. the return to normal of serum proteins and lymphocytes[6], resolution of the lymphedema, demonstration of oily contrast material in the lungs, or clinical recovery following ligation of thoracic duct fistulas.

[4] THREEFOOT, KENT and HATCHETT 1963, MÁLEK *et al.* 1965.
[5] PENTECOST *et al.* 1966.
[6] LEE 1922.

Table 1. *Main methods of demonstrating LVC.* (Partly according to THREEFOOT)

I. Methods of applying testing materials
   (1) Injection into dissected lymph vessel
   (2) Injection into lymph node
   (3) Simultaneous application of colored materials into lymph vessel, vein and artery

II. Methods of demonstrating LVC
   A. Anatomical (direct)
      (1) Anatomical dissection without injection
      (2) Anatomical dissection with injection of colored substances
      (3) Plastic corrosion models
      (4) Isotope methods on cadavers
   B. Functional
      (1) X-ray lymphography (especially cinematography)
      (2) Non-diffusable tracers from lymph to blood
         (a) Particulate matter
         (b) Dyes
         (c) Isotopically labelled substances
   C. Indirect (after main stream obstruction)
      (1) Return to normal of depressed serum protein, chloride, lymphocytes
      (2) Resolution of transient edema
      (3) Detection in lung of intralymphatic tracers (particles, oil, non-diffusable radioactivity)
      (4) Clinical recovery following ligation of thoracic duct fistulas

Taken from: S. A. THREEFOOT, M. F. KOSSOVER, W. T. KENT, B. F. HATCHETT, J. E. PEARSON, JR., C. CABRERA-GIL and D. W. AIKEN.

The presence of Lipiodol in the lungs should be evaluated carefully as a sign LVA. Embolization of Lipiodol into the lungs occurs as a rule in all lymphographies. The presence of LVA may be confirmed by the demonstration of excessive amounts of contrast material in the lungs and the speed at which it accumulates there after injection. EDWARDS and KINMONTH (1969) point out that some patients, particularly elderly people, have a small capacity in their lymphatic system. Rapid penetration of Lipiodol into the lungs may signify this fact, but not the existence of a lymphaticovenous communication. There is, however, one exception when the indirect method can serve almost as well as a direct demonstration. Presence of oily contrast material in the liver following its intralymphatic injection into the abdominal lymphatic system is an unmistakable indication of the existence of lymphaticovenous communication between abdominal lymphatics and portal circulation.

Of all the methods of demonstrating LVA, only a few can be used clinically, i.e. radiologic or isotope demonstration. Let us sum up the clinical radiological criteria for lymphovenous shunts. According to EDWARDS and KINMOTH, the criteria indicating the presence of lymphovenous communication may be summarized as follows:

1. The delineation of an anatomically recognizable vein. Confirmation of the actual vein involved in phlebography.

2. A globular pattern of Ultrafluid Lipiodol which occurs occasionally when contrast material enters the bloodstream. The sign, sometimes called the "caviar sign", is due to the failure of globules to coalesce and fill the vessel completely. It is only very occasionally observed in lymph vessels.

3. Delineation of a large vessel not initially recognizable as a vein. Rapid clearance of contrast material in serial radiographs indicates that a vein has been outlined as opposed to a lymph node.

4. Delineation of an organ, for example the liver, which can only be due to the presence of a lymphovenous shunt.

5. X-ray cinematographic demonstration of oil globules that break away from the mass of contrast material in the lymphatics and are sucked into veins.

## 4. Experimental Observations

### LVA under Physiological Conditions

The most contended question continues to be the existence of additional LVA under physiological conditions, both from the point of view of their anatomic demonstration on cadavers and particularly from that of their function in living organisms. Present experiences and views may be summarized as follows:

Anatomically, the presence of LVA can be demonstrated only in some animal species. In 1912, SILVESTER demonstrated LVA by injecting colored gelatin solutions in twelve genera of South American monkeys. He demonstrated the shunts between lumbar and intestinal lymphatic trunks into the vena cava in the region of the renal veins. In sixteen different species of Old World monkeys no shunts were demonstrated. JOB (1918) used Berlin blue gelatin mass and India ink for injecting the lymphatic system and found LVA in common rats. These additional LVA are located in two well-defined regions:

1. The posterior and the inferior vena cava or iliac region, including iliolumbar communications,

2. the renal region, including the portal vein communication. RODENBERRY and ALLEN (1967) and ALLEN (1968) demonstrated LVA in squirrel monkeys.

Views on the presence of lymphaticovenous communications (LVC) in human cadavers are contradictory. PICK *et al.* (1944) and FRAUTCHI (1948) demonstrated them; an illustration in the paper by PICK *et al.* shows the location of such communications in the renal region. GROZDANOVA (1953) and THREEFOOT found no shunts.

A different type of LVC in lymph nodes is demonstrated by PRESSMAN *et al.* (1962). They reported that air injected into a lymph node in conjuction with fluid passed directly and immediately into the bloodstream of the neighbouring blood vessels and was seen simultaneously with the injection as bubbles in the bloodstream. The authors consider this a proof of the presence of LVC directly in lymph nodes. There are only a few isolated functional demonstrations of LVA in physiological conditions in vivo, i.e. those of RODENBERRY and ALLEN on squirrel monkeys. They observed with the naked eye and under the dissecting microscope on at least one of the mesenteric or visceral lymph vessels pulsating columns of blood 1—2 mm from the lymphaticovenous ostium. Reflux of blood into the lymphatic vessel never advanced beyond the first lymphatic valve.

Thus it may be assumed that in some animal species additional LVA occur under physiological conditions in the lymph circulation. However, the occurrence of similar LVA under physiological functional conditions has never been reported in human beings. In their analyses of 700 lymphographies made over the years 1962—1969, EDWARDS and KINMONTH did not find LVC in any of the 148 cases with normal lymphographic findings.

An explanation of the physiological LVC must probably be sought in embryonic development. The most generally accepted theory is that the entire lymphatic system arises first as a budding process from embryonic veins in some regions, mainly the cervical and inguinal ones. During embryogenesis, shunts exist at these points between the lymphatic system and veins. Most of the openings between the lymphatics and veins are thought to close during embryogenesis, except those at the superior aperture of the thorax. Hence, the persistence of LVA in physiological conditions may be explained as a developmental anomaly, i.e. persistence of a transient embryonic stage into the adult.

## LVC after Pressure Rise in the Lymphatic System, Particularly after Ligation of the Thoracic Duct

In 1834, Wutzer demonstrated that obstruction of the thoracic duct may result in LVC: he found a communication between the thoracic duct and the azygos vein in a woman whose thoracic duct was obstructed by fibrosis above this site. Since then this findings has been confirmed by many authors by experimental ligation of the thoracic duct. Lee (1922) described it in cats after ligation of thoracic duct shunts from lymphatics to the lumbar and azygos veins. Similar results were reported by Blalock in dogs (1937), when he was attempting to achieve total obstruction of the main lymphatic trunks, also by Málek *et al.* (1959), Neyazaki *et al.* (1965), Tahashima and Benninghoff (1966, 1970), Ishida *et al.* (1968), etc. In these experiments, lymphatic channels joined the venous system at the inferior vena cava, renal, portal, intercostal and azygos veins. They can be demonstrated 7, 14 and 21 days after ligation.

X-ray cinematography is the most suitable method for demonstrating LVA after ligation of the thoracic duct, as it can be recorded on film[7]. After injection of Lipiodol into a lymphatic vessel of the dog's hind leg, we can see at the site of LVC, a small globule of Lipiodol breaking away from the column of contrast material in the lymphatics, which seems to be rapidly sucked into the venous system. In the vein it is conveyed towards the heart. In the chest, there was frequently communication between the thoracic duct and azygos vein (Fig. 1); in the abdominal cavity lymphatics opened into the inferior vena cava. In one instance, simultaneous penetration of oil globules into the vena cava and vena vertebralis was observed (Fig. 2). In one of 50 observations, LVC was demonstrated between the abdominal lymphatics and vena portae with contrast filling of the liver.

There is still no clear explanation of the development of LVA after ligation of the thoracic duct. Obviously, the main reason is increased pressure in the lymphatic system. It is, however, doubtful whether the shunts are new. Blalock (1937) thought it probable that fresh entrances into veins will develop de novo in these circumstances. However, it is more likely that they are enlargements of preexisting subsidiary channels which normally carry little or no lymph[8], in fact, probably openings of "dormant" channels[9].

## The Effect of Drugs and Chemicals on LVA

In 1918, Job demonstrated that chemical agents may facilitate demonstration of LVC. LVA were more frequently found in rats killed with coal gas than in rats sacrificed by chloroform or ether. Job postulated that this factor influenced the demonstration rather than the existence of LVC. Philip *et al.* (1957) established evidence that hexamethonium, as a ganglionic blocking agent, is capable of opening non-functioning lymphaticovenous channels. This finding was confirmed by Threefoot *et al.* (1963, 1965, 1966). They found that hexamethonium, like dibenamine and intravenous procaine, increases the incidence of LVC demonstration and at the same time enhances the flow through lymphaticovenous channels. Other drugs may perform the same function by affecting a neurohumoral reflex, as described by Valeyava (1961) and Rusznyak, Földi and Szabo (1960). Prevention of sympathetic spasm of lymphatic vessel walls may explain the effect of xylocaine administered by the intralymphatic route: by extending the lumen of LVA, it makes their demonstration easier[10].

---

[7] Málek *et al.* 1959. [8] Wallace 1968. [9] Threefoot *et al.* 1967. [10] Málek 1963.

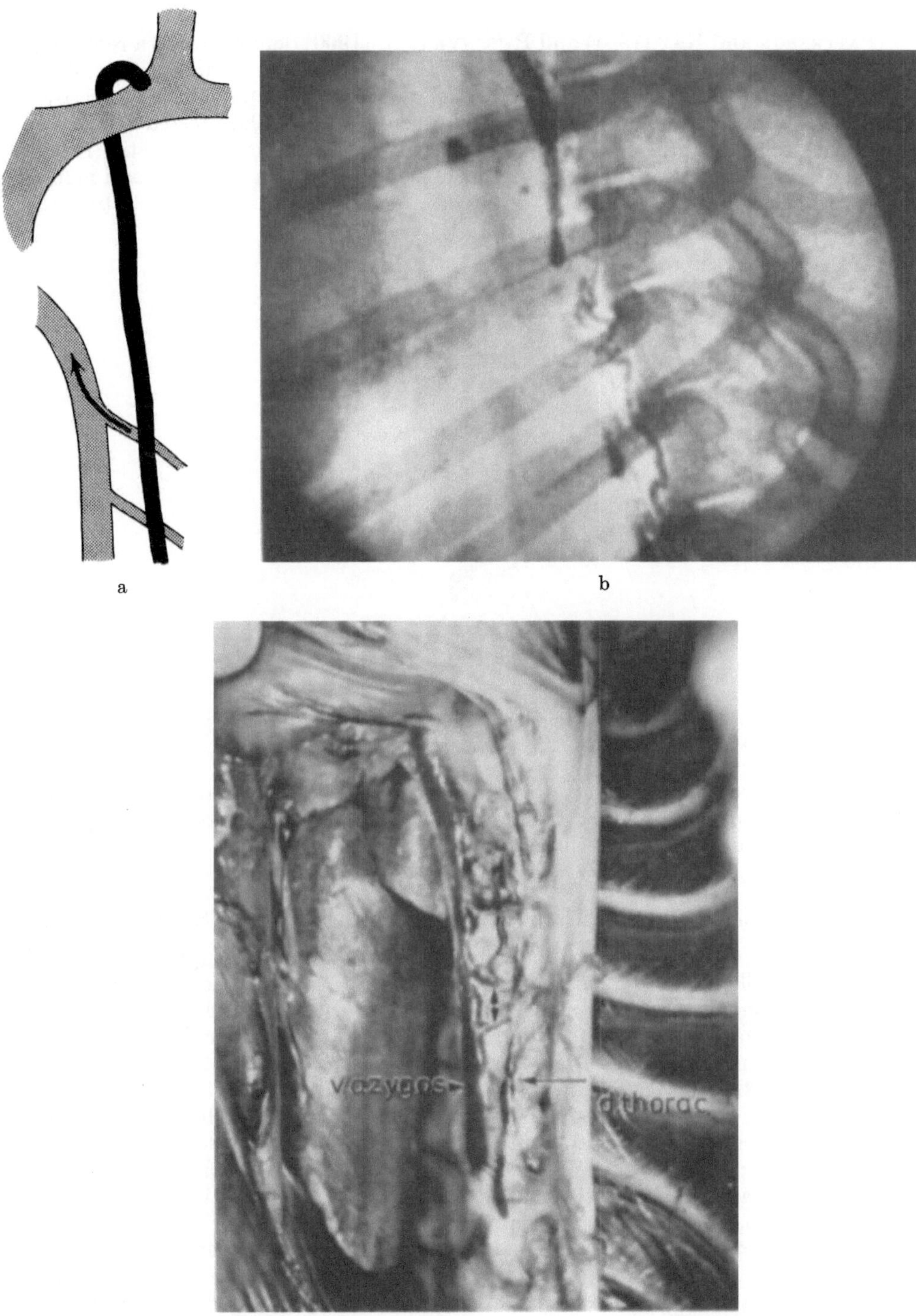


Fig. 1a—c. LVC between thoracic duct and azygos vein in the dog on the 8th day after ligation of thoracic duct. (a) Schema. (b) Shot from X-ray cinematographic record. (c) Anatomical dissection dyed with Sudan blue

PATTERSON and RAY (1964) and RUSZNYK *et al.* (1960) demonstrated a reduced flow of lymph from the thoracic duct after application of mercurial diuretics. The same effect was observed by KOLMEN *et al.* (1965) after epinephrine, and by SHIM *et al.* (1961) after norepinephrine. THREEFOOT *et al.* (1967) tested all these substances for their effect on LVC. Application of the mercurial diuretic, meralluride, did not lead to any increase in the incidence of LVC in rats, dogs and man. However, metaraminol (Aramine) given intravenously manifested itself by increased flow through LVA. According to THREEFOOT, increased arterial pressure on the intralymphatic pressure and flow above the diaphragm provide adequate stimuli for propulsion of fluid through LVA.

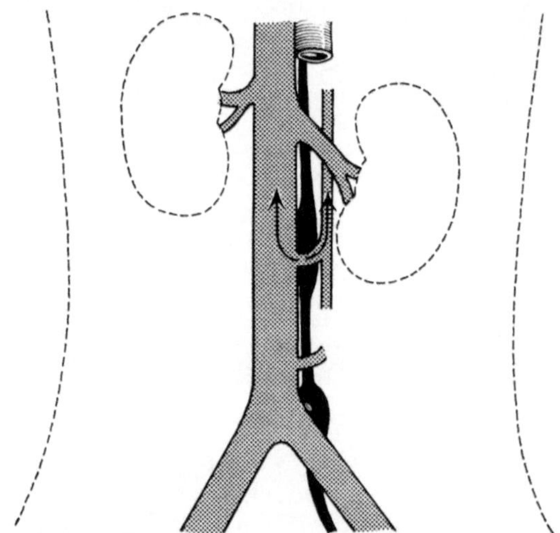

Fig. 2. LVC between abdominal lymphatics and caudal vena cava and vertebral vein

## LVC during Regeneration of the Damaged Lymphatic System

The process of lymphatic system regeneration after its interruption is highly complicated. All the factors participating in this process have already been dealt with here. It should be borne in mind that temporary shunts probably develop during the restoration of lymphatic drainage. This can be demonstrated on two models: 1. regeneration of lymphatic drainage after extirpation of the popliteal lymph node in the dog[11]; 2. model of reimplantation of the hind limb in dogs.

LVA as a temporary phenomenon can be demonstrated in both models by X-ray cinematography, by isotope methods, and by the plastic corrosion model. All signs mentioned previously are recorded by X-ray cinematography, i.e. delineation of an anatomically recognizable vein, the "caviar" sign in the vein, and oily globules passing from the lymphatics into the vein.

With the isotope method, LVA manifests itself by an immediate rise in radioactivity in blood at the site of injection after extirpation of the right popliteal node, whereas activity in the control area increases only gradually and insignificantly. As depicted in Fig. 3, this method is also suitable for quantitative evaluation of LVA: in the popliteal lymph node model, communication is less significant

[11] MÁLEK and KOLC 1958, MÁLEK, BELAN *et al.* 1967, 1968.

on the second day; flow through this opening increases on the third day and reaches its climax on the fifth day after extirpation.

Examination of the plastic corrosion model reveals a communication between lymph vessels and the smaller branch of the saphenous vein.

In the model of reimplantation of the hind limb, LVA is demonstrable by X-ray cinematography significantly later than in the first model (between the 14th and 21st days), i.e. during regression and dissipation of the lymphedema.

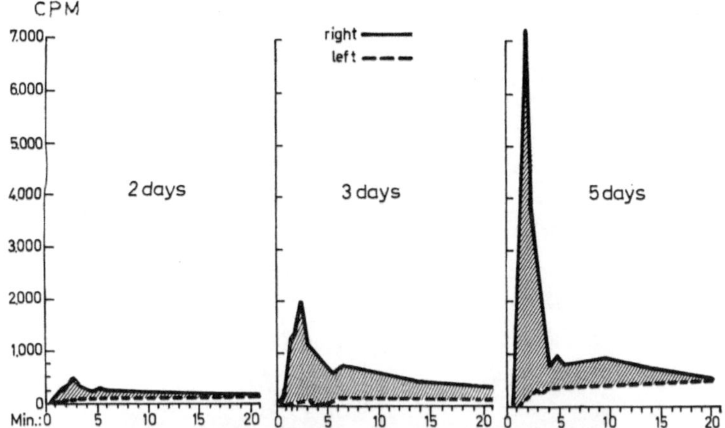


Fig. 3. LVC after extirpation of popliteal node of the dog visualized by radioisotopic method (Albumin $^{131}$I injected intralymphatically). Interrupted line—contralateral limb. Uninterrupted line—limb with extirpated popliteal node

## LVA in the Area of Lymph Nodes Damaged by Pathological Process

Experimental research on the relationship between lymph nodes and LVA lags behind that done on LVA between lymph vessels and veins. The oldest paper on this subject, Schulz 1925, states that stomata found in the endothelium of postcapillary veins of lymph nodes provide direct communication between the node and blood vessels.

More recent studies have been concerned with the potential dissemination via LVA of microbes and cancer cells from lymph nodes directly into the blood circulation, short-circuiting the normal route via the lymphatics. Investigation has therefore concentrated on infection and dissemination of malignancy. The methods of investigation were specially chosen to serve this end. In 1941, Drinker *et al.* injected bacteria directly into popliteal nodes of the dog, ligating simultaneously the thoracic duct, the right lymphatic trunk and the subclavian vein bilaterally. Despite ligation of the main efferent vessels, he found bacteria in the bloodstream.

Pressman and associates investigated extensively the problem of direct communication between lymph vessels and veins. For this purpose, he injected into the nodes, for example, Bacillus subtilis, var. globi, or tumor cells, e.g. He-La cancer cells, of about 20—25 $\mu$ diameter. Here, as in his experiments with air, Pressman established evidence of direct transfer of tested materials into the vein at various sites in some animals. For example, after injection of test material into the cervical lymph node, high values are found in the jugular vein.

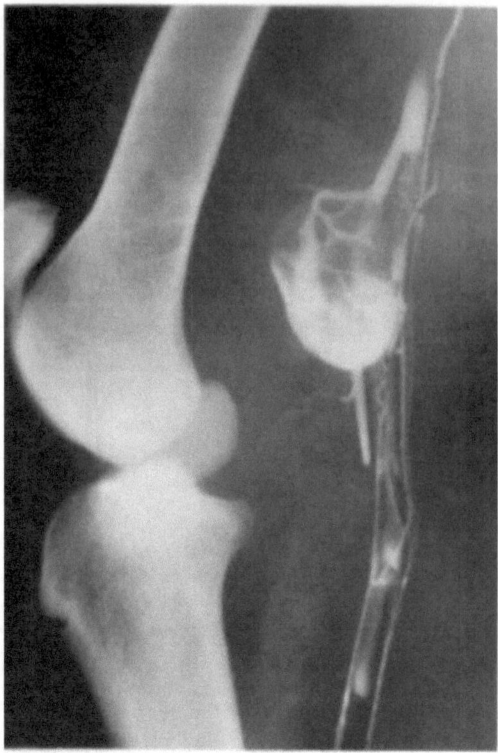

Fig. 4. LVC in popliteal lymph node of the sheep in anthrax infection ("lymphophlebogram")

In this connection, investigations conducted by Málek and associates (1959) also merit attention. In their experiments on sheep with experimental anthrax infection, they demonstrated direct communication between lymph nodes and veins and called this phenomenon "lymphophlebogram" (Fig. 4). Groups of sheep were given spores of Bacillus anthracis U5 in the hind leg, one group subcutaneously, the other group directly into the lymph vessel. Lymphographic examination was performed after 12, 24, 48 and 72 hours by means of the so-called double-time lymphography. At the first stage, water-soluble contrast material (e.g. Urographin) is injected and at the second stage a colloid or oily material (Thorotrast or Lipiodol). Twelve hours after injection, signs of inflammation appeared in the popliteal lymph node and occasionally also LVC developed. These findings gained in visibility with each interval. After three days it was possible to demonstrate the so-called "syndrome of uneven contrast", i.e. more rapid clearance of the contrast material from the site of hyperemia and slower from the site of necroses as evidence of inflammatory necrotic changes. LVC was regularly found on all occasions. Haemorrhagic necroses were demonstrated microscopically in regional popliteal nodes, which may explain the direct transfer of contrast material into venous circulation in the pathologically changed nodes.

Belan (1964), who investigated LVC in nonspecific inflammations of popliteal lymph nodes in sheep, reported a similar finding. Wherever lymphadenitis, demonstrated histologically and by X-ray lymphography, was found, the efferent lymph vessels and the venous system injected with contrast material filled simultaneously. An example of these observations will be found in Fig. 5.

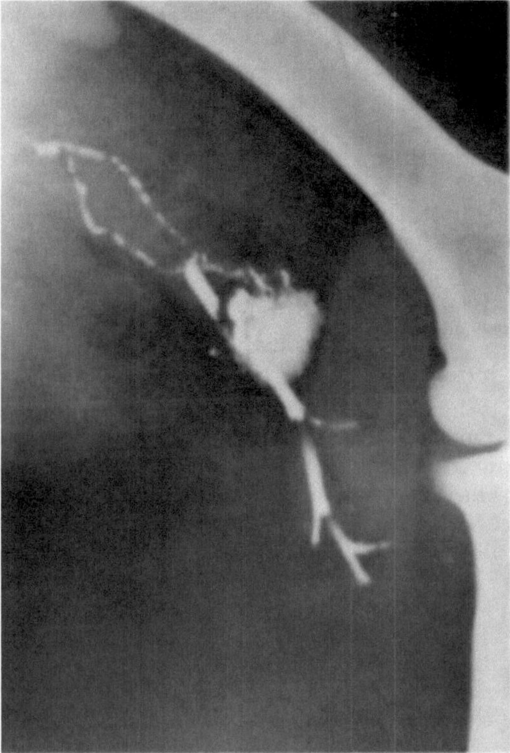

Fig. 5. LVC at the site of popliteal node of the sheep in non-specific lymphadenitis

## LVA in Organ and Tissue Transplantation

The problem of lymphovenous communication in organ transplantation requires further clarification. Nevertheless, some facts seem to indicate its importance in the process of the restoration of lymph flow from transplanted organs, and that such communication does occur. This is borne out by two facts.

Organs (heart, lungs, liver, and kidneys) are transplanted without lymph drainage from the transplanted organ being ensured simultaneously. Despite this handicap, transplanted organs survive. CARRELL observed this fact in his renal allotransplantation as early as 1905. This was demonstrated later also in other organs in connection with both autotransplantation and allotransplantation. This is surprising, particularly in view of the amount of lymph drained from the healthy kidney[12], and hence also from the transplanted kidney, both after autotransplantation and, above all, after homotransplantation[13].

Another indirect indication of the potential existence of LVC in organ transplantation is that LVC may be regarded as a general phenomenon associated with the regeneration of damaged lymphatics, regardless of their location. The models listed in the preceding chapter are therefore very convincing.

However, the demonstration of LVC in organ transplantation is not easy owing to the difficult methodological approach. MÁLEK *et al.* cannulated the subcapsular lymph vessel before transplantation and after some time injected the vessel with contrast material or with albumin labelled with iodine 131. In con-

[12] MAYERSON *et al.* 1963. [13] PEDERSEN *et al.* 1969.

trast to the transplantation of extremities, attempts to demonstrate LVC in a transplanted organ by means of X-ray lymphography have failed. It has been established that the contrast material enters the extended renal veins of the parenchyma upstream. However, after administration of albumin ($^{131}$I) the blood taken from the renal vein displayed higher activities, as compared with the peripheral vein. The experiment does not demonstrate anatomic localization of LVA.

There may exist another form of LVC, i.e. communication on the level of microcirculation, as reported by ELLIOTT *et al.* (1970) in connection with his investigation into the problem of the so-called lymphangion in the mesenterium.

## Artificial LVA

Evidence that LVA may relieve the accumulation of excess protein and fluid in a limb gave rise to the idea of producing artificial LVA by surgery, as did also the observations of DUMONT *et al.* and WITTE *et al.*, that in liver cirrhosis or in experimentally produced portal hypertension a large amount of lymph is formed, which is pumped at the site of a lymphovenous junction where a relative stenosis develops. In the first instance, a new artificial LVA is produced, in the second an adjustment of the physiological opening from the thoracic duct into the veins.

## Experimental Artificial LVA

Two different procedures have been tried for producing artificial LVA: communication between the lymphatic trunk and veins, and between the lymph node and veins. So far, the first method has been unsuccessful. JACOBSON (1962) attempted to suture a lymphatic trunk to the femoral vein in dogs, but with no consistent success. Equally unsuccessful were the attemps of RIVERO *et al.* (1967) and CALDERON *et al.* (1967). They too attempted anastomosis of lymphatic vessels to the vein at the groin of a dog.

The second method, anastomosis between a transected lymph node and veins, appears more promising, although results have not always been satisfactory. This procedure calls for careful mobilization of the lymph node as well as the afferent and efferent trunks. Care must be taken not to damage the vascular supply in the hilus. Subsequently, all proximal lymphatic trunks are ligated and the node divided. Suture of the node capsule to the venous wall concludes the surgery. This lymph node-to-vein anastomosis can be performed as end-to-end or end-to-side anastomosis. CALDERON *et al.* (1967) used the described method in dogs, suturing the popliteal lymph node and the lateral saphenous vein. They demonstrated that at the site of suture the vein is patent; however, they failed to demonstrate patency of LVC. They did not succeed, even after complementing the procedure by artificially produced edema according to DANESE and HOWARD (1965), i.e. by excising a segment of the deep lymphatics at the groin, followed by a circumferential incision of the thigh. Despite increased pressure in the lymphatics, no function of LVC was observed.

On the other hand, NIEBULOWICZ and OLSZEWSKI (1967) used this procedure with success. In their experiments with 50 dogs, the authors implanted the mesenteric or hepatic lymph node into the vena cava inferior. They were successful in all cases and demonstrated patency of artificial LVC up to one year after surgery, both lymphographically and histologically.

RIVERO *et al.* (1967) and CALNAN *et al.* (1967), who created anastomoses between the node and veins in the popliteal area, also achieved favorable results with lymph node-to-vein anastomoses (Fig. 6). They demonstrated patency by lymphography using a water-soluble contrast medium (45 per cent Hypaque). The degree of patency was determined by the albumin clearance test[14], during which a small bolus of $^{131}$I human serum albumin is injected into the lymphatic vessel and activity is measured in the blood sampled in rapid succession from both common iliac veins. Any increase of activity in blood sampled from the ipsilateral

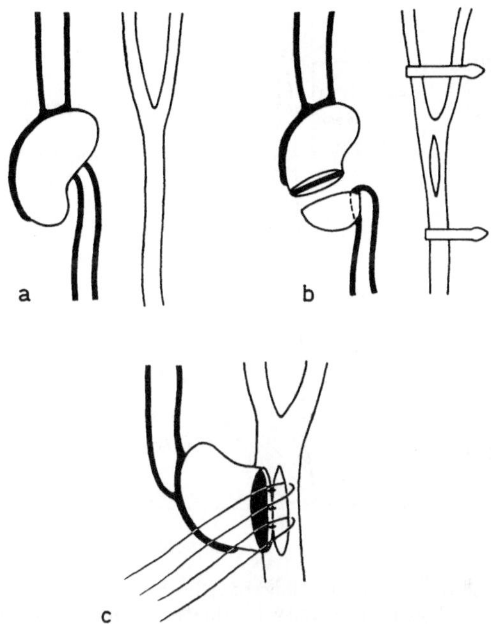


Fig. 6. Diagram of operative procedure. a) The afferent and efferent trunks and node are identified. b) The node is divided, the vein clamped and a button-hole made in it. c) Suture of node capsule to vein intima. [Taken from the paper by J. S. CALNAN, N. D. REIS, O. R. RIVERO, H. J. COPENHAGEN, L. MERCURIUS-TAYLOR: The natural history of lymph node-to-vein anastomoses. Brit. J. plast. Surg. **22**, 134—145 (1967)]

vein must be due to local shunting of albumin from lymphatics to vein (Fig. 7). Both methods demonstrated patency of LVA during the early postoperative period, but even these authors failed to establish evidence of other than temporary patency. Patency was frequently demonstrable at two weeks following anastomosis, but it was universally absent after two to three months. Histological studies revealed subendothelial fibrosis over the site of the anastomosis. Regeneration of the node and restoration of lymph drainage by efferent lymphatics can be demonstrated later by lymphography.

## Reconstruction of Venolymphatic Junction in Experimental Portal Hypertension

The second type of LVC was used by BELÁN and VOSMÍK in their attempt to improve return of lymph into the venous system in experimental portal hypertension. These authors demonstrated, in conformity with the work done by

[14] CALNAN and PENTECOST 1966, PENTECOST *et al.* 1966, MÁLEK *et al.* 1968.

Dumont and Witte and other authors, that in experimental portal hypertension the amount of lymph draining from the abdominal lymphatic system increases, relative stenosis being produced at the site of the physiological lymphovenous shunt. They performed surgical reconstruction designed to expand the lymphatic shunt by creating an end-to-end anastomosis between the expanded thoracic duct and the jugular vein, or an end-to-side anastomosis between the expanded thoracic duct and the subclavian vein.

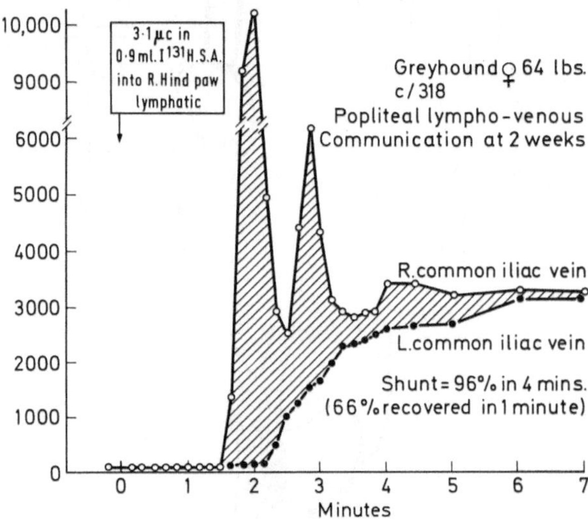


Fig. 7. Dog C/318. Graph of recovery in blood of Albumin ($I^{131}$ H.S.A.) infused into lymphatic trunk of right hind paw. The radioactivity (ordinate) of blood sampled from right and left common iliac veins is recorded against time (abscissa) and the hatched area represents the shunt (95 p.c.) of Albumin from lymphatics to vein at the anastomosis. [Taken from the paper by O. R. Rivero, J. S. Calnan, N. D. Reis, L. Mercurius-Taylor: Experimental peripheral lymphovenous communications. Brit. J. plast. Surg. **20**, 124—133 (1967)]

## 5. Clinical Observations

Use of oily contrast materials (Ultrafluid, Lipiodol) for examination of the lymphatic system has been conducive to demonstrating LVA in living human subjects. Particularly in recent years, the number of reported cases has grown as experience with their diagnosis increases. The actual clinical incidence of LVC probably greatly exceeds the number of described cases, since its presence easily escapes attention in routine lymphography[15]. According to anatomic localization, LVA are clinically demonstrated mostly between the lymphatics and the inferior vena cava, or the superior vena cava with subsequent embolization into the lungs. Shunts between the abdominal lymphatics and the vena portae with subsequent embolization into the liver are less frequently demonstrable. According to the kind of diseases LVA can be divided into three categories:

### LVA in Lymphedema of the Limbs

LVA in this disease was described by Grenzmann and Beltz (1965). They demonstrated communication between inguinal and iliac lymph nodes and external iliac veins in a female patient, aged 25 years, with edema of both limbs and aplasia of the retroperitoneal lymphatic system established by lymphography. Gough (1966) reports a similar appearance in a case

[15] Threefoot 1970, Edwards and Kinmonth 1969.

of primary lymphedema of obstructive type. EDWARDS and KINMONTH (1969) found LVC in three patients with lymphedema of the extremities and stressed the following interesting observation in one of them: although the lower-limb lymphatic defect was bilateral, lymphedema was present in one lower extremity, but not in the other, in which lymphovenous shunts were demonstrable.

## LVA in other Benign Lesions

LVA in benign lesions outside the area of limb lymphedema are extremely rare. An example is the observation of KOEHLER and SCHÄFER (1967) in a 25-year-old man with "fungating, ulcerating lesion of the entire foreskin of the penis with balanitis and tender enlarged bilateral inguinal lymphedemopathy". After injecting 8 ml Ethiodol, they observed simultaneous filling of lymph vessels and veins and massive oil embolization in several small pulmonary arteries. Histological diagnoses pointed to condylomata acuminata with superimposed nonspecific infection.

## LVA in Malignant Tumors in Primary and Secondary Lymph Nodes

The great majority of clinically observed LVA are found in patients with malignant growths. MARROCU and COSSU (1964) described LVC in a patient with a recurrent inguinal endothelioma treated by radiotherapy. WOLFEL (1965), on performing lymphangiography of the lower limb in a case of metastatic retroperitoneal seminoma with complete lymphatic obstruction, demonstrated contrast material filling the inferior vena cava. SCHAFFER *et al.* (1963) published evidence suggestive of a shunt in the pelvis of a patient with stage III carcinoma of the cervix uteri. LVA are repeatedly observed in cases of HODGKIN's disease[16]. ROXIN and BUJAR (1970) found LVC in 6 of 63 cases of HODGKIN's disease. The authors agree that both primary and secondary malignant growth produce obstruction in lymphatic vessels. Lymph pressure below the site of obstruction is thereby increased. This makes possible the opening of "dormant" channels or the formation of new LVA. FARRELL emphasizes in this connection that therapeutic radiation is conducive to the development of LVA in HODGKIN's disease and concludes that irradiated patients are a high-risk group for lymph obstruction and pulmonary complications of lymphography.

As pointed out previously, LVA between lymphatics and the portal vein are much less frequent than with the vena cava. CHAVEZ and PICARD found them in only 0.18 per cent of 17000 lymphographies. This is due to the fact that development of these LVA must, in addition to obstruction of the lymphatic vessels, proceed simultaneously with at least partial obstruction of the inferior vena cava. This is confirmed by THORBURY's observation of two cases (1968): one was a femal patient, aged 36 years, after radical hysterectomy with pelvic lymphadenectomy for endometrial sarcoma with invasion of the cervix. Obstruction of the common iliac lymphatic chain was demonstrated by lymphography. In addition, there was rapid hepatic deposition of contrast material as soon as the injection reached the site of external iliac obstruction. The second patient was a 66-year-old man with seminoma who had had radiation therapy. The lymphogram displayed almost complete obstruction of the abdominal aortic lymphatic trunks by extensive node metastases and oil deposition in the liver. An inferior vena cavagram showed complete obstruction of the vena cava.

All LVA reported in clinical practice were diagnosed by radiological criteria for lymphovenous shunts, as developed by EDWARDS and KINMONTH (1969) and are summarized in the part dealing with methods of demonstrating LVC.

The paper by EDWARDS and KINMONTH (1969) presents a comprehensive survey of the clinical incidence of LVC. These authors analysed 700 lymphographies made with Ultrafluid Lipiodol over the years 1962—1969. The total incidence of lymphovenous shunts was 2.3 per cent. A detailed analysis of LVC incidence by groups of patients is given in Table 2. It shows that LVC occurred in none of the smaller groups of 148 patients with normal lymphographic findings. In the larger group consisting of 552 patients with pathological lymphographic findings, LVA were found in 16, i.e. 2.9 per cent. Three were found in patients with primary lymphedema, an incidence of roughly 1 per cent in the patients with other disorders. Ten more were found in patients with lymph-node involvement in malignant disease, both primary and secondary (Fig. 8). The frequency of LVC according to disease is shown in Table 3, taken from the paper of ROXIN and BUJAR (1970).

---

[16] KOEHLER and SCHAFFER 1967, FARRELL 1966.

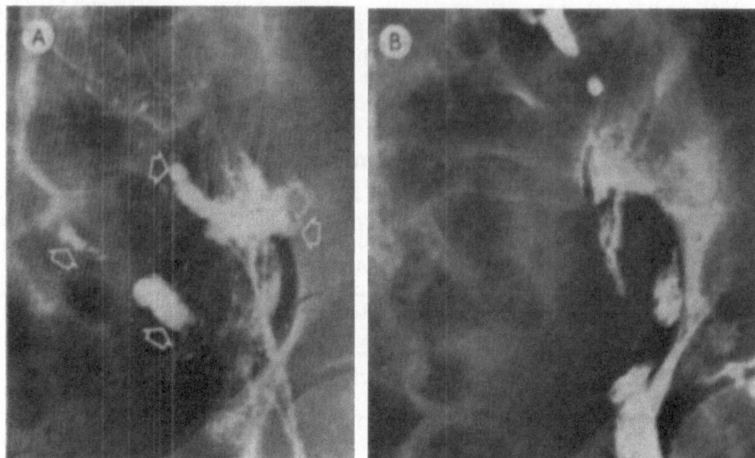

Fig. 8. LVC in a patient with carcinoma of the bladder with pelvic lymph node involvement. (A) Globules of oil contrast medium in pelvic veins, the "caviare" sign. Arrows indicate oil in veins. (B) Taken 24 hours later shows the Lipiodol to have left the veins and lymphatics. Outlines of dye-filled nodes only remain (lymphadenograms). [Taken from the paper by I. M. Edwards, J. B. Kinmonth: Lymphovenous shunts in man. Brit. med. J. **4**, 579—581 (1969)]

Table 2. *Lymphovenous shunts observed during lymphographies*

| State of lymph system | No. of patients | Pathology | Lymphovenous shunts |
|---|---|---|---|
| Normal | 148 | Venous edema | |
| | | Stage I carcinoma | 0 |
| | | Stage I melanoma | |
| | | Miscellaneous | |
| Normal | 552 | Lymphedema | 3 |
| | | Lymphoma | 3 |
| | | Carcinoma of vulva | 1 |
| | | Carcinoma of bladder | 1 |
| | | Carcinoma of prostate | 1 |
| | | Carcinoma of breast | 2 |
| | | Carcinoma of rectum | 1 |
| | | Seminoma | 1 |
| | | Melanoma | 2 |
| | | Skin graft | 1 |

Taken from: J. M. Edwards, J. B. Kinmonth.

Table 3. *Frequency of lymphatico-venous communications according to diseases*

| Disease | Number of cases investigated | Number of cases with LVC | Frequency % |
|---|---|---|---|
| Hodgkin's | 63 | 6 | 9.7 |
| Lymphosarcomas | 30 | 0 | 0 |
| Reticulum cell sarcomas | 12 | 2 | 17 |
| Chronic lymphocytic leukemias | 12 | 0 | 0 |
| Malignant reticuloses | 5 | 0 | 0 |
| Total | 122 | 8 | 6.6 |

Taken from: T. Roxin, H. Bujar.

## 6. Classification of LVA

Our present knowledge of LVA permits a certain, though not definite classification based on several criteria:

### Classification According to Development and Cause

Here, the greatest progress was made by ALLEN, who proposed his own classification which, complemented by artificial lymphovenous communication, is quoted below:

*A. Congenital*

a) Normal: These are communications with veins at the thoracic inlet and great vein of the abdomen which are characteristic of family, order, genus, species, or strain.

b) Anomalous: Any communication not characteristic of the species, but which has an embryological basis.

*B. Acquired*

a) Pathological: Any communication, temporary or permanent, between the lymphatic and venous systems resulting from obstruction, pathology, or excessive lymphatic pressure.

b) Artificial: Artificially developed communication between lymphatics (lymph vessels or nodes) and veins.

### Classification According to Localization

Lymphovenous communication according to location can be divided into LVC between lymph vessels and veins, direct shunts between lymph node and veins, and finally lymphovenous communication on the level of microcirculation.

In anatomic localization, the greatest progress has been made in the knowledge of LVC between lymphatic vessels and veins, as regards both anatomy and function. In contrast to physiological conditions, node localization of LVC is less problematical in pathologically changed nodes. The third form, according to localization on the level of microcirculation, remains the least explored and requires further concentrated investigation.

### Classification According to Length of Function of Lymphovenous Communication

According to the duration of their function, LVC may be divided into two categories: 1. temporary lymphovenous communication, as demonstrated by the process of lymph flow restoration after interruption of lymphatics; 2. lymphovenous communication which may develop as a permanent, additional communication. This is confirmed by experimental observations made by TAKASHIMA and BENNINGHOF. By ligating the thoracic duct of the dog, these authors demonstrated that, once developed, LVC continue to function permanently.

## 7. Potential Clinical Importance of LVC

The potential clinical importance of LVC may manifest itself in the following three ways[17]:

1. Potential favorable effects of LVC, permitting outflow from the site of lymphostasis and thereby improving clinical manifestations of the lymphedema.

[17] EDWARDS and KINMONTH 1969, THREEFOOT 1970.

According to the clinical material available, LVC may favorably affect the development of primary lymphedema of the limbs. EDWARDS and KINMOTH mention a very instructive example of a female patient with primary lymphedema. A pathological lymphographic finding was demonstrated in both extremities. However, the edema was present only in one extremity and absent in the other. LVC was demonstrated in the one without edema. This clinical finding fully agrees with the experimental observation mentioned previously. Hence, attempts to produce artificial LVC are fully justified[18]. A pioneer work in this field is NIEBILOWICZ's and OLSZEWSKI's clinical observation in four patients having secondary lymphedema in proven lymph-node metastasis. The authors implanted in the inguinal region a lymph node end-to-side to the femoral vein and found marked improvement in the four patients, lasting from 1 to 9 months. In primary edema, this method was tried by POLITOWSKI, BARTOWSKI and DINOWSKI in 16 patients. They proceeded similarly, except that they implanted the dissected node situated in the inguinal region end-to-end to the vein, and they frequently anastomosed two nodes and two veins. The authors stress the advantages of this method, which is simple, does not inconvenience the patients excessively, is free from complications and is cosmetically advantageous, as the wound is hidden in the inguinal fold. The authors themselves regard their report as preliminary, although the results are encouraging and the method worth further study. Of the 16 patients, 8 displayed favorable results and another 6 satisfactory results. The method failed in two patients. EDWARDS and KINMONTH also call attention to the potentially favorable results of artificial LVC. In their opinion, however, this method is suitable in only a limited number of cases.

2. The unfavorable effects of LVC tend to be seen in two categories of patients, those with tumors and those with infection.

The main reason for the development of LVA is increased pressure in the lymphatics due to obstruction produced by malignant tumors. The presence of LVC is responsible for the spread of malignancy. It is, however, very difficult to evaluate the function of this shunt with a view to prognosis and the risk involved[19]. According to the observations of ROXIN and BUJON, the danger of tumor dissemination is greater in patients with LVC. Table 4, taken from their paper, shows that survival was poor in patients with demonstrable LVC compared with patients not exhibiting LVC, but otherwise with the same stage of disease. As direct shunts in the nodes may exist, PRESSMANN advises great care in the examination of enlarged pathological nodes by palpation and also cautions against allowing large groups of medical students to examine patients with malignant involvement of the lymph nodes.

Infection falls under the second clearly defined category in which LVC is likely to be infavorable. This was demonstrated by anthrax infection, where LVC is manifested as follows: after inoculation of spores into the tissue, microbes appear first in the lymph taken from the thoracic duct; however, after approximately 12 hours the number of microbes in the blood rises rapidly. This interval agrees with the time of development of LVC in the node, as pointed out previously. Thus it seems probable that direct lymphovenous shunt in the node permits rapid dissemination of microbes into the blood, causing the early death of the experimental animal. The two examples do not, however, cover the whole range of potential unfavorable effects. For example, THREEFOOT (1970) points out that certain metabolites developing in the pathologically altered kidney can be rapidly

[18] NIEBULOWICZ and OLSZEWSKI 1966—1968, POLITOWSKI 1970, EDWARDS and KINMONTH 1969.

[19] EDWARDS and KINMONTH 1969.

Table 4. *Survival time of patients calculated since onset of disease and since detection of lymphaticovenous communication according to clinical stage and condition of lymphatics*

| No. | Name | First nodal localization | Histo-pathologic type of lymphoma | Clinical stage prior to lympho-graphy | Condition of lymphatics | Survival time (months) | |
|---|---|---|---|---|---|---|---|
| | | | | | | since onset | since lympho-graphic LVC |
| 1. | B.Z. | Mediastinal | [Hodgkin's] | St. III A | few collaterals | 60 | 11 |
| 2. | B.I. | Inguinal | [Hodgkin's] | St. IV | multiple collaterals | 144 | 10 |
| 3. | S.Ch. | Inguinal | [Hodgkin's] | St. II B | absence of collaterals | 8 | 6 |
| 4. | S.M. | Supraclavicular | Reticulum cell sarcoma | St. II B | few collaterals | 14 | 6 |
| 5. | E.C. | Inguinal | Reticulum cell sarcoma | St. III B | absence of collaterals | 16 | 8 |
| 6. | N.I. | Inguinal | [Hodgkin's] | St. II B | few collaterals | 24 | 14[a] |
| 7. | C.M. | Supraclavicular | [Hodgkin's] | St. III A | absence of collaterals | 11 | 7[a] |
| 8. | D.A. | Supraclavicular | [Hodgkin's] | St. II A | absence of collaterals | 35 | 26 |

[a] Alive at the present time.
Taken from: T. Roxin, H. Bujar.

conveyed to the blood circulation, without being filtered by the lymphatic system. In his judgement, this may bring about e.g. deterioration in hypertension.

3. The clinical importance of lymphovenous communication, i.e. the risk of oil embolism in the lungs and the danger of embolization of the radioactive labels of Lipiodol ($^{131}$I) or ($^{132}$I), used for therapeutic reasons. Many authors agree that in the presence of LVC massive embolization of the lungs may occur even after injection of a much smaller amount of contrast material than is considered safe for an undamaged lymphatic system (7 ml Lipiodol into each limb). Therefore in lymphographies made for diagnostic purposes or for therapy of malignant diseases, we must continuously monitor the progress of the injected contrast material. If lymphovenous communication is suspected, i.e. if there is any direct or indirect indication of its presence, as described in the subchapter on diagnosis, the lymphography or injection of the therapeutic substance must be stopped at once so as not to endanger the patient.

## References

Allen, L.: Abdominal lymphaticovenous communications as species characteristics and anomalies. Progress in Lymphology II, p. 70. Stuttgart: Georg Thieme 1970.

Bach, J. F., Dormont, J., Dardanne, M., Balner, H.: In vitro rosette inhibition by antihuman antilymphocyte serum. Transplantation **8**, 265—280 (1969). — Bartels, P.: Das Lymphgefäßsystem. Jena: Gustav Fischer 1909. — Baum, H.: Können Lymphgefäße direkt in Venen einmünden? Anat. Anz. **39**, 593 (1911). — Belán, A., Málek, P., Kočandrle, V.: Möglichkeiten der Differentialdiagnose bei entzündlichen und tumorösen Veränderungen mittels Lymphographie. Deutscher Röntgenkongreß 1964, S. 108—111. Stuttgart: Georg Thieme 1965. — Belán, A., Málek, P., Kolc, J.: Röntgenkinematographischer Nachweis lymphovenöser Verbindungen im Versuch in vivo. Fortschr. Röntgenstr. **99**, 168 (1963). — Belán, A., Vosmík, J.: The abdominal and thoracic duct in experimental portal hypertension.

Progress in Lymphology II. Stuttgart: Georg Thieme 1970. — BELTZ, L., ESSER, G., GRENZMANN, M.: Lymphodynamics in portal hypertension. Fortschr. Röntgenstr. **111**, 1—21 (1969). — BLALOCK, A., ROBINSON, C. S., CUNNINGHAM, R. S., GRAY, M. E.: Experimental studies on lymphatic blockage. Arch. Surg. **34**, 1049—1071 (1937). — BOCHAROV, V. VA, KIRPATOVSKY, I. D.: Regeneration of the lymph and blood vessels of the wall of the small intestine of dogs after different types of intestinal sutures. Folia morph. (Warszawa) **13**, 170—174 (1965). — BRON, K. M., BAUM, S., ABRAMS, H. L.: Oil embolism in lymphangiography: incidence, manifestations and mechanism. Radiology **80**, 194—202 (1963). — BURKE, J. F., LEAK, L. V.: Lymphatic capillary function in normal and inflamed states. Progress in Lymphology, p. 81. Stuttgart: Georg Thieme 1970. — BURN, J. I., RIVERO, O. R., PENTECOST, B. L., CALNAN, J. S.: Lymphographic appearances following lymphatic obstruction in the dog. Brit. J. Surg. **53**, 634—638 (1966).

CALDERON, G., ROBERTS, B., JOHNSON, LR. L.: Experimental approach to the surgical creation of lymphatic-venous communications. Surgery **61**, 122—128 (1967). — CALNAN, J., KOUNTZ, S. L.: Effect of venous obstruction on lymphatics. Brit. J. Surg. **52**, 800—804 (1965). — CALNAN, J. S., REIS, N. D., RIVERO, O. R., COPENHAGEN, H. J., MERCURIUS-TAYLOR, L.: The natural history of lymph node-to-vein anastomoses. Brit. J. plast. Surg. **20**, 134—145 (1967). — CARLSTEN, A., OLIN, T.: The route of the intestinal lymph to the blood stream. A roentgenological study in cats. Acta physiol. scand. **25**, 259—266 (1952). — CASLEY-SMITH, J. R.: How the lymphatic system overcomes the inadequacies of the blood system. Progress in Lymphology II. Stuttgart: Georg Thieme 1970. — COCKETT, A. T. K., GOODWIN, W. E.: Chyluria: Attempted surgical treatment by lymphaticovenous anastomosis. J.Urol. (Baltimore) **4**, 566—568 (1962). — COHEN, R., VIAMONTE, M., CYPRESS, E., KALSER, M. H.: Lymphangiography in a patient with chylous ascites. Radiology **81**, 219—221 (1963).

DANESE, C., HOWARD, J. M.: Experimental lymphedema. Ann. Surg. **161**, 441 (1965). — DANESE, C., HOWARD, J. M., BOWER, R.: Regeneration of lymphatic vessels; radiographic study. Ann. Surg. **61**, 156 (1962). — DUMONT, E. A., MULHOLLAND, J. H.: Flow rate and composition of thoracic duct lymph in patients with cirrhosis. New Engl. J. Med. **263**, 471 (1960). — DUMONT, A. E., WITTE, M. H.: Significance of excess lymph in the thoracic duct in patients with hepatic cirrhosis. Amer. J. Surg. **112**, 401—406 (1966). — DUNN, R. F., PRESSMANN, J. J., BURTZ, W. V.: An electron microscopic study of the lymph node—venous communication. Progress in Lymphology II. Stuttgart: Georg Thieme 1970.

EDWARDS, J. M., KINMONTH, J. B.: Lymphovenous shunts in man. Brit. Med. J. **4**, 579—581 (1969). — ELLIOT, G. B., KLIMAN, M. R., ELLIOT, K. A.: Persistence of lymphaticovenous shunts at the level of the microcirculation: their relationship to "Lymphangioma" of mesentery. Ann. Surg. **172**, 131—136 (1970). — ENGESET, A.: Lymphaticovenous communications in the Albino rat. J. Anat. (Lond.) **93**, 380 (1959).

FARRELL, W. J.: Lymphangiographic demonstration of lymphovenous communication after radiotherapy in Hodgkin's disease. Radiology **87**, 630—634 (1966).

GOULD, J. R., SCHAFFER, B.: Surgical applications of lymphography. Surg. Gynec. Obstet. **114**, 683—690 (1962). — GRENZMANN, M., BELTZ, L.: Die lymphvenösen Anastomosen. Fortschr. Röntgenstr. **109**, 564—574 (1968).

HEATH, T.: Pathways of intestinal lymph drainage in normal sheep and in sheep following thoracic duct occlusion. Amer. J. Anat. **115**, 569 (1964).

ISHIDA, O., TAJI, V., UCHIDA, H., SONE, S.: Lymphatico-venous anastomoses—Experimental study. Progress in Lymphology II. Stuttgart: Georg Thieme 1970.

JOB, T. T.: Lymphatico-venous communications in the common rat and their significance. Amer. J. Anat. **24**, 467—491 (1918). — JOCHEM, W., BUCHELT, L.: Ein Fall einer Hirnembolie nach Lymphographie. Fortschr. Röntgenstr. **109**, 585—587 (1968).

KOEHLER, P. R., MEYERS, W. A., SKELLEY, J. F., SCHAFFER, B.: Body distribution of ethiodol following lymphangiography. Radiology **82**, 866—871 (1964). — KOEHLER, P. R., SCHAFFER, B.: Peripheral lymphatico-venous anastomoses. Report of two cases. Circulation **35**, 401—404 (1967). — KOLC, J., ŽÁK, F.: Die experimentelle Anthraxinfektion im lymphographischen Bild. Zbl. Bakt. **174**, 94 (1959).

LARSON, D. L., BOND, T. P.: Clinical and experimental obstruction of the thoracic duct. Surgery **60**, 35—42 (1966). — LEE, F. C.: Changes in the number of small lymphocytes of the blood following ligation of the thoracic duct. J. exp. Med. **36**, 247—260 (1922). ~ The establishment of collateral circulation following ligation of the thoracic duct. Bull. Johns Hopk. Hosp. **33**, 21—31 (1922).

MÁLEK, P.: Some experimental-surgical problems of the lymphatic system. Acta chir. belg. **63**, 655—677 (1964). ~ Pathophysiological and radiological aspects of lymphovenous anastomoses. Experientia (Basel), Suppl. **14**, 197 (1967). ~ Pathophysiological and radiological aspects of lymphovenous anastomoses. Symposium Proceedings on New Trends in Basic Lymphology. Basel-Stuttgart: Birkhäuser 1967. ~ Some problems of lymphatic stasis in renal transplants. Symposium Proceedings on New Trends in Basic Lymphology. Basel-Stuttgart: Birkhäuser 1967. — MÁLEK, P., BELÁN, A., BABICKÝ, B., KOLC, J.: Importance of lymphaticovenous communications of the regeneration of lymphatics. Progress in Lymphology II. Stuttgart: Georg Thieme 1970. — MÁLEK, P., BELÁN, A., KOLC, J.: Röntgenkinematographischer Nachweis lymphovenöser Verbindungen im Versuch in vivo. Fortschr. Röntgenstr. **99**, 168 (1963). ~ In vivo evidence of lymphovenous communications in the popliteal region. Acta radiol. (Stockh.) **3**, 344—352 (1965). — MÁLEK, P., KOLC, J., ŽÁK, F.: Die experimentelle Anthraxinfektion im lymphographischen Bild. Zbl. Bakt. **174**, 94 (1959). — MÁLEK, P., VRUBEL, J.: Lymphatic system and organ transplantation. Lymphology **1**, 1—22 (1968). — MÁLEK, P., VRUBEL, J., BELÁN, A., ZÁSTAVA, V.: Lymphatic system in transplantation. Progress in Lymphology II, p. 136—137. Stuttgart: Georg Thieme 1970. — MÁLEK, P.: Voprosy patofioziologie lymfaticheskoi systemi. Praha: Státní zdravotnické nakladatelství 1962. — MÁLEK, P.: Physiologische, pathophysiologische und anatomische Grundlagen der Lymphographie. Trans. 9th Internat. Congress of Radiology, München 1959. Stuttgart: G. Thieme Verlag 1960. — MARROCU, F., COSSU, F.: Venolymphatic communication observed during lymphography with an oily contrast medium. A case report. Acta radiol. (Stockh.) **2**, 205—208 (1964). — MOLNÁR, R., KELLER, G.: Kollaterale Lymphbahnen der Thoraxwand bei tumoröser Blockade im kleinen Becken. Fortschr. Röntgenstr. **111**, 854—856 (1969).

NELSON, B., RUSH, E. A., TAKASUGI, M., WITTENBERG, J.: Lipid embolism to the brain after lymphography. New Engl. J. Med. **273**, 1132—1134 (1965). — NEYAZAKI, T., KUPIC, E. A., MARSHALL, W. H., ABRAMS, H. L.: Collateral lymphatico-venous communications after experimental obstruction of the thoracic duct. Radiology **85**, 423—432 (1965). — NIELUBOWICZ, J., OLSZEWSKI, W.: Surgical lymphaticovenous shunts in patients with secondary lymphoedema. Brit. J. Surg. **55**, 440—442 (1968).

PEDERSEN, N. C., MORRIS, B.: The role of the lymphatic system in the rejection of homografts: A study of lymph from renal transplants. J. exp. Med. **131**, 936—969 (1970). — PENTECOST, B. L., BURN, J. I., DAVIES, A. J.: A quantitative study of lymphovenous communications in the dog. Brit. J. Surg. **53**, 630—634 (1966). — PHILLIPS, J. H.: The lymphatic system, with particular reference to cardiac edema. An experimental study on the lymphodynamic effects of hexamethonium. Bull. Tulane med. Fac. **14**, 187 (1955). — PICARD, J. D., ARVAY, N.: Les communications lymphoveineuses. Presse méd. **74**, 42—44 (1966). — PICK, J. W., ANSON, B. J., BURNETT, H. W.: Communication between lymphatic and venous system at renal level in man. Quart. Bull. Northw. Univ. med. Sch. **18**, 307—316 (1944). — POLITOWSKI, M., BARTOWSKI, B., DYNOWSKI, J.: Lympho-venous fistula for treatment of primary lymphedema of the extremities. Pol. med. J. **9**, 2, 438—444 (1969). — POLJAKOVA, M. M.: Sravnitělno-anatomičeskoje obosnovanije lymfovenoznych anastomozov u čelověka. Chirurgija **34**, 44—48 (1958). — PRESSMAN, J. J., BURTZ, M. V.: Relationship to the dissemination of malignancies and infections. Minn. Med. **50**, 989—991 (1967). — PRESSMAN, J. J., BURTZ, M. V., SHAFER, L.: Further observations related to direct communications between lymph nodes and veins. Surg. Gynec. Obstet. **119**, 984—990 (1964). — PRESSMAN, J. J., DOWDY, A. H., LIBBY, R. L., FIELDS, M., SIMON, M. B., HAND, K.: Observations following experimental intralaryngeal injection of radioisotopes ($CrP^{32}O_4$; $Cr^{51}P^{32}O_4$). At: A/Conf. 15/P/865 U.S.A. June 1958. — PRESSMAN, J. J., DUNN, R. F., BURTZ, M.: Lymph node ultrastructure related to direct lymphaticovenous communication. Surg. Gynec. Obstet. **124**, 963—973 (1967). ~ Direct communications between lymph nodes and veins. Progress in Lymphology II. Stuttgart: Georg Thieme 1970. — PRESSMAN, J. J., SIMON, M. B.: Experimental evidence of direct communications between lymph nodes and veins. Surg. Gynec. Obstet. **113**, 537—541 (1961). — PRESSMAN, J. J., SIMON, M. B., HAND, K., MILLER, J.: Passage of fluids, cells, and bacteria via direct communication between lymph nodes and veins. Surg. Gynec. Obstet. **115**, 207 (1962).

REICHEL, A.: Comparison of protein components between lymph and blood in frog. Pflügers Arch. ges. Physiol. **310**, 167—181 (1969). — RETIK, A. B., PERLMUTTER, A. D., HARRISON, J. H.: Communications between lymphatics and veins, involving the portal circulation. Amer. J. Surg. **109**, 201 (1965). — RIVERO, O. R., CALNAN, J. S., REIS, N. D., MERCURIUS-TAYLOR, L.: Experimental peripheral lympho-venous communications. Brit. J. plast. Surg. **20**, 2, 124—133 (1967). — ROUVIERE, H.: Anatomie des lymphatiques de l'homme. Paris: Masson & Cie 1932. — ROXIN, T., BUJAR, H.: Lymphographic vizualization on lymphaticovenous communications and their significance in malignant hemolymphopathies. Lymphology **3**, 3, 127 (1970). — RUSZNYAK, I., FOLDI, M., SZABO, G.: Lymphatics and lymph circulation. New York: Pergamon Press, Inc. 1960.

SATJUKOVA, G. S.: Lymph vessel changes in the hind leg of the dog following autotransplantation. Folia morph. (Warszawa) **13**, 2, 165—169 (1965). ~ Ob izmeněnijach lymfatičeskich sosudov autotransplantirovannoj konečnosti sobaki. Moskva, Trudy I. Moskov. Med. Inst. **42** (1965). — SCHAFFER, B., KOEHLER, P. R., DANIEL, C. R., WOHL, G. T., RIVERA, E., MEAERS,

W. A., Skelley, J. F.: A critical evaluation of lymphangiography. Radiology **80**, 917—930 (1963). — Shanbrom, E., Zheutlin, N.: Radiographic studies of the lymphatic system. Arch. intern. Med. **104**, 589—593 (1959). — Silvester, C. F.: On the presence of permanent communication between the lymphatic and venous system at the level of the renal veins in adult South American monkeys. Amer. J. Anat. **12**, 447—471 (1912). — Symbas, P. N., Schlant, R. C., Gravanis, M. B., Shepherd, R. L.: Pathologic and functional effects on the heart following interruption of the cardiac lymph drainage. J. thorac. cardiovasc. Surg. **57**, 577—584 (1969).

Takashima, T., Benninghoff, D.: Effect of experimental thoracic duct obstruction in the dog. II. Chylous reflux. Invest. Radiol. **1**, 449—457 (1966). ~ Experimental thoracic duct obstruction in dogs. Jap. Circ. J. **34**, 387—390 (1970). — Th-Ornbury, J. R.: Lymphatico-venous anastomoses involving the portal system: Lymphographic changes in man. Progress in Lymphology II. Stuttgart: Georg Thieme 1970. — Thompson, N.: The surgical treatment of chronic lymphoedema of the extremities. Surg. Clin. N. Amer. **47**, 445—497 (1967). — Threefoot, S. A.: The clinical significance of lymphaticovenous communications. Ann. intern. Med. **72**, 957—958 (1970). — Threefoot, S. A., Kent, W. T., Hatchett, B. F.: Lymphaticovenous and lymphaticolymphatic communications demonstrated by plastic corrosion models of rats and by postmortem lymphangiography in man. J. Lab. clin. Med. **61**, 9—22 (1963). — Threefoot, S. A., Kossover, M. F.: Demonstration of lymphaticovenous communications in man by post-mortem lymphangiography with radioactively labeled opaque media. J. Lab. clin. Med. **60**, 1023 (1962). — Threefoot, S. A., Kossover, M. F., Aiken, D. W.: Radioisotopic detection of lymphaticovenous communications in living animals. J. Lab. clin. Med. **4**, 688—697 (1965). — Threefoot, S. A., Kossover, M. F., Kent, W. T., Hatchett, B. F., Pearson, J. E., Cabrera-Gil, C., Aiken, D. W.: The problem of lymphaticovenous communications. New trends in basic lymphology. Proceedings of a Symposium held at Charleroi (Belgium) on 11 to 13 July 1966. Ed. by J. M. Collette, G. Jantet, E. Schoffeniels. Basel-Stuttgart: Birkhäuser 1967. — Tismer, R., Fiedmann, G.: Opacification of the liver following lymphography. Dtsch. med. Wschr. **94**, 2547—2549 (1969). — Trnka, Z., Málek, P., Šterzl, J., Kolc, J.: Experimental contributions to the lymphatic pathogenesis of anthrax infection. Alg. Path. Bakt. **21**, 1083—1095 (1958).

Valeyeva, Z. T.: Some reflexes in the lymphatic system. Sechenov Physiol. J. USSR **47**, 351 (1961). — Viamonte, M., Altman, D., Parks, R., Blum, E., Bevilacqua, E., Recher, L.: Radiographic-pathologic correlation in the interpretation of lymphangioadenograms. Radiology **80**, 903—916 (1963).

Wallace, S.: Lymphatico-venous anastomoses: Clinical significance. Progress in Lymphology II. Stuttgart: Georg Thieme 1970. — Wallace, S., Jackson, L., Dood, G. D., Creening, R. R.: Lymphatic dynamics in certain abnormal states. Amer. J. Roentgenol. **91**, 1187—1206 (1964). — Wells, F. R.: The lymphatic vessel in radiodermatitis: a clinical and experimental study. Brit. J. plast. Surg. **16**, 243—256 (1963). — White, M., Cole, W. R., Witte, C. L., Dumont, E. A.: Effect of portacaval shunt on thoracic duct lymph formation in hepatic cirrhosis. Progress in Lymphology II. Stuttgart: Georg Thieme 1970. — Witte, M. H., Cole, W. R.: Failure of lymph flow in man and experimental animals: Reversal by surgically constructed lymphatic-venous shunts. Progress in Lymphology, ed. by A. Rüttimann. Stuttgart: Georg Thieme 1967. — Wolfel, D. A.: Lymphaticovenous communications: A clinical reality. Amer. J. Roentgenol. **95**, 766—768 (1965). — Wutzer, C. W.: Einmündung des Ductus thoracicus in die Vena azygos. Arch. Anat. (Lpz.) **311** (1834).

# Die Motorik der Lymphgefäße und die Regulation der Lymphherzen

Von

H. MISLIN, Mainz

Mit 6 Abbildungen

## I. Motorik der Lymphgefäße

### A. Spontankontraktionen der Lymphgefäße

Die frühesten Beobachtungen über eine Autorhythmizität der Lymphgefäße bei Säugetieren gehen auf ASELLI im Jahre 1622 zurück, der sie bei den mesenterialen Chylusgefäßen des Hundes eingehend beschrieben hatte. 1774 berichtet HEWSON in Unkenntnis von ASELLI, daß er aktive Kontraktionen von Lymphgefäßen bei Hunden und Pferden, die unmittelbar nach Nahrungsaufnahme getötet wurden, gesehen habe. Später wurden starke Kontraktionen cervicaler Lymphgefäße des Hundes beschrieben[1]. 1830 punktierte man den Ductus thoracicus nach Anlegung von Ligaturen und es konnte das stoßweise, rhythmische Ausströmen der Lymphe noch nach Eintritt des Todes festgestellt werden[2]. Die erste ausführliche graphische Darstellung der aktiven Kontraktionen verschiedener Chylusgefäße erbrachte HELLER 1869 am Meerschweinchen. HELLER verglich dabei funktionell jedes Lymphgefäßsegment zwischen zwei Klappen mit dem Lymphherzen der Amphibien und betonte, daß deren Kontraktionen peristaltoide Gefäßbewegungen produzieren. Die am Meerschweinchen erhobenen Befunde wurden später bestätigt und durch Befunde an Ratte und Maus ergänzt[3]. Es folgten umfangreiche vergleichende Untersuchungen über die Motorik der abdominalen Lymphgefäße der Säugetiere[4]. Obwohl für Meerschweinchen, Ratte und Eichhörnchen die Peristaltik der Lymphgefäße nachgewiesen war, gelang es damals nicht, die Peristaltik bei Mäusen, Katzen und Kaninchen, Hunden und beim Menschen nachzuweisen. Die einzigen gesicherten Beobachtungen von aktiver Kontraktilität bei Lymphgefäßen wurden außerhalb der Leibeshöhle 1935 bei den Gefäßen von Schenkelregion, Spermidukt und Zwerchfell bei Ratten und Meerschweinchen gemacht[5]. TODD und BOWMAN beschrieben 1857 in ihrem Lehrbuch ,,Anatomie und Physiologie des Menschen" langsame Kontraktionen des Ductus thoracicus nach mechanischer Reizung und sehen in dieser Gefäßaktivität eine propulsatorische Kraft ,,vitaler Kontraktilität". Die ersten Forscher, die spontane rhythmische Kontraktionen an Lymphgefäßen des Menschen beobachteten, waren 1956 KINMONTH und TAYLOR. Ungarische Forscher[6] haben festgestellt, daß beim Menschen ebenfalls subcutane Lymphgefäße eine Autorhythmizität zeigen. Diese Gefäße stellen aber ihre Tätigkeit nach lokaler Einwirkung von Anaesthetica ein. Das Phänomen der aktiven Kontraktilität kann nur beobachtet werden, wenn die Präparation der Lymphgefäße unter leichter allgemeiner Narkose vorgenommen wird. Die ersten Beobachter[7] haben nach Laparotomie bei drei männlichen Patienten spontane rhythmische Kontraktionen im großen pelvinen Lymphstamm-

[1] SHELDEN 1844. [2] BÉCLARD 1830. [3] LIEBEN 1910. [4] FLOREY u. Mitarb. 1927.
[5] PULLINGER und FLOREY 1935. [6] SZEGVÁRI, LAKOS, SZONTÁGH und FÖLDI 1963.
[7] KINMONTH und TAYLOR 1964.

gefäß gesehen. Die Frequenz betrug 2—5/min. Wärme führte zu sofortigem Frequenzanstieg, während eine Frequenzhemmung nach Dissektion des Gefäßes eintrat. Ein Film demonstriert die Spontankontraktionen des menschlichen Ductus thoracicus bei Patienten, deren Unterschenkel lymphangiographisch untersucht wurden. Das radioopake Kontrastmaterial wurde in die Lymphbahnen des Fußes eingeführt, so daß es schließlich in den Brustmilchgang eintrat. Die von den Forschern beobachtete Spontankontraktilität dauerte auch während der Apnoeperiode an, wobei die Kontraktionswellen bei einer Frequenz von 1—4/min segmental über den ganzen Ductus hinweg liegen. Der Referent[8] hat 1967 bei einem jungen Rhesusaffen mesenteriale Lymphgefäße mit einer Kontraktionsfrequenz von 8—10/min beobachtet (s. Abb. 1).

Die funktionelle Bedeutung der Spontankontraktionen der Lymphgefäße wurde methodisch erstmals an Merinoschafen mit lymphatischen Fisteln, die nicht anaesthetisiert waren, untersucht[9]. Die Fisteln wurden am wachen Schaf an den afferenten und efferenten Gefäßen poplitealer Lymphknoten, dem lumbalen Lymphstamm, dem ovarialen Lymphductus, dem intestinalen Lymphstamm, dem Leber-Lymphgang, dem thorakalen Ductus, dem tiefen cervicalen Lymphductus und dem efferenten Lymphgang vom caudalen superfiziellen cervicalen Lymphknoten angebracht. Es zeigte sich, daß der Lymphstrom aus diesen lymphatischen Fisteln intermittierend war, und zwar in einem Rhythmus, der nicht in Beziehung zu Muskelbewegungen stand. Eine Ausnahme bildete der Ductus thoracicus, der ohne Relation zur Atmung war. Die Drucke in den verschiedenen Lymphgefäßen bewegten sich zwischen 1 und 25 mm Hg, die Pulsfrequenz betrug 1—30/min. Die Höhe des Druckes und die Pulsfrequenz nahmen mit der Geschwindigkeit des Lymphstromes zu. Wenn die verschiedenen Kanülen gedrosselt wurden, um den Lymphstrom zu hindern, so stieg der Druck in den Lymphgefäßen an, und die Kontraktionsfrequenz stieg ebenfalls an. Dabei wurden Drucke von 60 mm Hg registriert. Es war den Untersuchern auch möglich, eventuelle Einflüsse von seiten der Muskulatur auszuschalten und gewisse zirkulatorische und respiratorische Einflüsse auf die Lymphgefäßaktivität festzustellen. Die Effekte blieben aber ausnahmslos sehr gering. Die Druckregistrierung am Ductus thoracicus ergab rhythmische Gefäßkontraktionen, die auf Druckschwankungen, welche von der Atmung verursacht waren, deutlich superponiert waren. Die Autoren konnten aus ihren Experimenten an den nichtanaesthesierten Schafen den Schluß ziehen, daß die autonomen rhythmischen Kontraktionen der mit Klappen versehenen Lymphgefäße primär verantwortlich sind für die Propulsion der Lymphe von der Peripherie zum Brustmilchgang. In dem Maße, in dem Kraft und Frequenz dieser Kontraktionen mit der Intensität der Bildung der Lymphe korreliert sind, wirkt dieser Mechanismus als Kontrolle über den Flüssigkeitstransport der Lymphe in den Geweben, und zwar proportional zur Bildungsmenge der Lymphe.

## B. Innervation der Lymphgefäße

Entscheidend für die Frage der Innervation waren die Experimentalarbeiten von 1882[10], daß elektrische Reizung des splanchnischen Nerven bei Hunden, Pferden und Eseln Lymphgefäßkontraktionen verursachen, die Reizung des Vagus dagegen zur raschen Erschlaffung und danach zur reaktiven Kontraktion führte. Wurde die Reizelektrode direkt auf den Ductus thoracicus oder an andere Lymphgefäße angelegt, so wurde jeweils eine einzelne Kontraktionswelle über das ganze Lymphgefäß hinweggeleitet. Stimulation des N. trigeminus des Pferdes führte zur Anschwellung der Lymphgefäße der Oberlippe und zu varicösen Erweiterungen. Bald danach wurde nachgewiesen[11], daß elektrische Splanchnicusreizung

[8] Mislin 1967. [9] Hall, Morris und Wolley 1965. [10] Bert, Paul und Laffont 1882.
[11] Camus und Gley 1882, Camus und Gley 1894.

beim Hund zu einer Dilatation der Cisterna chyli führen kann. Eine elektrische Reizung der cervicalen Anteile des Sympathicus oberhalb des ersten Ganglions verursachte für gewöhnlich eine rasch einsetzende Erschlaffung des Ductus thoracicus. Eine asphyktische Kontraktur des Ductus ist nach Durchtrennung des sympathischen Grenzstranges aufgehoben. Jedoch ergab sich[12], daß auch bei Kaninchen und Hunden, bei denen zunächst keinerlei spontane Kontraktilität nachzuweisen war, sowohl über die direkte wie auch indirekte elektrische Reizung

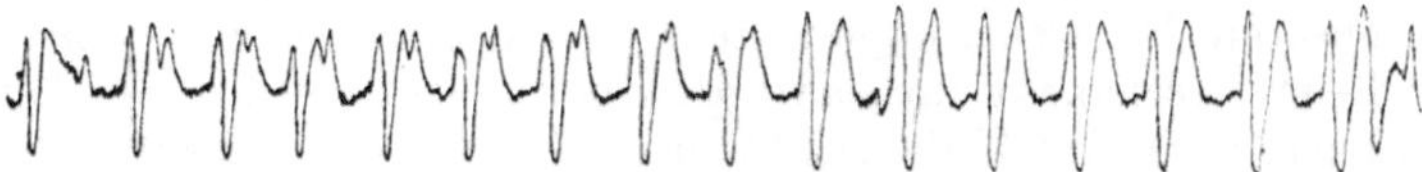

Abb. 1. Beispiel für Kontraktilität der Lymphangione bei Primaten (Rhesus R). Isoliertes mesenteriales Lymphgefäß. Langfristiger Puls mit tiefer Gefäßamplitude (1 Std isoliert). F 18/min; Temp. 38° C

regelmäßig eine Kontraktion auszulösen war. Andere wieder[13] erhielten im Tierversuch (Hunde) Lymphangiospasmen nach elektrischer Reizung von sympathischen Fasern. Bei elektrischer Reizung des Grenzstranges beim Meerschweinchen erhöhte sich nach eigenen Befunden[14] die Frequenz der mesenterialen Lymphgefäße in einem Fall von 10 auf 14/min und im anderen Fall von 8 auf 11/min. Durch Zugeinwirkung auf das Mesenterium erzielt man sowohl bei Ratten wie bei Meerschweinchen leicht eine Pulshemmung der Lymphgefäße, während eine lokale passive Längsdehnung am stillstehenden Lymphgefäß in situ eine andauernde Kontraktion an entfernt liegenden Lymphgefäßabschnitten auslösen kann. Auch diese Befunde dürften im Zusammenhang mit der besonders reichen Innervation der Lymphgefäße zu verstehen sein, einer Innervation, die im allgemeinen sehr ähnlich derjenigen der Blutgefäße zu sein scheint. Dies wird insbesondere von zwei ungarischen Forschern[15] 1955 für die Katze betont, wobei die enge Verbindung der nervösen Gefäßversorgung mit den Vater-Pacinischen Lamellenkörperchen hervorgehoben wird. Die Autoren fanden auch in den Klappen der Lymphgefäße feinste Ausläufer eines subtilen Nervenplexus. Für die Taschenklappen in den mesenterialen Lymphgefäßen der Meerschweinchen konnten wir selber mit Methylenblaufärbung eine gut entwickelte Innervation der Klappenbasis nachweisen, die zum Teil auch bis in die Nähe der freien Enden der Klappen zu verfolgen war. Mein Mitarbeiter[16], der die Innervation der contractilen mesenterialen Lymphgefäße der Meerschweinchen besonders eingehend untersuchte[17], hat bei diesen Gefäßen Mechanoreceptoren nachweisen können. Er hat zudem mit der elektronenmikroskopischen Methode[18] in den Lymphgefäßen der Mesenterien diverser Säuger, vor allem in der Adventitia terminale, Axone mit sowohl lichten wie auch granulierten Vesikeln verschiedener Größe beschrieben. Verschiedene Autoren[19] haben bei anderen Lymphgefäßen vergleichbarer Größe diese Strukturen nicht finden können, obwohl solche nach früheren lichtmikroskopischen Untersuchungen mit spezifischen Nervenfärbungen zu erwarten waren. Der vor einiger Zeit[20] zur Diskussion gestellte neuromuskuläre Synapsentyp für die mesenterialen Lymphgefäße wurde bisher nicht bestätigt. Mit den bisherigen Methoden ist bisher weder zur Frage der Innervation der Lymphbahnen noch zu der Frage des neuromuskulären Synapsentypus eine befriedigende Klärung erzielt worden. Es folgt daraus, daß die weitere Untersuchung der Innervationsverhältnisse eine gezielte Kombination von verschiedenen Methoden einbeziehen muß.

[12] Smith 1949. [13] Rusznyák, Földi und Szabó 1960. [14] Mislin 1961.
[15] Kubik und Szabó 1955. [16] Schipp 1965a. [17] Schipp 1967b. [18] Schipp 1965a und 1965b.
[19] Kühnel 1966, Oehmke 1968, Borst 1969. [20] Schipp 1965c.

## C. Motorik der Lymphangione

### 1. Strukturelle Vorbemerkungen

Das mesenteriale Lymphgefäßsegment enthält eine Muskelmanschette, die in Klappennähe stark reduziert ist. Bei den feineren Lymphgefäßen ist die Klappenregion, wie HORSTMANN 1959 nachgewiesen hat, völlig frei von Muskulatur. Somit sind diese Lymphgefäße aus einzelnen Klappensegmenten, d.h. „Lymphgefäßröhrchen", aufgebaut, die als anatomische und funktionelle Einheiten aufzufassen sind. Nach unseren Untersuchungen stellt das Klappensegment ein autonom pulsierendes Leistungselement dar, es wurde von uns als *Lymphangion* bezeichnet. HORSTMANN hatte bereits 1959 darauf hingewiesen, daß das mesenteriale Lymphgefäß beim Meerschweinchen kein kontinuierliches Gefäßrohr darstelle, sondern aus einer Reihe von Einzelröhrchen zusammengesetzt sei und jedes mit einer Klappe und einer Muskelmanschette versehene Segment eine funktionelle Einheit repräsentiere. Diese funktionelle Auffassung des Klappensegmentes bzw. Lymphangions als autochthone Leistungseinheit wurde durch die Untersuchungen an isolierten Lymphgefäßen mit eingebundener Mikrokanüle entwickelt und näher begründet. In die isolierten mesenterialen Lymphgefäße von 4—6 Wochen alten Meerschweinchen wurden mit Hilfe von Mikromanipulatoren Kanülen eingebunden. Das Lymphgefäßpräparat besteht in der Regel aus 4—6 Lymphangionen, die distalwärts abgebunden werden. Bei einer anderen Modifikation dieser Präparation werden auch zwei Kanülen (proximal und distal) eingebunden, so daß eine kontinuierliche Durchströmung möglich ist. Die Frequenzregistrierung erfolgt photoelektrisch über einen Niederfrequenzverstärker bei Direktschreibung. Eine Reihe von physiologischen Kriterien, welche die funktionelle Auffassung des Lymphangions experimentell stützen, ließen sich mit diesem Lymphgefäßpräparat ermitteln: 1. Am isolierten Lymphangion (4—6 Segmente) sind in der Regel gleichzeitig nebeneinander pulsierende und nichtpulsierende Angione zu beobachten. 2. Benachbarte Lymphangione pulsieren meist alternierend. 3. An einer metachron tätigen Lymphangionkette pulsieren zuweilen einander benachbarte Angione mit verschiedener Frequenz. 4. Ein einzelnes isoliertes Lymphangion kann langfristig kontinuierlich pulsieren. 5. Es ist typisch für die einzelnen Lymphgefäße, daß sie jeweils einen Eigenrhythmus besitzen. Das erklärt auch die Angaben verschiedener Kontraktionsfrequenzen bei den mesenterialen Lymphgefäßen des Meerschweinchens: HELLER (1869) 10/min; FLOREY (1927) 22/min; WEBB (1933) 10—12/min; HORSTMANN (1959) 8—10/min und MISLIN (1961) 8—32/min. Die Lymphgefäße zeigen bei vergleichender Betrachtung eine relativ große Variabilität in ihrem Wandaufbau. Dies betrifft vor allem Anordnung und Quantität der Muskelzellen in der Gefäßwandung. Charakteristisch sind die Verhältnisse besonders für die meist zirkulär verlaufende Mediamuskulatur. Es wurde schon auf die früher beschriebenen contractilen Lymphgefäße im Meerschweinchen-Mesenterium hingewiesen[21], die proximal und distal der Gefäßklappe weitgehend muskelfrei sind. In solchen Fällen bildet nur eine dünne Endothellage die Gefäßwand. Bei diesen Untersuchungen haben vor allem die Lymphbahnen der Säugetiere Berücksichtigung gefunden: Das Diaphragma der Maus[22], der Penis der Ratte[23], das Mesenterium von Meerschweinchen, Maulwurf und Fledermaus[24], der Ductus thoracicus von Hund und Affe[25], der Ductus thoracicus von Kaninchen[26], die Nieren von Kaninchen[27], der Fußrücken vom Menschen[28], das Dünndarmmesenterium der Ratte[29], die Nieren der Katze[30], die Lunge von Kaninchen[31].

[21] HORSTMANN 1962, SCHIPP 1965b. [22] CASLEY-SMITH 1961, FLOREY 1961.
[23] FRALEY und WEISS 1961. [24] SCHIPP 1965a, 1965b, 1967a, 1967b, 1968.
[25] KÜHNEL 1966. [26] KATO 1966. [27] HUTH 1968. [28] OEHMKE 1968.
[29] BORST, MARX, SCHMIDT und HERRMANN 1969. [30] DIETRICH 1969. [31] KLIKA 1969.

Die Untersuchungen zeigen generell eine große morphologische Ähnlichkeit der Lymphgefäße mit dünnwandigen Venen. Doch zeigt die Analyse der Ultrastruktur eine Reihe von Besonderheiten. Zu erwähnen sind zur Stabilisierung der Gefäßwand intraplasmatische Filamente, wie sie verschiedene Forscher[32] nachgewiesen haben. KÜHNEL fand 1966 bei größeren Lymphgefäßen oft unvollständige Basalmembranen, und andere Forscher wieder fanden bei kleineren Lymphgefäßen das gänzliche Fehlen der Basalmembran[33]. Selbst bei den größeren Lymphgefäßen, wie z. B. dem Ductus thoracicus, fehlt stets eine vollausgebildete Lamina elastica interna[34]. Die Autoren folgern, daß aufgrund der auch experimentell nachgewiesenen Cytopempsis-Aktivität die Gefäßintima in stärkerem Maße als bei Blutgefäßen gleicher Größe durchlässig ist und einen Stofftransport in beiden Richtungen zuläßt, so daß die Vasa vasorum, die für Lymphgefäße bisher nur selten beschrieben wurden, fehlen können. Bemerkenswert ist der Befund des auffallend großen Mitochondrienreichtums der Lymphgefäßmuskelzellen[35]. Es wurde aufgrund vergleichender Untersuchungen in diesem Zusammenhang auf den hohen Energiestoffwechsel solcher Zellen hingewiesen[36].

## 2. Reaktion der Lymphgefäße auf natürliche Reize

Der Einfluß der physiologischen Reize wurde an einem einheitlichen Material an den mesenterialen Lymphgefäßen von Meerschweinchen geprüft. Vergleichende Untersuchungen an 4—6 Wochen alten Laboratoriumsratten erbrachten keine wesentlichen Unterschiede. Die Übereinstimmung galt auch für die Altersabhängigkeit der Aktivität der mesenterialen Lymphgefäße. Junge Tiere zeigen jeweils die stärkste Kontraktilität. Bei Untersuchungen an Lymphangionen von 15 Altersratten aus dem Institut für Experimentelle Gerontologie in Basel (Prof. F. Verzár) stellten wir[37] 1965 das vollständige Fehlen der Autorhythmizität dieser Gefäße fest. Ein Überblick über das bisherige Meerschweinchen-Material der mesenterialen Gefäße deutet auf einen funktionellen Sexualdimorphismus hin, weil die Lymphgefäße der männlichen .Tiere eine größere Aktivität (in der Regel höhere Pulsfrequenz resp. Eigenfrequenz der isolierten Angione) zeigen. Bei Durchströmungsversuchen mit der Tropfenzählmethode (Versuchstemperatur 38° C und 10 cm Gefäßinnendruck) fanden wir bei den männlichen Tieren nahezu das doppelte Minutenvolumen. Isolierte Lymphgefäße mit hohem Tonus (Gefäßvolumen um ca. $^2/_3$ verengert) sind in der Regel weder durch Temperatur- noch durch Druckreize oder andere Dehnungsreize zur aktiven Pulsation anzuregen. Gelagerte Lymphgefäße (Kühlschrankaufbewahrung 1—5 Tage) pulsieren, aber nunmehr mit niederer Eigenfrequenz (etwa die halbe Pulsfrequenz im Vergleich mit lebendfrischisolierten Gefäßen) (s. Abb. 2).

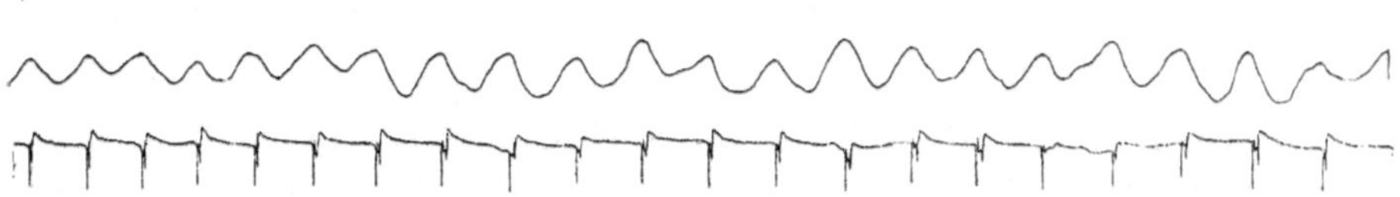

Abb. 2. *Cavia porcellus* L. Auftreten von Doppelspikes bei relativ hoher Pulsfrequenz (18—22/min, 38°C). Typisch für Lymphgefäße aus dem Dünndarmmesenterium mit hoher Eigenfrequenz. Bei monophasischer Ableitung ist die Potentialform mit kleinem Vorschlag unmittelbar dem rascheren, größeren Potential vorausgehend charakteristisch. Obere Kurve: Aktionspotential; untere Kurve: Myogramm

---

[32] SCHIPP 1965a, 1968, KÜHNEL 1966, LEAK und BURKE 1966. [33] FRALEY und WEISS 1961.
[34] SCHIPP 1965a, KÜHNEL 1966. [35] SCHIPP 1965a, 1967a. [36] SCHIPP 1970.
[37] MISLIN und RATHENOW 1962.

## 3. Methodik eigener Versuche

Für das Studium der autonomen Eigenschaften (Tonus, Kontraktilität, Rhythmizität und Automatie) der Lymphgefäße bzw. der Lymphangione wurden diese aus dem Mesenterium ausgeschnitten und unter Vermeidung von Verletzungsstellen möglichst isoliert. In der Regel zeigten Lymphangionketten (3—8 Segmente), die von allem Gewebe außerhalb der Gefäßwand befreit waren, den gleichmäßigsten aktiven Gefäßpuls. Mit Hilfe eines Mikromanipulsators werden feine Kanülen in die Lymphgefäßkette eingebunden. Mit besonders zugeschliffenen Uhrmacherpinzetten wird ein proximales Lymphangion an seinen aufgeschnittenen Enden gefaßt und über die Kanüle hinweg gezogen und mit der an der Kanüle vorbereiteten Ligatur festgebunden. Distal wird die Lymphangionkette mit einer Nylonfadenfaser abgebunden oder es wird distal eine weitere Kanüle zur Gefäßdurchströmung eingebunden. Die Präparation der Chylusgefäße erfolgt in der adäquaten Ringerlösung[38]. Die Druckanordnung besteht aus

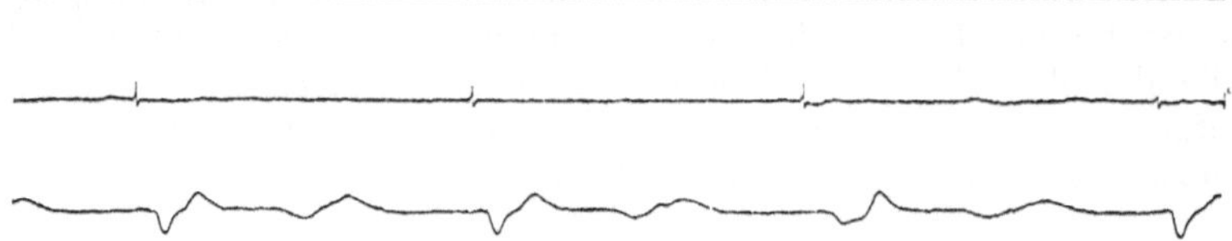

Abb. 3. *Cavia porcellus* L. (38° C). Synchronregistrierung Elektrolymphangiogramm (Elg) und Angiomyogramm (Amg) des isolierten Lymphangions. Das Aktionspotential erscheint 0,2 sec vor Eintreten der Gefäßkontraktion. Es ist häufig zu beobachten, daß unmittelbar nach Ablauf der Kontraktion eine reaktive übermaximale Erschlaffung erfolgt und hernach eine aktionsstromfreie „passive" Rückkehr zur Null-Linie

Druckflasche mit Mikrometerschraube. Die Gefäßdurchströmung kann von der Druckflasche aus direkt vorgenommen werden oder über eine zwischengeschaltete Rekordspritze mit Doppelweghahn. Die Registrierung der Änderung der Angiondurchmesser wird photoelektrisch vorgenommen und über einen Niederfrequenzverstärker bei Direktschreibung (Schwarzer EEG-Gerät) verzeichnet. Nach Aufnahme einer Eichkurve können absolute Werte der Diameteränderung ermittelt werden[39]. In der Regel genügt aber die einfache Frequenzmessung. Die Untersuchung der elektrischen Aktivität der Lymphangione gelang bisher nicht mit Mikroelektroden. Zur Ableitung des Elektrolymphangiogramms (Elg)[40] wurden Platinsaugelektroden benutzt. Die Ansaugung wurde an verschiedenen Stellen eines Lymphangions vorgenommen und die Ansaugungsstelle von der Wasserstrahlpumpe aus bei Binokularkontrolle reguliert. Für die Synchronregistrierung von Myolymphangiogramm und Elektrolymphangiogramm wurde die der Elektrodenansaugstelle gegenüberliegende Gefäßwand über ein Projektionsprisma mit rechtwinklig abgelenktem Strahlengang auf einer Photozelle abgebildet. So können die photoelektrischen Stromschwankungen und die Elektropotentialschwankungen synchron registriert werden (Abb. 3).

## 4. Reaktion der Lymphgefäße auf thermische Reize

Für alle Temperaturversuche wurden stets frisch isolierte Lymphgefäße verwendet[41]. Der biokinetische Temperaturbereich liegt für die Lymphangione zwischen 22 und 46° C. Voraussetzung für die Ermittlung dieses Temperaturbereichs ist, daß die Gefäßpräparation bei einer Versuchstemperatur von 38° C erfolgt. Kam es während der Präparation der isolierten Lymphangione für eine halbe Stunde zu einem Temperaturabfall des Versuchsmediums unter 25° C, so kam es regelmäßig zu einer Verschiebung bzw. Vergrößerung des biokinetischen Temperaturbereiches. Solche Gefäße konnten sich dann noch bei 15° C kontrahieren. Lymphangione, die z.B. 6 Std bei 2° C gehalten wurden, zeigten den reversiblen Kältestillstand erst bei 10° C. Nach oben hin wurde hingegen keine Verschiebung des biokinetischen Temperaturbereichs festgestellt. Aus diesen auffallenden Befunden ergibt sich eine ausgesprochene Kälteadaptation der isolierten Lymphgefäße

[38] MISLIN 1962. [39] COLLETTE, JANTET und SCHOFFENIELS 1967.
[40] MISLIN und RIESTERER 1964. [41] MISLIN 1961.

des Meerschweinchens, und der biokinetische Temperaturbereich der kälteadaptierten Lymphgefäße umfaßt ca. 36° C, er hat sich somit um 12° C erweitert[42].

Die Temperaturkurven zeigen für die Lymphangione eine regelmäßige Frequenzzunahme mit steigender Temperatur, bis zu einem Frequenzmaximum bei 39—41° C. Bemerkenswert ist dabei, daß die einzelnen Lymphangionketten jeweils ein individuelles Frequenzmaximum entsprechend ihrer ursprünglichen Eigenfrequenz erreichen. Bei logarithmischer Auftragung der aktiven Pulsfrequenz in Beziehung zur absoluten Temperatur 1/T erhalten wir im mittleren Temperaturbereich (zwischen 27 und 40° C) eine annähernde Gerade, mit einem Neigungswinkel von ca. 45° und einem Temperaturkoeffizienten $Q_{10}$ von 2,6 (—4,3). Nach erreichtem Maximum fällt die Frequenz des aktiven Pulses meist wieder allmählich ab, oder es kommt nach steilem Pulsabfall zum raschen Stillstand. Charakteristisch ist für Lymphangione, deren Puls nach Überschreiten des Frequenzmaximums rasch abfällt, daß sich ihre Pulsamplitude ebenfalls entsprechend rasch verkleinert. Für diese Angionketten mit kaum feststellbaren Querschnittsschwankungen ist typisch, daß einzelne zusammenhängende Angione Hin- und Herbewegungen zeigen. Solche Pendelbewegungen bleiben meist nur auf wenige Angione beschränkt. Wurden Lymphgefäße während mehrerer Tage bei 2° C aufbewahrt, so konnte in der Regel ein aktiver Puls ausgelöst werden, vorausgesetzt, daß die Gefäße keinen erhöhten Tonus zeigten. In diesen Fällen lag der reversible Kältestillstand bei 9° C. Bei gut aktiven Lymphangionen liegt der reversible Wärmestillstand zwischen 45 und 46° C. Bereits bei 46° C ist der Wärmestillstand in allen Fällen irreversibel. Bemerkenswert ist bei isolierten Lymphgefäßen, die 3—6 Tage im Kühlschrank aufbewahrt waren, daß bei ihnen der durch Wärmeeinwirkung aktivierte Puls erst nach Aufwärmung auf 38° C einsetzt. Bei allen Temperaturversuchen war darauf zu achten, daß der Temperaturanstieg nur allmählich erfolgte. Günstig erwiesen sich Temperaturstufen von 1—2° C, bei einem Zeitintervall von 5—10. Bei zu raschem Anstieg kam es häufig zu Pulsperiodenbildung oder aber es trat schlagartig ein langandauernder Pulsstillstand bis zu 1 Std ein. Die Temperaturversuche lassen eine ausgesprochene Temperaturempfindlichkeit und ebenfalls eine große Anpassungsfähigkeit der Angione an die Temperatur erkennen. Für die Ermittlung der Temperaturkurven wurde in der Regel bei konstantem Gefäßinnendruck gearbeitet (10 cm $H_2O$).

## 5. Reaktion der Lymphgefäße auf Druckreize

Mit zunehmendem Innendruck von 2—25 cm $H_2O$ nimmt die Frequenz der Lymphangione zu und erreicht ein jeweils temperaturabhängiges Frequenzmaximum. Bei den Druckversuchen[43] konnte als höchste Frequenz des aktiven Pulses 28/min bei optimaler Temperatur gemessen werden. Ein langandauernder kontinuierlicher Puls der Angione ist meist nur bei einem Innendruck von mindestens 4 cm $H_2O$ möglich. Es hat sich aber gezeigt, daß nur wenige Lymphangionketten bei so niedrigem Innendruck zu pulsieren beginnen. Einzelne Angione waren erst bei einem Druck von 6,7 oder 8 cm $H_2O$ aktiv. Es wurde schon auf die Rolle des Tonus hingewiesen, der für die Gefäßaktivität resp. Kontraktilität mitverantwortlich ist. Dasselbe gilt auch für eine jeweilige Konditionierung einzelner Angione. Eine optimale Angionaktivität wird in der Regel bei einem Innendruck 10—12 cm $H_2O$ erhalten, dabei wird eine Pulsfrequenz von 15—20/min gemessen. Auffallend starke Gefäßverengerungen und ein völliger Schwund des Gefäßlumens sind gelegentlich zu beobachten. Die Befunde sprechen zusammen mit erhöhter

[42] Rüttimann 1967. [43] Rüttimann 1967.

Pulsfrequenz für eine bemerkenswerte Förderungsleitung der Lymphgefäße. Dies wird auch durch die Tropfenzählmethode bewiesen. Bei den Durchströmungsversuchen kann eine Verdoppelung oder eine Verdreifachung des Minutenvolumens registriert werden. Vergleichsweise können wir bei einem Innendruck von 8 cm $H_2O$ und einer Pulsfrequenz von 11/min bis zu 4 Tropfen Ringerlösung auffangen, während wir bei 12 cm $H_2O$ 7—9 Tropfen erhalten. Die Angionamplitude hat dabei von $^1/_3$ zu $^2/_3$ zugenommen, und das Gefäßlumen kann bei der rhythmischen Kontraktion weitgehend schwinden.

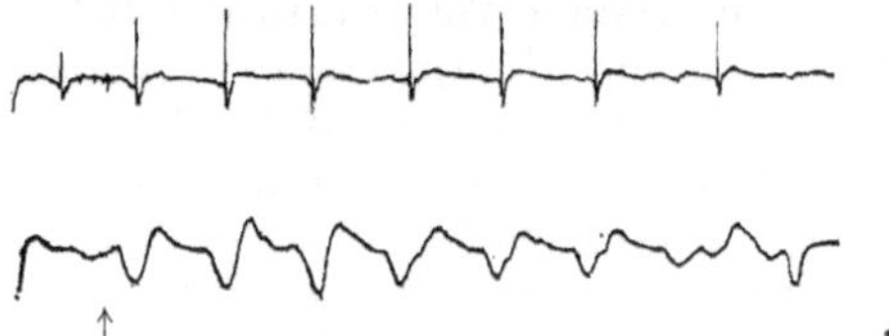

Abb. 4. Cavia porcellus L. Druckversuch am isolierten Lymphangion. Man sieht links oben das Auftreten eines relativ niedrigen Potentials (10 Mikrovolt) bei einem Gefäß-Binnendruck von 5 cm $H_2O$. Bei ↑ Druckerhöhung auf 6 cm $H_2O$: Sofortiger Potentialanstieg, ebenso Vertiefung der Gefäßamplitude. Nach vier Pulsschlägen wird der Binnendruck auf 5 cm $H_2O$ erniedrigt, wobei die Gefäßamplitude sich deutlich verkleinert, die Potentialhöhe hingegen nur geringfügig abnimmt. Obere Kurve: Elg; untere Kurve: Amg

Zusammenfassend ergibt sich für das Lymphgefäßpräparat eine Aktivierung der Kontraktilität der Angione durch Anstieg des Innendrucks resp. durch den Dehnungsreiz im Lymphangion. Mit dem Druckanstieg steigt die Pulsfrequenz temperaturabhängig, und zwar jeweils bis zu einem bestimmten Maximum an. Neben der Tatsache, daß man auch am stillstehenden Lymphangion durch intravasculären Dehnungsreiz aktiven Puls auslösen kann, ist bemerkenswert, daß dies auch durch einen Längsdehnungsreiz gelingt, und zwar auch dann, wenn das Gefäß ohne jede Füllung ist. So kann man im „*Zwei-Bassin-Versuch*" bei Druckerhöhung im distalen Lymphangion in proximalen Angionen Pulse auslösen. Dabei wird so vorgegangen, daß eine Lymphangionkette (8—10 Lymphangione) durch das Loch einer Trennungswand zweier Plexiglasbassins hindurchgezogen wird, damit liegen in jedem Bassin ungefähr gleichviel Angione. Distal und proximal sind Kanülen eingebunden und bei normaler Gefäßfüllung ist das Loch in der Trennwand dadurch gut abgedichtet. Man erhält so ein Doppelpräparat aus proximaler und distaler Angionkette, wobei die proximale im Bassin I, die distale im Bassin II zu liegen kommt. Die Lochbohrung ist 0,2 mm. Die Dicke der Trennwand 0,04 mm und ihre Höhe 3—5,3 mm. Die Methode eignet sich neben den Versuchen mit Längsdehnungsreizen auch für die Prüfung der Überleitungseffekte. Schon früher[44] wurde darauf hingewiesen, daß die Lymphgefäße des Mesenteriums des Meerschweinchens eine gegenseitige mechanische Beeinflussung zeigen. Die Beeinflussung ist sehr komplex; sie erfolgt erstens durch den unmittelbaren Zug, den benachbarte Lymphangione aufeinander ausüben, zweitens durch den Umlauf der Lymphe, die aus einem Lymphangion infolge seiner Zusammenziehung und dem Klappenverschluß- bzw. Öffnungsmechanismus ausgetrieben wird. Auf diese Weise wird das benachbarte Lymphangion gedehnt und zur Tätigkeit gebracht. Drittens durch die ligamentöse Verankerung der Lymphgefäße in ihrer unmittelbaren Umgebung, wodurch die Dislokation jeweils elastisch aufgefangen wird und das Gefäß in seine Ausgangslage wieder zurückverlagert wird. Durch

[44] Horstmann 1959.

solche Verbindungen können, wie wiederholt beobachtet worden ist, entfernt liegende Lymphangione aufeinander einwirken. So ergibt sich, daß dem Dehnungsfaktor (Innendruck und Längsdehnung) eine entscheidende Rolle für die aktive und offenbar auch koordinierende Tätigkeit der Lymphgefäße zukommt.

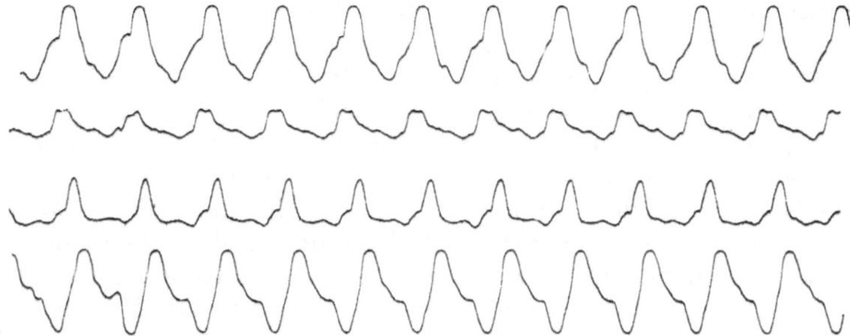

Abb. 5. Cavia porcellus L. (38° C). Photoelektrische Registrierung vier aufeinanderfolgender Lymphangione (von oben nach unten a—b—c—d). Das isolierte Lymphgefäß ist proximal eingebunden. Die Metachronie läuft von proximal nach distal. Bei sehr verschiedener Pulsform der Einzelangione kommt es dennoch zu strenger Koordination der aktiven pulsierenden Segmente

## D. Die Koordination der Bewegung der Lymphangione

Die Analyse der Koordination konnte im wesentlichen von uns selber mit dem „Zwei-Bassin-Versuch" durchgeführt werden. Ausgehend von der Normalrhythmik der Lymphangione findet man meistens ein Pulsieren der Segmente in metachroner Reihenfolge. Die Metachronie der Angione resp. die Peristaltik verläuft in der Regel von proximal nach distal[45]. Abweichungen von dieser Regel sind also nicht selten. Die antiperistaltische Pulswelle ist dann von distal nach proximal gerichtet. Auch benachbarte Angione sind in vielen Fällen alternierend tätig[46]. Es können sich auch einzelne Lymphangione mit verschiedener Frequenz kontrahieren[47]. Man findet ruhende Lymphangione und an diese unmittelbar benachbart solche mit starkem Eigenpuls. Hat sich längere Zeit ein derart dissoziiertes Pulsgeschehen ausgebildet, so kann aber wieder spontan synchrone Pulsaktivität an der Lymphangionkette auftreten und die ursprüngliche Metachronie wieder herstellen. Durch die gegenseitige Einwirkung benachbarter Lymphangione kann es schon rein mechanisch zu einer Bewegungskoordination kommen. Die Frage, ob neben diesem mechanischen Übertragungsmechanismus auch eine besondere Erregungsübertragung ausgebildet ist, wurde im „Zwei-Bassin-Versuch experimentell näher geprüft (s. Abb. 5).

Im „Zwei-Bassin-Versuch" kann bei Druckerhöhung im distalen Lymphangion in den proximalen Segmenten (Bassin II) aktiver Puls ausgelöst werden. Dies ist wichtig, da man in diesem Versuch eine mechanische Kontraktionsübertragung ausschalten kann. Voraussetzung ist natürlich, daß eine Längsdehnung durch Fixierung des Gefäßes im Loch der Trennungswand beider Bassins verhindert wird. Die Überwachung der lokalen Verhältnisse am Loch der Trennungswand läßt sich mit der Binocularlupe gut vornehmen. Es konnte so gezeigt werden, daß eine Pulsauslösung von proximal nach distal auch dann möglich ist, wenn die distalen Angione infolge langfristiger Druckerhöhung längst wieder zum Stillstand gekommen sind. In stillstehenden distalen Lymphangionen kommt der

[45] Mislin 1961. [46] Mislin und Rathenow 1962. [47] Horstmann 1959.

aktive Puls meist erst wieder nach Erhöhung des Innendruckes auf der proximalen Seite zustande. Der so nachgewiesene Überleitungseffekt (von distal nach proximal) erfolgt auch dann, wenn die distalen Lymphangione selber ohne Puls bleiben. Die Versuche beweisen eine Pulsinduktion sowohl bei andromer wie auch in katdromer Überleitung, ohne daß sich der Dehnungsreiz mechanisch fortpflanzen konnte (intramurale Erregungsleitung). Diese Versuche konnten durch Temperaturversuche im Zwei-Bassin-Versuch gestützt werden. Bei langfristigen Temperaturversuchen (5—10) (proximal im Bassin I 30° C und distal im Bassin II 15° C) kommt es zu einer Frequenzherabsetzung sowohl der proximalen wie auch der distalen Lymphangione bei synchroner Frequenz. Zeigt das gesamte Gefäßpräparat schon bei Versuchsbeginn synchronen Puls, so kommt es schon nach kurzfristiger Einwirkung der Temperatur von z.B. 15° C auf die distalen Angione (Bassin II) zu einer meist schlagartigen Pulshemmung der proximalen Angione. Auch in diesen Versuchen wird sowohl eine katdrome wie androme Überleitung festgestellt. Ebenso aufschließend scheinen die Versuche mit Pharmaka zu sein: Die Applikation von Substanzen von außen, d.h. das Zutropfen in die Badeflüssigkeit, sei es der proximalen oder distalen Lymphangione (Bassin I oder II), ist so möglich, ohne daß die Substanzen von distal nach proximal oder umgekehrt diffundieren können. Überleitungseffekte in beiden Richtungen treten beim Zugeben der Pharmaka meist schlagartig auf. Hervorgehoben sei bei diesen Versuchen die gute Möglichkeit des raschen und sorgfältigen Auswaschens der Substanzen. Mit verschiedenen Pharmaka ließen sich die proximalen Angione zum aktiven Puls, wenn die Substanz distal zugetropft wurde, anregen. Diese Überleitungseffekte können nur so interpretiert werden, daß neben dem myogenen mechanischen, auch ein intramuraler nervöser Übertragungsmechanismus vorhanden ist. Die pharmakologischen Befunde sprechen jedenfalls auch für einen nervösen Koordinationsmechanismus.

Mit diesen Versuchen am Doppelpräparat der proximalen und distalen Lymphangione wird die Gemeinschaftsreaktion der Lymphangione als mehrfach gesichert erwiesen und deutlich, so daß ein mechanischer und auch ein nervöser Mechanismus der Erregungsübertragung für die koordinierte Lymphangionbewegung verantwortlich ist. Neben den bekannten extramuralen Nerven scheinen auch lokale periphere, verhältnismäßig selbständige Nervenstationen von geringer Reichweite im Angion vorhanden zu sein. Der Befund einer oftmals auffallend straffen Frequenz-Synchronisation der Lymphangione läßt an ein System synerg arbeitender Receptoren in der Wand der Lymphangione denken. Bislang gelang es allerdings nicht, das nervöse Substrat für die Bewegungskoordination der Lymphangione zu demonstrieren und ebensowenig, die spezifische Afferenz der Receptoren funktionell zu ermitteln.

## 1. Reaktion der Lymphangione auf chemische Reize

Für die Untersuchungen, insbesondere an den isolierten mesenterialen Lymphgefäßen, wurde eine adäquate Ringerlösung (LG-Ringer) ermittelt[48]:

In 1000 cm³ $H_2O$ (Aqua bidest.) NaCl 8,000 g, KCl 0,300 g, $CaCl_2$ 0,100 g $MgCl_2$ 0,100 g, $NaHCO_3$ 1,000 g, $NaH_2PO_4$ 0,050 g, Glucose 1,000 g. Die isolierten mesenterialen Lymphgefäße von Ratte und Meerschweinchen stellen ihre aktiven Kontraktionen in der normalen Tyrodelösung relativ bald ein. Sie können in dieser ionalen Nährlösung nur kurzfristig pulsieren. Wird aber eine Tyrodelösung mit $K^+$ im Überschuß verwendet, so kontrahieren sich die Gefäße völlig normal. Optimale Bedingungen werden bei einem K:Ca-Verhältnis gefunden, bei dem der K-Gehalt

[48] Mislin 1961.

um ca. 50% erhöht ist bei entsprechender Verringerung des Ca-Gehaltes. Bei Lymphgefäßen mit niedrigem Gefäßpuls — z.B. 3/min — führt der K-Effekt in der Regel zu einem Frequenzanstieg bis auf 9/min. Ionenversuche an isolierten Lymphgefäßen wurden in der Regel bei 10 cm $H_2O$ vasculärem Innendruck und 37° C durchgeführt.

Aufgrund von Erfahrungen an Blutgefäßen wurden Untersuchungen mit L-Arginin unternommen[49]. Es zeigte sich, daß diese Substanz besonders an länger gelagerten Lymphgefäßen die Autorhythmizität zu aktivieren vermag. 50 Gamma pro ml L-Arginin im LG-Ringer hypodynamen isolierten Lymphgefäßen zugegeben, regte die Gefäße zur Tätigkeit an. Lymphgefäße, die nur noch in unregelmäßigen Perioden pulsieren oder ihre Tätigkeit ganz eingestellt haben, können nach einer L-Arginin-Applikation wieder normal pulsieren. Die Periodenbildung verschwindet und die Lymphgefäßkontraktionen werden normalisiert, d.h. es stellt sich ein kontinuierlicher Dauerpuls ein, der stundenlang andauern kann. L-Arginin erhöht den Tonus, steigert die Pulsfrequenz und vertieft die Gefäßamplitude. Der Effekt ist mit demjenigen, den wir bei isolierten Flughautvenen gefunden haben, identisch. Bei den Lymphgefäßen haben wir mit Ornithin eine auffallende Hemmung der Gefäßperistaltik gefunden. Andere Aminosäuren wurden nicht untersucht.

## 2. Reaktion der Lymphgefäße und Lymphangione auf Pharmaka

Effekte von Pharmaka auf die lymphatische Kontraktilität wurden zunächst 1904 von Heinz festgestellt. Der Autor erhielt durch Acetylcholin und Pilocarpin eine Vergrößerung des Lymphstroms über Nebeneffekte auf extralymphatische Strukturen. Das war auch der Grund, warum zunächst keine systematischen Untersuchungen mit Acetylcholin unternommen wurden. Hingegen haben verschiedene Untersucher[50] Epinephrin, Pituitrin und Novocain in ihren Wirkungen auf die lymphatische Motilität überprüft. Epinephrin und Pituitrin verursachen beide zunächst Spasmen der Lymphgefäße, die sehr bald von einem bemerkenswerten Anstieg der Pulsfrequenz gefolgt sind. Novocain hingegen führt rasch zum Gefäßstillstand und zu allmählicher Dilatation des Gefäßes. Nach einer Periode von 20—30 min kommt aber die normale Gefäßkontraktilität wieder zurück. Bei Bewegungsstudien an Lymphgefäßen im Rattenmesenterium wurde wiederum Acetylcholin ($10^{-6}$) geprüft[51]; es konnte nur eine Hemmung der Rhythmik festgestellt werden und ebenfalls keine Erweiterung der Gefäße. Die Wirkungen wurden jeweils als reversibel gefunden. Während die Spontanrhythmik der mesenterialen Lymphgefäße unter den hier gewählten Versuchsbedingungen im allgemeinen langsam verlief (3—6 Kontraktionen/min), trat nach lokaler Anwendung von Adrenalin ($10^{-6}$) eine Beschleunigung der Rhythmik um ein Mehrfaches ein, bei meist koordinierter Klappenfunktion.

Bei eigenen Untersuchungen über den Einfluß erregender und hemmender Substanzen auf Rhythmus und Tonus der isolierten mesenterialen Lymphgefäße vom Meerschweinchen wurde vor allem auf die Einhaltung der konstanten Versuchsbedingungen geachtet[52]. Es wurde bei konstantem Innendruck und konstanter Temperatur im adäquaten Milieu untersucht. Die Substanzen Adrenalin und Noradrenalin wirken in Verdünnung von $10^{-7}$—$10^{-8}$ besonders auf den Gefäßtonus und beeinflussen die Gefäßamplitude stark. Im Unterschied dazu steht beim Histamin die Rhythmusbeeinflussung im Vordergrund. Die Tabelle 1 stellt unsere Beobachtungen über die Auslösung der Rhythmik am ruhenden Lymphgefäß-

[49] Mislin 1953. [50] Lieben 1910, Florey 1927.
[51] Haefeli und Gross 1952. [52] Mislin 1971.

Tabelle 1. *Der Einfluß diverser Pharmaka auf die Motilität der isolierten mesenterialen Lymphgefäße beim Meerschweinchen (Cavia porcellus L)*

Die erste Zahl in der Frequenzspalte ist die jeweilige Ausgangsfrequenz des Lymphgefäßsegmentes in der adäquaten Ringerlösung. In der Amplitudenrubrik bedeutet: + Zunahme, — Abnahme und = relative Konstanz der Amplitude.

| Substanz | Verdünnung | Frequenz f/min | Amplitude | spezifische Effekte | Auswaschbarkeit ++ = gut |
|---|---|---|---|---|---|
| Adrenalin | $1:10^8$ | 0—6 | + | positiv inotrop, Amplitudenanstieg ca. 50% | ++, nachwirkend positiv bathmotrop |
| n-Adrenalin | $1:10^7$ | 0—12<br>12—20 | + | positiv inotrop<br>positiv chronotrop | ++, nachwirkend positiv bathmotrop |
| Ergotamin | nach Adrenalin $1:10^5$ | 9—3—0 | — | negativ inotrop<br>negativ chronotrop | ++ |
| Histamin | $1:10^6$ | 9—20 | = | positiv chronotrop | ++ |
| Antistin | nach Histamin $1:10^4$ | 20—40—0 | — | negativ chronotrop | ++ |
| Acetylcholin | $1:10^7$<br>$1:10^5$ | 10—12<br>8—10 | | schwach positiv chronotrop<br>schwach positiv chronotrop | ++ |
| Atropin | $1:10^7$ | 6—20—28—0 | — | initiale Anregung | nicht auswaschbar |
| Coffein | $1:10^6$ | 12—24 | = | positiv chronotrop | ++ |
| Strychnin | $1:10^7$ | 6—10 | = | positiv chronotrop | ++ |
| Papaverin | $1:10^5$ | 20—10 | — | negativ chronotrop | ++ |
| Novocain | $1:10^8$<br>$1:10^6$ | 11—20—0 | — | initiale Anregung<br>sofortiger Stillstand | ++ |
| Curamin | $1:10^7$ | 18—29 | + | positiv inotrop<br>positiv chronotrop | ++, nachwirkend positiv bathmotrop |
| Rutin | $1:10^9$ | 22—38 | + | positiv inotrop<br>positiv chronotrop | ++, nachwirkend positiv bathmotrop |

segment zusammen. Es wurden die Steigerung der Frequenz der Spontanbewegungen, die Erhöhung des Gefäßtonus und die Beeinflußbarkeit der Kontraktilität in Relation gebracht.

Die auffallend erregende und positiv inotrope Wirkung von Adrenalin und in etwas stärkerem Grade von Noradrenalin, die durch Ergotamin gehemmt wird, ist hervorzuheben. Die Befunde mit Adrenalin und Noradrenalin sowie die Ergebnisse bei der Grenzstrang-Reizung erwiesen die adrenergische Innervation der mesenterialen Lymphgefäße. Was nun die Wirkung von Acetylcholin anbelangt, so ist festzustellen, daß dieser Wirkstoff nur in niedriger Konzentration die Gefäßaktivität zu stimulieren vermag, während in höheren Konzentrationen meist eine

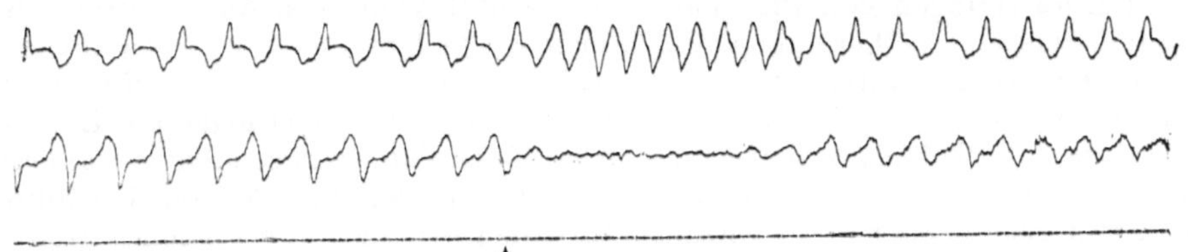

Abb. 6. Cavia porcellus L. (38°C). Beispiel des Pharmaka-Einflusses auf die Bewegungskoordination und Nachweis der Erregungsüberleitung im „Zwei-Bassin-Versuch". Das isolierte Lymphgefäß ist sowohl proximal wie distal eingebunden. Die obere Kurve zeigt das Lymphangion im Bassin I (proximal) und die untere Kurve die Angionaktivität im Bassin II (distal). Man erkennt den Einfluß von Histamin auf die Bewegungskoordination. Bei ↑ erfolgt Histamin zugabe (Histamin $10^{-5}$) im Bassin I (proximaler Abschnitt des Lymphgefäßes). Der Überleitungseffekt der Erregung ist am Gefäßsegment (Bassin II) deutlich an der veränderten Pulsform zu erkennen

schwache Hemmung resultiert. Atropin hat im Zusammenhang mit Acetylcholin den Hemmeffekt nicht unterdrücken können. Wurde im Zeitpunkt einer schwachen Hemmung durch Acetylcholin Adrenalin $10^{-8}$ der Badeflüssigkeit zugesetzt, so trat ein Frequenzanstieg schlagartig ein, so z.B. von 6 auf 18/min oder von 5 auf 15/min. Da auch in den Versuchen am isolierten Lymphgefäß Acetylcholin stets einen nur wenig spezifischen Effekt zeigte und auch die Hemmwirkung durch den Acetylcholinhemmer Atropin nicht zu unterdrücken war, sprechen die bisherigen Befunde für eine eher untergeordnete Bedeutung der cholinergischen Lymphgefäße. Die Tatsache, daß wir mit Histamin einen drastischen Frequenzanstieg auslösen können, überrascht beim Meerschweinchen mit seiner hohen Histaminsensibilität nicht. Die Prüfung mit Antistin ergab stets eine sofortige Aufhebung des Histamineffektes (s. Abb. 6).

## E. Elektrische Aktivität der Lymphangione

Die Ableitung elektrischer Spannungsschwankungen aus den Lymphangionen gelang mit Pt-Aspirationselektroden[53], Versuche mit Mikroelektroden scheiterten dagegen bisher. Die Textur der Muskelmanschetten in der Wandung der Angione erwies sich als auffallend locker, so daß die Mikroelektrodenspitzen an den nur 2—3 μ dicken Muskelfasern jeweils beim Einstichversuch abrutschten und regelmäßig extracellulär zu liegen kamen, was eine Potentialableitung unmöglich machte. Am Elektrolymphangiogramm (Elg) lassen sich in der Regel mehrere charakteristische Schwankungen ableiten. Zwei signifikante Vorgänge sind deutlich zu erkennen: erstens schnell ablaufende Initialzacken und zweitens langsameres „Nachschwellen". Das einzelne Initialpotential verläuft sehr rasch und

[53] Mislin und Riesterer 1964.

zeigt einen entsprechend raschen steilen Anstieg. Man erkennt, daß die Negativitätssenke sehr schnell aus der Null-Linie ausbricht (Steilanstieg). Beim Vergleich von Lage und zeitlicher Verteilung des Elg in Relation zum Myoangiogramm ergibt sich: Die Initialzacke tritt in der Regel und im Mittel 0,22 s vor Beginn der Angionkontraktion auf. Auch vom völlig stillstehenden Lymphangion können Einzelpotentiale abgeleitet werden. Mit zunehmendem Druck kommt es parallel der Zunahme der Pulsfrequenz zu einem synchronen Anstieg der Potentialfrequenz. Diese strenge Koppelung gilt sowohl für Versuche bei ansteigendem wie auch bei abfallendem Druck. Ein Einfluß auf die Amplitude der Potentiale ist bei Druckversuchen kaum feststellbar.

Bei Einwirkungen von Pharmaka und Beeinflussung des Aktionsstroms bei ein- und demselben Pharmakon findet man große Unterschiede. Die Potentialamplituden können vergrößert oder verkleinert werden. Eine reproduzierbare Wirkung auf sie läßt sich nicht feststellen. Erregbarkeitsänderungen am Lymphangion sind bei Gefäßen mit Neigung zu Periodenbildung besonders gut am Elg feststellbar. Die gemessenen Potentialhöhen liegen zwischen 20 und 260 Mikrovolt. Nicht gelungen ist — weder mit natürlichen noch mit künstlichen Reizen — die Potentialamplitude zu beeinflussen. Häufig aber wechseln kleine und größere Potentiale miteinander ab. Dabei konnte ein druckabhängiges Zahlenverhältnis von großen und kleinen Potentialen festgestellt werden. Bei hohem angionalem Innendruck nimmt die Frequenz der hohen Potentiale zu, während die Anzahl der kleinen abnimmt. Das Verhältnis der großen zu den kleinen wird bei steigendem Druck vergrößert. Ein Befund, der dafür spricht, daß auch bei glattmuskulären Strukturen durch Dehnung eine Depolarisation der Muskelmembranen ausgelöst und dadurch die spontane Erregungsbildung erhöht wird. Die spontanen Erregungen am Lymphangion (Aktionspotentiale) sind ausgesprochen lokale Erscheinungen. Das dürfte der Grund sein, warum häufig lokal bleibende Kontraktionen auftreten, die dann auch graduell mit der Reizstärke (intravasculärer Dehnungsreiz) zunehmen und keine Alles-oder-Nichts-Reaktion aufweisen. Doppel-Spikes treten beim Lymphangion häufig vor Einzelkontraktion auf. Eine auffallend große Variabilität bei den Intervallen dieser Doppel-Spikes wird beobachtet.

## F. Lymphgefäßklappen

Es wurde schon darauf hingewiesen, daß die Befunde an isolierten mesenterialen Lymphgefäßen und Einzelangionen das Klappensegment bzw. Lymphangion als funktionelle Einheit der Lymphgefäßmotorik erwiesen. Die funktionelle Bedeutung der Lymphgefäßklappen wird deutlich, wenn man feststellt, daß jedenfalls in den von uns untersuchten Lymphgefäßklappen nur suffiziente Mechanismen zu finden waren[54]. Damit besteht ein Unterschied etwa zu gewissen Venentypen, bei denen nicht selten auch insuffiziente Klappen auftreten. Charakteristisch für die Lymphgefäßklappen sind die häufig auffallend langzipfligen Klappenenden, die weit ins Lumen vorragen und sich nach dem Scherenprinzip überkreuzen können. Die Klappen verhindern bei ihrem Verschluß den Rückstrom der Lymphe und unterstützen den zentripetalen Abfluß. Mit der Dehnung des Lymphangions ist in unmittelbarer Nähe der Klappenbasis deren Öffnungsvorgang koordiniert. Bei hohem Gefäßtonus und infolge dessen geringerem Gefäßlumen treten häufig Längsdehnungen der Lymphsegmente auf, dabei können die Klappen längere Zeit verschlossen bleiben. Zu einer wirklichen Förderung der Lymphe kommt es nur, wenn der Klappenmechanismus und die Dehnung des Lymphangions synchron und korreliert tätig sind. Allen mesenterialen Lymphgefäßklappen fehlt eine

[54] Földi 1969.

Eigenmuskulatur, so daß es sich bei ihnen um rein passive Verschluß- bzw. Öffnungsmechanismen handelt. Sie sind aber ein äußerst wirkungsvoller Bestandteil des angionalen Leistungselementes.

Die zahlenmäßige Dichte der Lymphgefäßklappen variiert mit der Dimension der Lymphangione. Wir fanden — offenbar im Zusammenhang mit der Topographie bestimmter mesenterialer Gebiete — charakteristische Unterschiede. Zunächst fällt auf, daß die Pulsfrequenz der Angione sich je nach Lagebeziehung ändert. So messen wir die bei weitem höchsten Frequenzen (32—34/min bei 38° C) bei Lymphgefäßen aus dem Dünndarmmesenterium (Dickdarmgebiet: 18—23/min und Enddarmregion 15—18/min). Die Angione aus dem Dünndarmmesenterium zeigen in der Regel eine höhere Aktivität als solche aus anderen Darmregionen. Auch quantitativ-anatomisch[55] ergaben sich signifikante Unterschiede bei Angionen aus Dünndarmmesenterium verglichen mit Dickdarm- bzw. Enddarmmesenterium. Von je 100 überprüften Angionen zeigten diejenigen aus dem Dünndarmmesenterium eine Durchschnittslänge von 0,91 mm und eine Durchschnittsbreite von 0,162 mm, während im Dickdarmmesenterium Angione von 0,80 mm Länge und 0,15 mm Breite und im Enddarmmesenterium Angione von 0,71 mm Länge und 0,09 mm Breite gemessen wurden. Eine direkte Beziehung zur größeren resorbierenden Tätigkeit des Dünndarmgebietes kann als möglich erachtet werden. Die Klappen zeigen keinerlei Unterschiede. Einzig ihre Anzahl könnte bei der Anhäufung von kleineren Angionen vermehrt sein. Darüber liegen aber keine Untersuchungen vor. Es ist anzunehmen, daß die Lymphgefäßklappen gerade im Zusammenhang der Segmentierung in kleinere Abschnitte eine Überdehnung der Gefäße verhindern[56].

## G. Zusammenfassung

Die Untersuchung der contractilen Eigenschaften der mesenterialen Lymphgefäße, insbesondere die funktionelle Analyse der Lymphangione, hat einen auffallend leistungsfähigen Transportmechanismus für die Lymphe in den autorhythmischen Kontraktionen der koordiniert tätigen Gefäßsegmente nachgewiesen. Die autonome Rhythmizität der Lymphgefäßmuskulatur scheint aber nach unseren bisherigen Befunden nicht sehr stark vom jeweiligen Milieu abhängig zu sein, so etwa von den H-Ionen, wie dies bei vielen Blutgefäßen der Fall ist. Einzig die wichtige Rolle des Kaliums muß hervorgehoben werden (adäquate Ringerlösung). Hingegen fanden wir keine Anhaltspunkte dafür, daß etwa die Erhöhung der Kontraktion vom Metaboliten im tätigen Lymphgefäß den Tonus herabsetzen könnte. $O_2$- und auch $CO_2$-Effekte, diese sonst besonders wichtigen Faktoren von der Gewebeseite her, scheinen jedenfalls bei Lymphgefäßen eine weit geringere Rolle zu spielen als bei den Blutgefäßen. Die wesentlichen Faktoren, welche die Lymphgefäßmotorik bestimmen, sind:

1. Faktoren von der Chylusseite: Höhe des Lymphdruckes, K-Gehalt im Plasma, evtl. Bedeutung von L-Arginin, evtl. ebenfalls Viscosität.
2. Faktoren von der Gewebeseite: Umgebungstemperatur.
3. Faktoren von der Gefäßseite: Dehnbarkeit in der Länge und intravasculär, Autonomie des Tonus der einzelnen Angione, autochthone Automatie, nervöse Vasomotorik der Angione.

Für die Lymphgefäßangione ist es typisch, daß sie einzeln eine asynchrone rhythmische Kontraktilität (Autorhythmik) besitzen, die leicht synchronisierbar ist und so eine jeweils sich rasch einstellende Metachronie garantieren. Inwieweit tonisierende Impulse aus autonomen Zentren stammen, bleibt ungewiß. Sicher stammen solche aus selbstregulatorischen Instanzen in der Wand der Lymph-

[55] Mislin und Rathenow 1962. [56] Mislin 1967.

angione. Damit verfügt der pulsative Apparat der Lympgefäße über eine starke Selbstregulation und Autonomie, die derjenigen der Blutgefäße mit aktivem Puls auffallend verwandt ist und Voraussetzung für eine leistungsstarke Gefäßmotorik ist.

## II. Lymphherzen

Bei den meisten Wirbeltiergruppen (Fische, Amphibien, Reptilien und Vögel) finden sich am Übergang zwischen den Lymphräumen und dem Blutgefäßsystem in wechselnder Zahl relativ kleine, sich rhythmisch kontrahierende muskulöse Bläschen, die Lymphherzen. Während über Struktur und Funktion der Lymphherzen bei Anuren viele Untersuchungen vorliegen, blieben die Lymphherzen der übrigen Vertebratengruppen nur wenig erforscht. Vor allem würde die Untersuchung der Gymnophionen, der niedrigsten Amphibiengruppe, mit einer Großzahl serial und segmental angeordneter Lymphherzen eine wichtige Basis für die vergleichende Physiologie des Lymphkreislaufes darstellen.

Die Anuren besitzen vier Lymphherzen, von denen die beiden vorderen (= cervicale Lymphherzen) jederseits auf den Processus transversus des 3. Wirbels und die beiden hinteren (= coccygeale Lymphherzen) beiderseits des Os coccygis liegen. Die Lymphherzen münden über ein mit Klappen versehenes Ostium venosum in die Vena vertebralis bzw. Vena iliaca transversa. Mit den großen Lymphräumen stehen die Lymphherzen über die mit zahlreichen Klappen versehene Ostia lymphatica in Verbindung[57].

Die Lymphherzwandung zeigt ähnlich wie Blutgefäße und Blutherz einen dreischichtigen Aufbau der Wandung[58]. Die Tunica intima besteht aus einem einschichtigen Endothel, welches das Lumen vollständig auskleidet. Die Media setzt sich aus zirkulär angeordneten quergestreiften Muskelfasern zusammen. Diese sind durch kollagenes Bindegewebe zusammengefaßt und zeichnen sich durch einen auffallenden Reichtum an Sarkoplasma und Mitochondrien aus. Die Zellkerne liegen randständig und die Disci intercalares fehlen[59]. Ohne besonders scharfe Grenze geht die Media in die Adventitia über, die im wesentlichen aus fibrillärem Bindegewebe besteht. Die Media wird von zahlreichen Blutgefäßen und sowohl markhaltigen wie marklosen Nervenfasern versorgt. Ganglienzellen konnten in den Lymphherzen nicht nachgewiesen werden. Während das vordere Lymphherz nur aus einer einzigen Embryonalanlage hervorgeht, verschmelzen im Verlauf der Metamorphose die larval beidseitig serial angeordneten 2—4 Lymphherzen zu einem einzigen coccygealen des adulten Frosches[60]. Die Muskulatur der Media wird zu einem Teil auf eine lokale contractile Verdickung einer ursprünglich venösen Gefäßwand zurückgeführt[61]. Dabei wandern Mesenchymzellen aus und bilden sich zu Muskelzellen um[62]. Andererseits aber wird die Mediamuskulatur auch von Muskelzellen aus den Myotomen abgeleitet[63]. Die neueren Befunde[64], welche sich insbesondere mit der Nerv-Muskelreaktion befassen, sprechen zugunsten der letzteren Auffassung.

Der Vergleich der Physiologie des Lymphherzens mit derjenigen der Blutherzen lag nahe; so wurden schon früh die Fragen der Tetanisierbarkeit, der Refraktärperiode und der Extrasystolie geprüft. Während die Phänomene, wie Schlagdauer beim Lymphherzen (0,4—0,7 sec) und Schlagfrequenz mit denjenigen beim Blutherzen vergleichbar sind[65], besitzen die Lymphherzen eine relativ kurze Refraktärzeit[66], die eine Tetanisierung des Lymphherzens ermöglicht[67]. So folgt

[57] Ecker und Wiedersheim 1899. [58] Ranvier 1888, Schipp und Flindt 1968.
[59] Schipp und Flindt 1968. [60] Jolly und Lieure 1933. [61] Jolly und Lieure 1933.
[62] Fedorowicz 1913, Jolly und Lieure 1934. [63] Sabin 1908, Waldeyer 1864.
[64] Schipp und Flindt 1968. [65] Brücke und Umrath 1930. [66] Pratt und Reid 1930.
[67] Ranvier 1888, Brücke 1906.

das Lymphherz auch nicht dem Alles-oder-Nichts-Gesetz. Auch während des Normalrhythmus treten Superpositionen und Extrasystolen auf. Letztere ohne kompensatorische Pausen.

Alle diese physiologischen Eigenschaften beruhen darauf, daß es sich bei der einzelnen Kontraktion der Lymphherzmuskulatur um einen Muskeltonus sensu stricti handelt[68]. Weiterhin ist es charakteristisch für diese Muskulatur, daß sie sich ausschließlich aus „langsamen Fasern" zusammensetzt[69]. Die Werte für die von verschiedenen Autoren gemessenen Membranpotentiale der Muskelfasern aus den Lymphherzen liegen bei —45 und —50 mV[70]. Der Innendruck hat nach neueren Untersuchungen auf die Kontraktionen der Lymphherzen keinen Einfluß[71]. Die Pulsfrequenz folgt der R-G-T-Regel[72], dies allerdings nur dann, wenn das Rückenmark des Versuchstieres den diversen Temperaturreizen ausgesetzt wurde. Wird Erwärmung oder Abkühlung direkt und nur am Lymphherzen appliziert, so hat das keinerlei Frequenzänderung zur Folge[73]. Das Schlagvolumen jedes einzelnen Lymphherzens beträgt 0,086 $mm^3$ [74]. Ausschaltungsversuche haben gezeigt, daß es nach Eliminierung aller vier Lymphherzen zu tiefgreifenden Veränderungen in der chemischen Zusammensetzung des Blutplasmas kommt. Dieser Eingriff wird von den Tieren nicht längere Zeit überlebt, der Tod tritt nach wenigen Tagen ein[75].

Unsere neueren strukturellen und funktionellen Kenntnisse über die neurogene Automatik der Lymphherzen bei Amphibien verdanken wir den Arbeiten meiner Mitarbeiter[76]. Es ist sicher, daß die Pulsationen der Lymphherzen im Normalfall rein neurogen sind. Die zugeordneten autorhythmischen Zentren liegen im Ventralhorn des Spinalmarks[77], deren Impulse direkt zu den Lymphherzen geleitet werden. Man erhält Impulssalven von sehr unterschiedlicher Potentialhöhe und Potentialdauer (Dauer 80—300 msec). Die Erregungsüberleitung erfolgt über die Spinalnerven III bzw. XI. Eine Zerstörung des Rückenmarks oder eine Durchtrennung der Spinalnerven III und XI führt darum auch zu schlagartigem Stillstand des Lymphherzens. Neben diesen spinalen Nerven, welche mit der Lymphherzmuskulatur über typische Endplatten in Verbindung stehen[78], ziehen aber auch parasympathische[79] und sympathische Fasern[80] zu den Lymphherzen. Ultrastrukturell auffallend ist, daß in den terminalen Axonteilen der markhaltigen Nerven aus adrenergen Fasern her bekannte granulierte Vesikel mit zentralen Dichtekernen gefunden werden[81]. Neben den fördernden Zentren des Rückenmarks existiert bei den Anuren noch ein weiteres in der Medulla oblongata gelegenes Hemmzentrum[82]. Dazu konnte in Mainz gezeigt werden[83], daß sowohl Dekapitierung wie auch Narkose beim Frosch zu einem starken Frequenzanstieg der Lymphherzen führen.

Weitgehend geklärt ist heute auch die Frage der Koordination der verschiedenen Lymphherzen. Die ipsilateralen Zentren sind miteinander durch intraspinale Bahnen verbunden, so daß die Lymphherzen der einen Seite jeweils synchron tätig sind[84]. Dabei erweist sich das cervicale Lymphherz als Schrittmacher des coccygealen. Demgegenüber sind die heterolateralen Lymphherzen nur in relativer Koordination miteinander tätig[85]. Die jeweils charakteristische Koordination, d.h. die absolute der ipsilateralen Lymphherzen als auch die relative der heterolateralen Lymphherzen tritt erst nach Ausschaltung des Gehirns deutlich hervor. Die Tätigkeit der Lymphherzen wird auch durch viscerale Reflexe beeinflußt[86].

[68] Brücke und Umrath 1930. [69] Obara 1959, Kuffler 1953. [70] Day, Rech und Robb 1963.
[71] Flindt und Schmitz 1970. [72] Lubsen 1936, Flindt und Schmitz 1970.
[73] Morita 1938. [74] Jelisarowa 1939. [75] Braun-Mendez und Foglia 1940.
[76] Flindt 1965, 1966, Flindt und Schmitz 1970, Schipp und Flindt 1968. [77] Okada 1956.
[78] Schipp und Flindt 1968. [79] Umrath 1942. [80] Rienmüller 1935.
[81] Schipp und Flindt 1968. [82] Bonnet 1934. [83] Flindt 1966.
[84] Pratt und Reid 1932. [85] Flindt 1966. [86] Flindt 1965, Goltz 1863.

Das Phänomen der „neurogenen Automatie“ bedarf einer weiteren Experimentalanalyse. Es hat sich ergeben, daß ein vollständig vom Rückenmark getrenntes und zunächst stillstehendes Lymphherz nach einer „Latenz“ von 3—4 Wochen seine Tätigkeit wieder aufnehmen kann[87]. Die dauernde Isolierung vom Rückenmark solcher Lymphherzen ist sowohl physiologisch wie auch histologisch erwiesen[88]. Wird bei derart denervierten Lymphherzen jetzt das Rückenmark ausgebohrt und restlos zerstört, so kommt es nicht mehr zum Stillstand der Lymphherzen. Pharmakologische Untersuchungen haben eine Abänderung der physiologischen Eigenschaften der Lymphherz-Muskulatur deutlich gemacht. Die intakten Lymphherzen blieben nach Curarisierung[89] stehen; Curare hat dagegen bei den denervierten Lymphherzen keinen Einfluß mehr. Hier tritt jetzt ein verlängertes Refraktärstadium und auch eine kompensatorische Pause nach Extrasystolen auf. Das denervierte Lymphherz folgt dem Alles-oder-Nichts-Gesetz. Selbst in den Sinus basihydeus implantierte und so frei in der Lymphe flottierende Lymphherzen beginnen nach ebenfalls 3—4 Wochen Immobilität wieder ihre automatische Aktivität aufzunehmen[90]. Die primäre neurogene Automatik kann nach diesen Ergebnissen im Verlaufe einer Latenzphase in eine myogene Autonomie übergehen. Der sich von Somiten abzuleitende Muskeltyp kann offenbar sekundär typische Herzeigenschaften annehmen[91]. Weitere pharmakologische Untersuchungen, kombiniert mit histochemischen, müssen hier einsetzen. Neben den Curare-Versuchen wissen wir nur, daß Acetylcholin, Cocain, Nicotin und Pilocarpin eine negative inotrope Wirkung auf die Muskulatur der Lymphherzen ausüben[92]. Die bisherigen Struktur- und Funktionsuntersuchungen der Lymphherzen legen eine vergleichende Darstellung der Lymphherzmuskulatur mit derjenigen von Blutherzen und Skelet nahe. Die nachstehende Tabelle 2 faßt die Hauptvergleichspunkte zusammen.

Tabelle 2. *Morphologische und funktionelle Eigenschaften der Lymphherzmuskulatur.* (Nach SCHIPP und FLINDT 1968)

| Skeletmuskel-ähnlich | Herzmuskel-ähnlich |
|---|---|
| Periphere Lage und Zahl der Nuclei, Verteilung der Mitochondrien innerhalb der Muskelfaser, Fehlen der Disci intercalares, endplattenähnliche Nerv-Muskelverbindungen (SCHIPP und FLINDT 1968) | Sarkoplasmareichtum, hoher Mitochondriengehalt, Länge und Anordnung der Fasern und Myofibrillen, Auftreten peripherer Kontakte des sarkoplasmatischen Reticulums, intraplasmatische granuläre Vesikel (SCHIPP und FLINDT 1968), Kontraktionsdauer (BRÜCKE 1906) |
| Tetanisierbarkeit (PRIESTLEY 1878) | Stillstand nach Acetylcholin (STRAUB 1920) |
| Kurze Refraktärperiode, Möglichkeit von Superpositionen, keine kompensatorische Pause. (BRÜCKE 1906, LANGENDORFF 1906) | Automatieaktivierung nach chronischer Denervierung (GOLTZ 1863, REID 1937) |
| Stillstand nach Curare (KÖLLIKER 1856) | |
| Elektrophysiologische Daten (OBARA 1959, DAY, RECH und ROBB 1963) | |
| Nerv-Muskel-Überleitungseffekte (DECORTIS 1953) | |

[87] GOLTZ 1863, REID 1937. [88] RIENMÜLLER 1935. [89] KÖLLIKER 1856.
[90] REID 1937. [91] SCHIPP und FLINDT 1968. [92] BRAUN-MENDEZ und FOGLIA 1940.

# Literatur

ASELLI, G.: Acta anat. et physiol. Cremona, 1622.

BÉCLARD, P. A.: Elements of general anatomy. Übersetzt von J. TOGHOG, p. 310. Philadelphia: Carey and Lea 1830. — BERT, A., PAUL, I., LAFFONT, G.: Influence du système nerveux sur les vaisseaux lymphatiques. C. R. Acad. Sci. (Paris) **24**, 739—843 (1882). — BONNET, V.: Sur les coeurs lymphatiques de la grenouille et sur leur innervation. J. Physiol. Path. gén. **32**, 745—760 (1934). — BORST, R. H., MARX, M., SCHMIDT, W., HERRMANN, M.: Über Feinstruktur abdominaler Lymphgefäße. Z. Zellforsch. **101**, 338—354 (1969). — BRAUN-MENDEZ, E., FOGLIA, V. G.: Biologie et pharmacologie des coeurs lymphatiques des Batraciens. Arch. int. Pharmacodyn. **46**, 273—307 (1940). — BRÜCKE, E. TH. v.: Zur Physiologie der Lymphherzen des Frosches. Pflügers Arch. ges. Physiol. **115**, 334—353 (1906). — BRÜCKE, E. TH. v., UMRATH, K.: Über Aktionsströme des Lymphherzens und seiner Nerven. Pflügers Arch. ges. Physiol. **224**, 631—639 (1930).

CAMUS, L., GLEY, E.: Circulation lymphatique. Arch. Physiol. norm. e Path. **4**, 739 (1882). ~ Recherches expérimentelles sur les nerfs des vaisseaux lymphatiques. Arch. Physiol. norm. et Path. **26**, 454—462 (1894). — CASLEY-SMITH, J. R.: The identification of chylomicra and lipoproteine in tissue sections and their passage into jejunal lacteals. J. Cell Biol. **15**, 259—277 (1962). — COLLETTE, J. M., JANTET, G., SCHOFFENIELS, E.: New trends in basic lymphology. Experientia (Basel), Suppl. **14** (1967).

DAY, J. B., RECH, R. H., ROBB, J. S.: Pharmacological and microelectrode studies on the frog lymph heart. J. cell. comp. Physiol. **62**, 33—41 (1963). — DECORTIS, A.: La transmission neuro-musculaire dans les coeurs lymphatiques postérieurs de la grenouille. Arch. int. Physiol. **66**, 47—81 (1953). — DIETRICH, A.: Veränderungen im Wandbau der Lymphgefäße. 63. Versammlg d. Anat. Ges. Leipzig 1968. Anat. Anz. **125** (Suppl.), 33—38 (1969).

ECKER, A., WIEDERSHEIM, R.: Anatomie des Frosches. Bearb. v. E. GAUPP, 2. Aufl., 2. Abt. Braunschweig: Vieweg 1899.

FEDOROWICZ, S.: Untersuchungen über die Entwicklung der Lymphgefäße bei Anurenlarven. Bull. int. Cracovie, Cl. Méd., Ser. B **5**, 290—297 (1913). — FLINDT, R.: Experimentelle Untersuchungen über die Koordination der Lymphherzenbewegungen der Anuren, unter besonderer Berücksichtigung der motorischen Spinalzentren. Diss. Mainz 1965. ~ Relative Koordination der Lymphherzbewegungen bei Anuren. Pflügers Arch. ges. Physiol. **290**, 28—37 (1966). — FLINDT, R., SCHMITZ, E. L.: Untersuchungen zur Physiologie der Lymphherzen der Urodelen. Z. vergl. Physiol. **66**, 35—44 (1970). — FLOREY, H. W.: Observation on the contractility of lacteals. Part I. J. Physiol. (Lond.) **62**, 267—272; **63**, 1 (1927). — FLOREY, H. W., FLOREY, J. R.: The transport of materials across the capillary wall. Quart. J. exp. Physiol. **46**, 101—106 (1961). — FÖLDI, M.: Diseases of lymphatics and lymph circulation. Budapest: Akadémiai Kiado 1969. — FRALEY, E. E., WEISS, L.: An electron microscopic study of the lymphatic vessels in the penile skin in the rat. Amer. J. Anat. **109**, 85—101 (1961).

GOLTZ, F.: Neue Tatsachen über den Einfluß der Nerven auf die Herzbewegung. Zbl. med. Wiss. **32**, 497—499 (1863).

HAEFELI, H., GROSS, F.: Bewegungsstudien an Lymphgefäßen im Mesenterium der Ratte. Helv. physiol. pharmacol. Acta **10**, C6 (1952). — HALL, J. G., MORRIS, B., WOLLEY, G.: On lymphatic circulation. J. Physiol. (Lond.) **180**, 336—349 (1965). — HEINZ, R.: Handbuch der experimentellen Pathologie und Pharmakologie. Jena: Gustav Fischer 1904. — HELLER, A.: Über selbständige rhythmische Contractionen der Lymphgefäße bei Säugetieren. Zbl. med. Wiss. **7**, 545 (1869). — HEWSON, W.: The work of William Hewson. London: The Sydenham Society 1844. — HORSTMANN, E.: Beobachtungen zur Motorik der Lymphgefäße. Pflügers Arch. ges. Physiol. **269**, 511 (1959). ~ Über die funktionelle Struktur der mesenterialen Lymphgefäße. Morph. Jb. **91**, 483 (1962).

JELISAROWA, M. M.: Über die Arbeit des lymphatischen Herzens des Frosches. Fisiol. Z. **25**, 679 (1938). Zit. Ber. ges. Physiol. **112**, 443 (1939). — JOLLY, J., LIEURE, C.: Sur le développement des coeurs lymphatiques des anoures. C. R. Soc. Biol. (Paris) **114**, 879 (1933). ~ Formation des myofibrilles dans les coeurs lymphatiques des larves d'anoures. C. R. Soc. Biol. (Paris) **115**, 124—127 (1934).

KATO, F.: The fine structure of the lymphatics and the passage of China ink particals through their walls. 2. Electron microscopic findings of the fine structure of the internal thoracic lymphatics of living rabits and sites of ascape of carbon particals from the vessels. Nogaya med. J. **12**, 221—246 (1966). — KINMONTH, J. B., TAYLOR, G. W.: Spontaneous rhythmic contractility in human lymphatics. J. Physiol. (Lond.) **133**, 3 (1956). ~ Chylous reflex. Brit. med. J. **1964 I**, 528. — KLIKA, E.: Investigation lymphographique. Bull. Ass. Anat. (Nancy) **142**, 1073—1080 (1969). — KÖLLIKER, A.: Physiologische Untersuchungen über die Wirkung einiger Gifte. Virchows Arch. path. Anat. **10**, 1 (1856). — KUBIK, I., SZABO, J.: Die Innervation der Lymphgefäße im Mesenterium. Acta morph. Acad. Sci. hung. **6**, 25—29 (1955). — KÜHNEL, W.: Lymphgefäßmuskulatur. Z. Zellforsch. **32**, 519—531 (1966). — KUFFLER, S. W.: The two skeletal nerv-muscle systems in frog. Naunyn-Schmiedebergs Arch. exp. Path. Pharmak. **220**, 116—135 (1953).

Langendorff, O.: Neue Untersuchungen über die Tätigkeit des Lymphherzens. Pflügers Arch. ges. Physiol. **115**, 433—544 (1906). — Lapicque, M.: Chronaxies des coeurs lymphatiques postérieurs de grenouille et des nervs spinnaux. C. R. Soc. Biol. (Paris) **110**, 277 (1932). — Leak, L. V., Burke, J. F.: Fine structure of the lymphatic capillary and the adjoiing connective tissue area. Amer. J. Anat. **118**, 785—810 (1966). — Lieben, S.: Über die Fortbewegung der Lymphe in den Lymphgefäßen. Zbl. Physiol. **24**, 1164 (1910). — Lubsen, N.: Les coeurs lymphatiques chez la grenouille. Arch. néerl. Physiol. **21**, 587—598 (1936).

Mislin, H.: Zum Problem der Selbstregulation des Venenherzens (Chiroptera). Helv. physiol. pharmacol. Acta **11**, C67—C70 (1953). ~ Zur Funktionsanalyse der Lymphgefäßmotorik (Cavia Porcellus L.). Rev. suisse Zool. **68**, 228—238 (1961). ~ Experimenteller Nachweis der autochthonen Automatie der Lymphgefäße. Experientia (Basel) **17**, 19 (1961). ~ Autochthone Automatie am isolierten Lymphgefäß (Meerschweinchen-Mesenterium). Institut für d. wissenschaftlichen Film, Göttingen, B 873/1964 (1967). ~ Funktionsanalyse der Lymphgefäß-Kontraktilität. Angiologica (Basel) **8**, 207—211 (1971). ~ Die Wirkung von Cumarin aus Melilotus off. auf die Funktion des Lymphangions. Arzneimittel-Forschg. **21**, 852—833 (1971). Mislin, H., Rathenow,D.: Experimentelle Untersuchungen über die Bewegungskoordination der Lymphangione. Rev. suisse Zool. **69**, 334—344 (1962). — Mislin, H., Riesterer, L.: Zur Funktionsanalyse des Elektrolymphangiogramms (Elg) bei Mesenterialgefäßen von Meerschweinchen. Verhld. d. Dtsch. Zool. Ges. München 1963 (Cavia porcellus). Leipzig: Akadem. Verl. Ges. Geest und Portig 1964. — Morita, I.: Beiträge zur Physiologie des Lymphherzens. Nagasaki Igakkwai Zasshi **16**, 360—371 (1938). Ref. in: Ber. ges. Physiol. **106**, 105 (1938).

Obara, S.: On the nerv-muscle system of Amphibian lymph-heart in relation to the skeletal muscles. Acta med. biol. (Niigata) **7**, 133—147 (1959). — Oehmke, H. J.: Periphere Lymphgefäße des Menschen und ihre funktionelle Struktur. Licht- und elektronenmikroskopische Studien. Z. Zellforsch. **90**, 320—332 (1968). — Okada, H.: On the action potentials of the lymph-cardiac spinal centres. Jap. J. Physiol. **6**, 349—358 (1956).

Pratt, F., Reid, M.: The lymph heart as a facultative effector. Amer. J. Physiol. **93**, 681 (1930). ~ Homolateral synchronism of lymphatic hearts. Proc. Soc. exp. Biol. (N.Y.) **29**, 1019 (1932). — Priestley, J.: Contributions to the physiology of batrachan lymph hearts. J. Physiol. (Lond.) **1**, 19—38 (1878). — Pullinger, B. D., Florey, H. W.: Some observation on the structure and function of lymphatics; their behavior in local edeme. Brit. exp. Path. **16**, 49 (1935).

Ranvier, L.: Technisches Lehrbuch der Histologie. Leipzig: Vogel 1888. — Reid, M.: Automaticity in transplanted anuran lymph hearts. J. exp. Zool. **76**, 47 (1937). — Rienmüller, J.: Über hemmende Wirkung des Sympathicus am coccygealen und cervicalen Lymphherzen bei Runa fusca und R. esculenta. Pflügers Arch. ges. Physiol. **236**, 582—588 (1935). — Rüttimann, A.: Progress in lymphology. Intern. Sympos. on Lymphology, Zürich 1966. Stuttgart: Georg Thieme 1967. — Rusznyák, I., Földi, M., Szabó: Lymphatics and lymphcirculation. Long Island City: Pergamon 1960.

Sabin, F. R.: Further evidence on the origin of the lymphatic endothelium from the endothelium of the blood vascular system. Anat. Rec. **2**, 46—55 (1908). — Schipp, R.: Zur Feinstruktur der mesenterialen Lymphgefäße. Z. Zellforsch. **67**, 799—818 (1965a). ~ Vergleichende Untersuchungen zur Struktur und Funktion der mesenterialen Lymphgefäße bei Mammalia. Diss. Mainz (1965b). ~ Über neue elektronenmikroskopische Befunde zur peripheren vegetativen Synapse am mesenterialen Lymphgefäß von Meerschweinchen (Cavia porcellus). Experientia (Basel) **21**, 328—330 (1965c). ~ Besonderheiten der Lymphgefäßwand im elektronenmikroskopischen Bild. Verh. Anat. Ges. Basel 1966. Anat. Anz. 120 (Suppl.), 234 (1967a). ~ Feinstruktur besonderer Zellformen in der Lymphgefäßwand und deren Bedeutung für die nervöse Afferenz. J. Ultrastruct. Res. **19**, 250—259 (1967b). ~ Der Feinbau filamentärer Strukturen im Endothel peripherer Lymphgefäße. Acta anat. (Basel) **71**, 341—351 (1968). — Schipp, R., Flindt, R.: Zur Feinstruktur und Innervation der Lymphherzmuskulatur der Amphibien (Rana temporaria). Z. Anat. Entwickl.-Gesch. **127**, 232—253 (1968). — Shelden, N.: Zit. nach Hewson, W., in: The work of William Hewson. London: The Sydenham Society 1844. — Smith, R. O.: Lymph circulation. J. exp. Med. **90**, 498—509 (1949). — Straub, W.: Zur Pharmakologie der hinteren Lymphherzen des Frosches. Naunyn-Schmiedebergs Arch. exp. Path. Pharmak. **85**, 123—136 (1920). — Szegvári, M., Lakos, A., Szontágh, F., Földi, M.: Spontaneous contractions of lymphatic vessels in man. Lancet **1963I**, 1329.

Todd, R. B., Bowman, W.: The physiological anatomy and physiology of man. Philadelphia: Blanchard and Lea 1857.

Umrath, K.: Die parasympathische Innervation der Lymphherzen bei Rana. Z. vergl. Physiol. **29**, 389—393 (1942).

Waldeyer, W.: Anatomische und physiologische Untersuchungen über die Lymphherzen der Frösche. T. rationelle Med. **21**, 105—124 (1864). — Webb, R. L.: Study on the lymphatic capillaries. Anat. Rec. **57**, 345 (1933).

# Physiologie und Pathophysiologie des Lymphgefäßsystems

Von

M. Földi *

Mit 33 Abbildungen

## I. Einleitung

### Die „extravasculäre Zirkulation" der Plasmaproteine, der Lipide und der Blutkörperchen

Neben den, den „*besonderen Saft*" des Blutes befördernden *arteriellen* und *venösen* Kreislaufbahnen verfügt der menschliche Körper noch über ein drittes, weitverzweigtes System von Gefäßen, das *Lymphgefäßsystem*, in welchem — außer den im postprandialen Zustand milchartigen Chylus enthaltenen mesenterialen Lymphbahnen — eine wasserklare Flüssigkeit zum Angulus venosus strömt. Vergleicht man die durch die großen Hohlvenen im Laufe von 24 Std zurückfließende Blutmenge von etwa 6000 Litern mit den etwa 2 Litern Lymphe, welche zur gleichen Zeit durch den Brustmilchgang in den Blutkreislauf gelangt, so mag letztere leicht als quantité négligeable erscheinen. Aber auch die Lymphe ist für den Körper unentbehrlich: Der rasche Verlust einer größeren Lymphmenge, bzw. eine totale generalisierte Lymphblockade ist mit dem Leben ebenso nicht vereinbar, wie derjenige einer größeren Blutmenge bzw. der Verschluß gewisser Blutgefäße[1].

Um die Frage beantworten zu können, worin eigentlich der biologische Sinn eines *zweifachen Niederdrucksystems* besteht, müssen unsere heutigen Kenntnisse über die Bewegungen des Wassers und der im Wasser gelösten Substanzen im Organismus kurz geschildert werden.

Die allgemein bekannte Starlingsche[2] Beschreibung derjenigen Kräfte, welche die Filtrationsbewegungen des Wassers zwischen Blutcapillarlumen und Interstitium aufrechterhalten, hat ihre Gültigkeit bis heute beibehalten. Es bestehen lediglich einige, allerdings prinzipielle Fragen, welche heute aufgrund des vorliegenden Beweismaterials anders beantwortet werden als früher: sie betreffen u. a. die Eiweißpermeabilität der Blutcapillaren. „Die Flüssigkeit, die im arteriellen Schenkel in der Richtung gegen das Interstitium durchsickert, ist nicht Plasma, sondern Blutwasser — also eiweißfreies Ultrafiltrat" — schrieb Eppinger (1949) in seiner Permeabilitätspathologie; heute wissen wir aber, daß durch die großen Poren der Capillaren *Plasma* durchsickert, und zwar in einer Menge, welche etwa 5% des Gesamtwasseraustausches ausmacht[3]. Dies bedeutet, daß wir bei der Berechnung der die transcapillären Flüssigkeitsbewegungen determinierenden Kräfte nicht einfach mit dem kolloidosmotischen Druck der Eiweißkörper des Blutplasmas, sondern mit dem *effektiven* kolloidosmotischen Druck der Plasmaproteine und derjenigen der interstitiellen Flüssigkeit arbeiten müssen. Wie wir sehen werden, stoßen wir bei dieser Kalkulation auf große Schwierigkeiten.

---

* Lymphologisches Forschungslaboratorium Shaper&Brümmer, D-3324 Salzgitter-Ringelheim.

[1] Blalock, Robinson, Cunnigham u. Gray 1937. [2] Starling 1908. [3] Wiederhielm 1968.

### a) Die „extravasculäre Zirkulation" der Eiweißkörper des Blutplasmas

Im Laufe von 24 Std beträgt die Menge der das Blutgefäßsystem durch die gesunden Capillarwände verlassenden Plasmaproteine 50—100% der gesamten zirkulierenden Plasmaproteine[4]. Die von DRINKER und FIELD (1931) formulierte „Grundregel der Lymphologie" besagt nun, daß *Eiweißkörper, die einmal die Blutcapillaren verlassen haben, praktisch ausschließlich über den Lymphgefäßapparat resorbiert und in die Blutbahn zurücktransportiert werden können:* "Capillaries practically universally leak protein; the protein does not re-enter the blood vessels unless delivered by the lymphatic system ...". Wichtige Beweise für diese Auffassung lieferten BARNES und TRUETA (1941). Sie injizierten hochtoxisches, beim intakten Tier binnen kürzester Zeit zum Tode führendes Schlangengift in das subcutane Bindegewebe von Kaninchen; wurden jedoch die Lymphgefäße der Extremität vor der Injektion unterbunden, so überlebten die Tiere. DRINKER, FIELD und HOMANS (1933) gelang es, durch wiederholte intralymphatische Injektionen sklerotisierender Substanzen eine totale Lymphblockade herbeizuführen. Die Rückstauung der die Blutbahn verlassenden Plasmaproteine im Bindegewebe hatte ein Lymphödem zur Folge. Im Laufe von 24 Std wird also 50—100% des gesamten zirkulierenden Plasmavolumens — welches die Blutbahn tatsächlich verließ — durch das Lymphgefäßsystem „gerettet". Gelingt es im Tierversuch, die ableitenden Lymphgefäße irgendeines Gebietes radikal zu verschließen, so entsteht ein *Lymphödem,* weil die aus den Blutcapillaren normal austretenden Eiweißkörper rückgestaut werden; sie binden selbstverständlich infolge ihrer kolloidosmotischen Kraft Wasser.

Die Versuche von DRINKER, FIELD und HOMANS werden von PFLUG und CALNAN (1969) neuerdings kritisiert. Die Autoren behaupten, DRINKER u. Mitarb. hätten keine totale Lymphblockade herbeigeführt, lediglich das oberflächliche Lymphgefäßsystem der Hundeextremität verödet; PFLUG[5] erklärt das Erscheinen eines Ödems durch die Annahme, daß die zur Veränderung der Lymphgefäße verwendete Chinin-Silikat-Suspension eine *Perilymphangitis,* d.h. ein entzündliches Ödem, herbeigeführt hatte. Dennoch besteht kein Zweifel, daß eine radikale experimentelle Lymphblockade ein lymphostatisches Ödem zur Folge hat. REICHERT (1926) hat beim Hund mit Ausnahme der großen Blutgefäße und Nerven den ganzen Oberschenkel durchschnitten und sodann die Gewebe vernäht. Es entsteht ein lymphostatisches Ödem. Unterbindet man sämtliche auffindbare Lymphknoten und Lymphgefäße am Hals, so entsteht ebenfalls ein lymphostatisches Ödem, und zwar der Weichteile des Kopfes, der Schnauze und des Halses[6].

PERLMAN, GLENN und KAUFMAN zeigten schon 1943 mit dem *Tiselius*-Apparat, daß die aus den Extremitäten gewonnene Lymphe *sämtliche Eiweißfraktionen* des Blutplasmas enthält. Der Unterschied zwischen den Eiweißkörpern der Lymphe und des Plasmas bestand nur darin, daß der Albumin:Globulin-Quotient im Plasma 1,28, in der Lymphe 1,69 betrug. Die Lymphe ist also relativ ärmer an schweren Eiweißfraktionen als das Plasma, ebenso wie der Harn bei einer Proteinurie. Nach WASSERMAN und MAYERSON (1952) verläßt das Serumalbumin die Blutbahn 1,6mal schneller als das Globulin. Injiziert man mit Evansblau oder mit radioaktivem Jod markiertes Serumalbumin intravenös, so kann man das Erscheinen der markierten Eiweißkörper bereits nach 10 min in der Lymphe des Ductus thoracicus, kurze Zeit nachher in der Lymphe von anderen Lymphstämmen nachweisen. Die Untersuchungen von WASSERMAN, LOEB und MAYERSON (1955) erbrachten den eindeutigen Beweis, daß das Eindringen kol-

[4] MAYERSON 1962. [5] Persönliche Mitteilung, 1969.
[6] FÖLDI, CSANDA, CSILLIK, JÁKI, MADARÁSZ, OBÁL und ZOLTÁN 1965.

loidaler Substanzen aus dem Plasma in die Lymphe mit dem Molekulargewicht umgekehrt proportional ist. Die Autoren verwendeten acht verschiedene Dextranfraktionen mit Molekulargewichten zwischen 10000 und 412000. Nach intravenösen Infusionen wurden Lymph- und Plasmakonzentrationen gemessen und die Quotienten Plasmakonzentration: Lymphkonzentration berechnet. Diese Werte sind mit dem Molekulargewicht direkt proportional. Selbstverständlich kann dieser Versuch auch mit anderen ähnlichen Substanzen (z.B. Polyvinylpyrrolidon) mit demselben Resultat durchgeführt werden. Bei diesen Geschehnissen handelt es sich keineswegs nur um die Permeabilitätsverhältnisse der *Blutcapillaren*; die Eigenschaften des *Interstitium-Lymphcapillar*-Systems sind dieselben. Dies geht aus den Daten von SEKI, YAMANE, SHINOURA, KOIDE, VECHI, MORI, NAGASAKA und YOSHITOSHI (1968) hervor. Die Autoren untersuchten die Halbwertzeiten subcutan injizierter $^{131}$J-Albumin- und $^{131}$J-Globulin-Lösungen vergleichend. Dem größeren Molekulargewicht entsprechend war die Halbwertzeit des markierten Globulins länger als diejenige des Albumins. Zwar enthalten aus sämtlichen Lymphgefäßen des Körpers gewonnene Lymphproben Plasmaproteine; deren Konzentration ist unterschiedlich und spiegelt diejenigen Unterschiede, welche hinsichtlich der Blutcapillarpermeabilität und der örtlichen Starlingschen Kräfte (Capillardruck und kolloidosmotischer Druck) einzelner Körperregionen bestehen.

Das ständige Herausdiffundieren der Plasmaproteine aus dem Blutkreislauf ins Interstitium ist keinesfalls eine „zufällige“ Erscheinung. Wir verfügen u.a. über Angaben, aus denen es hervorgeht, daß die Eiweißkörper des Blutplasmas im Eiweißhaushalt des Körpers eine wichtige Rolle spielen. Tiere mit i.v. injizierten Plasmaproteinen als einzige Eiweißquelle können am Leben erhalten werden[7]. Außerdem gelangen Antikörper, sowie sämtliche Stoffe, welche an die verschiedenen Eiweißfraktionen des Blutplasmas gebunden sind, für welche also die Plasmaproteine eine *Vehikelfunktion* im Sinne BENNHOLDs (1938) spielen — Eisen, Cholesterin, Lactoflavin, Carotin, um nur einige solcher Stoffe zu nennen —, auf diesem Wege zu den Zellen. BENSON, LEE, SCHOLER, KIM und BOLLMAN (1956) zeigten, daß die Equilibration intravenös injizierter Eiweißkörper mit der Lymphe in der Leber am schnellsten vor sich geht, langsamer im Darm und am langsamsten in der Skeletmuskulatur; diese Unterschiede entsprechen nach MAYERSON, WOLFRAM, SHIRLEY und WASSERMAN (1960) genau der Tatsache, daß in den Blutcapillaren der Leber die großen „Poren“ überwiegen, in den Blutcapillaren der Darmwand spärlicher sind und in denjenigen der Skeletmuskulatur nur ganz selten vorkommen. Selbstverständlich werden, wie bereits erwähnt, nicht nur die aus den Blutcapillaren in das Interstitium gelangenden, sondern auch die dorthin injizierten Plasmaproteine vorwiegend durch das Lymphgefäßsystem abtransportiert. JEPSON, SIMEONE und DOBYNS (1953) sind die einzigen Autoren, die den Standpunkt vertreten, daß “removal from tissue spaces via the capillary bed is the major mechanism for both the crystalloid and protein molecule”. Zu dieser fehlerhaften Schlußfolgerung kamen die Autoren aufgrund ihrer Tierversuche. Zuerst injizierten sie beim normalen Hund RISA in das Hautgewebe und untersuchten die Lymphe bzw. das Blut der das Gebiet drainierenden Lymphgefäße bzw. Venen und verfolgten die Geschwindigkeit der Abnahme der injizierten Radioaktivität lokal. Lediglich in der Lymphe konnte eine Radioaktivität nachgewiesen werden, im venösen Blut jedoch keine. Wurde der Versuch bei einem *lymphostatischen Ödem* durchgeführt, so blieb *nach der Feststellung der Autoren* die Clearance der lokal injizierten Radioaktivität *normal*; es soll ein Abtransport

---

[7] DAFT, ROBSCHEIT-ROBINS und WHIPPLE 1938, YUILE, LAMSON, MILLER und WHIPPLE 1951.

über die *Venen* erfolgt sein. Zur Illustrierung dieser Behauptung bringen die Autoren zwei Bilder (Abb. 1, 2). Überträgt man nun diese beiden Abbildungen — vergrößert — auf Millimeterpapier und verwendet denselben Maßstab für beide Versuche, so läßt sich feststellen, daß die Halbwertzeit beim normalen Tier 33 min,

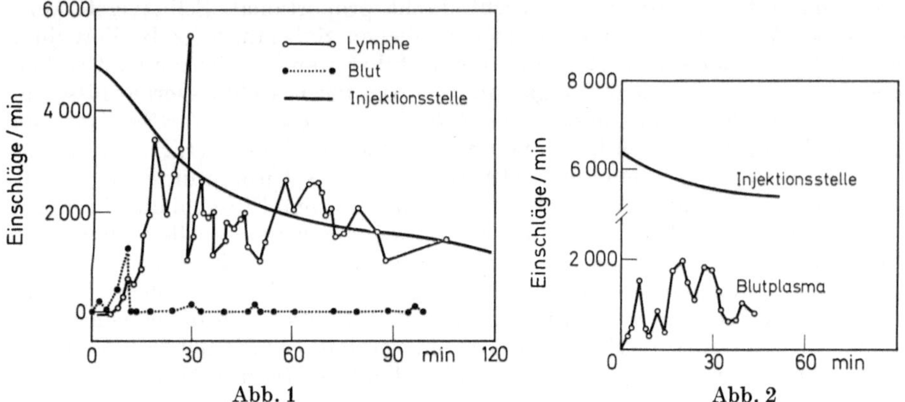


Abb. 1 Abb. 2

Abb. 1. Abbildung von Jepson, Simeone und Dobyns (1953). Die Legende der Autoren lautet: "Radioactivity of blood and lymph samples following intradermal injection of radioactive plasma protein (RPP). Blood was drawn at intervals of time from the vein draining the site of deposit. An accompanying lymphatic was cannulated so that lymph was collected dropwise as separate samples"

Abb. 2. Abbildung von Jepson, Simeone und Dobyns (1953). Die Legende der Autoren lautet: "Disappearance curve and plasma radioactivity in a leg with chronic lymphatic obstruction and the femoral artery and vein patent. An essentially normal disappearance curve was observed. Plasma radioactivity could not be measured until volumes of 0.3 ml were used"

beim lymphödematösen dagegen 200 min beträgt (Abb. 3) (diese irrealen, kurzen Halbwertzeiten sind wahrscheinlich durch die Verwendung eines engen Kollimators hervorgetäuscht). Berechnet man weiterhin die Aktivitäten in der Lymphe und im Blut *in Prozenten der injizierten Aktivität* — sie war beim lymphostatischen Ödem bedeutend *höher* als beim normalen! —, so ist es ersichtlich, daß beim *normalen* Tier die Radioaktivität in der *Lymphe* bis über 20% der injizierten Aktivität steigt; im Blut erreicht die Radioaktivität — für kurze Zeit — 5% (Abb. 4). Beim lymphödematösen Tier stieg die Radioaktivität im venösen Blut nie über 3%. Jepson u. Mitarb. (1963) interpretierten also ihre eigenen Versuchsergebnisse falsch; es geht aus ihren Daten eindeutig hervor, daß bei der Resorption von Eiweißkörpern aus dem Hautgewebe die Lymphgefäße die ausschlaggebende Rolle spielen. Auch andere Autoren fanden beim lymphostatischen Ödem eine stark verlängerte Halbwertzeit[8]. Casley-Smith berichtet 1970 über elektronenoptische Untersuchungen, aus welchen er zu der Schlußfolgerung gekommen ist, daß in solchen Organen, in welchen in den venösen Blutcapillarschenkeln eine große Zahl von Fenestrae zu beobachten ist, Eiweißkörper mit dem resorbierten Flüssigkeitsstrom auch über diese in die Blutbahn zurückgeschwemmt werden. Aber auch in solchen Organen (wie z.B. im Darm und in der Niere), wo nach Szabó (1970) injiziertes RISA vorwiegend über die Venen resorbiert wird, kommt es infolge einer Lymphostase zu einem *lymphostatischen Ödem*. Man könnte

[8] Emmett, Barron und Veall 1967, Hollander, Reilly und Burrows 1961.

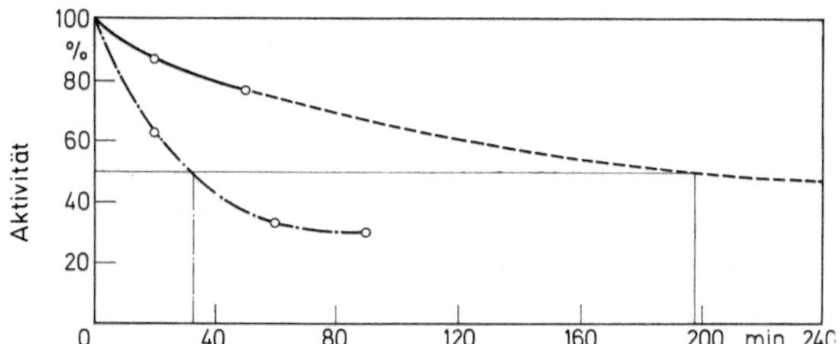


Abb. 3. Die Abnahme der Radioaktivität an der Injektionsstelle in Funktion der Zeit in Prozenten der injizierten Radioaktivität. Die Abbildung wurde aus den Abb. 1 und 2 konstruiert und beweist genau das Gegenteil dessen, was JEPSON et al. (1953) behaupteten: Infolge der Lymphostase wird die Halbwertszeit von intradermal injiziertem RISA auf etwa das Sechsfache des Normalwertes verlängert

------ Lymphostase, —·—∘—·—·—∘ Normal

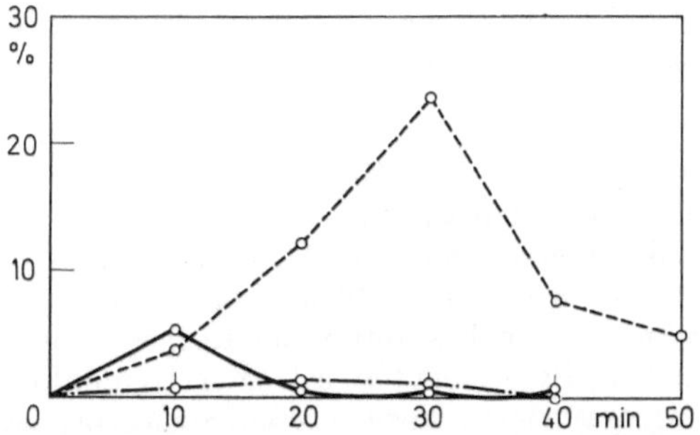

Abb. 4. Radioaktivität in Lymphe und Blut beim normalen Hund sowie bei einem an einem lymphostatischen Ödem leidenden. Die Abbildung ist nach den Daten von JEPSON et al. (1953) konstruiert worden und beweist genau das Gegenteil dessen, was die Autoren behaupten: Bei der Lymphostase erreicht die Radioaktivität im Blut nicht so hohe Werte wie beim Normaltier in der Lymphe

---∘--- Normal, —·—∘—·—·—∘ Lymphostase

die „Grundregel der Lymphologie" heute vielleicht etwas vorsichtiger folgendermaßen formulieren: „*Die Blutcapillaren sind überall im Körper für Plasmaproteine durchlässig; zu einem zu normalen effektiven kolloidosmotischen Druckverhältnissen führenden Abtransport dieser sind die Lymphgefäße unerläßlich, selbst wenn — in gewissen Organen — Eiweißkörper tatsächlich in gewissem Maße auch über die Fenestrae der Blutcapillaren resorbiert werden sollten.*" Im Zusammenhang mit den Befunden von JEPSON u. Mitarb. (1953) sei noch erwähnt, daß in den Blutcapillaren der Haut nur sehr wenig Fenestrae vorkommen.

## b) Die extravasculäre Zirkulation der Lipide

Die ausschlaggebende Rolle der mesenterialen Lymphgefäße bei der *Fettresorption* ist bekannt. Es sei deshalb nur bemerkt, daß langkettige Fettsäuren ausschließlich auf dem Lymphweg abtransportiert werden; nach Aufnahme fetthaltiger Nahrung steigt die Lymphströmung steil an[9].

Die Erkenntnis, daß kurzkettige und mittelkettige Fettsäuren durch die Vena portae resorbiert werden, hat praktisch-therapeutische Konsequenzen erlangt: Bei der Insuffizienz der intestinalen Lymphdrainage kann durch Weglassen der

[9] BLONSTRAD, DAHLBACK und LINDNER 1959, BLOOM, CHAIKOFF und REINHARDT 1951.

langkettigen Fettsäuren aus der Nahrung das Lymphsystem weitgehend entlastet und der Zustand der Patienten gebessert werden[10]. Nicht allgemein bekannt ist die Tatsache, daß nicht nur Eiweißkörper, sondern auch Lipide — welche ja als Lipid-Eiweiß-Komplexe, Lipoproteine die Blutcapillaren verlassen — an der „extravasculären Zirkulation" teilnehmen. Diese Zirkulation ist ebenfalls von großer physiologischer Wichtigkeit: Die Lipide werden den Zellen angeboten, die unverbrauchten in die Blutbahn zurücktransportiert. Sämtliche Lipid-Eiweiß-Komplexe des Blutplasmas sind in der Lymphe vorgefunden worden und, was ausdrücklich zu betonen ist, nicht nur im Chylus und in der Lymphe des Brustmilchganges, sondern auch in den Lymphbahnen der Leber, der Extremitäten und des Kopfes. Man findet α-Lipoproteine mit einem Molekulargewicht von 130000 und sogar Chylomikrone, die einen Durchmesser von 1,3 Mikron haben[11]. YOFFEY und COURTICE (1956) erbrachten den Beweis, daß auch die Chylomikrone der peripheren Lymphe aus der Blutbahn stammen: Nach intravenöser Chylusinjektion steigt der Chylomikrongehalt sowohl der Leber als auch der Cervicallymphe schneller an. Auch elektronenoptische Untersuchungen bewiesen, daß Chylomikrone Zellmembranen passieren können[12]. Gelangen Lipide außerhalb des Intestinaltraktes in das Interstitium, so werden diese ebenfalls durch die Lymphgefäße abtransportiert.

### c) Die extravasculäre Zirkulation von Blutzellen

Durch die normale Blutcapillarwand treten ständig die cellulären Elemente des Blutes — Erythrocyten, Leukocyten und Lymphocyten — in das Interstitium und werden durch die Lymphgefäße abtransportiert und in den Blutkreislauf zurückgeleitet. (Selbstverständlich stammt der überwiegend größere Teil der in der Lymphe befindlichen Lymphocyten aus den Lymphknoten.) In ähnlicher Weise verlassen Mikroorganismen, sowie verschiedene corpusculäre Teilchen die Blutbahn und gelangen in die Lymphe. Dies wurde im Zusammenhang mit Mikrofilarien von AUGUSTINE und DRINKER (1935/36), mit Pneumokokken von FIELD, SHAFFER, ENDERS und DRINKER (1937), mit Tusche von LANDIS (1934), mit Graphit von FIELD und DRINKER (1936) nachgewiesen. Es ist bekannt, und es bedarf deshalb hier keiner Erörterung, daß corpusculäre Teilchen nicht nur hämatogenen Ursprungs sind, sondern jeder nur möglichen Genese aus dem Interstitium durch die Lymphgefäße abtransportiert und durch die regionalen Lymphknoten herausfiltriert werden.

## II. Interstitielle Flüssigkeit und Lymphe, die Lymphbildung*

Die einst so rätselhaften Vorgänge der Lymphbildung sind heute dank der Fortschritte auf dem Gebiet der Erforschung der Feinstruktur von Interstitium, Blut- und Lymphcapillaren weitgehend geklärt. Die „Sekretionstheorie" von HEIDENHAIN (1891) ist längst überholt; von den beiden großen Widersachern hat letzten Endes LUDWIG (1858) mit seiner „Filtrationstheorie" recht behalten, aber 1935 hat PETERS noch — mit Recht — die Frage gestellt: "how one could expect

* Um Mißverständnissen vorzubeugen, ist es notwendig, die Definitionen der modernen Lymphologie klarzustellen: Die interstitielle Flüssigkeit strömt auf präformierten prälymphatischen [oder — nach OTTAVIANI (1951) — paralymphatischen] normalerweise histologisch unsichtbaren Bahnen von den Blutcapillaren zu den endothelbekleideten Lymphcapillaren; letztere enthalten Lymphe. Es gibt keine „Lymphräume", keine „Lymphspalten" und weder der Subarachnoidalraum noch die Gelenk- und Körperhöhlen sind Teile des Lymphgefäßapparates.

[10] HASHIM, ROHOLT, BABAVAN und VAN ITALLIE 1964. [11] PAGE, LEWIS und OLAHL 1953.

[12] PALAY, KARLIN 1959, ASWORTH, STEMBRIDGE und SANDERS 1960.

to hold water in a sieve (= die außerordentlich durchlässige Lymphcapillare) by putting a valve at its mouth". Selbst vor 10 Jahren wußten wir es noch nicht genau, welche Kräfte für die Entstehung der Lymphe maßgebend sind, wie Flüssigkeit, Kolloide — in erster Linie Eiweißkörper — und corpusculäre Teilchen aus dem Interstitium in das Lumen der Lymphcapillaren gelangen. MAYERSON stellte noch 1962 eine Theorie des "relatively inept and inefficient" arbeitenden Lymphgefäßsystems auf: "... we may assume that the smallest terminal lymphatic capillaries are freely permeable to small and large molecules and particles moving in either direction through intercellular gaps. Compression of these vessels in any manner will force their contents in all directions. Some of the contents can, however, be forced centrally into larger vessels and ducts. The valves in these vessels will prevent backflow. Once the lymph reaches the larger vessels, it no longer loses its macromolecules and particles, since the walls of the larger vessels restrict molecules larger than molecular weight of approximately 2000 (at least in the dog). This simple concept implies a *relatively inept and inefficient system, a 'leaky pump' system* about which PETERS complained ... however, a leaky pump will still pump, and ... the lymphatic system is, in the final analysis, a rather casual system. It does a reasonably good job under 'normal' conditions. It's ineffectiveness becomes manifest chiefly under pathological situations. This aspect of the functions of the lymphatic system, its inadequacy in various pathological situations, will continue to merit careful study ..."

Es ist kein Zufall, daß es der Morphologe CASLEY-SMITH (1967) war, der aufgrund seiner elektronenoptischen Untersuchungen die moderne Theorie desjenigen Vorganges beschrieb, im Laufe dessen aus der interstitiellen Flüssigkeit in *effektiver Weise* Lymphe entsteht. Es soll sogleich erörtert werden, warum man die beiden Flüssigkeiten streng voneinander unterscheiden muß. In den Geweben unbeweglicher Extremitäten wird normalerweise praktisch keine Lymphe gebildet. Kommt es nun aus irgendeinem Grund, z.B. infolge einer Erhöhung des venösen bzw. capillären, oder Sinken des *effektiven* kolloidosmotischen Drucks zur erhöhten Filtration, so verursacht die Erhöhung des Wassergehaltes des Interstitiums eine Quellung der Gewebe; infolgedessen ziehen diejenigen kollagenen Fasern, durch welche die Lymphcapillarendothelzellen im Bindegewebe „verankert" sind, diese voneinander weg, wodurch sich die bisher geschlossenen Interendothelialzelljunktionen der Lymphcapillaren — von CASLEY-SMITH "inlet valves" genannt — öffnen. Infolge des zwischen dem Blutcapillardruck bzw. dem interstitiellen Druck einerseits und dem intralymphatischen Druck andererseits bestehenden Druckgefälles strömt nun die interstitielle Flüssigkeit sowie corpusculäre Elemente (Blutzellen usw.) in das Lumen der terminalen Lymphgefäße, wobei die corpusculären Elemente zur gleichen Zeit als Dilatatoren, zum Weit-Offen-Halten der Junktionen dienen: auch aktive und passive Bewegungen der Gewebe spielen hierbei eine Rolle. Die Permeabilität der *Lymphcapillaren* ist viel größer als diejenige der Blutcapillaren; die erstgenannten verfügen meistens über keine, höchstens jedoch über eine nur rudimentäre *Basalmembran*. In aktiven Körpergebieten mit hohem cellulären Metabolismus führen kleinmolekuläre, osmotisch aktive Abbauprodukte sowie erhöhte Durchblutung und Blutcapillarpermeabilität zum weiteren Anwachsen des Wassergehaltes der Gewebe, wodurch die geschilderten Vorgänge der Lymphproduktion in verstärktem Maße gefördert werden. In diesem Zustand der sich anfüllenden Lymphcapillaren sind die ersten Klappen der Lymphgefäße — sie werden von CASLEY-SMITH "exit valves" genannt — geschlossen.

MCMASTER (1947) fand im subcutanen Bindegewebe einen Druckwert von $2{,}2 \pm 0{,}5$ cm $H_2O$: zur gleichen Zeit herrschte innerhalb der Lymphcapillaren nur ein Druck von $0{,}7 \pm 0{,}3$ cm $H_2O$. Infolge der großen Permeabilität der Lymphcapillaren, während des Stadiums des Sichanfüllens, tritt ein Teil des Wassers aus dem Lumen der Lymphcapillaren wieder ins Interstitium zurück, wobei jedoch Eiweißkörper und corpusculäre Teilchen zurückgehalten werden; dadurch kann die Lymphe in dem Maße konzentriert werden, daß dieser Umstand bereits im einfachen lichtmikroskopischen Bild durch eine intensivere Färbung der Lymphe als die die Lymphcapillaren umgebende Ödemflüssigkeit nachweisbar sein kann[13] Der Unterschied, den man hinsichtlich der Intensität der Färbung der Ödemflüssigkeit und der Lymphe des öfteren beobachten kann, weist nachdrucksvoll auf den Umstand hin, daß Gewebesaft und Lymphe keinesfalls identifiziert werden dürfen, wie dies Drinker und Field (1933) noch getan haben, und einige Lymphologen es heute noch tun[14].

Casley-Smith (1970) vertritt aufgrund seiner elektronenoptischen Untersuchungen ebenfalls die Auffassung, daß bereits während des Prozesses der Lymphbildung, welche sich zwischen Interstitium und terminalen Lymphgefäßen abspielt, Lymphwasser die Lymphgefäße teilweise wieder verläßt: Dadurch, daß die Eiweißkörper innerhalb der Lymphcapillaren zurückbleiben, kommt es zu einer gewissen Konzentrierung der Lymphe gegenüber der interstitiellen Flüssigkeit. Die Zahl der sich innerhalb der Lumina der Lymphcapillaren befindlichen Eiweißmoleküle beträgt meist das Dreifache derjenigen im Interstitium. Wiederhielm (1968) berechnet den Eiweißgehalt der Gewebsflüssigkeit aufgrund folgender Überlegung: "Several studies on the distribution of various plasma protein fractions have been reported from different laboratories. These studies indicate that 24—50% of the total plasma protein pool is found in the interstitial space. Three of the four studies indicate that 50% of the plasma proteins were located extravascularly. Since the interstitial space occupies approximately 3.3 times the plasma volume in mammals, the corresponding protein concentration in tissue fluid would amount to 2.1%. This is in the same general range as the protein concentration in lymph from extremities which has been reported by several authors to range from 1.1 to 2.4%". Diese Argumentation ist verfehlt. Es ist keineswegs gerechtfertigt, über „Proteingehalt der Gewebsflüssigkeit" schlechthin zu sprechen und demjenigen der Leber und demjenigen der Extremitäten — um nur die beiden Extreme zu nennen — einfach gleichzusetzen. Die Permeabilität der basalmembranlosen Lebersinusoiden ist viel größer als diejenige der Blutcapillaren der Extremitäten; die Eiweißkonzentration der Leberlymphe ist mindestens zweimal so groß als diejenige der Extremitätenlymphe. Wiederhielm's Argument, daß nämlich die Identität der von ihm berechneten *durchschnittlichen interstitiellen Eiweißkonzentration* und diejenige der *Extremitätenlymphe* für die Richtigkeit seiner Kalkulation spräche, ist nicht aufrechtzuerhalten. Da es ferner nicht möglich ist, normale interstitielle Flüssigkeiten aus den verschiedenen Geweben zu gewinnen, kennen wir auch ihre Eiweißkonzentration nicht. Je weiter man sich von den Lymphcapillaren in der Richtung zu den großen ableitenden Lymphstämmen entfernt, desto ausgeprägter kann der Unterschied zwischen Interstitialflüssigkeit und Lymphe werden. Diese Tatsache muß mit Nachdruck betont werden, da sie mit anderen Worten bedeutet, daß wir über die Zusammensetzung der normalen Interstitialflüssigkeit praktisch nichts wissen. Unter normalen Verhältnissen ist ja keine freie interstitielle Flüssigkeit vorhanden, es kann also keine zur Untersuchung gewonnen werden: besteht ein Ödem, so ist freie Flüssigkeit im Interstitium, jedoch kann weder die Ödemflüssigkeit noch die aus dem ödematösen Gebiet stammende Lymphe mit der normalen Interstitialflüssigkeit identifiziert werden. Nur bei extrem erhöhten Lymphflußwerten kann

[13] Rusznyák, Földi und Szabó 1969.

[14] Wiederhielm 1968, Courtice 1970.

Tabelle 1. *Die Wirkung der Muskeltätigkeit auf die Halbwertzeit einer subcutan injizierten* $^{131}$*J-Albuminlösung.* (SEKI et al. 1968)

| | Name | Alter Jahre | Halbwertzeiten (Stunden) | |
|---|---|---|---|---|
| | | | Ruhezustand | Muskeltätigkeit |
| 1. | K. Y. | 18 | 24,5 | 20,5 |
| 2. | K. H. | 14 | 27,8 | 23,5 |
| 3. | I. E. | 66 | 23,0 | 19,5 |
| 4. | T. M. | 54 | 23,5 | 20,0 |
| 5. | A. S. | 40 | 28,5 | 23,0 |
| 6. | W. R. | 56 | 28,0 | 25,0 |
| 7. | S. M. | 26 | 27,5 | 23,5 |
| 8. | Y. N. | 38 | 29,5 | 25,0 |
| 9. | T. T. | 46 | 23,5 | 19,5 |
| 10. | T. K. | 36 | 20,2 | 18,5 |
| Durchschnitt | | | $25{,}6 \pm 2{,}9$ | $21{,}8 \pm 2{,}3$ |

damit gerechnet werden, daß sich die Zusammensetzung der Lymphe derjenigen der Interstitialflüssigkeit — asymptotisch — nähert.

Die interessante, jedoch keineswegs bewiesene Auffassung von WIEDERHIELM (1968) verdient noch erwähnt zu werden. Der Autor glaubt, daß "albumin space and the fluid space may be entirely different because of steric exclusion of plasma protein in the ground substance ..." und: "In the presence of albumin, water will be extracted from the meshwork of the ground substance and free fluid spaces will exist within the ground substance". Wird ein Zustand erreicht, in welchem die Lymphcapillaren mit Lymphe bereits prall gefüllt sind, so genügt ein plötzlicher Anstieg des Gewebsdruckes — herbeigeführt vorwiegend durch eine *Muskelkontraktion* —, um das Schließen der Interendothelialzelljunktionen der terminalen Lymphgefäße sowie das Öffnen der "exit valves" herbeizuführen: Die Lymphe gelangt aus der Capillare in das ableitende Lymphgefäß. Mit den nun leeren Lymphcapillaren kann der beschriebene Prozeß der Lymphbildung wieder anfangen. Die fördernde Wirkung der Muskeltätigkeit auf die Lymphdrainage geht in eindeutiger Weise aus den Daten von SEKI, YAMANE, SHINOURA, KOIDE, VECHI, MORI, NAGASAKA und YOSHITOSHI (1968) hervor: Die Halbwertzeit einer subcutan injizierten $^{131}$J-Albumin-Lösung ist beim sich bewegenden Menschen stets kürzer als beim unbeweglichen (Tabelle 1).

Selbstverständlich sind die Lymphcapillarendothelzellen lebendige Zellen des Körpers, in deren Mitochondrien eine oxydative Phosphorylation stattfindet; zwar kann von einer *Sekretion* der Lymphe im Sinne von HEIDENHAIN[15] keine Rede sein, dennoch dient ihr Metabolismus nicht nur zur Aufrechterhaltung ihrer eigenen Struktur — diese normale Struktur ermöglicht die beschriebenen rein *physikalischen Prozesse* —, es besteht kein Zweifel, daß die Lymphcapillarendothelzellen nicht nur die Fähigkeit einer *Phagocytose* besitzen[16], sondern auch in der Lage sind, sich zuerst abzurunden und dann einzeln von ihren Nachbarzellen abzulösen, um sich schließlich im Gewebe als Histiocyten niederzulassen und Teile des RES zu werden. CLARK beobachtete bei der Amphibienlarve bereits 1909, daß die Lymphcapillaren in der Richtung eines aus den Blutcapillaren herausgetretenen roten Blutkörperchens aussprossen und dieses einverleiben. Als Zeichen einer *aktiven Zellfunktion* der Lymphcapillarendothelzellen konnte RANDERATH (1948) bei der *Amyloidnephrose Paraproteinspeicherung* in den Lymphcapillaren

[15] HEIDENHAIN 1891. [16] FÖLDI, JELLINEK, RUSZNYÁK und SZABÓ 1955.

der Niere nachweisen, FRESEN (1942) beobachtete bei der *Lipoidnephrose* die Speicherung von *Lipoideiweißkomplexen* in den Lymphcapillarendothelzellen der Nieren; die speichernden Lymphcapillarendothelzellen wurden dadurch in „*Schaumzellen*" verwandelt. HUTH (1968) fand innerhalb der Lymphcapillarendothelzellen bei der *lymphostatischen Nephrose*, bei der *Sublimatniere* und bei der *Pyelonephritis* elektronenoptisch osmiophile *Lipoproteinkomplexe*. Nach COCKETT, MOORE und KADO (1965) nehmen Lymphcapillaren bestimmte *Chemotherapeutica* heftig und andere wenig stark auf. Mit einer *Phagocytose* kann selbstverständlich die äußerst große Geschwindigkeit, mit der verschiedene corpusculäre Teilchen: Blutkörperchen, Bakterien, Kunststoffkügelchen usw. in das Lumen der Lymphgefäße gelangen, nicht erklärt werden. „Die Lymphcapillaren sollen bei der Resorption von eiweißhaltiger Flüssigkeit aus dem Gewebe *aktiv* beteiligt sein. Abgesehen davon, daß diese Annahme *noch nicht* eindeutig bewiesen ist, bestehen über die Art dieser ‚vitalen Kräfte' des Lymphsystems keine konkreten Vorstellungen" — schreibt HERMS (1969); wie bereits erwähnt, kommt eine derartige Funktion der Lymphcapillaren heute überhaupt nicht mehr in Frage.

Wir verfügen über experimentelle Befunde, die dafür sprechen, daß die Cellularfunktion der lebendigen gesunden Lymphcapillarendothelzellen bei der lymphatischen Resorption von Eiweißkörpern aus dem Interstitium in das Lumen der Lymphcapillaren hinein *aktiv beschränkt* wird. Subcutan injiziertes, mit Kongorot markiertes Serumalbumin erscheint beim Hunde in statistisch signifikant höherer Konzentration in der Lymphe der Lymphstämme der Extremität, wenn die injizierte Flüssigkeit in einer Konzentration von Mol/100 Kaliumcyanid enthält. Bei toten Tieren erscheint der Eiweißfarbstoffkomplex in der Lymphe ebenfalls in höherer Konzentration als bei lebendigen Kontrollen[17]. Auch bei der Niere beschränkt das gesunde Tubularepithel die passive Rediffusion des Harnstoffes und die Epithelzellen der Darmschleimhaut verhindern das Eindringen von Sulfationen aus dem Lumen des Darmes in die Blutbahn.

Nur ein Teil des im normalen Interstitium befindlichen Wassers bewegt sich frei, jedoch *filmförmig* an der Oberfläche von bzw. zwischen Bindegewebsfibrillen. Etwa 20% der Gesamtwassermenge ist fest an Kollagen gebunden und in Form kettenartiger Assoziate intermolekulär angeordnet[18]. Es ist nicht möglich, aus dem riesigen Extracellularraum durch Einstich mit einer Kanüle, deren Durchmesser etwa 500mal größer als derjenige der interstitiellen Räume ist, in die Gewebe, auch nur einen einzigen Tropfen Flüssigkeit zu gewinnen. Es ist aus demselben Grunde problematisch, den *Interstitial-* bzw. *Gewebsdruck* zu messen; man mißt lediglich denjenigen Druck, welcher durch ein grobes Voneinanderschieben von Gewebselementen das *Hineinpressen von Flüssigkeit* ermöglicht. GUYTON (1963) glaubte, dieses Problem dadurch lösen zu können, daß er eine kleine leere, durchlöcherte Kunststoffkapsel in das Bindegewebe einnähte; die sich organisierende Kapsel füllt sich selbstverständlich mit Flüssigkeit an, es ist jedoch keinesfalls gerechtfertigt, diese Flüssigkeit als normale Interstitialflüssigkeit und den innerhalb der Kapsel herrschenden Druck als normalen Gewebedruck zu betrachten, wie dies von GUYTON getan wird. Um nur die wichtigsten Tatsachen zu nennen: Eine relativ unelastische rigide Kunststoffkapsel wird in die elastischen, sich *ständig bewegenden* Gewebe eingebaut; eine Überdehnung der Bindegewebsfibrillen führt aber durch Elastizitätsabnahme zum Sinken des interstitiellen Drucks[19]. Es entsteht eine Entzündung, welche nach GUYTON zwar innerhalb von 10—12 Tagen abklingt, dennoch bleibt die Eiweißkonzentration der Kapselflüssigkeit 1,93—1,99 g-%. Injizierte GUYTON Plasma mit einer Eiweißkonzen-

[17] RUSZNYÁK, FÖLDI und SZABÓ 1969.
[18] CHAPMAN und MCLAUCHLAN 1969, NEMETSCHEK 1970.
[19] MCMASTER 1946.

tration von 5 g-% in die Kapsel, so betrug die Eiweißkonzentration innerhalb der Kapsel nach *einem Monat* noch immer 4,1 g-% ! Wäre aber der sich innerhalb der eingenähten Kapsel befindliche Raum ein freier "tissue space", wie GUYTON es annimmt, so würden die injizierten Proteine *binnen Stunden* resorbiert werden. Beim Ödem fand GUYTON mit der gebräuchlichen Einstichmethode in den Geweben dieselben Druckwerte wie innerhalb der Kapsel und glaubte, diese Tatsache als Beweis für seine Theorie anführen zu können; dieser Befund kann jedoch meines Erachtens noch so gedeutet werden, daß sich innerhalb der eingenähten Kapsel eine pathologische Ödemflüssigkeit ansammelt. Wirft also GUYTON die Frage auf: "Which more readyly measures the true interstitial fluid pressure, the needle or the capsule ?", so lautet meine Antwort wie folgt: Trotz der geschilderten Schwierigkeiten bei der Verwendung der Einstichmethode ist dennoch diese vorzuziehen. In diesem Zusammenhang sei erwähnt, daß es WIEDERHIELM (1968) gelungen ist, ultramikroskopische Glasmikropipetten mit einem Durchmesser unter 1 $\mu$ als Drucktransducer herzustellen; mit dieser bereits praktisch „atraumatischen" Einrichtung fand er im subcutanen Bindegewebe Druckwerte zwischen 0 und +4 mm Hg. GUYTON selbst nimmt an, daß "the negative pressure is the result of some tissue reaction that causes 'suction' to be applied to the fluid in the cavity".

WIEDERHIELM (1968) erklärt aufgrund seiner Computeranalyse die innerhalb der Kapsel gemessenen negativen Druckwerte mit der Annahme, daß deren Wand die Eigenschaften einer semipermeablen Membrane besitzt. — "Particularly disturbing ... is the recent report of GUYTON *et al.* suggesting the existence of negative pressure in interstitial spaces" — schreibt MAYERSON (1962); eine Lymphbildung ist bei negativem interstitiellem Druck schwer denkbar. Aufgrund obiger Ausführungen glauben wir berechtigt zu sein, diese „beunruhigenden" Befunde im weiteren bei der Erklärung physiologischer und pathologischer Vorgänge bis auf weiteres außer acht zu lassen.

Anders als aus den ableitenden Lymphstämmen der *parenchymatösen Organe* fließt im Tierversuch bei unbeweglichem Körper und bestehendem Starlingschen Gleichgewicht aus kanülierten Lymphstämmen der *Extremitäten* kein Tropfen Lymphe. Wird jedoch entweder durch Erhöhung des Blutcapillardrucks oder durch Senken des kolloidosmotischen Drucks das Starlingsche Gleichgewicht mit einer konsekutiv erhöhten Filtration in das Interstitium gestört, so kommt es nach kurzer Latenzzeit zu einer Lymphorrhoe.

Im Tierexperiment wurde dies durch Erhöhung des venösen Drucks[20], Erwärmen der Extremität usw. herbeigeführt. Durch diese „*Sicherheitsventilfunktion*" des Lymphgefäßsystems kann eine *Gleichgewichtsstörung* in einem *kompensierten* Zustand erhalten bleiben, wobei bloß das Tempo der *extravasculären Zirkulation* beschleunigt wird[21]. *Ein Ödem, d.h. eine Dekompensation des Starlingschen Gleichgewichtszustandsumsturzes ist gleichbedeutend mit einer „Insuffizienz der Lymphströmung"*.

Mit der Formulierung von HERMS (1969) über die lymphatische Kompensation einer Starlingschen Gleichgewichtsstörung stimme ich nicht überein. „Kommt es aufgrund der Störungen des Gleichgewichts zwischen hydrostatischen und kolloidosmotischen Druckverhältnissen in den Blutcapillaren zu einem erhöhten Flüssigkeitsstrom in die interstitiellen Räume, so kann der Lymphfluß nicht entsprechend gesteigert werden, um die Flüssigkeitsansammlung im Lymphsystem zu kompensieren", schreibt der Autor. (Es handelt sich nicht um eine Flüssigkeitsansammlung im *Lymphsystem*, sondern im *Interstitium*.) Bedeutet eine Zunahme des

[20] STARLING 1908, WHITE, FIELD und DRINKER 1933, COURTICE 1946.
[21] WASSERMAN und MAYERSON 1952, KORNER, MORRIS und COURTICE 1954.

Brustmilchganglymphtagesvolumens vom Normalwert von etwa 1,5 Litern auf 15 oder noch mehr Liter keine Steigerung der Leistung? Und solche Werte sind z.B. bei Lebercirrhose wiederholt gemessen worden! Die therapeutische Steigerung des Lymphzeitvolumens, herbeigeführt durch eine lympho-venöse Shuntoperation, erwies sich als ein wirksames Verfahren zur Bekämpfung eines intraktablen Ascites[22]. Im folgenden sollen nun die Besonderheiten der Lymphbildung einzelner Organe erörtert werden.

### a) Niere

Die Funktion der Niere ist — der Gegenstromtheorie entsprechend — von dem physiologisch optimalen kolloidosmotischen Druck des renalen Interstitiums abhängig. Die Erhöhung der Eiweißkonzentration im renalen Interstitium führt deshalb nicht nur zur allmählichen Schädigung des Nierenparenchyms, sondern beeinträchtigt sofort auch die Nierenfunktion. Werden die Lymphgefäße der Niere unterbunden, so verliert die Niere die Fähigkeit, einen konzentrierten Harn zu produzieren[23]. (Diese Befunde wurden 1964 von Szabó und Magyar bestritten.) Die Bestimmung des Volumens der Nierenlymphe ist aus methodischen Gründen schwierig. Zur direkten Bestimmung muß man die Niere selbstverständlich freipräparieren und in ein Nierenlymphgefäß eine Kanüle einbinden. Da die Zahl der Nierenlymphgefäße variabel ist — sie beträgt beim Hund etwa 10 —, muß die gewonnene Lymphmenge entsprechend multipliziert werden. Aufgrund derartiger Messungen läßt sich heute aussagen, daß das normale renale Lymphflußminutenvolumen ungefähr in der Größenordnung des Harnvolumens liegt. Die experimentellen Daten stimmen mit aufgrund theoretischer Überlegungen berechneten gut überein. Wenn man mit einer Eiweißkonzentration von 30 mg-% im Glomerularfiltrat rechnet, so beträgt die in der Zeiteinheit filtrierte und resorbierte Eiweißmenge etwa 36 mg. In der Niere ist die Gesamtoberfläche des extraglomerulären Capillarbettes ungefähr so groß wie die glomeruläre, und es ist kein Grund zur Annahme, daß die Permeabilität der extraglomerulären Blutcapillaren der Niere Eiweißkörpern gegenüber höher sei als diejenige der intracapillaren. Die Lymphgefäße der Niere müssen also in der Minute 74 mg Eiweiß abtransportieren. Rechnet man nun mit einer Eiweißkonzentration von 3 g-% in der Nierenlymphe, so beträgt das renale Lymphvolumen 2,4 ml in der Minute — eine Zahl, welche in der Größenordnung der Harnmenge liegt[24]. Dem Nicht-Lymphologen, der noch nie die Lymphgefäße der Niere, wohl aber den Ureter gesehen hat, mögen diese Zahlen wohl unglaublich vorkommen. Es ist jedoch möglich, den Querschnitt des Ureters mit dem Gesamtquerschnitt der renalen Lymphgefäße beim pyelolymphatischen Reflux am Urogramm zu vergleichen; es ergibt sich, daß die beiden Querschnitte ungefähr gleich groß sind[25].

In der Nierenlymphe sind sämtliche Eiweißfraktionen vorzufinden; die Gesamteiweißkonzentration beträgt nach Mayerson[26] beim Hund durchschnittlich 2,88%: dies bedeutet, daß die capsulären Lymphgefäße der beiden Nieren täglich etwa 10 g Eiweiß in die Blutbahn zurückbefördern. Mehrere Autoren bestimmten die Konzentration verschiedener körpereigener, sowie in der Nierenphysiologie gebrauchter, fremder Stoffe in der Nierenlymphe. Danach stammt die Nierenlymphe teilweise aus Glomerularfiltrat, teilweise aus medullärer Interstitialflüssigkeit. Die Tatsache, daß die Eiweißkonzentration der Nierenlymphe das Vielfache derjenigen des glomerulären Capillarfiltrates beträgt, ist ein weiterer wichtiger Beweis für die Auffassung, wonach Interstitialflüssigkeit und Lymphe keinesfalls identifiziert werden dürfen.

---

[22] Dumont und Mulholland 1965, Schreiber 1969, Beltz, Esser und Grenzmann 1969.
[23] Kaiserling und Soostmeyer 1939. [24] Földi 1963.
[25] Földi und Szenes 1965. [26] Mayerson 1962b.

Bei der renalen Phlebohypertonie sowie bei Ureterverschluß steigt das Nierenlymphminutenvolumen auf das Vielfache[27].

Bei der akuten Niereninsuffizienz ist dasselbe beobachtet worden[28]. Diuretika erhöhen den Nierenlymphfluß ebenfalls; er wird z.B. durch Mannit um 587% gesteigert. Das höchste renale Lymphminutenvolumen wurde beobachtet, wenn mit Uraniumnitrat vergifteten Hunden Mannit injiziert wurde (1000%iger Anstieg)[29].

### b) Herz

DRINKER, WARREN, MAURER und McCARREL (1940) kanülierten beim Hund die Lymphgefäße des Herzens; nach ihren Angaben beträgt die aus dem Herzen abfließende Lymphmenge beim Hund 0,6—3,3 ml/Std. Der Eiweißgehalt bewegt sich zwischen 2,5 und 4,73 g-%. Die rhythmischen Pulsationen des Herzmuskels sind ein besonders wirksamer Motor für die Entleerung der kardialen Lymphe; wird die Herzfrequenz durch eine Adrenalininjektion erhöht, so kommt es zum erhöhten Lymphfluß aus dem Herzen. Beim durch extreme körperliche Leistungen auf das äußerste in Anspruch genommenen Herz rechnen YOFFEY und COURTICE (1956) mit einer kardialen Lymphmenge von 4,8 ml/g Herzmuskel/Tag. Die Wichtigkeit der ungestörten kardialen Lymphdrainage geht aus denjenigen Folgeerscheinungen hervor, welche nach einer experimentellen Blockade der Lymphgefäße des Herzens beobachtet werden können (s. S. 288).

### c) Lunge

In der Lunge beginnen die Lymphcapillaren erst in der Nachbarschaft der Ductuli alveolares: eine Eiweiß enthaltende Flüssigkeit muß aus dem Lumen der Alveolen durch Diffusion bis dorthin gelangen. Die Wichtigkeit der lymphatischen Drainage der Lunge wird am eindrucksvollsten durch die Tatsache bewiesen, daß eine experimentell herbeigeführte pulmonale Lymphostase ein Lungenödem zur Folge hat[30].

### d) Leber

In der Leber sind nur in den periportalen Feldern Lymphcapillaren vorhanden; die aus den basalmembranlosen, stark eiweißdurchlässigen Sinusoiden auftretenden großen Eiweißmengen gelangen zuerst in die Disseschen Räume, bevor sie in die Lymphcapillaren der periportalen Mallschen Felder resorbiert werden könnten[31]. Durch diesen Weg verläßt die Leber im Laufe von 24 Std eine Lymphmenge, welche in der Größenordnung des gesamten zirkulierenden Plasmavolumens liegt. Werden die Lymphgefäße der Leber im Tierversuch verschlossen, so kommt es zu einer *lymphostatischen Hepatopathie* (s. S. 287).

### e) Zentralnervensystem

Die Beziehungen zwischen Subarachnoidalraum und Lymphgefäßsystem sind lange Zeit bekannt: SCHWALBE beschrieb bereits 1869 ein Lymphgefäß, das durch das Foramen jugulare aus dem Schädel heraustritt und in einen tiefen Halslymphknoten mündet. Die Lymphcapillaren, aus welchen dieser Lymphstamm seinen Inhalt sammelt, befinden sich innerhalb der Substanz der Dura[32]. Bereits

[27] MAYERSON 1962b. [28] FÖLDI, ZOLTÁN 1968. [29] MAYERSON 1962b.
[30] RUSZNYÁK, FÖLDI und SZABÓ 1969, LAUWERYNS und BOUSSAUW 1969.
[31] RUSZNYÁK, FÖLDI und SZABÓ 1969.
[32] FÖLDI, GELLÉRT, POBERAI, ZOLTÁN und CSANDA 1966.

SCHWALBE (1869) und QUINCKE (1872) stellten fest, daß die in den subarachnoidalen Raum eingespritzten corpusculären Elemente in den regionalen Lymphknoten erscheinen; in den Versuchen von SCHWALBE (1869) wurde auch die Nasenschleimhaut angefärbt. Kleinere Teilchen (etwa bis zu 0,5 $\mu$) gelangen ohne Widerstand aus dem Subarachnoidalraum in die Schleimhaut der Nasenhöhle, wo sie von den dort befindlichen Capillaren aufgenommen werden. In der Orbita, und zwar in dessen lockerem Bindegewebe, sowie im Perimysium der Augenmuskeln befinden sich — in der unmittelbaren Nachbarschaft des Sehnerven — ebenfalls Lymphcapillaren[33]. Auch zwischen dem Subarachnoidalraum und den tiefen Bauchlymphknoten besteht eine Verbindung[34]. Die noch heute herrschende Auffassung mißt jenen Verbindungen, die zwischen dem Subarachnoidalraum und dem Lymphgefäßsystem nachgewiesen wurden, bei der Liquordrainage eine minimale, bei dem Säftekreislauf der Substanz des Zentralnervensystems gar keine Bedeutung zu.

BOWSHER (1957) untersuchte mit autoradiographischen Verfahren den Weg der Eiweißresorption aus dem Subarachnoidalraum. Er fand zwei unterschiedliche Wege. Den ersten Weg bezeichnet er als „*leptomeningovasculär*“; dieser besteht aus den Villi arachnoidales, den spinalen Arachnoidalgranulationen, den Blutcapillaren der cerebralen und spinalen Pia mater, ferner den in der Substanz des Zentralnervensystems befindlichen Blutcapillaren. Den zweiten Weg bezeichnet BOWSHER als den „*perineurolymphatischen*“ Weg. Nach SWEET und LOCKSLEY (1953) beträgt die Halbwertzeit der Aktivität auf der „*leptomeningovasculären*“ Absorptionsbahn bei subarachnoidal injiziertem, markiertem Eiweiß 10 min, auf der „*perineurolymphatischen*“ Bahn 9 Std. Nach BOWSHER (1957) zeigt die mathematische Analyse der Eiweißresorptionskurven aus dem subarachnoidalen Raum, daß der Ablauf der Kurven einen mehrfachen exponentiellen Charakter besitzt; dieser Umstand weist auf verschiedene Resorptionsbahnen hin. Aus diesen Untersuchungen gelangt er zur Schlußfolgerung, daß die sehr langsame und quantitativ geringen Transport abwickelnde „*perineurolymphatische*“ Bahn nur eine untergeordnete Bedeutung besitzt und der Weg erster Ordnung des Liquor-Eiweiß-Transportes unmittelbar die Blutbahn ist.

COURTICE und SIMMONDS (1951) haben in den subarachnoidalen Raum von Versuchstieren in homologem Plasma gelöstes Evansblau injiziert, sodann in bestimmten Zeitintervallen die Konzentration des Farbstoffes im Blut und in den Lymphen des Ductus thoracicus bzw. cervicalis bestimmt. Sie gelangten zur Feststellung, daß während der 3—4 Std des Versuches 10—19% des injizierten Farbstoffes im Blut erschien; während der gleichen Zeit transportierte der Ductus thoracicus nur 0,5% der injizierten Menge, die beiden cervicalen Lymphstämme hingegen 3—7%. Bei anderen Versuchen haben sie die beiden cervicalen Lymphstämme unterbunden und festgestellt, daß dies die Erscheinung des intracisternal injizierten Farbstoffes im Blut praktisch nicht veränderte.

Aufgrund ihrer Untersuchungen gelangten die Autoren zur Feststellung, daß beim Abtransport des Eiweißes aus dem subarachnoidalen Raum die Rolle des Blutkreislaufes entscheidend ist, die des Lymphkreislaufes dagegen vernachlässigt werden kann.

*In der Substanz des Zentralnervensystems sind keine Lymphgefäße vorhanden:* bis vor kurzem war die Literatur der Auffassung, daß das Zentralnervensystem auch kein solches System „braucht“, dessen Funktion darin bestünde, das Eiweiß aus dem Interstitium in die Gefäßbahn zurückzuführen. Seit PAUL EHRLICH wissen wir ja, daß intravenös eingespritzte saure Vitalfarbstoffe das Gewebe des Gehirns im allgemeinen nicht anfärben — das ist die Erscheinung der „Blut-Gehirn-Schranke“ —, doch bilden einzelne gut definierte Gebiete: Area postrema: Para-

[33] FÖLDI, KUKÁN, SZEGHY, GELLÉRT, KOZMA, POBERAI, ZOLTÁN und VARGA 1963.
[34] SPERANSKI 1950.

physe; die Wand des Recessus opticus; die Eminentia saccularis des Hypophysenstengels; Neurohypophyse und Corpus pineale eine Ausnahme: An diesen Stellen ist die Barriere „locker". Dies bedeutet, daß hier auch unter physiologischen Umständen Eiweißmoleküle aus den Gefäßen in das Gewebe des Gehirns übergehen. Was ist das Schicksal jener Eiweißmoleküle, welche in das *Mesenchym*(!) der „perivasculären" Räume und in die Wand der cerebralen Blutgefäße gelangen und welche in sämtlichen extracerebralen Blutgefäßen über die Vasa lymphatica vasorum abtransportiert werden? Was geschieht mit denjenigen Eiweißkörpern, welche auch unter normalen Umständen in das Gewebe des Gehirns gelangen und was geschieht mit jener bedeutenden Eiweißmenge, die unter pathologischen Umständen aus den Blutcapillaren in das Hirngewebe gelangt? Es genügt ja eine durch Einatmung von $CO_2$ hervorgerufene Hirngefäßerweiterung, daß die „Blut-Gehirn-Schranke" selbst den Virus der Poliomyelitis in die Gehirnsubstanz einläßt, von der aus den Gefäßen ausströmenden Eiweißmenge im Verlauf einer Encephalitis gar nicht zu sprechen. Sollten diese Eiweißkörper ausschließlich durch Gliazellen bzw. von Mesenchymzellen an Ort und Stelle beseitigt werden?[36]

Davson (1965) schreibt in seiner Monographie über die Flüssigkeiten des Auges und den Liquor cerebrospinalis: „Die Virchow-Robinschen perivasculären Räume müssen wir als mit Flüssigkeit gefüllte Gebilde betrachten, die die großen Gefäße umgeben, sobald diese die subarachnoidalen Räume verlassen. In der Tiefe des Nervengewebes ist es am richtigsten, diese Gebilde als potentielle Spalten aufzufassen, die in der capillären Region notwendigerweise mit dem extracellulären Raum verschmelzen ... Wenn eine kontinuierliche Flüssigkeitsfiltration und Resorption auf dem Gebiete der Capillaren vor sich geht, wie dies Starling im Jahre 1895 hinsichtlich anderer Stellen des Organismus postuliert hat, dann ist es möglich, die Virchow-Robinschen Räume als den *Lymphgefäßen äquivalente Gebilde* zu betrachten, die die überflüssige Flüssigkeit *in den subarachnoidalen* Raum transportieren und dadurch in gewissem Grade dazu beitragen, daß die cerebrospinale Flüssigkeit ihre endgültige chemische Zusammensetzung erhält. Eine unbezweifelbare Tatsache, daß, wenn sich infolge einer Anoxie ein Hirnödem entwickelt, die Virchow-Robinschen Räume sich mit Flüssigkeit füllen und histologisch sehr ausgeprägt werden". Über die neuropathologischen und funktionellen Folgeerscheinungen einer radikalen cervicalen Lymphblockade im Zentralnervensystem wird später berichtet werden (S. 289). Die Existenz einer auf der Basis einer cervicalen Lymphostase beruhenden Krankheit, der *lymphostatischen Encephalopathie,* ist ein eindeutig klarer Beweis dafür, daß das Lymphgefäßsystem im normalen Flüssigkeits- und Eiweißhaushalt des Gehirns eine ausschlaggebende Rolle spielt. Das Studium der lymphostatischen Encephalopathie lieferte auch den Schlüssel zum Paradoxon: fehlende Lymphgefäße im Gehirn an der einen Seite und lymphostatische Hirnerkrankung an der anderen und führte zur Entdeckung des prälymphatischen Systems innerhalb der Wand der cerebralen Blutgefäße, dessen elektronenoptisch nachweisbarer Anfang sich innerhalb der Substanz der Basalmembranen der cerebralen Blutcapillaren befindet und dessen lichtmikroskopisch erkennbarer Teil tatsächlich den Virchow-Robinschen „perivasculären" oder — wahrscheinlich richtiger — *intraadventitiellen* Räumen entspricht. Die *Virchow-Robinschen Räume setzen sich kontinuierlich auf die cervicalen Abschnitte der Blutgefäße fort:* hier, am Halse, tritt dann ihr Inhalt in die Vasa lymphatica vasorum über.

Wird beim Hund in die Hirnsubstanz Tusche injiziert, so kann diese, in Serienschnitten, in den intracerebralen Virchow-Robinschen Räumen, im Intraadventitialraum der cervicalen

[36] Hager 1968.

Blutgefäße, im Lumen der perivasalen cervicalen Lymphgefäße und innerhalb der cervicalen Lymphknoten nachgewiesen werden[37].

Es ist eine wohlbekannte Tatsache, daß in der menschlichen Pathologie in den Virchow-Robinschen *Transportkanälen* bei Hirnblutungen Hämoglobin, bei Hirntumoren Tumorzellen und bei Encephalitiden eiweißreiches celluläres Exsudat erscheinen kann[38]. KLATZO, WISNIEWSKI und SMITH (1965) injizierten markiertes Serumalbumin intrathecal und wiesen es in der Wand von oberflächlich gelegenen Hirnarterien nach. Was ist der biologische Sinn dieser Erscheinung, wenn nicht eine Anhäufung in einer Transportbahn? GOLDBERG (1970) verfolgte bei Fällen von obliterativer Pachymeningitis in Serienschnitten die Blutgefäße von den Hirnhäuten an bis tief in die Hirnsubstanz hinein und berichtete, infolge der Lymphstauung erweiterte *vasa lymphatica* gefunden zu haben. Er warf den interessanten Gedanken auf: "... that lymphoid cell cerebral perivascular cuffing observed in malignant and benign ... lymphoprolipherative diseases is most probably related to the involvement of Vasa lymphatica vasorum as observed in other organs". GOLDBERG, BEERI und GAYER (1970) sollen Vasa lymphatica vasorum bis in die basalen Kerne, das Kleinhirn und das verlängerte Mark hinab verfolgt haben. Eine radikale cervicale Lymphblockade führt zur Rückstauung innerhalb des gesamten intravasalen prälymphatisch-lymphatischen Drainagesystems mit einer charakteristischen Schädigung der cerebralen Blutcapillaren („*Lymphostatische Hämangiopathie*") (s. S. 290).

Im Gegensatz zur früheren Auffassung spielt also das Lymphgefäßsystem im Flüssigkeitshaushalt des Gehirns eine fundamentale Rolle. Der Lymphstrom ist kein vernachlässigbarer, unwichtiger Umweg: Aus der Substanz des Gehirns und der cerebralen Blutgefäße können gewisse lymphpflichtige Substanzen — Eiweiß und an Eiweiß absorbierte Stoffe — in Richtung des Blutkreislaufes nicht resorbiert werden, ihr Abtransport kann nur durch die Lymphbahn erfolgen.

### f) Orbita und Auge

Jedes Lehrbuch erwähnt die Lymphgefäße der *Augenlider* und der *Bindehaut*. Im *Inneren des Auges* sind aber nach der heute allgemein anerkannten Ansicht *keine* Lymphgefäße. Nach YOFFEY und COURTICE (1956) „sind die Blutcapillaren des Auges gegenüber Eiweiß unter normalen Umständen in hohem Grad undurchlässig; das Flüssigkeitsgleichgewicht hält die Resorption in Richtung der Blutgefäße aufrecht. Wenn Eiweiß oder corpusculäre Elemente in das Kammerwasser eintreten, können diese von den Endothelzellen der Iris aufgenommen werden, oder die dort vorhandenen Fermente können sie zu Aminosäuren abbauen". ADLER (1959) wirft in seiner Monographie über die Physiologie des Auges die Frage auf, weshalb im Auge keine Lymphgefäße vorhanden sind und antwortet darauf wie folgt: „Die wahrscheinliche Erklärung dieses Umstandes ist, daß die intraoculären Blutgefäße gegenüber Eiweiß im hohen Grad undurchgänglich sind, und aus diesem Grunde ist kein System *notwendig*, dessen Funktion die Rücklieferung des Eiweißes in die Gefäßbahn ist." Zur Klarstellung der Begriffe sei auch in diesem Zusammenhang betont, daß wir unter Lymphe eine intralymphvasculäre Flüssigkeit verstehen; wenn deshalb gewisse Autoren im Zusammenhang mit der Entstehung des Papillenödems über „Lymphstrom", über „Lymphbahnen" und über „Lymphscheiden" innerhalb des Sehnervs sprechen, so werden die Gewebsflüssigkeit unrichtig als Lymphe und die Gewebsspalten als Lymphgefäße bezeichnet.

[37] FÖLDI, CSILLIK, KOZMA und ZOLTÁN (unveröffentlicht).
[38] CSANDA, FÖLDI, OBÁL und ZOLTÁN 1968.

Das Problem der lymphatischen Drainage des Auges wurde durch die Untersuchung der Folgen einer radikalen cervicalen Lymphblockade auf das Auge untersucht.

Drei Tage nach der Unterbindung der Lymphgefäße und Lymphknoten des Halses beim Hund wurde der Arcus zygomaticus reseziert und die Regio retrobulbaris freipräpariert.

Die Tatsache, daß Fascien, Augenmuskeln, Bindegewebe und Fettgewebe das Bild einer massiven ödematösen Durchtränkung zeigten, lieferte bereits den ersten eindeutigen Beweis dafür, daß das Lymphgefäßsystem bei der Drainage dieses Gebietes eine wichtige Rolle spielt[39]. Den zweiten Beweis lieferte die folgende Versuchsanordnung:

Beim Hund wurde vorerst an der einen Seite intracorneal homologes Serum injiziert und dessen Resorptionsgeschwindigkeit mit Hilfe einer Spaltlampe verfolgt. Nachher wurde eine cervicale Lymphblockade durchgeführt und der Versuch am zweiten Auge wiederholt. Es zeigte sich, daß die Resorptionsgeschwindigkeit nach der Lymphblockade in bedeutendem und statistisch signifikantem Maß herabgesetzt war. Bei normalen und bei scheinoperierten Hunden erfolgte die Resorption im Durchschnitt nach 6 Tagen; bei verschlossenen cervicalen Lymphbahnen betrug die Resorption durchschnittlich 15 Tage (S. 291).

Den dritten Beweis lieferte die Entdeckung der Tatsache, daß infolge einer cervicalen Lymphblockade eine weitgehende Schädigung in der Struktur der Sehnerven und der Retina zu beobachten ist[40].

Es sei mit Nachdruck betont, daß im Inneren des Auges keine Lymphgefäße vorhanden sind. Lymphgefäße befinden sich nur in der Bindehaut und, wie im Zusammenhang mit der lymphatischen Drainage des ZNS beschrieben, im Bindegewebe der Orbita.

Der Subarachnoidalraum und das Auge bilden hinsichtlich ihres Flüssigkeitskreislaufes eine funktionelle Einheit:

Injiziert man beim Hund intrazisternal Lipiodol ultrafluid (Guerbet), so kann man das Kontrastmittel sowohl röntgenologisch als auch histologisch innerhalb des Gewebes der Sklera nachweisen[41].

Eine ausgedehnte Verbindung zwischen dem Auge und dem Lymphgefäßsystem stellen die innerhalb der Wand der Blutgefäße befindlichen „prälymphatischen" Bahnen dar. Den eindeutigen Beweis dafür lieferte der Nachweis einer infolge einer cervicalen Lymphstauung auftretenden *„lymphostatischen retinalen Hämangiopathie"* (S. 291).

## g) Blutgefäße

In die Wand der Blutgefäße, der Arterien und Venen, dringen — teils der Nutrition, teils der Gewebereinigung dienend — aus zwei Richtungen Wasser, Plasmaproteine und Lipide ein: a) aus dem Lumen, direkt aus dem Blutstrom, durch die Endothelbekleidung; b) aus den Blutcapillaren der Vasa vasorum. Die Gefäßwand wird also ständig durch eine eiweiß- und lipoidhaltige Flüssigkeit perfundiert; die eigenen Lymphgefäße der Blutgefäße — Vasa lymphatica vasorum — sorgen für den Abtransport der lymphpflichtigen Stoffe.

Johnson (1969) erbrachte den Beweis, daß die Lymphcapillaren der Arterien in der Adventitia, diejenigen der Venen sowohl in der Adventitia als auch in der Media aufzufinden sind. Dies bedeutet selbstverständlich keinesfalls, daß die Media der Arterien keine lymphatische Drainage benötige, es scheint sich lediglich darum zu handeln, daß der arterielle Blutdruck und die arteriellen Pulsationen den Gewebssaft aus Intima und Media bis in die Adventitia hinauszupressen in der Lage sind; beim niedrigen venösen Druck und bei den relativ spärlichen

[39] Földi 1963. [40] Földi, Csanda, Zoltán und Dobranovics 1957.
[41] Földi, Szenes, Kahán, Thury und Zoltán 1967.

Eigenbewegungen der Venen muß dagegen der Gewebssaft aus der Intima und Media bereits aus der Media abtransportiert werden.

Ein eindeutiger Beweis dafür, daß nicht nur die Wand der Arterien und Venen, sondern auch die Basalmembran der Blutcapillaren, welche sowohl biochemisch und strukturell als auch in funktioneller Hinsicht der Grundsubstanz des Bindegewebes entsprechen, eines ständigen Abtransportes von Eiweißkörpern und Lipiden bedürfen, ist die Tatsache, daß infolge einer mechanischen Insuffizienz der hämangialen Lymphströmung — zumindest in den Blutcapillaren des Gehirns und der Retina, wo sich in der Nähe keine Lymphgefäße befinden — nicht nur die größeren Blutgefäße, sondern auch die Blutcapillaren erkranken („Lymphostatische Hämangiopathie"). In den Blutcapillaren dieser Organe existiert neben dem Blutstrom innerhalb des Lumens und dem bekannten transversal verlaufenden Transportweg noch eine dritte Transportbahn: ein longitudinal verlaufender, filmförmiger, prälymphatischer Flüssigkeitsstrom, auf welchem die Gewebsflüssigkeit die Lymphcapillaren durch Diffusion erreichen muß, um durch die Lymphgefäße abtransportiert werden zu können. Ob in solchen Geweben, welche über eigene Lymphgefäße verfügen, die lymphatische Drainage der Blutcapillarwand ebenfalls auf diesem Wege geschieht oder mit dem umgebenden Bindegewebe zusammen von lymphpflichtigen Substanzen gereinigt wird, ist noch nicht untersucht worden. Wir wissen aber, daß die größeren Blutgefäße in solchen Gebieten lymphostatische Veränderungen aufweisen.

Hauss (1963) bezeichnet denjenigen Weg, durch welchen der extravasale Stofftransport vom Capillarvolumen zu den Zellen fließt, als „Transitstrecke". Sie besteht aus dem Endothelsaum der Blutcapillaren sowie aus einer „Mucopolysaccharidzone": Letztere setzt sich aus der Basalmembran der Capillare und der Grundsubstanz des Bindegewebes zusammen. Eine Besonderheit für die „Transitstrecken" innerhalb der Blutgefäßwand ist die Tatsache, daß der Stofftransport für den größten Teil der Gefäßwand auf außerordentlich langen Transitstrecken läuft. Diese Besonderheiten der inneren Säfteströmungen bzw. der lymphatischen Drainage der Blutgefäßwand müssen bei der Analyse sämtlicher angiologischer Krankheitsbilder zweifelsohne in Betracht gezogen werden, wobei auch diejenigen Tatsachen nicht vernachlässigt werden dürfen, daß sich die Pulsation der Arterien auf die Strömung der Lymphe in den benachbarten Lymphgefäßen direkt auswirkt und daß sich eine primäre Arterien- bzw. Venenerkrankung leicht sekundär auf die begleitenden Lymphgefäße ausbreiten kann und umgekehrt, eine Lymphangitis und Perilymphangitis sehr leicht die Blutgefäße in Mitleidenschaft ziehen[42].

## III. Die Strömung der Lymphe

Beim Frosch sorgen sich rhythmisch, mit einer Frequenz von 50—60/min kontrahierende *Lymphherzen* für die Weiterbeförderung der Lymphe; werden diese operativ oder pharmakologisch ausgeschaltet, so hört die Strömung der Lymphe auf, das Tier schwillt in kurzer Zeit ödematös an und geht zugrunde. Beim Säugetier sind keine Lymphherzen vorhanden, die Lymphgefäße selbst pulsieren jedoch rhythmisch[43]. Mislin (1961) bezeichnet das von zwei benachbarten Klappen begrenzte Lymphgefäßsegment als *Lymphangion*. Jedes einzelne Lymphangion des isolierten Lymphgefäßes ist ein aktives, autonomes, pulsierendes Gebilde. Beim isolierten Chylusgefäß des Meerschweinchens beträgt die Frequenz der Kontraktionen 8—20 min. Eine Autoregulation von besonderem physiologischen Interesse ist die von Smith (1949) beschriebene Tatsache, daß eine Erhöhung des intralymphatischen Druckes zum Anstieg der Lymphpulsfrequenz führt. Dies bedeutet, daß eine Mehrproduktion an Lymphe automatisch zum beschleunigten Lymphabtransport führt. Nach Mislin ist die Frequenz der Lymphangiokontraktionen auch temperaturabhängig; die Frequenz nimmt bei Temperatur-

[42] Földi 1970. [43] Haefeli und Gross 1952.

anstieg zu. Adrenalin, Noradrenalin und Cumarin erhöhen die Frequenz ebenfalls. MISLIN (1961) ist es auch gelungen, mit Hilfe von Aspirationselektroden von den Lymphangionen der isolierten Mesenteriallymphgefäße des Meerschweinchens *Elektrolymphangiogrammata* aufzunehmen.

KINMONTH und TAYLOR (1956) waren die ersten, die während operativer Eingriffe beim Menschen rhythmische Kontraktionen (Frequenz: 2—5/min) der lumbalen Lymphgefäße beobachteten und filmten. Wurde das Operationsfeld durch Näherbringen einer portablen Operationslampe erwärmt, so kam es sofort zu einem Frequenzanstieg; ein Freipräparieren der Lymphstämme aus dem lockeren Bindegewebe führte dagegen zu einer Hemmung der Pulsation. EDWARDS, GOUGH, KINMONTH und PIERCE (1964) konnten beim Menschen unter Lipiodol-ultrafluid (GUERBET) — Lymphographie — am Ductus thoracicus Spontankontraktionen mit einer Frequenz von 1—4/min röntgenkinematographisch festhalten. Die Frequenz wurde durch Trinkenlassen von Milch erhöht. — SZEGVÁRI, LAKOS, SZONTÁGH und FÖLDI (1964) zeigten an 20 Patienten lymphoskopisch, daß die Lymphangionen der subcutanen Lymphgefäße am Fußrücken des Menschen mit einer Frequenz von 4—5/min pulsieren, und zwar wurden sowohl transversale als auch longitudinale — wurmartige — Kontraktionen und Erschlaffungen beobachtet und photographiert. Die Voraussetzung war jedoch eine Operation unter oberflächlicher allgemeiner Anaesthesie; ein Tropfen einer 0,5%igen Procainlösung brachte die pulsierenden Lymphgefäße binnen 8—10 sec zur Dilatation und zum Stillstand: Es entstand eine *Lymphangioparalyse*. Wurden die Lymphgefäße zur Lymphographie unter Lokalanaesthesie freipräpariert, so waren sie unbeweglich. SZEGVÁRI u. Mitarb. beobachteten weiterhin, daß ein geringer mechanischer Reiz, z.B. Berührung der Umgebung eines pulsierenden Lymphgefäßes mit einer Pinzette oder die lokale Applikation einer Adrenalin- oder Histaminlösung, einen *Lymphangiospasmus* mit Aufhören der Kontraktionen herbeiführt. Ein Tropfen physiologischer Kochsalzlösung mit einer Temperatur von 20°C hatte eine ähnliche Wirkung.

WALDECK (1965a, b) analysierte die Bedeutung aktiver Kontraktionen für den Lymphtransport, indem er bei der Ratte einerseits in Leber- und Darmlymphgefäßen diejenigen Druckwerte verfolgte, welche sich nach Verschluß einstellen, andererseits in isolierten Lymphgefäßabschnitten Druckmessungen vornahm. Es zeigte sich, daß der Druck innerhalb eines in situ verschlossenen Lymphgefäßes in etwa 10—20 min in Begleitung von rhythmischen Druckschwankungen bis auf 15—40 cm $H_2O$, im Mittelwert auf 27 cm $H_2O$, steigt; nach Ablauf einer Kontraktion wird der Druck stets um einen geringen Betrag erhöht. Die Frequenz der Gefäßpulsationen nimmt mit steigendem Druck zu; WALDECK beobachtete Pulsationsfrequenzen bis zu 65/min! Die Druckamplituden verändern sich in Abhängigkeit vom mittleren Druck: Bei geringem Druck sind sie relativ klein; bis zu etwa 15 cm $H_2O$ werden sie immer größer, um bei höherem Druck wieder abzunehmen. Nach Erreichen des Maximaldruckes sind sie am kleinsten, verschwinden jedoch auch hier nicht vollständig. Das Minutenvolumen sowie das Schlagvolumen der Lymphe nehmen bei steigendem Druck ab. An den einzelnen Lymphgefäßabschnitten erhielt WALDECK ähnliche Ruhedehnungskurven, sowie Werte für isotonische und isometrische Maxima, wie sie von der Herzmuskulatur bekannt sind; wegen der geringen Muskelmasse der Lymphgefäße verlaufen aber die beiden Kurven der Maxima nahe bei der Ruhedehnungskurve. Durch Multiplikation des Lymphschlagvolumens mit den zugehörigen Drucken berechnete WALDECK die Druckvolumenarbeit des Lymphgefäßabschnittes in Abhängigkeit vom Druck. Von 0 ausgehend, durchläuft die auf diese Weise ermittelte Kurve ein bei etwa 10—15 cm $H_2O$ liegendes Maximum, um bei höheren Druckwerten

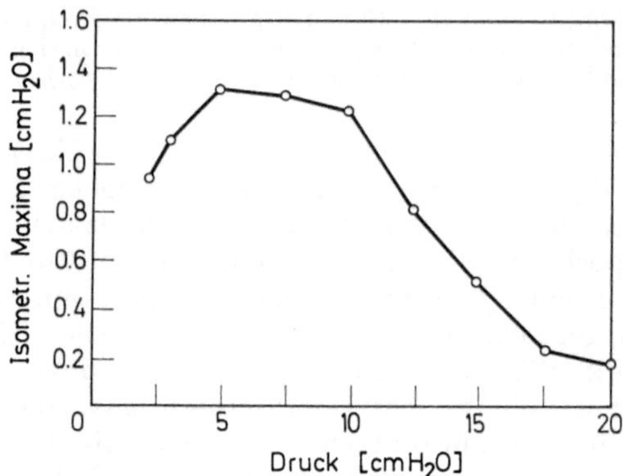


Abb. 5. Maximale Druckentwicklung eines Lymphgefäßabschnittes bei isovolumetrischer Kontraktion in Abhängigkeit vom Ausgangsdruck. (WALDECK 1965)

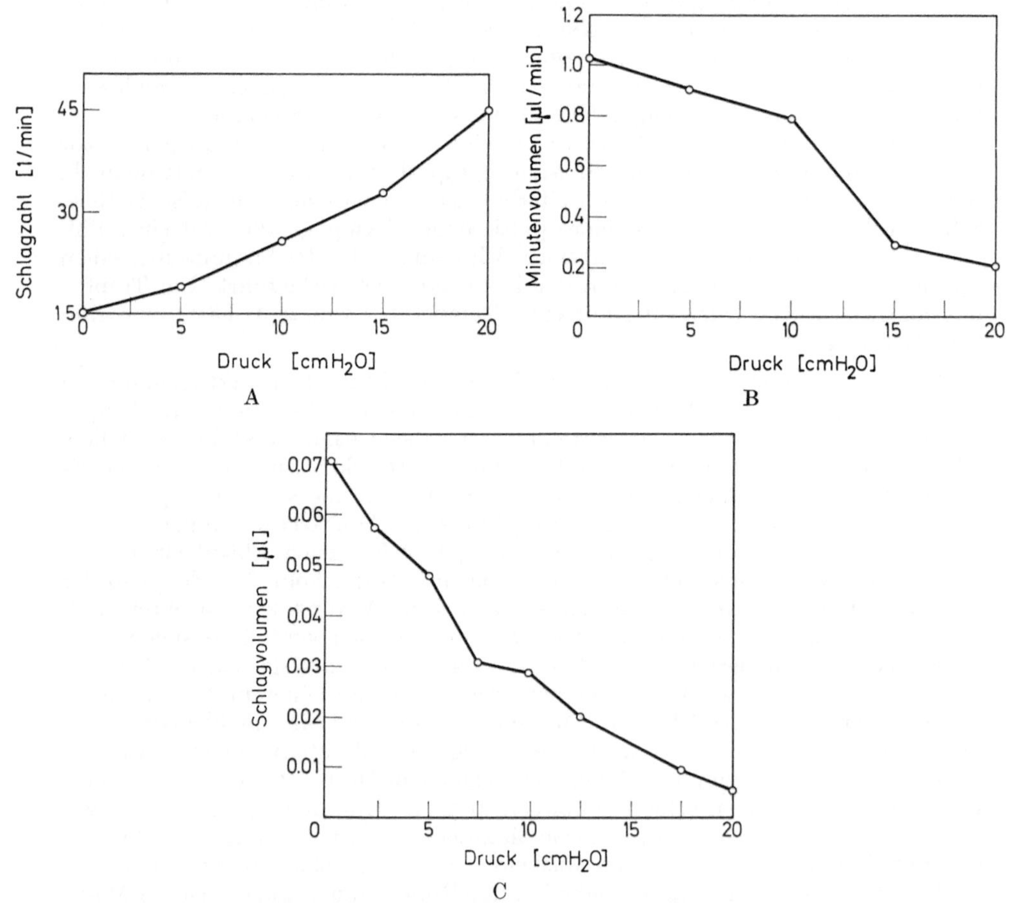

Abb. 6. Kurve A zeigt die Kontraktionsfrequenz eines Lymphgefäßabschnittes in Abhängigkeit des Druckes. In Kurve B ist das Stromzeitvolumen der Leberlymphe bei Ausscheidung gegen verschieden hohe Drücke wiedergegeben. Aus Kurve C ist das Schlagvolumen eines Lymphgefäßabschnittes bei Ausscheidung der Lymphe gegen verschieden hohe Drücke zu entnehmen. (WALDECK 1965)

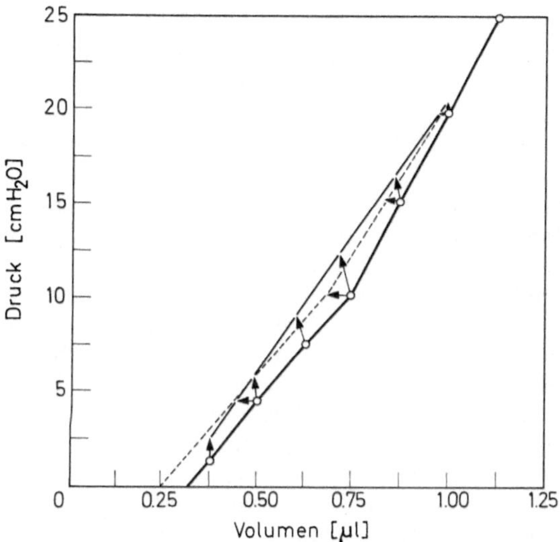


Abb. 7. Ruhedehnungskurve eines isolierten Lymphgefäßabschnittes mit den Kurven der isometrischen und isotonischen Maxima. Die beiden letzteren Kurven verlaufen dicht bei der Ruhedehnungskurve, was auf der geringen Muskelmasse der Gefäße beruhen dürfte. (WALDECK 1965)

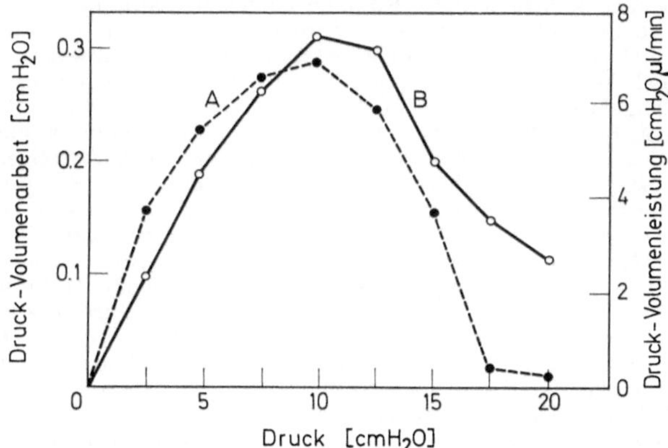


Abb. 8. Arbeit eines Lymphgefäßabschnittes (Kurve A, linke Ordinate) und Leistung des gleichen Segmentes (Kurve B, rechte Ordinate) in Abhängigkeit vom Druck. In Kurve B ist der Abfall bei Drucken über 10 cm $H_2O$ deutlich weniger als in der Kurve A, was durch die Frequenzsteigerung bei diesen Drucken zu deuten ist. (WALDECK 1965)

steil abzufallen (Abb. 5—8). Diese hohen Drucke im verschlossenen Lymphgefäß kommen durch die Addition der von den einzelnen Lymphangionen entwickelten Drucke zustande: Einzelne isolierte Klappeneinheiten erzeugen bei isovolumetrischer Kontraktion Drucke bis zu 2 cm $H_2O$. WALDECK erbrachte den Beweis, daß Atmung, peristaltische Bewegungen des Oesophagus, Druck in den Gallenwegen usw. weder für den maximalen Lymphdruck noch für dessen Einstellung mitverantwortlich sind; nur bei stark erhöhter Lymphbildung mit gleichzeitig bestehender Abflußstörung mißt er der Atmung bei der Lymphokinetik eine gewisse Rolle zu.

Die Vorgänge, welche sich nach dem Verschluß eines Lymphgefäßes abspielen, faßt WALDECK wie folgt zusammen: „Das Segment, in das der Schlauch eingebunden ist, kontrahiert sich nach Abschluß des Systems isovolumetrisch. Dabei sind Druckschwankungen, aber kein Druckanstieg zu beobachten. Ein solcher findet erst statt, wenn die Füllung des Segments durch Flüssigkeitsauswurf aus dem vorgeschalteten Gefäßabschnitt erhöht wird. Das ist in einem solchen Moment ohne weiteres möglich, wenn der Druck in dem stromabwärts liegenden Segment nicht gerade ein Maximum hat. In dieser Weise können durch die Vielzahl hintereinandergeschalteter Elemente Maximaldrucke wie die gemessenen erreicht werden. Die Enddrucke werden demnach durch die Zahl der contractilen Einheiten und deren Vermögen, Druck zu entwickeln, bestimmt. Nach Erreichen des Maximums in dem verschlossenen Segment müßte der Druck im Verlaufe des Lymphgefäßes zum Quellorgan abschnittsweise geringer sein und in den Lymphcapillaren ein Minimum aufweisen. Wird nun die Lymphe aus den Lymphcapillaren durch eine erhöhte vis a tergo in die Klappen enthaltenden Gänge abgegeben, so wäre theoretisch eine Steigerung des Maximaldruckes um diesen Betrag zu erwarten. Praktisch würde ein solcher Effekt jedoch gar nicht oder nur abgeschwächt auftreten, da ein einzelner Gefäßabschnitt bei höheren Drucken nur noch geringere zusätzliche Drucke erzeugen kann."

HALL, MORRIS und WOLLEY (1965) nahmen beim nicht narkotisierten, sich frei bewegenden Schaf chronische Lymphkanülierungsversuche vor; in den Verlauf der poplitealen, lumbalen, ovarialen, cervicalen, intestinalen und mammalen Lymphgefäße sowie in denjenigen des Brustmilchganges und der Leber wurden einerseits gewöhnliche, andererseits mit einem T-Seitenstück versehene kontinuierliche Kanülen eingebaut. Auf diese Weise konnten die Enddrucke sowie die Seitendrucke gemessen werden. Die Lymphe strömte stets intermittierend in einem den Lymphgefäßpulsationen entsprechenden charakteristischen Rhythmus, welcher ausschließlich beim Brustmilchgang von den Atembewegungen beeinflußt war. Die Frequenz der Lymphgefäßpulsationen bewegte sich zwischen 1 und 30/min und verursachte Pulsdrucke zwischen 1 und 25 mm Hg. Zwischen Lymphflußvolumina und Lymphgefäßkontraktionen bestand ein enger Zusammenhang. Bei künstlicher Steigerung des intralymphatischen Drucks durch Emporheben der Kanüle in Form eines Steigrohrs erhöhte sich die Pulsfrequenz; die Pulsationen hörten auch dann nicht auf, als der Lymphfluß infolge der Druckerhöhung bereits zum Stillstand gebracht wurde. Interessant und mit der an unbeweglichen narkotisierten Tieren gewonnenen Erfahrungen beruhenden Auffassung über die Lymphokinetik im Widerspruch stehend ist die Feststellung, wonach Muskelkontraktionen den Lymphfluß der Extremitäten zwar fördern, jedoch nicht mehr als 5% der durch die Eigenkontraktion geleisteten Pulsamplituden betragen. Diese Beobachtung trifft auch für die Darmbewegungen und die Atmung bei den Lymphbahnen des Bauchraumes zu. Eine Erhöhung der Lymphproduktion durch intravenöse Flüssigkeitsinfusion führt zum Anstieg der Pulsfrequenz der Lymphgefäße (Abb. 9, 10). Nur am cranialen Ende des Brustmilchganges hat die Atmung auf den Lymphfluß eine starke Saugwirkung. Eine intralymphatische Adrenalininjektion erhöhte den Lymphdruck, die Lymphpulsfrequenz und den Lymphfluß prompt.

Eine *Narkose* bringt diesen wunderbar eingespielten Mechanismus, den HALL MORRIS und WOLLEY (1965) folgendermaßen zusammenfassen, zum Stillstand: "The system responsible for the propulsion of lymph in the sheep would seem to function in many respects in a way analogous to the lymph hearts of lower animal forms. As interstitial fluid forms, the increase in tension in the tissue spaces and muscle movements would force lymph into the absorbing terminals of the lymphatic system. Once in the lymphatics the rhythmic contractions of these valved vessels propel the lymph rapidly into the main lymph ducts. In the thorax the additional factor of respiratory pressure fluctuations helps to carry the lymph into the venous system. As the rate and amplitude of contractions of the lymphatic vessels is influenced by the amount of fluid entering the lymphatics, an *important intrinsic mechanism exists in the lymphatic vessels which regulates the removal of fluid from the tissue spaces of various parts of the body, at a rate proportional to its rate of formation.*"

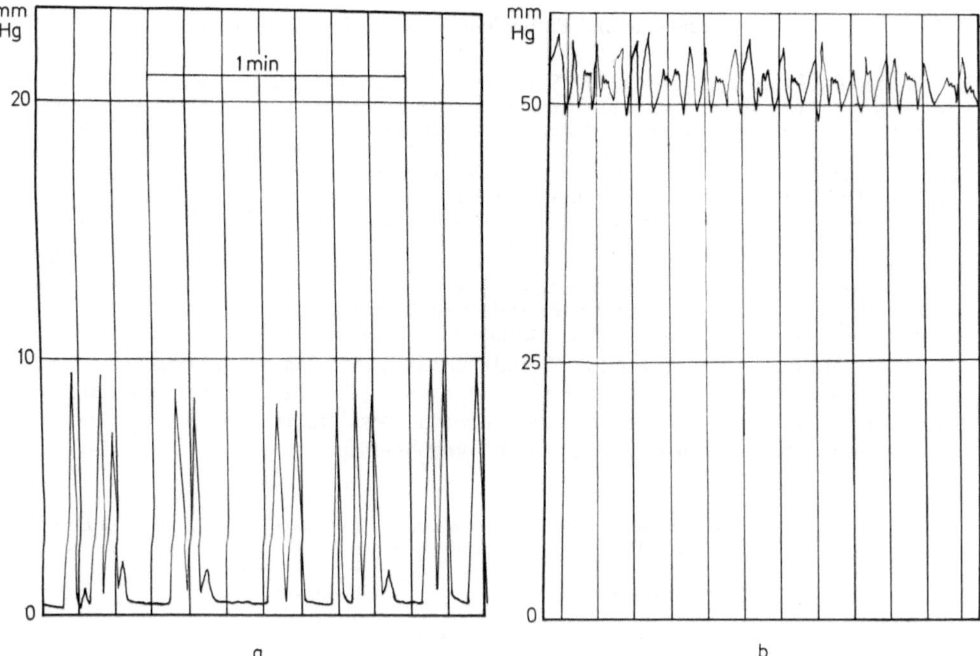


Abb. 9a u. b. Intralymphatischer Druck im lumbalen Lymphstamm eines stehenden Schafes. Das Lymphgefäß ist kanüliert; die Lymphe fließt ins Freie. a Ruhestand; Ausflußhöhe entspricht dem Kopf des Humerus. Lymphflußstundenvolumen = 12 ml; Pulsfrequenz = 8/min. b Hochheben der Kanüleöffnung 68 cm über den Kopf des Humerus. Lymphfluß = 0; Pulsationsfrequenz = 22/min. (HALL, MORRIS und WOOLLEY 1964)

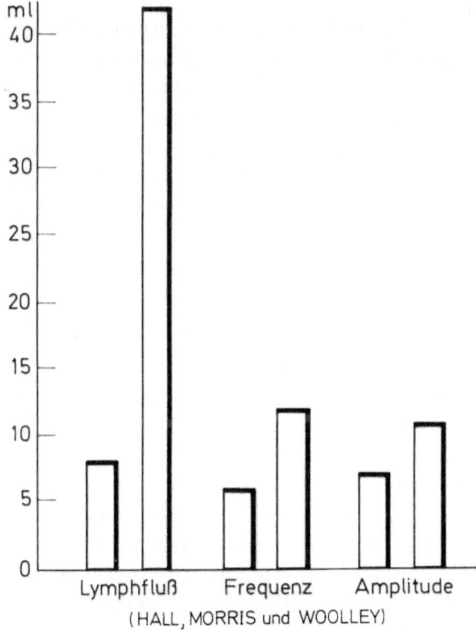


Abb. 10. Nach einer intravenösen Infusion einer Lockeschen Lösung steigt das Lymphflußstundenvolumen im kanülierten lumbalen Lymphstamm des Schafes vom Ausgangswert von 8 ml bis auf 42,4 ml. Zur gleichen Zeit verdoppelt sich die Frequenz der Kontraktionen, und die Pulsamplitude steigt von 7,2 mm Hg bis auf 10,6 mm Hg. (HALL, MORRIS und WOOLLEY 1964)

RUSZNYÁK, FÖLDI und SZABÓ (1969) führten durch elektrische Reizung des sympathischen Grenzstranges beim Hund einen lymphographisch nachweisbaren *Lymphangiospasmus* herbei. Die Kapsel sowie die Trabeculae der *Lymphknoten* enthalten glatte Muskelfasern. Isolierte, in Ringerscher Lösung suspendierte mesenteriale Lymphknoten der Ratte und des Hundes können durch Zugabe von Adrenalin zur Kontraktion gebracht werden. Die Möglichkeit, daß diese Kontraktion von den innerhalb des Lymphknotens befindlichen Blutgefäßen stammen könnte, wurde von FLOREY (1927) aufgeworfen, durch Kontrollversuche jedoch, in welchen unter denselben Bedingungen andere Organe keine Kontraktion zeigten, wieder von der Hand gewiesen. Zwar haben YOFFEY und COURTICE (1956) bei der Perfusion des poplitealen Lymphknotens beim Hund durch Adrenalinzusatz keine Kontraktionen beobachten können, dennoch muß damit gerechnet werden, daß die Kontraktionsfähigkeit der Lymphknoten bei der Propulsion der Lymphe eine — zumindest additionelle — Rolle spielen kann.

PAPP, MAKARA und HAITMAN (1969) bestimmten den *Strömungswiderstand* verschiedener Gebiete des Lymphgefäßapparates (Tabelle 2). Von besonderem Interesse ist die Feststellung, daß der Strömungswiderstand der Lymphknoten etwa 100mal größer ist als derjenige der Lymphgefäße.

Tabelle 2. *Der Strömungswiderstand verschiedener Gebiete des Lymphgefäßapparates beim Hund.* (Nach PAPP, MAKARA und HAITMAN 1969)

| Ort der Bestimmung | Widerstand (mmHg/ml) |
|---|---|
| Ductus thoracicus | 0,17 ± 0,04 |
| Truncus intestinalis | 0,40 ± 0,06 |
| Cervicaler Lymphknoten | 51,43 ± 8,06 |
| Abdominaler Lymphknoten | 113,07 ± 30,16 |
| Poplitealer Lymphknoten | 43,73 ± 5,94 |

Selbstverständlich sind funktionsfähige Klappen die Conditio sine qua non für die normale Lymphströmung. Sie ermöglichen das einwandfreie Arbeiten der Lymphangionen sowie auch, daß verschiedene indirekte Kräfteeinwirkungen — wie Muskelkontraktionen, Darmzotten- und Darmbewegungen, Atembewegungen, Arterienpulsationen — bei der Weiterbeförderung der Lymphe mitwirken können. HANTOS[44] konstruierte ein analogelektrisches lymphodynamisches Modell, mit dessen Hilfe es möglich wurde, u.a. die Wirkung der Arterienpulsationen und der Atembewegungen auf die Lymphströmung zu untersuchen. Bei gleichbleibender „Herzfrequenz", konstantem „arteriellem", „venösem" und „Capillardruck" stieg im „Brustmilchgang" die „Lymphströmung" sowohl nach Erhöhung der „arteriellen Pulsamplitude" als derjeniger der „Atembewegungen" — und umgekehrt.

Die Frage der *Zusammensetzung der Lymphe* wird an anderer Stelle dieses Buches ausführlich behandelt (S. 311); an dieser Stelle sollen deshalb nur diejenigen Veränderungen, welche diese während der Strömung der Lymphe von den Lymphcapillaren bis zum Angulus venosus erfährt, erörtert werden. Wir sahen, daß infolge der — strukturbedingten — großen Permeabilität der Lymphcapillaren bereits in der äußersten Peripherie des Lymphgefäßapparates eine gewisse Konzentrierung der Lymphe stattfinden kann. Dieser Prozeß kann nun während der Strömung der Lymphe in den kleineren und größeren Lymphgefäßen, in den Lymphknoten und selbst im Brustmilchgang weitergehen. Substanzen mit einem Molekulargewicht unter 2000 verlassen die Lymphgefäße in bedeutenden Mengen und werden durch die in der Nachbarschaft befindlichen Blutcapillaren resorbiert. Diese Tatsache wurde zuerst von HUDACK und MCMASTER (1932) beschrieben.

[44] HANTOS 1969 (unveröffentlicht).

Die Autoren injizierten in die Haut der Ohrmuschel der Maus verschiedene Farbstoffe, deren prompter Eintritt in das Lumen der Lymphgefäße eine Lymphoskopie ermöglichte, und beobachteten, daß die diffusiblen Farbstoffe Trypanrot, Bromphenolblau und Neptunblau die Lymphbahnen rasch wieder verließen. RUSZNYÁK, FÖLDI und SZABÓ (1969) injizierten die fluorescierenden Farbstoffe Thiazinrot und Acridingelb direkt in die Chylusgefäße der Katze und konnten unter der Quarzlampe den Austritt der Farbstoffe aus den Lymphgefäßen beobachten.

Der Austritt wäßriger lymphographischer Kontrastmittel aus den Lymphgefäßen ist eine konstante Erscheinung; eine Erhöhung des Injektionsdruckes steigert diesen Austritt noch weiter.

FÖLDI und ZOLTÁN (1965) banden beim Hund in die Cisterna chyli eine Kanüle cranialwärts und eine andere am Hals in den Brustmilchgang caudalwärts und durchströmten den Ductus thoracicus mit vor dessen Isolierung gewonnener Lymphe, welcher $^{24}$Na bei gemengt war. Die Radioaktivität stieg im Blut rasch und steil an, ohne daß diese Erscheinung durch etwaige lymphatikovenöse Anastomosen hätte erklärt werden können. Ein mildes mechanisches bzw. thermisches Trauma genügt, um diese Permeabilität noch weiter zu erhöhen.

Die Feinstruktur der meistens basalmembranlosen Lymphgefäße ist die morphologische Basis dieser großen Permeabilität; nach CASLEY-SMITH (1967a) können die kleineren Moleküle durch geschlossene Interendothelialzelljunktionen — selbst durch Zonulae occludentes — passieren; Eiweißkörper und selbstverständlich corpusculäre Elemente werden hier zurückgehalten. In den Versuchen von PATTERSON, BALLARD, WASSERMAN und MAYERSON (1958) verschwanden jedoch unterwegs zum Brustmilchgang selbst 3% der in die Lymphgefäße injizierten markierten Eiweißkörper!

Es ist von großer pathophysiologischer Bedeutung, daß eine Erhöhung des intralymphatischen Drucks, eine Stagnation der Lymphe, die Permeabilität der Lymphbahnen noch weiter erhöht; auf diese Weise entsteht ein „*Perilymphvasculäres Ödem*". Gegensätzliche Auffassungen bestehen hinsichtlich der Frage, ob innerhalb der Lymphknoten ein Teil des Lymphwassers über die Blutbahn resorbiert würde. YOFFEY und COURTICE (1956) lehnen diese Möglichkeit kategorisch ab. KUBIK (1952) meint dagegen, daß die Angioarchitektonik in den Lymphknoten für eine Flüssigkeitsresorption spräche: Die Arterien der Lymphknoten sind auffallend weit; sie bilden innerhalb der Randsinus ein außerordentlich reiches und feines Capillarnetz, wobei jeder einzelne Follikel von einem dichten Capillarnetz umgeben ist. Die strahlenförmige Anordnung der Blutgefäße erinnert an die Marksubstanz der Niere; die Capillaren münden in auffallend weite Venen. Um die Analogie mit der Niere weiterzuführen: Genau so wie der Gesamtquerschnitt der efferenten Arteriolen kleiner ist als derjenige der afferenten, so ist auch der Gesamtquerschnitt der efferenten Lymphgefäße im allgemeinen kleiner als derjenige der afferenten.

BORODIN und TOMCHIK (1965) banden in situ in ein afferentes und in ein efferentes Lymphgefäß eines poplitealen Lymphknotens beim lebenden Hunde Kanülen ein und unterbanden alle anderen Lymphgefäße. In das afferente Gefäß wurde mit einem Druck von 100 mm $H_2O$ eine Tyrode-Lösung infundiert; die ausfließende Flüssigkeitsmenge war als Zeichen der Flüssigkeitsresorption im Lymphknoten nur 59% der injizierten.

Nach BORODIN und TOMCHIK (1965) ist der regionale Lymphknoten u.a. ein Organ, welches — den jeweiligen in Venen- und Lymphsystem herrschenden anatomischen und funktionellen Verhältnissen entsprechend — zwischen beiden Systemen Flüssigkeit redistribuiert; die Resorption von Lymphwasser in die Blutcapillaren der Lymphknoten ist vom Starlingschen Gleichgewicht abhängig. Es ist allgemein bekannt, daß in den Lymphknoten Lymphocyten und Antikörper der Lymphe beigemengt und corpusculäre Teilchen herausfiltriert werden.

Zur quantitativen Erfassung der filtrierenden Lymphknotenfunktion werden entweder Zellen (Erythrocyten bzw. Tumorzellen) oder ein $^{131}$J-Serum-Albumin-Makroaggregat unter konstanten Bedingungen in ein peripheres Lymphgefäß injiziert. So lange, bis die Filtrierkapazität der ersten regionalen Lymphknoten nicht überschritten ist, erscheinen im zentralwärts befindlichen zweiten die Teilchen nicht. Die Filtrierkapazität kann numerisch erfaßt werden[45].

Aufgrund obiger Ausführungen ist es selbstverständlich unmöglich, durch Messen des aus dem kanülierten Brustmilchgang herausfließenden Lymphvolumens irgend etwas über die auf dem Gesamtquellengebiet produzierte Lymphmenge auszusagen.

Folgender Versuch[46] soll diese Tatsache noch erläutern:

Beim Hund wurde der Ductus choledochus unterbunden; dieser Eingriff führt zur starken Steigerung der Lymphproduktion in der Leber. Einige Tage nach der Operation wurde der Ductus thoracicus am Hals freipräpariert, kanüliert und das Lymphminutenvolumen gemessen. Anschließend wurden aus einer Laparatomie die Lymphgefäße der Leber im Leberhilus freigelegt, das größte, mit gelblicher Lymphe prallgefüllte Gefäß wurde kanüliert. Es zeigt sich, daß die Kanülierung der Leberlymphgefäße das Lymphminutenvolumen im Brustmilchgang kaum herabsetzte und daß das Lymphminutenvolumen dieses einzigen Leberlymphgefäßes bedeutend größer war, als dasjenige des Brustmilchganges.

Dieser Versuch zeigt eindeutig, daß ein großer Teil des Lymphwassers der Leberlymphe, unterwegs zum Angulus venosus — vorwiegend zweifelsohne in den regionalen Lymphknoten der Leber —, in die Blutbahn resorbiert werden kann.

Das Studium der Interstitialflüssigkeit durch die Analyse der Lymphe ist also mit großen methodischen Schwierigkeiten belastet: Es ist nicht möglich, aus der Menge und Zusammensetzung der Lymphe irgendeines Gebietes stichhaltige Aussagen über die Interstitialflüssigkeit machen zu können; die Summe der aus den einzelnen Organen stammenden, an Ort und Stelle bestimmten Lymphminutenvolumina ist größer als das globale Brustmilchgangminutenvolumen. Eine weitere Schwierigkeit besteht darin, daß das durch den intakten Brustmilchgang strömende Lymphminutenvolumen ($LV_i$) mit dem aus dem eröffneten und kanülierten Gefäß gewonnenen ($LV_c$) nicht immer identisch ist. Die Unkenntnis bzw. Nichtbeachtung dieser Tatsache führt in grundlegenden Fragen zu fehlerhaften Schlußfolgerungen. Unter vollständigen Ruhebedingungen beim Gesunden ist $LV_i = LV_c$. Im Falle einer *generalisierten Phlebohypertonie* sowie bei einer *isolierten Druckerhöhung* im Gebiet der Vena cava superior ist $LV_i < LV_c$ (s. S. 290). Zur Bestimmung von $LV_i$ beim Hund haben FÖLDI u. Mitarb. zwei verschiedene Methoden angegeben: ein — modifiziertes — Reinsches Thermostromuhrverfahren und eine "Bubble-Flow"-Methode[47]. Bei einer ganzen Reihe von Species: Mensch; Ziege; Rind; Schaf; Pferd; Ratte; Kaninchen; Katze; Hund liegt $LV_i$ unter Ruhebedingungen normalerweise bei etwa 2 ml/kg/Std[48]; verschiedene Belastungen, wie z.B. fetthaltige Nahrungsaufnahme, Infusion usw., können diesen Wert bis auf etwa das 14fache steigern. Bereits beim Studium der Lymphokinetik im Tierversuch ergeben sich große methodische Schwierigkeiten. Freipräparieren und Kanülieren heißt, teilweises *Denervieren* von Lymphgefäßen. Die Lymphströmungsverhältnisse bei „offenem" und bei „geschlossenem" System sind ganz andere.

Besonders schwierige methodische Probleme ergeben sich, wenn man das *Lymphgefäßsystem als Zirkulationsorgan beim Menschen* untersuchen will, wenn es sich also um die Entscheidung darüber handelt, ob eine *Lymphströmungsinsuffizienz* vorliegt. Wir verfügen bis heute über kein Verfahren, welches es gestatten würde, beim Menschen das *totale Lymphminutenvolumen* oder einzelne *regionale*

---

45 BLOM und OORT 1970. 46 FÖLDI 1967.
47 FÖLDI, THURÁNSZKY und VARGA 1962, FÖLDI und PAPP 1961.
48 YOFFEY und COURTICE 1956.

*Lymphminutenvolumina* ohne Kanülierung von Lymphstämmen zu bestimmen. Wir sind auf indirekte Verfahren angewiesen; nur der Brustmilchgang wurde gelegentlich kanüliert, dies kommt jedoch als Routineverfahren selbstverständlich nicht in Frage. Eine *Lymphographie mit einem öligen Kontrastmittel ist bei insuffizienter Lymphströmung kontraindiziert. Eine Lymphographie mit einem wäßrigen Kontrastmittel* liefert wichtige Hinweise, indem sie anatomische Veränderungen der Lymphgefäße zu erkennen gestattet: Hypoplasien, Aplasien, Lymphangiektasien usw.

Hinweise funktioneller Art liefert die von McMaster (1942) beschriebene *Lymphoskopie*. Injiziert man 0,01—0,02 ml einer 1%igen Patentblaulösung intracutan, so färben sich in etwa 20 min die Lymphgefäße der Haut bis zu einer Entfernung von 10—15 cm von der Injektionsstelle an. Mit Hilfe dieser Methode ist es McMaster gelungen, den funktionellen Zustand der cutanen Lymphdrainage unter pathologischen Zuständen zu analysieren. Die zur Vorbereitung einer Lymphographie vorgenommene subcutane Farbstoffinjektion erlaubt jedenfalls, Störungen der Lymphdrainage aus der Subcutis zu erkennen. So fließt z.B. der Farbstoff bei Strömungshindernissen retrograd in die Lymphplexus der Haut (dermal backflow). Battezzatti und Donini (1964) messen die *Lymphströmungsgeschwindigkeit* folgendermaßen: Sie präparieren am Fußrücken ein subcutanes Lymphgefäß frei, injizieren intralymphatisch eine $^{131}$J-Albumin-Lösung und bestimmen die Geschwindigkeit des Erscheinens der Radioaktivität in der Leistenbeuge. Unter normalen Verhältnissen ist eine treppenförmige Weiterbewegung der Tracersubstanz zu beobachten, welche die Autoren mit der autonomen contractilen Aktivität der Lymphgefäße erklären. Diese Interpretation ist zweifelsohne richtig, problematisch ist jedoch die Methode bei pathologischen Zuständen. Beim kardialen Ödem erhielten die Autoren eine steile Kurve, welche keinen treppenförmigen Charakter besaß, sie betrachten dies als Zeichen einer beschleunigten Lymphströmung. Mit dieser Auffassung kann man nun nicht mehr übereinstimmen. Dieser Befund kann auch damit erklärt werden, daß infolge der erhöhten Lymphproduktion in der Peripherie und der „*hämodynamischen Insuffizienz der Lymphströmung*" (S. 291) die Lymphgefäße stark erweitert sind, wodurch eine funktionelle „*valvuläre Insuffizienz*" mit einer konsekutiv fehlenden aktiven Lymphangiomotorik entsteht: Spritzt man in eine stagnierende Lymphsäule eine $^{131}$J-Albumin-Lösung, so wird diese durch den Injektionsdruck einfach sofort passiv cranialwärts getrieben und nicht, wie dies normalerweise der Fall ist, von Lymphangion zu Lymphangion aktiv weitergefördert (Abb. 11).

Bei der *Scintigraphie* mittels radioaktivem kolloidalem Gold wird diese Substanz meist mit Hyaluronidase vermischt injiziert und der Zeitpunkt des Erscheinens der Radioaktivität in den regionalen Lymphknoten festgestellt. Diesen Wert kann man aber selbstverständlich nicht einfach mit der Lymphströmungsgeschwindigkeit gleichsetzen: Die Goldmoleküle müssen zuerst durch die Lymphcapillaren resorbiert werden, bevor sie über die ableitenden Lymphgefäße abtransportiert werden können. Dennoch gelingt es, mit diesem Verfahren wertvolle Daten nicht nur über die Verhältnisse der Lymphdrainage der Gliedmaßen, sondern auch über diejenige von Organen (z.B. Leber) zu gewinnen. Wir sahen, daß Eiweißkörper aus dem subcutanen Bindegewebe fast ausschließlich von den Lymphgefäßen abtransportiert werden: es liegt also auf der Hand, die *Resorptionsgeschwindigkeit* von injizierten *radioaktiv markierten Eiweißkörpern* als Maßstab für die Leistungsfähigkeit des Lymphgefäßsystems zu betrachten. Bei der Verwendung dieses Verfahrens muß man jedoch besonders kritisch vorgehen.

Zoltán, Fischer, Juvancz und Földi (1961) zeigten, daß die Kurve der lokal gemessenen Radioaktivitätsabnahme nach subcutaner Injektion einen mehrfach, annähernd jedoch zweifach exponentiellen Charakter aufweist und daß die *Halbwertzeit* der mit Hilfe eines Szintillationsdetektors lokal gemessenen Radioaktivität nicht nur vom *lymphatischen Abtransport* der Eiweißmoleküle, sondern u.a. auch dadurch beeinflußt wird, daß letztere — von der Injektionsstelle in jeder Richtung im Bindegewebe diffundierend — teilweise aus dem Gesichtsfeld des Collimators verschwinden können. Deshalb registrierten die Autoren auch die Diffusion der Radioaktivität im Bindegewebe szintigraphisch und korrigierten die Halbwertzeiten aufgrund der Szintigrammata nach einem von ihnen beschriebenen Verfahren. Sie errechneten einen $^{131}$J-Albumin-Index, dessen Normalwert bei 0,9 liegt. Werte unterhalb von 0,9 weisen auf eine Störung auf dem Gebiet der Lymphdrainage hin.

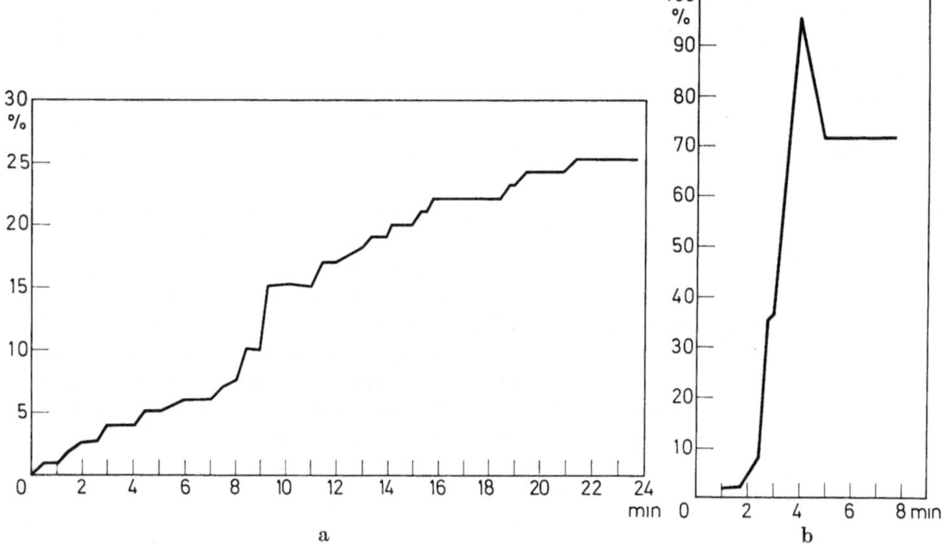


Abb. 11. a Treppenförmiger Anstieg der Aktivität in der Leistenbeuge nach der intralymphatischen Injektion einer $^{131}$J-Albuminlösung beim Normalen. b Steiler Verlauf einer Kurve und rasches Einschießen der Radioaktivität beim kardialen Ödem. (Aus der Arbeit von BATTEZZATI und DOMINI 1964)

Die unkritische Verwendung des $^{131}$J-Albumin-Resorptionsverfahrens kann zu Schlußfolgerungen führen, welche mit der tatsächlichen Situation im Gegensatz stehen. Dies gilt für HOLLANDER, REILLY und BURROWS (1961). Die Autoren stellten fest, daß bei einem kardialen Ödem die Resorptionsgeschwindigkeit des $^{131}$J-Albumins aus der Subcutis *beschleunigt* sei und folgern daraus, daß der Lymphfluß ebenfalls erhöht sei. Tatsächlich betrug bei ihren gesunden Kontrollen die Halbwertzeit im Durchschnitt 33,4 Std und bei dekompensierten Herzkranken nur 16,7 Std. Nun war nach den Autoren der "buildup of activity in the blood ... more rapid in patients with cardiac oedema than in normal subjects": bei den normalen Personen betrug der Prozentsatz der injizierten Radioaktivität 6 Std nach der Injektion $2{,}4 \pm 0{,}5\%$ : nach 24 Std $6{,}6 \pm 1{,}5\%$ : nach 48 Std $7{,}0 \pm 1{,}2\%$ und nach 72 Std $7{,}8 \pm 1{,}1\%$. Bei den Herzkranken betrugen dieselben Werte bei 6 Std $3{,}4 \pm 1{,}1\%$ : bei 24 Std $6{,}6 \pm 1{,}5\%$ : bei 48 Std $6{,}9 \pm 1{,}3\%$ und bei 72 Std $6{,}7 \pm 1{,}2\%$. Es besteht kein Zweifel: Es ist nur in dem Fall berechtigt, eine kürzere Halbwertzeit mit einer beschleunigten Resorption gleichzusetzen, wenn zum

Zeitpunkt dieser Halbwertzeit ein größerer Prozentsatz der injizierten Radioaktivität im Blut nachzuweisen ist, vorausgesetzt, daß die Ausscheidung sowie die Aufnahme in die Schilddrüse nicht für den Unterschied verantwortlich gemacht werden müssen. Aus den Tabellen der Autoren geht nun hervor, daß im Laufe von 24 Std bei den Normalpersonen im Durchschnitt 6,2%, bei den ödematösen Herzkranken weniger, nur 4,2% der injizierten Radioaktivität durch diese beiden Wege aus der Blutbahn verloren ging. Ermittelt man aus den Daten der Autoren graphisch diejenigen Prozentsätze der injizierten Radioaktivität, welche zur jeweiligen Halbwertzeit gehören (Abb. 12), so ergibt sich folgendes: *Bei der Halbwertzeit von 33,4 Std kreisten 7,1% der injizierten Radioaktivität im Blut der Gesunden*

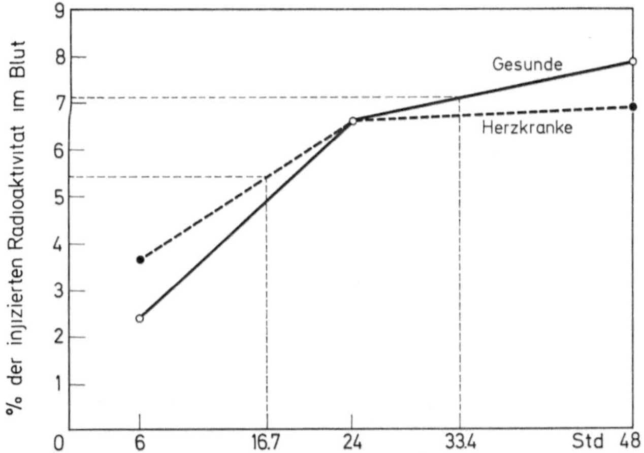


Abb. 12. Die Resorption einer subcutan injizierten $^{131}$J-Albuminlösung beim Normalen und beim ödematösen Herzkranken im Zusammenhang mit der erreichten Blutkonzentration in Prozenten der injizierten Radioaktivität, nach den Daten von HOLLANDER, REILLEY und BURRAWS (1962). Zwar liegt der Ausgangswert der prozentualen Blutkonzentration der Herzkranken etwas höher als derjenige der Normalen, aber zu der Halbwertszeit der Herzkranken gehört eine Blutkonzentration von 5,4%, zu der Halbwertszeit der Gesunden eine von 7,1%. Die Daten beweisen also genau das Gegenteil dessen, was die Autoren behaupten

*und nur 5,4% der Halbwertzeit von 16,7 Std bei den Herzkranken*! Worin liegt nun die Ursache der kürzeren Halbwertzeit? Sie liegt in den unterschiedlichen Diffusionsverhältnissen. Aus den veröffentlichten Daten läßt sich ermitteln, daß das von der Radioaktivität eingenommene Gebiet im Zeitpunkt der Halbwertzeit bei den Gesunden 325% des Ausgangswertes, bei den Herzkranken dagegen 475% betrug (Abb. 13). Auch die Autoren stellten fest, daß "the appearance of radioactivity in the blood did not parallel the disappearance of radioactivity from the site of injection even when appropiate corrections were made for the radioactivity which had been excreted in the urine or taken up by the thyroid gland". Die eigenen Daten von HOLLANDER, REILLY und BURROWS (1961) beweisen also genau das Gegenteil dessen, was die Autoren behaupten: In ihrem Material war die Lymphdrainage bei den Herzkranken subnormal, die kurze Halbwertzeit war durch eine wegen der insuffizienten Lymphdrainage — wegen des bestehenden Ödems — erhöhte Diffusion der injizierten Radioaktivität bedingt. Leider ist es nicht möglich, die Daten von LANGGARD (1963) ebenso nachzuprüfen, da der Autor nur eine unübersichtliche Abbildung publiziert hat.

Takeda (1964) untersucht nach subcutaner $^{131}$J-Albumin-Injektion: a) die lokale Radioaktivitätsabnahme ($p/t$) und berechnet einerseits die zweifach exponentielle Kurve:

$$p/t = A e^{-\alpha t} + B e^{-\beta t};$$

($\alpha$ betrachtet er als den indirekten Maßstab der Lymphdrainage), andererseits die Halbwertzeit; b) die Kurve der Radioaktivitätsabnahme im Plasma, welche in Form zwei- bzw. dreifach exponentieller Gleichungen ausgedrückt werden kann, sowie den Zeitpunkt des Erscheinens der Radioaktivität im Plasma. c) Eine Computer-Analyse zieht außer a) und b) auch die Verteilung und den Metabolismus des bereits innerhalb des Blutkreislaufs befindlichen Albumins in Betracht.

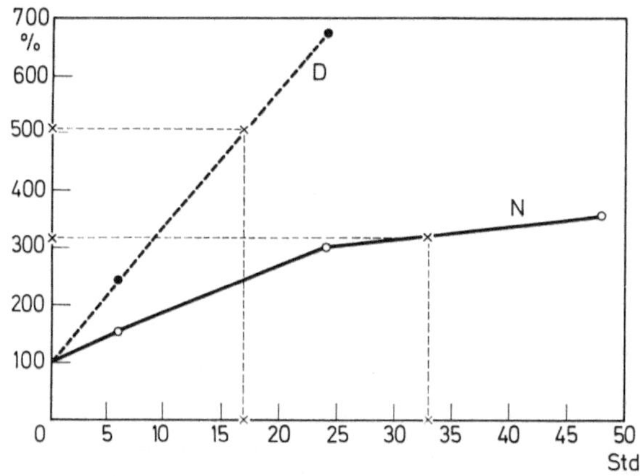


Abb. 13. Die Diffusion einer subcutan injizierten $^{131}$J-Albuminlösung im Bindegewebe beim Normalen (N) und bei ödematösen dekompensierten Herzkranken (D). Nach den Daten von Hollander, Reilley und Burraws (1962). Zum Zeitpunkt der jeweiligen Halbwertszeit hat sich die Radioaktivität bei den Herzkranken auf eine fast um 200% größere Fläche ausgedehnt

Zwei kritische Bemerkungen müssen zu dieser Methode gemacht werden. Der Autor gibt nur das Volumen der injizierten Flüssigkeit und die Radioaktivität an, nicht aber deren Albuminkonzentration. Es ist aber leicht einzusehen, daß letztere konstant gehalten werden muß, wenn man vergleichbare Resultate erzielen will. Zweitens hält er die Entfernung des Meßkopfes von der Hautoberfläche nicht absolut konstant; dies führt jedoch zu beträchtlichen Fehlern bei der Messung der Resorptionsgeschwindigkeit.

Mit Hilfe dieses Verfahrens analysiert Takeda die Wirkung von verschiedenen Hormonen. Durch das Wachstumshormon und das Thyroxin werden die Resorptionsgeschwindigkeiten erhöht und das Tempo des Erscheinens der Radioaktivität im Blut verkürzt; die Verabreichung von Cortison führt dagegen zur paradoxen Divergenz der beiden Parameter: der Autor versucht dies durch die Annahme zu erklären, daß es unter Cortisonwirkung zur Eröffnung lymphaticovenöser Anastomosen kommt.

Potchen und Welch (1968) haben ein Verfahren angegeben, welches die Messung der Intensität der extravasculären Albuminzirkulation gestattet, und zwar nicht nur global für den ganzen Körper, sondern auch regional. Aus diesem Wert kann man hinsichtlich der Lymphströmung einen Schluß ziehen.

## IV. Die Kybernetik der transcapillären Flüssigkeitsströme und der Lymphodynamik

Auf S. 270 ist ein allgemeines „kybernetisches Schaltschema" zusammengestellt. Aus diesem Schema ist folgendes abzulesen: Der *Zustand des Herzens* ist maßgebend einerseits für den *zentralen Venendruck*, andererseits für diejenigen *hormonalen und hämodynamischen* Variablen (Aldosteron; antidiuretisches Hormon; Nierendurchblutung usw.), welche *Natrium- und Wasserhaushalt* bestimmen. Der *Flüssigkeitsgehalt des Interstitiums* wird dadurch direkt beeinflußt. Der *lokale Venendruck* ist maßgebend für den *Blutcapillardruck,* für eine das Starlingsche Gleichgewicht bestimmende Variable. Von diesem Gleichgewicht hängt die *Filtrationsintensität,* d.h. der Unterschied zwischen filtrierter und resorbierter Flüssigkeitsmenge ab; letztere ist wiederum maßgebend für den *Flüssigkeitsgehalt des Interstitiums*. Vom innerhalb der Blutcapillaren herrschenden Druck ist auch das Durchsickern von Plasma durch die großen Poren der Capillaren abhängig: Ein steigender venöser Capillardruck erhöht, ein steigender interstitieller Druck vermindert diesen Vorgang, welcher die *Eiweißkonzentration* und dadurch den *kolloidosmotischen Druck in der interstitiellen Flüssigkeit* bestimmt; der *effektive kolloidosmotische Druck* der Plasmaproteine ist aber für das Starlingsche Gleichgewicht maßgebend. Die *Eiweißkonzentration,* d.h. der *kolloidosmotische Druck des Blutplasmas* ist die andere, den *effektiven kolloidosmotischen Druck* bestimmende Variable. Der *aktuelle Flüssigkeitsgehalt des Interstitiums* wird nicht nur durch die *Filtrationsintensität* bestimmt, sondern von hormonalen und renalen Einflüssen, sowie von der *Dehnbarkeit des Interstitiums.* Das *Transportvermögen des Lymphgefäßsystems wird durch einen steigenden zentralen Venendruck — bei erhöhter Capillarfiltration — herabgesetzt:* Eine Erhöhung des interstitiellen Drucks erhöht die Lymphströmung, letztere beeinflußt aber ihrerseits den interstitiellen Druck und dadurch das Starlingsche Gleichgewicht.

Nicht eingebaut ist in die Tabelle das alte Problem der „*Wasseravidität*" der Gewebe, da unsere diesbezüglichen Kenntnisse noch unzureichend sind. Untersuchungen mit *Hirngewebe* zeigten, daß sich die „Wasseravidität" bei verschiedenen pathologischen Zuständen in eigenartiger Weise verändert[49].

Wiederhielm (1968) simulierte die Flüssigkeits- und Eiweißbewegungen auf dem Niveau der Blut- und Lymphcapillaren mittels eines analogen Computerprogramms. Sein Programm berücksichtigt vier Flüssigkeitsströme, und zwar: 1. Filtration, 2. Resorption, 3. Plasmadurchsickern durch die großen Poren der Blutcapillaren, 4. lymphatischen Abtransport sowie Veränderungen der Eiweißkonzentration der interstitiellen Flüssigkeit einerseits und durch den lymphatischen Abtransport andererseits. Die Aufnahme und der Abbau von Eiweißkörpern durch die Zellen des RES wird von Wiederhielm *nicht* berücksichtigt. Tabelle 3, die von Wiederhielm übernommen ist, faßt die Daten zusammen, mit welchen er kalkuliert hat. Wiederhielm erhielt Lösungen für den Interstitialdruck, für den kolloidosmotischen Druck der Interstitialflüssigkeit, für das Volumen des Interstitiums sowie für das Lymphminutenvolumen. Änderungen der Imputparameter, wie kolloidosmotischer Druck, Venendruck usw., bewirkten den bekannten physiologischen Daten entsprechende Resultate. Er simulierte auch ein lymphostatisches Ödem, indem er den Lymphfluß auf 0 herabsetzte und die darauffolgenden Veränderungen der verschiedenen Parameter studierte. Das Volumen des „Interstitiums" zeigte eine 900%ige Erhöhung: Der „Interstitialdruck" stieg auf 13 mm Hg, d.h. etwa auf den Wert des innerhalb des venösen

[49] Deák, Sonkodi, Börcsök, Györi, Szántó, Sipos, Zoltán und Földi 1970.

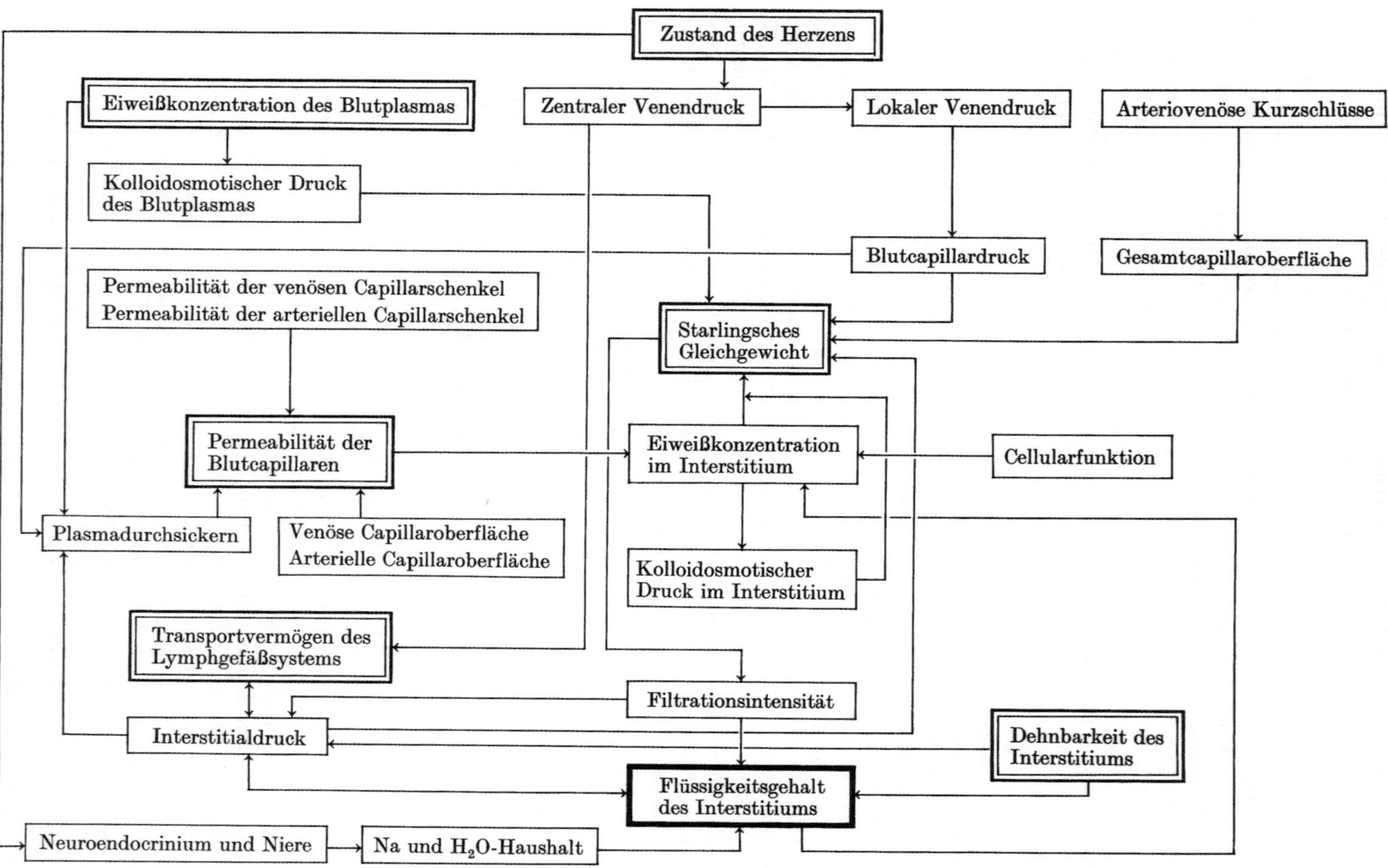
Zustand des Herzens
Eiweißkonzentration des Blutplasmas
Zentraler Venendruck
Lokaler Venendruck
Arteriovenöse Kurzschlüsse
Kolloidosmotischer Druck des Blutplasmas
Blutcapillardruck
Gesamtcapillaroberfläche
Permeabilität der venösen Capillarschenkel
Permeabilität der arteriellen Capillarschenkel
Starlingsches Gleichgewicht
Permeabilität der Blutcapillaren
Eiweißkonzentration im Interstitium
Cellularfunktion
Plasmadurchsickern
Venöse Capillaroberfläche
Arterielle Capillaroberfläche
Kolloidosmotischer Druck im Interstitium
Transportvermögen des Lymphgefäßsystems
Filtrationsintensität
Interstitialdruck
Dehnbarkeit des Interstitiums
Flüssigkeitsgehalt des Interstitiums
Neuroendocrinium und Niere
Na und $H_2O$-Haushalt

Tabelle 3

| Parameter | Wert |
|---|---|
| Druck im arteriellen Capillarschenkel | 35 mm Hg |
| Druck im venösen Capillarschenkel | 15 mm Hg |
| Kolloidosmotischer Druck des Blutplasmas | 25 mm Hg |
| $\frac{\text{Permeabilität der arteriellen Capillarschenkel}}{\text{Permeabilität der venösen Capillarschenkel}}$ | 0,6 |
| $\frac{\text{Oberfläche der arteriellen Capillarschenkel}}{\text{Oberfläche der venösen Capillarschenkel}}$ | 0,25 |
| $\frac{\text{(Oberfläche der arteriellen Capillarschenkel) (Permeabilität der arteriellen Capillarschenkel)}}{\text{(Oberfläche der venösen Capillarschenkel) (Permeabilität der venösen Capillarschenkel)}}$ | 0,16 |
| Plasmadurchsickern in Prozenten des Gesamtflüssigkeitsaustausches | 5 % |
| Weitbarkeit des interstitiellen Raumes | 60 %/mm Hg |

Capillarschenkels herrschenden Drucks an. Der kolloidosmotische Druck der „Interstitialflüssigkeit" näherte sich demjenigen des Plasmas, Capillarfiltration und -resorption wurden kaum verändert, der Eiweißkörperaustritt durch die Capillarwand näherte sich dem Wert 0. Bei den Daten von WIEDERHIELM muß berücksichtigt werden, daß er mit einer zu hohen Eiweißkonzentration im Interstitium rechnete.

## V. Die Insuffizienz der Lymphströmung und ihre drei Formen

Aufgrund dessen, was über die physiologische Rolle des Lymphgefäßapparates gesagt wurde, ist es leicht einzusehen, daß eine kompensationsfähige, d.h. den aktuellen Anforderungen entsprechende Lymphdrainage in jedem Organ, welches über ein prälymphatisches-lymphatisches Drainagesystem verfügt, ein Ödem ausschließt. Denjenigen Zustand, in welchem der Lymphgefäßapparat aus irgendeinem Grunde seine Aufgabe nicht meistern kann, bezeichnen wir als „Insuffizienz der Lymphströmung". Wurde im Zusammenhang mit irgendeinem Organ, mit irgendeiner Körperregion im Tierversuch der Beweis erbracht, daß es infolge einer experimentell herbeigeführten Lymphostase zu einem lymphostatischen Ödem kommt, so ist es unumgänglich, bei der Analyse jedes Ödems bzw. jedes Transsudats (bei Körperhöhlen) die Frage aufzuwerfen, mit welcher Lymphströmungsinsuffizienzform wir es im gegebenen Falle zu tun haben. FÖLDI (1954) unterscheidet drei Hauptformen der Lymphströmungsinsuffizienz (Tabelle 4).

Bei der *mechanischen Insuffizienz* der Lymphströmung handelt es sich entweder um eine *organisch-anatomisch* oder um eine *funktionell* bedingte *mechanische* Störung. Außer einer einzigen Spezialform dieser Gruppe, der „*hämodynamischen Insuffizienz*", ist die „*lymphpflichtige Last*" (lymphatic load), d.h. dasjenige (eiweißhaltige) Flüssigkeitsvolumen, welches in der Zeiteinheit eines lymphatischen Abtransportes harrt, normal, das Lymphminutenvolumen ist dagegen subnormal bzw. gleich Null: deshalb die Bezeichnung: "Low-/nil-/lymph-flow-failure". Der Quotient L/M, welcher normalerweise 1 beträgt, ist größer als 1.

Tabelle 4. *Die drei Lymphströmungsinsuffizienzformen*

| Insuffizienzform | Lymphpflichtige Last (L) | Lymphminutenvolumen (M) | Typische Folgeerscheinungen | |
|---|---|---|---|---|
| | | | Interstitium bzw. Körperhöhle | Parenchym |
| I. Mechanische Insuffizienz („Low-/nil/-lymph-flow-failure“) | | | | |
| 1. Organische Veränderungen<br>a) Bindegewebe<br>b) Lymphcapillaren<br>c) Entwicklungsstörungen der Lymphbahnen<br>d) Verschluß der Lymphbahnen (Entzündung; Tumoren; Parasiten)<br>e) Iatrogen (Resektion von Lymphdrüsen; Röntgen)<br>f) Klappen<br>2. Funktionelle Veränderungen<br>a) Lymphcapillarpumpe<br>b) Klappeninsuffizienz<br>c) Murale Insuffizienz<br>d) Akinetische Insuffizienz<br>e) Lymphangiospasmus<br>f) Lymphangioparalyse | normal | subnormal bis Null | Lymphödem; Fibrose; Sklerose; Elephantiasis; Reflux; Chylöse Ergüsse | intracelluläres Ödem; Fettphanerose; fokale Nekrose |
| g) Hämodynamische Insuffizienz | supernormal | Null, subnormal bis normal | Ödem | — |
| II. Dynamische Insuffizienz („High-lymph-flow-failure“) | supernormal | supernormal | Ödem | — |
| III. Sicherheitsventilinsuffizienz | extrem hoch | Null | Ödem und Blutung | diffuse Nekrose |

Bei der *hämodynamischen Insuffizienz* ist die „lymphpflichtige Last“ stark erhöht, das Lymphminutenvolumen ist dagegen entweder Null oder niedriger als normal; es kann — ausnahmsweise — normal oder wenig erhöht sein. Der Quotient L/M ist stets größer als 1.

Wir sahen, daß bei steigender „lymphpflichtiger Last“ die Gleichgewichtsstörung durch ein steigendes Lymphzeitvolumen kompensiert werden kann. In diesem Zustand ist der Quotient $L/M = 1$. Überschreitet die „lymphpflichtige Last“ die Grenze der Transportkapazität des Lymphgefäßsystems, so kommt es zur *Dekompensation*, zum Ödem, bedingt durch eine „*dynamische*“ oder „*relative*“ *Lymphströmungsinsuffizienz* mit einem L/M-Quotienten über 1. Sie ist, im Gegensatz zur mechanischen Insuffizienz, eine "*high-lymph-flow-failure*".

Die dritte Hauptform der Lymphströmungsinsuffizienz ist die „*Sicherheitsventilinsuffizienz*“. Sie bedeutet eine akute, totale mechanische Insuffizienz bei an die Lymphdrainage gestellten extremen Anforderungen. Der Quotient L/M ist $= \infty$. Charakteristische Folgeerscheinung dieser Lymphströmungsinsuffizienzform ist ein schweres, meist hämorrhagisches Ödem bzw. eine ausgedehnte Parenchymnekrose.

### a) Die mechanische Insuffizienz der Lymphströmung

Diese Insuffizienzform kann entweder *organischer* oder *funktioneller* Art sein, wobei im gegebenen Fall organische und funktionelle Momente auch *gemeinsam* auftreten können. Eine normale Struktur des gesamten Bindegewebes mit seinen prälymphatischen Bahnen und Lymphcapillaren ist selbstverständlich eine Conditio sine qua non der Lymphbildung. HAUSS[50] betont mit Recht, daß normaler Metabolismus und normale Struktur des Bindegewebes eine untrennbare Einheit darstellen, und daß ohne normale Struktur auch die Funktion der „Transitstrecken" beeinträchtigt ist. Aus der Sicht der Lymphologie bedeutet dies folgendes:

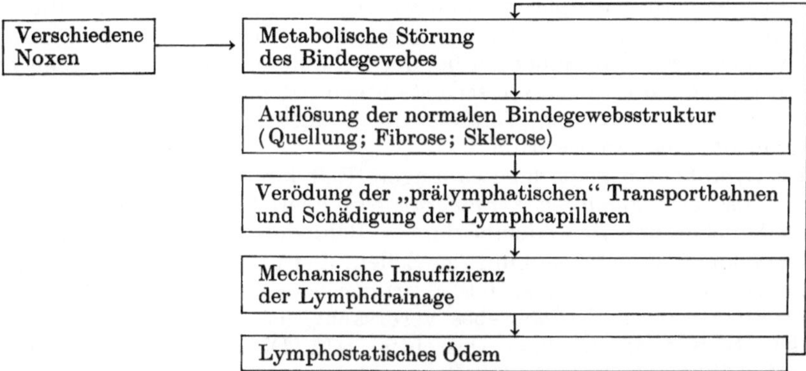


Nun kommt es aber zu einem Circulus vitiosus: Die infolge der primären Bindegewebserkrankung sekundär eintretende Lymphstauung wird den Zustand des Bindegewebes weiter verschlechtern.

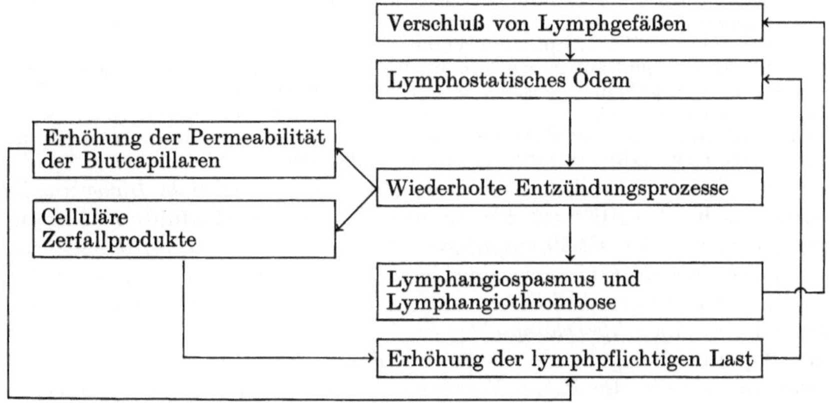


Die Tatsache, daß es überhaupt zu einem lymphostatischen Ödem kommt, beweist, daß die Histiocyten nicht in der Lage sind, ihre eiweißkörpereinverleibende und abbauende Tätigkeit in dem Maße zu steigern, daß dadurch die die Blutbahn verlassenden Plasmaproteine kolloidosmotisch inaktiviert würden[51].

---

[50] HAUSS, JUNGE-HÜLSING und GERLACH 1969.
[51] JANCSÓ 1955.

FÖLDI u. Mitarb.[52] erbrachten aber den Beweis, daß es möglich ist, diese Funktion der Histiocyten durch die Verabreichung von gewissen Vitaminen bzw. vitaminartigen Naturstoffen in dem Maß zu steigern, daß dadurch im Tierversuch trotz einer chirurgisch herbeigeführten Obstruktion der Lymphbahnen das Entstehen eines Lymphödems weitgehend verhütet wird. Die Vitamineinwirkung konnte mittels plethysmographischer Messung des Ausmaßes des Lymphödems exakt gemessen werden; außerdem führten CASLEY-SMITH, FÖLDI und ZOLTÁN (1969) auch elektronenoptische Untersuchungen durch. Es zeigte sich, daß das Gewebe bei unbehandelten Tieren mit Eiweißmolekülen vollgestopft war; die Lymphcapillaren waren stark erweitert; die Junktionen zwischen den Endothelialzellen klafften. Bei den vitaminbehandelten Tieren war viel weniger rückgestautes Eiweiß zu sehen; die Lymphcapillaren waren viel weniger erweitert; die Junktionen zwischen den Endothelien waren normal. Auch bei manchen Patienten gelingt es, mit hohen Vitamindosen bei der Behandlung des Lymphödems ermutigende Resultate zu erzielen, selbstverständlich jedoch nur in Frühstadien; falls bereits fibrotisch-sklerotische Veränderungen vorhanden sind, ist von dieser Therapie nichts mehr zu erwarten.

Jedes Lymphödem geht, falls es längere Zeit hindurch bestehen bleibt, mit charakteristischen *sekundären Veränderungen* einher. Infolge des erhöhten interstitiellen Druckes und der ödembedingten Behinderung der Diffusionsprozesse kommt es sekundär zur Schädigung der Zellen. Es ist ein unabänderliches Schicksal jedes eiweißreichen Ödems, daß es früher oder später *fibrotisch-sklerotische Sekundärveränderungen* des Gewebes verursacht, letzten Endes kann sich das wohlbekannte Bild der Elephantiasis entwickeln. Diese Prozesse werden durch sich regelmäßig wiederholende lokale entzündliche Erkrankungen beschleunigt und intensiviert.

Selbst beim Hunde, welcher normalerweise gegen Streptokokken weitgehend widerstandsfähig ist, treten nach radikaler Obstruktion der Lymphgefäße einer Extremität auf dem lymphödematösen Gebiet wiederholt mit hohem Fieber einhergehende erysipelartige Erscheinungen auf[53]. Es ist übrigens eine außerordentlich schwierige Aufgabe, im Tierversuch ein *chronisches Lymphödem* herbeizuführen. Die Unterbindung bzw. die Resektion sämtlicher auffindbarer Lymphgefäße und Lymphknoten führt nur zu einem vorübergehenden Lymphödem, weil binnen kurzer Zeit lymphatiko-lymphatische und lymphatiko-venöse Verbindungen entstehen und die Lymphdrainage wiederherstellen. Die besten Resultate erzielt man, wenn man gewisse, die Lymphbahnen verödende Substanzen intralymphatisch injiziert. Bei Entzündungsprozessen kommt es zur Erhöhung der Blutcapillarpermeabilität, und verschiedene eiweißartige Abbauprodukte der Bakterien und der Gewebe gelangen in das Interstitium: Die „lymphpflichtige Last“ wird bei insuffizienter Lymphdrainage erhöht (Schema S. 273).

Es bedarf keiner ausführlichen Erörterung, daß *abnormale Lymphcapillaren* eine mechanische Insuffizienz der Lymphströmung herbeiführen. Angeborene *Lymphangiektasien* der *Chyluscapillaren* verursachen *proteinverlierende Enteropathien, proliferierende Endolymphangitiden lymphostatische Ödeme. Entwicklungsstörungen* der Lymphgefäße können entweder in einer *Aplasie* bzw. *Hypoplasie* bestehen oder in einer *Lymphangiektasie.*

Über die ausschlaggebende Rolle der Klappen bei der normalen Lymphströmung war bereits die Rede. Werden die Klappen infolge irgendeines organischen Prozesses oder einfach durch Dilatation des Lymphgefäßes insuffizient, so kommt es zu einer Lymphstauung oder gar zu einem *Reflux* der Lymphe in zentrifugaler Richtung. HANTOS[54] simulierte in seinem analog-elektrischen lymphodynamischen Modell eine „valvuläre Insuffizienz“. Wurden im Modell die „Klappen“ insuffizient gemacht, so stagnierte die „Lymphsäule“, „Arterienpulsationen“

[52] BÖRCSÖK, FÖLDI, WITTLINGER und FÖLDI 1971.
[53] DRINKER, FIELD und HOMANS 1933.
[54] HANTOS 1969 (unveröffentlichte Befunde).

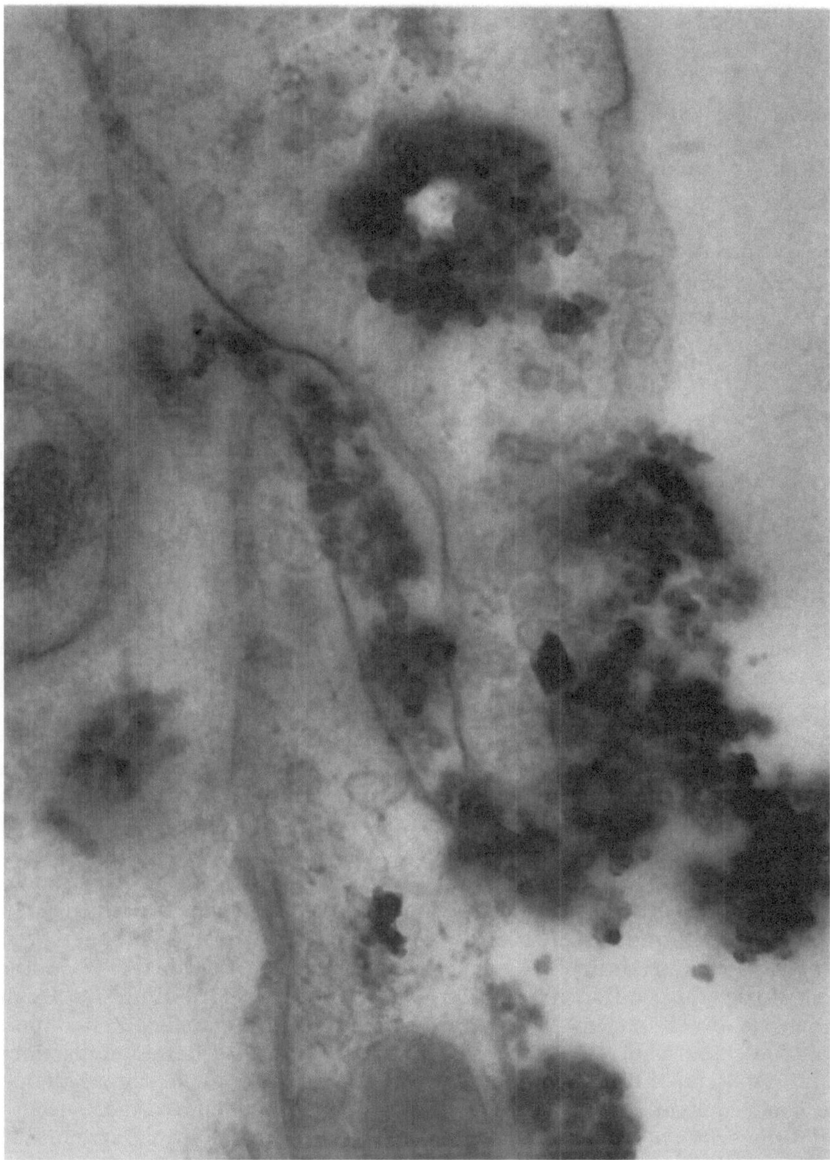

Abb. 14. Eine durch Hitze herbeigeführte Schädigung des Lymphgefäßes der Haut. Durch die klaffend offenstehende Interendothelialzelljunktion strömen Tuschepartikelchen frei aus dem Lumen hinaus (×100000). (CASLEY-SMITH)

sowie „Atembewegungen" verursachten nur inkoordinierte Pendelbewegungen. Denkt man an den fein eingespielten Mechanismus der "*lymph-cappillary-force-pump*", so ist es leicht verständlich, daß auf diesem Niveau eine Störung sehr leicht eintreten und die *Lymphcapillarpumpe* funktionsunfähig machen kann. CASLEY-SMITH (1967) erbrachte den Beweis, daß relativ milde Einwirkungen, wie z.B. lokal applizierte Wärme, Licht und sogar eine schonende Berührung zum permanenten Offenbleiben der Lymphcapillaren des Hautgewebes führen (Abb. 14).

Die Schädigung der die Lymphcapillarendothelzellen im Bindegewebe „verankernden“ *kollagenen Fasern* macht selbstverständlich die Pumpenfunktion unmöglich.

Virágh, Papp, Törö und Rusznyák (1966) bestreiten die Rolle dieser Fasern beim Offenhalten der Lymphcapillaren bei mit Erhöhung des Wassergehaltes des Interstitiums und konsekutiver interstitieller Druckerhöhung einhergehenden Zuständen.

Die Autoren führten durch intraperitoneale Dextraninjektionen bei der Ratte ein Ödem der Schnauze und der Pfoten herbei. Sie beobachteten in diesen Gebieten dilatierte Lymphcapillaren; zur gleichen Zeit waren die Fasern von den Endothelzellen gelöst. "... these findings preclude a role being played in the dilatation of lymph capillaries in oedema by a suggested tension of the collagenous fibers pulling on the lymphatic wall ... such dilatation occurs owing to an increase in the amount of fluid entering the lymphatic lumen, due partly to pinocytosis and partly to an increase in the amount of interstitial fluid and interstitial pressure ..."

Casley-Smith (1967b), der diese Untersuchungen wiederholte, machte die Beobachtung, daß die „verankernden“ Fasern nur teilweise von den Lymphcapillarendothelzellen gelöst waren; die haften gebliebenen reichen seiner Meinung nach aus, um die Lymphcapillaren offenzuhalten. Die „Pinocytose-Theorie“ von Virágh u. Mitarb. lehnt er entschieden ab. Subcutan injizierte Hyaluronidase führt zu einer gesteigerten Diffusion ("Spreading effect"), verlangsamt jedoch den Abtransport von Eiweißkörpern aus der Subcutis über die Lymphgefäße und erhöht deren Permeabilität[55]. Die feinstrukturelle Erklärung dieser Befunde verdanken wir Casley-Smith: Er zeigte, daß das Enzym, welches die Bindegewebsgrundsubstanz auflockert, dadurch zum Kollaps der Lymphcapillaren führt; unter diesen Umständen fällt ihre Funktion als Pumpe selbstverständlich aus.

An dieser Stelle sei die Tatsache mit Nachdruck betont, daß verschiedene — organische und funktionelle — Lymphströmungsinsuffizienzformen des öfteren gemeinsam, miteinander kombiniert auftreten. Besteht z.B. infolge eines in einem größeren Lymphstamm befindlichen mechanischen Hindernisses eine Erweiterung der distalwärts gelegenen Lymphgefäße bis in die Lymphcapillaren, so wird die „Kraftpumpe“ selbstverständlich insuffizient; zur gleichen Zeit werden auch die Klappen funktionsunfähig und der erhöhte intralymphatische Druck verursacht auch noch eine „murale Insuffizienz“: Durch die Wand der Lymphgefäße tritt Lymphe heraus und verursacht ein „perilymphvasculäres Ödem“[56]. Da Bewegungen, Muskelkontraktionen aller Art bei der Weiterbeförderung der Lymphe eine wichtige Rolle spielen, ist es verständlich, daß eine längere Zeit dauernde vollständige Unbeweglichkeit eine „*akinetische Insuffizienz*“ der Lymphströmung herbeiführen kann. Diese Insuffizienzform verursacht jedoch selten allein ein Ödem, sondern kann mit anderen Faktoren gemeinsam eine Rolle spielen. So schwillt eine infolge eines apoplektischen Insultes gelähmte Extremität oft ödematös an; hier ist neben der „akinetischen Lymphströmungsinsuffizienz“ auch eine Blutcapillarpermeabilitätserhöhung für das Ödem verantwortlich. Beim "Deck-chair-oedem" spielt auch eine Venendruck- und konsekutive Blutcapillardruckerhöhung eine Rolle.

Auch ein *Lymphangiospasmus* kann eine mechanisch-funktionelle Lymphströmungsinsuffizienz verursachen; diese Form kommt aber ebenfalls mit anderen Faktoren kombiniert als Ödemursache vor. In der Nachbarschaft von Entzündungsherden können z.B. histologisch spastisch kontrahierte Lymphgefäße beobachtet werden, und es besteht kein Zweifel, daß der manchmal so dramatische Effekt einer Novocainblockade des sympathischen Grenzstranges bei gewissen phlebo-

[55] Rusznyák, Földi und Szabó 1969.

pathischen Ödemen der unteren Extremitäten — zumindest teilweise — auf dem Wege einer *Lymphangiospasmolyse* wirksam ist[56].

FÖLDI prägte den Begriff der „*hämodynamischen Insuffizienz*" der Lymphströmung für diejenige mechanisch-funktionelle Insuffizienzform, welche bei generalisierter Phlebohypertonie zu beobachten ist; der hohe venöse Druck behindert den freien Einstrom der Lymphe in den Angulus venosus. Diese Insuffizienzform spielt bei der Pathophysiologie des kardialen Ödems eine wichtige Rolle.

Die Zusammenhänge, welche bei der Entstehung des *kardialen Ödems* eine Rolle spielen, lassen sich aus dem Schema auf S. 270 ablesen: Infolge der *Rechtsinsuffizienz des Herzens* entsteht eine *generalisierte Phlebohypertonie;* der *Capillardruck* steigt; das Starlingsche Gleichgewicht wird gestört; die Filtrationsintensität steigt; die Mehrproduktion an Interstitialflüssigkeit regt die Lymphbildung an; der erhöhte *zentrale Venendruck* jedoch, welcher bisher als „positiver feed-back" gewirkt hat, spielt hinsichtlich des Transportvermögens des Lymphgefäßsystems eine „negative feed-back"-Rolle, indem er den Einstrom der Lymphe in den Angulus venosus verhindert. Infolgedessen steigt der *Interstitialdruck* stärker an als bei lokaler Phlebohypertonie, und durch einen rascheren Anstieg des interstitiellen Flüssigkeitsvolumens kommt es auch schneller zu einem Ödem.

Sowohl ein mechanisches als auch ein mathematisches bzw. analog-elektrisches Modell bewiesen die Richtigkeit dieser Auffassung[57] (Abb. 15). *Eine Rechtsinsuffizienz des Herzens hat mit der generalisierten Venen- und Capillardruckerhöhung, der erhöhten Capillarfiltration samt der Natrium- und Wasserretention so lange kein Ödem zur Folge, bis die Lymphdrainage in der Lage ist, die Starlingsche Gleichgewichtsstörung zu kompensieren.* STARLING erfaßte dieses Problem bereits 1897 richtig: "It seems probable that the obstruction to flow of lymph from the thoracic duct into the blood as well as the distension of the duct by the largely increased lymph flow from the liver ... may contribute to the production of edema in the rest of the body." MACMASTER (1947) untersuchte mit der von ihm entwickelten *Patentblau-Lymphoskopie* die Lymphgefäße der Haut: "... the dye showed the lymphatic capillaries of the skin to be widely dilated and the intercommunication between the channels extremely rich. The coloring matter when first introduced spred further along the lymphatics and escaped from them more readily than from those of normal skin. Yet *no evidence of lymph flow was obtained in any of the tests, streamer formation being totally absent* ... The lymphatics were widely open but they were full of stagnant lymph." "In many instance of long —standing cardiac oedema, there appeared during the course of the intradermal injection isolated 'islands' of dye—containing superficial lymphatics several centimeters away from where the needly had entered. These 'islands' were separated from the immediate area of staining by skin of normal hue and were never seen under normal circumstances. It is plain, that some of the injected pigment entered the deeper plexus and passing along this emerged again in the superficial plexus. The 'islands' appeared below the site of injection as well as above it or at the site. No matter how much the lymphatic channels were dilated in cases of cardiac edema, we never observed the formation of colored streamers. There was no evidence of lymph flow, yet the fact that the lymphatics were patent could readily be demonstrated. When a region stained after an intradermal injection of dye was massaged, colored streamers promptly appeared. If the skin of the lower leg of a patient with long standing edema was stroked from the injection site toward the periphery a retrograde passage of dye took place along the superficial lymphatics.

[56] RUSZNYÁK, FÖLDI und SZABÓ 1969.
[57] FÖLDI, LAKOS, LEHOTAI und SONKODI 1967, HANTOS (unveröffentlichte Befunde).

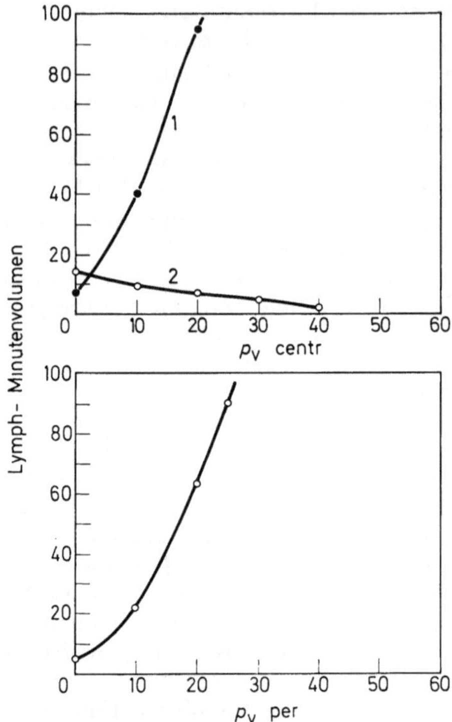


Abb. 15. Oben: Zusammenhang zwischen „Lymphminutenvolumen“ und „zentralem Venendruck“ (Po centr.) bei „kanüliertem Brustmilchgang“ (1) und „nicht-kanüliertem“ (2). Unten: Zusammenhang zwischen „Lymphminutenvolumen“ und „peripherem Venendruck“ (Po per.). Bei „kanüliertem Brustmilchgang“ erhöht sich bei steigendem „zentralen Venendruck“ das „Lymphminutenvolumen“ genauso, wie dies bei „peripherer Venendruckerhöhung“ der Fall ist. Bei „nicht-kanüliertem Brustmilchgang“ sinkt das „Lymphminutenvolumen“ bei steigendem „Venendruck“ und nähert sich dem Wert 0. Mit dem „analog-elektrischen lymphodynamischen Modell“ von Hantos gewonnene Daten

The phenomenon was never seen in normal man, nor did it occur in the patient a few days after the edema had been reduced by therapeutic measures. It was plainly indicative of a *valvular incompetence* of the lymphatics, a state of affaires which would also explain the appearance of 'islands' of dye." McMaster interpretierte seine Befunde folgendermaßen: "The stagnation of lymph in the edematous skin of the cardiac patient is not easily explained. In cardiac incompetence the venous pressure is generally greater than normal. *Can the higher pressure in the veins at the point where the thoracic duct lymph enters the blood be transmitted to the peripheral lymphatics and account for the stasis of lymph?* Patients with cardiac failure and edema of the ancles and legs but not of the arms were so placed in bed that wrists and ankles lay et the same level. In this position the effects of high venous pressure at the opening of the thoracic duct, acting to exert back pressure in the lymphatics, must have been the same in the channels draining both the upper and lower limbs. Nevertheless dye injections in the non-edematous arms resulted in the development of colored streamers with the rapidity and intensity seen in normal subjects, where as dye introduced into the skin of the ankles gave rise to no streamers in the edematous legs. *Lymph flow in the arms appeared to rule out decisively the influence of back pressure to account for the stasis of lymph.*"

Bei der Interpretation seiner Befunde hat aber McMaster eine grundlegende Tatsache außer acht gelassen: Er hat den funktionellen Zustand der Lymphströmung der *ödematösen unteren Extremität* mit demjenigen der *nichtödematösen oberen Extremität* verglichen! Der schwer dekompensierte Herzkranke liegt selbstverständlich niemals ganz flach im Bett, sondern mit aufgepolstertem Oberkörper. In den Venen der nichtödematösen oberen Extremität ist deshalb der Venendruck bedeutend niedriger als in denjenigen der ödematösen unteren; außerdem wird diese Extremität viel benutzt: Die Muskelkontraktionen helfen bei der Weiterbeförderung der Lymphe in den kaum oder überhaupt nicht dilatierten, also über suffiziente Klappen verfügende Lymphbahnen. Der Angulus venosus befindet sich bei dieser Körperlage ebenfalls höher als das Staugebiet der unteren Hohlvene. Auf den Venen der unteren Extremität lastet dagegen auch der durch die halb sitzende Lage bedingte hydrostatische Druck; die Starlingsche Gleichgewichtsstörung wird rasch größer als die Möglichkeit einer lymphatischen Kompensation. Die in extremer Weise in Anspruch genommenen Lymphbahnen sind mit Lymphe prall gefüllt, dilatiert, die Klappen insuffizient; wenn man nun plötzlich, für die Dauer des Experiments, die oberen und die unteren Extremitäten in dasselbe horizontale Niveau bringt und vergleichend den Funktionszustand der Lymphströmung untersucht, so gelangt im Laufe der 30 min das Lymphsystem der oberen Extremität nicht zwangsläufig in einen Insuffizienzzustand!

Aus den Untersuchungen von Waldeck (1965a u. b) (S. 257) geht die Tatsache hervor, daß das Lymphminutenvolumen bei einem Ausflußhindernis trotz erhöhter Lymphangionpulsationsfrequenz und -arbeit nicht steigt, im Gegenteil, sogar abnimmt. Bei einer generalisierten Phlebohypertonie müssen sich aber die Lymphgefäße gegen einen hohen Venendruck entleeren. Földi, Rusznyák und Szabó (1947) führten folgenden Versuch durch:

Am narkotisierten Hund wurde der venöse Druck in der oberen Hohlvene sowie der im Brustmilchgang herrschende Druck parallel gemessen. Es zeigte sich, daß sich eine durch Einengung der oberen Hohlvene herbeigeführte Venendruckerhöhung sofort auf den Lymphgefäßdruck erstreckte.

Aufgrund dieser Versuche wurde der Begriff der die generalisierte Phlebohypertonie begleitenden „generalisierten Lymphohypertonie“ geprägt. 1961 veröffentlichten Földi und Papp akute Versuche am narkotisierten Hund.

Sie führten eine Thorakotomie aus und präparierten den Ductus thoracicus sowohl in der Brusthöhle als auch am Hals frei, durchschnitten den Brustmilchgang in der Brusthöhle und am Hals und banden in die caudalen und cranialen Enden eine Bubble-Flow-Meter. Die Methode ermöglichte die Bestimmung der durch den Ductus thoracicus fließenden Lymphmenge sowohl bei geschlossenem als auch bei geöffnetem System. Es zeigte sich, daß bei normalem venösen Druck das Lymphminutenvolumen bei geschlossenem und bei geöffnetem Ductus thoracicus praktisch der gleiche war. Wurde der Druck im gesamten System der unteren Hohlvene bei normalem Druck in der oberen erhöht, so stieg das Lymphminutenvolumen sowohl bei offenem als auch bei geschlossenem System stark an. Wurde aber eine generalisierte Venendruckerhöhung herbeigeführt, so zeigte sich sofort, wie trügerisch die Messung bei einem ins Freie mündenden Ductus thoracicus ist:

Bei offenem System war der Lymphfluß ebenso erhöht wie bei isolierter Druckerhöhung im System der unteren Hohlvene; bei geschlossenem System verhinderte die Druckerhöhung im System der oberen Hohlvene den Lymphfluß beträchtlich (Abb. 16). Diese Versuche wurden 2 Jahre später mit derselben Methodik von Wégria, Zekert, Walter, Entrup, De Schryver, Kennedy und Paiewonsky (1963) bestätigt. Gegen diese Versuche kann lediglich ein einziger Einwand erhoben

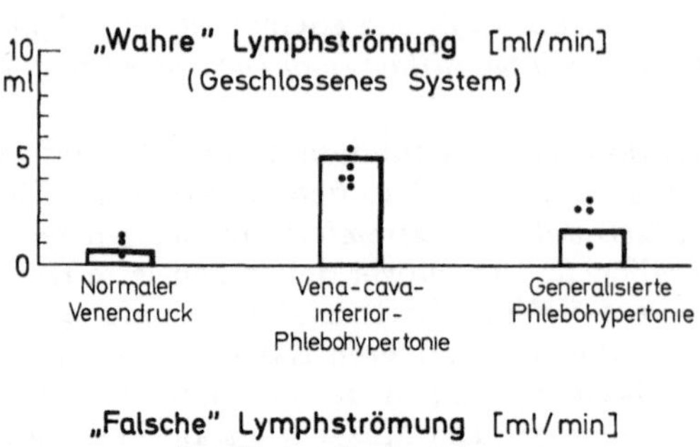


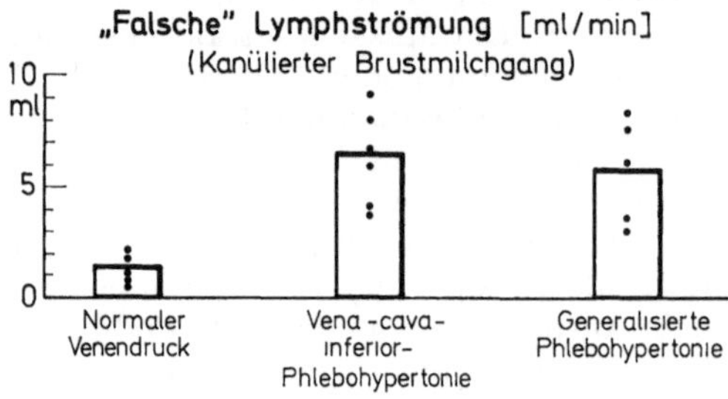


Abb. 16. Lymphfluß bei geschlossenem und geöffnetem Ductus thoracicus bei normalem und bei erhöhtem Venendruck im System der oberen Hohlvene. (FÖLDI und PAPP 1961)

werden, nämlich daß mit dem Ductus thoracicus die in dessen Wand befindlichen Nervenelemente durchtrennt worden sind. FÖLDI, THURÁNSZKY und VARGA (1962) wiederholten sie in der Weise, daß die Lymphströmung mit einem Thermostromuhrsystem gemessen wurde. Es konnte gezeigt werden, daß a) eine auf das System der unteren Hohlvene beschränkte Phlebohypertonie eine erhöhte Lymphströmung zur Folge hatte und daß b) eine zusätzliche Druckerhöhung im Gebiet der oberen Hohlvene die Lymphströmung sofort verlangsamte. Bei chronischer experimenteller Perikarditis beobachteten die Autoren wiederholt, daß die sich auf das Lymphgefäßsystem erstreckende Rückstauung eine *Lymphangiektasie* mit einer *Klappeninsuffizienz* verursachte und daß das Blut in den Ductus thoracicus und in den cervicalen Lymphstamm regurgitierte und dort gerann. Ganz eindeutig sind die Versuche von HAKKILA, MÄKELÄ und HALONEN (1960). Die Autoren untersuchten die Resorption von mit radioaktivem Jod markiertem Triolein bei gesunden Personen und bei dekompensierten Herzkranken aus dem Darm und fanden, daß die Resorption bei den letztgenannten wesentlich verlangsamt war und sich mit erreichter Kompensation normalisierte. Da die Fettresorption ausschließlich durch die Chylusgefäße geschieht, kann die verminderte Trioleinresorption nur als Folge der „*hämodynamischen Lymphströmungsinsuffizienz*" betrachtet werden.

SZABÓ und MAGYAR (1967) führten beim Hund durch chronische Asbest-Pericarditis eine generalisierte Phlebohypertonie mit Ödemen herbei: Sie bestimmten den in der Vena subclavia herrschenden Druck, den Enddruck im Brustmilchgang sowie zwei Lymphminutenvolumen-Werte: 1. dasjenige, welches bei in Subclaviahöhe gehaltenem Kanüle-Ende floß und 2. dasjenige, welches sich bei demjenigen hydrostatischen Druck entleerte, welcher dem in der Vena subclavia herrschenden Druck entsprach.

Ihre Werte sind in der Tabelle 5 zusammengestellt. Die Analyse der Daten zeigt, daß die „lymphpflichtige Last" um 415% stieg, diejenige des Lymphminutenvolumens dagegen nur um 135%. (Die 35%ige Zunahme war statistisch

Tabelle 5. *Lymphminutenvolumina und Druckwerte bei offenem Ductus thoracicus gemessen.* (Daten von SZABÓ und MAGYAR 1967)

| | Normal | Pericarditis |
|---|---|---|
| Druck in der Vena subclavia cm $H_2O$ | 6,70 | 16,90 |
| Lymphminutenvolumen in Herzhöhe ml/min | 0,97 | 4,03 |
| Lymphminutenvolumen ml/min bei 16,9 cm $H_2O$ | ? | 1,31 |
| Enddruck im Ductus thoracicus cm $H_2O$ | 26,30 | 42,00 |

nicht signifikant!) Der Quotient L:M wurde größer als 1. Berechnet man die infolge des Einflußhindernisses nicht abtransportierte Lymphmenge, so beträgt diese im Laufe von 24 Std 490 ml! Die Daten von SZABÓ und MAGYAR beweisen also ebenfalls, daß der Lymphgefäßapparat bei der generalisierten Phlebohypertonie nicht in der Lage ist, eine signifikante Mehrleistung aufrechtzuerhalten. Daß das Lymphminutenvolumen dem normalen Niveau entsprechend blieb und nicht subnormal wurde bzw. ganz aufhörte, könnte damit erklärt werden, daß der Druck im System der unteren Hohlvene durch die Implantation von Asbest wahrscheinlich stärker anstieg als derjenige im System der oberen. Es ist durchaus möglich, daß ein kardiales Ödem gelegentlich bei einem supernormalen, jedoch im Verhältnis zur gestellten Anforderung dennoch zu geringen Lymphminutenvolumen (also auch in diesem Falle mit einem Quotienten L:M > 1) einhergeht. Beim bettlägerigen, dekompensierten Herzkranken mit hochgelagertem Oberkörper ist der Venendruck im Angulus venosus niedriger als in der unteren Körperhälfte; bei besonders kräftiger Muskulatur des Brustmilchganges ist es möglich, daß dieser Druckunterschied die Entleerung der Lymphe erleichtern und eine supernormale Brustmilchganglymphströmung ermöglichen könnte. Bei einer Mediastinopericarditis adhaesiva besteht die Möglichkeit, daß der Druck im System der unteren Hohlvene stärker als in demjenigen der oberen steigt.

COLE, WITTE, KASH, RODGER, BLEISCH und MUHLHEIMS (1967) führten eine mit Tricuspidalinsuffizienz kombinierte Pulmonalstenose herbei:

Bei den Hunden entwickelten sich schwere Stauungsödeme und Ascites. "Lymph flow rate after production of right-heart failure varied between 1 and 23 cc/min (kanülierter Brustmilchgang). (Normal flow rate is 0,25 to 0,5 cc/min.) As the trip of the thoracic duct cannula was raised above zero level (right atrium), lymph flow fell. In one dog typical of the group mean pressure was 8,5 cm $H_2O$ lower in the pulmonary vein than in the superior vera cava. Lymph flow at the pulmonary vein pressure was 4,2 cc/min, and *there was no flow at the superior vena cava pressure.*" Die Autoren implantierten den Brustmilchgang in die Pulmonalvene und erreichten dadurch folgendes: 1. Sofort nach der Operation erschien der Brustmilchgang weniger erweitert; 2. nach der Operation sank der zentrale Venendruck; die Harnmenge und die Natriumausscheidung stiegen und der Ascites verschwand (Abb. 17—19).

In Tabelle 6 sind Daten aus der wichtigen Arbeit von WITTE, DUMONT, CLAUSS, RADER, LEVINE und BREED (1969) wiedergegeben; sie stammen aus bei wassersüchtigen dekompensierten Herzkranken durchgeführten Messungen; bestimmt wurden einerseits der zentrale Venendruck, andererseits der Enddruck im kanülierten Brustmilchgang. Von den 12 Fällen war der zentrale Venendruck in 5 *höher* als der Enddruck, in einem Fall waren die beiden Drucke *gleich hoch:* In diesen 6 Fällen konnte zweifelsohne *überhaupt keine* Lymphströmung stattfinden, sie war gleich Null. ("No lymph flow failure.") In den übrigen 6 Fällen war zwar der Enddruck höher als der Venendruck, so daß eine Lymphströmung aufrechterhalten wurde, dessen Volumen jedoch subnormal war, da nach den

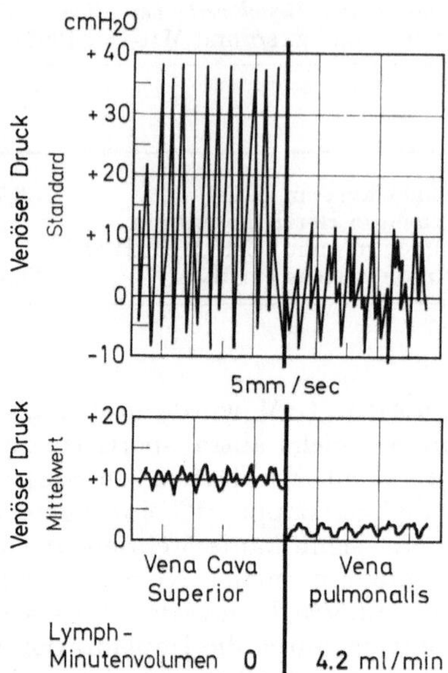


Abb. 17. Zusammenhang zwischen Venendruck (Vena cava superior und Vena pulmonalis) und Lymphminutenvolumen bei experimenteller Rechtsinsuffizienz des Herzens. (COLE, WITTE, KASH, RODGER, BLEISCH und MUELHEIMS 1967)

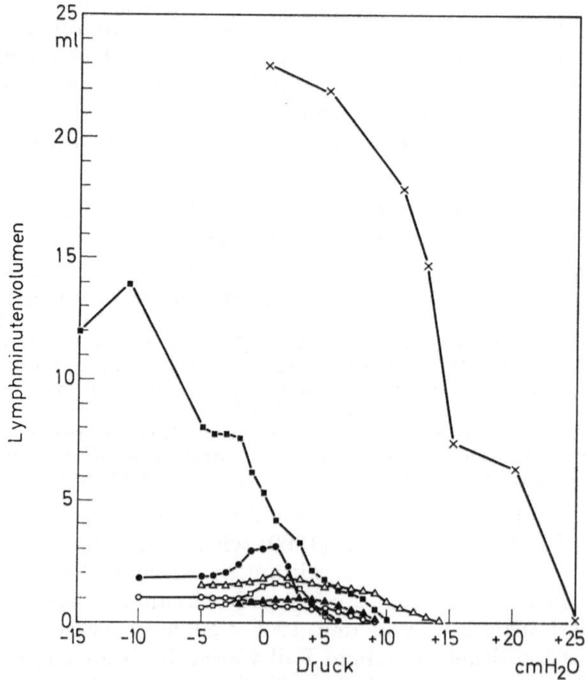


Abb. 18. Zusammenhang zwischen intralymphatischem Druck und Lymphminutenvolumen bei experimenteller Rechtsinsuffizienz des Herzens. Bei steigendem intralymphatischem Druck sinkt der Lymphfluß stets bis 0. (COLE, WITTE, KASH, RODGER, BEISCH und MUELHEIMS 1967)

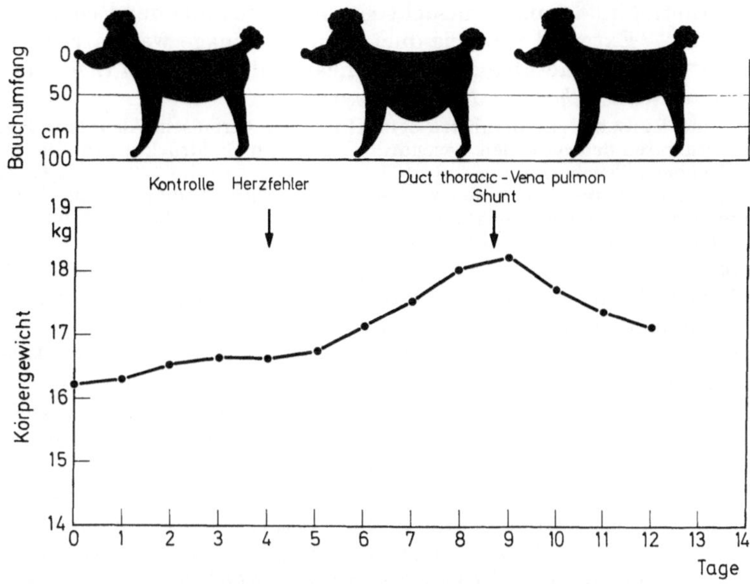


Abb. 19. Eine experimentelle Rechtsinsuffizienz (RHF) führt zum kardialen Ödem. Ein Ductus thoracicus-Vena pulmonalis-Shunt läßt die Ödeme verschwinden. (COLE, WITTE, KASH, RODGER, BLEISCH und MUELHEIMS 1967)

Tabelle 6. *Zentraler Venendruck und Enddruck im Brustmilchgang bei 12 Fällen von kardialem Ödem.* (Aus WITTE, DUMONT, CLAUSS, RADER, LEVINE und BREED 1969)

| Fall Nr. | Zentraler Venendruck cm $H_2O$ | Enddruck im Brustmilchgang cm $H_2O$ |
|---|---|---|
| 1. | 40 | 17 |
| 2. | 28 | 28 |
| 3. | 24 | 30 |
| 4. | 26 | 80 |
| 5. | 27 | 30 |
| 6. | 25 | 23 |
| 7. | 27 | 43 |
| 8. | 23 | 26 |
| 9. | 37 | 30 |
| 10. | 30 | 20 |
| 11. | 90 | 43 |
| 12. | 18 | 19 |

Autoren "... ballooning of the thoracic duct as it approaches the relatively narrow junction with the jugular vein ... and *sluggish to and fro motion of venous blood refluxing through the cervical junction further attest to generalized impairment to lymph flow in heart failure* ... At least two important factors limit the flow of lymph into the venous system: local resistance at the thoracic duct-jugular vein junction and central venous pressure itself."

Daß die enorme Dilatation des Brustmilchganges bei dekompensierten, ödematösen Herzkranken nicht durch einen supernormalen Lymphtransport, sondern ein Einflußhindernis verursacht ist, geht auch aus der Beobachtung der Autoren hervor: "External thoracic duct lymph drainage was carried out in ... patients with severe intractable congestive heart failure ... *upon inserting the cannula the high, distended thoracic duct collapsed* ..."

BLALOCK und BURWELL (1936) führten beim Hund eine chronische Aleunorat-Perikarditis herbei und bestimmten den zentralen Venendruck sowie den Enddruck im kanülierten Brustmilchgang. Bei einem Tier betrug der erste 165 mm $H_2O$, der zweite 150 mm $H_2O$: ein klarer Beweis dafür, daß die Ödeme durch eine "*Nil-lymph-flow-failure*" bedingt waren. Beim anderen Tier waren die entsprechenden Drucke 175 bzw. 200 mm $H_2O$; dies bedeutet, daß bei diesem Tier die Möglichkeit einer gewissen Lymphströmung bestand.

"No conclusions are drawn as to the part if any which the elevated lymph pressure plays in the accumulation of fluid in the serous cavities" — schrieben die Autoren. Interessant sind die Befunde von SERVELLE, BORVRAIN, TRICOT, SOULIE, TURPYN, FRENTZ, CORNU und NADIM (1966). Bei 10 an einer constrictiven Perikarditis leidenden Patienten wurden *Lymphographien* durchgeführt. Nur bei 3 Fällen ergab sich ein normaler Befund; in den 8 anderen sah man varicöse Dilatationen an den Lymphstämmen, und das Kontrastmittel verweilte in ihnen ungewöhnlich lange Zeit. SEKI, YAMANE, SHINOURA, KOIDE, VECHI, MORI, NAGASAKA und YOSHITOSHI (1968) überprüften FÖLDIs Theorie über die Rolle der Lymphströmung beim kardialen Ödem. Sie bestätigten die Tatsache, daß eine *isolierte Vena cava inferior-Phlebohypertonie* zur Lymphorrhoe im Brustmilchgang führt und daß eine *isolierte Vena cava superior-Phlebohypertonie* die Lymphströmung im Ductus thoracicus herabsetzt. Als sie nun eine *generalisierte Phlebohypertonie* herbeiführten, kam es nach ihrer Schilderung nach einer vorübergehenden Abnahme der Lymphströmung zu einer Lymphorrhoe: sie glaubten, die Theorie widerlegt zu haben. Nun ist aber aus den Abbildungen der Autoren ersichtlich, daß sie den im System der unteren Hohlvene herrschenden Druck stärker erhöhten als denjenigen in der oberen. In einem ihrer Versuche ließen sie den Druck in der unteren Hohlvene von 30 mm $H_2O$ auf etwa 110 mm $H_2O$ ansteigen; denjenigen in der oberen erhöhten sie dagegen von 25 cm $H_2O$ nur auf 70 cm $H_2O$. Sie ließen also diejenigen Kräfte, welche die Lymphbildung in der Peripherie förderten, um 370%, diejenigen dagegen, welche den Einstrom der Lymphe behinderten, nur um 280% ansteigen (Abb. 20—24). Diese Arbeit bestätigt also die Theorie der „*hämodynamischen Insuffizienz*" der Lymphströmung. Wie bereits erwähnt, behaupten HOLLANDER et al. (1961) sowie auch andere Autoren[58], daß der Abtransport subcutan injizierter markierter Eiweißkörper, d.h. die Aktivität der Lymphdrainage, beim ödematösen dekompensierten Herzkranken beschleunigt sei, doch beweisen ihre eigenen Daten genau das Gegenteil: Die Täuschung wird durch eine stark beschleunigte Diffusion im Bindegewebe verursacht (s. S. 266). FÖLDI und LEHOTAI (1967) haben das Material von KORÁNYI (1930), in welchem bei 110 ödematösen Patienten sowie Kontrollfällen der Zusammenhang zwischen Ödemschweregraden einerseits und kolloidosmotischem Druck der Plasmaproteine bzw. Venendruck andererseits dargestellt wurde, einer mathematischen Analyse unterworfen und gezeigt, daß bei der generalisierten Phlebohypertonie — infolge der „hämodynamischen Lymphströmungsinsuffizienz" — eine Erhöhung des Capillardrucks um a mm Hg einem Sinken des Kolloiddrucks um 2a mm Hg bei einer Hypoonkie entspricht: aufgrund der klassischen Starlingschen Hypothese wäre eine gleich große hydropigene Kraft numerisch gleich großer Verschiebungen der beiden Variablen zu erwarten[59]. Bei der Behandlung der hämodynamischen Lymphströmungsinsuffizienz muß noch die Tatsache erwähnt werden, daß diese

[58] LANGGARD 1963, SEKI, YAMANE, SHINOURA, KOIDE, VECHI, MORI, NAGASAKA und YOSHITOSHI 1958.

[59] FÖLDI in: REINDELL, KEUL und DOLL 1968.

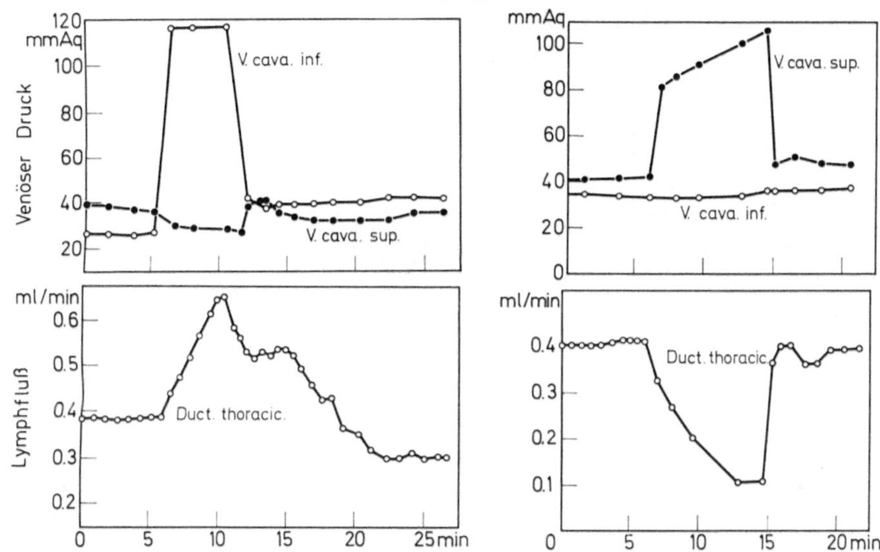


Abb. 20. Eine isolierte Vena cava inferior-Druckerhöhung führt zur Zunahme, eine isolierte Vena cava superior-Druckerhöhung zu einer Abnahme des Lymphminutenvolumens im Brustmilchgang. (SEKI, YAMANE, SHINOURA, KOIDE, UECHI, MORRI 1967)

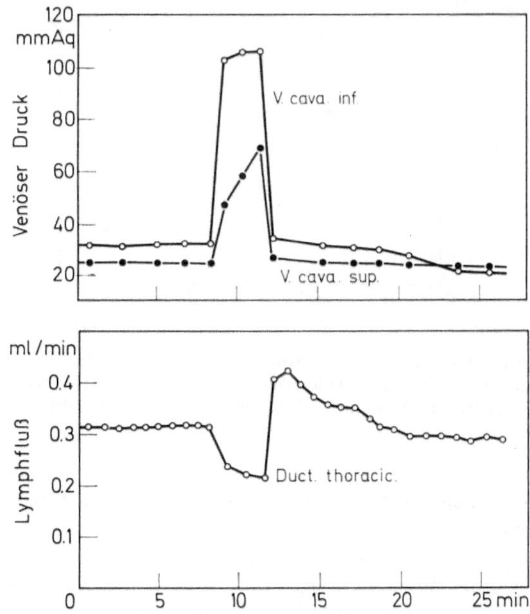


Abb. 21. Bei dem Versuch, eine generalisierte Phlebohypertonie herbeizuführen, erhöhten SEKI u. Mitarb. (1967) den Druck in der Vena cava inferior stärker als in der Vena cava superior; infolgedessen kam es zu einer Zunahme des Lymphminutenvolumens

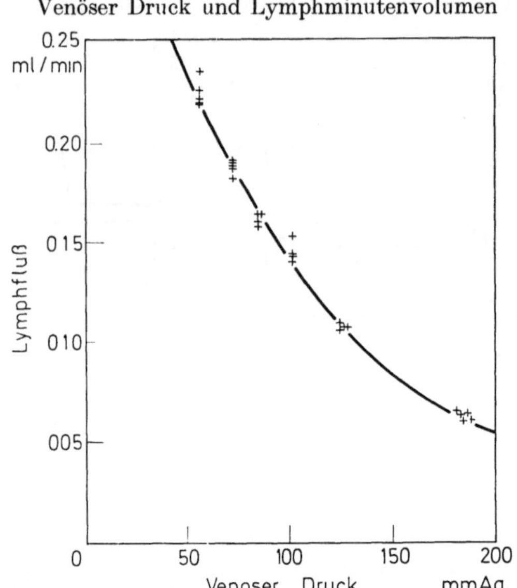


Abb. 22. Zusammenhang zwischen Druck in der Vena cava und Lymphminutenvolumen im Brustmilchgang. (SEKI et al. 1967)

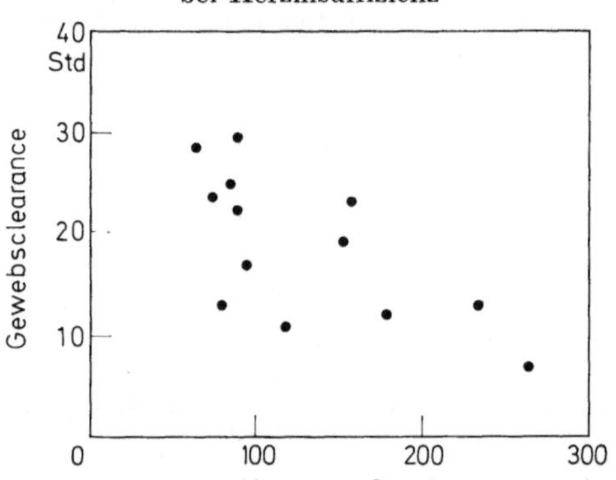


Abb. 23. Zusammenhang zwischen der Halbwertszeit einer subcutan injizierten $^{131}$J-Albuminlösung und dem zentralen Venendruck. Wie ersichtlich, wird die Halbwertszeit bei steigendem zentralem Venendruck kürzer. (SEKI et al. 1967)

auch den Herzmuskel schädigt und auf diese Weise den Zustand des Patienten weiter verschlechtert.

Eine große Anzahl von morphologischen sowie pathophysiologischen Daten liefern den eindeutigen Beweis dafür, daß eine mechanische Insuffizienz der Lymphströmung keineswegs nur ein Ödem des Interstitiums zur Folge hat, sondern auch die *Parenchymzellen* des betroffenen Gebietes schädigt. So ist z.B. das elektronenoptische Bild der durch Unterbindung der Lymphbahnen der Leber herbeigeführten „*lymphostatischen Hepatopathie*" durch ein *intracelluläres Ödem*

Die Clearance von $^{131}$J-Albumin und $^{131}$J-Globulin (subcutanes Bindegewebe der unteren Extremitäten)

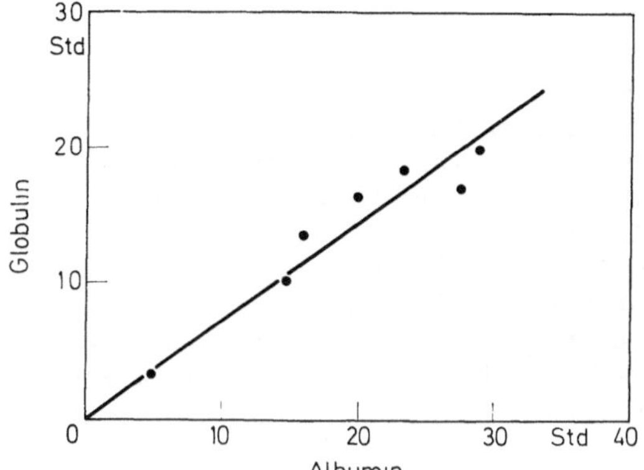


Abb. 24. Zusammenhang zwischen den Halbwertszeiten subcutan injizierter $^{131}$J-Albumin- und Globulinlösungen. Die Resorption des Globulins ist langsamer als diejenige des Albumins. (SEKI et al. 1967)

mit *Vacuolenbildung im Cytoplasma* und durch Anhäufung großer Mengen sich entweder frei im Cytoplasma oder innerhalb der Vacuolen befindlichen *elektronendichten Materials* gekennzeichnet[60]; das gleichzeitig bestehende *extracelluläre Ödem* verrät sich durch eine Erweiterung der Disseschen Räume[61] und durch die Vergrößerung des biochemisch gemessenen Extracellulärraumes.

*Histochemisch* ist eine Aktivitätsabnahme der Succinodehydrogenase und der intracellulären Phosphatase zu beobachten; polarisationsoptisch findet man eine Desorganisation der Eiweißmoleküle der retikulären Fasern, eine Fettphanerose bedeutenden Ausmaßes, sowie eine Schädigung der Nucleolus-Membranen[62]. Der Anstieg des direkten und indirekten Bilirubins im Serum bis etwa 2 mg/100 ml sowie die deutliche Vermehrung verschiedener Enzyme im Serum gestatten mit den morphologischen Befunden die Schlußfolgerung, wonach die lymphostatische Hepatopathie ein der intrahepatischen Cholostase weitgehend analoges Bild herbeiführt: Die Aktivität der Transaminasen GOT und GPT ist vermehrt; auch Sorbitdehydrogenase, Glutamatdehydrogenase und das Isoenzym 5 der Lactatdehydrogenase sind im Serum deutlich gesteigert. Von dieser Aufstellung bedeutet die Transaminasesteigerung, daß die Lymphblockade tatsächlich eine Gewebsschädigung verursacht hat. Die Aktivitätsvermehrung von Sorbitdehydrogenase beweist, daß diese Schädigung die Leberzelle getroffen hat, denn dieses Enzym ist im Serum leberspezifisch. Die Vermehrung der Glutamatdehydrogenase im Serum zeigt darüber hinaus an, daß die Leberzellschädigung tiefgreifend ist, denn dieses Enzym kommt nur in den Mitochondrien vor. Errechnet man nun aus den im Serum gemessenen Enzymaktivitäten bestimmte Relationen, so ergibt sich, daß der Quotient aus Transaminasen und Glutamatdehydrogenase nach Lymphblockade der Leber im Serum wesentlich erniedrigt ist.

Von großem Interesse ist die Mitteilung von SIGSTADT, AAGENAES, BJØRN-HANSEN und ROSTWELT (1970). Die Autoren beobachteten 5 Fälle mit einer Kombination von primärem Lymphödem der Extremitäten und rekurrierender Cholo-

[60] GERLACH, THEMANN und ZOLTÁN 1967.
[61] FÖLDI 1969, RUSZNYÁK, FÖLDI und SZABÓ 1969.
[62] CSILLIK und FÖLDI 1965, CSILLIK, FÖLDI, SCHNEIDER, VARGA und JOÓ 1962, CSILLIK und FÖLDI 1967.

stase. Eine $^{198}$Au-Leberlymphographie zeigte das vollständige Fehlen eines lymphatischen Abtransportes aus der Leber, so daß sie das Syndrom mit einer Hypoplasie bzw. Aplasie der Lymphgefäße der Extremitäten und der Leber erklären.

FÖLDI, ROMHÁNYI, RUSZNYÁK, SOLTI und SZABÓ (1954) erbrachten den Beweis, daß infolge einer experimentellen mechanischen Insuffizienz der kardialen Lymphdrainage eine lymphostatische Kardiomyopathie entsteht, welche einerseits durch ein interstitielles Ödem sowie fokale Herzmuskelnekrosen, andererseits durch ein pathologisches EKG gekennzeichnet ist; diese Tatsache wurde später wiederholt bestätigt[63]. Aus der Arbeit von VERESS, JELLINEK, HÜTTNER, KERÉNYI, SOLTI, ISKUM, HARTAI und NAGY (1966) ging später die Tatsache hervor, daß es zur gleichen Zeit auch zu einer lymphostatischen Coronaropathie kommt, welche u.a. zur Stenose mancher kleiner Kranzgefäße führt. Die Zusammenhänge lassen sich wie folgt zusammenfassen:

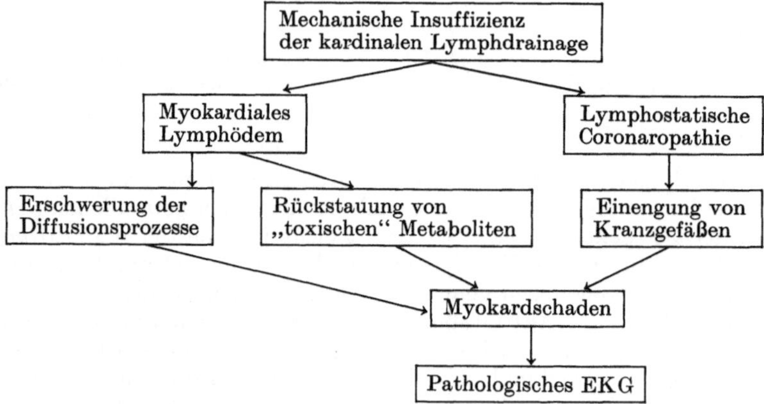


CSILLIK und FÖLDI (1965) zeigten, daß sich bei einer mechanischen Insuffizienz der kardialen Lymphströmung im Herzmuskel Lipoide ablagern, und zwar sowohl innerhalb des Cytoplasmas als auch an der Oberfläche der Eberthschen Linien. Sie wiesen eine Abnahme der Succinodehydrogenaseaktivität nach.

Eine mechanische Insuffizienz der *renalen Lymphströmung* hat eine „lymphostatische Nephropathie" zur Folge. Nach Unterbindung der Lymphgefäße der Niere entwickelt sich ein renales Lymphödem so rasch, daß man das Anschwellen der Niere nach einer gut gelungenen Operation fühlen und sehen kann. Wegen der großen Zahl der Nieren-Lymphgefäße und deren beträchtlicher anatomischer Variabilität gelingt es jedoch nicht immer, die Lymphblockade radikal genug zu gestalten[64]. Bereits nach 2—24stündiger Ligatur sind nach den schönen elektronenoptischen Untersuchungen von HUTH (1968) die kollagenen Faserbündel der Bowmanschem Kapsel durch eine Ödemflüssigkeit auseinandergedrängt; das Epithel ist ödematös verbreitert. Das massive interstitielle Ödem setzt die an die Glomerula grenzenden Harnkanälchen und Blutcapillaren ab; in den Tubularzellen sind Zeichen eines mehr oder weniger ausgeprägten intracellulären Ödems wahrzunehmen, wodurch das Tubularlumen, vorwiegend dasjenige der Hauptstücke, stellenweise verschlossen wird. Manche Tubularzellen platzen infolge des intracellulären Ödems! Einige Epithelkomplexe werden von der Basalmembran abgeschert. Von besonderem Interesse ist die Tatsache, daß auch die glatten

[63] SYMBAS, SCHLANT, GRAVANIS und SHEPHERD 1969, MILLER, PICK und KATZ 1964.
[64] KAISERLING und SOOSTMEYER 1939, FÖLDI und ROMHÁNYI 1963.

Muskelzellen der Nierenarterien ödematöse Veränderungen — perinucleare Vacuolenbildungen —, also Zeichen einer *renalen lymphostatischen Hämangiopathie* zeigen. Im Bowmanschem Raum der Glomerula erscheint ein eiweißreiches Exsudat[65]. Die Schädigung der Tubularzellen geht bis zu fokalen Nekrosen.

Histochemische Untersuchungen[66] erbrachten den Beweis, daß die Phosphatase-Aktvität des Bürstensaumes fokal abnimmt; zur gleichen Zeit ist die normale PAS-Positivität des Bürstensaumes abgeschwächt bzw. fehlt vollständig. Die die basale Streifelung bildenden Mitochondrien verlieren ihre normale Stäbchenform und nehmen abgerundete Degenerationsformen an. In den basalen Abschnitten der Epithelzellen kommt es zu einer Fettphanerose; die normalerweise auf stäbchenförmige Strukturen lokalisierte Esterase-Aktivität nimmt eine schaumförmige Beschaffenheit an entsprechend der enzymaktiven Hülle der Fetttropfen. Die Succinodehydrogenase-Aktivität, welche normalerweise — den Mitochondrien entsprechend — in der basalen Streifelung der Epithelzellen konzentriert vorzufinden ist, wird einerseits diffus im Cytoplasma verteilt, andererseits abgeschwächt. Polarisationsoptisch wurde der Beweis erbracht, daß es bei der lymphostatischen Nephrose zur diffusen Schädigung des Bürstensaumes sämtlicher gewundener Harnkanälchen kommt: Die normale reguläre Querorientation der Lipide kommt in einen ungeordneten Zustand. An den Basalmembranen lagern sich Fette ab. Diese morphologischen Veränderungen beweisen eindeutig, daß der Metabolismus der Parenchymzellen schwer geschädigt ist; die in ihrem Metabolismus und in ihrer Struktur geschädigten Parenchymzellen sind selbstverständlich nicht mehr in der Lage, ihre Funktion normal auszuüben: Die Niere verliert ihre Fähigkeit, einen konzentrierten Harn zu produzieren. Eine längere Zeit hindurch anhaltende Lymphstauung der Niere hat fibrotische Veränderungen zur Folge; da jedoch an Nierenlymphgefäße gesetzte Ligaturen bereits binnen Tagen durch neugebildete lymphatico-lymphatische Anastomosen überbrückt werden, ist es im Experiment schwierig, einen solchen Zustand herbeizuführen. Auch lymphatico-venöse Anastomosen entstehen bei Behinderung der Lymphströmung zwischen den Nierenlymphgefäßen und der Vena renalis.

Die mechanische Insuffizienz der Lymphdrainage des Gehirns bedarf einer besonderen Erörterung, da dieses Organ innerhalb seiner Substanz über keine Lymphgefäße verfügt.

Unterbindet man bei der Ratte die Venae iugulares externae und internae, so kann in den nach der Operation folgenden Tagen im Verhalten der Tiere keine wesentliche Veränderung beobachtet werden, und die Analyse der Funktion des ZNS mit Hilfe eines bedingten Fluchtreflexes zeigt eindeutig, daß die Venenligatur keinerlei Schädigung herbeigeführt hat[67]. Auch die Feinstruktur der Hirnsubstanz bleibt normal[68]. Selbstverständlich bedeutet dies keinesfalls, daß eine cerebrale Venenstauung ohne Konsequenzen bleiben würde: Es handelt sich lediglich darum, daß es nicht möglich ist, durch Unterbindung der Venae jugulares bei der Ratte eine cerebrale Venenstauung herbeizuführen: Das Blut wird durch die spinalen Venen abgeleitet. Ganz andere Beobachtungen macht man, wenn man aus einem in der Mittellinie des Halses geführten Schnitt die beiden Halslymphstämme sowie sämtliche auffindbaren Lymphknoten unterbindet oder eine cervicale Lymphangiothrombophlebitis herbeiführt, indem man die beiden Venae iugulares externae unterbindet und in die Substanz des submandibulären Lymphknotens Terpentinöl injiziert[69]. Die spontane Aktivität der Tiere nimmt — im Aktivographen meßbar — ab[70, 71], die Auslösbarkeit eines unbedingten sowie eines vor der cervicalen Lymphblockade hundertprozentig ausgebauten bedingten Fluchtreflexes stürzt tief hinab[72]. Die Tiere werden barbituratempfindlich; die Krampfschwelle des ZNS sinkt. Im EEG erscheinen hohe, langsame Wellen[71]; der Zustand, in welchem sich die Tiere

[65] Földi und Romhányi 1953, Huth 1968. [66] Csillik und Földi 1965.
[67] Földi und Zoltán 1970. [68] Várkonyi, Zoltán, Csillik und Földi 1970.
[69] Földi 1969, Földi, Zoltán und Obál 1969. [70] Sonkodi 1970.
[71] Földi, Csanda, Csillik, Jáki, Madarász, Obál und Zoltán 1965
[72] Földi und Zoltán 1970, Zoltán und Földi 1970.

befinden, zeigt ein auffallende Ähnlichkeit zu demjenigen, welcher beim normalen Tier durch transquillisierende Arzneimittel herbeigeführt werden kann. Der Intracranialdruck steigt. Der arterielle Druck zeigt nach der cervicalen Lymphblockade eine vorübergehende — statistisch signifikante — Erhöhung, welche anschließend von einem — ebenfalls signifikanten — Sinken des Blutdrucks gefolgt wird[73]. Es sei bemerkt, daß Griffith, Jeffers und Lindauer (1935) Ratten intrazisternal Caolin injizierten, wodurch die lymphatische Drainage des Intracraniums wahrscheinlich von innen beeinträchtigt wird; es kam ebenfalls zur Blutdruckerhöhung.

Das Hirn erscheint bereits makroskopisch ödematös; die Volumenzunahme des Gehirns kann aber auch gemessen werden[74]. *Lichtmikroskopische* Untersuchungen beim Hund zeigten ebenfalls ein Hirnödem sowie Ganglien- und Gliaschädigungen. *Histochemisch* läßt sich innerhalb der pathologisch kondensierten Tigroidsubstanz eines gewissen Prozentsatzes der großen Pyramidenzellen des perietalen Cortex eine normalerweise nicht vorhandene alkalische Phosphatase-Aktivität nachweisen. In denjenigen Hirnarealen, welche normalerweise eine stärkere Acetylcholinesterase-Aktivität aufweisen (Hippocampus), nimmt diese Aktivität entweder vollständig ab oder wird zumindest stark abgeschwächt. Die Succinodehydrogenase-Aktivität der grauen Hirnsubstanz nimmt dagegen zu[75]. *Elektronenoptische* Untersuchungen bei der Ratte zeigen tiefgreifende pathologische Veränderungen der Ganglienzellen, der Glia, der Myelinscheiden und der Blutgefäße[76]. Als Zeichen eines *intracellulären Ödems* erweitern sich die Zisternen des endoplasmatischen Reticulums und die perinucleären Zisternen. Letztere sind an manchen Stellen in dem Maße erweitert, daß sie $^1/_4$ der Größe des Zellkerns einnehmen. Die Mitochondrien sind stellenweise geschwollen, ihre Cristae reduziert. Eine große Anzahl von *Lysosomen* ist nachzuweisen; auch im Blut steigt die Konzentration lysosomer Enzyme an[77]. Die perivasculären Gliaendfüße schwellen ödematös an, auch die Gliafortsätze im Neuropil sind ödematös aufgelockert. Obwohl die Myelinscheiden in der Regel normal erscheinen, findet man stellenweise auch schwer destruierte, aufgelockerte. In den Endothelialzellen der Capillaren und kleineren Blutgefäße erscheinen *Vacuolen* von verschiedener Größe und Form. Die Basalmembranen sind ödematös geschwollen; in der Area postrema erscheinen zwischen den beiden Basalmembranlamellen mit Ödemflüssigkeit gefüllte Spalträume. In der Substanz der Basalmembran erscheinen stellenweise kollagene Fasern (Abb. 25—28). Diese Schädigung der cerebralen Blutcapillaren wird als „*lymphostatische cerebrale Hämangiopathie*" bezeichnet. Sie entsteht infolge der Rückstauung lymphpflichtiger Substanzen innerhalb der prälymphatischen Bahnen der Blutgefäßwände; daß sie nicht durch „toxische" Substanzen — resorbiert etwa aus den unterbundenen Lymphknoten — verursacht sein können, beweist die Tatsache, daß sie auch nach Resektion der cervicalen Lymphknoten zu beobachten sind, andererseits durch Unterbindung der inguinalen Lymphknoten nicht herbeigeführt werden. Die Diffusionsprozesse an den Blutcapillaren werden selbstverständlich auf das schwerste beeinträchtigt. Die *Permeabilität der Blut-Hirn-Schranke* wächst; infolgedessen steigt die Konzentration löslicher Proteine — u.a. diejenige des Serum-Albumins in der Hirnsubstanz — an[78]. Wir sprachen bereits über die Notwendigkeit, bei der Analyse des Ätiopatho-

[73] Földi, Thuránszky und Zoltán 1966.
[74] Deák, Sonkodi, Börcsök, Györi, Szántó, Sipos, Zoltán und Földi 1970.
[75] Földi und Csillik 1965.
[76] Földi, Csillik, Joó und Zoltán 1967, Várkonyi, Csillik und Földi 1970, Csillik und Földi 1957, Földi, Csillik, Várkonyi und Zoltán 1968.
[77] Földi, Karády, Horpácsy, Sonkodi, Otlecz und Sági 1968.
[78] Várkonyi, Joó, Csillik, Zoltán und Földi 1969, Joó, Zoltán, Csillik und Földi 1969, Joó, Takács, Varga, Domján, Börcsök, Rott, Rosta, Zoltán, Csillik und Földi 1969.

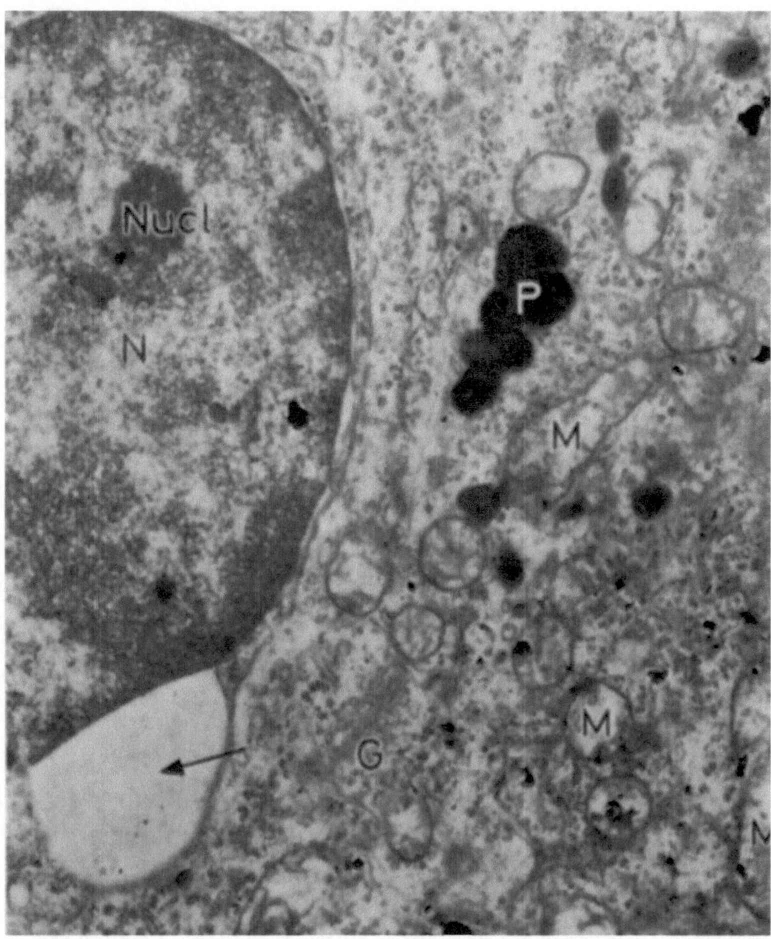


Abb. 25. Intracelluläres Ödem; Erweiterung der perinucleären Zisterne (←) einer Nervenzelle des Nucleus caudatus. Lymphostatische Encephalopathie der Ratte. (× 17000) (P = Lipofuscinpigment; M = geschädigte Mitochondrien; G = Golgi-Apparat; N = Nucleus; Nucl = Nucleolus)

mechanismus *jedes* Ödems, welches in einem solchen Organ zu beobachten ist, in welchem die Existenz eines lymphostatischen Ödems nachgewiesen worden ist, die Frage aufzuwerfen, mit welcher Lymphströmungsinsuffizienzform man im gegebenen Fall zu tun hat. Der Nachweis der Existenz eines lymphostatischen Hirnödems bedeutet, daß diese Frage auch bei jedem Hirnödem aufgeworfen werden muß.

In der *Pathologie des Auges* wurde dem Lymphgefäßsystem früher überhaupt keine Bedeutung zugemessen; bei der Erörterung keines einzigen ophthalmologischen Krankheitsbildes wird es erwähnt. Brégeat (1956) spricht z.B. in seiner umfangreichen Monographie über das Papillenödem bei der Besprechung der „auf lokalen vasculären Störungen beruhenden Papillenödeme" ausdrücklich nur über die arteriellen und venösen Kreislaufstörungen. Das Erzeugen eines Papillenödems im Tierversuch ist ein sehr schwieriges Problem.

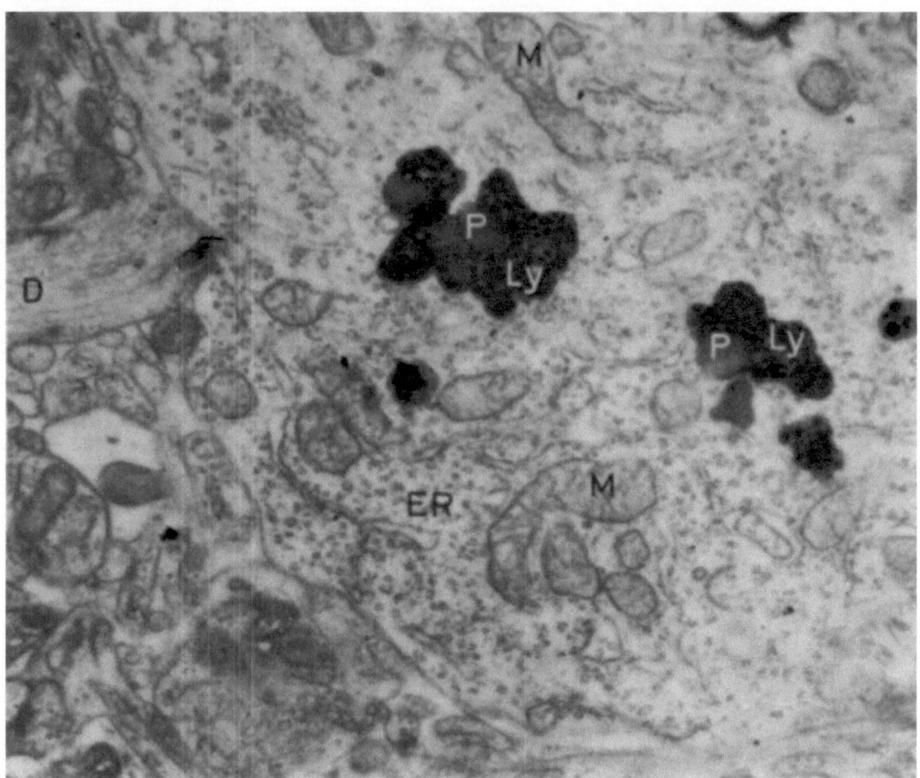


Abb. 26. Lysosomen (Ly); Lipofuscinpigment (P) und geschädigte Mitochondrien (M) bei der experimentellen lymphostatischen Encephalopathie. D = Dendrit, ER = Endoplasmatisches Reticulum. (×25000)

„Unsere Versuche, die darauf gerichtet waren, mittels Methode von CUSHING bzw. BORDLEY und PARKER durch Unterbringen eines Schwammes zwischen Schädel und Dura oder durch Verringerung des intraoculären Druckes ein Papillenödem zustande zu bringen, waren bei 10 Tieren erfolglos. Bei 3 weiteren Hunden haben wir die Erzeugung eines Papillenödems mit der von SCHURER u. Mitarb. entwickelten Methode versucht. Durch eine Pantopaque-Injektion in die Cisterna magna entsteht ein Hydrocephalus. Lediglich bei einem Hund kam am Augenhintergrund eine Veränderung zustande, und auch diese bestand nur aus dem Blutreichtum der Papille und geringfügigen peripapillären Blutungen; ein Papillenödem entwickelte sich bei keinem der Tiere. Bei der nach 6 Wochen bis 3 Monaten vorgenommenen Obduktion waren die Gehirnkammern aller drei Tiere stark erweitert. Das negative Ergebnis der Versuche zur Erzeugung eines Papillenödems entspricht den Beobachtungen von INGRAHAM u. Mitarb., die ebenfalls nur eine Hyperämie der Papille oder ab und zu eine Blutung konstatierten, aber niemals ein Papillenödem. Es scheint, daß ein Papillenödem beim Hund viel schwerer zustande kommt als beim Menschen[79]".

Infolge einer radikalen chirurgischen cervicalen Lymphblockade entsteht ein licht- und elektronenoptisch sowie ophthalmoskopisch nachweisbares Ödem der Papille, der Retina und des Nervus opticus[80] (Abb. 29, 30). Die Tatsache, daß durch eine Lymphblockade ein Papillen- und Retinaödem herbeigeführt werden kann, macht eine Revision der allgemeinen Auffassung vom Flüssigkeitskreislauf des Auges und der Entstehung des Papillenödems erforderlich. Bei der experimen-

[79] GLEW, KEARNS, RUCKER und ESSEX 1958.

[80] FÖLDI, CSANDA, ZOLTÁN und DOBRONOVICS 1967.

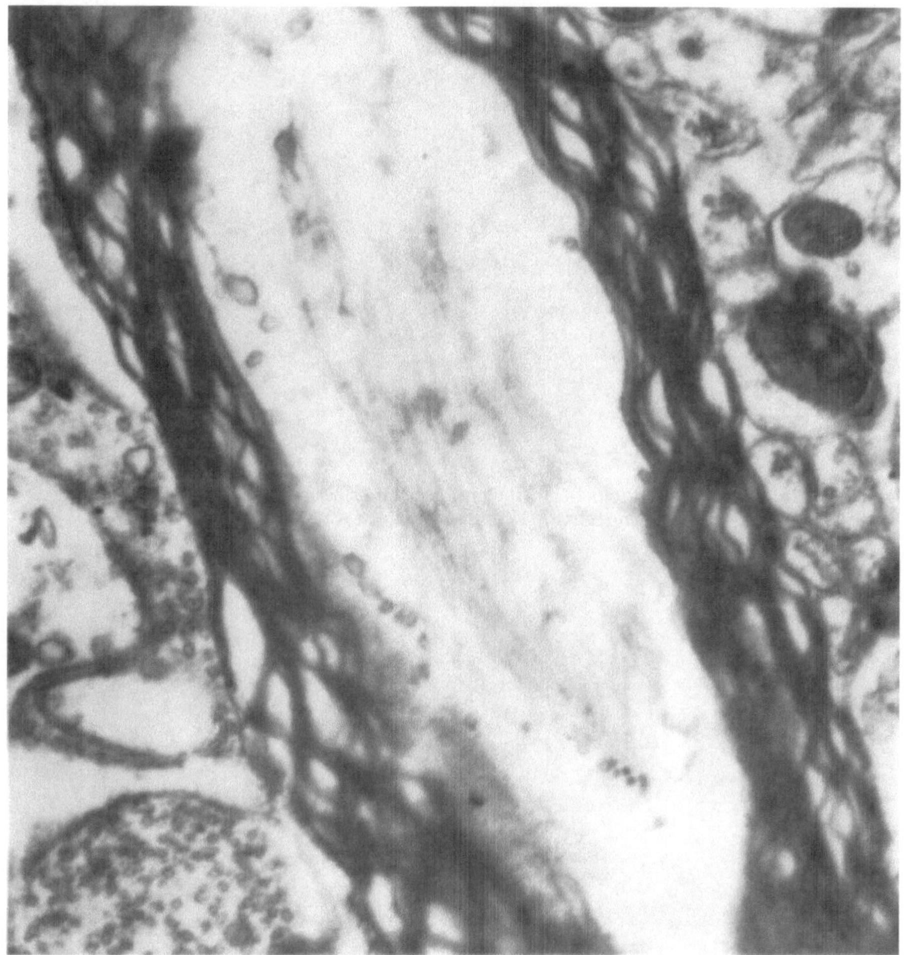

Abb. 27. Myelinschädigung bei der lymphogenen Encephalopathie der Ratte. (×35000)

tellen lymphostatischen Ophthalmopathie kommt es weiterhin zum *Exophthalmus*, zur Erhöhung der Permeabilität der *Blut-Kammerwasser-Schranke* und in manchen Fällen zur *Chemose* der Bindehaut. Die *Resorptionsgeschwindigkeit von intracorneal injiziertem Serum* wird herabgesetzt[81]. Die lymphostatische Ophthalmopathie gehört zu den am ausgedehntesten studierten „lymphostatischen Krankheitsbildern"[82]. Eine *iatrogene* und *spontane* Form kann unterschieden werden. *Iatrogen* kann eine lymphogene Encephalopathie und Ophthalmopathie durch eine cervicale Block-Dissektion herbeigeführt werden. Wie bekannt, reseziert man beim in die regionalen Lymphknoten metastasierenden Kehlkopfkrebs mit dem Kehlkopf sämtliche auffindbaren Lymphknoten mit einem bedeutenden Teil der Weichteile

[81] Polgar, Sonkodi, Börcsök, Deák und Földi 1968, Szeghy, Zoltán und Földi 1963, Szeghy, Polgár, Sonkodi, Györi und Földi 1969.

[82] Földi, Obál, Kahán, Wágner, Csanda und Börcsök 1967, Földi, Börcsök, Györi, Kahán, Maurer, Obál, Polgár, Stepper, Szabon, Wágner und Zoltán 1970, Földi 1971.

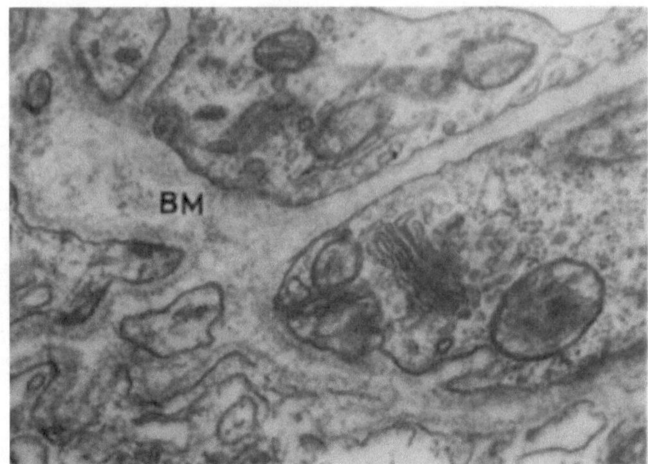


Abb. 28. Ödematös aufgelockerte Basalmembran (BM) bei der lymphostatischen Encephalopathie der Ratte. (×25000)

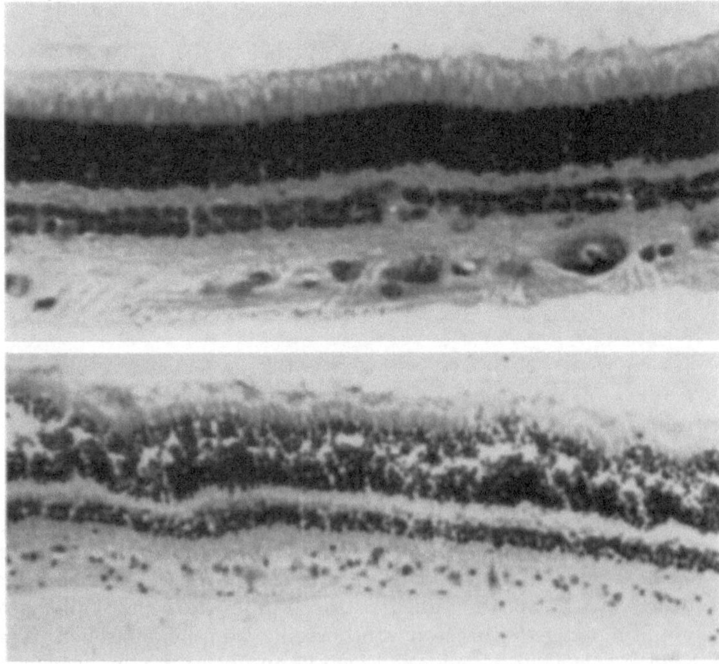

Abb. 29. Normale Retina des Hundes (oben) und Ödem der Retina bei der lymphostatischen Ophthalmopathie

des Halses. Nach dieser Operation kann sich ein Papillenödem entwickeln, wobei kein Zweifel besteht, daß nicht die Unterbindung jener Venen das Papillenödem hervorruft, die der Blockdissektion zum Opfer fallen: Selbst eine extreme Erhöhung des venösen Drucks führt nur ausnahmsweise zu einem Papillenödem. Die Patienten pflegen nach der Operation auffallend langsam zu erwachen — ein

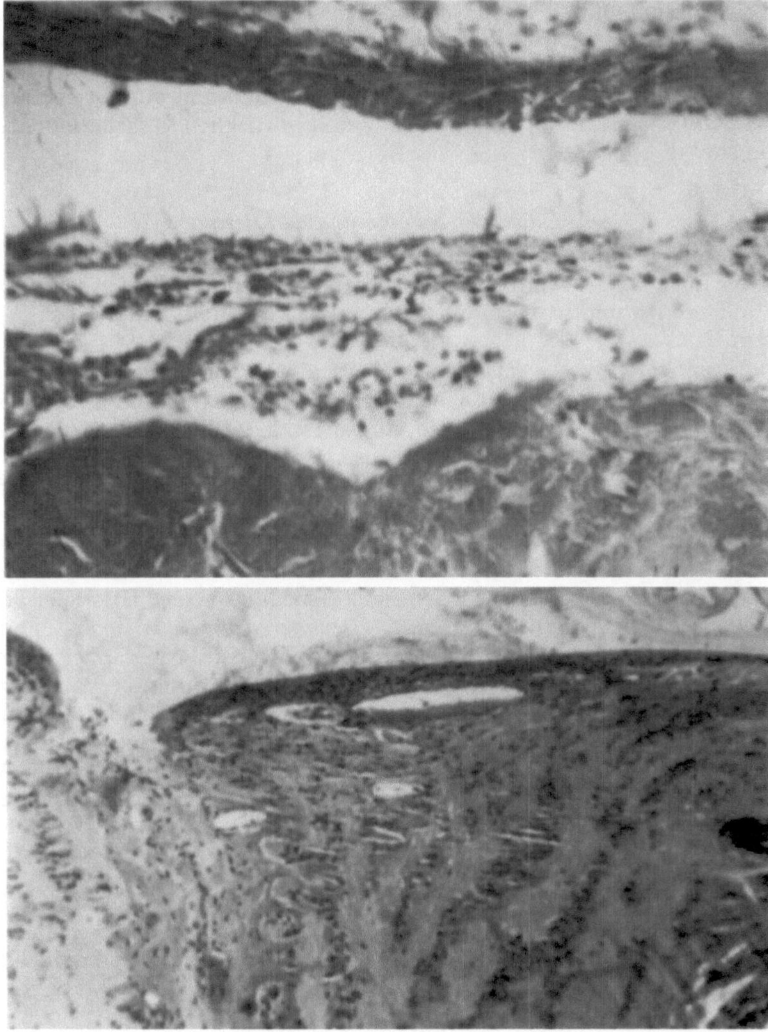

Abb. 30. Normale Papilla nervi optici des Hundes (unten) und ödematöse Papille bei der lymphostatischen Ophthalmopathie

Zeichen der erhöhten Empfindlichkeit gegenüber Narkotica. Im EEG sind hohe, langsame Wellen zu beobachten und des öfteren auch eine gewisse mentale und psychische Retardation. Mit einer passageren „fruste"-Form der lymphostatischen Encephalopathie ist aber auch nach hals-nase-ohren-ärztlichen bzw. stomatologischen operativen Eingriffen zu rechnen. Obál, Szabon, Börcsök und Földi (1969) zeigten, daß selbst eine einfache Tonsillektomie milde, an sich noch im Normbereich liegende, jedoch statistisch signifikante EEG-Veränderungen herbeiführt. Die Erklärung liegt auf der Hand: Es ist nur selbstverständlich, daß es infolge der Operation zu cervicalen Lymphangitiden, Lymphadenitiden und Lymphangiospasmen kommt, welche eine vorübergehende Behinderung der Lymphdrainage des Intracranialraumes zur Folge haben können. *Spontan* können sich die Krankheitsbilder infolge primärer oto-rhino-laryngo-stomatologischer Krankheiten entwickeln, welche durch cervicale Lymphadenitiden, Lymphangitiden, Lymphgefäßthrombosen bzw. durch Lymphangiospasmen den freien Abtransport lymphpflichtiger Substanzen aus dem Intracranialraum beeinträchtigen.

Die *ophthalmologischen Merkmale* der lymphostatischen Ophthalmopathie des Menschen sind die folgenden:

### *A. Ödem der Papille und der Retina*

a) Die Papillen sind verschwommen — unscharf umrandet. Diese Veränderung ist entweder nur oben oder nur unten bzw. oben und unten bzw. auch nasal vorhanden und greift, wenn überhaupt, nur zuletzt auf den temporalen Papillenrand über.

b) *Auf dem Gebiet solcher Papillen* erscheinen etwas tiefer gelegene Blutgefäße — vorwiegend Venen — wie mit einem Schleier bedeckt. Besonders gut ist dies bei den im Gefäßtrichter in die Tiefe eindringenden Blutgefäßen zu erkennen: diese verschwinden auffallend rasch vor unseren Augen.

c) *In der Nähe der Papille* wird von zwei dicht nebeneinander verlaufenden Blutgefäßen das etwas tiefer gelegene — meist die Vene — durch ein perivasculäres Ödem fast verdeckt.

d) *Von der Papille weiter entfernt* kann dieselbe Erscheinung an denjenigen Stellen beobachtet werden, wo sich Arterie und Vene kreuzen: Die tiefer gelegene Vene erscheint verschwommen. Dieses „*Pseudokreuzungsphänomen*" muß von positiven Salus-Zeichen unterschieden werden; weder Kaliberveränderungen noch Stauung sind hier zu erkennen. Der Verlauf der in Richtung der Papille verlaufenden Nervenfasern und Blutcapillaren ist normalerweise kaum erkennbar, erscheint jedoch beim Fundus lymphostaticus als eine ausgesprochene peripapilläre Streifelung. Die Blutgefäße der Retina, vorwiegend die Äste der Arteria centralis retinae, können einen ausgesprochen geschlängelten Verlauf zeigen.

### *B. Veränderungen an der Bindehaut*

Kaliberschwankungen, manchmal spindelartige Erweiterungen der conjunctivalen Blutgefäße mit oder auch ohne deren Hyperämie. Nicht selten sind an der bulbären Bindehaut pingueculaartige Schwellungen sichtbar; hier sind die Kaliberschwankungen besonders ausgeprägt. Manchmal sind *Phlyktänen* zu beobachten.

### *C. In einigen Fällen besteht ein palpebrales Ödem*[83]

Selbstverständlich wird die Diagnose einer lymphostatischen Encephalopathie nur nach sorgfältigen *differentialdiagnostischen Erwägungen* aufgestellt. Einerseits müssen die wohl bekannten Komplikationen der oben genannten primären Krankheitsbilder (Encephalitis; Meningitis; Sinusthrombose usw.), andererseits alle mit ähnlichen Beschwerden einhergehenden Krankheiten — von der Neurose und dem Eisenmangelzustand bis zum Hirntumor — ausgeschlossen werden. Wegen der Häufigkeit katarrhalischer Erkrankungen der oberen Luftwege und der Nebenhöhlen kommen *Mischformen* zwischen lymphostatischer Encephalopathie und anderen Krankheitsbildern häufig vor („*concomitierende lymphostatische Encephalopathie*"), andererseits sind auch bei der „reinen" lymphostatischen Encephalopathie nicht immer alle Symptome vorhanden.

Bei der Diagnose der lymphostatischen Encephalopathie spielt der $^{131}$J-Albumin-Index (S. 266) eine wichtige Rolle. Der Hals liegt ja ebenso wie das Gehirn und das

[83] FÖLDI, KAHÁN, POLGÁR, SZEGHY, BÖRCSÖK, LIPTÁK und MAURER 1969.

Tabelle 7. *Übersicht der Symptomatologie der lymphostatischen Encephalopathie und Ophthalmopathie*

| Symptom | Tier (cervicale Lymphblockade) | Mensch (Insuffizienz der cervicalen Lymphströmung) |
|---|---|---|
| Verhalten | spontane Aktivität herabgesetzt | Spontane Aktivität herabgesetzt |
| Höhere Nerventätigkeit | Lernfähigkeit und bedingte Reflextätigkeit herabgesetzt | Gedächtnisstörungen; herabgesetzte Konzentrationsfähigkeit „Aprosexia nasalis" Pseudodemenz |
| Reaktion auf schmerzliche Reize | herabgesetzt | herabgesetzt |
| Hexobarbitalempfindlichkeit | erhöht | — |
| EEG | Verlangsamung; konvulsive Tätigkeit | Verlangsamung; konvulsive Tätigkeit |
| Ophthalmologische Befunde | Ödem der Bindehaut, der Papille und der Retina; Permeabilitätserhöhung der Blut-Augenkammer-Schranke. Exophthalmus. | Ödem der Papille und der Retina; Pseudokreuzungsphänomen; peripapilläre Streifelung von Nervenfasern und Blutcapillaren; Lokomotion retinaler Arteriolen; Bindehautveränderungen; palpebrales Ödem |
| Hautveränderungen | Lymphödem mit Untergang der elastischen Fasern „Cutis striata lymphostatica" | „Cutis striata lymphostatica" mit Untergang der elastischen Fasern; MELKERSSON-ROSENTHAL-MIESCHER-Syndrom |
| Neurologische Befunde | — | Schädigung von Hirnnerven möglich |
| Beschwerden | — | Kopfschmerzen, Benommenheit; Gedächtnisstörungen; herabgesetzte Konzentrationsfähigkeit; Nausea |
| Pathologie | Hirnödem; Ganglienzell- und Glia-Veränderungen „Lymphostatische Hämangiopathie" | — |

Auge im Staugebiet, und deshalb ist die Resorption von in das subcutane Bindegewebe des Halses injizierten Eiweißmolekülen beeinträchtigt[84].

Die lymphostatische Encephalopathie geht häufig mit einer *lymphostatisch bedingten Hautveränderung* am Hals einher, welche — oberflächlich betrachtet — dem Pseudoxanthoma elasticum ähnelt („Cutis striata lymphostatica")[85] und im histologischen Bild eine Schädigung der elastischen Fasern aufweist (Tabelle 7).

Infolge einer mechanischen Insuffizienz der Lymphdrainage der Blutgefäßwände entsteht eine lymphostatische Hämangiopathie. Sie wurde bisher im Gehirn[86], in der Retina[87], in der Haut[88], in der Lunge[89], im Herzen[90], in der Milz[89],

[84] FÖLDI, BÖRCSÖK, GYÖRI, KAHÁN, MAURER, OBÁL, POLGÁR, STEPPER, SZABON, WÁGNER und ZOLTÁN 1970. [85] FÖLDI, SIMON, SCHNIEDER, BÖRCSÖK, MAURER und LEHOTAI 1968.
[86] FÖLDI, CSILLIK, VÁRKONYI und ZOLTÁN 1968. [87] VARKONYI, CSILLIK und FÖLDI 1970.
[88] FÖLDI, SIMON, SCHNEIDER, BÖRCSÖK, MAURER und LEHOTAI 1968.
[89] RUSZNYÁK, FÖLDI und SZABÓ 1969.
[90] VERESS, JELLINEK, HÜTTNER, KERÉNYI, SOLTI, ISKUM, HARTAI und NAGY 1966.

*Lymphologische Aspekte der Atherosklerose*

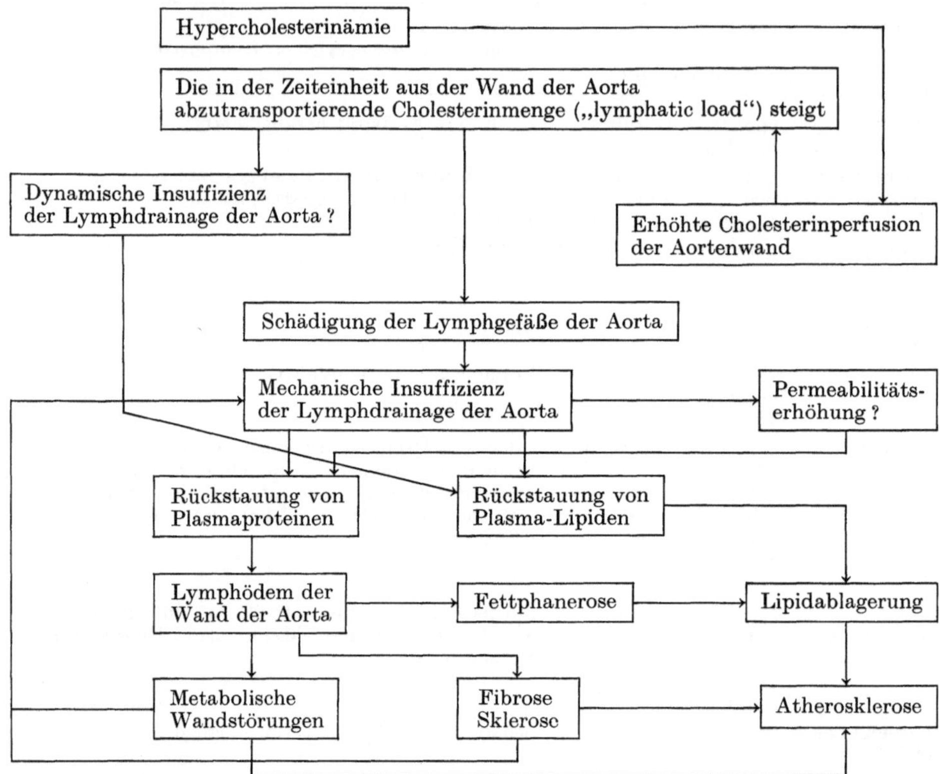


Tabelle 8. *Enzymgehalt der Blutgefäßwände beim normalen und beim Lymphödem.* (Mian 1969)

| Enzym | Normal | Lymphödem |
|---|---|---|
| Bernsteinsäure-Dehydrogenase | 32±2,14 | 18±5,16 |
| Isocitronensäure-Dehydrogenase | 18±3,16 | 10±4,42 |
| DPNH-Diaphorase | 16±2,24 | 9±4,19 |
| Glyceraldehyd-phospho-Dehydrogenase | 15±3,32 | 8±5,14 |
| Traubenzucker-TPN-Transhydrogenase | 25±5,13 | 13±5,16 |
| Amylo 1—4 Phosphorylase | + | — |
| Amylo 1—6 Phosphorylase | + | — |
| UDPG-Transglykosidase | + | — |
| Ubichinon | + | — |

in der Niere[91] und im Eierstock[92] beschrieben. Es kommt zu einem Lymphödem der Blutgefäßwand: Eiweißkörper und Lipoproteine werden rückgestaut. Daß es infolge einer *lymphostatischen Hämangiopathie* nicht nur zu einer morphologischen, sondern auch zu einer *funktionellen* Schädigung der Blutgefäße kommt, geht aus den Befunden von Mian (1969) eindeutig hervor: Innerhalb eines lymphödematösen Gebietes sind die Aktivitäten einer ganzen Reihe von Enzymen der Blutgefäßwände stark herabgesetzt (Tabelle 8). Im chronischen Stadium kann es zur Wandverdickung und konsekutiver Wandverengung kommen[93].

[91] Huth 1968. [92] Morris und Sass 1966. [93] Gorschkov und Savaliev 1970.

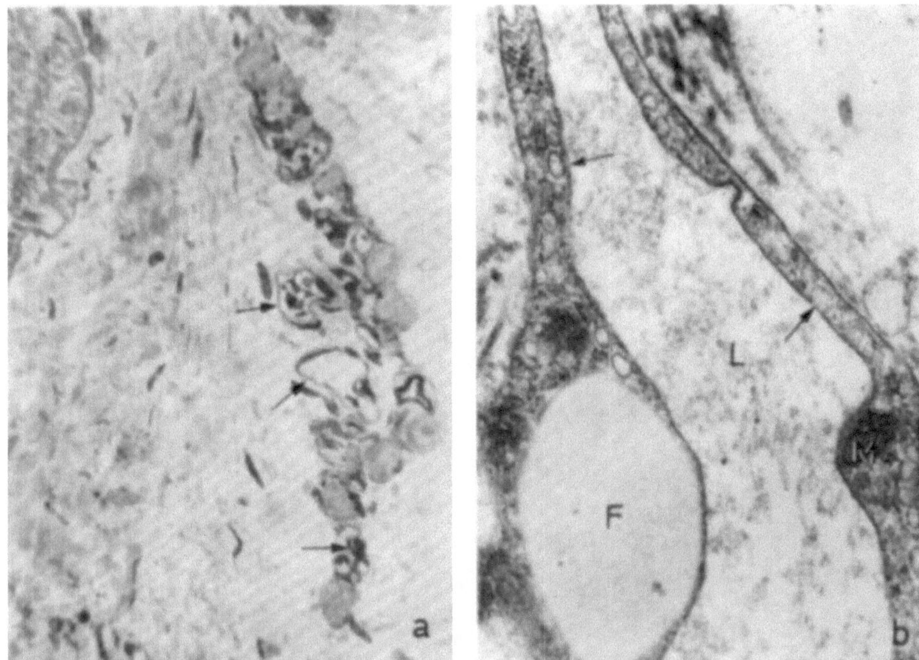


Abb. 31. a Erweiterte Lymphgefäße im periaortalen lockeren Bindegewebe der Ratte nach 9wöchiger Cholesterinfütterung (Toluidinblau). (VERES, JELLINEK, BÁLINT und NAGY 1969.) b Aorta abdominalis der Ratte. Cholesterinfütterung. Eine große Anzahl von pinocytotischen Vesikeln (→). Im Plasma der Endothelzelle ist ein großer Fetttropfen (F) zu sehen. M = Mitochondrium (× 20000). (VERES, JELLINEK, BÁLINT und NAGY 1969)

Von grundlegender Bedeutung sind die Befunde von VERESS, JELLINEK, BÁLINT und NAGY (1969), welche den Beweis erbrachten, daß es bei einer diätetisch herbeigeführten Hypercholesterinämie zu einer schweren Schädigung der Feinstruktur der Lymphgefäße der Aorta kommt. Sie fanden die Lymphcapillaren in extremem Maße erweitert; einige Interendothelialzelljunktionen klafften; innerhalb der Lymphcapillarendothelzellen war eine Fettablagerung zu beobachten (Abb. 31, 32). Die exzessive Last an abzutransportierenden Lipiden schädigt die lymphatische Transportbahn, wodurch nicht nur der weitere Abtransport dieser Moleküle, sondern auch derjenige der Eiweißkörper beeinträchtigt wird. Die resultierende mechanische Insuffizienz der Lymphströmung führt zum Lymphödem, welches einerseits eine *Fettphanerose* zur Folge hat[94], andererseits die *Diffusionsprozesse* und auf diesem Wege den Metabolismus der Gefäßwand schädigt und eine fibrotisch-sklerotische Entartung derselben in die Wege leitet (Schema S. 298).

Unterbindet man im Tierversuch die ableitenden Lymphbahnen eines *Dünndarmsegmentes*, so kommt es 1. zum interstitiellen Ödem, 2. zur Exsudation von Plasmaproteinen in das Darmlumen, wodurch — bei diffuser Störung — eine „*Protein-verlierende Enteropathie*“[95] entsteht, 3. zum Aufhören der Fettresorption, 4. zur *Schädigung der Darmepithelzellen*[96].

---

94 CSILLIK und FÖLDI 1965a.
95 FÖLDI 1969.
96 CSILLIK und FÖLDI 1965a.

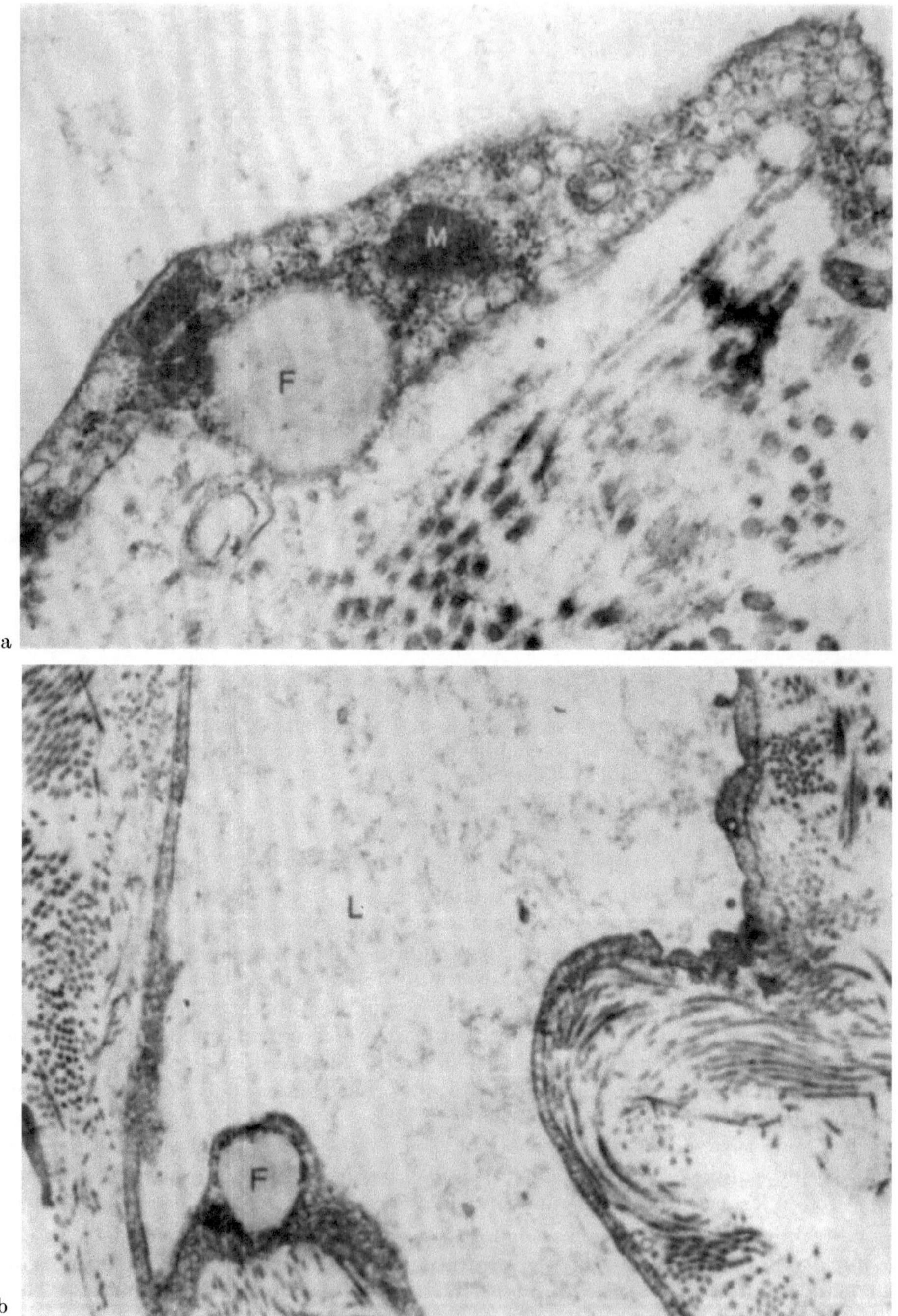


Abb. 32. a Großer Fetttropfen (F) sowie viele pinocytische Vesikel in der Lymphcapillarendothelzelle der Aorta nach Cholesterinfütterung. M = Mitochondrium (×38500). (VERES, JELLINEK, BÁLINT und NAGY 1969.) b Enorm erweitertes Lymphgefäß in der Aorta der Ratte nach Cholesterinfütterung. L = Lumen (×14000). VERES, JELLINIK, BÁLINT und NAGY 1969)

Die cuticuläre Phosphatase-Aktivität und PAS-Positivität werden in bedeutendem Maße abgeschwächt; die Phosphatase-Aktivität der Golgi-Zone der Tubularzellen verschwindet vollständig. Diese histochemisch nachweisbaren Veränderungen liefern den eindeutigen Beweis dafür, daß die Darmepithelzellen sowohl in ihrer transcellulären Transportfunktion (Cuticularschädigung) als auch in ihrer exkretorischen Funktion (Golgi-Apparat) beeinträchtigt sind.

### b) Die dynamische Insuffizienz der Lymphströmung

Wie bereits beschrieben, steigt der Lymphfluß bei einem Mehrangebot an Interstitialflüssigkeit sofort an und *kompensiert* die Gleichgewichtsstörung, wodurch die Entstehung eines Ödems verhindert wird. Wird in der Peripherie in der Zeiteinheit mehr Interstitialflüssigkeit angeboten, als wegen der begrenzten Transportkapazität des Lymphgefäßsystems weiterbefördert werden kann, so kommt es zur *Dekompensation* des Gleichgewichtes, zum *Ödem*; dieses Ödem ist also letzten Endes infolge einer „*dynamischen Insuffizienz*" der Lymphströmung entstanden.

Beim Begriff der „dynamischen Insuffizienz" der Lymphströmung wird das Lymphgefäßsystem vorerst als einheitliches Ganzes betrachtet, ohne die Frage aufzuwerfen, auf welchem Punkt des Lymphgefäßsystems derjenige Widerstand zu suchen sei, welcher bei erhöhter Inanspruchnahme für das Eintreten einer „dynamischen Insuffizienz" des Gesamtsystems letzten Endes verantwortlich sei.

Wir sahen, daß die in den Verlauf der Lymphgefäße eingeschalteten *Lymphknoten* einen großen Strömungswiderstand darstellen (S. 262).

Papp zeigte, daß es möglich ist, den Ductus thoracicus des Hundes mit Hilfe einer Pumpe vom Truncus intestinalis aus unter physiologischen Druckwerten, ohne das Gefäß zu schädigen, mit einem Durchflußminutenvolumen zu durchströmen, welches dem 25fachen des normalen Brustmilchganglymphminutenvolumens entspricht.

Da letztgenannter Wert bei Höchstbelastung (große intravenöse Flüssigkeitsinfusion, Plasmapherese) etwa das 15fache des Ruhewertes nie übertrifft, ist Papp der Meinung, daß die anatomische Basis der „dynamischen Insuffizienz" der Lymphströmung peripher von den großen Lymphstämmen in erster Linie *innerhalb der Lymphknoten* zu suchen sei. Papp läßt bei der Interpretation seiner Befunde die Tatsache außer acht, daß normalerweise die Lymphströmung nicht durch eine Vis a tergo aufrechterhalten wird und niemals kontinuierlich ist; die Lymphe wird von Lymphangion zu Lymphangion aktiv, ruckartig weiterbefördert.

Wie wir sahen, ist zu einem gewissen Prozentsatz der Fälle auch im Brustmilchgang selbst, an der Junktion mit der Vena subclavia, eine Stelle vorhanden, welche für ein — bei steigender Lymphströmung — frühzeitiges „dynamisches Insuffizientwerden" des Gesamtlymphgefäßsystems verantwortlich sein kann. Prototypen der „dynamischen Insuffizienz" der Lymphströmung sind das *hypoproteinämische Ödem* sowie das *lokale phlebohypertonische Ödem*.

Bei einer *Hypoproteinämie* kommt es durch Sinken des Kolloiddrucks zur Störung des Starlingschen Gleichgewichts; es wird in der Zeiteinheit mehr Interstitialflüssigkeit gebildet, als durch die venösen Capillarschenkel resorbiert werden kann; der Interstitialdruck, der Flüssigkeitsgehalt des Interstitiums steigen; die Lymphgefäße transportieren eine supernormale Lymphmenge, welche sich gegen einen normalen Venendruck beim Angulus venosus entleeren muß. Man kann sich von diesen Geschehnissen im Tierversuch leicht überzeugen:

Kanüliert man beim Hund den Brustmilchgang und bestimmt das Lymphminutenvolumen und führt anschließend durch eine akute *Plasmapherese*[97] eine Hypoproteinämie herbei, so steigt der Lymphfluß bis auf das Vielfache an.

Ein Ödem entsteht, wenn das Angebot, d.h. die lymphpflichtige Last, die Transportkapazität der Lymphgefäße überschritten hat; das Ausmaß des Ödems wird durch die Weitbarkeit des Interstitiums limitiert. (Wie bekannt, erscheint das hypoproteinämische Ödem oft zuerst an den Augenlidern, welche nachts unbeweglich, also praktisch ohne Lymphdrainage sind und deren Interstitium besonders zart gebaut ist.) Der steigende Interstitialdruck hemmt seinerseits die Filtrationsintensität.

Es ist bereits darauf hingewiesen worden, daß man unter Transportkapazität das maximal erreichbare Minutenvolumen des lebendigen, funktionierenden, pulsierenden Lymphgefäßsystems betrachtet und nicht etwa diejenige Flüssigkeit, welche man, ohne die zarten Gefäße gerade noch nicht zum Platzen zu bringen, mit einer Pumpe durchströmen lassen kann. Es ist selbstverständlich, daß bei extremer Belastung eine Dilatation der Lymphgefäße mit einer konsekutiven *valvulären* und *muralen* Insuffizienz eintritt. Entsteht plötzlich eine Hypoproteinämie, so kommt es zur erhöhten Filtration von Blutwasser, wodurch die Eiweißkonzentration im zurückgebliebenen Plasma entsprechend steigen müßte: Das Starlingsche Gleichgewicht sollte eigentlich wieder hergestellt werden. Es ist nun bekannt, daß einerseits der Capillardruck sinkt, und daß es andererseits zu einer renalen Salz- und Wasserretention kommt. Letztere und die das verlorene Blutwasser zurückleitende Lymphdrainage sind es, welche das Plasma wieder verdünnen. Auf diese Weise hält die Lymphdrainage die Störung zwar aufrecht, hilft aber zur gleichen Zeit, einen drohenden hypovolämischen Schock zu verhüten. Es sei betont, daß diese lymphologische Analyse des hypoproteinämischen Ödems selbstverständlich keineswegs beabsichtigt, die Wichtigkeit der allgemein bekannten anderen Faktoren der Ödemgenese (Aldosteron-Mechanismus) zu bagatellisieren, diese sind jedoch kein Gegenstand dieser Ausführungen.

Das klassische Beispiel für eine dynamische Lymphströmungsinsuffizienz bei lokaler *Phlebohypertonie* ist der portale *postsinusoidale Block* bei der *Lebercirrhose*. Infolge des erhöhten intrasinusoidalen Drucks wird die Bildung von Leberlymphe, wegen des erhöhten Capillardrucks im Intestinaltrakt diejenige von Intestinallymphe, erhöht. Das Brustmilchganglymphminutenvolumen und der intralymphatische Druck steigen.

WITTE, DUMONT, COLE, WITTE und KINTNER (1969) kanülierten den Ductus thoracicus bei Lebercirrhosepatienten und erzielten einen Durchschnittswert von 6,8 ml/min (Normalwert 0,82 ml/min) für das Lymphminutenvolumen und einen Durchschnittswert von 18 cm $H_2O$ (Normalwert 11,6 cm $H_2O$) für den Enddruck. Bei an Cirrhosepatienten durchgeführten Operationen sind übrigens die strotzend gefüllten Kapsel- und Hiluslymphgefäße der Leber gut sichtbar; es ist auch zu erkennen, daß infolge der „*muralen Insuffizienz*" Lymphe an der Leberoberfläche aus dem Lumen der Lymphgefäße austritt[98–100]. Der *Ascites* entsteht infolge einer *dynamischen, muralen und valvulären Insuffizienz* der Lymphströmung, in erster Linie infolge derjeniger der Leber, teilweise jedoch auch derjeniger des Interstitialtraktes. Der Dünndarm pflegt ja bei Lebercirrhosepatienten ödematös zu sein, die

[97] Man entnimmt in Heparin Blut; zentrifugiert es; entnimmt das Plasma, ersetzt es mit Lockescher Lösung und reinjiziert die so gewonnene Suspension roter Blutkörperchen. Die Eiweißkonzentration des Blutplasmas läßt sich so auf beliebige Werte herabsetzen.

[98] BAGGENSTOSS und CAIN 1957. [99] WANTZ 1958.

[100] MADDEN, LORE, GEROLD und RAVID 1954.

mesenterialen Lymphgefäße sind erweitert und „schwitzen" ebenfalls Lymphe aus[99, 101]. Auf dem Gebiet des Ascites der Lebercirrhose zeitigte die lymphologische Grundlagenforschung ihren bisher vielleicht bedeutendsten praktischen Erfolg: Durch die Beseitigung einer Junktionsstenose bzw. eines durch Verästelung der Einmündung des Brustmilchganges herbeigeführten erhöhten Strömungswiderstandes kann ein lymphovenöser Shunt[102] einen früher intraktablen Ascites zum Verschwinden bringen.

Aus den Tierversuchen von FREEMAN (1953) geht die Tatsache hervor, daß bei der Entstehung des Ascites die Leberlymphgefäße selbst die weitaus wichtigsten sind: Wird beim Hund die Leber in die Brusthöhle verpflanzt und anschließend die untere Hohlvene supradiaphragmatisch eingeengt, so kommt es nicht zur Entwicklung eines *Ascites* wie bei in situ gelassener Leber, sondern zur Entstehung eines Hydrothorax. Da die Leberlymphe eiweißreicher ist als die Darmlymphe und nach einer BSP-Belastung auch mehr Farbstoff enthält, ist es möglich, durch Eiweiß- und BSP-Bestimmungen in der Brustmilchganglymphe die relative Beteiligung beider Gebiete zu analysieren[103].

Man pflegt einer Hypalbuminämie bei der Entstehung eines Ascites bei der Lebercirrhose eine wichtige Rolle beizumessen. WITTE, WITTE, COLE und DUMONT (1969) bestreiten nun diese Auffassung. Die Autoren bestimmten die Albumin- und Globulin-Konzentration im Plasma und in der Leberlymphe beim Normalen und bei Cirrhotikern und berechneten die jeweiligen Kolloiddrucke. Sie nahmen an, daß die Leberlymphe und die Interstitialflüssigkeit der Leber identisch seien und berechneten auf dieser Basis die jeweiligen *effektiven Kolloiddrucke*. Es ergab sich nun bei der Lebercirrhose tatsächlich ein höherer Kolloiddruck als beim Normalen: "Thus in cirrhosis, contrary to prevailing opinion, effective plasma oncotic pressure across the liver ... bed is increased, not decreased, and this force tends to partially compensate for the rise in portal pressure ..." Es ist aber keineswegs möglich, die Lymphe und die Interstitialflüssigkeit ohne weiteres einfach gleichzusetzen (S. 246). Bei der Lebercirrhose, mit der extremen Erhöhung der Lymphströmung aus der Leber, ist die Zusammensetzung der beiden Flüssigkeiten wahrscheinlich identisch; beim Normalen ist jedoch die Lymphe konzentrierter als die Interstitialflüssigkeit, deren Zusammensetzung unbekannt ist. Wie tiefe Einblicke die lymphologischen Aspekte in die Pathophysiologie der Lebercirrhose ermöglichen, zeigen die Beobachtungen von WITTE, COLE, CLAUSS und DUMONT (1968): Bei der Lebercirrhose ist die Sauerstoffspannung in der Lymphe des Brustmilchganges stark herabgesetzt: Ein eindeutiger Beweis dafür, daß die Oxygenisation des Leberparenchyms beeinträchtigt ist (Abb. 33).

### c) Die Sicherheitsventilinsuffizienz der Lymphströmung

Wird der Abfuhrkanal irgendeines parenchymatösen Organs plötzlich verschlossen, so wird das Organgewebe durch das rückgestaute Sekret überschwemmt; es ist vorwiegend der Lymphgefäßapparat, welcher die Sekrete durch die Lymphbahnen abtransportiert und das Organ vor den schädlichen Folgen der Sekretrückstauung schützt. Eine plötzlich auftretende massive venöse Stauung führt einen ähnlichen Zustand herbei: Hier leiten die Lymphgefäße das stark vermehrte Capillarfiltrat ab. Die Bedeutung der Lymphdrainage bei diesen Zuständen geht aus denjenigen Tierversuchen hervor, in welchen — durch gleichzeitige Unterbindung entweder des Abfuhrkanals oder der Venen und zusätzlich der ableitenden Lymphbahnen — eine *Sicherheitsventilinsuffizienz der Lymphströmung* herbeigeführt wurde. Charakteristische Folgeerscheinung einer Sicherheitsventilinsuffizienz ist ein *hämorrhagisches Ödem* und eine *diffuse Parenchymnekrose*.

[101] EISENMENGER und NICKEL 1956, LOSOWSKY und DAVIDSON 1962.
[102] SCHREIBER 1969.
[103] WITTE, DUMONT, COLE, WITTE und KINTNER 1969.

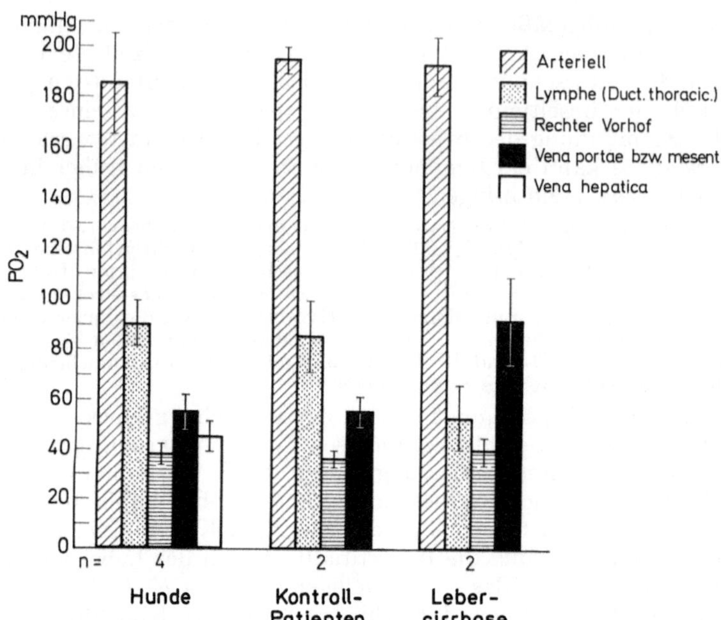


Abb. 33. $PO_2$ im arteriellen Blut, im zentralen Venenblut, im Blut der Vena portae, im Blut der Vena hepatica und im Brustmilchgang bei normalen Hunden, beim gesunden Menschen und bei der Lebercirrhose. Wie ersichtlich, deutet ein niedriger Sauerstoffdruck in der Lymphe bei der Lebercirrhose auf eine verminderte Oxygenisation der Leber hin. (WITTE, COLE, CLAUSS und DUMONT 1968)

Es ist bereits seit LUDWIG und SAWARYKIN (1861) bekannt, daß sich die Lymphgefäße der Niere nach Verschluß der Ureter stark erweitern; sie transportieren mit großen Lymphmengen den weiter erzeugten Harn sowie toxische Substanzen aus dem Nierenparenchym ab und retten es dadurch vor zeitigem Untergang[104]. Eine *Sicherheitsventilinsuffizienz der renalen Lymphströmung*, herbeigeführt durch eine Kombination von Ureter-Unterbindung mit einer radikalen renalen Lymphblockade, führt zur diffusen Nekrose des Nierenparenchyms[105].

Eine *einfache renale Lymphstauung* oder eine *einfache Pyelektasie* gehen lediglich mit einem *interstitiellen Ödem* einher. Selbstverständlich wird das Lymphgefäßsystem der Niere bei einem mit einer Infektion kombinierten Ureterverschluß mit einer ganz besonderen Transportlast in Anspruch genommen. Es ist deshalb keineswegs verwunderlich, daß eine unter solchen Zuständen durchgeführte renale Lymphblockade die Niere in einen mit Eiter gefüllten, fluktuierenden, nekrotischen Sack verwandelt[106].

Wird durch Unterbindung des Sinus coronarius beim Hund eine *venöse myokardiale Phlebohypertonie* herbeigeführt, so verursacht dies keine nennenswerten histologischen Veränderungen. Wird jedoch dieser Eingriff mit der Unterbindung der ableitenden Lymphbahnen des Herzens kombiniert, so führt die entstandene *Sicherheitsventilinsuffizienz* der kardialen Lymphdrainage zur *hämorrhagischen Nekrose des Myokards*[107].

---

[104] BABICS und RÉNYI-VÁMOS 1952.
[105] FÖLDI und ROMHÁNYI 1953.
[106] RUSZNYÁK, FÖLDI und SZABÓ 1969.
[107] FÖLDI, ROMHÁNYI, RUSZNYÁK, SOLTI, SZABÓ und TEMESVÁRY 1955.

Daß die Superposition einer Lymphströmungsinsuffizienz auf ein primär nicht-lymphatisch bedingtes *Hirnödem* den Zustand verhängnisvoll verschlechtert, wurde experimentell bewiesen: Eine Kombination der lymphostatischen Encephalopathie mit einem Triäthylzinn-Hirnödem bzw. einer urämischen Encephalopathie führt zum statistisch signifikant rascheren Zugrundegehen der Tiere[108].

# Literatur


ADLER, F. H.: The physiology of the eye. St. Louis: Mosby 1959. — ASWORTH, C. T., STEMBRIGDE, V. A., SANDERS, E.: Lipid absorption, transport and hepatic assimilation studied with electron microscopy. Amer. J. Physiol. **188**, 1326—1328 (1960). — AUGUSTINE, D. R., DRINKER, C. K.: The migration of microfilariae from the blood vessels to the lymphatics. Trans. roy. Soc. trop. Med. Hyg. **29**, 303—306 (1935—1936).

BABICS, A., RÉNYI-VÁMOS, F.: Theorie und Klinik des Nierenschwundes. Budapest: Akademie-Verlag 1952. — BAGGENSTOSS, A. H., CAIN, T. C.: Further studies on the lymphatic vessels at the hilus of the liver of man. Their relation to ascites. Mayo Clin. Proc. **32**, 615—620 (1957). — BARNES, M., TRUETA, T.: Absorption of bacterial toxins and snake venoms from the tissues. Lancet **1941I**, 623. — BATTEZZATTI, M., DONINI, I.: The use of radioisotopes in the study of the physiopathology of the lymphatic system. J. cardiovasc. Surg. (Torino) **5**, 691 (1964). — BEHR, C.: Neue anatomische Befunde bei Stauungspapille. Ein weiterer Beitrag zu ihrer Pathogenese. Albrecht v. Graefes Arch. Ophthal. **137**, 1—26 (1937). — BELTZ, L., ESSER, G., GRENZMANN, M.: Zur Lymphodynamik bei der portalen Hypertension. Fortschr. Röntgenstr. **111**, 1—12 (1969). — BENNHOLD, H.: Die Vehikelfunktion der Bluteiweißkörper. In: BENNHOLD, KYLIN, RUSZNYAK, Die Eiweißkörper des Blutplasmas. Dresden-Leipzig: Steinkopff 1938. — BENSON, J. A., LEE, P. R., SCHOLER, J. F., KIM, K. S., BOLLMAN, J. L.: Water absorption from the intestine via portal and lymphatic pathways. Amer. J. Physiol. **184**, 441—444 (1956). — BLALOCK, A., BURWELL, C. S.: Thoracic duct lymph pressure in concretia cordis. J. Lab. Clin. Med. **21**, 296 (1935/36). Blalock, A., Burwell, C. S,: Thotacic duct lymph pressure in concretio cordis. J. Lab. clin. Med. 21, 296—299 (1936). — BLALOCK, A., ROBINSON, C. S., CUNNIGHAM, R. S., GRAY, M. E.: Experimental studies on lymphatic blockade. Arch. Surg. **34**, 1049—1071 (1937). — BLOM, J. M. H., OORT, I.: The effect of lymphography with lipiodol ultrafluid on the barrier function of the lymph node. Radiol. clin. (Basel) **39**, 317—329 (1970). —BLONSTRAD, R., DAHLBACK, O., LINDNER, E.: Asymmetric incorporation of linoleic acids—1-$C^{14}$ and stearic acid 1-$C^{14}$ into human lymph lecithins during fat absorption. Proc. Soc. exp. Biol. (N.Y.) **100**, 768—771 (1959). — BLOOM, B., CHAIKOFF, J. L., REINHARDT, W. O.: Intestinal lymph as pathway for transport of absorbed fatty acids of different chain lengths. Amer. J. Physiol. **166**, 451—455 (1951). — BÖRCSÖK, E., FÖLDI, K., WITTLINGER, G., FÖLDI, M.: Zur therapeutischen Beeinflussung des akuten experimentellen lymphostatischen Ödems mit Vitaminen, vitaminartigen Naturstoffen sowie Massagen. Angiologica 8, 31—42 (1971). — BORODIN, Y. I., TOMCHIK, G. V.: Funktionelle Beziehungen zwischen Blutgefäßen und Lymphknotensinusen. Bull. exp. Biol. Med. (Moskau) **60**, 50—58 (1965). — BOWSHER, D.: Pathways of absorption of protein from the cerebrospinal fluid: an autoradiographic study in the cat. Anat. Rec. **128**, 23—29 (1957). — BRÉGEAT, P.: L'oedème papaillaire. Paris: Masson 1956.

CASLEY-SMITH, J. R.: The fine structure, properties and permeabilities of the lymphatic endothelium. In: New trends in basic lymphology. Basel-Stuttgart: Birkhäuser 1967a. ~ Electron microscopical observations on the dilated lymphatics in oedematous regions and their collapse following hyaluronidase administration. Brit. J. exp. Path. **48**, 680—689 (1967b). ~ How the lymphatic system overcomes the inadequacies of the blood system. In: Progress in lymphology, vol. II, p. 51—54. Stuttgart: Thieme 1970a. ~ The dilatation of lymphatics by edema and their collaps following hyaluronidase. In: Progress in lymphology, vol. II, p. 122—124. Stuttgart: Thieme 1970b. — CASLEY-SMITH, J. R., FÖLDI, M., ZOLTÁN, Ö. T.: The treatment of acute lymphoedema with pantothemic acid and pyridoxin: An electron microscopic investigation. Lymphology **2**, 63—71 (1969). — CHAPMAN, G. W., MCLAUCHLAN, K. A.: The hydration structure of collagen. Proc. roy. Soc. B **173**, 223 (1969). — CLARK, E. R.: Observations on living growing lymphatics in the tail of the frog larva. Anat. Rec. **3**, 183—201 (1909). — COCKETT, A. T. K., MOORE, R. S., KADO, R. T.: The renal lymphatics and the therapy of pyelonephritis. Brit. J. Urol. **37**, 1—4 (1965). — COLE, W. R., WITTE, M. H., KASH, S. L., RODGER, M., BLEISCH, V. R., MUELHEIMS, G. H.: Thoracic duct to pulmonary vein shunt in the treatment of experimental right heart failure. Circulation **36**, 539—543 (1967). — COLLETTE, J. M.: Radiographic exploration of lymphatic structure and function. In: New trends in basic lymphology. Basel-Stuttgart: Birkhäuser 1967. — COURTICE,


[108] FÖLDI, ZOLTÁN, SONKODI, SEBÖK, DOMONKOS, FEKETE und DEÁK 1968.

F. C.: The effect of local temperature on fluid flow in thermal burns. J. Physiol. (Lond.) **104**, 321—345 (1946). ~ Lymph and plasma proteins: Barriers to their movement throughout the extracellular fluid. Lymphology **4**, 9—17 (1971). — Courtice, F. C., Simmonds, W. J.: Removal of protein from subarachnoid space. Aust. J. exp. Biol. med. Sci. **29**, 255—263 (1951). — Csanda, E., Földi, M., Obál, F., Zoltán, Ö. T.: Cerebral oedema as a consequence of experimental lymphatic blockage. Angiologica **5**, 55—63 (1968). — Csillik, B., Földi, M.: Severe alteration in myelin structure in experimental lymphogenous encephalopathy. Experientia (Basel) **23**, 835 (1957). ~ A nyirokpangás hisztokémiája és hisztofizikája. Histochemie und Histophysik der Lymphstauung. Budapest: Akademie-Verlag 1965. ~ Experimental lymph stasis: Histochemistry and ultrastructure. In: New trends in basic lymphology. Proc. semp. Charleroi, 11.—13. Juli 1966. Basel-Stuttgart: Birkhäuser 1967. — Csillik, B., Földi, M., Schneider, I., Varga, L., Jóo, F.: Histochemical and histophysical changes in the liver following experimental lymph congestion. Acta med. Acad. Sci. hung. **18**, 399—403 (1962).

Daft, F. S., Robscheid-Robins, F. S., Whipple, G. H.: Plasma protein given by vein and its influence upon body metabolism. J. biol. Chem. **123**, 87—98 (1938). — Davson, H.: Physiology of the ocular and cerebrospinal fluids. London: Churchill 1965. — Deák, I., Sonkodi, S., Börcsök, E., Györgi, I., Szántó, F., Sipos, S., Zoltán, Ö. T., Földi, M.: Volumen- und „Wasseraviditäts"-Bestimmungen im Gehirn bei der lymphogenen Encephalopathie und beim Triaethylzinnsulphat-Hirnoedem der Ratte. Angiologica **7**, 117—126 (1970).— Drinker, C. K., Field, M. E.: The protein content of mammalian lymph and the relation of lymph to tissue fluid. Amer. J. Physiol. **97**, 32—39 (1931). ~ Lymphatics, lymph and tissue fluid. Baltimore: Williams & Wilkins Co. 1933. — Drinker, C. K., Field, M. E., Homans, J.: The experimental production of oedema and elephanthiasis as a result of lymphatic abstruction. Amer. J. Physiol. **108**, 509—520 (1933). — Drinker, C. K., Warren, M. F., Maurer, F. M., McCarrel, J. D.: The flow, pressure, and composition of cardiac lymph. Amer. J. Physiol. **130**, 43—55 (1940). — Dumont, A. E., Mulholland, J. H.: Hepatic lymph in cirrhosis. In: Progress in liver disease (H. Popper and F. Schaffner editors). New York: Grune & Stratton 1965. — Dybkovski: Über Aufsaugung und Absonderung der Pleurawand. Arb. physiol. Anst. Leipzig **1**, 60 (1866).

Edwards, J. M., Gough, M. H., Kinmonth, J. B., Pierce, J. W.: Spontaneous contractility of the human thoracic duct. J. Physiol. (Lond.) **177**, 41—42 (1964). — Ehrlich, W. E.: The role of the lymphocyte in the circulation of the lymph. Ann. N.Y. Acad. Sci. **46**, 823 (1945/46). — Ehrlich, W. E., Seifert, J., Alburn, H. E., Begamy, A. J.: Heparin and hepatinocytes in elephantiasis scroti. Proc. Soc. exp. Biol. (N.Y.) **70**, 183 (1949). — Eisenmenger, W. T., Nickel, W. F.: Relationship of portal hypertension to ascites in Laennec's cirrhosis. Amer. J. Med. **20**, 879—890 (1956). — Emmett, A. J. J., Barron, J. N., Veall, N.: The use of $J^{131}$ Albumin tissue clearance measurements and other physiological tests for the clinical assessment of patients with lymphoedema. Brit. J. plast. Surg. **20**, 1—15 (1967). — Eppinger, H.: Permeabilitätspathologie. Wien: Springer 1949.

Field, M. E., Drinker, C. K.: The passage of visible particles throught the wall of blood capillaires and into the lymph stream. Amer. J. Physiol. **166**, 597—603 (1936). — Field, M. E., Shaffer, M. F., Enders, J. P., Drinker, C. K.: The distribution in the blood and lymph of pneumococcus typ III. Injected intravenously in rabbits, and the effect of treatment with specific antiserum on the infection of the lymph. J. exp. Med. **65**, 469—485 (1937). — Florey, H.: Observations on the contractility of lacteals. I. J. Physiol. (Lond.) **62**, 267—275 (1927). — Földi, M.: Physiologie und Pathologie des Lymphkreislaufs. Verh. dtsch. Ges. inn. Med. **66**, 531—544 (1960). ~ Die Rolle der Lymphzirkulation im Säftekreislauf des Auges und des Zentralnervensystems. Arch. Kreisl.-Forsch. **41**, 186—212 (1963). ~ The volume of renal lymph flow. Lancet **1963I**, 831. ~ Origin and composition of lymph. In: New trends in basic lymphology. Basel-Stuttgart: Birkhäuser 1967. ~ Mathematik und Physik der hämodynamischen Lymphströmungsinsuffizienz. In: Reindell, H., J. Keul und E. Doll, Herzinsuffizienz. Stuttgart: Thieme 1968. ~ Diseases of lymphatics and lymph circulation. Springfield: Thomas 1969. ~ Lymphostatische Krankheitsbilder. Herz/Kreislauf **2**, 217—221 (1970). ~ Interrelationen zwischen venös und lymphatisch bedingten Ödemen. In: Ergebnisse der Angiologie, Bd. 3 (N. Klüken). Stuttgart-New York: Schattauer 1970. — Földi, M., Börcsök, E., Györi, I., Kahán, Á., Maurer, M., Obál, F., Polgár, J., Stepper, M., Szabon, J., Wágner, A., Zoltán, Ö. T.: Über die Insuffizienz des zervikalen Lymphgefäßsystems; die Trias: lymphostatische Enzephalopathie — lymphostatische Ophthalmopathie — träge Lymphdrainage des Hautgewebes des Halses. Herz/Kreislauf **2**, 375—383 (1970). — Földi, M., Csanda, E., Csillik, B., Jáki, Ágnes, Madarász, J., Obál, F., Zoltán, Ö. T. Verhütung der Symptome des „cerebralen Lymphödems" mit einer Pantothensäure-Pyridoxinbehandlung. Angiologica **2**, 133—148 (1965). — Földi, M., Csanda, E., Zoltán, Ö. T., Dobranovics, I.: Oedema of the optic nerve and the retina as a consequence of experimental cervical lymphatic blockage. Angiologica **4**, 341—347 (1967). — Földi, M., Csillik, B., Joó, F., Zoltán, Ö. T.: Electron microscopic alterations in the central nervous system in experimental lymphogenic encephalopathy. I. Angiologica 4, 50—56 (1967). — Földi, M., Csillik, B., Kozma, M., Zoltán, Ö. T.: Unveröffentlicht. — Földi, M., Csillik, B., Várkonyi, T., Zoltán, Ö. T.: Lymphostatic cerebral hemangiopathy. Vasc. Surg. 2, 214—222 (1968). — Földi, M., Gellert, A., Poberai, M., Zoltán, Ö. T., Csanda, E.: Contributions to the anatomical connection of the brain and the lymphatic system. Acta anat. (Basel) 64, 498—505 (1966). — Földi, M., Jellinek, H., Rusznyák, I., Szabó, G.: Eiweißspeicherung in den Endothelzellen der Lymphkapillaren. Acta med. Acad. Sci. hung. 7, 211—214 (1955). — Földi, M., Karády, I., Horpácsy, G., Sonkodi, S., Otlecz, A., Sági, I.: Lysosomal events in experimental lymphogenic encephalopathy. Med. exp. (Basel) 18, 156—160 (1968). — Földi, M., Kahán, A., Polgár, J., Szeghy, G., Börcsök, E., Lipták, C., Maurer, M.: Fundus lymphostaticus und Kopfschmerzen. Arch. Klin. Med. 216, 55—63 (1969). — Földi, M., Kukán, F., Szeghy, G., Gellért, A., Kozma, M., Poberai, M., Zoltán, Ö. T., Varga, L.: Anatomical, histological and experimental data on the fluid circulation of the eye. Acta anat. (Basel) 53, 333—345 (1963). — Földi, M., Lakos, A., Lehotai, L., Sonkodi, S.: Model experiment for the demonstration of the effect of systemic phlebohypertension on lymph flow and oedema formation. Acta med. Acad. Sci. hung. 23, 383—388 (1967). — Földi, M., Lehotai, L.: Starling's law of oedema production. Acta med. Acad. Sci. hung. 23, 371—381 (1967). — Földi, M., Obál, P., Kahán, Á., Wágner, A., Csanda, E., Börcsök, E.: Lymphogene Encephalopathie. Acta paediat. Acad. Sci. hung. 8, 171—204 (1967). — Földi, M., Papp, N.: The role of lymph circulation in congestive heart failure. Jap. Circulat. J. 25, 703—708 (1961). — Földi, M., Romhányi, G.: Untersuchungen über den Lymphstrom der Niere. Acta med. Acad. Sci. hung. 4, 323—353 (1953). — Földi, M., Romhányi, G., Rusznyák, I., Solti, F., Szabó, G.: Über die Insuffizienz der Lymphströmung im Herzen. Acta med. Acad. Sci. hung. 6, 61—69 (1954). — Földi, M., Romhányi, G., Rusznyák, I., Solti, F., Szabó, G., Temesváry, A.: Wirkung von venöser und Lymphstauung auf die Herzmuskulatur. Acta med. Acad. Sci. hung. 7, 33—41 (1955). — Földi, M., Rusznyák, I., Szabó, G.: Die Rolle des Lymphkreislaufs bei der Entstehung phlebohypertorischer Ödeme. Magy. belorv. Arch. 2, 332 (1949) [Ungarisch]. — Földi, M., Simon, M., Schneider, I., Börcsök, E., Maurer, M., Lehotai, L.: Characteristic striation and ridge pattern of the cervical skin in lymphogenic encephalopathy. Acta paediat. Acad. Sci. hung. 9, 267—272 (1967). — Földi, M., Szenes, T.: Capacity of renal lymphatics. Lancet 1965II, 2. — Földi, M., Szenes, T., Kahán, Á., Thury, G., Zoltán, Ö. T.: Experimental lymphography by means of a subarachnoidal injection of lipiodol ultrafluid. Experientia (Basel) 23, 455 (1967). — Földi, M., Thuránsky, K., Varga, L.: Neue Untersuchungen über die Rolle der Lymphströmung in der Pathogenese des kardialen Oedems. Klin. Wschr. 40, 424—427 (1962). — Földi, M., Thuránsky, K., Zoltán, Ö. T.: Blood pressure and exteroceptive pressor reflex in lymphogenous encephalopathy. Acta med. Acad. Sci. hung. 22, 207—213 (1966). — Földi, M., Zoltán, Ö. T.: The role of the kidney in the pathogenesis of post-hemorrhagic lymphorrhea. Med. exp. (Basel) 18, 109—112 (1968). ~ Das Lernvermögen bei der experimentellen lymphogenen Encephalopathie unter dem Einfluß von Cumarin aus Melilotus officinalis. Arzneimittel-Forsch. 20, 1614—1616 (1970). ~ Die unbedingte Reflextätigkeit bei der experimentellen lymphogenen Encephalopathie und deren therapeutische Beeinflussung durch Cumarin aus Melilotus efficinalis. Arzneimittel-Forsch. 20, 1623—1624 (1970). — Földi, M., Zoltán, Ö. T., Obál, F.: Experimentelle lymphostatische Encephalopathie als Folgeerscheinung einer cervikalen Lymphangiothrombophlebitis und deren Therapie mit Cumarin aus Melilotus officinalis. Arzneimittel-Forsch. 20, 1626—1628 (1970). — Földi, M., Zoltán, Ö. T., Sonkodi, S., Seböl, S., Domonkos, H., Fekete, E., Deák, I.: Lymphogenic encephalopathy and brain edema. Angiologica 5, 372—376 (1966). — Freeman, S.: Recent progress in the physiology and biochemistry of the liver. Med. Clin. N. Amer. 37, 109 (1953). — Fresen, O.: Lipoideiweißkristalle im interstitiellen Gewebe der Niere. Virchows Arch. path. Anat. 308, 344—361 (1942). — Fusaro, A., Candiani, V., Furlan, S., Conte, G.: Osservazoni sulla coagulazione e sulla fibrinolisi delle linfa di cande. Chir. Pat. sper. 10, 1228 (1962).

Gerlach, U., Themann, H., Zoltán, T. Ö.: Untersuchungen des Leberstoffwechsels bei experimentellen Störungen der Lymphzirkulation. In: Ikterus. Internat. Symposium 27.—29. 10. 1967 in Freiburg/Breisgau. Stuttgart-New York: F. K. Schattauer 1968. — Glew, W. B., Kearns, T. P., Rucker, C. W., Essex, H. E.: The experimental production of papilledema. Arch. Ophthal. 60, 1074—1079 (1958). — Goldberg, G. M.: The pathology of cardiac lymphatics. Vortrag, III. Internat. Kongr. für Lymphologie, Brüssel, 1970. — Goldberg, G. M., Beeri, E., Gayer, S.: Vasa lymphatica vasorum of the brain. Vortrag, III. Internat. Kongr. für Lymphologie, Brüssel, 1970. — Goldstein, M., Gruwetz: Les Méthodes d'exploration en pathologie vasculaire périphérique. Acta chir. belg., Suppl. II (1968). — Gorschkov, S. Z., Savaliev, G. V.: Morphologische Gewebsveränderungen bei Elephantiasis der Extremitäten. Zbl. Pflebol. 9, 185—188 (1970). — Griffith, J. Q., Jefferrs, W. A., Lindauer, M. A.: Study of mechanism of hypertension following intracisternal kaolin injection in rats; leucocytic reaction and effect on lymphatic observation. Amer. J. Physiol. 113, 285—290 (1935). —

GUYTON, A. C.: A concept of negative interstitial pressure based on pressures in implanted perforated capsules. Circulat. Res. **12**, 399—414 (1963).

HAEFELI, H., GROSS, F.: Bewegungsstudien an Lymphgefäßen im Mesenterium der Ratte. Helv. physiol. pharmacol. Acta **10**, C. 6 (1952). — HAGER, H.: Allgemeine morphologische Pathologie des Nervengewebes. Handbuch der allgemeinen Pathologie, Bd. III, Teil III. Berlin-Heidelberg-New York: Springer 1968. — HALL, J. G., MORRIS, B., WOLLEY, G.: Intrinsic rhythmic propulsion of lymph in the unanaesthetized sheep. J. Physiol. (Lond.) **180**, 336—349 (1965). — HANTOS, Z.: Unveröffentlichte Befunde (1969). — HASHIM, A. S., ROHOLT, H. B., BABAVAN, V. K., ITALLIE, T. B. VAN: Treatment of chyluria and chylothorax with medium chain triglycerides. New Engl. J. Med. **270**, 756—766 (1964). — HAUSS, W.: Pathogenese der Coronarsklerose und des Herzinfarktes. Verh. dtsch. Ges. inn. Med. **69**, 554—593 (1963). — HAUSS, W. H., JUNGE-HÜLSING, G., GERLACH, U.: Die unspezifische Mesenchymreaktion. Stuttgart: Thieme 1969. — HEIDENHAIN: Versuche und Fragen zur Lehre von der Lymphbildung. Pflügers Arch. ges. Physiol. **49**, 209—284 (1891). — HERMS, W.: Lymphstrom und Ödementstehung. In: GROSSE-BROCKHOFF, F., Pathologische Physiologie. Berlin-Heidelberg-New York: Springer 1969. — HOLLANDER, W., REILLY, P., BURROWS, B. A.: Lymphatic flow in human subjects as indicated by the disappearance of $J^{131}$-labeled albumin from subcutaneous tissue. J. clin. Invest. **40**, 222—233 (1961). — HUDACK, S., MCMASTER, P. D.: The permeability of the wall of the lymphatic capillary. J. exp. Med. **56**, 223—236 (1932). — HUTH, F.: Beiträge zur Orthologie und Pathologie der Lymphgefäße der Nieren. Beitr. path. Anat. **136**, 341—412 (1968).

IWANOW, G., ROMODANOWSKY, K.: Über den anatomischen Zusammenhang der cerebralen und spinalen submeningealen Räume mit dem Lymphsystem. I. Mitt. Methodik und wichtigste Beobachtungen. Z. ges. exp. Med. **58**, 596 (1927).

JANCSÓ, N.: Speicherung. Budapest: Akademieverlag 1955. — JEPSON, R. P., SIMEONE, F. A., DOBYNS, B. M.: Removal from skin of plasma protein labeled with radioactive iodine. Amer. J. Physiol. **175**, 443—448 (1953). — JOHNSON, R. A.: Lymphatics of blood vessels. Lymphology **2**, 44—56 (1969). — JÓO, F., TAKÁCS, Ö., VARGA, L., DOMJÁN, G., BÖRCSÖK, E., ROTT, S., ROSTA, M., ZOLTÁN, Ö. T., CSILLIK, B., FÖLDI, M.: Collapse of the blood-brain barrier in lymphostatic cerebral hemangiopathy and in triethyltin poisoning. Med. exp. (Basel) **19**, 342—350 (1969). — JÓO, F., ZOLTÁN, Ö. T., CSILLIK, B., FÖLDI, M.: Increased permeability of the blood-brain barrier in lymphostatic encephalopathy. An electron microscopic study. Angiologica **6**, 318—325 (1969).

KAISERLING, H., SOOSTMEYER, T.: Die Bedeutung des Nierenlymphgefäßsystems für die Nierenfunktion. Wien. klin. Wschr. **52**, 1113—1131 (1939). — KINMONTH, J. B., TAYLOR, G. W.: Spontaneous rhythmic contractility in human lymphatic. J. Physiol. (Lond.) **133**, 3 (1956). — KLATZO, I., WISNIEWSKI, H., SMITH, D. E.: Observations on penetration of serum proteins into the central nervous system. In: Biology of neuroglia (E. D. P. DE ROBERTIS and R. CARREA, editors). Amsterdam: Elsevier 1965. — KORÁNYI, S.: A vesebajok funktionális pathologiájy és therapiája klinikai elöadśokban. (Funktionelle Pathologie und Therapie der Nierenkrankheiten in klinischen Vorträgen.) Budapest: Mokt 1930 [Ungarisch]. — KORNER, P. I., MORRIS, B., COURTICE, F. C.: An analysis of factors affecting lymph flow and protein composition during gastric absorption of food and fluids and during intravenous infusion. Aust. J. exp. Biol. med. Sci. **32**, 301—320 (1954). — KUBIK, I.: Die lymphdynamischen und mechanischen Faktoren in der Lymphzirkulation. Acta morph. Acad. Sci. hung. **2**, 95—105 (1952). — KYTMANOF: Über die Nervenendigungen in den Lymphgefäßen der Säugetiere. Anat. Anz. **19**, 369 (1901).

LANDIS, E. M.: Capillary pressure and capillary permeability. Physiol. Rev. **14**, 404—471 (1934). — LANGGARD, H.: The subcutaneous absorption of albumin in oedematous states. Acta med. scand. **174**, 645—650 (1963). — LAUWERYNS, J. M., BOUSSAUW, M.: The ultrastructure of pulmonary lymphatic capillaries of newborn infants. Lymphology **2**, 108—120 (1969). — LOSOWSKY, M. S., DAVIDSON, C. S.: The sours of ascitic fluid in cirrhosis of the liver. Arch. intern. Med. **110**, 279—284 (1962). — LUDWIG, C.: Lehrbuch der Physiologie des Menschen. Leipzig u. Heidelberg: 1858. — LUDWIG, C., SAWARYKIN, T.: Die Lymphwurzeln in der Niere des Säugetieres. S.-B. Wien. Akad. Wiss. **44**, 155—175 (1861).

MADDEN, T. L., LORE, J. M., GEROLD, F. P., RAVID, I. M.: Pathogenesis of ascites and the consideration of its treatment. Surg. Gynec. Obstet. **99**, 385—390 (1954). — MALEK, P.: Pathophysiological and radiological aspects of lymphovenous anastomoses. In: New trends in basic lymphology. Basel-Stuttgart: Birkhäuser 1967. — MAYERSON, H. S.: Physiologic importance of lymph. In: Handbook of physiology, Circulation II, p. 1035—1073, edit. by W. F. HAMILTON and P. DOW. Washington: The American Physiologied Society 1962a. — The lymphatic system with particular reference to the kidney. Surg. Gynec. Obstet. **116**, 259—272 (1962b). — MAYERSON, H. S., WOLFRAM, C. G., SHIRLEY, H. H., WASSERMAN, K.: Regional differences in capillary permeability. Amer. J. Physiol. **198**, 155—160 (1960). — MCMASTER, P. D.: Lymphatic participation in cutaneous phenomena. Bull. N.Y. Acad. Med.

18, 731—749 (1942). ~ Pressure and interstitial resistance prevailling in normal and oedematous skin of animals and man. Exp. Med. Surg. **84**, 473—494 (1946). ~ The relative pressure within cutaneous lymphatic capillaries and the tissues. J. exp. Med. **56**, 293—301 (1947). — MIAN, E. V.: Enzymatische Histotopochemie der lymphatischen Kapillarwand bei normaler und lymphoedematöser Haut. In: Biochemie der Gefäßwand. Basel-New York: Karger 1969. — MILLER, A. J., PICK, R., KATZ, L. N.: The importance of the lymphatics of the heart: experimental observations and some speculations. Circulation **29**, Suppl. 485 (1964). — MISLIN, H.: Experimenteller Nachweis der autochthonen Autonomie der Lymphgefäße. Experientia (Basel) **17**, 20 (1961). ~ Zur Funktionsanalyse des Elektrolymphangiogramms (ELG) bei Mesenterialgefäßen vom Meerschweinchen. Verh. Dtsch. Zool. Ges., Leipzig: Akad. Verlagsges. Geest u. Portig 1963. — MORRIS, B., SASS, M. B.: The formation of Lymph in the ovary. Proc. roy. Soc. B **164**, 577—588 (1966).

NEMETSCHEK, TH.: Über die Bedeutung des Wassers für organische Strukturen, dargelegt am Beispiel des Kollagens. Med. Welt **21**, 102—104 (1970).

OBÁL, F., SZABTON, J., BÖRCSÖK, E., FÖLDI, M.: Effect of tonsillectomy on the EEG. Acta med. Acad. Sci. hung. **26**, 317—324 (1969). — OTTAVIANI, G.: Ricerche istologiche sulla ghiandola tiroidea in stasi linfatica sperimentale. Folia endocr. (Roma) **4**, 19 (1951).

PAGE, I. H., LEWIS, L. A., OLAHL, G.: The lipoprotein composition of dog lymph. Circulat. Res. **1**, 87—93 (1953). — PALAY, S. L., KARLIN, L. I.: An electron microscopic study of the intestinal villus. II. The pathways of fat absorption. J. biophys. biochem. Cytol. **5**, 373—383 (1959). — PAPP, M., MAKARA, I. B., HAITMAN, P.: Persönliche Mitteilungen 1969. — PATTERSON, R. M., BALLARD, C. L., WASSERMAN, K., MAYERSON, H. S.: Lymphatic permeability to albumin. Amer. J. Physiol. **194**, 120—124 (1958). — PERLMAN, G. E., GLENN, W. W. L., KAUFMAN, D.: Changes in the electrophoretic pattern in lymph and serum in experimental burns. J. clin. Invest. **22**, 627—641 (1943). — PETERS, J. P.: Body water. Springfield, Ill.: Thomas 1935. — PFLUG, J. J.: Persönliche Mitteilungen 1969. — PFLUG, J. J., CALNAN, J. S.: Lymphatics: normal anatomy in the dog hind leg. J. Anat. (Lond.) **105**, 457—465 (1969). — POLGÁR, J., SONKODI, S., BÖRCSÖK, E., DEÁK, I., FÖLDI, M.: Lymphostatic exophthalmus. Angiologica **5**, 370—371 (1968). — POTCHEN, E. J., WELCH, M. J.: Radioisotopic assessement of extravascular albumin as an index of lymph transport. Lymphology **1**, 58—64 (1968). — PRESSMAN, J. J., SIMON, M. B.: Experimental evidence of direct communication between lymph nodes and veins. Surg. Gynec. Obstet. **113**, 537—541 (1951).

QUINCKE, H.: Zur Pathologie der cerebrospinalen Flüssigkeit. Arch. anat. physiol. Med. **153**, 200 (1872).

RANDERATH, E.: Über die Morphologie der Paraproteinosen. Verh. Dtsch. Ges. Path. 32. Tagg. Stuttgart: Piscator 1948. — REICHERT, F. H.: The regeneration of the lymphatics. Arch. Surg. **13**, 871—889 (1926). — RUSZNYÁK, I., FÖLDI, M., SZABÓ, G.: Lymphologie, Physiologie und Pathologie der Lymphgefäße und des Lymphkreislaufes. Stuttgart: Fischer 1969.

SCHREIBER, H.: Portale Hypertension. In: Spezielle Chirurgie für die Praxis, Bd. II, Teil I. Stuttgart: Thieme 1969. — SCHWALBE, G.: Der Arachnoidalraum, ein Lymphraum, und sein Zusammenhang mit dem Perichorioidealraum. Zbl. med. Wiss. **7**, 465—691 (1869). — SEKI, K., YAMANE, Y., SHINOURA, A., KOIDE, K., VECHI, M., MORI, K., NAGASAKA, M., YOSHITOSHI, Y.: Experimental and clinical study on the lymph circulation. Amer. Heart J. **75**, 620—629 (1968). — SERVELLE, M., BOUVRAIN, Y., TRICOT, R., SOULIE, J., TURPYN, H., FRENTZ, F., CORNU, C., NADIM, O.: Lymphatic circulation in constrictive pericarditis. J. cardiovasc. Surg. (Torino) **7**, 182—200 (1966). — SIGSTADT, H., AAGENAES, Ø., BJØRN-HANSEN, R. W., ROSTWELT, K.: Primary lymphedema combined with hereditary recurrent intrahepatic cholestasis. Acta med. scand. **188**, 213—219 (1970). — SMITH, R. O.: Lymphatic contractility — a possible intrinsic mechanism of lymphatic vessels for the transport of lymph. J. exp. med. Sci. **90**, 497—509 (1949). — SONKODI, S.: Die Abnahme der spontanen Motilität bei der experimentellen lymphogenen Encephalopathie und die protektive Wirkung von Curamin aus Melilotus offi cinalis. Arzneimittel-Forsch. **20**, 1617—1618 (1970). — SPERANSKI, A. G.: Grundlage der Theorie der Medizin. Berlin: Saenger 1950. — STARLING, E. H.: Arris and gale lectures on some points in pathology of heart disease. Lancet **1897I**, 568—657. ~ The fluids of the body. Chicago: Keener 1908. — SWEET, W. H., LOCKSLEY, H. B.: Formation, flow and reabsorption of cerebrospinal fluid in man. Proc. Soc. exp. Biol. (N.Y.) **84**, 397—402 (1953). — SYMBAS, P. N., SCHLANT, R. C., GRAVANIS, M. B., SHEPHERD, R. L.: Pathologic and functional effects on the heart following interruption of the cardiac lymph drainage. J. thorac. Surg. **57**, 577—584 (1969). — SZABÓ, G.: Vortrag, III. Internat. Kongr. für Lymphologie, Brüssel, 1970. — SZABÓ, G., MAGYAR, S.: Wirkung der Lymphstauung auf die Nierenfunktion. Kisérl. Orvostud. **16**, 547—557 (1964). ~ Effect of increased systemic venous pressure on lymph pressure and flow. Amer. J. Physiol. **212**, 1469—1475 (1967). — SZEGHY, G., POLGÁR, J., SONKODI, S., GYÖRI, I., FÖLDI, M.: Increased permeability of the blood-aqueous barrier in lymphogenic encephalopathy. Angiologica **6**, 313—317 (1969). — SZEGHY, G., ZOLTÁN, Ö. T., FÖLDI, M.: The lymphatic system in the resorption of homologous serum from the cornea. Lancet **1963 I**, 832. — SZEGVÁRI, M., LAKOS, A., SZONTÁGH, F., FÖLDI, M.: The active function of the subcutaneous lymphatic vessels of the human lower extremity. Acta med. Acad. Sci. hung. **20**, 209—213 (1964).

TAKEDA, Y.: Hormonal effects on lymphatic transport of interstitial albumin in the dog. Amer. J. Physiol. **207**, 1021—1029 (1964).

VÁRKONYI, T., CSILLIK, B., FÖLDI, M.: Lymphostatic retinal hemangiopathy. Experientia (Basel) **26**, 67 (1970). — VÁRKONYI, T., CSILLIK, B., ZOLTÁN, Ö. T., FÖLDI, M.: Über die feinstrukturellen Veränderungen im Großhirn bei der lymphogenen Encephalopathie der Ratte. Beitr. anat. Path. **139**, 344—361 (1969). — VÁRKONYI, T., JÓO, F., CSILLIK, B., ZOLTÁN, Ö. T., FÖLDI, M.: Increased permeability of the blood-brain barrier in lymphostatic encephalopathy. Angiologica **6**, 275—279 (1969). — VÁRKONYI, T., ZOLTÁN, Ö. T., CSILLIK, B., FÖLDI, M.: Cervical venous blockage: its failure to bring about fine structural alterations in the brain of the rat in contrast with cervical lymphatic blockage. Angiologica **7**, 53—56 (1970). — VERESS, B., JELLINEK, H., BÁLINT, A. Z., NAGY, J.: Aorta nyirokerneinek elektron-mikroszkopos vizsgálata. Orv. Hetil. **110**, 2987—2889 (1969). — VERESS, B., JELLINEK, H., HÜTTNER, I., KERÉNYI, T., SOLTI, F., ISKUM, M., HARTAI, A., NAGY, J.: Über die Morphologie der lymphstauungsbedingten Coronarveränderungen. Frankfurt. Z. Path. **75**, 331—340 (1966). — VIRÁGH, S., PAPP, N., TÖRÖ, I., RUSZNYÁK, I.: Cutaneus lymphatic capillaries in the rat. Brit. J. exp. Path. **47**, 563—566 (1966).

WALDECK, F.: Zur Motorik der Lymphgefäße bei der Ratte. I. Pflügers Arch. ges. Physiol. **283**, 285—293 (1965a). ~ Zur Motorik der Lymphgefäße bei der Ratte. II. Pflügers Arch. ges. Physiol. **283**, 294—300 (1965b). — WANTZ, G. E.: Ascites in liver disease: pathogenesis and treatment. Surg. Clin. N. Amer. **38**, 407—417 (1958). — WASSERMAN, K., LOEB, L., MAYERSON, H. S.: Capillary permeability to macromolecules. Circulat. Res. **3**, 594—603 (1955). — WASSERMAN, K., MAYERSON, H. S.: Dynamics of lymph and plasma protein exchange. Cardiologia (Basel) **21**, 296—307 (1952). — WÉGRIA, R., ZEKERT, H., WALTER, K. E., ENTRUP, R. W., SCHRYVER, C. DE, KENNEDY, W., PAIEWONSKY, D.: Effect of systemic venous pressure on drainage of lymph from thoracic duct. Amer. J. Physiol. **204**, 284 (1963). — WIEDERHIELM, C. A.: Dynamics of transcapillary fluid exchange. In: Biological interfaces: Flow and exchanges. Symp. N.Y. Heart Ass., edit. by F. CHINARD. Boston: Little, Brown & Co. 1968. — WHITE, J. C., FIELD, M. E., DRINKER, C. K.: On the protein content and normal flow from the foot of the dog. Amer. J. Physiol. **103**, 33—44 (1933). — WITTE, C. L., COLE, W. R., CLAUSS, R. H., DUMONT, A. E.: Splanchnic tissue oxygenation: estimation by thoracic duct lymph $PO_2$. Vortrag: II. Internat. Lymphologenkongreß, Miami, 1968. — WITTE, M. H., DUMONT, A. E., CLAUSS, R. H., RADER, B., LEVINDE, N., BREED, E. A.: Lymph circulation in congestive heart failure. Circulation **39**, 723—733 (1969). — WITTE, M. H., DUMONT, A. E., COLE, W. R., WITTE, C. L., KINTNER, K.: Lymph circulation in hepatic cirrhosis: effect of protocaval shunt. Ann. intern. Med. **70**, 303—310 (1969). — WITTE, C. L., WITTE, M. H., COLE, W. R., DUMONT, A. E.: Effective plasma uncotic pressure in hepatic cirrhosis and experimental ascites. Surg. Forum **20**, 378—380 (1969).

YOFFEY, J. M., COURTICE, F. C.: Lymphatics, lymph and lymphoid tissue. London: Arnold 1956. — YUILE, C. L., LAMSON, B. F., MILLER, L. L., WHIPPLE, G. H.: Conversion of plasma protein to tissue protein without evidence of protein breakdown. J. exp. Med. **93**, 539—557 (1951).

ZOLTÁN, Ö. T., FISCHER, J., JUVANCZ, I., FÖLDI, M.: Studies on the absorption of $J^{131}$-Albumin and $K^{131}$ I from the subcutaneous tissues of the dog. Acta physiol. Acad. Sci. hung. **20**, 361—372 (1961). — ZOLTÁN, Ö. T., FÖLDI, M.: Die bedingte Reflextätigkeit bei der experimentellen lymphogenen Encephalopathie und deren therapeutische Beeinflussung durch Curamin aus Melilotus officinalis. Arzneimittel-Forsch. **20**, 415—416 (1970).

# The Chemistry of Lymph

By

F. C. COURTICE*, Canberra (Australia)

With 25 Figures

Lymph forms part of the extracellular fluid. Its chemical composition in general resembles that of blood plasma and is thought to be similar to that of the tissue fluid from which it is derived. The substances in the extracellular fluid consist of two main groups, those of relatively small molecular size with high diffusion coefficients, and macromolecules of high molecular weight and little diffusion capacity. In considering the chemistry of lymph, therefore, it is meaningful to examine these two groups of substances separately, and to relate the values obtained for lymph to the corresponding values for blood plasma. It will be seen that this relationship, especially in regard to the macromolecules, depends in part on the fine structure of the small blood vessels and in part on the haemodynamics in the tissue at the time. Pathological conditions affecting the ultrastructure of the walls of the blood capillaries or the balance of pressures across these walls will, therefore, affect the normal relationship between the levels of the macromolecules in blood plasma and lymph.

## I. Substances of Small Molecular Size

The exchange of components of this group of substances between the various compartments of the extracellular fluid phase is mainly by diffusion and is extremely rapid. This has been shown by the use of radioactive isotopes of $Na^+$, $Cl^-$, $K^+$, $Br^-$ and of other labelled substances[1]. In reviewing the transcapillary exchange of materials, LANDIS and PAPPENHEIMER (1963) concluded that the diffusion of these substances back and forth across the capillary wall was so rapid that "capillary permeability is clearly not an essential factor determining net rates of blood-tissue exchange". Because of this rapid exchange, the osmolarity of lymph is the same as that of plasma[2].

Whereas electrolytes and other small molecules exchange rapidly between plasma and tissue fluid by diffusion, the normal exchange of electrolytes between extracellular and intracellular fluid depends on the metabolism of the cells[3]. Osmotic equilibrium between these two fluids is attained because water is freely diffusible throughout the body[4]. Gradients of concentration may exist while adjustments to changes in the metabolic activity of cells are being made, but the free diffusion of water ensures that at all times osmotic equilibrium will be approached, even if not attained. When the normal equilibrium of electrolytes

* Department of Experimental Pathology, John Curtin School of Medical Research, Australian National University, Canberra.

[1] HEVESY and JACOBSEN 1940, HAHN and HEVESY 1940, FLEXNER *et al.* 1942, 1948, MERRELL *et al.* 1944, CHINARD *et al.* 1955, RENKIN 1959.
[2] WERNER 1966a. [3] C.f. ROBINSON 1960.
[4] C.f. PETERS 1935, 1944, DARROW and YANNET 1935, PINSON 1952, ELKINTON and DANOWSKI 1955, ROBINSON 1960.

between cells and tissue fluid is upset in disease, the resulting concentrations in tissue fluid will be rapidly attained by the lymph from that region and by the blood serum. These exchanges of materials of small molecular size and weight are represented diagramatically in Fig. 1.

The basic chemical structure of the body fluids concerns mainly the electrolytes, concentrations of which largely determine the osmotic pressure and the volumes of these fluids[5]. It is convenient, therefore, to subdivide those substances of small molecular size into the electrolytes and the non-electrolytes.

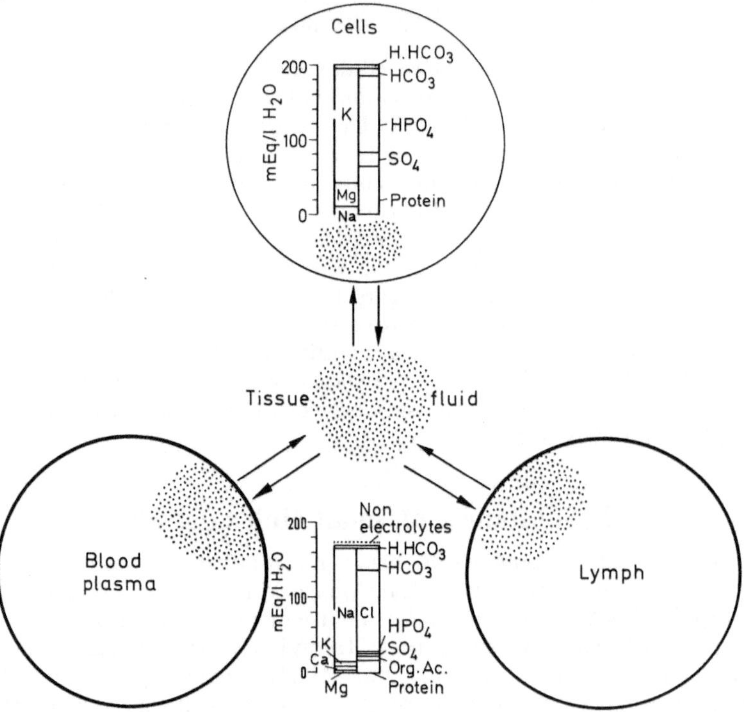


Fig. 1. Diagrammatic representation of the exchange of small molecules in body fluids

## Electrolytes

In man concentrations of the electrolytes $Na^+$, $K^+$, $Ca^{++}$, $Mg^{++}$, $Cl^-$, $HCO_3^-$ and P of inorganic phosphates have been determined in blood serum and in thoracic duct lymph, Table 1. These figures show that the concentrations of these ions are approximately the same in serum and lymph. Analysis of a large series of samples, however, shows that the concentration ratio, $C_L : C_S$, is slightly but statistically less than 1.00 for cations, greater than 1.00 for the anions $Cl^-$ and $HCO_3^-$ but is unity for phosphate[6]. This relationship between the concentrations in the blood serum and lymph is depicted graphically in Fig. 2.

In animals the concentrations of electrolytes have been determined in serum and in lymph obtained not only from the thoracic duct but also from individual tissues or organs of the body, Table 2, and the findings are similar for most tissues to those reported in man. In lymph from the kidney, however, Le Brie and

[5] C.f. Gamble 1952, Elkinton and Danowski 1955. [6] Werner 1966a.

Table 1. *Electrolytes in serum (S) and thoracic duct lymph (L) in man*

| $Na^+$ mEq/l | | $K^+$ mEq/l | | $Ca^{++}$ mEq/l | | $Mg^{++}$ mEq/l | | $Cl^-$ mEq/l | | $HCO_3^-$ mEq/l | | Inorg P mEq/l | | Reference |
|---|---|---|---|---|---|---|---|---|---|---|---|---|---|---|
| S | L | S | L | S | L | S | L | S | L | S | L | S | L | |
| 127 | 127 | 5.0 | 4.7 | 5.0 | 4.2 | — | — | 96 | 98 | — | — | 4.4 | 4.3 | BIERMAN *et al.* (1953) |
| 142 | 138 | 4.7 | 3.3 | 4.8 | 4.4 | — | — | 98 | 97 | — | — | 2.8 | 2.6 | LINDER and BLOMSTRAND (1958) |
| 140 | 136 | 4.0 | 3.5 | 4.6 | 3.9 | 1.8 | 1.7 | 99 | 100 | 20 | 22 | 3.0 | 3.0 | BLOMSTRAND *et al.* (1965) |
| 141 | 138 | 4.3 | 3.8 | 4.7 | 4.2 | 1.9 | 1.7 | 101 | 103 | 23 | 24 | 3.1 | 2.9 | WERNER (1966a) |

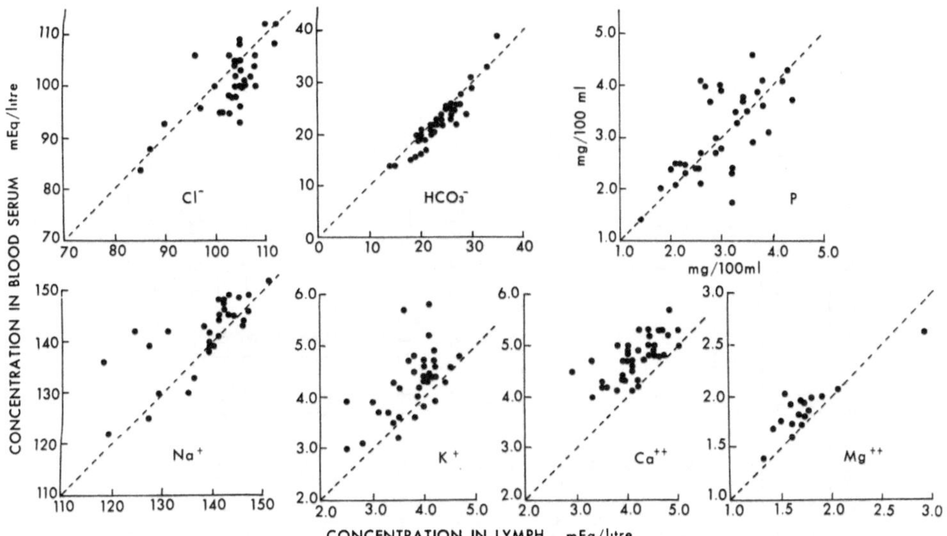


Fig. 2. The relationships between the concentrations of the cations $Na^+$, $K^+$, $Ca^{++}$ and $Mg^{++}$, the anions $Cl^-$ and $HCO_3^-$ and inorganic phosphorus in blood serum and thoracic duct lymph of human subjects. The broken lines represent points of equal concentration in lymph and serum. (From data of WERNER 1966a)

MAYERSON (1959) found a higher concentration of Na than in serum; they explained this as an effect of resorption of sodium from the renal tubules. However, the results of other investigators[6a] are conflicting. SANTOZ-MARTINEZ and SELKURT (1969) concluded that values for Na in renal lymph relative to those in blood plasma do not indicate any specific site of origin of lymph in the kidney.

Although osmotic equilibrium is attained between the different compartments of the extracellular fluid phase, there are, nevertheless, small but statistically significant differences in the concentrations of electrolytes between lymph and blood serum. These can be explained by the lower concentration of protein in lymph than

[6a] SWANN *et al.* 1958, PAPP and SZALAY 1963, KEYL *et al.* 1965, BELL *et al.* 1969, O'MORCHOE *et al.* 1970, MCINTOSH and MORRIS 1971.

Table 2. *Electrolytes in serum and lymph from various tissues in animals*

| Source of lymph | $Na^+$ mEq/l | | $K^+$ mEq/l | | $Ca^{++}$ mEq/l | | $Mg^{++}$ mEq/l | | $Cl^-$ mEq/l | | $HCO_3^-$ mEq/l | | Inorg P mEq/l | | Reference |
|---|---|---|---|---|---|---|---|---|---|---|---|---|---|---|---|
| | S | L | S | L | S | L | S | L | S | L | S | L | S | L | |
| Thoracic duct (rat) | 158 | 154 | 4.9 | 5.1 | 7.4 | 5.9 | — | — | — | — | — | — | — | — | Vogel and Stoeckert (1963) |
| | 145 | 145 | 5.4 | 5.2 | 5.6 | 5.4 | 1.7 | 1.7 | 101 | 103 | — | — | — | — | Kotani *et al.* (1968a) |
| Heart (dog) | 148 | 151 | 4.8 | 4.7 | — | — | — | — | 117 | 122 | — | — | — | — | Miller, Ellis and Katz (1964) |
| Cervical duct (dog) | — | — | — | — | 5.8 | 4.9 | — | — | 116 | 122 | — | — | 5.3 | 5.5 | Heim (1933) |
| Testis (sheep) | 144 | 144 | 3.8 | 3.8 | 4.8 | 4.3 | 1.7 | 1.5 | 108 | 111 | 26.2 | 28.6 | 3.0 | 3.2 | Wallace and Lascelles (1964) |
| Mammary gland | | | | | | | | | | | | | | | |
| sheep | | | | | | | | | | | | | | | |
| lactating | 145 | 144 | 4.4 | 4.3 | 4.4 | 3.6 | 1.7 | 1.5 | 110 | 114 | — | — | 3.2 | 3.2 | Lascelles and Morris (1961) |
| non-lactating | 144 | 141 | 4.6 | 4.4 | 4.8 | 4.3 | 2.3 | 1.8 | 111 | 115 | — | — | 2.8 | 2.8 | Lascelles and Morris (1961) |
| goat | | | | | | | | | | | | | | | |
| lactating | 153 | 150 | 4.6 | 4.2 | 4.4 | 2.8 | 2.3 | 2.1 | 109 | 177 | A24.1<br>V26.1 | 25.6 | 3.5 | 2.6 | Linzell (1960) |
| cow | | | | | | | | | | | | | | | |
| lactating | 148 | 146 | 3.9 | 3.9 | 4.0 | 3.0 | 1.8 | 1.5 | — | — | — | — | — | — | Lascelles *et al.* (1964) |
| non-lactating | 142 | 145 | 3.9 | 4.0 | 4.3 | 3.7 | 1.7 | 1.5 | — | — | — | — | — | — | Lascelles *et al.* (1964) |
| Kidney | | | | | | | | | | | | | | | |
| sheep | 145 | 149 | 4.3 | 4.0 | 4.7 | 4.1 | 1.5 | 1.2 | — | — | — | — | — | — | McIntosh and Morris (1971) |
| dog | 147 | 142 | 3.1 | 2.9 | 4.7 | 3.9 | 1.6 | 1.6 | — | — | — | — | — | — | Keyl *et al.* (1965) |
| | 148 | 140 | 4.5 | 5.9 | — | — | — | — | 120 | 129 | — | — | 4.7 | 5.3 | Swann *et al.* (1958) |
| | 146 | 162 | 4.0 | 4.0 | — | — | — | — | 111 | 140 | — | — | — | — | Le Brie and Mayerson (1959) |
| | 149 | 153 | 3.7 | 3.7 | — | — | — | — | 111 | 123 | — | — | — | — | O'Morchoe *et al.* (1970) |

in serum. The lower cation and higher anion concentrations in lymph as compared with blood serum are due to the effect of the Donnan equilibrium. The affinity of $Mg^{++}$ and $Ca^{++}$ for proteins is also a factor which contributes to the differences in concentrations of these cations.

## Non-Electrolytes

Several non-electrolytes of small molecular weight have been determined in serum and in thoracic duct lymph in man, and in serum and in lymph from various tissues in several species of experimental animals. Typical results are given in Tables 3 and 4. In general, the concentration of these substances in lymph and in serum are approximately the same. In some instances, however, differences have been observed. In renal lymph, for example, some authors have observed a lower glucose and a higher urea concentration than in serum, but others have not confirmed these findings.

Table 3. *The concentration of small molecular substances in serum and thoracic duct lymph in man*

| Substance | Concentration mg-% | | Reference |
|---|---|---|---|
| | S | L | |
| Glucose | 110 | 140 | Linder and Blomstrand (1958) |
| | 104 | 120 | Liguori *et al.* (1962) |
| | 87 | 95 | Werner (1966a) |
| N.P.N. | 29 | 23 | Linder and Blomstrand (1958) |
| | 49 | 47 | Bierman *et al.* (1953) |
| Creatinine | 3.0 | 3.0 | Bierman *et al.* (1953) |
| | 1.0 | 1.0 | Blomstrand *et al.* (1965) |
| Uric acid | 5.1 | 5.0 | Bierman *et al.* (1953) |
| | 4.2 | 4.1 | Linder and Blomstrand (1958) |
| | 3.0 | 3.3 | Blomstrand *et al.* (1965) |
| | 3.6 | 3.8 | Werner (1966a) |
| Bilirubin | 1.0 | 0.8 | Linder and Blomstrand (1958) |
| | 0.6 | 0.5 | Werner (1966a) |

Differences in the concentration of glucose in thoracic duct lymph and serum have also been observed. With a metabolically active substance such as glucose, it is probably true that the concentration in lymph from any tissue will be approximately the same as the concentration in the venous blood returning from that tissue; if measurements are made on blood which is not taken from the veins directly draining the tissue from which the lymph is derived, therefore, the results may be divergent. For example, when glucose is being absorbed from the intestines there will probably be a difference in concentrations of glucose in thoracic duct lymph and blood taken from the jugular vein or a vein of one of the limbs. This apparent difference is especially exemplified with the measurements of $PO_2$ and $PCO_2$ in serum and lymph. It would seem that, since the exchange of oxygen and carbon dioxide between blood and tissues is very rapid, the tensions of these gases in venous blood, tissue fluid and lymph in any tissue would be approximately the same, provided the tissue is in a steady metabolic state and provided the tension in lymph did not vary during its passage along the lymphatic

Table 4. *The concentration of small molecular substances in serum and lymph from various regions in animals*

| Substance | Source of lymph | Concentration mg/100 ml | | Reference |
|---|---|---|---|---|
| | | S | L | |
| Glucose | thoracic duct, dog | 123 | 124 | Arnold and Mendel (1927) |
| | rat | 105 | 121 | Vogel and Stoeckert (1963) |
| | rat | 192 | 209 | Rasio *et al.* (1965) |
| | rat | 126 | 140 | Kotani *et al.* (1968a) |
| | cervical duct, dog | 123 | 132 | Heim (1933) |
| | dog | 104 | 102 | Kaplan *et al.* (1943) |
| | leg, dog | 111 | 115 | Heim *et al.* (1935) |
| | intestines, cat | 219 | 219 | Heim, *et al.* (1935) |
| | mammary gland, sheep | 79 | 78 | Lascelles and Morris (1961) |
| | cow | 79 | 77 | Lascelles *et al.* (1964) |
| | goat | A 61<br>V 40 | 69 | Linzell (1960) |
| | liver, rat | 119 | 150 | Friedman, *et al.* (1956) |
| | kidney, dog | 109 | 28 | Swann *et al.* (1958) |
| | | 104 | 93 | Kaplan *et al.* (1943) |
| | testis, sheep | 48 | 63 | Wallace and Lascelles (1964) |
| Non-protein nitrogen | thoracic duct, cat | 45 | 44 | Simmonds (unpublished results) |
| | rat | 40 | 38 | Kotani *et al.* (1968a) |
| | right lymph duct, cat | 30 | 31 | Courtice (unpublished results) |
| | cervical duct, dog | 33 | 35 | Heim (1933) |
| | dog | 37 | 37 | Field *et al.* (1934/35) |
| | leg, dog | 36 | 37 | Field *et al.* (1934/35) |
| | cow | 20 | 20 | Glenn *et al.* (1943b) |
| Urea | thoracic duct, rat | 23 | 21 | Kotani *et al.* (1968a) |
| | cervical duct, dog | 22 | 24 | Heim (1933) |
| | liver, rat | 30 | 33 | Friedman *et al.* (1956) |
| | kidney, dog | 33 | 46 | Swann *et al.* (1958) |
| | dog | 53 | 70 | Sugarman *et al.* (1942) |
| | dog | 55 | 48 | Keyl *et al.* (1965) |
| | sheep | 48 | 48 | McIntosh and Morris (1971) |
| | leg, sheep | 48 | 48 | McIntosh and Morris (1971) |
| | cow | 24 | 23 | Glenn *et al.* (1943b) |
| Amino acids | cervical duct, dog | 4.9 | 4.8 | Heim (1933) |
| Creatinine | cervical duct, dog | 1.4 | 1.4 | Heim (1933) |
| | kidney, sheep | 0.9 | 0.8 | McIntosh and Morris (1971) |
| | leg, sheep | 0.9 | 0.9 | McIntosh and Morris (1971) |
| | cow | 1.1 | 1.1 | Glenn *et al.* (1943b) |
| α/Amino N | mammary gland, goat | A 5.0<br>V 3.4 | 3.9 | Linzell (1960) |
| Creatine | leg, cow | 2.8 | 3.0 | Glenn *et al.* (1943b) |
| Bilirubin | leg, cat | 0.12 | 0.12 | Carlsten *et al.* (1961) |

channels and through lymph nodes. Experimental results, although somewhat variable, in general, support this view. HEIM and LEIGH (1935) found that the $PCO_2$ was slightly lower and the pH higher in cervical duct lymph than in jugular vein blood. In more recent experiments on anaesthetized dogs the $PCO_2$ was shown to be slightly higher and the pH slightly lower in thoracic duct lymph than in mixed venous blood. Changes in the $PCO_2$ in both arterial and mixed venous blood induced by hyperventilation or the administration of sodium bicarbonate

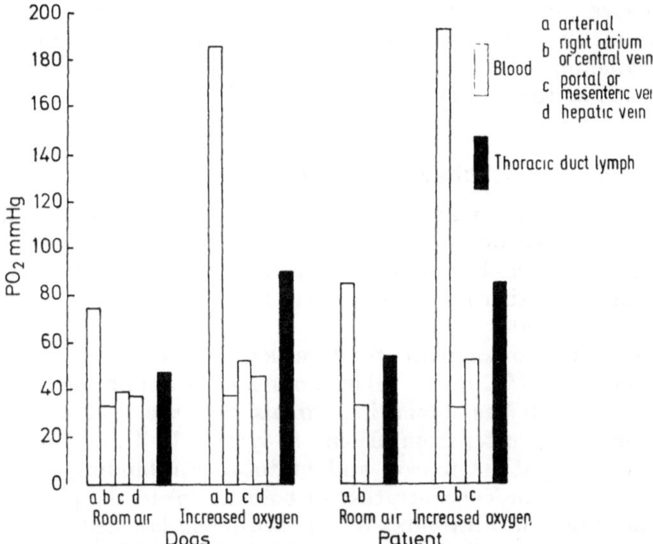


Fig. 3. The $PO_2$ in arterial blood, blood from the right atrium or central vein, portal or mesenteric vein and hepatic vein, and in thoracic duct lymph. The values are means from two groups of animals and from two groups of patients; in each case, one group breathed room air and the other increased oxygen. (Redrawn from WITTE, C. L. *et al.* 1968)

were reflected in the values obtained for thoracic duct lymph[7]. The $PO_2$ in lymph may also reflect the $PO_2$ in the tissues. In lymph from the right lymph duct of dogs, SAID *et al.* (1965) found a mean $PO_2$ of 75 mm Hg, the same as that obtained for arterial blood, and 34 and 33 mm Hg respectively for thoracic duct lymph and mixed venous blood. Since in the dog the right lymph duct drains most of the lung, as well as other tissues, and the thoracic duct mainly the splanchnic tissues, these authors claimed that the $PO_2$ in lymph was a useful measure of the $PO_2$ of the interstitial fluid from which it was derived. BERGOFSKY *et al.* (1962) reported extremely low $PO_2$s of about 7 mm Hg in thoracic duct lymph of dogs but later[8] suggested that these were due to an error of technique. In their later experiments on dogs they found that the $PO_2$ of thoracic duct lymph was about midway between that of arterial blood and of right atrial blood: when the animals breathed pure oxygen at either 1 or 3 atmospheres the $PO_2$ was increased in arterial and venous blood and the level in the thoracic duct lymph also increased to values somewhere between the levels in arterial and venous blood. WITTE, C. L. *et al.* (1967, 1968) also found a similar pattern in both dogs and human patients, Fig. 3. They also showed that the $PO_2$ in thoracic duct lymph fell rapidly when

[7] BERGOFSKY *et al.* 1962. [8] BERGOFSKY *et al.* 1964.

the blood supply to the splanchnic tissues was considerably reduced by a variety of experimental procedures. In experimental shock induced in dogs by haemorrhage or the administration of endotoxin, the $PO_2$ of thoracic duct lymph fell reflecting the low oxygen tension in the splanchnic tissues, especially the liver and intestines[9].

Although the levels of $PO_2$ and $PCO_2$ in thoracic duct lymph follow the general trends in the values in mixed venous blood, accurate comparisons cannot be made since in the anaesthetized dog the relative amounts of blood and of lymph from the various tissues concerned are very different. For example, most of the lymph in the thoracic duct in this preparation comes from the liver and intestines whereas a considerable amount of blood comes from organs or tissues contributing relatively little lymph, such as the kidneys and the lower limbs and trunk.

## Substances Bound to Protein

Several substances of small molecular weight in the extracellular fluid are bound to proteins which may affect their concentrations in lymph. This applies especially to iron, copper, bilirubin and various hormones. Free fatty acids are bound to albumin and other lipids form part of large lipoprotein complexes; these will be dealt with separately, pp. 340—352.

In a series of 31 human patients WERNER (1966a) found mean values for transferrin-bound iron of 71 μg/100 ml in thoracic duct lymph compared with 90 in plasma. MORGAN (1963) has shown in animals that the iron remains bound to transferrin during its transfer from plasma to lymph. In Table 5 mean values are given for the concentration of iron and of total iron-binding capacity (TIBC, which is a measure of the concentration of transferrin) in the plasma, leg lymph and thoracic duct lymph of rabbits. When transferrin labelled with $^{131}I$ and $^{59}Fe$ was injected intravenously the appearance of the two isotopes in the lymph was proportional to their plasma concentrations, suggesting that iron remains bound to transferrin during its passage through the capillary wall.

Table 5. *Mean values for the concentration of iron and of total iron-binding capacity (TIBC), which is a measure of the concentration of transferrin, in the plasma and leg lymph of a group of 6 rabbits, and in plasma and thoracic duct lymph in a group of 4 rabbits* (From MORGAN 1963)

| | Leg duct | | Thoracic duct | |
|---|---|---|---|---|
| | lymph | plasma | lymph | plasma |
| Iron μg/100 ml | 87 | 205 | 94 | 220 |
| TIBC μg/100 ml | 148 | 339 | 189 | 407 |
| Saturation of TIBC % | 58 | 60 | 52 | 54 |

Copper in serum is mostly bound to ceruloplasmin. TRIP *et al.* (1969) found in three patients a mean total copper concentration of 113 μg/100 ml with approximately the same concentration in thoracic duct lymph. The lymph, however, contained relatively little ceruloplasmin and the authors suggested that copper in the lymph may be mainly in free form.

The mean concentration of bilirubin in thoracic duct lymph from 37 patients was 0.5 mg/100 ml compared with 0.6 mg/100 ml in blood serum[10]. This probably reflects the relative concentrations of protein in lymph and serum. In the normal

[9] BERMAN *et al.* 1969, NAGY *et al.* 1969. [10] WERNER 1966a.

cat, Carlsten *et al.* (1961) found the same low mean values of 0.12 mg/100 ml in both plasma and thoracic duct lymph. Bilirubin in the blood is normally taken up by the cells in the liver and secreted into the bile ducts. When the common bile duct is obstructed the concentration of bilirubin in the blood rises considerably resulting in jaundice. The role of the lymphatic vessels in the development of acute obstructive jaundice has been studied in experimental animals in which the common bile duct has been ligated or infused with solutions of bilirubin towards the liver at pressures exceeding the maximal secretory level. The balance of evidence from these experiments suggests that in these circumstances bilirubin may enter the blood stream either directly through the hepatic sinusoids or indirectly through the hepatic lymph. Bloom (1923), Mayo and Greene (1929), Shafiroff *et al.* (1939, 1942), Gonzalez-Oddone (1946a) and Ritchie *et al.* (1957) have shown in the dog with a thoracic duct fistula that in the early stages of biliary stasis the concentration of bilirubin reaches a much higher level in the lymph than in the blood. Carlsten *et al.* (1961) have obtained similar results in the cat. The difference between the volumes of blood and lymph, however, has led Carlsten *et al.* to the conclusion that entry of bilirubin by the direct route into the blood-stream through the hepatic sinusoids is quantitatively greater than that by the lymphatic route.

## Hormones

Hormones have been detected in lymph from several endocrine organs. In sheep Lindner (1963) showed that testicular lymph contained testosterone and androstenedione. The concentration of testosterone ranged from $<2.5$—10.6 μg/100 ml in untreated rams and from 8.9—61.4 μg/100 ml in rams treated with human chorionic gonadotrophin, Table 6. These levels were closely correlated with those of spermatic vein blood, the level in lymph being on the average about 61 per cent of the level in plasma. On the other hand, the value in lymph was three times the concentration in plasma obtained from the spermatic artery or jugular vein. These findings suggest that testosterone secreted by Leydig cells enters both the blood and lymphatic vessels. Since the hormone is bound to protein, the relative levels in lymph and spermatic vein blood probably reflect the relative concentrations of protein in these two fluids. Seiki *et al.* (1968) studied the levels of testosterone, androstenedione and dehydroepiandrosterone in blood and lymph in the rabbit. For testosterone they found mean values of 0.21 μg/100 ml in carotid

Table 6. *Concentration of testosterone in testicular lymph, arterial and testicular venous blood in the ram, μg/100 ml.* (From Lindner 1963)

| Experiment No. | Arterial plasma | Testicular venous plasma | Lymph |
|---|---|---|---|
| 1 | 7.6 | 90.1 | 43.3 |
| 2 | $<3$ | 11.0 | 8.9 |
| 3 | 7.9 | 88.7 | 61.4 |
| 4 | — | 63.2 | 39.6 |
| 5 | 6.1 | 54.1 | 25.5 |
| 6 | $<1.5$ | 3.6 | 2.6 |
| 7 | $<1.5$ | 8.7 | 3.7 |
| 8 | $<1.5$ | 8.0 | 4.9 |
| 9 | — | 6.2 | $<6$ |
| 10 | — | — | 10.6 |

artery blood, 1.74 in blood from the inferior vena cava, 0.80 in thoracic duct lymph and 1.99 in lymph from the lumbar duct. They concluded from these results that testosterone was transported from the testis in both lymph and blood. In castrated animals the levels in blood and lymph fell to values of 0.01—0.02 μg/100 ml. The levels of androstenedione and dehydroepiandrosterone were present in lymph and plasma in low concentrations and castration had little effect on these levels, suggesting that these hormones may originate from the adrenal gland.

In lymph from the ovary of the baboon the level of oestrogens is higher than that in peripheral plasma but lower than that in the plasma from venous blood leaving the organ[11]. In ovarian lymph from ewes, Lindner *et al.* (1964) determined the concentrations of progesterone, 20α hydroxyprogesterone, oestradiol—17β and oestrone. The lymph contained very high concentrations of progesterone compared with the levels in peripheral plasma and small amounts of the other hormones, Table 7. Measurements of progesterone in ovarian venous

Table 7. *Concentration of progesterone in ovarian lymph and jugular vein blood plasma of ewes, μg/100 ml.* (From Lindner, Sass and Morris 1964)

| | Jugular vein blood plasma | Ovarian lymph |
|---|---|---|
| Non-pregnant luteal phase | — | 137.6 |
| 63 days pregnant | — | 95.0 |
| 83 days pregnant | 0.5 | 132.2 |
| 83 days pregnant | 0.7 | 55.3 |
| 85 days pregnant | 1.1 | 149.0 |
| 97 days pregnant | 1.2 | 163.0 |
| 130 days pregnant | 0.4 | 24.6 |

blood were much higher than in jugular vein blood; it was calculated that, because of the greater flow of blood compared with lymph, the ovarian lymphatics transported only about 10 per cent of the total secretion.

Stark *et al.* (1962) showed that in anaesthetized dogs the levels of hydrocortisone and corticosterone were essentially the same in plasma and in thoracic duct lymph. When the efferent adrenal veins were ligated, however, the levels of both these hormones in the thoracic duct lymph increased many fold. In 9 such experiments, hydrocortisone rose from a mean of 15.8 to 137.5 μg/100 ml and corticosterone from 8.9 to 43.5 μg/100 ml. These results suggest that in the case of venous obstruction, the lymph can readily take over the transport of these hormones from the adrenal gland.

In the thyroid gland a thyroglobulin[12] as well as thyroxin[13] have been shown to be released normally into the lymph. Thyroxin which is bound to protein in serum and lymph[14] enters both lymph and plasma, but because of the greater blood flow the venous pathway is relatively more important.

Once these hormones enter the blood stream there is little evidence to show the mechanism whereby they reach the cells of other tissues. Heyndrickx (1962) found slightly lower values of hydrocortisone and corticosterone in lymph from the lactating mammary gland of the cow than in plasma, but the results do not indicate the mechanism of transcapillary exchange. Ismail *et al.* (1967) and Oppenheimer *et al.* (1969) have given evidence to suggest that thyroxine is transported across the capillary wall bound to protein in the same way as iron.

[11] Daniel *et al.* 1963. [12] Daniel *et al.* 1966, Daniel *et al.* 1967b, c, Kotani *et al.* 1968b.
[13] Daniel *et al.* 1967a. [14] Tata 1960, 1964, Hollander *et al.* 1962.

Insulin has been shown to be present in thoracic duct lymph of the rat[15] and of the rabbit and monkey[16] in concentrations somewhat less than in blood. It seems that most of the insulin in thoracic duct lymph is derived from the plasma by filtration, but it is possible that a proportion of the hormone in the peripheral blood has been transported directly from the pancreas in the lymph.

## II. Macromolecules

### Proteins

Lymph from all regions of the body contains protein. STARLING (1896, 1898) realized this when he put forward his concept of transcapillary exchange, now known as the Starling Hypothesis. DRINKER and his colleagues, however, studied the proteins in lymph in more detail and clearly defined the importance of the lymphatic vessels in returning to the blood stream the protein that has escaped into the tissue fluid[17]. The introduction of isotope labelling of proteins has shown that most of the protein in lymph is derived from the circulating plasma after its passage through the walls of the small blood vessels; extravascular protein is returned to the blood stream entirely, or almost so, by way of the lymphatic vessels[18], although this concept has recently been challenged[18a].

### Amount of Protein in the Extracellular Fluid

The amount of protein in the extracellular fluid has also been determined by the use of labelled proteins. When these are injected intravenously they reach an equilibrium with the extravascular protein pool during the first two or three days. At this time about half the labelled protein remains in the circulating plasma; this suggests that there is about the same amount of protein in tissue fluid and lymph as in plasma[19]. Thus, in a man of 70 kg weight with about 220 g of protein in the circulating plasma, the tissue fluid and lymph will also contain about this amount of protein. If protein were distributed evenly throughout this fluid, the concentration would be about 2.1 g/100 ml; as we shall see, however, the concentration varies considerably in different tissues and in the same tissue under different conditions.

The rate of transfer of protein from plasma to lymph also varies considerably in different tissues. This depends on several factors such as the local haemodynamics at the time, the fine structure of the walls of the small blood vessels and the size of the particular tissue fluid pool. For example, the rate of transfer of protein from plasma to lymph is rapid in the liver but in tissues such as the leg or the mammary gland it is much slower. Fig. 4 shows the specific activities of protein in plasma and in lymph at various times after introducing labelled protein into the circulating blood. Equilibrium is reached in about 2 h in the liver, and 24 h in the non-lactating mammary gland.

The amount of protein transferred in a day from plasma to lymph in any tissue can be determined from measurements of the flow and composition of lymph from that tissue. An approximation to the total daily movement of protein from plasma to lymph in the whole body has been obtained by studies of the thoracic duct lymph. This represents probably 70 per cent, or in certain circumstances

[15] RASIO *et al.* 1965. [16] DANIEL and HENDERSON 1966, 1967.
[17] C.f. DRINKER and FIELD 1933, DRINKER and YOFFEY 1941.
[18] C.f. YOFFEY and COURTICE 1956, 1970, COURTICE 1967, 1971.
[18a] JEPSON *et al.* 1953, MEYER *et al.* 1969, PUDNEY and CASLEY-SMITH 1970, SZABO 1970.
[19] FINK *et al.* 1944, STERLING 1951, WASSERMAN and MAYERSON 1951, MYANT 1952, GITLIN and JANEWAY 1953.

more, of the total; the remainder is carried in the other final lymphatic pathways—the cervical, subclavian and right lymph ducts. The concentrations of protein in thoracic duct lymph are usually about 60 per cent of the levels in plasma. In Table 8 the concentrations for thoracic duct lymph are on the average 65 per cent of the serum levels in man, 64 per cent in other monogastric animals and 51 per cent in ruminants. Since the thoracic duct lymph flow in man at rest is about 1 to 1.5 ml/kg/h, giving an average flow of the order of 1.5 to 2.5 litres per day[20], the thoracic duct lymph transports daily about 100 g protein or approximately

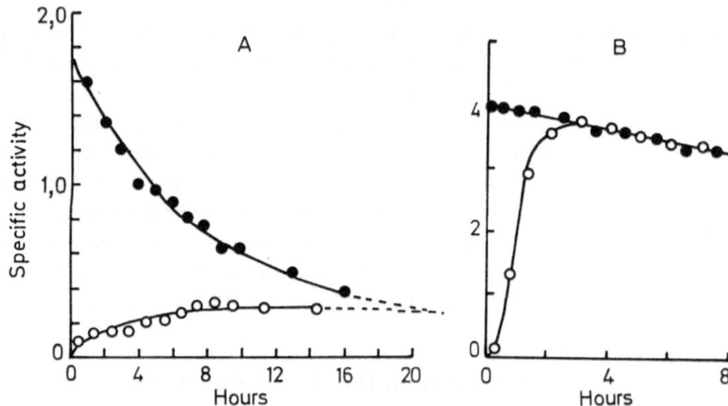


Fig. 4. The specific activities in serum (●) and in lymph (○) after the intravenous injection of $^{131}$I-albumin. *A* non-lactating mammary gland of the sheep, *B* liver of the cat. (By courtesy of Dr. B. Morris)

Table 8. *The protein concentrations in serum (S) and in lymph (L) from the thoracic duct in man and animals*

| Animal | Total protein g/100 ml | | Albumin g/100 ml | | Globulin g/100 ml | | Reference |
|---|---|---|---|---|---|---|---|
| | S | L | S | L | S | L | |
| Man (5) | 7.08 | 4.89 | 2.86 | 2.34 | 4.16 | 2.56 | Bierman *et al.* (1953) |
| (5) | 7.60 | 5.10 | 4.30 | 3.42 | 3.30 | 1.68 | Linder and Blomstrand (1958) |
| (12) | 6.64 | 4.37 | 3.36 | 2.68 | 3.28 | 1.69 | Bergström and Werner (1966) |
| (4) | 6.50 | 3.88 | 3.05 | 2.32 | 3.37 | 1.57 | Dumont and Mulholland (1960) |
| (10) | 6.51 | 3.80 | 2.95 | 2.14 | 3.26 | 1.69 | Manenti (1961) |
| (14) | 7.00 | 5.05 | 3.76 | 2.54 | 3.24 | 1.76 | Witte, C. L. *et al.* (1969c) |
| Monkey (2) | 5.87 | 3.66 | — | — | — | — | Drinker and Yoffey (1941) |
| Dog (11) | 6.19 | 4.00 | 3.56 | 2.45 | 2.62 | 1.54 | Field *et al.* (1934/35) |
| (6) | 5.91 | 3.23 | 3.33 | 2.04 | 2.08 | 0.88 | Nix *et al.* (1951a) |
| (3) | 5.65 | 3.44 | 3.67 | 2.38 | 1.97 | 1.08 | Courtice and Morris (1955) |
| (4) | 7.95 | 4.75 | 3.29 | 2.11 | 4.66 | 2.64 | Ismail *et al.* (1967) |
| (14) | 6.10 | 4.30 | — | — | — | — | Witte, C. L. *et al.* (1969d) |
| Cat (20) | 7.09 | 4 63 | 3.65 | 2.74 | 3.44 | 1.88 | Courtice and Morris (1955) |
| Rabbit (10) | 5.46 | 3.43 | 3.56 | 2.22 | 1.89 | 1.20 | Courtice and Morris (1955) |
| Rat (10) | 5.82 | 3.06 | 3.87 | 1.90 | 1.95 | 1.16 | Nix *et al.* (1951b) |
| (9) | 5.70 | 4.10 | 2.42 | 1.96 | 3.31 | 2.15 | Vogel and Stoeckert (1963) |
| (10) | 5.69 | 3.94 | 2.73 | 2.01 | 2.96 | 1.93 | Kotani *et al.* (1968a) |
| Cow (3) | 7.42 | 3.31 | — | — | — | — | Hartmann and Lascelles (1966) |
| Calf (4) | 6.78 | 3.88 | 2.77 | 1.84 | 4.01 | 2.04 | Shannon and Lascelles (1968) |

[20] Crandall *et al.* 1943, Courtice *et al.* 1951, Bierman *et al.* 1953, Dumont and Mulholland 1962, Werner 1965.

50 per cent of the protein in the plasma. In experimental animals the flow is, in normal circumstances, usually about 2 to 2.5 ml/kg/h in monogastric animals, for example in the dog[21], cat[22], rabbit[23] and rat[24]. In a day the thoracic duct lymph would transport 60 to 80 per cent of the protein in the plasma. In ruminants, the thoracic duct lymph flow is of the order of 4 ml/kg/h or more[25] and the total amount of protein transported in this lymph per day is 100 to 200 per cent of the protein in the plasma.

## Individual Components of Extracellular Fluid Proteins

The components of the system of plasma proteins have been separated by methods of precipitation[26] and, more recently, by various types of electrophoresis. Most of these methods have also been applied to lymph. The proteins in lymph have been separated into albumin and globulin fractions by salting-out-methods, and individual proteins such as fibrinogen, antibodies, enzymes and lipids (components of lipoproteins) determined by various analytical procedures. The first electrophoretic separation of proteins in lymph was made by PERLMANN *et al.* (1943). They used the Tiselius moving boundary method to analyse the proteins in lymph obtained from the forelegs of calves and found that all the components observed in plasma were also present in lymph, Fig. 5. Zone electrophoresis with

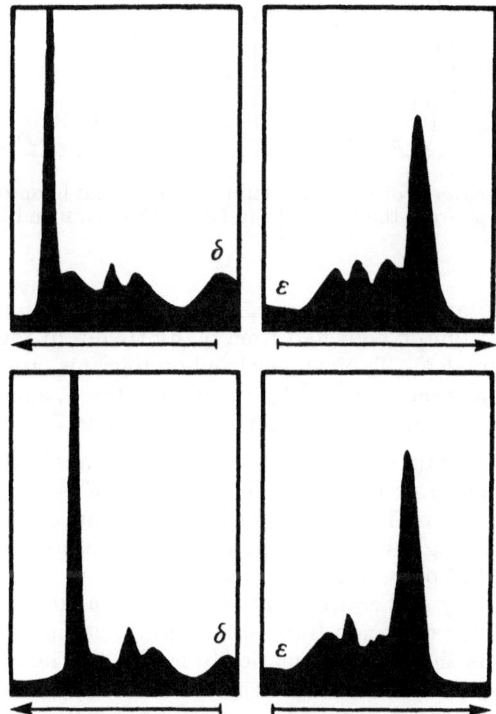


Fig. 5. Proteins in serum (above) and leg lymph (below) from the calf, separated by Tiselius free-moving boundary electrophoresis. (From PERLMANN *et al.* 1943)

[21] PETERSEN and HUGHES 1925, YOFFEY 1932—1933, COURTICE 1943, NIX *et al.* 1951b.
[22] MORRIS 1956a, CARLSTEN *et al.* 1961.
[23] SANDERS *et al.* 1940, MORGAN 1963.
[24] REINHARDT 1945, NIX *et al.* 1951a.
[25] COURTICE 1943, HEATH *et al.* 1962, HARTMANN and LASCELLES 1966, SHANNON and LASCELLES 1968.
[26] C.f. JANEWAY 1949, PENNELL 1960.

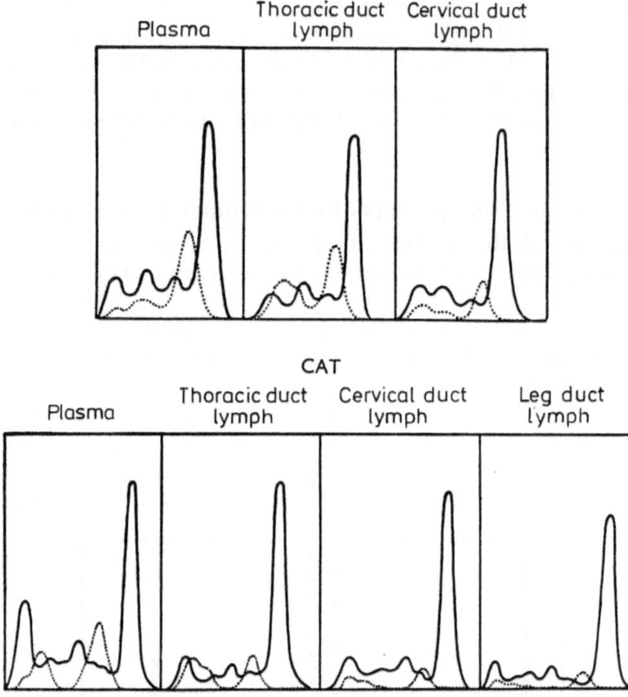


Fig. 6. Electrophoretic patterns of protein (continuous lines) and lipoprotein (dotted lines) in plasma and lymph from the dog and cat. (From Courtice and Morris 1955)

paper or cellulose acetate as a supporting medium has been used extensively for separating proteins in lymph collected from many tissues of the body in man and in experimental animals[27]. Typical electrophoretograms are shown in Fig. 6. Further separation has been attained by the use of starch, agar or acrylamide gel electrophoresis as well as immunoelectrophoresis[27a], Fig. 7.

As far as can be determined by these several types of analysis, all those proteins present in plasma are also present in lymph. It seems, therefore, from an analysis of blood plasma and of lymph that in normal circumstances the proteins in these two fluids belong to a single system of extracellular fluid proteins. The lymphatic vessels form an essential part of a mechanism whereby all the components of this system of proteins slowly and continually move throughout the extracellular fluid phase of the body in one direction from plasma to tissue fluid to lymph and back to the blood-stream as shown diagramatically in Fig. 8. The extent of the movement of individual proteins depends to some extent on their size. Calculated from the data in Table 8, for example, the mean $C_L:C_S$ ratios in man are 0.76 for

[27] Kellner 1954, Courtice and Morris 1955, Friedman *et al.* 1956, Linder and Blomstrand 1958, Swann *et al.* 1958, Courtice 1959a, Heyndrickx 1959, Le Brie and Mayerson 1960, Linzell 1960, Lascelles and Morris 1961, Manenti 1961, Aresu *et al.* 1962, Courtice *et al.* 1962, McDougall 1964, Cowie *et al.* 1964, Bergstrom and Werner 1966, Courtice 1967, Boyd *et al.* 1969, Roberts and Courtice 1969a.

[27a] Szabo *et al.* 1963, McDougall 1964, Bergstrom and Werner 1966, Roberts and Courtice 1969b.

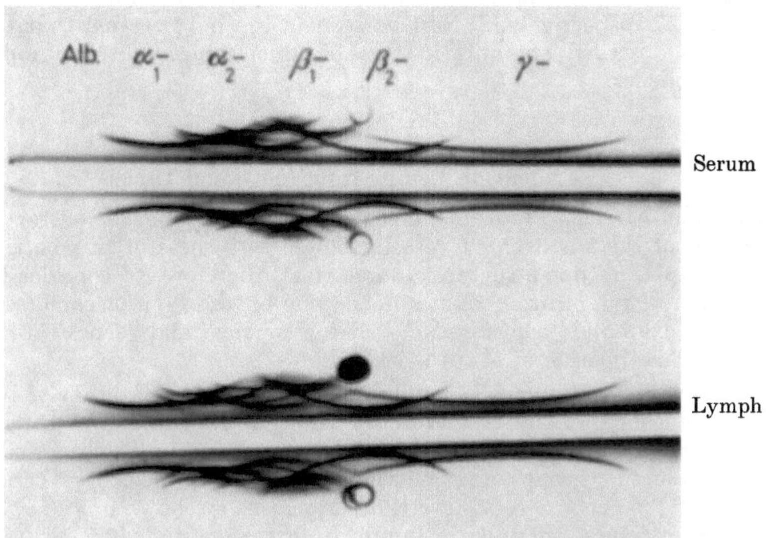


Fig. 7. Immunoelectrophoretic patterns for serum and leg lymph in the rabbit. The antiserum used was prepared in the sheep against rabbit serum. Similar patterns were obtained when the antiserum used was prepared in the guinea-pig against rabbit leg lymph. (By courtesy of Dr. J. C. ROBERTS)

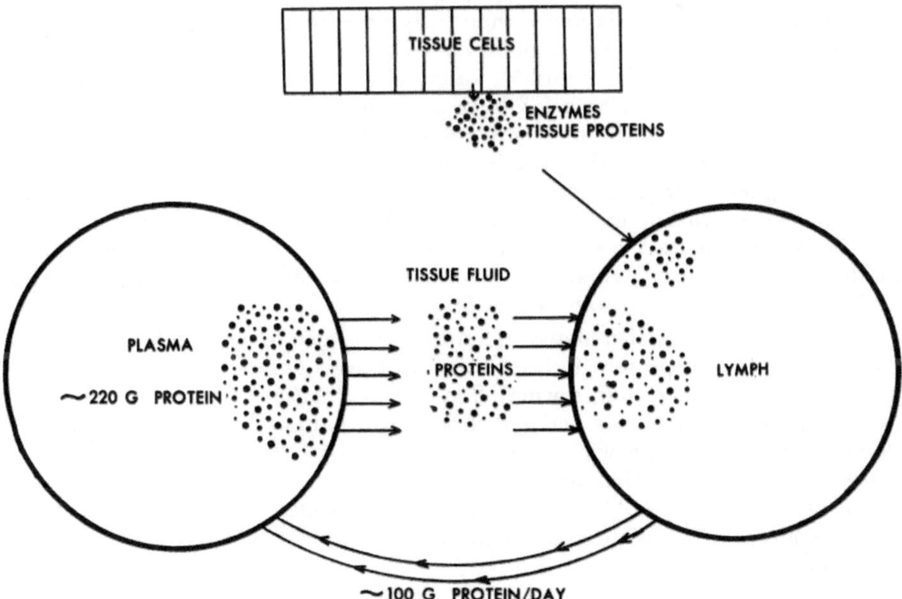


Fig. 8. Diagrammatic representation of the origin of proteins in lymph. This shows that proteins are continually moving in one direction in the extracellular fluid

albumin and 0.53 for total globulin, and in experimental animals these ratios are 0.67 and 0.57 respectively. It will be seen in the next section that this general principle is observed not only in thoracic duct lymph but in lymph from all individual tissues.

## Proteins in Lymph from Individual Tissues

The main barrier to movement of proteins throughout the extracellular fluid is the wall of the small blood vessels. The effectiveness of this barrier depends primarily upon its fine structure. It is logical, therefore, to consider the protein composition of lymph from tissues depending on the type of capillaries in those tissues; for example, "continuous", "discontinuous" and "fenestrated", according to the classification of Majno (1965).

**Tissues with "Continuous" Capillaries.** The protein composition of lymph from the leg, cervical region, lungs, mammary gland, uterus, heart and testis, all tissues with predominantly "continuous" capillaries, is given in Tables 9 and 10. These are mean values for groups of animals; in any one group the protein concentrations in lymph are, in general, related to those in plasma as shown in Fig. 9. All of these experimental results obtained in lymph from various tissues in several different experimental animals show that the $C_L : C_S$ ratios for the main globulin fractions are less than those for albumin.

Although under steady-state conditions the concentration of protein in lymph is related to that in the plasma, changes in filtration pressure will bring about changes in the protein concentration in lymph. This was made clear by Starling in 1898. In these tissues a rise in capillary pressure, increasing the filtration head of pressure, results in a fall in the protein concentration in lymph. This is shown in Table 9, for example, in which the protein concentration of lymph from the lactating mammary gland is lower than in lymph from the non-lactating gland. Warming a limb increases the capillary pressure and leads to a decrease in the protein concentration in the lymph[28]; an increase of venous pressure gives rise to an increased lymph flow with a fall in protein concentration[29]; as the blood flow and capillary pressure in the uterus increase during the course of pregnancy, the flow of lymph increases but the protein concentration decreases, Fig. 10. Drinker and his colleagues showed that anoxaemia caused an increase in flow and a decrease in protein concentration in lymph from the lungs[30]. They suggested that this might be due to an increase in capillary permeability, but it seems more likely that these results can be explained by an increase in capillary pressure caused by the effect of anoxaemia on myocardial function.

If the lymph flow is obstructed in a limb giving rise to chronic lymphoedema, the concentrations of protein in lymph and in the oedema fluid from the affected limb are usually higher than normal. Taylor *et al.* (1958) found that the mean protein concentration in the oedema fluid of 38 patients with primary lymphoedema of the leg was 2.8 with a range of 1.0 to 5.5 g/100 ml. They also showed by electrophoresis that the same proteins were present in oedema fluid as in plasma. Drinker *et al.* (1934) showed that in experimental lymphoedema in the dog, the concentration of protein in the oedema fluid rose to values as high as 5 g/100 ml.

---

[28] Courtice 1946, Courtice and Sabine 1966.
[29] Field and Drinker 1931, White *et al.* 1933, Szabo *et al.* 1963.
[30] Warren and Drinker 1942, Warren *et al.* 1942.

Table 9. *Proteins in serum and in lymph from tissues with "continuous" capillaries*

| Source and animal | Total protein g/100 ml | | Albumin g/100 ml | | Globulin g/100 ml | | Reference |
|---|---|---|---|---|---|---|---|
| | S | L | S | L | S | L | |
| *Leg* | | | | | | | |
| Dog (8) | 6.46 | 1.91 | 3.62 | 1.20 | 2.84 | 0.71 | FIELD *et al.* (1934/35) |
| (11) | 5.62 | 1.72 | — | — | — | — | COURTICE (unpubl.) |
| Rabbit (4) | 6.36 | 2.52 | 3.23 | 1.43 | 3.13 | 1.09 | MORGAN (1963) |
| (69) | 5.72 | 2.22 | 3.30 | 1.38 | 2.42 | 0.84 | ROBERTS and COURTICE (1969a) |
| (6) | 6.76 | 2.81 | 3.70 | 1.75 | 3.06 | 1.06 | COURTICE (1961) |
| (17) | 6.43 | 2.28 | 3.46 | 1.35 | 2.97 | 0.93 | COURTICE and SABINE (1966) |
| (10) | 6.25 | 2.30 | 3.33 | 1.30 | 2.91 | 0.98 | RYMASZENSKA *et al.* (1965) |
| Calf (4) | 5.69 | 2.69 | 3.30 | 1.68 | 2.69 | 1.00 | PERLMANN *et al.* (1943) |
| Frog (8) | 3.80 | 1.70 | 1.32 | 0.62 | 2.48 | 1.08 | BASHIR and MAYERSON (1968) |
| *Mammary gland* | | | | | | | |
| Sheep | | | | | | | |
| non-lactating (4) | 8.54 | 4.93 | 3.77 | 2.48 | 4.77 | 2.45 | LASCELLES and MORRIS (1961) |
| lactating (4) | 7.58 | 2.51 | 3.61 | 1.45 | 3.97 | 1.06 | LASCELLES and MORRIS (1961) |
| Goat | | | | | | | |
| lactating | 7.55 | 2.47 | 3.36 | 1.36 | 4.19 | 1.11 | LINZELL (1960) |
| Cow | | | | | | | |
| non-lactating (2) | 8.4 | 4.8 | 3.6 | 2.4 | 4.8 | 2.4 | LASCELLES *et al.* (1964) |
| lactating (3) | 9.0 | 3.2 | 2.9 | 1.4 | 6.1 | 1.8 | LASCELLES *et al.* (1964) |
| | 8.92 | 3.23 | 2.39 | 1.27 | 6.53 | 1.96 | HEYNDRICKX (1959) |
| *Cervical duct* | | | | | | | |
| Dog (13) | 6.25 | 3.63 | 3.61 | 2.36 | 2.63 | 1.26 | FIELD *et al.* (1934/1935) |
| (3) | 5.65 | 2.57 | 3.67 | 1.72 | 1.97 | 0.85 | COURTICE and MORRIS (1955) |
| Cat (6) | 7.09 | 3.71 | 3.65 | 2.44 | 3.44 | 1.05 | MORRIS (unpubl.) |
| *Uterus* (during pregnancy) | | | | | | | |
| Sheep | 5.93 | 2.32 | 2.96 | 1.41 | 2.97 | 0.91 | SASS (1964) |
| *Lungs or RLD* | | | | | | | |
| Dog (18) | — | 3.7 | — | — | — | — | WARREN and DRINKER (1942) |
| (21) | 5.4 | 3.7 | — | — | — | — | COURTICE (1956) |
| Cat (10) | 7.4 | 4.9 | — | — | — | — | COURTICE (1956) |
| Sheep (6) | 8.6 | 3.8 | — | — | — | — | HUMPHREYS *et al.* (1967) |
| (6) | 5.6 | 3.9 | — | — | — | — | STAUB (unpubl.) |
| Lambs | | | | | | | |
| newborn (9) | 8.67 | 5.00 | — | — | — | — | HUMPHREYS *et al.* (1967) |
| mature foetal (6) | 4.09 | 2.69 | — | — | — | — | HUMPHREYS *et al.* (1967) |
| immature foetal (6) | 3.61 | 3.24 | — | — | — | — | HUMPHREYS *et al.* (1967) |
| *Heart* | | | | | | | |
| Dog (15) | 5.63 | 3.92 | — | — | — | — | MILLER *et al.* (1964) |
| (6) | 5.95 | 3.83 | 2.98 | 2.20 | 2.96 | 1.64 | DRINKER *et al.* (1940) |
| | 5.08 | 3.80 | — | — | — | — | UHLEY *et al.* (1969) |
| *Testis* | | | | | | | |
| Sheep | 8.95 | 5.52 | 2.58 | 2.07 | 6.37 | 3.45 | COWIE *et al.* (1964) |
| | 7.50 | 4.62 | 2.93 | 2.42 | 4.57 | 2.20 | MCINTOSH and MORRIS (unpubl.) |

Table 10. *Concentrations of albumin, α-, β- and γ- globulins in serum and lymph and $C_L:C_S$ ratios for tissues with "continuous" capillaries*

| | Leg lymph | | | Mammary gland lymph | |
|---|---|---|---|---|---|
| | calf[a] | rabbit[b] | rabbit[c] | cow[d] | goat[e] |
| *Albumin g/100 ml* | | | | | |
| S | 3.30 | 3.70 | 3.30 | 2.39 | 3.36 |
| L | 1.68 | 1.75 | 1.38 | 1.27 | 1.36 |
| $C_L:C_S$ | 0.51 | 0.47 | 0.42 | 0.51 | 0.41 |
| α-globulin g/100 ml | | | | | |
| S | 0.91 | 0.72 | 0.49 | 2.09 | 1.94 |
| L | 0.31 | 0.28 | 0.18 | 0.62 | 0.54 |
| $C_L:C_S$ | 0.34 | 0.39 | 0.37 | 0.30 | 0.28 |
| *β-globulin g/100 ml* | | | | | |
| S | 0.92 | 0.96 | 1.22 | 2.64 | 0.51 |
| L | 0.37 | 0.39 | 0.42 | 0.72 | 0.18 |
| $C_L:C_S$ | 0.40 | 0.41 | 0.34 | 0.27 | 0.35 |
| *γ-globulin g/100 ml* | | | | | |
| S | 0.86 | 1.37 | 0.71 | 1.80 | 1.74 |
| L | 0.33 | 0.40 | 0.26 | 0.62 | 0.39 |
| $C_L:C_S$ | 0.38 | 0.29 | 0.37 | 0.34 | 0.22 |

[a] Perlmann *et al.* 1943.
[b] Courtice 1961.
[c] Roberts and Courtice 1969a.
[d] Heyndrickx 1959.
[e] Linzell 1960.

**Tissues with "Discontinuous" Capillaries.** Lymph has been collected from the liver[31], ovary[32] and from tissues after thermal, bacterial or chemical injury[33]. In all of these tissues, the capillaries, to some extent at least, are "discontinuous". Typical protein concentrations in lymph and serum are given in Table 11. These levels are related to the levels in the circulating plasma, as shown in Fig. 11, and the $C_L:C_S$ ratios are much higher than those for tissues with "continuous" capillaries. For example, from Table 9, the mean $C_L:C_S$ ratios for lymph from several tissues with "continuous" capillaries in 20 groups of animals are 0.54 for albumin and 0.38 for globulin wheras from Table 11 the corresponding mean ratios for lymph from tissues with "discontinuous" capillaries in 11 groups of animals are 0.87 and 0.74 respectively.

When the capillary pressure is raised in these tissues, the resultant increase in lymph flow is usually accompanied by an increase in protein concentration in the lymph. Fig. 12 clearly shows the differences between the effects of increasing the

[31] Starling 1894, Field *et al.* 1934—1935, McCarrell *et al.* 1941, Nix *et al.* 1951a and b, Morris 1956a and b, Friedman *et al.* 1956, Courtice 1960, Woolley and Courtice 1962, Shannon and Lascelles 1968, Witte, C. L. *et al.* 1968, 1969a and c, Witte, M. H. *et al.* 1969a and b, Lascelles and Wadsworth 1971, Dive *et al.* 1971.

[32] Morris and Sass 1966.

[33] Lassar 1877, Starling 1894, Field and Drinker 1931, Field *et al.* 1932, Glenn *et al.* 1942, 1943a, Perlmann *et al.* 1943, Cope and Moore 1944, Cameron and Courtice 1946, Courtice 1946, 1954, 1959a, 1961, Cameron *et al.* 1947, Drinker and Hardenbergh 1949, Arturson 1961, Lascelles 1962, Arturson and Mellander 1964, Arturson and Soeda 1967, Courtice *et al.* 1964, Courtice and Sabine 1966, Roberts and Courtice 1969a.

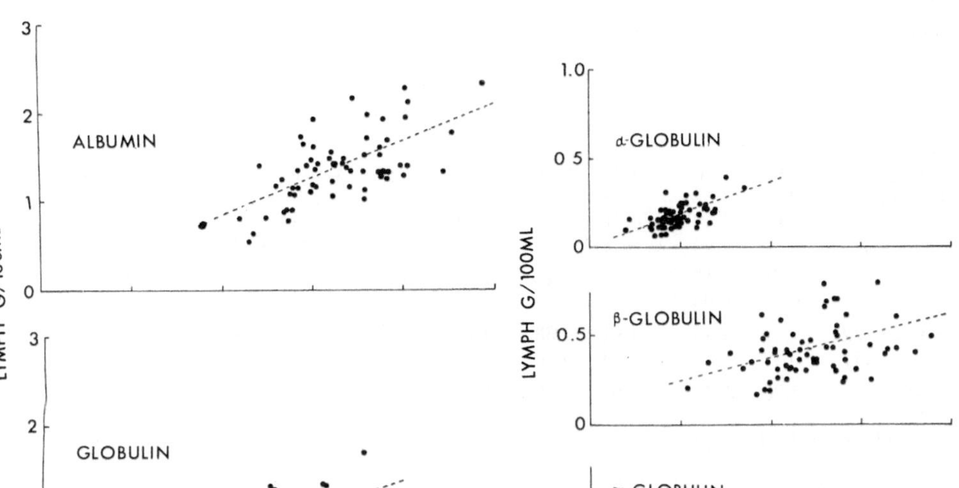


Fig. 9. The relationship between the concentration of proteins in serum and leg lymph in the normal rabbit. (From ROBERTS and COURTICE 1969a)

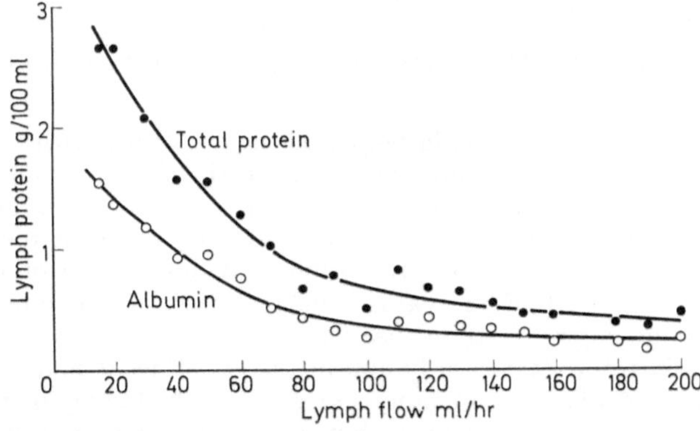


Fig. 10. The relationship between the concentration of protein in lymph and lymph flow in the pregnant uterus of the sheep. During the last week of pregnancy the lymph flow from the uterus rises to volumes of 4 to 5 litres per day and the protein concentration falls to about 0.4 g/100 ml. (From SASS 1964)

capillary pressure in the liver and in the thermally-injured leg on the one hand and in the normal leg with "continuous" capillaries on the other. In the first two experiments the increase in lymph flow is associated with an increase in protein concentration whereas in the normal leg the protein concentration falls as lymph flow increases. These findings are of practical significance in explaining the origin

Table 11. *Protein in serum and in lymph from tissues with "discontinuous" capillaries*

| Source of lymph | Total protein g/100 ml | | Albumin g/100 ml | | Globulin g/100 ml | | Reference |
|---|---|---|---|---|---|---|---|
| | S | L | S | L | S | L | |
| *Liver* | | | | | | | |
| Man (2) | 6.60 | 6.20 | 3.76 | 3.98 | 2.84 | 2.22 | WITTE, C. L. *et al.* (1969c) |
| Dog (3) | 6.34 | 5.32 | 3.38 | 2.89 | 2.96 | 2.51 | FIELD *et al.* (1934/35) |
| (13) | 5.67 | 4.39 | 3.41 | 2.74 | 1.81 | 1.28 | NIX *et al.* (1951a) |
| (14) | 6.10 | 5.50 | — | — | — | — | WITTE, C. L. *et al.* (1969d) |
| Cat (2) | 5.28 | 5.17 | 3.38 | 3.15 | 1.90 | 2.02 | MCCARRELL *et al.* (1941) |
| (38) | 6.82 | 6.06 | — | — | — | — | MORRIS (1956a) |
| Rabbit (12) | 6.94 | 5.90 | 3.84 | 3.63 | 3.10 | 2.27 | WOOLLEY and COURTICE (1962) |
| (7) | 6.76 | 5.82 | 3.69 | 3.56 | 3.07 | 2.26 | COURTICE (1960) |
| Calf (2) | 7.09 | 5.73 | 2.40 | 2.25 | 4.69 | 3.48 | SHANNON and LASCELLES (1968) |
| before suckling (2) | 4.20 | 3.17 | — | — | — | — | LASCELLES and WADSWORTH (1971) |
| Rat (6) | 6.10 | 4.10 | 2.70 | 2.10 | 3.40 | 2.00 | FRIEDMAN *et al.* (1956) |
| Sheep (11) | 7.90 | 4.30 | 3.30 | 2.10 | 5.60 | 2.20 | HEATH (unpublished) |
| *Ovary* | | | | | | | |
| Sheep (13) | 7.09 | 5.17 | — | — | — | — | MORRIS and SASS (1966) |
| *Leg after injury* | | | | | | | |
| Rabbit (6) | 6.76 | 5.54 | 3.70 | 3.14 | 3.06 | 2.40 | COURTICE (1961) |
| (50) | 6.82 | 5.23 | — | — | — | — | COURTICE *et al.* (1964) |
| (6) | 5.47 | 4.30 | 3.10 | 2.47 | 2.37 | 1.83 | ROBERTS and COURTICE (1969a) |

of protein in ascitic fluid (p. 331) and in lessening the protein loss from the circulation in thermal injuries[34].

**Tissues with "Fenestrated" Capillaries.** Of the many tissues with "fenestrated" capillaries[35] lymph has been collected mainly from the intestine and kidney. The protein concentrations in lymph from these tissues are shown in Table 12. Calculated from the values in this table, the mean $C_L:C_S$ ratio for total protein is 0.59 for the intestines and 0.46 for the kidney. Whereas each of these organs receives about 20 per cent of the cardiac output, the flow of lymph from the intestines is very much greater than that from the kidneys[36]. So that the rate of turnover of protein from plasma to lymph in the intestines is much greater than that in the kidneys. An increase in venous pressure in the kidney increases lymph flow without any significant fall in protein concentration[37]. WITTE, C. L. *et al.* (1969b) have shown, however, that when ascites results from experimental extrahepatic portal hypertension, the protein concentrations in the ascitic fluid, intestinal and thoracic duct lymph are lower than normal.

The differences observed in the transcapillary movement of protein in the various tissues has been explained by postulating that the number of "large pores" relative to "small pores" varies in these different groups of tissues[38]. This interpretation of the results of protein composition has been applied to thoracic duct lymph in the development of ascites in man. In patients with "acute" con-

[34] GLENN *et al.* 1942, 1943b, COURTICE 1946, COURTICE and SABINE 1966.
[35] C.f. MAJNO 1965. [36] C.f. YOFFEY and COURTICE 1970.
[37] LE BRIE and MAYERSON 1960. [38] C.f. YOFFEY and COURTICE 1970.

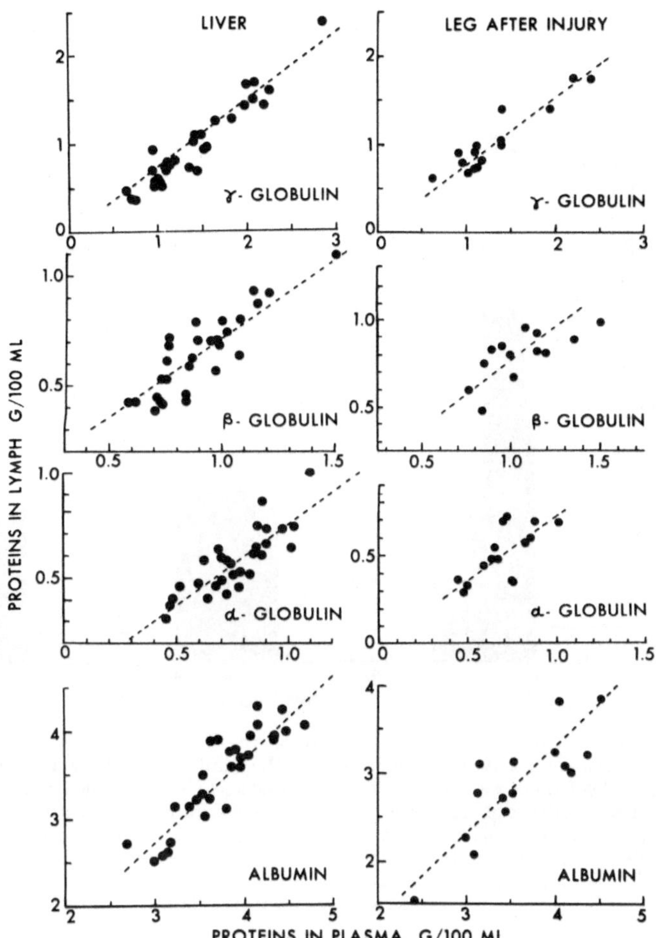


Fig. 11. The relationship between the concentration of proteins in serum and in lymph from the liver and from the leg after thermal injury in the rabbit. (Data from COURTICE *et al.* 1962, and from COURTICE 1961)

gestive heart failure the protein concentrations in ascitic fluid and in thoracic duct lymph are much higher than in patients with "chronic" heart failure. These values probably reflect the different proportions of ascitic fluid and of thoracic duct lymph derived from the liver and the intestines[39]. Mean results in groups of human patients are shown in Table 13. In patients with cirrhosis of the liver the protein concentration also depends on the stage of development. The major source of the thoracic duct lymph, rich in protein, will be the liver so long as post-sinusoidal obstruction predominates. As presinusoidal block develops, however, extrahepatic portal hypertension increases the intestinal and other components of the thoracic duct lymph and the protein concentration falls. In these circumstances a portacaval shunt relieves the extrahepatic portal hypertension, thus eliminating the excess capillary filtrate from the extrahepatic portal bed, Fig. 13. As a result, the volume of thoracic duct lymph falls and the protein concentration rises[40].

[39] WITTE, C. L. *et al.* 1969c.

[40] WITTE, C. L. *et al.* 1968, WITTE, M. H. *et al.* 1969a and b.

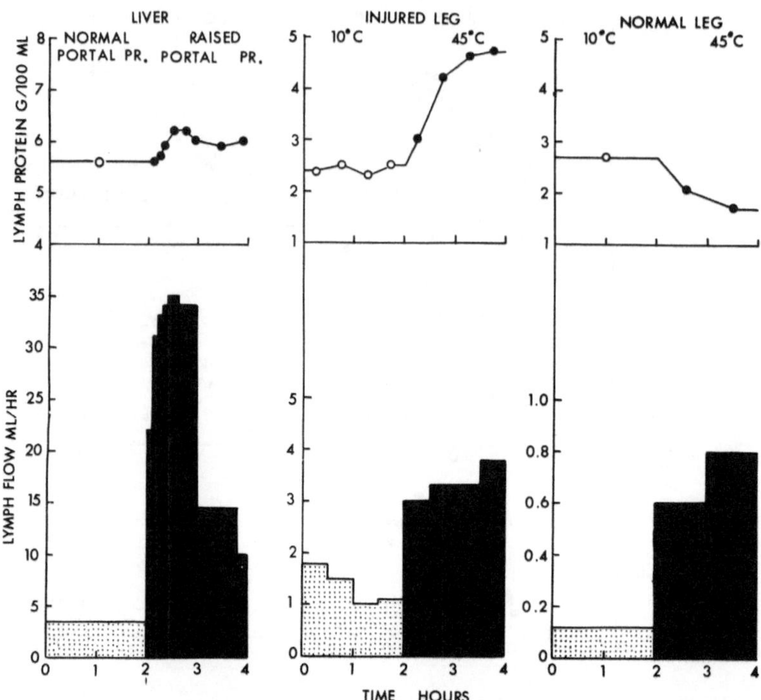


Fig. 12. The effect of increasing portal pressure on the flow and protein concentration in the liver, and in increasing capillary pressure in the thermally injured leg and in the normal leg by changing the leg from a water-bath at 10° C to one at 45° C. In tissues with "discontinuous" capillaries, a rise in filtration pressure leads to a considerable increase in lymph flow and in movement of protein from plasma to lymph: in tissues with "continuous" capillaries, on the other hand, the lymph flow is increased but the total movement of protein from plasma to lymph is only slightly changed. (Drawn from data in Morris and Courtice 1956, and Courtice and Sabine 1966)

Table 12. *Protein in serum and in lymph from tissue with "fenestrated" capillaries*

| Source of lymph | Total protein g/100 ml | | Albumin g/100 ml | | Globulin g/100 ml | | Reference |
|---|---|---|---|---|---|---|---|
| | S | L | S | L | S | L | |
| *Intestines* | | | | | | | |
| Man (2) | 6.60 | 4.10 | 3.76 | 2.55 | 2.84 | 1.55 | Witte, C. L. *et al.* (1969c) |
| Dog (2) | 6.24 | 3.98 | 3.67 | 2.42 | 2.57 | 1.56 | Field *et al.* (1934/35) |
| (10) | 5.98 | 2.97 | 3.18 | 1.72 | 2.80 | 1.25 | Wells (1932) |
| (10) | 5.67 | 2.79 | 3.47 | 1.90 | 1.62 | 0.64 | Nix *et al.* (1951a) |
| (14) | 6.10 | 4.30 | — | — | — | — | Witte, C. L. *et al.* (1969d) |
| Cat (30) | 6.71 | 4.19 | — | — | — | — | Morris (1956) |
| Calf (3) | 6.64 | 3.79 | 2.66 | 1.90 | 3.98 | 1.89 | Shannon and Lascelles (1968) |
| Sheep (5) | 7.90 | 4.30 | — | — | — | — | Heath (unpubl. results) |
| *Kidney* | | | | | | | |
| Dog (11) | 5.83 | 2.91 | — | — | — | — | Le Brie and Mayerson (1960) |
| (39) | 6.4 | 2.3 | — | — | — | — | Le Brie (1968) |
| (9) | 5.94 | 2.59 | — | — | — | — | Papp (1963) |
| (11) | 5.80 | 1.84 | — | — | — | — | Sugarman *et al.* (1942) |
| (14) | 5.04 | 1.71 | — | — | — | — | Keyl *et al.* (1965) |
| (3) | 6.14 | 4.21 | — | — | — | — | Henry *et al.* (1969) |
| (18) | 5.81 | 3.42 | 3.59 | 2.33 | 2.28 | 1.09 | O'Morchoe *et al.* (1970) |
| Sheep (10) | 6.47 | 2.80 | — | — | — | — | McIntosh and Morris (1971) |

Table 13. *Concentrations of protein in thoracic duct lymph, liver lymph, intestinal lymph, ascitic fluid, pleural fluid and oedematous fluid in the leg in patients with "acute" and "chronic" congestive heart failure, and in control subjects. Results are means from groups of 2 to 11 patents.* [Data from WITTE, C. L. *et al.* (1969c)]

| | Control | | | Acute CHF | | | Chronic CHF | | |
|---|---|---|---|---|---|---|---|---|---|
| | total g/100 ml | albumin g/100 ml | globulin g/100 ml | total g/100 ml | albumin g/100 ml | globulin g/100 ml | total g/100 ml | albumin g/100 ml | globulin g/100 ml |
| Plasma | 6.60 | 3.76 | 2.84 | 8.00 | 3.67 | 4.33 | 6.50 | 3.14 | 3.36 |
| Thoracic duct lymph | 4.30 | 2.70 | 1.60 | 7.10 | 3.10 | 4.00 | 3.00 | 1.38 | 1.62 |
| Hepatic lymph | 6.20 | 3.98 | 2.22 | 8.70 | 4.20 | 4.50 | 6.30 | 2.94 | 3.36 |
| Intestinal lymph | 4.10 | 2.55 | 1.55 | 5.20 | 2.39 | 2.81 | 3.00 | 1.24 | 1.76 |
| Ascitic fluid | — | — | — | 5.70 | 2.78 | 2.92 | 2.80 | 1.30 | 1.50 |
| Right pleural fluid | — | — | — | 3.60 | 2.06 | 1.54 | 2.00 | 0.92 | 1.08 |
| Left pleural fluid | — | — | — | 2.40 | 1.21 | 1.19 | 2.40 | 0.98 | 1.42 |
| Leg oedema | — | — | — | 0.30 | 0.17 | 0.13 | 0.60 | 0.28 | 0.32 |

PEDERSEN and MORRIS (1970) have studied the flow and composition of lymph from the kidney of the sheep transplanted into the neck. Lymph from autografts is similar to that from the kidney in its normal position in the body. Changes occur, however, in lymph from homografts as the reaction of rejection develops. Fig. 14 shows the cellular changes in the lymph together with the flow and protein composition of the lymph. Towards the end of the rejection phase there is a considerable increase in the number of red cells in the lymph. Although the lymph flow increases considerably during rejection, and especially in the latter phase, the concentration of proteins in the lymph falls at first and then increases in the later stages when the red cell content of the lymph increases. There is, however, throughout the rejection phase a many-fold increase in the total amount of protein in the lymph compared with that in the lymph from an autograft. This suggests that the small blood vessels in the homograft become "discontinuous". Antibodies also appear in the lymph and increase in concentration from about the 4th day after transplantation.

## Lymph Protein Derived from the Tissues

Although most of the protein in lymph is normally derived from the plasma, in certain circumstances some may have its origin in the tissue itself. This applies especially to the small intestine. Although ingested protein is rarely absorbed as such, in certain newborn animals $\gamma$-globulin of the colostrum passes intact through the mucosal cells into the lacteals[41]. In the guinea-pig, rabbit and man, the maternal antibodies are transmitted to the foetus before birth and relatively little is derived from the mother postnatally. In other animals such as the rat, mouse, dog and cat a small amount of maternal antibody is present in serum at birth, but a greater amount is obtained from the colostrum and milk for periods of 10 to 20 days after birth[42]. The young of the ruminants (ox, sheep, goat), horse and pig, however, are born without detectable antibodies in their plasma; in these animals the $\gamma$-globulin of colostrum is rapidly absorbed intact through the cells of the

[41] C.f. BRAMBELL 1958, LASCELLES 1963.
[42] HALLIDAY 1955, 1959.

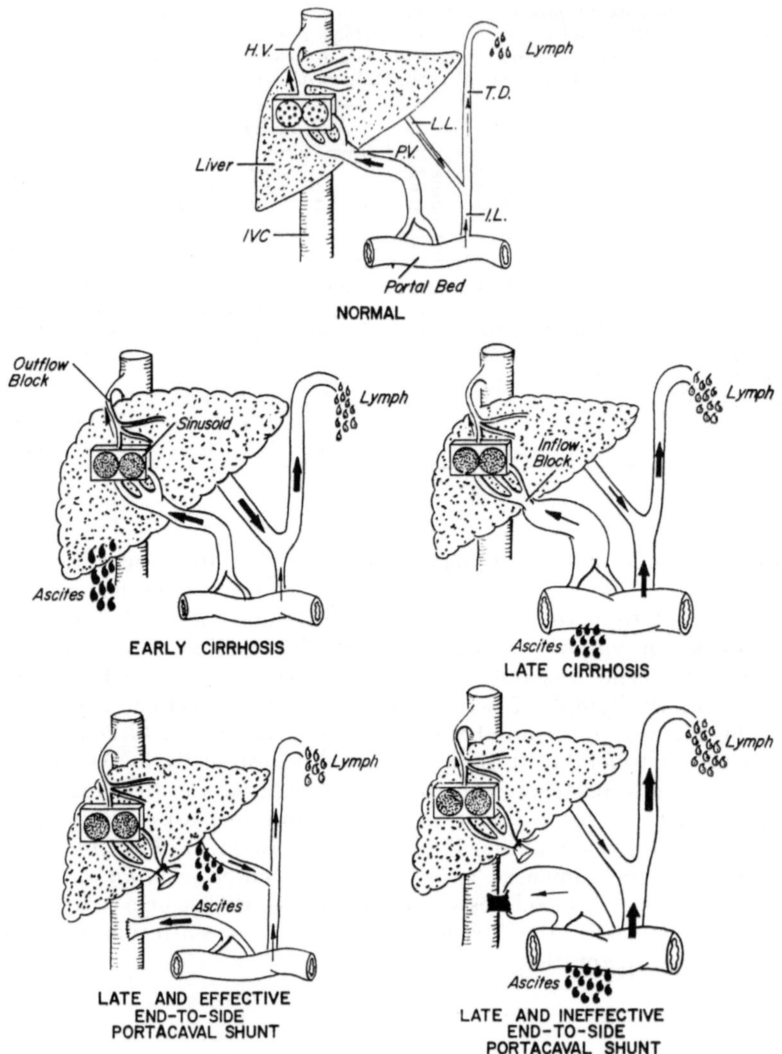


Fig. 13. Diagrammatic representation of the formation of ascites in hepatic cirrhosis. In early cirrhosis post-sinusoidal obstruction leads to ascitic fluid mainly from the liver; in late cirrhosis presinusoidal obstruction increases formation of tissue fluid from the extrahepatic portal bed. After the establishment of an effective portacaval shunt, ascites is lessened; if the shunt is not effective ascites results from the congestion of the extrahepatic portal bed. *T.D.* thoracic duct; *P.V.* portal vein; *H.V.* hepatic vein; *L.L.* hepatic lymph; *I.V.C.* inferior vena cava; *I.L.* intestinal lymph. (From Witte, C. L. *et al.* 1969b)

intestinal mucosa into the intestinal lymph during the first 24 to 48 hours after birth, Fig. 15[43]. This absorption of intact protein molecules into the intestinal lymph will also occur in the foetal lamb *in utero* several days before the end of gestation[44].

[43] Jameson *et al.* 1942, Hansen and Phillips 1947, Pierce 1955, Comline *et al.* 1951a and b, Foster *et al.* 1951, Balfour and Comline 1959.

[44] Simpson-Morgan and Smeaton 1971.

Intestinal lymph may also contain small amounts of unchanged proteins from the gut in some individuals, probably giving rise to various clinical allergies[45]. During the absorption of fat, lipoproteins are released from the mucosal cells and are taken up by the lacteals (see p. 347). VAERMAN and HEREMANS (1970) have given evidence to support the view that IgA is produced in plasma cells in the intestinal mucosa and transported in the intestinal lymph.

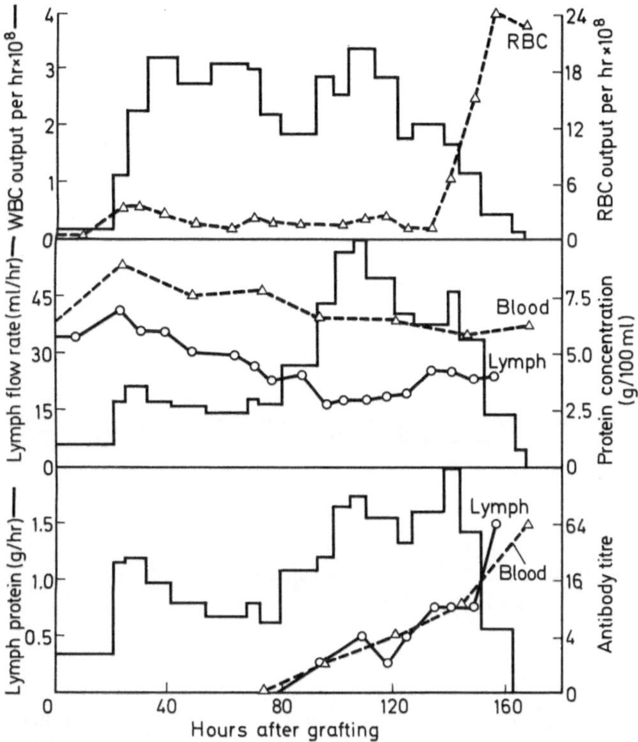


Fig. 14. The lymph flow and the cells and protein in lymph from a kidney homograft transplanted into the neck of the sheep. The values show the changes that occur from the beginning of transplantation until the kidney is rejected. In the homograft the lymph flow rises manyfold so that the movement of protein from plasma to lymph is very greatly increased especially in the later stages of the rejection phase when the number of red blood cells in the lymph also increases greatly. (By courtesy of Drs. N. PEDERSEN and B. MORRIS)

Proteins synthesized in other tissues may enter the lymph draining that region, for example in the liver. In the kidney renin enters renal lymph at least in part[46]; the efferent lymph from a lymph node that has been challenged with antigen will contain antibodies produced by plasma cells in the node[47]; certain enzymes have been shown to be in higher concentration in the lymph draining the tissue of their origin than in plasma (see p. 338).

[45] C.f. PETERSEN and CAMPBELL 1955, CAMPBELL and PETERSEN 1957, BULLEN and BATTY 1956, 1957, ALEXANDER *et al.* 1936.

[46] LEVER and PEART 1962, HIGGINS *et al.* 1964, MCINTOSH and MORRIS 1971.

[47] HALL and MORRIS 1962.

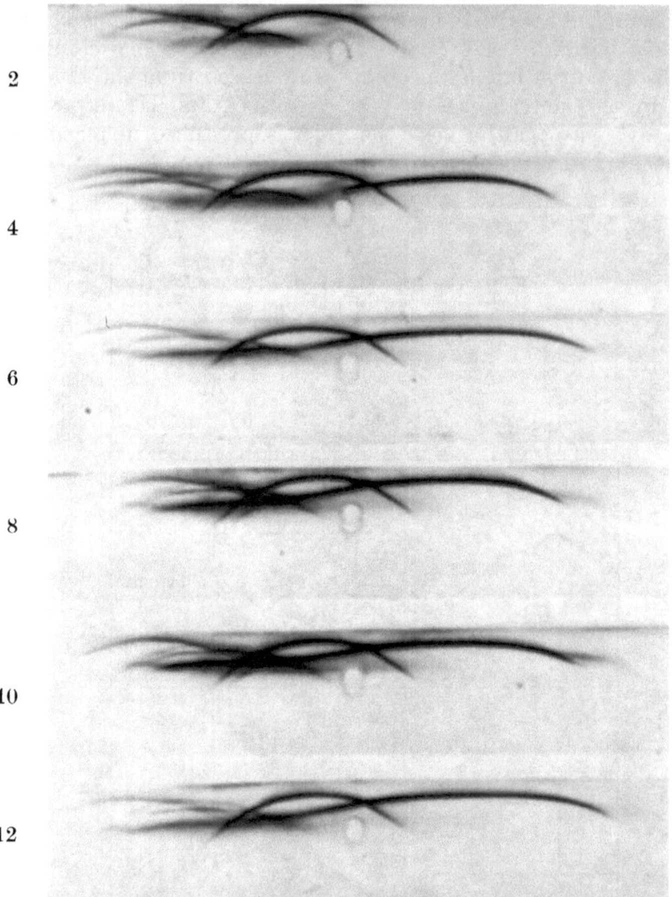


Fig. 15. Immunoelectrophoretic patterns of thoracic duct lymph at various times in hours after the ingestion of colostrum in the new-born lamb. The lamb is born without detectable $\gamma$-globulin in serum and lymph; $\gamma$-globulin is rapidly absorbed from colostrum into the intestinal lymph. (By courtesy of Drs. M. W. Simpson-Morgan and T. C. Smeaton)

When a limb is thermally injured, lymph from the damaged tissue may contain a protein not normally present. Examination of the lymph with Tiselius moving boundary electrophoresis shows that this protein migrates more slowly than $\gamma$-globulin, Fig. 16[48]. When lymph from the injured limb is examined by immunoelectrophoresis, a protein immunologically different from the proteins normally present in serum and lymph appears in the slow $\beta$- fast $\gamma$-globulin region, Fig. 17[49]. This protein was detected only after relatively severe injuries and it persisted in lymph for only 1 to 2 hours.

## Enzymes

Although there are many enzymes in blood plasma, they normally comprise probably less than 0.1 per cent of the plasma proteins[50]. These enzymes have also

[48] Perlmann *et al.* 1943. [49] Roberts and Courtice 1969b.
[50] Surgenor *et al.* 1953, Fishman 1960.

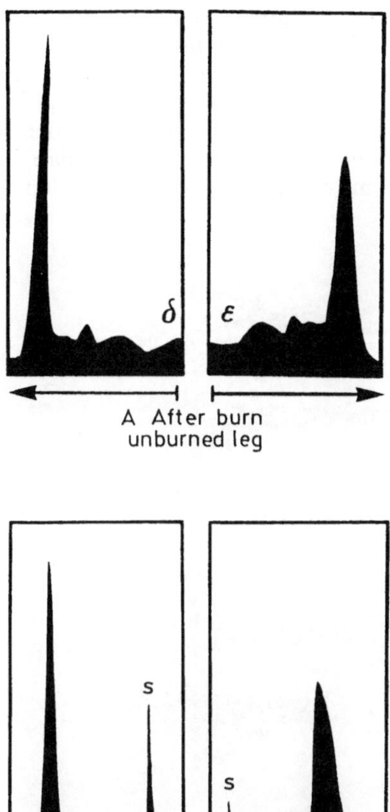


Fig. 16. Tiselius electrophoretic patterns in leg lymph after thermal injury. In lymph from the unburned leg, the proteins are normal; in lymph from the burned leg an additional peak, *S*, is observed. (From PERLMANN *et al.* 1943)

been shown to be present in lymph, e.g. cholinesterase[51]; diastase[52]; aldolase[53]; amylase[54]; maltase[55]; protease and lipase[56]; tributyrinase[57]; catalase[58]; saccharase[59]; alkaline phosphatase[60]; acid phosphatase[61]; histaminase[62] diamine

[51] FRIEND and KRAYER 1941, BRAUER and HARDENBERGH 1947.
[52] CARLSON and LUCKHARDT 1908, 1909, OSATO 1920.
[53] SHAFIROFF and KAU 1959, VOGEL and STOEKERT 1963.
[54] MUNK and ROSENSTEIN 1891, FLOCK and BOLLMAN 1950b, HEYNDRICKX and PEETERS 1958, DUMONT *et al.* 1960, VEGA *et al.* 1967, SINGH *et al.* 1969. [55] BIAL 1892, OSATO 1920.
[56] OSATO 1921, ISHINO 1934, 1935, 1936a, VEGA *et al.* 1967, SINGH *et al.* 1969.
[57] FLOCK and BOLLMAN 1950a. [58] ISHINO 1933. [59] ISHINO 1935, 1936b.
[60] GONZALEZ-ODDONE 1946, SHAFIROFF and KAU 1959, VOGEL and STOECKERT 1963, BLOMSTRAND and WERNER 1965, BLOMSTRAND *et al.* 1965, WERNER 1966a, FLOCK and BOLLMAN 1948, 1950a.
[61] BLOMSTRAND *et al.* 1965, SHAFIROFF and KAU 1959, VOGEL and STOECKERT 1963, WERNER 1966a. [62] CARLSTEN 1950a.

oxidase[63]; β-glucuronidase[64]; glutamic oxaloacetic transaminase (GOT), glutamic pyruvic transaminase (GPT) and lactic dehydrogenase (LDH)[65].

These enzymes are usually in lower concentration in lymph and the evidence suggests that they normally take part in the circulation of proteins throughout the extracellular fluid. In the lymph draining a tissue in which the enzyme is produced, the concentration of that enzyme may be higher than in the plasma. Alkaline phosphatase, for example, may be in higher concentration in intestinal lymph than

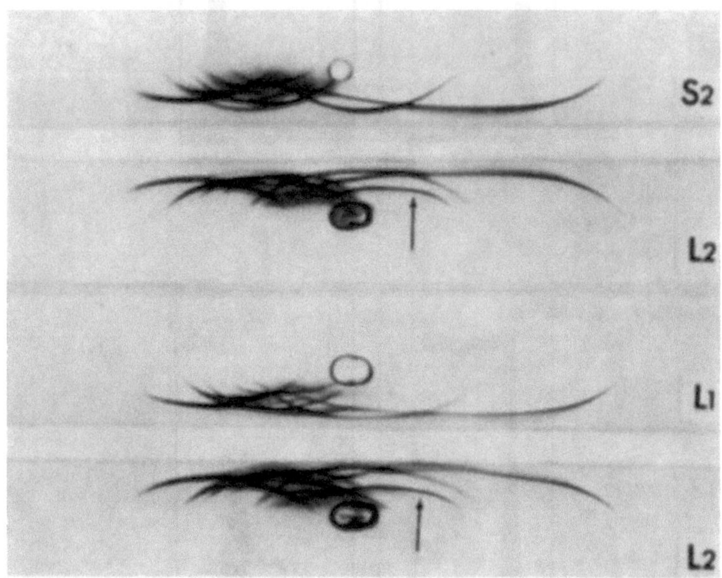


Fig. 17. Immunoelectrophoretic patterns of serum (*S2*), lymph from the uninjured leg (*L1*) and lymph from the thermally injured leg (*L2*) in the rabbit. The antiserum used was prepared in the guinea-pig against lymph from the thermally-injured leg. An extra precipitin line, indicated by the arrow, is observed in the lymph from the injured leg. (From ROBERTS and COURTICE 1969b)

in plasma; this difference increases after a meal and especially after a fat-containing meal. As shown in Fig. 18, there is a correlation between the triglyceride concentration and alkaline phosphatase activity in thoracic duct lymph[66]. When intestinal lymph is drained from the body, the level in the plasma falls[67]. Histaminase is in higher concentration in thoracic duct lymph than plasma; cervical lymph on the other hand contains only low concentrations as in plasma[68]. It seems likely that histaminase in thoracic duct lymph originates from the kidneys and gut and is transported from these organs by the lymphatic vessels. The concentration is increased after adrenalectomy and restored to normal by the injection of adrenocortical extract[69]. GESLER *et al.* (1956) gave evidence to suggest that the histaminolytic activity of thoracic duct lymph is the result, at least in part, of its

[63] GESLER *et al.* 1956.
[64] DUMONT and WEISSMANN 1964, LEWIS 1967, 1969.
[65] SHAFIROFF and KAU 1959, BLOMSTRAND *et al.* 1965, WERNER 1966a, VOGEL and STOECKERT 1963, LEWIS 1967, 1969, ROBERTS and COURTICE 1969b.
[66] LINDER and BLOMSTRAND 1958, KEIDING 1964, BLOMSTRAND *et al.* 1965, BLOMSTRAND and WERNER 1965.
[67] FLOCK and BOLLMAN 1948.
[68] CARLSTEN 1950a.
[69] CARLSTEN 1950b, CARLSTEN and WOOD 1951.

diamine oxidase content. They postulated that the increase in diamine oxidase in the thoracic duct lymph in a state of shock might be explained by histamine release in this condition. SCHMIDT and BONDAR (1965) have shown that the histamine content of thoracic duct lymph in dogs increases after a meal.

More recently attention has been focussed on the release of lysosomal enzymes in shock. JANOFF *et al.* (1962) showed that the concentrations of two of these hydrolytic enzymes, acid phosphatase and β-glucuronidase, were increased in the blood during traumatic and endotoxin shock. They suggested that the release of these enzymes in free, active form may occur by the disruption of lysosomes in

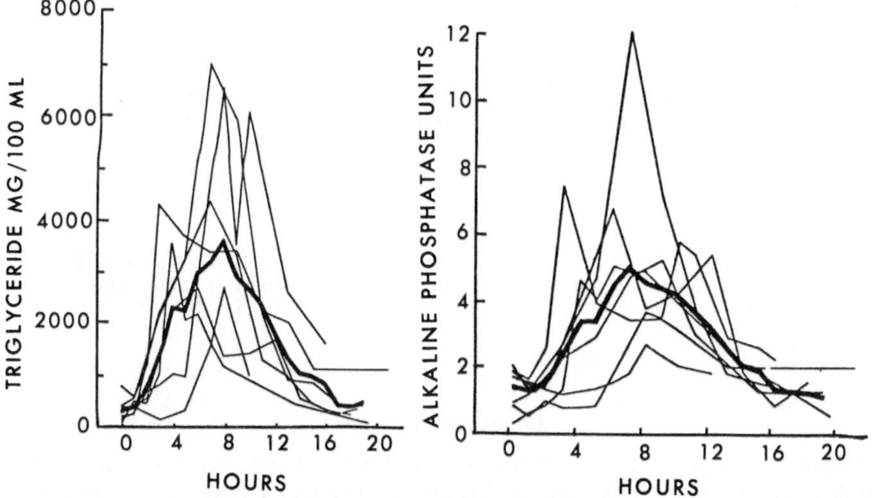


Fig. 18. The concentration of triglycerides and of alkaline phosphatase in thoracic duct lymph at time intervals after the ingestion of a high-fat meal. The thick line is the mean. (From BLOMSTRAND and WERNER 1965)

the liver and intestine. The levels of β-glucuronidase and of acid phosphatase in thoracic duct lymph increase in haemorrhagic shock[70]. It seems possible that in anoxic and acidotic tissues, such as the liver and intestines[71] the lysosomes are disrupted liberating their enzymes which are then transported by the lymphatic vessels draining these tissues. BARANKAY *et al.* (1969), however, did not find any increase in the levels of acid phosphatase and β-glucuronidase in the thoracic duct lymph of dogs in haemorrhagic shock.

When a tissue is injured the concentrations of cytoplasmic and mitochondrial enzymes, GOT, GPT and LDH, but not of lysosomal enzymes, increase in lymph from the injured area immediately after injury to levels which are related to the severity of the injury Fig. 19[72].

It seems therefore that some enzymes at least, enter the blood stream from their source of origin by way of the lymphatics. In most cases, however, the entrance into the blood stream has not been determined, but it would seem likely that they travel by the lymphatic vessels. Once in the plasma, all these enzymes take part in the continual circulation through the tissue fluid and lymph just as other proteins do.

[70] DUMONT and WEISSMAN 1964, SUTHERLAND *et al.* 1968.
[71] BERMAN *et al.* 1969.
[72] LEWIS 1966, 1967, 1969, ROBERTS and COURTICE 1969b.

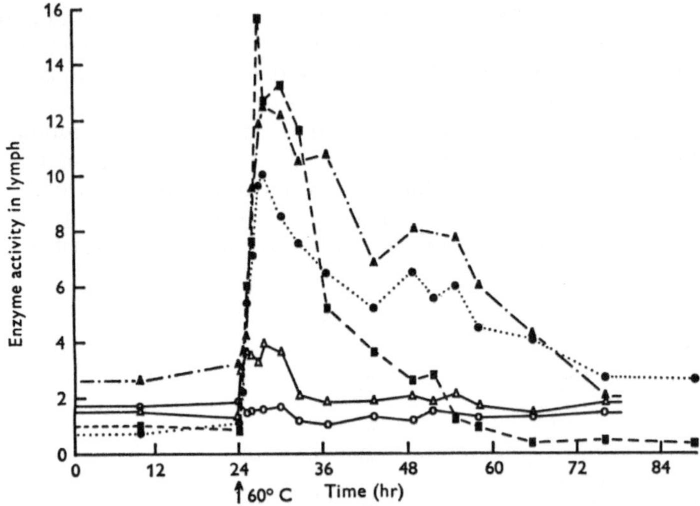


Fig. 19. Concentrations of LDH in m-μ/ml × 10³ (■), GPT in m-μ/ml × 4 (●), GOT in m-μ/ml × 10 (▲), acid phosphatase μ/100 ml (△) and cathepsin in μ/ml (○) in the lymph collected from the hind limb of the rabbit. At the arrow, the leg was injured at 60° C for 1 min. (From Lewis 1969)

## Coagulation Factors

When lymph is collected into glass containers it readily clots although no platelets are present. The concentrations of fibrinogen and of prothrombin in lymph are always less than in plasma and vary considerably in different regions just as the concentrations of other protein vary[73].

In the thoracic duct lymph in man, Blomstrand *et al.* (1963) determined prothrombin, factor V, antihaemophilic globulin, haemophilic B factor, fibrinogen and plasminogen; Stutman *et al.* (1965) determined the concentrations of fibrinogen, prothrombin, factors V and VIII and antithrombin globulins in 6 patients with cirrhosis of the liver and 4 without liver disease; Chroback *et al.* (1967) measured the levels of fibrinogen, factors V, VII and X, prothrombin and thromboplastin time in patients with various diseases. The levels of all these coagulation factors were invariably lower in lymph than in plasma, usually within the range of 20 to 60 per cent of the plasma levels. These findings in man are similar to those in the dog[74], cat[75] and rabbit[76].

## Lipoproteins

### Lipids in Plasma and Lymph

The lipids in plasma consist mainly of triglycerides (TG), phospholipid (PL) and cholesterol esters (CE) with small amounts of unesterified or free fatty acids (FFA) and free cholesterol (FC). These lipids are also present in lymph from all tissues of the body. Table 14 gives values for total esterified fatty acid (TEFA) or

[73] Howell 1914, Brinkhous and Walker 1941, Fantl and Nelson 1953, Langdell *et al.* 1960, Bergström and Werner 1966.

[74] Langdell *et al.* 1960, Leandoer 1968.

[75] Hansen and Aepinius 1960, Hansen and Kämpfer 1962.

[76] Maekawa *et al.* 1962.

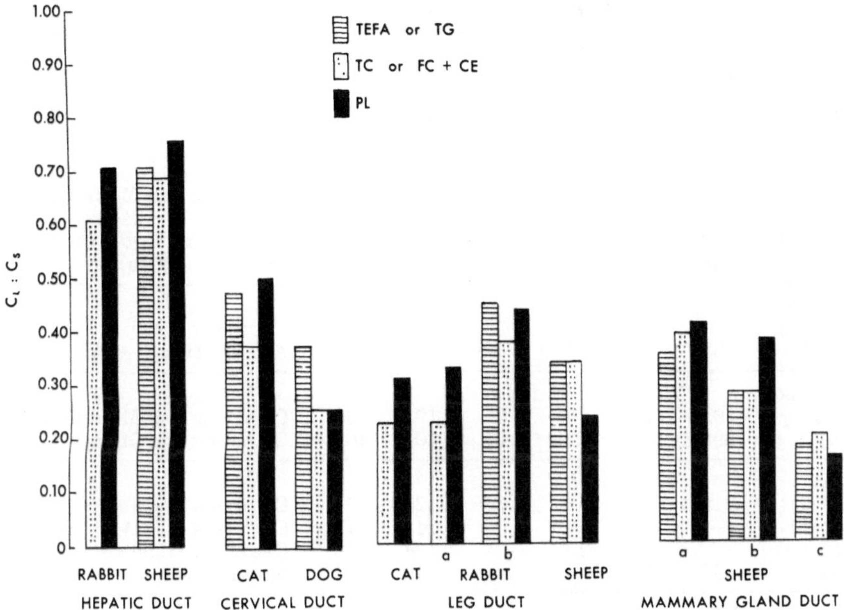


Fig. 20. $C_L : C_S$ ratios for the various lipids. Lymph was collected from the hepatic, cervical, leg and mammary gland ducts of different animals. (Data from various authors)

in some cases TG, total cholesterol (TC) or CE+FC, and PL in serum and lymph from various regions of the body in man and experimental animals. In this table the figures for the thoracic duct lymph are for the postabsorptive state. In Fig. 20 the ratios $C_L:C_S$ are plotted for the various individual tissues represented in Table 14. These results show that the ratios are, in general, similar for all lipids in any group of experiments and that they are much higher for the liver than for the cervical, leg and mammary gland tissues. The relative differences closely resemble those for the proteins (see pp. 326—332).

Table 15 gives the distribution of the different long chain fatty acids in the triglycerides, phospholipid and cholesterol esters in plasma and in lymph from the liver, leg and mammary gland of the sheep. Although the distribution patterns of these fatty acids differs in the three substances they are similar for any given substance in both plasma and lymph.

When the lipids in the plasma are increased to produce hypercholesterolaemia or hypertriglyceridaemia, the levels in lymph also increase, Table 16. With increasing levels in the plasma, however, the $C_L : C_S$ ratio decreases. This is clearly shown in a group of rabbits made hypercholesterolaemic by adding cholesterol to the diet, Table 17.

The interpretation of these findings depends primarily upon an understanding of the form in which the individual lipids are present in the extracellular fluid. These lipids are not present as such in solution but as components of a broad spectrum of lipoprotein molecules which vary in size, structure and composition within a density range of 0.93 to 1.21 g/ml; most of the unesterified fatty acid, however, is bound to albumin as albumin-fatty acid complexes with a density of about 1.35 g/ml.

Table 14. *Lipids in serum and lymph*

| | TEFA mg/100 ml | | TC mg/100 ml | | PL mg/100 ml | | Reference |
|---|---|---|---|---|---|---|---|
| | S | L | S | L | S | L | |
| *Thoracic duct* (fasting state) | | | | | | | |
| Cat (20) | 302 | 255 | 98 | 44 | 193 | 100 | COURTICE and MORRIS (1955) |
| Dog (4) | 392 | 367 | 258 | 124 | 400 | 223 | COURTICE and MORRIS (1955) |
| Rabbit (10) | 319 | 386 | 46 | 43 | 105 | 107 | MORRIS and COURTICE (1955) |
| Man (40) | 181[a] | 218[a] | 254 | 116 | — | — | WERNER (1966a) |
| *Hepatic duct* | | | | | | | |
| Rabbit (11) | — | — | 130 | 79 | 153 | 109 | COURTICE (1960) |
| Sheep (5) | 38[a] | 27[a] | 70[b] | 48[b] | 46 | 35 | ADAMS (1964) |
| *Cervical duct* | | | | | | | |
| Cat (20) | 302 | 146 | 98 | 35 | 193 | 98 | COURTICE and MORRIS (1955) |
| Dog (4) | 392 | 148 | 258 | 67 | 400 | 103 | COURTICE and MORRIS (1955) |
| *Leg duct* | | | | | | | |
| Rabbit (7) | 218 | 98 | 63 | 24 | 120 | 53 | COURTICE (1959a) |
| Rabbit (6) | — | — | 149 | 35 | 143 | 47 | COURTICE (1961) |
| Cat (4) | — | — | 147 | 34 | 198 | 62 | COURTICE (1959b) |
| Sheep (5) | 38[a] | 13[a] | 70[b] | 24[b] | 46 | 11 | ADAMS (1964) |
| *Mammary gland duct* | | | | | | | |
| Sheep (4) | | | | | | | |
| non-lactating | 97 | 34 | 111 | 43 | 107 | 44 | LASCELLES and MORRIS (1961) |
| lactating | 173 | 49 | 89 | 25 | 119 | 45 | LASCELLES and MORRIS (1961) |
| lactating | 76[a] | 14[a] | 134[b] | 27[b] | 119 | 19 | ADAMS (1964) |

[a] TG. [b] CE + FC.

TEFA = total esterified fatty acid, TC = total cholesterol, FC = free cholesterol, CE = cholesterol ester, PL = phospholipid, TG = triglyceride, S = serum, L = lymph.

Table 15. *Distribution of fatty acids in cholesterol esters, triglycerides and phospholipid in plasma hepatic, leg and mammary gland lymph in the sheep. Expressed as percentages of total fatty acids in each component. Mean of 4 animals in each group.* (From ADAMS, 1964)

| | Fatty acids | | | | |
|---|---|---|---|---|---|
| | 16:0 | 18:0 | 18:1 | 18:2 | 18:3 |
| *Triglycerides* | | | | | |
| (i) Plasma | 20.9 | 26.2 | 33.0 | 5.7 | 2.1 |
| Hepatic lymph | 20.7 | 24.9 | 34.1 | 5.9 | 1.9 |
| Leg lymph | 21.8 | 21.4 | 30.7 | 6.7 | 2.3 |
| (ii) Plasma | 23.5 | 27.7 | 27.2 | 5.1 | 2.8 |
| Lactating mammary gland lymph | 20.4 | 26.6 | 33.3 | 5.8 | 1.8 |
| *Cholesterol esters* | | | | | |
| (i) Plasma | 13.6 | 6.2 | 38.1 | 25.1 | 4.7 |
| Hepatic lymph | 14.2 | 5.7 | 38.3 | 24.2 | 4.7 |
| Leg lymph | 15.6 | 5.7 | 32.1 | 27.8 | 5.0 |
| (ii) Plasma | 17.6 | 6.2 | 37.9 | 24.9 | 3.2 |
| Lactating mammary gland lymph | 16.1 | 5.0 | 38.5 | 23.2 | 2.6 |
| *Phospholipid* | | | | | |
| (i) Plasma | 24.8 | 31.3 | 22.8 | 7.0 | 1.4 |
| Hepatic lymph | 23.6 | 30.5 | 24.5 | 6.8 | 1.5 |
| Leg lymph | 24.8 | 23.0 | 22.4 | 12.0 | 2.1 |
| (ii) Plasma | 22.3 | 25.6 | 22.3 | 14.9 | 3.4 |
| Lactating mammary gland lymph | 28.9 | 25.6 | 23.1 | 8.6 | 1.5 |

Table 16. *Lipids in serum and lymph in rabbits made hypercholesterolaemic by cholesterol feeding or hypertriglyceridaemic by the administration of Tween 80 or WR-1339*

| | TEFA mg/100 ml | | TC mg/100 ml | | PL mg/100 ml | | Reference |
|---|---|---|---|---|---|---|---|
| | S | L | S | L | S | L | |
| *Hypercholesterolaemia* | | | | | | | |
| Thoracic duct (6) | 624 | 386 | 519 | 168 | 193 | 120 | Morris and Courtice (1955) |
| Hepatic duct (19) | — | — | 1,153 | 430 | 511 | 242 | Courtice (1960) |
| Leg duct (8) | 840 | 244 | 900 | 184 | 365 | 118 | Courtice (1959a) |
| Leg duct (9) | — | — | 798 | 98 | 407 | 83 | Courtice (1961) |
| Leg duct (17) | — | — | 879 | 103 | 434 | 75 | Courtice and Sabine (1966) |
| *Hypertriglyceridaemia* | | | | | | | |
| Thoracic duct (7) | 1,700 | 409 | 307 | 81 | 564 | 201 | Morris and Courtice (1955) |
| Hepatic duct (4) | 7,140 | 1,523 | 712 | 139 | 1,478 | 315 | Morris and Courtice (1956) |
| Leg duct (5) | 2,976 | 571 | 570 | 106 | 980 | 223 | Courtice (1959a) |
| Leg duct (6) | 2,025 | 209 | 498 | 48 | 783 | 79 | Courtice *et al.* (1964) |
| Leg duct (13) | 2,020 | 188 | 175 | 18 | 420 | 48 | Courtice *et al.* (1964) |

Table 17. *Mean values for total cholesterol, phospholipid in plasma and leg lymph and $C_L:C_S$ ratios in the normal and hypercholesterolaemic rabbit.* (From Courtice 1961)

| Plasma cholesterol range mg/100 ml | Total cholesterol | | | Phospholipid | | |
|---|---|---|---|---|---|---|
| | plasma mg/100 ml | lymph mg/100 ml | $C_L:C_S$ | plasma mg/100 ml | lymph mg/100 ml | $C_L:C_S$ |
| 0— 100 | 60 | 23 | 0.38 | 122 | 55 | 0.45 |
| 101— 200 | 162 | 37 | 0.23 | 174 | 48 | 0.28 |
| 201—1000 | 585 | 108 | 0.18 | 290 | 84 | 0.29 |
| 1001—2000 | 1,450 | 171 | 0.12 | 592 | 115 | 0.19 |

## Lipoproteins in Plasma and Lymph

Electrophoresis separates the lipoproteins into at least three fractions. Paper electrophoresis depicts an $\alpha$-lipoprotein migrating in the $\alpha_1$-globulin region, $\beta$-lipoprotein migrating in the $\alpha_2$- and $\beta_1$-globulin regions and a third fraction which remains adsorbed to the paper near the origin[77]. Other types of electrophoresis also separates these fractions[78]. Those fractions depicted by electrophoresis in plasma have also been shown to be present in lymph from various regions of the body[79]. Fig. 6 shows typical patterns obtained with paper electrophoresis for normal animals. When the lipoproteins are increased in the plasma by cholesterol feeding or by the administration of Tween 80 or WR 1339, electrophoresis shows that there is a similar change of pattern in lymph, Fig. 21[80].

[77] C.f. Swahn 1952, 1953.
[78] C.f. Hatch and Lees 1968.
[79] Courtice and Morris 1955.
[80] Morris and Courtice 1955, 1956, Courtice 1959, 1960.

The ultracentrifuge has also been used to separate the lipoproteins in lymph and plasma, usually into three main fractions (a) of density $< 1.019$, $S_f$ values $> 12$ and mean diameter about 550 Å, (b) of density 1.019—1.063, $S_f$ values 0—12 and diameter about 350 Å and (c) of density 1.063—1.200 or high density lipoproteins (HDL), of diameter about 150 Å[81]. The distribution of the lipid components, TG, PL, CE, FC and FFA, in the different classes of lipoproteins have been determined in plasma in man and in animals in both the normal and various hyperlipaemic

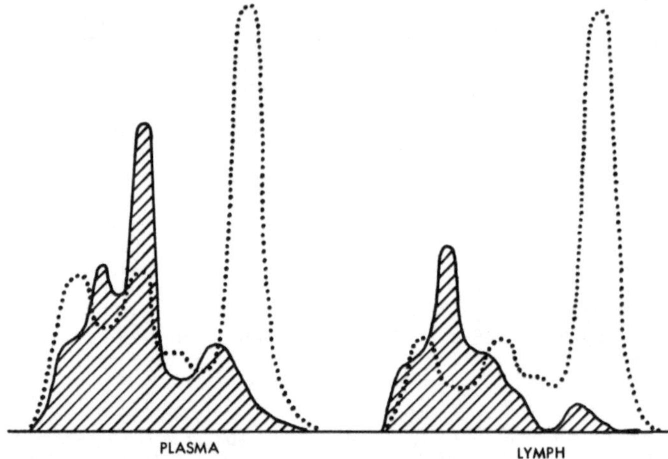


Fig. 21. Electrophoretic patterns for protein (dotted line) and lipoprotein (shaded area) in plasma and thoracic duct lymph from the fasting hypercholesterolaemic rabbit. (From Morris and Courtice 1955)

states[82]. In man the commonest types of hyperlipaemia that occur naturally are caused primarily by an increase in the cholesterol or the triglyceride component. These disorders have been simulated in animals. When the increase in lipids is due largely to cholesterol, there is at first an increase in the lipoproteins of $S_f$ 0—12 and, at higher levels of $S_f$ 12—400; when the increase is due largely to triglycerides, it is almost entirely in the very low density lipoproteins of $S_f$ values greater than 20[83].

Since the levels of lipoproteins in the plasma are usually low in normal animals, the measurement of lipoprotein concentrations in lymph have mainly been carried out in the rabbit in which various types of hyperlipaemia have been induced. In cholesterol-fed rabbits the relationship between the levels of cholesterol in the different lipoproteins in plasma and in lymph from the leg and from the liver are shown in Fig. 22. Mean values for $C_L : C_S$ ratios in Table 18 are highest for the smallest molecules and least for the largest complexes[84].

---

[81] C.f. Havel *et al.* 1955, Lindgren *et al.* 1955, 1961, Hayes and Hewitt 1957, Courtice and Garlick 1962, Lindgren and Nichols 1960, Putnam 1965, Hatch and Lees 1968, Oncley and Harvie 1969.

[82] C.f. Havel *et al.* 1955, Lindgren *et al.* 1961, Furman *et al.* 1961, Cornwell *et al.* 1961 a and b, Garlick and Courtice 1962, Courtice and Munoz-Marcus 1964.

[83] Gofman *et al.* 1950, Pierce 1952, Pierce and Bloom 1952, Spitzer and Spitzer 1955, Garlick and Courtice 1962, Courtice and Munoz-Marcus 1964.

[84] Courtice and Garlick 1962, Courtice and Munoz-Marcus 1964, Courtice 1968.

All these findings support the view that the lipoproteins up to about 550 Å in diameter behave in a similar way to other proteins in their slow movement throughout the extracellular fluid from plasma to tissue fluid to lymph. This movement, as with all other proteins, is greatly accelerated when a tissue is injured[85]. Although thermal injury increases the levels of all lipoproteins in lymph from the injured area, there is still a difference in the $C_L : C_S$ ratio depending on the size of the molecule or complex, Table 19.

Table 18. *$C_L$:$C_S$ ratios for cholesterol in the various lipoprotein fractions in the leg and in the liver of rabbits with hypercholesterolaemia following the addition of cholesterol to the diet and with hypertriglyceridaemia following the administration of Triton WR1339* (From COURTICE *et al.* 1962, COURTICE, *et al.* 1964)

| | Lipoprotein fraction | | |
|---|---|---|---|
| | $D < 1.019$ ($S_f > 12$) | $D$ 1.019–1.063 ($S_f$ 0–12) | $D$ 1.063–1.200 (HDL) |
| *Hypercholesterolaemia* | | | |
| Leg | $7.1 \pm 0.7$ | $20.3 \pm 2.5$ | $36.6 \pm 4.1$ |
| Liver | $32.8 \pm 3.1$ | $43.4 \pm 3.5$ | $69.2 \pm 2.3$ |
| *Hypertriglyceridaemia* | | | |
| Leg | $6.8 \pm 0.4$ | $20.4 \pm 2.3$ | — |

Table 19 *The $C_L$:$C_S$ ratios of albumin and of the lipoproteins of d 1.063—1.200, 1.019—1.063 and <1.019 for the leg of hypercholesterolaemic rabbits before and after a thermal injury.* (From COURTICE and GARLICK 1962)

| | Albumin | $d$ 1.063—1.200 | $d$ 1.019—1.063 | $d < 1.019$ |
|---|---|---|---|---|
| Before injury | 49.4 | 36.6 | 20.3 | 7.1 |
| After injury | 78.0 | 70.1 | 53.0 | 39.4 |

Free fatty acids, transported in the plasma and lymph attached to albumin, may be rapidly transferred from the circulating plasma across the walls of the small blood vessels independently of albumin. In this way it seems that free fatty acids behave differently from some other substances bound to protein, such as iron and thyroxine. Although free fatty acid is transferred in this way, albumin acts as a carrier in all phases of the extracellular fluid. At any time, therefore, the level of free fatty acid in the lymph will depend to some extent on the concentration of albumin in the lymph relative to that in plasma. For example, LASCELLES and MORRIS (1961) found in the sheep that the mean level of free fatty acids in lymph from the lactating mammary gland was 12.7 mg/100 ml compared with 24.0 mg/100 ml in the blood plasma; the corresponding mean concentrations of albumin were 1.45 and 3.61 g/100 ml respectively. In the cow LASCELLES *et al.* (1964) found mean values for free fatty acids in the lymph from the lactating mammary gland of 6.1 mg/100 ml compared with 11.0 mg/100 ml in blood plasma: the mean concentrations of albumin were 1.4 and 2.9 g/100 ml respectively.

It will be seen in the next section that during fat absorption chylomicrons enter the blood stream by way of the intestinal lymph. HAVEL and FREDRICKSON

[85] COURTICE 1959a, COURTICE and GARLICK 1962, COURTICE and MUNOZ-MARCUS 1964, COURTICE and SABINE 1966.

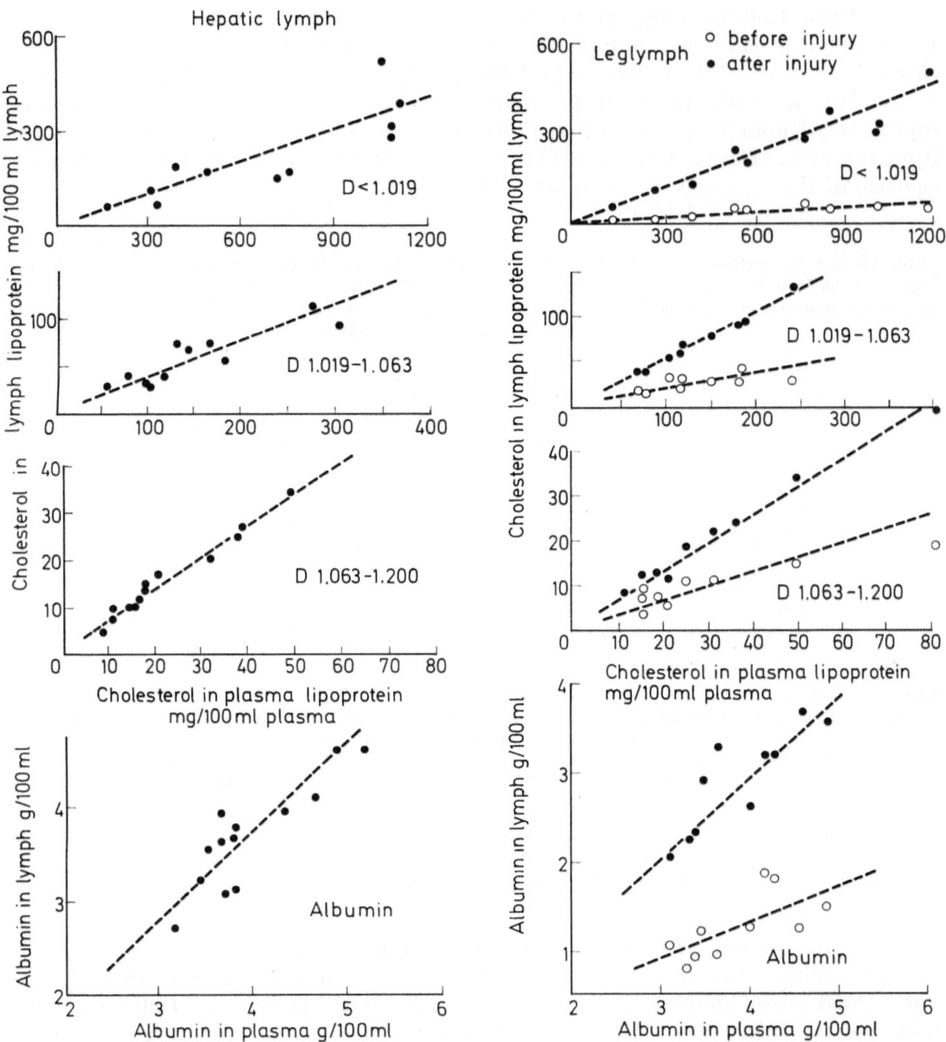


Fig. 22. The relationship between concentrations of albumin and of the lipoproteins of $d < 1.019$, $d$ 1.019—1.063 and $d$ 1.063—1.200 in the plasma and hepatic lymph and in the plasma and leg lymph before and after thermal injury to the leg of the rabbit. (Data from Courtice and Garlick 1962, Courtice *et al.* 1962, and Courtice and Sabine 1966)

(1956) and French and Morris (1957) showed that the circulating half-life of these very large lipoproteins is short. The triglyceride is rapidly hydrolysed by the release of lipoprotein lipase which is probably localized in the walls of the small blood vessels, and the free fatty acids transferred across this barrier independently of protein. Evidence supports the view that the chylomicrons are not transported as such from plasma to lymph, except perhaps in the liver. Morris and Courtice (1956) showed that when chyle was infused intravenously some chylomicrons appeared in hepatic lymph: when the intrahepatic portal pressure was increased transfer was greatly accelerated.

## Lipoproteins in Intestinal Lymph

Whereas this process of lipoprotein movement throughout the extracellular fluid is a continual one, very large lipoprotein complexes also enter the intestinal lymph directly from the intestinal mucosa, especially during the absorption of ingested fat. During fat absorption the concentrations of all components of these complexes in the intestinal lymph are increased. Fig. 23 shows the concentrations

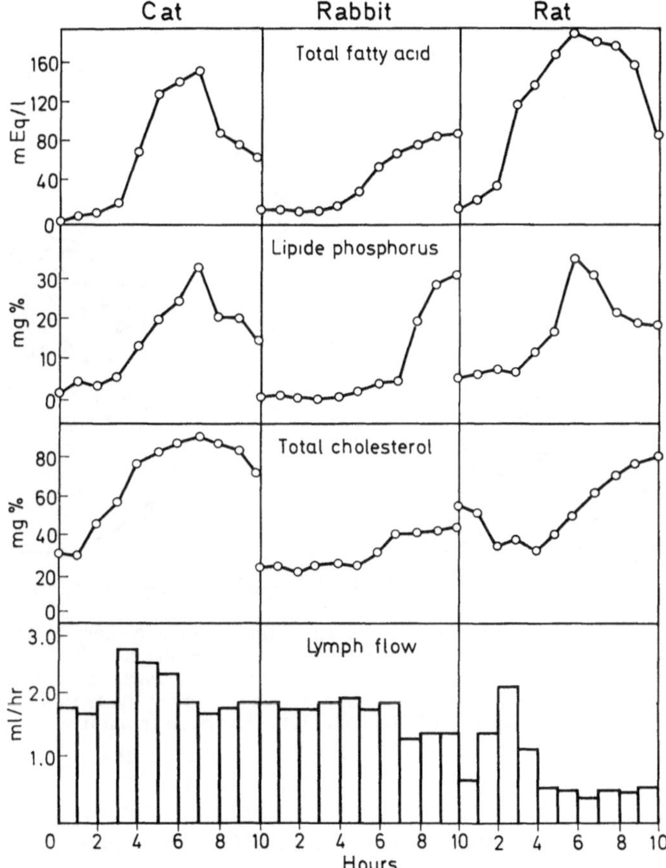


Fig. 23. The flow and lipid composition of thoracic duct lymph after introducing 3 ml/kg olive oil into the stomachs of cats and rabbits and 1 ml olive oil into rats. (From MORRIS 1954)

of TEFA, TC and PL in the thoracic duct lymph after introducing 3 ml/kg olive oil into the stomachs of cats and rabbits and 1 ml into rats[86]. The increases in these lipids as depicted in Fig. 23 after the ingestion of fat are due largely to the presence of lipoproteins of $S_f > 400$ (chylomicrons) and to a lesser extent of lipoproteins of $S_f$ 12—400 (very low density lipoproteins, VLDL), the form in which ingested fat is mainly released from the mucosal cells. Intestinal lymph collected in both the fasting state and during the absorption of fat has been analysed by ultracentrifugation[87], by free electrophoresis[88] and by zone electrophoresis[89].

[86] MORRIS 1954. [87] PAGE *et al.* 1953, ZILVERSMIT *et al.* 1967, FRASER *et al.* 1968.

[88] BORGSTROM and LAURELL 1953.

[89] BORGSTROM and LAURELL 1953, COURTICE and MORRIS 1955.

**Results show that during fat absorption, the basic lipoprotein pattern is generally the same as in the fasting state, with the addition of the large chylomicron and VLDL fractions. The lipids in intestinal lymph are therefore derived in part from the circulating plasma and in part from the intestinal mucosa, as illustrated in Fig. 24.**

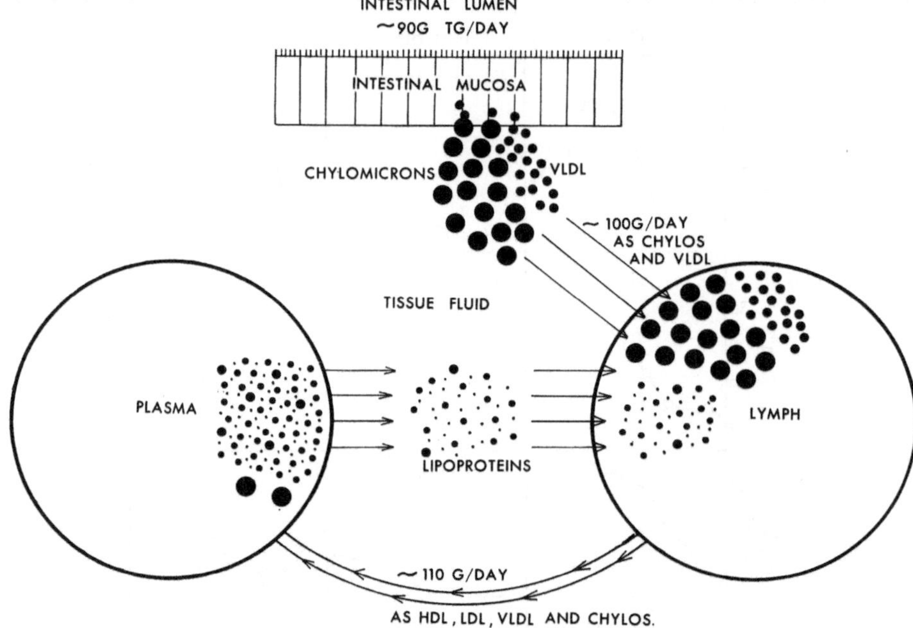


Fig. 24. Diagrammatic representation of the origin of lipoproteins in thoracic duct lymph. The smaller lipoproteins of density $>1.019$ arise mainly from the plasma. The chylomicrons and VLDL are formed in the intestinal mucosa and enter the lacteals. In man, if 90 g of triglyceride per day is ingested, about 100 g of lipoprotein will enter the lymph as chylomicrons and VLDL together with about 10 g of LDL and HDL that have arisen from the blood plasma by filtration

Chylomicrons of $S_f > 400$ are much larger than the lipoproteins present in plasma and lymph in the fasting state. Bierman *et al.* (1966) found that most of the triglyceride in lipoproteins of $S_f > 400$ was in complexes from 1,500 to 4,000 Å in diameter. Pinter and Zilversmit (1962), using a sucrose gradient under ultracentrifugation, found that the median diameters of thoracic duct lymph chylomicrons from dogs fed cream fell within the range 1,800 to 2,900 Å, while Zilversmit *et al.* (1966) found by the same method median diameters of chylomicrons of 1,770 to 1,959 Å in the lymph of rats fed cream and 1,500 to 1,680 Å in rats fed corn oil. Fraser *et al.* (1968), measuring the size of chylomicrons in thoracic duct lymph by electron microscopy, found that it was affected by the dietary fat load. In rabbits on a low fat diet, half the triglyceride was in chylomicrons of a diameter greater than 1,400 Å: on a high fat diet half the triglyceride was in chylomicrons of diameter greater than 2,700 Å. Similar findings were observed in the rat. Typical electron micrographs of these chylomicrons are shown in Fig. 25. Fraser (1970) further subdivided the chylomicron fraction into three classes of $S_f$ 400—1,000, $S_f$ 1,000—10,000 and $S_f > 10{,}000$. In a group of 3 rabbits half the triglyceride was present in chylomicrons of diameter

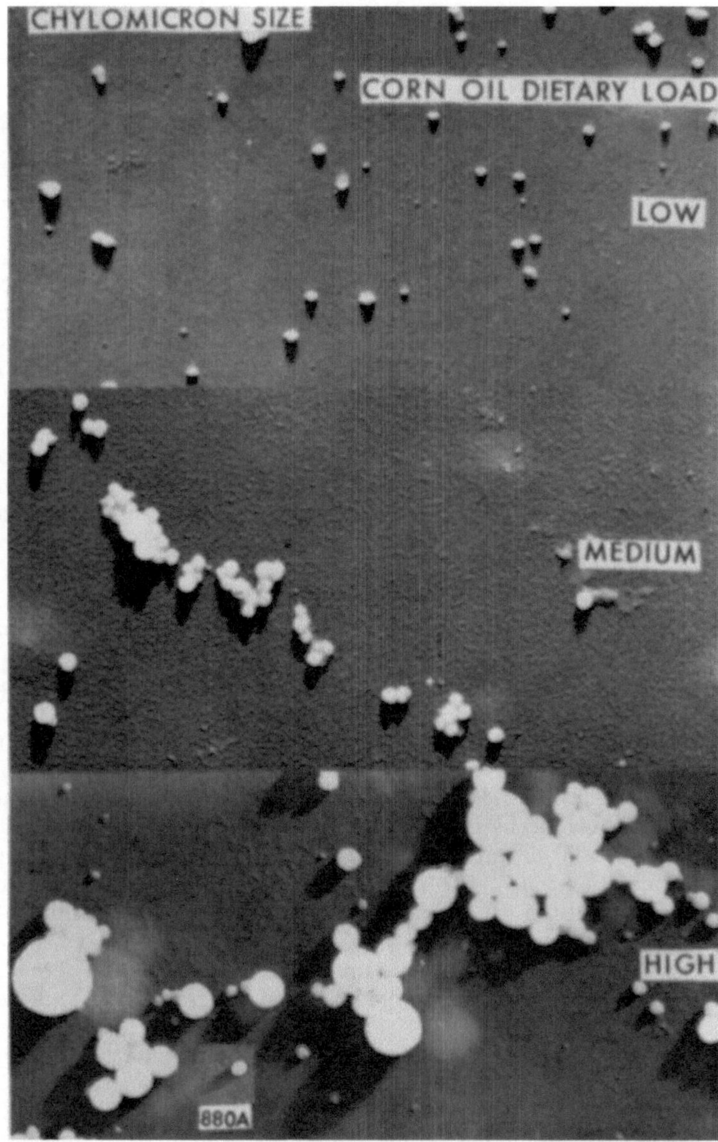


Fig. 25. Electron-micrographs of chylomicrons in thoracic duct lymph of the rabbit on diets of low (ordinary food), medium (ordinary food plus 5 per cent by weight of corn oil) and high (ordinary food plus 30 per cent by weight of corn oil) fat diets. The polystyrene marker (inset) is 880 Å in diameter. (By courtesy of Dr. R. FRASER)

greater and less than 920 Å for complexes of $S_f$ 400—1,000, 1,760 Å for complexes of $S_f$ 1,000—10,000 and 3,120 Å for complexes of $S_f > 10{,}000$. Smaller amounts of absorbed fat is carried in the lymph in lipoproteins of $S_f$ 12—400. These complexes are fairly uniform in size with a mean diameter of about 500 Å. In a group of rabbits on a diet containing 5 per cent corn oil, the average amount of triglyceride in chylomicrons of $S_f > 400$ was $580 \pm 193$ and in lipoproteins of $S_f$ 12—400 $92 \pm 14$ mg/100 ml lymph; in a group on a diet containing 30 per cent corn oil, the respective figures were $3{,}134 \pm 459$ and $98 \pm 15$ mg/100 ml lymph.

Table 20. *Composition of intestinal lymph chylomicrons of $S_f > 400$ and of VLDL of $S_f$ 12–400 in the rat. Figures are expressed as percentages of the total lipoprotein.* (From OCKNER *et al.* 1969)

| | Triglyceride | Cholesterol ester | Free cholesterol | Phospholipid | Protein |
|---|---|---|---|---|---|
| Chylomicrons | $81.7 \pm 3.5$ | $1.0 \pm 0.1$ | $1.1 \pm 0.3$ | $13.8 \pm 2.7$ | $2.3 \pm 1.0$ |
| VLDL | $66.8 \pm 1.0$ | $4.2 \pm 0.2$ | $2.2 \pm 0.2$ | $24.3 \pm 1.6$ | $3.3 \pm 1.2$ |

The chylomicrons of $S_f > 400$ and lipoproteins of $S_f$ 12—400 in intestinal or thoracic duct lymph consist mainly of triglyceride with smaller amounts of phospholipid, free and esterified cholesterol and protein[90]. Typical results are given in Table 20. ZILVERSMIT (1965) separated chylomicrons into an oil phase (the core) and a surface membrane by freezing and thawing. He found that the oil phase contained 99 per cent of the triglyceride, all the cholesterol ester and about 30 per cent of the free cholesterol; the membrane consisted of all the phospholipid and protein with small amounts of triglyceride and free cholesterol. The concept that chylomicrons consist of a core of triglyceride with some cholesterol ester stabilized by a surface membrane of a mosaic of protein, free cholesterol and triglyceride in a monolayer of phospholipid is supported by experiments in which their composition and size have been determined simultaneously[91] and in which chylomicrons have been embedded, sectioned and studied by electron microscopy[92].

Long chain fatty acids whether fed as free acid or as glycerides are transported from the intestinal mucosa almost entirely in the intestinal lymph. In the lymph they are mainly in the form of triglycerides, although to a less extent they may be incorporated into phospholipids and cholesterol esters, all of which are components of chylomicrons and lipoproteins of $S_f$ 12—400. Ingested short chain fatty acids, on the other hand, whether free or as glycerides, are taken up in varying degrees by the portal blood. For example, stearic, palmitic or pentadecanoic acids introduced into the stomach have been recovered almost quantitatively as triglycerides in the intestinal or thoracic duct lymph, but only 60—80 per cent of absorbed myristic acid, 15—55 per cent of lauric acid and less than 20 per cent of decanoic acid leaves the mucosa by this route[93]. These short chain fatty acids are absorbed into the portal blood as free acids and not as triglycerides[94].

In monogastric animals including man, the pattern of fatty acids in the triglycerides of intestinal lymph is similar to that of the ingested fat[95]. Typical examples for man are shown in Tables 21 and 22[96]. In Table 21 the fatty acid patterns for triglycerides, cholesterol esters and phospholipid in the thoracic duct lymph of human subjects are similar to those in the serum. The effects of ingesting coconut oil, corn oil and linseed oil on these patterns are given in Table 22. Of the fatty acids in coconut oil 56.5 per cent are lauric and 19 per cent myristic, in corn oil 55.1 per cent are linoleic acid and in linseed oil 54.6 per cent are linolenic acid. The fatty acid pattern of triglyceride in the thoracic duct lymph reflected to a

[90] LAURELL 1954, ROBINSON 1955, HAVEL and FREDRICKSON 1956, BRAGDON 1958, DOLE and HAMLIN 1962, YOKOYAMA and ZILVERSMIT 1965, OCKNER *et al.* 1969.

[91] FRASER *et al.* 1968, LOSSOW *et al.* 1969, FRASER 1970.

[92] JONES *et al.* 1962, KAY and ROBINSON 1962, SCHOEFL 1968, SALPETER and ZILVERSMIT 1968.

[93] BLOOM *et al.* 1950, 1951 a, b, CHAIKOFF *et al.* 1951, KIAYSU *et al.* 1952.

[94] BORGSTRÖM 1955, PLAYOUST and ISSELBACHER 1964, HASHIM *et al.* 1964, 1965.

[95] REISER and BRYSON 1951, REISER *et al.* 1952, BLOMSTRAND 1954, BERGSTRÖM *et al.* 1954, BLOMSTRAND and AHRENS 1958, BLOMSTRAND *et al.* 1959, KARMEN *et al.* 1963, JONES *et al.* 1963, BLOMSTRAND *et al.* 1965, WERNER 1966b.

[96] WERNER 1966b.

Table 21. *The mean distribution of fatty acids in triglycerides (TG), cholesterol ester (CE) and phospholipid (PL) of serum and thoracic duct lymph in nine human subjects in the fasting state.* (From WERNER 1966b)

| | | 14:0 | 16:0 | 16:1 | 18:0 | 18:1 | 18:2 | 20:4 |
|---|---|---|---|---|---|---|---|---|
| TG | S | 2.1 | 26.0 | 6.6 | 3.5 | 46.9 | 11.7 | — |
| | T.D.L. | 2.0 | 26.6 | 5.1 | 8.1 | 38.1 | 16.2 | — |
| CE | S | 0.9 | 10.8 | 4.6 | — | 25.3 | 49.1 | 5.4 |
| | T.D.L. | 1.5 | 15.4 | 5.6 | 1.9 | 29.8 | 34.9 | 5.0 |
| PL | S | — | 37.3 | 1.6 | 14.7 | 16.5 | 18.4 | 8.5 |
| | T.D.L. | 0.5 | 33.5 | 1.7 | 16.9 | 17.5 | 19.8 | 7.8 |

Table 22. *The effect of feeding coconut oil, corn oil and linseed oil on the fatty acid composition of triglyceride (TG), cholesterol ester (CE) and phospholipid (PL) in thoracic duct lymph in human patients.* (From WERNER 1966b)

| | Fatty acids | | | | | | | | |
|---|---|---|---|---|---|---|---|---|---|
| | 12:0 | 14:0 | 16:0 | 16:1 | 18:0 | 18:1 | 18:2 | 18:3 | 20:4 |
| *Coconut oil* | 56.5 | 19.0 | 9.4 | — | 5.1 | 7.4 | 2.6 | | — |
| TG Fasting lymph | 1.1 | 1.6 | 25.5 | 5.4 | 7.4 | 36.9 | 17.0 | | — |
| Fat lymph | 52.1 | 22.9 | 11.2 | — | 1.8 | 8.8 | 3.2 | | — |
| CE Fasting lymph | 2.3 | 2.2 | 18.4 | 4.7 | 1.9 | 31.2 | 34.6 | | 4.7 |
| Fat lymph | 7.3 | 3.0 | 31.5 | 5.7 | 4.5 | 23.0 | 25.0 | | — |
| PL Fasting lymph | — | — | 30.8 | — | 19.2 | 18.5 | 24.4 | | 7.1 |
| Fat lymph | 1.4 | 0.9 | 23.8 | 1.2 | 19.7 | 14.0 | 27.9 | | 8.9 |
| *Corn oil* | — | — | 10.7 | — | 2.3 | 23.8 | 55.1 | | 2.6 |
| TG Fasting lymph | — | 3.2 | 24.0 | 6.7 | 6.9 | 31.7 | 18.1 | | — |
| Fat lymph | — | — | 12.7 | 1.6 | 2.3 | 27.1 | 50.8 | | — |
| CE Fasting lymph | — | 1.0 | 15.3 | 6.7 | 1.9 | 26.3 | 42.4 | | 4.7 |
| Fat lymph | — | — | 14.5 | 6.0 | 1.9 | 27.6 | 40.6 | | 5.0 |
| PL Fasting lymph | — | — | 35.5 | — | 14.8 | 19.9 | 18.6 | | 6.1 |
| Fat lymph | — | — | 27.7 | 3.6 | 15.5 | 15.4 | 31.4 | | 5.3 |
| *Linseed oil* | — | 0.2 | 5.8 | — | 3.5 | 19.2 | 16.4 | 54.6 | — |
| TG Fasting lymph | — | 3.2 | 24.0 | 6.7 | 6.9 | 31.7 | 18.1 | — | 2.0 |
| Fat lymph | — | 0.6 | 8.1 | 1.1 | 3.4 | 19.2 | 17.0 | 50.1 | — |
| CE Fasting lymph | — | 1.0 | 15.3 | 6.7 | 1.9 | 26.3 | 42.4 | — | 4.7 |
| Fat lymph | — | 0.9 | 17.0 | 6.2 | 2.2 | 28.9 | 33.9 | 4.2 | 5.4 |
| PL Fasting lymph | — | — | 35.5 | — | 14.8 | 19.9 | 18.6 | — | 6.1 |
| Fat lymph | — | — | 25.6 | — | 16.1 | 14.8 | 32.2 | 5.4 | 4.9 |

considerable degree that of the ingested oil; that of cholesterol ester was affected to a much less degree whereas that of phospholipid was least affected. Similar trends were observed when olive oil with 66.6 per cent oleic acid and rape seed oil with 48.7 per cent erucic acid were ingested.

In ruminants where the fatty acids of the diet are usually highly unsaturated, extensive hydrogenation occurs in the rumen. The fatty acids entering the intestine are, therefore, mainly palmitic, stearic and oleic acids[97] and the pattern in intestinal lymph is, in general, similar to that in the intestinal lumen rather than that of ingested fat[98].

An account of the mechanisms concerned in the transport of fat from the intestinal lumen through the mucosal cells is beyond the scope of this chapter. Excellent reviews of this subject have from time to time been written in which the

[97] C.f. BATH and HILL 1967.

[98] FELINSKI *et al.* 1964, HEATH *et al.* 1964, WADSWORTH 1968a, b.

experimental evidence has been critically appraised; these include PFLÜGER (1900a, b, c), VERZÁR and MCDOUGALL (1936), BLOOR (1943), FRAZER (1946), DEUEL (1955), BORGSTRÖM (1960, 1962, 1964), SIMMONDS (1961), WILSON (1962), JOHNSTON (1963, 1968), DAWSON *et al.* (1964), WISEMAN (1964), CLÉMENT (1964), ISSELBACHER and SENIOR (1964), SENIOR (1964), ISSELBACHER (1965), STRAUSS (1968) and DOBBINS (1969). The evidence suggests that the surface membrane of chylomicrons, which is necessary for their stabilization in the extracellular fluids once they leave the cell, is actually formed within the mucosal cell. For example, the composition of phospholipids and their fatty acids in chylomicrons of thoracic duct lymph support the view that the phospholipid membrane is derived from within the mucosal cell rather than from the surrounding tissue fluids or serum after the chylomicron has escaped from the mucosal cell[99]. In the formation of chylomicrons it seems that monoglycerides and fatty acids are resynthesized into triglycerides in the endoplasmic reticulum where the chylomicron surface layer is also formed by the synthesis of phospholipid and protein. Together with cholesterol and its ester these probably form a specific $\beta$-lipoprotein[100]. REDGRAVE and ZILVERSMIT (1969), however, feel that there is insufficient evidence to imply an obligatory role of protein synthesis in the release of chylomicrons.

Cholesterol is absorbed entirely or almost so into intestinal lymph. To be absorbed it must first be in the free or unesterified form, but it leaves the mucosal cells mainly as cholesterol ester[101]. The mechanisms concerned in the transport of cholesterol from the intestinal lumen through the mucosa have been recently reviewed by GOODMAN (1965) and TREADWELL and VAHOUNY (1968). In the intestinal lymph, cholesterol is transported together with the triglycerides and phospholipids as components of the lipoprotein complexes.

Cholesterol is present in intestinal lymph mainly in the chylomicron of $S_f > 400$ and in the $S_f$ 12—400 lipoproteins. In rats[102] and in dogs[103], 90 per cent or more of the cholesterol of lymph was found in the chylomicron fraction. More recently, ZILVERSMIT (1968b) reported that in the dog about 70 per cent of absorbed cholesterol was in the lymph chylomicrons. In the rabbit, ZILVERSMIT *et al.* (1967) found that compared with the rat and dog relatively more cholesterol was carried in the $S_f$ 12—400 lipoproteins. FRASER and COURTICE (1969) showed that in rabbits when cholesterol was added to a high fat diet, about 70 per cent of absorbed cholesterol was transported in chylomicrons and 30 per cent in lipoproteins of $S_f$ 12—400 whereas when the same amount of cholesterol was added to a low fat diet, the cholesterol was transported about equally in each fraction. It seems that the lipoproteins of $S_f$ 12—400 may be relatively more important in the rabbit than in the rat and dog for the transport of cholesterol from the intestinal mucosa to the blood stream. These experiments showed that only small amounts of absorbed cholesterol were transported from the mucosa in lipoproteins of $S_f$ 0—12.

## Fat Soluble Vitamins in Thoracic Duct Lymph

The fat soluble vitamins, A, D, E and K, are transported from the gastrointestinal tract in the intestinal lymph. Evidence suggests that in the lymph they are present mainly in the chylomicron fraction[104] and that absorption into the lymph is very little in conditions of complete biliary obstruction[105].

99 ZILVERSMIT 1968a. 100 C.f. SENIOR 1964, JOHNSTON 1968.

101 MUELLER 1915, BIGGS *et al.* 1951, CHAIKOFF *et al.* 1952, VAHOUNY and TREADWELL 1957, TREADWELL *et al.* 1959, HELLMAN *et al.* 1960, ZILVERSMIT 1968b.

102 BYERS and FRIEDMAN 1954. 103 HILLYARD *et al.* 1958.

104 JOHNSON and POVER 1962, SCHACHTER *et al.* 1964, HUANG and GOODMAN 1965, BLOMSTRAND and FORSGREN 1967, 1968a, b, BLOMSTRAND and WERNER 1967. 105 FORSGREN 1969.

## References

ADAMS, E. P.: Transport and metabolism of long chain fatty acids in the sheep. Ph. D. Thesis in Australian National University, Canberra (1964). — ALEXANDER, H. L., SHIRLEY, K., ALLEN, D.: The route of ingested egg white to the systemic circulation. J. clin. Invest. **15**, 163—167 (1936). — ARESU, R., LIGUORI, G., LUXI, G., ROCCA ROSSETTI, S., GUISO, G. F.: Ricerche sulla composizione della linfa umana. IV. Proteine e protidogramma. Boll. Soc. ital. Biol. sper. **38**, 16—18 (1962). — ARNOLD, R. M., MENDEL, L. B.: Interrelationships between the chemical composition of the blood and the lymph of the dog. J. biol. Chem. **72**, 189—211 (1927). — ARTURSON, G.: Pathophysiological aspects of the burn syndrome with special reference to liver injury and alterations of capillary permeability. Acta chir. scand., Suppl. **274**, 1—135 (1961). ARTURSON, G., MELLANDER, S.: Acute changes in capillary filtration and diffusion in experimental burn injury. Acta physiol. scand. **62**, 457—463 (1964). — ARTURSON, G., SOEDA, S.: Changes in transcapillary leakage during healing of experimental burns. Acta chir. scand. **133**, 609—614 (1967).

BALFOUR, W. E., COMLINE, R. S.: Acceleration of the absorption of unchanged globulins in the new-born calf by factors in colostrum. J. Physiol. (Lond.) **147**, 22P—23P (1959). — BÁRANKAY, T., HORPACSY, G., NAGY, S., PETRI, G.: Changes in the level of lysosomal enzymes in plasma and lymph in hemorrhagic shock. Med. exp. (Basel) **19**, 267—271 (1969). — BASHIR, N. A., MAYERSON, H. S.: Blood volume, protein content and circulation of lymph in the bullfrog. Fed. Proc. **27**, 382 (1968). — BATH, I. H., HILL, K. J.: The lipolysis and hydrogenation of lipids in the digestive tract of the sheep. J. agric. Sci. (Camb.) **68**, 139—148 (1967). — BELL, R. D., KEYL, M. J., SHRADER, F. R.: Effects of renal medullary concentrating ability on canine renal lymph composition. Amer. J. Physiol. **216**, 704—706 (1969). — BERGOFSKY, E. H., JACOBSON, J. H., FISHMAN, A. P.: The use of lymph for the measurement of gas tensions in interstitial fluid and tissues. J. clin. Invest. **41**, 1971—1980 (1962). — BERGOFSKA, E. H., WANG, C. H., YAMAKI, T., JACOBSON, J. H.: Tissue oxygen and carbon dioxide tensions during hyperbaric oxygenation. J. Amer. med. Ass. **189**, 841—844 (1964). — BERGSTRÖM, K., WERNER, B.: Proteins in human thoracic duct lymph. Studies on the distribution of some proteins between lymph and blood. Acta chir. scand. **131**, 413—422 (1966). — BERGSTRÖM, S., BLOMSTRAND, R., BORGSTRÖM, B.: Route of absorption and distribution of oleic acid and triolein in the rat. Biochem. J. **58**, 600—604 (1954). — BERMAN, I. R., MOSELEY, R. V., LAMBORN, P. B., SLEEMAN, H. K.: Thoracic duct lymph in shock: gas exchange, acid base balance and lysosomal enzymes in hemorrhagic and endotoxin shock. Ann. Surg. **169**, 202—209 (1969). — BIAL, M.: Über die diastatische Wirkung des Blut- und Lymph serums. Pflügers Arch. ges. Physiol. **52**, 137—156 (1892). — BIERMAN, E. L., HAYES, T. L., HAWKINS, J. N., EWING, A. M., LINDGREN, F. T.: Particle-size distribution of very low density plasma lipoproteins during fat absorption in men J. Lipid Res. **7**, 65—72 (1966). — BIERMAN, H. R., BYRON, R. L., KELLY, K. H., GILFILLAN, R. S., WHITE, L. P., FREEMAN, N. E., PETRAKIS, N. L.: The characteristics of thoracic duct lymph in man. J. clin. Invest. **32**, 637—649 (1953). — BIGGS, M. W., FRIEDMAN, M., BYERS, S. O.: Intestinal lymphatic transport of absorbed cholesterol. Proc. Soc. exp. Biol. (N.Y.) **78**, 641—643 (1951). — BLOMSTRAND, R.: The intestinal absorption of linoleic-1-$^{14}$C acid. Acta physiol. scand. **32**, 99—105 (1954). — BLOMSTRAND, R., AHRENS, E. H.: The absorption of fats studied in a patient with chyluria. II. Palmitic and oleic acids. J. biol. Chem. **233**, 321—326 (1958). — BLOMSTRAND, R., DAHLBÄCK, O., LINDER, E.: Asymmetric incorporation of linoleic acid-1-C$^{14}$ and stearic acid-1-C$^{14}$, into human lymph lecithins during fat absorption. Proc. Soc. exp. Biol. (N.Y.) **100**, 768—771 (1959). — BLOMSTRAND, R., FORSGREN, L.: Intestinal absorption and esterification of Vitamin D$_3$-1, 2-$^3$H in man. Acta chem. scand. **21**, 1662—1663 (1967). ~ Vitamin K$_1$-$^3$H in man. Its intestinal transport in the thoracic duct lymph. Int. J. Vit. Res. **38**, 45—64 (1968a). ~ Labelled tocopherols in man. Int. J. Vit. Res. **38**, 328—344 (1968b). — BLOMSTRAND, R., FRANKSSON, C., WERNER, B.: The transport of lymph in man. Uppsala: Appelbergs Boktryckeri A.B. 1965. — BLOMSTRAND, R., GÜRTLER, J., WERNER, B.: Intestinal absorption and esterification of $^{14}$C-labelled fatty acids in man. J. clin. Invest. **44**, 1766—1777 (1965). — BLOMSTRAND, R., NILSSON, I. M., DAHLBÄCK, O.: Coagulation studies on human thoracic duct lymph. Scand. J. clin. Lab. Invest. **15**, 248—254 (1963). — BLOMSTRAND, R., WERNER, B.: Alkaline phosphatase activity in human thoracic duct lymph. Acta chir. scand. **129**, 177—191 (1965). ~ Studies on the intestinal absorption of radioactive $\beta$-carotene and Vitamin A in man. Conversion of $\beta$-carotene into Vitamin A. Scand. J. clin. Lab. Invest. **19**, 339—345 (1967). — BLOOM, B., CHAIKOFF, I. L., REINHARDT, W. O.: Intestinal lymph as pathway for transport of absorbed fatty acids of different chain lengths. Amer. J. Physiol. **166**, 451—455 (1951a). — BLOOM, B., CHAIKOFF, I. L., REINHARDT, W. O., DAUBEN, W. G.: Participation of phospholipides in lymphatic transport of absorbed fatty acids. J. biol. Chem. **189**, 261—267 (1951b). — BLOOM, B., CHAIKOFF, I. L., REINHARDT, W. O., ENTENMAN, C., DAUBEN, W. G.: The quantitative significance of the lymphatic pathway in transport of absorbed fatty acids. J. biol. Chem. **184**, 1—8 (1950). — BLOOM, W.:

Role of lymphatics in absorption of bile pigment from liver in early obstructive jaundice. Bull. Johns Hopk. Hosp. **34**, 316—320 (1923). — Bloor, W. R.: Biochemistry of the fatty acids and their compounds, the lipids, p. 58—114. New York: Reinhold Publishing Corp. 1943. — Borgström, B.: Transport form of $^{14}$C-decanoic acid in porta and inferior vena cava blood during absorption in the rat. Acta physiol. scand. **34**, 71—74 (1955). ~ Metabolism of glycerides. In: Lipide metabolism, ed. K. Bloch, p. 128—164. New York: John Wiley & Sons, Inc. 1960. ~ Digestion and absorption of fat. Gastroenterology **43**, 216—219 (1962). ~ Lipid absorption-physicochemical considerations. In: Metabolism and physiological significance of lipids, eds. R. M. C. Dawson and D. N. Rhodes, p. 221—228. London: Wiley & Sons 1964. — Borgström, B., Laurell, C.-B.: Studies on lymph and lymphproteins during absorption of fat and saline by rats. Acta physiol. scand. **29**, 264—280 (1953). — Boyd, R. D. H., Hill, J. R., Humphreys, P. W., Normand, I. C. S., Reynolds, E. O. R., Strang, L. B.: Permeability of lung capillaries to macromolecules in foetal and new-born lambs and sheep. J. Physiol. (Lond.) **201**, 567—588 (1969). — Bragdon, J. H.: On the composition of chyle chylomicrons. J. Lab. clin. Med. **52**, 564—570 (1958). — Brambell, F. W. R.: The passive immunity of the young mammal. Biol. Rev. **33**, 488—531 (1958). — Brauer, R. W., Hardenbergh, E.: Distribution of esterase in lymph from various regions and in relation to lymphoid tissue. Amer. J. Physiol. **150**, 746—753 (1947). — Brinkhous, K. M., Walker, S. A.: Prothrombin and fibrinogen in lymph. Amer. J. Physiol. **132**, 666—669 (1941). — Bullen, J. J., Batty, I.: The effect of *Clostridium welchii* type D culture filtrates on the permeability of the mouse intestine. J. Path. Bact. **71**, 311—323 (1956). ~ Experimental enterotoxaemia of sheep: the effect on the permeability of the intestine and the stimulation of antitoxin production in immune animals. J. Path. Bact. **73**, 511—518 (1957). — Byers, S. O., Friedman, M.: Observations concerning the production and excretion of cholesterol in mammals. XIII. Role of chylomicra in transport of cholesterol and lipid. Amer. J. Physiol. **179**, 79—84 (1954).

Cameron, G. R., Courtice, F. C.: The production and removal of oedema fluid in the lung after exposure to carbonyl chloride (phosgene). J. Physiol. (Lond.) **105**, 175—185 (1946). — Cameron, G. R., Courtice, F. C., Short, R. H. D.: Disturbances of function induced by lewisite (2-chlorvinyldichlorarsine). Quart. J. exp. Physiol. **34**, 1—28 (1947). — Campbell, B., Petersen, W. E.: Am. Public Health Assoc., Cleveland, Ohio, February 11 (1957). — Carlson, A. J., Luckhardt, A. B.: On the diastases in the blood and the body fluids. Amer. J. Physiol. **23**, 148—164 (1908—1909). — Carlsten, A.: On the sources of the histaminase present in thoracic duct lymph. Acta physiol. scand. **20**, Suppl **70**, 5—26 (1950a). ~ Effect of adrenalectomy on lymph and plasma histaminase. Acta physiol. scand. **20**, Suppl. **70**, 33—46 (1950b). Carlsten, A., Edlund, Y., Thulesius, O.: Bilirubin, alkaline phosphatase and transaminases in blood and lymph during biliary obstruction in the cat. Acta physiol. scand. **53**, 58—67 (1961). — Carlsten, A., Wood, D. R.: Increased lymph histaminase in adrenalectomized cats and its restoration by adrenocortical extract but not by adrenaline. J. Physiol. (Lond.) **112**, 142—148 (1951). — Chaikoff, I. L., Bloom, B., Siperstein, M. D., Kiyasu, J. Y., Reinhardt, W. O., Dauben, W. G., Eastham, J. F.: $^{14}$C-cholesterol. I. Lymphatic transport of absorbed cholesterol-4-$C^{14}$. J. biol. Chem. **194**, 407—412 (1952). — Chaikoff, I. L., Bloom, B., Stevens, B. P., Reinhardt, W. O., Dauben, W. G.: Pentadecanoic acid-5-$C^{14}$. Its absorption and lymphatic transport. J. biol. Chem. **190**, 431—435 (1951). — Chinard, F. P., Vosburgh, G. J., Enns, T.: Transcapillary exchange of water and other sub stances in certain organs of the dog. Amer. J. Physiol. **183**, 221—234 (1955). — Chrobák, L., Bartos, V., Brzek, V., Hnízdová, D.: Coagulation properties of human thoracic duct lymph. Amer. J. med. Sci. **253**, 69—75 (1967). — Clément, G.: La digestion et l'absorption des graisses. J. Physiol. (Paris) **56**, 111—192 (1964). — Comline, R. S., Roberts, H. E., Titchen, D. A.: Route of absorption of colostrum globulin in the newborn animal. Nature (Lond.) **167**, 561—562 (1951a). ~ Histological changes in the epithelium of the small intestine during protein absorption in the new-born animal. Nature (Lond.) **168**, 84—85 (1951b). — Cope, O., Moore, F. D.: A study of capillary permeability in experimental burns and burn shock using radioactive dyes in blood and lymph. J. clin. Invest. **23**, 241—257 (1944). — Cornwell, D. G., Kruger, F. A., Hamwi, G. J., Brown, J. R.: Studies on the characterization of human serum lipoproteins separated by ultracentrifugation in a density gradient. I. Serum lipoproteins in normal, hyperthyroid and hypercholesterolemic subjects. Amer. J. clin. Nutr. **9**, 24—40 (1961a). ~ Studies on the characterization of human serum lipoproteins separated by ultracentrifugation in a density gradient. II. Serum lipoproteins in hyperlipemic subjects. Amer. J. clin. Nutr. **9**, 41—54 (1961b). — Courtice, F. C.: The blood volume of normal animals. J. Physiol. (Lond.) **102**, 290—305 (1943). ~ The effect of local temperature on fluid loss in thermal burns. J. Physiol. (Lond.) **104**, 321—345 (1946). ~ Body-fluid distribution in injury. Brit. med. Bull. **10**, 5—8 (1954). ~ Quoted by Yoffey, J. M., and Courtice, F. C., in: Lymphatics, lymph and lymphoid tissue. London: Edward Arnold 1956. ~ Permeability of normal and injured skin capillaries to lipoproteins in the rabbit. Aust. J. exp. Biol. med. Sci. **37**, 451—464 (1959a). ~ The permeability of liver and skin capillaries to lipids in the cat.

Aust. J. exp. Biol. med. Sci. **37**, 465—472 (1959b). ~ The flow and composition of hepatic lymph in the normal and hypercholesterolaemic rabbit. Aust. J. exp. Biol. med. Sci. **38**, 403—412 (1960). ~ The transfer of proteins and lipids from plasma to lymph in the leg of the normal and hypercholesterolaemic rabbit. J. Physiol. (Lond.) **155**, 456—469 (1961). ~ Lymph and cerebrospinal fluid. In: Electrophoresis. Theory, methods, and applications, vol. II, p. 241—310, ed. by M. Bier. New York: Academic Press 1967. ~ The origin of lipoproteins in lymph. In: Lymph and the lymphatic system, ed. H. S. Mayerson, p. 89—126. Springfield, Illinois: Ch. C. Thomas 1968. ~ Lymph and plasma proteins: Barriers to their movement throughout the extracellular fluid. Lymphology **4**, 9—17 (1971). — Courtice, F. C., Garlick, D. G.: The permeability of the capillary wall to the different plasma lipoproteins of the hypercholesterolaemic rabbit in relation to their size. Quart. J. exp. Physiol. **47**, 221—227 (1962). — Courtice, F. C., Morris, B.: The exchange of lipids between plasma and lymph of animals. Quart. J. exp. Physiol. **40**, 138—148 (1955). — Courtice, F. C., Munoz-Marcus, M.: The composition of the plasma lipoproteins in experimental hyperlipaemia induced by Triton WR-1339, cortisone, alloxan and haemorrage in rabbits. Quart. J. exp. Physiol. **49**, 430—440 (1964). — Courtice, F. C., Munoz-Marcus, M., Garlick, D. G.: The permeability of the blood capillaries of the leg to the lipoproteins in various hyperlipaemic states in the rabbit. Quart. J. exp. Physiol. **49**, 441—456 (1964). — Courtice, F. C., Sabine, M. S.: The effect of changes in local temperature on the transfer of proteins and lipoproteins from plasma to lymph in the normal and injured paw of the hypercholesterolaemic rabbit. Aust. J. exp. Biol. med. Sci. **44**, 23—36 (1966). — Courtice, F. C., Simmonds, W. J., Steinbeck, A. W.: Some investigations on lymph flow from a thoracic duct fistula in man. Aust. J. exp. Biol. med. Sci. **29**, 201—210 (1951). — Courtice, F. C., Woolley, G., Garlick, D. G.: The transference of macromolecules from plasma to lymph in the liver. Aust. J. exp. Biol. med. Sci. **40**, 111—120 (1962). — Cowie, A. T., Lascelles, A. K., Wallace, J. C.: Flow and protein content of testicular lymph in conscious rams. J. Physiol. (Lond.) **171**, 176—187 (1964). — Crandall, L. A., Barker, S. B., Graham, D. G.: A study of the lymph flow from a patient with thoracic duct fistula. Gastroenterology **1**, 1040—1048 (1943).

Daniel, P. M., Gale, M. M., Pratt, O. E.: Hormones and related substances in the lymph leaving four endocrine glands—the testis, ovary, adrenal, and thyroid. Lancet **1963a I**, 1232—1234. — Daniel, P. M., Henderson, J. R.: Insulin is the lymph of the thoracic duct of the rabbit. J. Physiol. (Lond.) **184**, 36P—37P (1966). ~ Insulin in bile and other body fluids. Lancet **1967 I**, 1256—1257. — Daniel, P. M., Plaskett, L. G., Pratt, O. E.: Radioactive iodoprotein in thyroid lymph and blood. Biochem. J. **100**, 622—630 (1966). ~ The lymphatic and venous pathways for the outflow of thyroxine, iodoprotein and inorganic iodide from the thyroid gland. J. Physiol. (Lond.) **188**, 25—44 (1967a). — Daniel, P. M., Pratt, O. E., Roitt, I. M., Torrigiani, G.: Thyroglobulin in the lymph draining from the thyroid gland and in the peripheral blood of rats. Quart. J. exp. Physiol. **52**, 184—199 (1967b). ~ The release of thyroglobulin from the thyroid gland into thyroid lymphatics; the identification of thyroglobulin in the thyroid lymph and in the blood of monkeys by physical and immunological methods and its estimation by radioimmunoassay. Immunology **12**, 489—504 (1967c). — Darrow, D. C., Yannet, H.: The changes in the distribution of body water accompanying increase and decrease in extracellular electrolyte. J. clin. Invest. **14**, 266—275 (1935). — Dawson, A. M., Gallagher, N., Saunders, D. R., Webb, J.: Resynthesis and transport of long-chain fatty acids by the small gut. In: Metabolism and physiological significance of lipids, eds. R. M. C. Dawson and D. N. Rhodes, p. 243—255. London: Wiley & Sons 1964. — Deuel, H. J.: The lipids. Their chemistry and biochemistry, vol. II, Biochemistry. Digestion, absorption, transport and storage, p. 142—194. New York and London: Interscience Publishers, Inc. 1955. — Dive, Ch. C., Nadalini, A. C., Heremans, J. F.: Origin and composition of hepatic lymph proteins in the dog. Lymphology (in press). — Dobbins, W. O.: Morphologic aspects of lipid absorption. Amer. J. clin. Nutr. **22**, 257—265 (1969). — Dole, V. P., Hamlin, J. T.: Particulate fat in lymph and blood. Physiol. Rev. **42**, 674—701 (1962). — Drinker, C. K., Field, M. E.: Lymphatics, lymph and tissue fluid. Baltimore: Williams & Wilkins 1933. — Drinker, C. K., Field, M. E., Homans, J.: The experimental production of edema and elephantiasus as a result of lymphatic obstruction. Amer. J. Physiol. **108**, 509—520 (1934). — Drinker, C. K., Hardenbergh, E.: Acute effects upon the lungs of dogs of large intravenous doses of alpha-naphthyl thiourea (ANTU). Amer. J. Physiol. **156**, 35—43 (1949). — Drinker, C. K., Warren, M. F., Maurer, F. W., McCarrell, J. D.: The flow, pressure and composition of cardiac lymph. Amer. J. Physiol. **130**, 43—55 (1940). — Drinker, C. K., Yoffey, J. M.: Lymphatics, lymph and lymphoid tissue. Camb., Mass.: Harvard University Press 1941. — Dumont, A. E., Doubilet, H., Mulholland, J. H.: Lymphatic pathway of pancreatic secretion in man. Ann. Surg. **152**, 403—409 (1960). — Dumont, A. E., Mulholland, J. H.: Alterations in thoracic duct lymph flow in hepatic cirrhosis: Significance in portal hypertension. Ann. Surg. **156**, 668—677 (1962). — Dumont, A. E., Weissmann, G.: Lymphatic transport of beta-glucuronidase during haemorrhagic shock. Nature (Lond.) **201**, 1231—1232 (1964).

Elkinton, J. R., Danowski, T. S.: The body fluids. Basic physiology and practica therapeutics. Baltimore: Williams & Wilkins Company 1955.

Fantl, P., Nelson, J. F.: Coagulation in lymph. J. Physiol. (Lond.) **122**, 33—37 (1953). — Felinski, L., Garton, G. A., Lough, A. K., Phillipson, A. T.: Lipids of sheep lymph. Transport from the intestine. Biochem. J. **90**, 154—160 (1964). — Field, M. E., Drinker, C. K.: The rapidity of interchanges between the blood and lymph in the dog. Amer. J. Physiol. **98**, 378—386 (1931). — Field, M. E., Drinker, C. K., White, J. C.: Lymph pressures in sterile inflammation. J. exp. Med. **56**, 363—370 (1932). — Field, M. E., Leigh, O. C., Heim, J. W., Drinker, C. K.: The protein content and osmotic pressure of blood serum and lymph from various sources in the dog. Amer. J. Physiol. **110**, 174—181 (1934—35). — Fink, R. M., Enns, T., Kimball, C. P., Silberstein, H. E., Bale, W. F., Madden, S. C., Whipple, G. H.: Plasma protein metabolism—normal and associated with shock. J. exp. Med. **80**, 455—475 (1944). — Fishman, W. H.: Plasma enzymes. In: The plasma proteins, vol. II, p. 59—103, ed. F. W. Putnam. New York and London: Academic Press 1960. — Flexner, L. B., Cowie, D. B., Vosburgh, G. J.: Studies on capillary permeability with tracer substances. Cold Spr. Harb. Symp. quant. Biol. **13**, 88—89 (1948). — Flexner, L. B., Gellhorn, A., Merrell, M.: Studies on rates of exchange of substances between the blood and extravascular fluid. I. The exchange of water in the guinea pig. J. biol. Chem. **144**, 35—40 (1942). — Flock, E. V., Bollman, J. L.: Alkaline phosphate in the intestinal lymph of the rat. J. biol. Chem. **175**, 439—449 (1948). ~ The influence of bile on the alkaline phosphatase activity of intestinal lymph. J. biol. Chem. **184**, 523—528 (1950a). ~ Amylase and esterase in rat intestinal lymph. J. biol. Chem. **185**, 903—908 (1950b). — Forsgren, L.: Studies on the intestinal absorption of labelled fat-soluble vitamins and fatty acids via the thoracic duct lymph in the absence of bile in man. Acta chir. scand., Suppl. **399**, 1—29 (1969). — Foster, J. F., Friedell, R. W., Catron, D., Dieckmann, M. R.: Electrophoretic studies on swine. III. Composition of baby pig plasma and sow's whey during lactation. Arch. Biochem. **31**, 104—112 (1951). — Fraser, R.: Size and lipid composition of chylomicrons of different svedberg units of flotation. J. Lipid Res. **11**, 60—65 (1970). — Fraser, R., Cliff, W. J., Courtice, F. C.: The effect of dietary fat load on the size and composition of chylomicrons in thoracic duct lymph. Quart. J. exp. Physiol. **53**, 390—398 (1968). — Fraser, R., Courtice, F. C.: The transport of cholesterol in thoracic duct lymph of animals fed cholesterol with varying triglyceride loads. Aust. J. exp. Biol. med. Sci. **47**, 723—732 (1969). — Frazer, A. C.: The absorption of triglyceride fat from the intestine. Physiol. Rev. **26**, 103—119 (1946). — French, J. E., Morris, B.: The removal of $^{14}$C-labelled chylomicron fat from the circulation in rats. J. Physiol. (Lond.) **138**, 326—339 (1957). — Friedman, M., Byers, S. O., Omoto, C.: Some characteristics of hepatic lymph in the intact rat. Amer. J. Physiol. **184**, 11—17 (1956). — Friend, D. G., Krayer, O.: The estimation by a manometric method of the activity of cholinesterase in lymph. J. Pharmac. exp. Ther. **71**, 246—252 (1941). — Furman, R. H., Howard, R. P., Lakshmi, K., Norcia, L. N.: The serum lipids and lipoproteins in normal and hyperlipidemic subjects as determined by preparative ultracentrifugation. Effects of dietary and therapeutic measures. Changes induced by *in vitro* exposure of serum to somic forces. Amer. J. clin. Nutr. **9**, 73—102 (1961).

Gamble, J. L.: Chemical anatomy, physiology and pathology of the extracellular fluid. Cambridge, Massachusetts: Harvard University Press 1952. — Garlick, D. G., Courtice, F. C.: The composition of the lipoproteins in the plasma of rabbit with hypercholesterolaemia or Triton—WR 1339—induced hyperlipaemia. Quart. J. exp. Physiol. **47**, 211—220 (1962). — Gesler, R. M., Matsuba, M., Dragstedt, C. A.: Observations on the histaminolytic activity of dog thoracic duct lymph. J. Pharmac. exp. Ther. **116**, 356—365 (1956). — Gitlin, D., Janeway, C. A.: The dynamic equilibrium between circulating and extravascular plasma proteins. Science **118**, 301—302 (1953). — Glenn, W. W. L., Gilbert, H. H., Drinker, C. K.: The treatment of burns by the closed plaster method with certain physiological considerations implicit in the success of this technique. J. clin. Invest. **22**, 609—625 (1943a). — Glenn, W. W. L., Muus, J., Drinker, C. K.: Observations of the physiology and biochemistry of quantitative burns. J. clin. Invest. **22**, 451—460 (1943b). — Glenn, W. W. L., Peterson, D. K., Drinker, C. K.: Flow of lymph from burned tissue, with particular reference to effects of fibrin formation upon lymph drainage and composition. Surgery **12**, 685—693 (1942). — Gofman, J. W., Lindgren, F., Elliott, H., Mantz, W., Hewitt, J., Strisower, B., Herring, V.: The role of lipids and lipoproteins in atherosclerosis. Science **111**, 166—171 (1950). — Gonzalez-Oddone, M. V.: Bilirubin, bromsulfalein, bile acids, alkaline phosphatase and cholesterol of thoracic duct lymph in experimental regurgitation jaundice. Proc. Soc. exp. Biol. (N.Y.) **63**, 144—147 (1946a). ~ Studies of the thoracic duct lymph in experimental liver injury in dogs. Proc. Soc. exp. Biol. (N.Y.) **63**, 540—542 (1946). — Goodman, D. S.: Cholesterol ester metabolism. Physiol. Rev. **45**, 747—839 (1965).

Hahn, L., Hevesy, G.: Rate of penetration of ions through the capillary wall. Acta physiol. scand. **1**, 347—361 (1940). — Hall, J. G., Morris, B.: The output of cells in lymph from the popliteal node of sheep. Quart. J. exp. Physiol. **47**, 360—369 (1962). — Halliday,

R.: The absorption of antibodies from immune sera by the gut of the young rat. Proc. roy. Soc. B **143**, 408—413 (1955). ~ The effect of steroid hormones on the absorption of antibody by the young rat. J. Endocr. **18**, 56—66 (1959). — HANSEN, H. G., AEPINUS, K.: Gerinnungsfaktoren in der Lymphe. Thrombos. Diathes. haemorrh. (Stuttg.) **4**, 435—450 (1960). — HANSEN, H. G., KÄMPFER, M.: Gerinnungsfaktoren in der Lymphe. Thrombos. Diathes. haemorrh. (Stuttg.) **7**, 106—113 (1962). — HANSEN, R. G., PHILLIPS, P. H.: Studies on proteins from bovine colostrum. I. Electrophoretic studies on the blood serum proteins of colostrum-free calves and of calves fed colostrum at various ages. J. biol. Chem. **171**, 223—227 (1947). — HARTMANN, P. E., LASCELLES, A. K.: The flow and lipid composition of thoracic duct lymph in the grazing cow. J. Physiol. (Lond.) **184**, 193—202 (1966). — HASHIM, S. A., BERGEN, S. S., KRELL, K., ITALLIE, T. B. VAN: Intestinal absorption and mode of transport in portal vein of medium chain fatty acids. J. clin. Invest. **43**, 1238 (1964). — HASHIM, S. A., KRELL, K., MAO, P., ITALLIE, T. B. VAN: Portal venous transport of free pelargonic acid following intestinal instillation of tripelargonin. Nature (Lond.) **207**, 527—528 (1965). — HATCH, F. T., LEES, R. S.: Practical methods for plasma lipoprotein analysis. Adv. Lipid Res. **6**, 1—68 (1968). — HAVEL, R. J., EDER, H. A., BRAGDON, J. H.: The distribution and chemical composition of ultracentrifugally separated lipoproteins in human serum. J. clin. Invest. **34**, 1345—1353 (1955). — HAVEL, R. J., FREDRICKSON, D. S.: The metabolism of chylomicra. I. The removal of palmitic acid-1-$C^{14}$ labeled chylomicra from dog plasma. J. clin. Invest. **35**, 1025—1032 (1956). — HAYES, T. L., HEWITT, J. E.: Visualization of individual lipoprotein macromolecules in the electron microscope. J. appl. Physiol. **11**, 425—428 (1957). — HEATH, T. J., ADAMS, E. P., MORRIS, B.: The fatty acid composition of intestinal-lymph lipids in sheep and lambs. Biochem. J. **92**, 511—515 (1964). — HEATH, T. J., LASCELLES, A. K., MORRIS, B.: The cells of sheep lymph. J. Anat. (Lond.) **96**, 397—408 (1962). — HEIM, J. W.: On the chemical composition of lymph from subcutaneous vessels. Amer. J. Physiol. **103**, 553—558 (1933). — HEIM, J. W., LEIGH, O. C.: The carbon dioxide content and combining power and pH of cervical lymph. Amer. J. Physiol. **112**, 699—704 (1935). — HEIM, J. W., THOMSON, R. S., BARTTER, F. C.: Lymph sugar. Amer. J. Physiol. **113**, 548—554 (1935). — HELLMAN, L FRAZELL, E. L., ROSENFELD, R. S.: Direct measurement of cholesterol absorption via the thoracic duct in man. J. clin. Invest. **39**, 1288—1294 (1960). — HENRY, L. P., KEYL, M. J., BELL, R. D.: Flow and protein concentration of capsular renal lymph in the conscious dog. Amer. J. Physiol. **217**, 411—413 (1969). — HEVESY, G., JACOBSEN, C. F.: Rate of passage of water through capillary and cell walls. Acta physiol. scand. **1**, 11—18 (1940). — HEYNDRICKX, G. V.: Investigations on the lipids, proteins, lipo- and glycoproteins of udder lymph and plasma in cattle. Quart. J. exp. Physiol. **44**, 264—270 (1959). ~ Investigations on the hormones in udder lymph and plasma from cattle. Quart. J. exp. Physiol. **47**, 302—304 (1962). — HEYNDRICKX, G. V., PEETERS, G.: Investigations on the enzymes in udder lymph, plasma and milk of cattle. Enzymologia **20**, 161—166 (1958). — HIGGINS, J. T., DAVIS, J. O., URQUHART, J.: Demonstration by pressor and steroidogenic assays of increased renin in lymph of dogs with secondary hyperaldosteronism. Circulat. Res. **14**, 218—227 (1964). — HILLYARD, L. A., CHAIKOFF, I. L., ENTENMAN, C., REINHARDT, W. O.: Composition and concentration of lymph and serum lipoproteins during fat and cholesterol absorption in the dog. J. biol. Chem. **233**, 838—842 (1958). — HOLLANDER, C. S., ODAK, V. V., PROUT, T. E., ASPER, S. P.: An evaluation of the role of prealbumin in the binding of thyroxine. J. clin. Endocr. Metab. **22**, 617—622 (1962). — HOWELL, W. H.: The coagulation of lymph. Amer. J. Physiol. **35**, 483—491 (1914). — HUANG, H. S., GOODMAN, DE W. S.: Vitamin A and carotenids. I. Intestinal absorption and metabolism of $^{14}$C-labeled vitamin A alcohol and $\beta$-carotene in the rat. J. biol. Chem. **240**, 2839—2844 (1965). — HUMPHREYS, P. W., NORMAND, I. C. S., REYNOLDS, E. O. R., STRANG, L. B.: Pulmonary lymph flow and the uptake of liquid from the lungs of the lamb at the start of breathing. J. Physiol. (Lond.) **193**, 1—29 (1967).

ISHINO, K.: Die Katalase in peripherer Lymphe. In No. 3 (Paradoxe Lymphströmung. Funktionen der Lymphdrüse. Periphere Lymphe), Ser. D. (Untersuchungen über die Physiologie der Lymphbewegung). Arb. a. d. dritten Abt. d. Anat. Inst. d. kaiserl. Univ. Kyoto, p. 77 (1933). ~ Die Lipase der peripheren Lymphe (Gefäßlymphe). In No. 4 (Die periphere Lymphe: Physik, Chemie und Immunologie), Ser. D (Untersuchungen über die Physiologie der Lymphbewegung). Arb. a. d. dritten Abt. d. Anat. Inst. d. kaiserl. Univ. Kyoto, p. 48—52 (1934). ~ Peptidase (Dipeptidase) in der peripheren Lymphe des Kaninchens. In No. 5 (Untersuchungen über die Physiologie der Lymphbewegung. Funktionen der Lymphdrüse. Physik, Chemie und Immunologie der peripheren Lymphe. Zellen der Lymphe), Ser. D (Lymphatologie). Arb. a. d. dritten Abt. d. Anat. Inst. d. kaiserl. Univ. Kyoto, p. 68—71 (1935—1936a). ~ Saccharase der Lymphe. In No. 5 (Untersuchungen über die Physiologie der Lymphbewegung. Funktionen der Lymphdrüse. Physik, Chemie und Immunologie der peripheren Lymphe. Zellen der Lymphe), Ser. D (Lymphatologie). Arb. a. d. dritten Abt. d. Anat. Inst. d. kaiserl. Univ. Kyoto, p. 217—219 (1935—1936b). — ISMAIL, A. A., EL-RIDI, M. S., BADRAN, I., KHALIFA, K., ABDEL-HAY, A. R., TALAAT, M.: Extravascular circulation of thyroid hormones. Amer. J. Physiol. **213**, 1391—1396 (1967). — ISSELBACHER, K. J.: Metabolism and transport of lipid by intestinal mucosa. Fed. Proc. **24**, 16—22 (1965). — ISSELBACHER, K. J., SENIOR, J. R.: The intestinal absorption of carbohydrate and fat. Gastroenterology **46**, 287—298 (1964).

JAMESON, E., ALVAREZ-TOSTADO, C., SORTOR, H. H.: Electrophoretic studies on new-born calf serum. Proc. Soc. exp. Biol. (N.Y.) **51**, 163—165 (1942). — JANEWAY, C. A.: Plasma fractionation. Advanc. internat. Med. **3**, 295—372 (1949). — JANOFF, A., WEISSMANN, G., ZWEIFACH, B. W., THOMAS, L.: Pathogenesis of experimental shock. IV. Studies on lysosomes in normal and tolerant animals subjected to lethal trauma and endotoxemia. J. exp. Med. **116**, 451—466 (1962). — JEPSON, R. P., SIMEONE, F. A., DOBYNS, B. M.: Removal from skin of plasma protein labelled with radioactive iodine. Amer. J. Physiol. **175**, 443—448 (1953). — JOHNSON, P., POVER, W. F. R.: Intestinal absorption of α-tocopherol. Life Sci. **1**, 115—117 (1962). — JOHNSTON, J. M.: Recent developments in the mechanism of fat absorption. Advanc. Lipid Res. **1**, 105—131 (1963). ~ Mechanism of fat absorption. In: Handbook of physiology. Sect. 6, Alimentary canal, vol. III, Intestinal absorption, p. 1353—1375. Washington D.C.: American Physiological Society 1968. — JONES, R., SCOTT, R. F., MORRISON, E. S., KROMS, M., THOMAS, W. A.: Biochemical study of lipids in chyle, blood, and liver of corn oil and butter-fed rats with phase and electron microscopy correlation. Exp. molec. Path. **2**, 14—31 (1963). — JONES, R., THOMAS, W. A., SCOTT, R. F.: Electron microscopy study of chyle from rats fed butter or corn oil. Exp. molec. Path. **1**, 65—83 (1962).

KAPLAN, A., FRIEDMAN, M., KRUGER, H. E.: Observations concerning the origin of renal lymph. Amer. J. Physiol. **138**, 553—556 (1943). — KARMEN, A., WHYTE, M., GOODMAN, D. S.: Fatty acid esterification and chylomicron formation during fat absorption. 1. Triglycerides and cholesterol esters. J. Lipid Res. **4**, 312—321 (1963). — KAY, D., ROBINSON, D. S.: The structure of chylomicra obtained from the thoracic duct of the rat. Quart. J. exp. Physiol. **47**, 258—261 (1962). — KEIDING, N. R.: The alkaline phosphatase fractions in human lymph. Clin. Sci. **26**, 291—297 (1964). — KELLNER, A.: The lipid and protein content of tissue fluid in normal and hyperlipemic rabbits. In: Symposium on Atherosclerosis, p. 42—49. Nat. Acad. Sci. — Nat. Res. Council, Washington D.C. (1954). — KEYL, M. J., SCOTT, J. B., DABNEY, J. M., HADDY, F. J., HARVEY, R. B., BELL, R. D., GINN, H. E.: Composition of canine renal hilar lymph. Amer. J. Physiol. **209**, 1031—1033 (1965). — KIYASU, J. Y., BLOOM, B., CHAIKOFF, I. L.: The portal transport of absorbed fatty acids. J. biol. Chem. **199**, 415—419 (1952). — KOTANI, M., SEIKI, K., HIGASHIDA, M., IMANISHI, Y., YAMASHITA, A., MIYAMOTO, M., HORII, I.: Demonstration of thyroglobulin in dog lymph. Endocrinology **82**, 1047—1049 (1968b). — KOTANI, M., YAMASHITA, A., MIYAMOTO, M., SEIKI, K., TASAKI, K., SHIMIZU, T., TERAUCHI, S., HORII, I.: Composition of serum and lymph of rats with aminonucleoside-induced nephrosis. Jap. Circulat. J. **32**, 995—1001 (1968a).

LANDIS, E. M., PAPPENHEIMER, J. R.: Exchange of substances through the capillary walls. In: Handbook of physiology. Sect. 2: Circulation, vol. II, p. 961—1034. Washington, D.C., American Physiological Society 1963. — LANGDELL, R. D., BOWERSOX, L. W., WEAVER: R. A., GIBSON, W. S.: Coagulation properties of canine thoracic-duct lymph. Amer. J. Physiol. **199**, 626—628 (1960). — LASCELLES, A. K.: The function of the mammary lymphatics in staphylococcal and streptococcal mastitis in the sheep. Brit. J. exp. Path. **63**, 627—638 (1962). ~ A review of the literature on some aspects of immune milk. Dairy Sci. Abstr. **25**, 359—364 (1963). — LASCELLES, A. K., COWIE, A. T., HARTMANN, P. E., EDWARDS, M. J.: The flow and composition of lymph from the mammary gland of lacting and dry cows. Res. Vet. Sci. **5**, 190—201 (1964). — LASCELLES, A. K., MORRIS, B.: The flow and composition of lymph from the mammary gland in merino sheep. Quart. J. exp. Physiol. **46**, 206—215 (1961). — LASCELLES, A. K., WADSWORTH, J. C.: The origin of lipoprotein in the intestinal and hepatic lymph of unsuckled new-born calves. J. Physiol. (Lond.) **214**, 443—455 (1971). — LASSAR, O.: Ueber Oedem und Lymphstrom bei der Entzündung. Virchows Arch. path. Anat. **69**, 516—530 (1877). — LAURELL, C. B.: Composition of chylomicrons isolated from rat's lymph. Acta physiol. scand. **30**, 289—294 (1954). — LEANDOER, L., BERGENTZ, S. E., NILSSON, I. M.: Coagulation factors and components of the fibrinolytic system in lymph and blood in dogs. Thrombos. Diathes. haemorrh. (Stuttg.) **19**, 129—135 (1968). — LE BRIE, S. J.: Renal lymph and osmotic diuresis. Amer. J. Physiol. **215**, 116—123 (1968). — LE BRIE, S. J., MAYERSON, H. S.: Composition of renal lymph and its significance. Proc. Soc. exp. Biol. (N.Y.) **100**, 378—380 (1959). ~ Influence of elevated venous pressure on flow and composition of renal lymph. Amer. J. Physiol. **198**, 1037—1040 (1960). — LEVER, A. F., PEART, W. S.: Renin and angiotensin-like activity in renal lymph. J. Physiol. (Lond.) **160**, 548—563 (1962). — LEWIS, G. P.: Intracellular enzymes in lymph after thermal injury. J. Physiol. (Lond.) **186**, 140P—141P (1966). ~ Intracellular enzymes in local lymphas a measure of cellular injury. J. Physiol. (Lond.) **191**, 591—607 (1967). ~ Changes in the composition of rabbit hind limb lymph after thermal injury. J. Physiol. (Lond.) **205**, 619—634 (1969). — LIGUORI, G., GUISO, G. F., CICU, M., ROCCA ROSSETTI, S., ARESU, R.: Ricerche sulla composizione della linfa umana III. Elettroliti e concentrazione idrogenionica. V. Glucosio e frazioni azotate non proteiche. Boll. Soc. ital. Biol. sper. **38**, 14—20 (1962). — Linder, E., Blomstrand, R.: Technic for collection of thoracic duct lymph of man. Proc. Soc. exp. Biol. (N.Y.) **97**, 653—657 (1958). — Lindgren, F. T., Nichols, A. V.: Structure and function of human serum lipoproteins. In: The plasma proteins, ed. F. W. Putnam, vol. II, Biosynthesis, metabolism, alterations in disease, p. 1—58. New York: Academic Press 1960. — Lindgren, F. T., Nichols, A. V., Freeman, N. K.: Physical and chemical composition studies on the lipoproteins of fasting and heparinized human sera. J. Phys. Chem. (Ithaca.) **59**, 930—938 (1955). — Lindgren, F. T., Nichols, A. V., Wills, R. D.: Fatty acid distributions in serum lipids and serum lipoproteins. Amer. J. clin. Nutr. **9**, 13—23 (1961). — Lindner, H. R.: Partition of androgen between the lymph and venous blood of the testis in the ram. J. Endocr. **25**, 483—494 (1963). — Lindner, H. R., Sass, M. B., Morris, B.: Steroids in the ovarian lymph and blood of conscious ewes. J. Endocr. **30**, 361—376 (1964). — Linzell, J. L.: The flow and composition of mammary gland lymph. J. Physiol. (Lond.) **153**, 510—521 (1960). — Lossow, W. J., Lindgren, F. T., Murchio, J. C., Stevens, G. R., Jensen, L. C.: Particle size and protein content of six fractions of the $S_f > 20$ plasma lipoproteins isolated by density gradient centrifugation. J. Lipid Res. **10**, 68—76 (1969).

Maekawa, T., Ito, T., Hasegawa, T., Nakao, K.: Studies on the coagulation properties of thoracic duct lymph of rabbit. Acta haemat. jap. **25**, 781—785 (1962). — Majno, G.: Ultrastructure of the vascular membrane. In: Handbook of physiology, sect. 2: Circulation, vol. III, p. 2293—2375. Washington, D.C.: American Physiological Society 1965. — Manenti, A.: Analsi elettro foretica comparativa delle proteine della linfa e del siero in soggetti portatori di neoplasie maligne del-l'apparato digerente. Boll. Soc. ital. Biol. sper. **37**, 646—650 (1961). — Mayo, C., Greene, C. H.: Studies in the metabolism of bile. IV. The role of the lymphatics in the early stages of the development of obstructive jaundice. Amer. J. Physiol. **89**, 280—288 (1929). — Merrell, M., Gellhorn, A., Flexner, L. B.: Studies on rates of exchange of substances between the blood and extravascular fluid. II. The exchange of sodium in the guinea pig. J. biol. Chem. **153**, 83—89 (1944). — Meyer, E. C., Dominguez, E. A. M., Bensch, K. G.: Pulmonary lymphatic and blood absorption of albumin from alveoli. A quantitative comparison. Lab. Invest. **20**, 1—8 (1969). — Miller, A. J., Ellis, A., Katz, L. N.: Cardiac lymph: flow rates and composition in dogs. Amer. J. Physiol. **206**, 63—66 (1964). — Morgan, E. H.: Exchange of iron and transferrin across endothelial surfaces in the rat and rabbit. J. Physiol. (Lond.) **169**, 339—352 (1963). — Morris, B.: The interrelationships of the plasma and lymph lipide fractions before and during fat absorption. Aust. J. exp. Biol. med. Sci. **32**, 763—782 (1954). ~ The hepatic and intestinal contributions to the thoracic duct lymph. Quart. J. exp. Physiol. **41**, 318—325 (1956a). ~ The exchange of protein between the plasma and the liver and intestinal lymph. Quart. J. exp. Physiol. **41**, 326—340 (1956b). — Morris, B., Courtice, F. C.: The protein and lipid composition of the plasma of different animal species determined by zone electrophoresis and chemical analysis. Quart. J. exp. Physiol. **40**, 127—137 (1955). ~ The origin of chylomicrons in the cervical and hepatic lymph. Quart. J. exp. Physiol. **41**, 341—348 (1956). — Morris, B., Sass, M. B.: The formation of lymph in the ovary. Proc. roy. Soc. B **164**, 577—591 (1966). — Mueller, J. H.: The assimilation of cholesterol and its esters. J. biol. Chem. **22**, 1—9 (1915). — Munk, I., Rosenstein, A.: Zur Lehre von der Resorption im Darm, nach Untersuchungen an einer Lymph(chylus-)fistel beim Menschen. Virchows Arch. path. Anat. **123**, 230—279, 484—518 (1891). — Myant, N. B.: Observations on the metabolism of human gamma globulin labelled by radioactive iodine. Clin. Sci. **11**, 191—201 (1952). — McCarrell, J. D., Thayer, S., Drinker, C. K.: The lymph drainage of the gall bladder together with observations on the composition of liver lymph. Amer. J. Physiol. **133**, 79—81 (1941). — McDougall, E. I.: The proteins of the thoracic duct and intestinal duct lymph of sheep. Biochem. J. **90**, 160—162 (1964). — McIntosh, G. H., Morris, B.: The lymphatics of the kidney and the formation of renal lymph. J. Physiol. (Lond.) **214**, 365—376 (1971).

Nagy, S., Barankay, T., Tárnoky, K.: Effect of haemorrhagic shock on oxygen tension of thoracic duct lymph. Acta physiol. Acad. Sci. hung. **35**, 87—92 (1969). — Nix, J. T., Flock, E. V., Bollman, J. L.: Influence of cirrhosis on proteins of cisternal lymph. Amer. J. Physiol. **164**, 117—118 (1951a). — Nix, J. T., Mann, F. C., Bollman, J. L., Grindlay, J. H., Flock, E. V.: Alterations of protein constituents of lymph by specific injury to the liver. Amer. J. Physiol. **164**, 119—122 (1951b).

Ockner, R. K., Hughes, F. B., Isselbacher, K. J.: Very low density lipoproteins in intestinal lymph: origin, composition and role in lipid transport in the fasting state. J. clin. Invest. **48**, 2079—2088 (1969). — O'Morchoe, C. C. C., O'Morchoe, P. J., Heney, N. M.: Renal hilar lymph. Effects of diuresis on flow and composition in dogs. Circulat. Res. **26**, 469—479 (1970). — Oncley, J. L., Harvie, N. R.: Lipoproteins—A current perspective of methods and concepts. Proc. nat. Acad. Sci. (Wash.) **64**, 1107—1118 (1969). — Oppenheimer, J. H., Surks, M. I., Schwartz, H. L.: The metabolic significance of exchangeable cellular thyroxine. Recent Progr. Hormone Res. **25**, 381—422 (1969). — Osato, S.: Über die amylolytischen Fermente im Tierkörper mit besonderer Berücksichtigung der Maltase. Tohoku

J. exp. Med. 1, 1—37 (1920). ~ Beiträge zum Studium der Lymphe. IV. Mitteilung. Die Fermente der Lymphe, besonders ihre Beziehung zu Pankreasfermenten. Tohoku J. exp. Med. 2, 514—530 (1921).

Page, I. H., Lewis, L. A., Plahl, G.: The lipoprotein composition of dog lymph. Circulat. Res. 1, 87—93 (1953). — Papp, M.: On the examination of the renal lymph following ureteral obstruction. Acta med. Acad. Sci. hung. 19, 127—136 (1963). — Papp, M., Szalay, K.: Effects of hyaluronidase and antidiuretic hormone on flow and composition of renal lymph. Acta med. Acad. Sci. hung. 19, 361—366 (1963). — Pedersen, N. C., Morris, B.: The role of the lymphatic system in the rejection of homografts: a study of lymph from renal transplants. J. exp. Med. 131, 936—969 (1970). — Pennell, R. B.: Fractionation and isolation of purified components by precipitation methods. In: The plasma proteins, vol. I, Isolation, characterization, and function, p. 9—50. Ed. by F. W. Putnam. New York and London: Academic Press 1960. — Perlmann, G. E., Glenn, W. W. L., Kaufman, D.: Changes in the electrophoretic pattern in lymph and serum in experimental burns. J. clin. Invest. 22, 627—633 (1943). — Peters, J. P.: Body water: The exchange of fluids in man. Springfield, Illinois: Ch. C. Thomas 1935. ~ Water exchange. Physiol. Rev. 24, 491—531 (1944). — Petersen, W. E., Campbell, B.: Use of protective principles in milk and colostrum in prevention of disease in man and animals. J.-Lancet 75, 494—496 (1955). — Petersen, W. F., Hughes, T. P.: Mineral metabolism of the lymph following injections of levo- and dextro-supraranin pituitrin, and pilocarpine. J. biol. Chem. 66, 229—246 (1925). — Pflüger, E.: Über die Gesundheitsschädigungen, welche durch den Genuß von Pferdefleisch verursacht werden. Pflügers Arch. ges. Physiol. 80, 111—138 (1900a). ~ Über die Resorption künstlich gefärbter Fette. Pflügers Arch. ges. Physiol. 81, 375—380 (1900b). ~ Der gegenwärtige Zustand der Lehre von der Verdauung und Resorption der Fette und eine Verurteilung der hiermit verknüpften physiologischen Vivisectionen am Menschen. Pflügers Arch. ges. Physiol. 82, 303—380 (1900c). — Pierce, A. E.: Electrophoretic and immunological studies on sera from calves from birth to weaning. J. Hyg. (Camb.) 53, 247—260, 261—275 (1955). — Pierce, F. T.: The relationship of serum lipoproteins to atherosclerosis in the cholesterol-fed alloxanized rabbit. Circulation 5, 401—407 (1952). — Pierce, F. T., Bloom, B.: Relationship of ACTH and cortisone to the serum lipoproteins of the rabbit. Metabolism 1, 163—171 (1952). — Pinson, E. A.: Water exchanges and barriers as studied by the use of hydrogen isotopes. Physiol. Rev. 32, 123—134 (1952). — Pinter, G. G., Zilversmit, D. B.: A gradient centrifugation method for the determination of particle size distribution of chylomicrons and of fat droplets in artificial fat emulsions. Biochem. biophys. Acta (Amst.) 59, 116—127 (1962). — Playoust, M. R., Isselbacher, K. J.: Studies on the intestinal absorption and intramucosal lipolysis of a medium chain triglyceride. J. clin. Invest. 43, 878—885 (1964). — Pudney, B. J., Casley-Smith, J. R.: Differences in the numbers of fenestrae between the arterial and venous ends of capillaries in the adrenal cortex. Experientia (Basel) 26, 398—399 (1970). — Putnam, F. W.: Structure and function of the plasma proteins. In: The proteins. Composition, structure, and function, 2nd edit. Ed. H. Neurath, vol. III, p. 153—267. New York: Academic Press 1965.

Rasio, E. A., Soeldner, J. S., Cahill, G. F.: Insulin and insulin-like activity in serum and extravascular fluid. Diabetologia 1, 125—127 (1965). — Redgrave, T. G., Zilversmit, D. B.: Does puromycin block release of chylomicrons from the intestine? Amer. J. Physiol. 217, 336—340 (1969). — Reinhardt, W. O.: Rate of flow and cell count of rat thoracic duct lymph. Proc. Soc. exp. Biol. (N.Y.) 58, 123—124 (1945). — Reiser, R., Bryson, M. J.: Route of absorption of free fatty acids and triglycerides from the intestine. J. biol. Chem. 189, 87—91 (1951). — Reiser, R., Bryson, M. J., Carr, M. J., Kuiken, K. A.: The intestinal absorption of triglycerides. J. biol. Chem. 194, 131—138 (1952). — Renkin, E. M.: Transport of potassium-42 from blood to tissue in isolated mammalian skeletal muscles. Amer. J. Physiol. 197, 1205—1210 (1959). — Ritchie, H. D., Grindlay, J. H., Bollman, J. L.: Surgical jaundice: experimental evidence against the regurgitation theory. Surg. Forum 7, 415—418 (1957). — Roberts, J. C., Courtice, F. C.: Measurements of protein leakage in the acute and recovery stages of a thermal injury. Aust. J. exp. Biol. med. Sci. 47, 421—433 (1969a). ~ Immunoelectrophoretic analysis of proteins in lymph from the leg before and after thermal injury. Aust. J. exp. Biol. med. Sci. 47, 435—446 (1969b). — Robinson, D. S.: The chemical composition of chylomicra in the rat. Quart. J. exp. Physiol. 40, 112—126 (1955). — Robinson, J. R.: Metabolism of intracellular water. Physiol. Rev. 40, 112—149 (1960). — Rymaszewska, T., Wlodarski, K., Tomaszewski, L., Zaleski, M., Plonka, W.: Studies on lymph from the efferent vessel of regional lymph nodes after heterotransplantation. Transplantation 3, 114—118 (1965).

Said, S. I., Davis, R. K., Banerjee, C. M.: Pulmonary lymph: demonstration of its high oxygen tension relative to systemic lymph. Proc. Soc. exp. Biol. (N.Y.) 119, 12—14 (1965). — Salpeter, M. M., Zilversmit, D. B.: The surface coat of chylomicrons: electron microscopy. J. Lipid Res. 9, 187—192 (1968). — Sanders, A. G., Florey, H. W., Barnes, J. M.: The output of lymphocytes from the thoracic duct in cats and rabbits. Brit. J. exp. Path. **21**, 254—263 (1940). — SANTOS-MARTINEZ, J., SELKURT, E. E.: Renal lymph and its relationship to counter current multiplier system of the kidney. Amer. J. Physiol. **216**, 1548—1555 (1970). — SASS, M. B.: Lymphatic system of the reproductive organs in pregnancy. Ph. D. Thesis in Australian National University, Canberra (1964). — SCHACHTER, D., FINKELSTEIN, J. D., KOWARSKI, S.: Metabolism of Vitamin D. I. Preparation of radioactive vitamin D and its intestinal absorption in the rat. J. clin. Invest. **43**, 787—796 (1964). — SCHMIDT, N., BONDAR, G. F.: Transport of histamine via the lymphatic system. Surg. Forum **16**, 333—335 (1965). — SCHOEFL, G. I.: The ultrastructure of chylomicra and of the particles in an artificial fat emulsion. Proc. roy. Soc. B **169**, 147—152 (1968). — SEIKI, K., KOTANI, M., YAMASHITA, A., MIYAMOTO, M., HORII, I.: Androgens in blood and lymph plasma from normal and castrated rabbits. J. Endocr. **42**, 157—158 (1968). — SENIOR, J. R.: Intestinal absorption of fats. J. Lipid Res. **5**, 495—521 (1964). — SHAFIROFF, B. G. P., DOUBILET, H., RUGGIERO, W.: Bilirubin resorption in obstructive jaundice. Proc. Soc. exp. Biol. (N.Y.) **42**, 203—205 (1939). — SHAFIROFF, B. G. P., DOUBILET, H., RUGGIERO, W., PREISS, A. P., CO TUI, F.: The effect of lymphatic block on bile resorption in obstructive jaundice. Amer. J. Physiol. **137**, 97—103 (1942). — SHAFIROFF, B. G. P., KAU, Q. Y.: Cannulation of the human thoracic lymph duct. Surgery **45**, 814—819 (1959). — SHANNON, A. D., LASCELLES, A. K.: The intestinal and hepatic contributions to the flow and composition of thoracic duct lymph in young milk-fed calves. Quart. J. exp. Physiol. **53**, 194—205 (1968). — SIMMONDS, W. J.: Fat absorption. Aust. Ann. Med. **10**, 237—244 (1961). — SIMPSON-MORGAN, M. W., SMEATON, T. C.: Studies of the absorption of protein by the intestine of the foetal lamb. Aust. J. exp. Biol. med. Sci., in press (1971). — SINGH, H., PEPIN, J., APPERT, H. E., PARRENT, F. W., HOWARD, J. M.: Amylase and lipase secretion in the hepatic and intestinal lymph. II. Progressive changes in enzyme levels following pancreatectomy. Arch. Surg. **99**, 80—82 (1969). — SPITZER, J. J., SPITZER, J. A.: Hemorrhagic lipemia: A derangement of fat metabolism. J. Lab. clin. Med. **46**, 461—470 (1955). — STARK, E., PAPP, M., FACHET, J., MIHALY, K.: Participation of the lymph circulation in the transport of hormones. Acta physiol. Acad. Sci. hung. **21**, 347—351 (1962). — STARLING, E. H.: The influence of mechanical factors on lymph production. J. Physiol. (Lond.) **16**, 224—267 (1894). ~ On the absorption of fluids from the connective tissue spaces. J. Physiol. (Lond.) **19**, 312—326 (1896). ~ Production and absorption of lymph. In: Textbook of physiology. Ed. E. A. SCHÄFER, vol. 1, p. 285—311. London: The Caxton Publishing Co. 1898. — STERLING, K.: The turnover rate of serum albumin in man as measured by $^{131}$I-tagged albumin. J. clin. Invest. **30**, 1228—1237 (1951). — STRAUSS, E. W.: Morphological aspects of triglyceride absorption. In: Handbook of physiology, sect. 6, Alimentary canal, vol. III, Intestinal absorption, p. 1377—1406. Washington, D.C.: American Physiological Societ 1968. — STUTMAN, L. J., DUMONT, A. E., SHINOWARA, G. Y.: Coagulation factors in hum..n lymph and plasma. Amer. J. med. Sci. **250**, 292—297 (1965). — SUGARMAN, J., FRIEDMAN, M., BARRETT, E., ADDIS, T.: The distribution, flow, protein and urea content of renal lymph. Amer. J. Physiol. **138**, 108—112 (1942). — SURGENOR, D. M., HUNTER, M. J., BROWN, R. K.: The nature and properties of the enzymes of normal human plasma. In: Blood cells and plasma proteins. Their state in nature, p. 315—332. Ed. by J. L. TULLIS. New York: Academic Press Inc. 1953. — SUTHERLAND, N. G., BOUNOUS, G., GURD, F. N.: Role of intestinal mucosal lysosomal enzymes in the pathogenesis of shock. J. Trauma **8**, 350—380 (1968). — SWAHN, B.: A method for localization and determination of serum lipids after electrophoretical separation on filter paper. Scand. J. clin. Lab. Invest. **4**, 98—103 (1952). ~ Studies on blood lipids. Scand. J. clin. Lab. Invest. **5**, Suppl. 9 (1953). — SWANN, H. G., ORMSBY, A. A., DELASHAW, J. B., THARP, W. W.: Relation of lymph to distending fluids of the kidney. Proc. Soc. exp. Biol. (N.Y.) **97**, 517—522 (1958). — SZABÓ, G.: Quoted by CASLEY-SMITH, J. R., and MART, P. E., The relative antiquity of fenestrated blood capillaries and lymphatics, and their significance for the uptake of large molecules: an electron microscopical investigation in an elasmobranch. Experientia (Basel) **26**, 508—510 (1970). — SZABÓ, G., MAGYAR, Z., PAPP, N.: Correlation between capillary filtration and lymph flow in venous congestion. Acta med. Acad. Sci. hung. **19**, 185—191 (1963).

TATA, J. R.: Transport of thyroid hormones. Brit. med. Bull. **16**, 142—147 (1960). ~ Distribution and metabolism of thyroid hormones. In: The thyroid gland, vol. 1. Ed. R. PITT-RIVERS and W. R. TROTTER, p. 163—186. London: Butterworths 1964. — TAYLOR, G. W., KINMONTH, J. B., DANGERFIELD, W. G.: Protein content of oedema fluid in lymphoedema. Brit. med. J. **1958I**, 1159—1160. — TREADWELL, C. R., SWELL, L., VAHOUNY, G. V., FIELD, H.: Observations on the mechanism of cholesterol absorption. J. Amer. Oil Chem. Soc. **36**, 107—111 (1959). — TREADWELL, C. R., VAHOUNY, G. V.: Cholesterol absorption. In: Handbook of physiology, sect. 6, Alimentary canal, vol. III, Intestinal absorption, p. 1407—1438. Washington, D.C.: American Physiological Society 1968. — TRIP, J. A. J., QUE, G. S., BOTTERWEG-SPAN, Y., MANDEMA, E.: The state of copper in human lymph. Clin. chim. Acta **26**, 371—372 (1969).

Uhley, H. N., Leeds, S. E., Sampson, J. J., Friedman, M.: The cardiac lymphatics in experimental chronic congestive heart failure. Proc. Soc. exp. Biol. (N.Y.) **131**, 379—381 (1969).

Vaerman, J. P., Heremans, J. F.: Origin and molecular size of immunoglobulin-A in the mesenteric lymph of the dog. Immunology **18**, 27—38 (1970). — Vahouny, G. V., Treadwell, C. R.: Changes in lipid composition of lymph during cholesterol absorption in the rat. Amer. J. Physiol. **191**, 179—184 (1957). — Vega, R. E., Appert, H. E., Howard, J. M.: Effects of secretin in stimulating the output of amylase and lipase in the thoracic duct of the dog. Ann. Surg. **166**, 995—1001 (1967). — Verzár, F., McDougall, E. J.: Absorption from the Intestine. London: Longmans, Green & Co. 1936. — Vogel, G., Stoeckert, I.: Daten zu Lymphfluß und -druck im Ductus thoracicus der Ratte und der Zusammensetzung von Lymphe und Plasma. Pflügers Arch. ges. Physiol. **277**, 236—241 (1963).

Wadsworth, J. C.: Fatty acid composition of lipid in the thoracic duct lymph of grazing cows. J. Dairy Sci. **51**, 876—881 (1968a). ~ Effect of feeding safflower oil on the composition of absorbed fatty acid in grazing cows. J. Dairy Sci. **51**, 1382—1386 (1968b). — Wallace, J. C., Lascelles, A. K.: Composition of testicular and epididymal lymph in the ram. J. Reprod. Fertil. **8**, 235—242 (1964). — Warren, M. F., Drinker, C. K.: The flow of lymph from the lungs of the dog. Amer. J. Physiol **136**, 207—221 (1942). — Warren, M. F., Peterson, D. K., Drinker, C. K.: The effects of heightened negative pressure in the chest together with further experiments upon anoxia in increasing the flow of lung lymph. Amer. J. Physiol. **137**, 641—648 (1942). — Wasserman, K., Mayerson, H. S.: Exchange of albumin between plasma and lymph. Amer. J. Physiol. **165**, 15—26 (1951). — Wells, H. S.: The concentration and osmotic pressure of the proteins in blood serum and in lymph from the lacteals of dogs. Amer. J. Physiol. **101**, 421—433 (1932). — Werner, B.: Thoracic duct cannulation in man. I. Surgical technique and a clinical study on 79 patients. Acta chir. scand., Suppl. **353**, 1—32 (1965). ~ The biochemical composition of the human thoracic duct lymph. Acta chir. scand. **132**, 63—76 (1966a). ~ The fatty acids of human thoracic duct lymph lipids. Alterations produced following the ingestion of different dietary fats. Acta chir. scand. **132**, 77—92 (1966b). — White, J. C., Field, M. E., Drinker, C. K.: On the protein content and normal flow of lymph from the foot of the dog. Amer. J. Physiol. **103**, 34—44 (1933). — Wilson, T. H.: Intestinal absorption. Philadelphia: W. B. Saunders 1962. — Wiseman, G.: Absorption from the intestine. New York: Academic Press 1964. — Witte, C. L., Chung, Y. C., Witte, M. H., Sterle, O. F., Cole, W. R.: Observations on the origin of ascites from experimental extrahepatic portal congestion. Ann. Surg. **170**, 1002—1015 (1969b). — Witte, C. L., Clauss, R. H., Dumont, A. E.: Respiratory gas tensions of thoracic duct lymph: an index of gas exchange in splanchnic tissue. Ann. Surg. **166**, 254—262 (1967). — Witte, C. L., Cole, W. R., Clauss, R. H., Dumont, A. E.: Splanchnic tissue oxygenation estimation by thoracic duct lymph $PO_2$. Lymphology **1**, 109—116 (1968). — Witte, C. L., Witte, M. H., Cole, W. R., Chung, Y. C., Bleisch, V. R., Dumont, A. E.: Dual origin of ascites in hepatic cirrhosis. Surg. Gynec. Obstet. **129**, 1027—1033 (1969a). — Witte, C. L., Witte, M. H., Dumont, A. E., Cole, W. R., Smith, J. R.: Protein content in lymph and edema fluids in congestive heart failure. Circulation **40**, 623—630 (1969c). — Witte, C. L., Witte, M. H., Dumont, A. E., Frist, J., Cole, W. R.: Lymph protein in hepatic cirrhosis and experimental hepatic and portal venous hypertension. Trans. Amer. Surg. Ass. **86**, 256—266 (1968). — Witte, M. H., Dumont, A. E., Cole, W. R., Witte, C. L., Kintner, K.: Lymph circulation in hepatic cirrhosis: effect of portacaval shunt. Ann. intern. Med. **70**, 303—310 (1969a). — Witte, M. H., Witte, C. L., Cole, W. R., Koehler, P. R.: Contrasting patterns of ascites formation in hepatic cirrhosis. J. Amer. med. Ass. **208**, 1661—1666 (1969b). — Woolley, G., Courtice, F. C.: The origin of albumin in hepatic lymph. Aust. J. exp. Biol. med. Sci. **40**, 121—128 (1962).

Yoffey, J. M.: The quantitative study of lymphocyte production. J. Anat. (Lond.) **67**, 250—262 (1932—1933). — Yoffey, J. M., Courtice, F. C.: Lymphatics, lymph and lymphoid tissue. London: Edward Arnold 1956. ~ Lymphatics, lymph and the lymphomyeloid complex. London: Academic Press 1970. — Yokoyama, A., Zilversmit, D. B.: Particle size and composition of dog lymph chylomicrons. J. Lipid Res. **6**, 241—246 (1965).

Zilversmit, D. B.: The composition and structure of lymph chylomicrons in dog, rat, and man. J. clin. Invest. **44**, 1610—1622 (1965). ~ The surface coat of chylomicrons: lipid chemistry. J. Lipid Res. **9**, 180—192 (1968a). ~ Partition of lipids between chylomicrons and chylomicron-free lymph of the dog fed corn oil with or without cholesterol. Proc. Soc. exp. Biol. (N.Y.) **128**, 1116—1121 (1968b). — Zilversmit, D. B., Courtice, F. C., Fraser, R.: Cholesterol transport in thoracic duct lymph of the rabbit. J. Atheroscler. Res. **7**, 319—329 (1967). — Zilversmit, D. B., Sisco, P. H., Yokoyama, A.: Size distribution of thoracic duct lymph chylomicrons from rats fed cream and corn oil. Biochim. biophys. Acta (Amst.) **125**, 129—135 (1966).

# The Pharmacology of the Lymph and the Lymphatic System

By

GÜNTHER VOGEL*, Köln-Merheim

With 16 Figures

## Introduction

The pharmacology of the lymph and the lymphatic system, namely study of the action of drugs on the flow of lymph in the thoracic duct or in regional lymphatics, and study of the composition of lymph, dates from the famous experiments of HEIDENHAIN published in 1891. HEIDENHAIN distinguished between lymphagogues of the first and second orders. Lymphagogues of the first order include chemically undefined preparations from the muscle of freshwater mussels, from heads and bodies of leeches, from the body of freshwater shellfish, from the dog's intestine and liver, and also egg albumin and peptone. Lymphagogues of the second order include such substances as glucose, urea and salts, given intravenously in sufficient amounts or concentrations. According to CARL LUDWIG and coworkers[1] the formation of lymph depends on a process of filtration in the blood capillaries, but HEIDENHAIN, on the basis of his experiments with lymphagogues of the first order, believed that the endothelial cells of the capillaries were "secreting" lymph. However, a few years later STARLING (1894/95) showed that HEIDENHAIN's concept of lymph secretion could not be true, for the capillary filtration pressure proved to be the main parameter influencing the formation of lymph, but HEIDENHAIN's hypothesis was useful because it stimulated systematic study of the influence of various substances on the flow and composition of lymph.

Consideration of the ways in which drugs could affect the flow and composition of lymph suggests the following possible pharmacological mechanisms. A drug may act by:

1. changing the filtration pressure in the capillaries by acting on the post-capillary or the precapillary vessels,

2. changing the effective capillary filtration pressure by altering the colloid-osmotic pressure of the blood,

3. changing the capillary filtering surface area by opening or closing arterioles and/or capillaries,

4. changing the permeability of blood and lymph capillaries (blood-lymph barrier),

5. altering the tone and motor activity of lymph vessels wherever anatomically possible.

---

* Pharmakologische Abteilung Dr. MADAUS u. Co., Köln-Merheim.

The author is indebted to Dr. D. P. WINSTANLEY, Toothill, Essex, England, and Prof. Dr. CHR. WEISS, Kiel, Germany, for the translation of the German text and to Mrs. A. KEGEL, Mrs. I. LANTREWITZ and Mrs. E. MEYERING for valuable help.

[1] TOMSA 1862, PASCHUTIN 1873.

In addition there are certain special mechanisms by which a drug can affect the flow and composition of lymph. The renal lymph may be a mixture of reabsorbed tubular fluid and a fluid which flows from the postglomerular capillaries into the interstitial spacc. It is conceivable that some diuretics which lower the amount of reabsorbed tubular fluid may thereby change the flow and composition of renal lymph. In practice it is extremely difficult to identify the mechanism by which a drug alters the amount and composition of the lymph. The difficulties of discriminating between a predominantly vasomotor effect and an effect on vascular permeability are illustrated by the fact that pressure-induced stretching of the capillary wall leads to enlargement of the pores which, of course, raises its permeability. The action of any drugs on lymph flow and composition cannot be estimated unless the following parameters are measured simultaneously: effective capillary filtration pressure, hydrostatic pressure in the pre- and post-capillary region, and the permeability of capillaries and lymphatics to water and macromolecules. Because of technical limitations, simultaneous measurement of these parameters seems, at present, impracticable. In what follows all that will be attempted is to group the substances which influence the flow and composition of lymph according to their main action:

1. by affecting haemodynamics,
2. by affecting the permeability of the blood-lymph barrier,
3. by affecting the tone or motor activity of the lymph vessels.

Though the processes which govern the composition of lymph are not known in detail, it seems reasonable to assume that the main process is one of filtration of plasma through the capillary wall. While the major part of this filtrate reenters the blood stream the rest passes into the lymph capillaries. This means that the blood-lymph barrier must consist at least of the membranes of the capillary wall and those of the lymphatics. It can further be assumed that the permeability of the capillaries to water and macromolecules is less than that of the lymphatics, the walls of which are known to possess more leaks through which macromolecules can penetrate. It can thus be expected that drugs which affect the permeability of the blood-lymph barrier will act mainly on the capillary wall. The number of substances possessing "capillary activity"—which usually means the power of decreasing permeability—is as large as the number of methods by which "capillary permeability" can supposedly be measured. Disregarding the methods for measuring capillary "resistance"—or "fragility"—which, incidentally, certainly do not measure capillary permeability, most methods for estimating capillary permeability are based on the following procedure. By local irritation, chemical or physical, an infiltration or a circumscribed swelling of the skin is produced. The passage of a tracer molecule (a dye or radioactive isotope) into the area of infiltration or the diminution of the concentration of the locally injected tracer from the infiltrated area is then measured.

In this chapter studies based on such methods will be mentioned only in passing, because in irritated areas it is virtually impossible to distinguish between permeability changes in the capillaries and the lymphatics. If, for instance, the disappearance of a dye from a local skin swelling is measured, no valid conclusions can be drawn unless information on the permeability of the lymphatics is available. This objection can be raised against other methods also. In an area of local irritation not only is the permeability of the vascular walls changed, but cell damage leads to changes in the distribution of water between the intravascular and extravascular compartments and to changes in blood flow. It is virtually impossible to estimate the magnitude of such effects. To show the worthlessness of measuring capillary "resistance" or "fragility" the following experiments[2] may be mentioned. When rats are given a Vitamin P deficient diet for 3—4 weeks capillary resistance (measured in mm Hg) decreases by about 40%. If in such animals the thoracic duct is cannulated and the flow of lymph and the passage of polyvinylpyrrolidone (PVP) from plasma to lymph are measured, neither the lymph flow nor the passage rate of PVP differs from the controls (Fig. 1). (In these experiments it is assumed that, as a first approximation, the flow of lymph is a measure

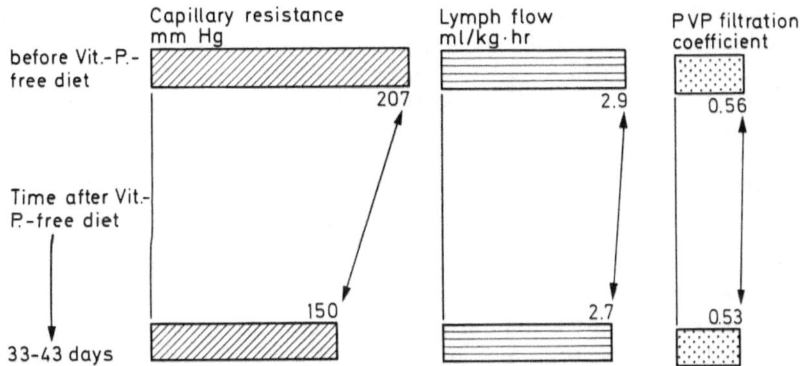


Fig. 1. Fall in measured capillary resistance from 207 to 150 mm Hg produced by giving rats an inadequate diet for 33—43 days. No change in lymph flow or PVP filtration coefficient. Despite the fall in capillary resistance, capillary permeability is unaltered (Vogel 1970)

of the permeability of the blood-lymph barrier to water, and the passage of PVP a measure of the permeability to macromolecules[3].) In spite of a significant alteration of the capillary "resistance" or "fragility", the permeability of the blood-lymph barrier to water and macromolecules is apparently unaffected. Conclusions regarding capillary permeability drawn from measurements of capillary "resistance"—or "fragility"—are obviously of no value. The methods described seem to measure the mechanical strength, the tension and the turgor of the surrounding tissue rather than the mechanical state of the fragile capillary wall. These are the main reasons why in this chapter on the pharmacology of lymph and the lymphatic system only such publications will be quoted in which either the flow or the composition of lymph have been actually measured.

## The Influence on Volume and Composition of Lymph of Drugs which Affect Haemodynamics

After Heidenhain had demonstrated that lymphagogues of the second order were capable of increasing lymph flow Starling (1894/95) proved that these substances act in two stages. The first is to raise intravascular osmotic pressure, thus eliciting an inflow of interstitial water into the vessels. The second—a consequence of the expanded intravascular volume—is to increase water outflow into the interstitial space, and this water is then drained off by the lymph vessels. The mechanism of action of isotonic and of hypertonic solutions can be understood on the basis of haemodynamic effects alone. Cohnstein (1895a) arrived at similar conclusions. He disproved Heidenhain's "secretion hypothesis" by the following argument. After intravenous administration of sodium chloride solution the

[2] Vogel 1970. [3] Vogel and Ströcker 1964b.

chloride concentration, despite an initial increase, is lower in the serum than in the lymph. HEIDENHAIN (1891) tried to explain this finding by the assumption of secretion. COHNSTEIN (1895b), however, demonstrated that the higher chloride concentration in the lymph must be understood in a different way. Because of the relatively slow flow of lymph and the large dead space in the lymph collecting duct system, the blood chloride is compared with the lymph chloride at a time when the latter still contains a raised chloride level while the former—owing to the more rapid flow in the blood vessels—is already back to normal. Taking into account the different water concentrations of blood and lymph, due to their different content of cells, the chloride concentrations in blood and lymph are in fact identical. The findings of LAZARUS-BARLOW (1896) regarding the influence of various concentrated salt solutions on the flow and composition of thoracic duct lymph in dogs confirm the correctness of STARLING'S hypothesis, according to which second order lymphagogues produce their effect exclusively by haemodynamic mechanisms. For example, administration of large volumes of slightly hypotonic saline invariably caused a rise in lymph flow with a simultaneous fall in lymph concentration, as measured by specific gravity. Fundamentally similar results—though admittedly more variable—were obtained with isomolar concentrations of glucose and urea. According to MEYER-BISCH (1926), amongst lymphagogues of the second order sodium sulphate has a less pronounced effect than sodium chloride, while sodium bicarbonate exerts about the same effect as sodium chloride. KIM and BOLLMAN (1954) investigated the effect of prolonged intragastric infusions of various electrolyte solutions on the formation of intestinal lymph in rats. An increase in intestinal lymph flow occurred only when sodium salts (chloride, bromide, iodide or bicarbonate) were infused. The strongest lymphagogue response was produced by solutions isotonic with blood. KOTOVA (1960) studied the effect of intraarterial "centripetal" and "centrifugal" injections of isotonic and hypertonic solutions on the tone of the upper part of the thoracic duct and on the cervical lymph ducts in dogs ("centripetal" = against the direction of blood flow; "centrifugal" = in the direction of blood flow). According to these experiments, rapid "centripetal" injections of strongly hypertonic solutions of sodium chloride or citrate, calcium chloride and glucose cause increased tone in the lymph vessels and a rise in lymph flow. "Centrifugal" and intravenous injections of the same solutions lead to dilatation of lymph vessels provided the injection is sufficiently rapid. Upon slow injection constriction of the perfused lymph vessels ensues. The administration of isotonic solutions does not affect the flow of lymph or the tone of lymph vessels, regardless of the direction of intraarterial injection. There are various solutions which increase the flow of lymph in the dog's thoracic duct, both on intravenous injection and on intraduodenal instillation. The production of lymph rises after injection of water and hypertonic solutions of glucose and sodium chloride. Isotonic saline has no effect on lymph flow. The mechanism of action of such solutions given intraduodenally can be understood as the result of increased flow of fluid absorbed from the intestine into the thoracic duct[4]. The question remains open whether or not lymphagogues of the second order can be called "drugs". Their effects on lymph production can be explained by physical phenomena only. It does not seem very plausible to look upon a mere infusion technique as a pharmacological treatment.

CAMUS (1904) first studied the effects of adrenaline on the flow of lymph in the thoracic duct. He used "lightly peptonised" dogs and injected unstated volumes of adrenaline solution (1 mg/ml) into the saphenous vein or into the mesenteric

[4] SHIM and DRAPANAS 1962.

vein. [According to HEIDENHAIN (1891) peptone belongs to the lymphagogues of the first order. Presumably in order to prevent clotting, the flow of lymph was meant to be slightly raised.] Arterial blood pressure was measured in the femoral artery. Under these experimental conditions adrenaline always led to an increase in lymph flow. After injection into the saphenous vein an initial diminution and a subsequent rise in flow was observed. If adrenaline was injected into a mesenteric vein no initial flow decrease was seen. The pharmacologically induced changes in blood pressure and lymph flow did not occur simultaneously; indeed, lymph flow did not diminish until the blood pressure reaction was over. It may be that this time delay is due to an initial adrenaline-induced lowering of the permeability of the blood-lymph barrier. However, it seems more probable that the delay is due to the relatively large dead space of the lymph system and the consequent slow reaction of lymph flow. In this context CAMUS (1904) discusses the possibility that adrenaline—in the sense of HEIDENHAIN's secretion hypothesis—stimulates the capillary endothelium in much the same way as it stimulates a sympathetically innervated gland. In the present state of knowledge such speculations seem old-fashioned. At variance with CAMUS (1904), who noted an increase of lymph flow, TOMASZEWSKI and WILENKO (1908) observed a diminution of lymph flow under similar experimental conditions (dogs, anaesthetised with chloroform, cannulation of the thoracic duct). After intravenous injection of 0.3 mg/kg adrenaline the lymph flow decreased, sometimes to as little as 8% of the initial value. The authors did not state the number of their experiments. In unanaesthetised dogs with a thoracic duct fistula PETERSEN and HUGHES (1925) observed a diphasic reaction upon injection of adrenaline. Initially there was acidosis, hyperglycaemia and a lowered phosphate concentratoin in the lymph, followed by alkalosis, hypoglycaemia and a raised phosphate concentration. The lymph levels of calcium, potassium and sodium did not change significantly. Pituitrin stopped lymph flow for a few minutes, and later it remained low. The lymph concentrations of phosphate, sodium and magnesium increased while the potassium decreased. A dose of pilocarpine resulted in a rise of phosphate, while the concentrations of sodium and magnesium were lowered and that of calcium did not change. Previous administration of calcium intensified the effect of pilocarpine. ASHER's theory (1905/06), namely that the essential factor in lymph production is the "activity of the organ concerned", is now of historical interest only. ABE's experiments (1925) were designed to test the validity of this hypothesis with regard to the liver. For this purpose dogs and cats were given intravenous injections of first order lymphagogues (peptone, extracts of leeches, crayfish and strawberries) and systemic arterial pressure and portal vein pressure were measured. Though systemic arterial pressure usually fell, portal vein pressure rose for a few minutes. At the same time there was an increase in thoracic duct lymph flow, which lasted considerably longer than the rise in portal vein pressure. From his findings the author thinks it reasonable to conclude that a rise in intrahepatic capillary pressure resulting in increased production of lymph may not be the only factor which determines the volume of lymph produced by the liver. The temporal discrepancy between the rise in portal pressure and the increase in lymph flow is regarded as the main evidence for this view. An extensive study of the effects of drugs on the flow and composition of lymph in the forelimb of young dogs under pentobarbital anaesthesia was published by HAYNES (1932). He studied the effects of intravenous injections of histamine (0.026—0.093 mg/kg × min), adrenaline (1.2—4.5 μg/kg × min), acetylcholine (0.066—0.42 mg/kg × min), ephedrine (3.0—16.0 mg/kg × min) and pitressin (the pressor fraction of posterior pituitary extract). HAYNES observed an increase of lymph flow and of protein concentration in the dog's cutaneous lymph in response to the vasodilator substances histamine and acetylcholine, histamine being the more potent. The vasoconstrictor substances adrenaline and ephedrine evoked an initial increase in lymph flow followed by a decrease. Pitressin had only minor effects; if anything, it reduced the flow. The vasoconstrictor substances did not affect the protein concentration of the lymph. The varied effects of different anaesthetics on lymph flow are presumably attributable to the haemodynamic reactions which they produce. SZABÓ and MAGYAR (1960), working on anaesthetised dogs, studied the effect of various vasodilator substances on thoracic duct lymph flow, the protein content of the lymph and the transit of Evans Blue from the plasma into the lymph. The following substances were investigated: sodium nitrite 40—60 mg, nicotinic acid 125—300 mg, ATP 20—80 mg, hexamethonium 25—40 mg, papaverine 150—300 mg, chlorpromazine 25—100 mg and histamine 5—23 mg. Sodium nitrite had no influence on lymph flow or on the permeability of the blood-lymph barrier. After nicotinic acid there was a rise in lymph flow and also an increased transport of protein from the plasma into the lymph. ATP had no effect on lymph flow or on the permeability of the blood-lymph barrier, and papaverine was also without effect on the variables investigated. Hexamethonium reduced lymph flow only when arterial blood pressure was lowered. At the same time there was some acceleration of the transport of Evans Blue from the plasma into the lymph. Like hexamethonium, chlorpromazine reduced lymph flow, but had no effect on the transport of Evans Blue from the plasma into the lymph. Histamine caused some increase in lymph flow and accelerated the transport of Evans Blue from the plasma into the lymph. At the same time there was a considerable rise in the protein concentration of the lymph. SHIM, POLLACK and DRAPANAS (1965) carried out their experiments on conscious dogs and studied the flow and composition of thoracic duct lymph after continuous infusion of serotonin (20 $\mu$g/kg $\times$ min) and after single intravenous injections of adrenaline (1.0 mg/animal), histamine (1.0 mg/animal) and hexamethonium chloride (2.5 mg/kg). Serotonin brought about a 115% increase in lymph flow accompanied by a 20% fall in the protein content of the lymph. After adrenaline there was a 92% increase in lymph flow, and after histamine a 127% increase, while hexamethonium caused a 50% reduction in lymph flow. SAFONOV (1967) working on anaesthetised dogs, investigated the effect of camphor in doses of 2 mg/kg alone or in combination with 0.1 mg/kg of the sympathomimetic agent phenylephrine (L-m-hydroxy-$\alpha$-(methylaminomethyl) benzyl alcohol) on thoracic duct lymph flow after removing large amounts of blood by venesection and replenishing the circulation with 0.9% saline. Camphor alone produced an increase in lymph flow by a factor of 2.3 during the first 30 minutes, and later by a factor of 1.3. When it was given in combination with phenylephrine there was a threefold increase in lymph flow in the first 30 minutes. POLDERMAN *et al.*[5] investigated the effect of different anaesthetics —ether or pentobarbital—on thoracic duct lymph flow in dogs. The volumes of lymph collected during anaesthesia were compared with those collected in a preliminary period during which lymph was obtained from the conscious dog by cannulation of the thoracic duct under local anaesthesia. They found that ether increased lymph flow by some 50%, while pentobarbital anaesthesia diminished lymph flow by 50%. Investigations by BEECHER, WARREN and MURPHY (1948) on dogs with cannulae in the thoracic duct have shown that ether anaesthesia increases lymph flow while cyclopropane reduces it. When both anaesthetics were given consecutively to the same dog these responses still occurred irrespective

[5] POLDERMAN, MCCARRELL and BEECHER 1943.

of the order in which they were given. HUNGERFORD and REINHARDT (1950) studied rats of various ages with cannulae in the thoracic duct, their aim being to ascertain whether the age or size of the animals had any bearing on their reaction to different anaesthetics. They found that 40-day old rats reacted to ether anaesthesia by a 30% rise in lymph flow, while older rats did not react. Pentobarbital anaesthesia did not produce any change in lymph flow in rats of any age group. According to WOOLLEY'S experiments (1961), while receiving a continuous intravenous saline infusion, rats react to a narcotic dose of morphine sulphate (50 mg/kg) by a reduction in thoracic duct lymph flow. However, if the saline is infused into the stomach there is no reduction in thoracic duct lymph flow. The reduction in lymph flow is explained as being due to a reduction in capillary filtration rate produced by morphine in the presence of a continuous intravenous infusion. However, as morphine does not modify intestinal absorption or portal blood pressure, infusion of saline into the stomach does not result in any fall in lymph flow. A contribution to the question of what influence anaesthesia exerts on various parameters of the lymphatic system has come from BROWSE, LORD and TAYLOR (1971). In conscious dogs or dogs anaesthetised with pentobarbital they measured the hydrostatic pressure in the upper and lower parts of the thoracic duct and found a mean value of 1.4 mm Hg in the anaesthetised animals. Pressure fluctuations were induced by respiration and aortic pulsation. The pulsation of the great thoracic veins has no influence on thoracic duct pressure. In conscious dogs there were wide fluctuations from day to day. The pressure in the thoracic duct was sometimes positive and sometimes negative. Pressure fluctuations were induced by drinking and by deep inspiration and expiration. According to the author's findings there is no evidence of any spontaneous motility or spontaneous contractions in the dog's thoracic duct. DOEMLING and STEGGERDA (1962) used conscious dogs with thoracic duct fistulae. They infused adrenaline or noradrenaline (7.5 μg/kg in 10 minutes), and observed an increase of lymph flow by more than 100% towards the end of the noradrenaline infusion, lasting for about 25 minutes. During the infusion of adrenaline, however, the maximum increase in lymph flow was over 250%, the peak effect being reached 15 minutes after starting the infusion. The adrenaline response lasted for about 35 minutes. They believed that the stronger action of adrenaline as compared to noradrenaline had some connection with the greater power of adrenaline to elicit contractions of the spleen and to stimulate the production of lymph by the liver. MARKIEWICZ (1962) studied the action of subcutaneous injections of noradrenaline (0.1 mg/kg) and adrenaline (0.1 mg/kg) on the composition of lymph. Working with conscious dogs with thoracic duct fistulae, he measured the flow of lymph and the concentrations of cholesterol, total lipids and phospholipids. Under his experimental conditions a decrease of lymph flow occurred after adrenaline as well as after noradrenaline. The noradrenaline effect, however, was more pronounced. The blood cholesterol concentration rose more after noradrenaline than after adrenaline. The cholesterol concentration in the lymph remained high even after the flow of lymph had returned to normal. The concentration of phospholipids also showed a more marked increase after noradrenaline. The changes in total lipids ran parallel to those in phospholipids. WERNZE, FUJII and SEMBACH (1965) checked the effects of intravenous angiotensin (0.1—1.0 μg/animal) and of intravenous noradrenaline (0.5 μg/animal) on the flow and composition of lymph in the thoracic duct of anaesthetised rats. Noradrenaline produced a 40% rise in blood pressure lasting for about 5 minutes. A similar effect was caused by 1.0 μg angiotensin. Smaller doses of angiotensin led to dose-dependent rises in blood pressure. Ten minutes after injection of the highest dose of angiotensin an increase of lymph flow by over 60% was seen. The effect lasted for over 25 minutes. Smaller doses of angiotensin were followed by rises in lymph flow of between 20—40%. The maximum effect occurred about 10 minutes after injection. Noradrenaline led to a rapid increase of lymph flow by over 50% with a maximum effect 5 minutes after injection. The effect had a total duration of 25 minutes. In subsequent investigations FUJII and WERNZE (1966) investigated the effect of 0.02 and 0.1 units lysine-8-vasopressin, 0.5 μg noradrenaline, 0.5 μg α-angiotensin (α-L-asp[1]-angiotensin II-amide) and 0.5 μg β-angiotensin (β-L-asp[1]-angiotensin II) on thoracic duct lymph flow in rats. All the substances were given intravenously and the doses refer to single animals. After vasopressin there was a dose-dependent increase in lymph flow of up to 58%. Noradrenaline caused an increase of up to 173%, α-angiotensin up to 102% and β-angiotensin up to 182%. LEANDOER and LEWIS (1970) investigated the effect of l-noradrenaline on lymph flow in the cannulated thoracic duct of unanaesthetised human subjects. Noradrenaline was given either as a single injection of 0.5—1.5 μg/kg intravenously or by continuous intravenous infusion at a rate of 7—40 μg/min. After the single injection there was invariably a brief increase in lymph flow followed by a decrease. Most patients likewise responded to the continuous infusion of noradrenaline by an increase in lymph flow followed by a decrease.

BEZNÁK (1937) noted a steep rise in thoracic duct lymph flow in cats given acetylcholine in doses of 0.02 to 0.2 μg/animal and in dogs given doses of 0.2 to 2.0 μg/animal. The rise in lymph flow was mainly due to increased lymph production in the intestinal tract, though some also originated from a somewhat smaller increase in lymph production in the liver. Starting from this work, KÖNIGES and OTTÓ (1937) investigated the mechanism of action of acetylcholine. According to these authors, in cats anaesthetised with allobarbital and with a cannula in the thoracic duct, the hydrostatic pressure in the central lymphatics of the villi amounted to 24.0 mm Hg. In the precapillary arteries the pressure was 37.7 mm Hg, in the blood capillaries 31.3 mm Hg and in the venules 24.3 mm Hg. After pretreatment with physostigmine (1.0 mg/animal), repeated injections of acetylcholine (0.01—0.1 μg/animal) led to a fourfold increase of lymph flow in the thoracic duct. The rise in lymph flow is interpreted as a consequence of an increase in capillary filtration pressure. The latter supposedly increases because of arteriolar dilatation. At the same time, however, arterial blood pressure decreases. ARESKOG, ARTURSON and GROTTE (1965), working with heart-lung preparations from dogs, observed an increase in potassium concentration in the lymph originating mainly from the left ventricle after administration of 5 μg/kg convallatoxin or 20—40 μg/kg dihydro-ouabain (both doses expressed in terms of body weight). The mean potassium concentration in the lymph rose to 5.8 mMol/L as compared with a plasma concentration of 3.9 mMol/L. There were no similar shifts in sodium. In VALEEVA's experiments (1968) dogs were given k-strophanthin intravenously in doses of from 0.03 to 0.1 mg/kg. The author measured the tone of the perfused thoracic duct by determining flow volume per unit time. In doses of 0.03 to 0.06 mg/kg k-strophanthin caused dilatation of the thoracic duct, but in doses of 0.07 to 0.1 mg/kg its effect was predominantly constrictor.

Recently LEHMANN (1967, 1968a, 1968b) has carried out a comprehensive study of the influence of haemodynamics on the flow and composition of lymph. He used pentobarbital-anaesthetised beagles and mongrels up to two years of age and up to 18 kg body weight. By cannulation of a lymph vessel in the inguinal fossa he obtained lymph from the hindlimb, and by cannulation of a lymph vessel in the hepatoduodenal ligament he obtained lymph from the liver. In the experiments on the hindlimb the legs were kept in continuous passive movement by a special device in order to increase the otherwise sluggish flow of lymph. In addition to measurement of lymph flow, the protein concentration of the lymph was estimated and compared with that of the blood. As tracer molecules for determining the permeability of the blood-lymph barrier, the animals were given dextran of mean molecular weight 60,000. The concentration of dextran in the lymph was compared with that in plasma. In the hindlimb the effects of the vasodilator substances adenosine, buphenine (p-hydroxy-α-[1-(2-methyl-3-phenylpropyl)amino] ethylbenzyl alcohol) and papaverine injected into a branch of the femoral artery were studied. During the infusion of adenosine (0.2 mg/kg × min) a 15% increase of lymph flow occurred, the protein concentration remaining unchanged. During the infusion of papaverine (60 μg/kg × min) the lymph flow increased more than twofold. While the protein concentration decreased slightly, the concentration of dextran remained constant. Buphenine (10.0 μg/kg × min) led to a slight diminution of lymph flow and to a slight rise in the concentrations of dextran and protein. All three substances increased blood flow. Arterial and venous pressure during the infusion of adenosine and papaverine remained virtually unaltered. During infusion of buphenine both parameters decreased. Adenosine and papaverine did not influence capillary filtration pressure, and there were therefore no changes in the concentrations of dextran and of protein in the lymph. If—as with buphenine—capillary filtration pressure falls, the inflow of water on the venous side of the capillaries increases, leading to a rise in the concentrations of dextran and protein in the lymph. As vasoconstrictor substances noradrenaline and hypertensin were used. Upon infusion of noradrenaline (10.0 μg/kg × min) lymph flow increased by about 7%. The dextran concentration in the lymph rose significantly while the protein concentration remained constant. Systolic arterial blood pressure increased from 120—130 mm Hg to 230—300 mm Hg. The results of the noradrenaline experiments can be interpreted in terms of constriction of arterioles as well as of venules. This should lead to a decrease in the number of perfused capillaries and to a diminution of the filtering surface. However, the decrease in lymph production due to the decrease of filtering surface area is compensated by the rise in intracapillary pressure. On injection of hypertensin (0.4 μg/kg × min) lymph flow decreases by about 15%, and protein concentration rises slightly while that of dextran increases almost twofold. The effect of hypertensin also depends on haemodynamic changes, though it is a less potent pressor agent than noradrenaline, the mean systolic pressure being only 180 mm Hg. Since hypertensin acts mainly by constricting the arterioles the effective capillary filtration pressure under the action of this drug lies below that occurring during administration of noradrenaline. It is therefore impossible to make good the fall in lymph production due to the reduced filtering surface area by a concomitant rise of filtration pressure, as in the case of noradrenaline. The rise in the dextran concentration of the lymph is presumably due to dilatation of the pores in the capillary wall (Table 1).

When evaluating the analogous studies of liver lymph it must be remembered that this type of lymph has a much higher protein content than that of the hindlimb. According to VOGEL and ULBRICH (1968a), who used PVP as a tracer molecule in rabbits, the blood-lymph barrier in the liver has more leaks than that of the hindlimb. The test substances (adenosine 0.02 mg/kg × min, buphenine 6 μg/kg × min, papaverine 0.2 mg/kg × min) were infused into the aorta for 30 minutes. All these substances evoked a uniform rise of lymph flow of 50—80% which lasted not much longer than the infusion period. The concentrations of dextran and protein in the lymph did not change during the infusion. The results were identical for all substances and can be explained as follows. Presumably by

Table 1. *Tabular summary of* LEHMANN'S *findings (unpublished)*

| Experimental conditions | Effect on lymph flow | Effect on dextran filtration coefficient |
|---|---|---|
| Collection of lymph from hindlimb, dog, i.v. infusion of adenosine | Slight increase in lymph flow | No change |
| as above, i.v. infusion of buphenine | Slight fall in lymph flow | Slight increase in filtration coefficient resulting from rise in concentration of dextran in lymph |
| as above, i.v. infusion of papaverine | Increase in lymph flow by 100% | No change |
| Collection of lymph from hindlimb, dog, i.v. infusion of noradrenaline | Slight increase in lymph flow | Considerable increase in filtration coefficient resulting from rise in concentration of dextran in lymph |
| as above, i.v. infusion of hypertensin | Slight fall in lymph flow | Great increase in filtration coefficient resulting from approx. 100% rise in concentration of dextran in lymph |

LEHMANN 1967, 1968b.

the opening up of constrictor mechanisms on the venous side of the liver vessels, a rise of blood flow is achieved without changes in capillary pressure. At a practically constant capillary filtration fraction (the percentage of the plasma volume which is filtered off from the plasma entering the organ) a twofold rise of blood flow doubles the volume filtered, thus leading to a concomitant doubling of lymph flow. The hydrostatic pressure in the capillaries need not have changed at all. Noradrenaline (10.0 μg/kg × min) raises lymph flow by 150%, and causes an increase in the concentration of dextran and a smaller increase in protein in the lymph. Hypertensin (0.5 μg/kg × min) doubles the lymph flow and raises the concentrations of protein and dextran. Because noradrenaline and hypertensin cut down blood flow in the hepatic artery there is a compensatory rise in portal vein inflow. The increased production of lymph can be explained in terms of a perfusion-dependent rise in the volume of capillary filtrate at constant filtration fraction (see above) without any simultaneous change in hydrostatic pressure in the capillaries (Table 2).

Table 2. *Tabular summary of* LEHMANN'S *findings (unpublished)*

| Experimental conditions | Effect on lymph flow | Effect on dextran filtration coefficient |
|---|---|---|
| Collection of liver lymph, dog, i.v. infusion of adenosine | Increase in lymph flow by 50—80% | No change |
| as above, i.v. infusion of buphenine | Increase in lymph flow by 50—80% | No change |
| as above, i.v. infusion of papaverine | Increase in lymph flow by 50—80% | No change |
| Collection of liver lymph, dog, i.v. infusion of noradrenaline | Increase in lymph flow by 150% | Increase in filtration coefficient resulting from rise in concentration of dextran in lymph |
| as above, i.v. infusion of hypertensin | Increase in lymph flow by 100% | Increase in filtration coefficient resulting from rise in concentration of dextran in lymph |

LEHMANN 1968a, 1968b.

## Lymph in Shock and Shocklike States

One of the facets of research into shock has been the study of lymph flow. Experimental shock is characterised by a fall in arterial pressure. Venous pressure, though usually reduced, may be increased in certain special forms of shock. In such instances a rise in thoracic duct lymph flow might be expected. CHARRIN (1896) injected "pyocyaneus toxins" into animals and was the first to describe a state in which increased lymph flow was accompanied by loss of the clotting power of lymph, and the entry of haemoglobin and erythrocytes into the lymph stream. CHARRIN's data are difficult to interpret, for it is not possible to decide whether definite shock was produced. The injected toxins may merely have acted as lymphagogues of the first order. However, no sharp boundaries can be drawn, especially as the action of such lymphagogues cannot be understood without the simultaneous action of histamine. However, histamine may cause either an increase of the permeability of the blood-lymph barrier or shock; the outcome

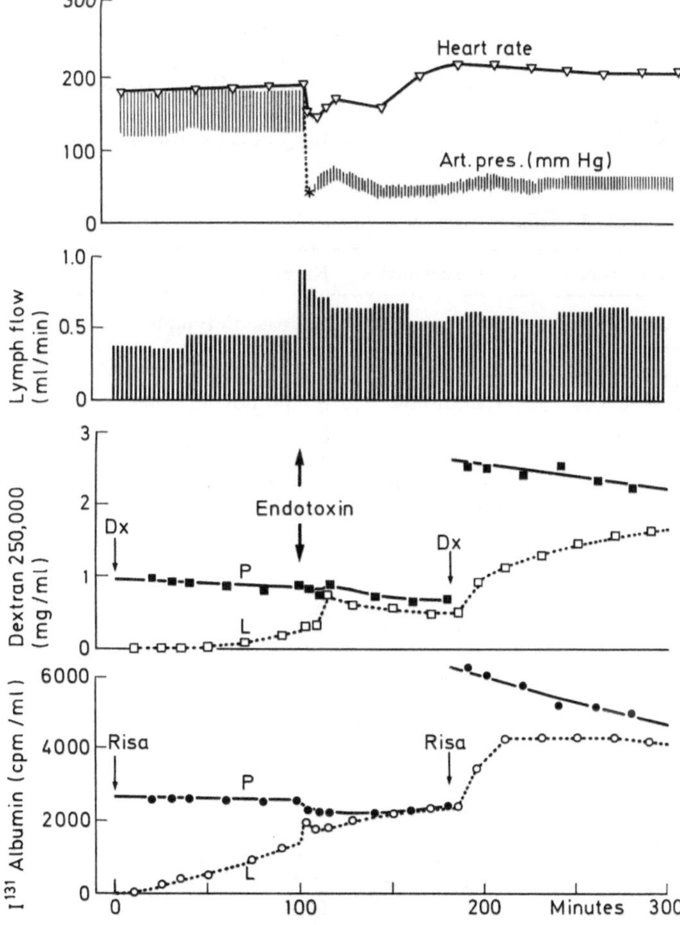


Fig. 2. Changes in heart rate, arterial blood pressure, thoracic duct lymph flow and lymph concentrations of dextran (M.W. 250,000) and $^{131}$I-albumin before and after intravenous injection of Escherichia coli endotoxin (3 mg/kg). The increased capillary permeability in endotoxin shock is reflected in a distinct rise of the lymph concentrations of dextran and $^{131}$I-albumin (CHIEN, SINCLAIR, DELLENBACK, CHANG, PERIC, USAMI and GREGERSEN 1964)

depends on the dose. In the state of histamine shock—which, in dogs, can be elicited by several successive injections of histamine within 1—6 hours—arterial blood pressure falls to 40—60 mm Hg while the lymph flow in the thoracic duct increases by a factor of 1.1—4.9. In these circumstances the protein concentration of the lymph is reduced[6]. Histamine also plays an important part in the pathogenesis of burn shock, which COPE and MOORE (1943) produced by exposing dogs to boiling water. These workers used anaesthetised dogs and cannulated various lymph channels in the hindlimb and neck, as well as the thoracic duct. They gave Trypan Blue or Evans Blue labelled with $^{82}$Br intravenously, and measured its rate of transfer from the blood into the lymph in the cannulated lymphatics. In intact dogs the lymph concentration of labelled dye was very low in comparison with that of plasma, but after burning it rose and sometimes exceeded the plasma concentration. The rise in lymph concentration of labelled dye was dependent on the severity of burning. An adrenocortical extract—its nature is not exactly specified—had no effect on the accelerated transit of labelled dye from the plasma into the lymph seen in burn shock. The authors interpret the rise in the transfer rate of albumin-bound dye as evidence of an increase in the permeability of the blood-lymph barrier to macromolecules. Shock can be produced by other agents besides histamine, among them E. coli endotoxin. When plasma and lymph concentrations are compared, in endotoxin shock the filtration coefficients for dextran (M.W. 250,000), for $^{131}$I-albumin and for endogenous protein rise to values around 1.

Table 3. *Tabular summary of experiments with vasoactive drugs*

| Experimental conditions | Measurements | Results | Author(s) |
|---|---|---|---|
| Adrenaline into saphenous or mesenteric veins, dog | Thoracic duct lymph flow | Increase in lymph flow | CAMUS 1904 |
| Adrenaline 0.3 mg/kg i.v., dog | Thoracic duct lymph flow | Marked reduction in lymph flow in some instances | TOMASZEWSKI and WILENKO 1908 |
| Adrenaline, acetylcholine, histamine, ephedrine, pitressin i.v., dog | Lymph flow in one forelimb and protein concentration in lymph | Vasodilator drugs increase lymph flow and protein concentration, vasoconstrictor substances have no consistent effect | HAYNES 1923 |
| Adrenaline, pituitrin i.v., dog | Composition of lymph, thoracic duct lymph flow | After adrenaline: acidosis followed by alkalosis After pituitrin: reduction in lymph flow | PETERSEN and HUGHES 1925 |
| Adrenaline and noradrenaline by i.v. infusion, dog | Thoracic duct lymph flow | 100—250% increase in lymph flow | DOEMLING and STEGGERDA 1962 |
| Adrenaline and noradrenaline i.v., dog | Thoracic duct lymph flow and composition of lymph | Reduction in lymph flow, rise in concentrations of lipids, phospholipids and cholesterol | MARKIEWICZ 1962 |
| Noradrenaline and angiotensin i.v., rat | Thoracic duct lymph flow | Increase in lymph flow after both drugs | WERNZE, FUJII and SEMBACH 1965 |

[6] MCCARRELL and DRINKER 1941.

These findings can be plausibly explained only by assuming a pathological increase in the permeability of the blood-lymph barrier[7] (Fig. 2). The enhanced passage of fibrinogen from blood into lymph during endotoxin shock supports this assumption[8]. In E. coli endotoxin shock the rise in lymph flow can be inhibited by phenoxybenzamine(N-(2-chloro-ethyl)-N-(1-methyl-2-phenoxyethyl)benzylamine). KUTNER, SCHWARTZ and ADAMS (1967) reported similar experiments. They investigated the effect of phenoxybenzamine and noradrenaline on thoracic duct lymph flow in dogs in endotoxin shock (E. coli endotoxin). Phenoxybenzamine was given intravenously in doses of 1 mg/kg either 40 minutes before or immediately after the production of endotoxin shock. When phenoxybenzamine was administered immediately after endotoxin the result was a doubling of lymph flow, but when the phenoxybenzamine was given 40 minutes before the endotoxin lymph flow increased five times. The beneficial effect of phenoxybenzamine on the survival rate of the dogs was explained by postulating that the dogs in effect received an "autotransfusion" via the lymphatic system and that pretreatment with phenoxybenzamine increased the volume of this autotransfusion.

## Lymphotropic Drugs Acting Mainly on the Permeability of the Blood-Lymph Barrier

After HEIDENHAIN (1891) had introduced the terms first and second order lymphagogues STARLING (1894/95) was able to show that lymphagogues of the second order act by increasing the capillary filtration pressure while those of first order cause an abnormal increase in the permeability of the blood-lymph barrier in the liver. Furthermore, STARLING demonstrated (1895/96) that first order lymphagogues cease to have this effect if all lymphatic connections from the liver to the thoracic duct are ligated. After ligation of the portal lymph vessels, on the other hand, the injection of up to 5.5 g peptone in dogs still leads to an increased lymph flow in the thoracic duct. The studies of ASHER and GIES (1900) have served to elucidate the links between first order lymphagogues and the liver. They began by investigating the effect of "protoplasmic poisons" on lymph flow in anaesthetised dogs with a cannula in the thoracic duct. When a drug such as quinine was given intravenously in a small volume of physiological saline there was no change in lymph flow. A first order lymphagogue—an extract of leech heads—displayed no lymphagogue action in animals previously treated with high doses of quinine. However, after treatment with arsenic, which is described as a "typical capillary poison", there was an increase in lymph flow. From their experiments the authors conclude that the action of first order lymphagogues cannot depend exclusively on increased permeability in the liver capillaries. ASHER and BUSCH (1900) found that solutions of ammonium carbonate or tartrate, and also hypertonic solutions of glucose, injected or infused into the portal vein, increased thoracic duct lymph flow in the same way as administration of casein. Their own interpretation of their findings does not cast doubt on the view enunciated by STARLING that the liver is the site of action of first order lymphagogues. However, they qualify this by expressing the conviction that a simple permeability change in the blood-lymph barrier in the liver would not suffice to explain their findings. Stimulated by HEIDENHAIN'S thoughts, some workers have tested the strongest preparations for their ability to increase the formation of lymph. GAERTNER and ROEMER (1891) reported experiments on dogs with cannulated thoracic

[7] CHIEN, SINCLAIR, DELLENBACK, CHANG, PERIC, USAMI and GREGERSEN 1964.
[8] CHIEN, DELLENBACK and USAMI 1965.

ducts. The animals were injected with extracts from cultures of B. pyocyaneus and FRIEDLAENDER's pneumobacillus. Both preparations showed protein reactions. Like KOCH's tuberculin, both extracts proved to be powerful lymphagogues and both increased the dry matter of the lymph. The authors therefore put them into the first order lymphagogues despite the fact that they increased the clotting power of the lymph, whereas, according to HEIDENHAIN, first order lymphagogues lower clotting power. No stimulation of lymph formation was seen when aqueous filtrates of bacterial emulsions were injected. Such filtrates contain nothing more than metabolic products from the bacteria and lack any intrinsic bacterial substances. PETERSEN *et al.*[9] rechecked the results obtained by GAERTNER and ROEMER and found that intravenous administration of tuberculin to dogs was followed by a dose-dependent rise in thoracic duct lymph flow. However, the total protein content of the lymph and in particular its content of high molecular weight proteins such as fibrin failed to show any consistent changes. SPIRO's experiments (1896) on the action of pilocarpine, atropine and peptone can only be understood against the background of the early concepts of the mode of action of first order lymphagogues. Pilocarpine stimulates the secretion of various glands, while atropine inhibits it. In view of the "secretion hypothesis" it seemed promising, therefore, to study the effect of these two substances on the flow of lymph in the thoracic duct. Dogs weighing about 10 kg were given peptone (10 g), pilocarpine (5 mg) or atropine (1—7 mg) intravenously. Peptone increased lymph flow and reduced clotting power, effects which had already been described by HEIDENHAIN (1891). Pilocarpine did not affect lymph flow. With atropine, increases as well as decreases of lymph flow were observed. The effects of second order lymphagogues were not altered by atropine, while, at least after larger doses, the effects of peptone were diminished or inhibited. OSATO (1921 b) investigated the effect of pilocarpine in doses of 50—80 mg subcutaneously on the concentrations of lipases, proteases and amylases in the plasma and thoracic duct lymph of dogs. All the values rose significantly after administration of pilocarpine. As the response to pilocarpine was not demonstrable in pancreatectomised dogs he concluded that the enzymes which he estimated must have originated from the pancreas. Among the oddest lymphagogues of the first order are strawberry extracts. These, according to MENDEL and HOOKER (1902), lead to a considerable rise of lymph flow in the thoracic duct. However, repeated exposure to this extract leads to anaphylactic reactions. These authors demonstrated that lymph production may persist after clinical death of the animal. They interpret this as supporting evidence for HEIDENHAIN's "secretion hypothesis". NOLF (1905/06) studied the effects of propeptone on dogs. He reported a significant increase of lymph production after intravenous injection, while after injection of the substance into a branch of the portal vein there was no measurable effect on lymph flow. These results, and findings on modified preparations, led NOLF (1905/06) to believe that the lymphatic effect of propeptone is largely due to its stimulating action on the endothelial cells of the liver. Further investigation of the lymphatic effects of pilocarpine by ROUS (1908) led to results which, in some respects, seemed to contradict those of SPIRO (1896). In ROUS's experiments a rise in lymph flow and an increase in the number of lymphocytes in the lymph was produced by 10—20 mg pilocarpine. Working with dogs sensitised against sheep erythrocytes or actively immunised with typhoid bacilli, OSATO (1921 a) found that the transit of haemolysins and typhoid antibodies from the blood into the thoracic duct was increased in animals which had been pretreated with peptone and a decoction of mussels

[9] PETERSEN, JAFFÉ, LEVINSON and HUGHES 1923 b.

(Anadonta). However, treatment with second order lymphagogues or saline diminished the transit rate of the above-mentioned macromolecular proteins. PETERSEN *et al.*[10] analysed the lymphagogue action of peptone in dogs in great detail. Besides measuring thoracic duct lymph flow, they estimated the blood and lymph concentrations of total protein, nonprotein nitrogen, protease, bile pigment, fibrinogen, globulin, albumin, haemoglobin, glucose, phosphate and $CO_2$. The results of their experiments can be summarised by the statement that peptone increases the transit rate of high molecular weight substances from the blood into the lymph. Another curiosity among first order lymphagogues is an aqueous extract from lymph nodes of cows and a "nucleic acid" obtained from such nodes[11]. Intravenous injection of the aqueous extract (2 ml/kg) or the "nucleic acid" (50 mg/kg) produced increases in lymph flow, slightly greater after the "nucleic acid". Since both preparations diminished the clotting power of lymph they were grouped under the lymphagogues of the first order. Proteinlike substances or protein metabolites such as peptone and propeptone stimulate lymph production. It seemed promising, therefore, to study the effects of tripeptides, dipeptides and aminoacids. Such studies were carried out by ROUVIÈRE and VALETTE (1937). All the substances were given intravenously to dogs in equal doses of 200 mg/kg. After an injection of the tripeptide glycil-glycil-glycine no change in lymph flow was seen, but the protein concentration of the lymph rose. After the dipeptide glycil-glycine there was in one case a marked rise in lymph volume and a loss of clotting power. In another experiment there was as short lasting increase in lymph flow. The dipeptide glycil-l-leucine produced a short lasting increase of lymph flow, whereas the dipeptide glycil-l-tyrosine produced a significant increase in lymph output. This effect was much less pronounced after alanyl-glycine and after l-leucine-tyrosine. The aminoacid glycine increased the lymph flow slightly. Amongst all the substances tested, l-tyrosine proved the most potent stimulator of lymph flow. Earlier, MEYER-BISCH (1926) had pointed out the power of alanine and glycine to increase lymph flow. Unlike typical first order lymphagogues these two aminoacids do not raise the protein concentration, but decrease it. Recently, in man, the effect of neostigmine on lymph flow and amylase concentration has been studied. Sixty minutes after intravenous injection of 1.5 mg neostigmine there was a considerable increase in lymph flow without any significant change in its amylase concentration[12]. BARTOŠ and BRZEK (1966) investigated the effect of the parasympathicolytic agent oxyphenonium (2-diethylaminoethyl ester methobromide of α-phenylcyclohexaneglycolic acid) on thoracic duct lymph flow and amylase concentration in conscious human beings. For this purpose, patients with lung tumors but in good general condition were given 0.5 mg oxyphenonium intravenously after pretreatment with neostigmine. After the administration of neostigmine there was a significant rise in lymph flow and amylase concentration, whereas oxyphenonium caused a fall both in lymph flow and in amylase concentration. Hyaluronidase belongs to the group of substances which destroy or break up biological membranes containing hyaluronic acid. Hungarian authors have studied the effects of hyaluronidase on permeability and on the flow and composition of lymph. SZABÓ and MAGYAR (1958) used anaesthetised dogs with cannulae in the thoracic duct and in the cervical, hepatic and mesenteric lymph vessels. They estimated the time that Evans Blue took to pass from blood to lymph. Hyaluronidase slightly but significantly raises the haematocrit. The flow of lymph was increased in all lymph vessels, more strikingly

[10] PETERSEN, JAFFÉ, LEVINSON and HUGHES 1923a.
[11] HUKUDA and TAKAYANAGI 1933.
[12] BARTOŠ, BRZEK, GROH and BOBEK 1964.

in the thoracic duct. The passage of Evans Blue from blood to lymph was increased. Since the dye is bound to plasma protein, a rise in the flow of protein from plasma to lymph is inferred. The authors explain their findings by assuming increased permeability of the capillary wall. FÖLDI, PAPP, KISFALUDY and STEKKER (1960), working with anaesthetised dogs, measured the total protein content and the protein fractions of the lymph after intravenous administration of a hyaluronidase preparation of bacterial origin. They noted some rise in lymph flow and consequently an increase in the amount of protein transported in the lymph. In some experiments there was a relative increase of the macromolecular globulin fraction, from which the authors concluded that there had been an increase in the permeability of the blood-lymph barrier. PAPP and SZALAY (1963), however, after injection of hyaluronidase into a renal artery, could not detect any rise of lymph flow in a cannulated renal lymph vessel. There was some lowering of protein content, but the albumin/globulin ratio was unchanged. The injection of antidiuretic hormone (ADH; 5—10 I.U.) caused a marked rise in the potassium concentration of the renal lymph. The flow of lymph, the protein concentration and the albumin/globulin ratio remained unaltered. BURCH and DE PASQUALE (1964) studied the rate of disappearance of Patent Blue in human subjects after intradermal injection of phenylalanine$^{2}$-lysine$^{8}$-vasopressin and of lysine$^{8}$-vasopressin. They postulated that Patent Blue leaves the stained areas via the lymph vessels. Since under the action of both types of vasopressin the speed of dye washout is increased, a rise of lymph flow in the superficial skin area is inferred.

The plasmakinins occupy a special position in the pharmacology of lymph and the lymphatic system in that they are mediators of inflammation. In other words they are substances which increase the permeability of capillaries and possibly also of venules in the irritated area. In this context it has also been suggested that the kinins may be physiological regulators of permeability. With reference to the role of kinins in inflammation, STÜRMER and CERLETTI (1967) showed that infusion of bradykinin (5—80 ng/kg $\times$ min) into the femoral artery of anaesthetised dogs raised the flow of lymph in the hindlimb, the effect being dose-dependent. The antihistamine chlorpheniramine (3-(p-chlorophenyl)-N,N-dimethyl-3-(2-pyridyl) propylamine), infused in a dose of 0.33 mg/kg $\times$ min, produces slight stimulation of bradykinin-increased lymph flow. The derivative of lysergic acid, methysergide (N-(1-hydroxymethylpropyl)-4-methyl-D-lysergamide), administered in a dose of 0.1 $\mu$g/kg $\times$ min elicits a rise in bradykinin-stimulated lymph flow. Spontaneous lymph flow is stimulated by chlorpheniramine, lowered by ergotamine and unchanged by methysergide. These results allow the conclusion that in the bradykinin-induced rise of lymph flow histamine does not play any role as a mediator, since the antihistamine chlorpheniramine neither blocks nor reduces the effect of bradykinin. Nor can serotonin be a factor in the bradykinin effect, because methysergide has no inhibiting action. The stimulation of adrenergic $\alpha$-receptors apparently does not play a role in the stimulation of lymph flow by bradykinin either, for ergotamine is without effect. Chlorpheniramine stimulates spontaneous lymph flow, apparently by increasing the permeability of the blood-lymph barrier (Fig. 3). After STÜRMER (1966) had demonstrated the reversible and dose-dependent stimulating action of bradykinin on lymph flow in the dog, BÄTTIG and STÜRMER (1968) showed that the cytostatic substance podophyllinic acid-ethylhydrazide can be found in high concentration in the lymph if the animal is given bradykinin (0.03 $\mu$g/kg $\times$ min). This observation also points to a rise of permeability of the blood-lymph barrier brought about by bradykinin[13].

---

[13] STÜRMER 1970.

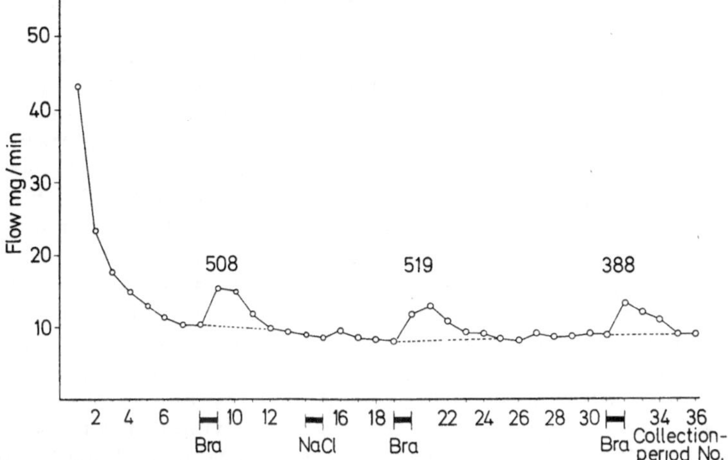


Fig. 3. Augmentation of lymph flow from the hind-legs of dogs after intraarterial injection of bradykinin 0.01 μg/kg per minute for 15 minutes. Injection of the solvent alone (0.9% NaCl) has no effect (STÜRMER and CERLETTI 1967)

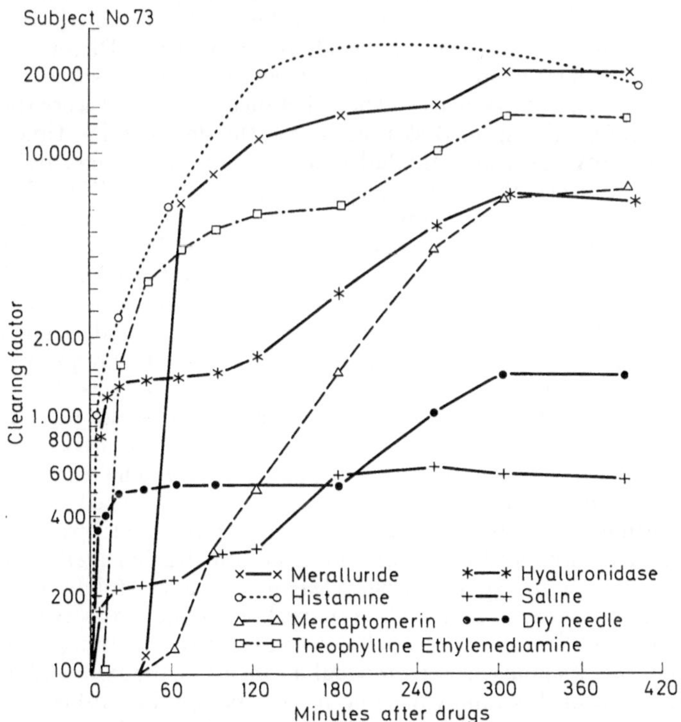


Fig. 4. Clearing rate of dye from an area of skin on the human forearm (chart of a representative experiment following administration of various drugs). Ordinates: "clearing factor" in relative units. Abscissae: time in minutes. Thanks to their power to enhance capillary permeability, histamine and meralluride possess the greatest clearing capacities, i.e. the dye disappears fastest from the skin (THREEFOOT, COCCHIARA and WILLOUGHBY 1967)

In cats LEWIS and WINSEY (1969) estimated the effect of the following substances on lymph flow in the hindlimb: histamine (0.1 μg/min), acetylcholine (1.0 μg/min) and bradykinin (0.05 μg/min). At these rates of infusion lymph flow increased, but other parameters did not change. If the rates of infusion were raised the protein concentration in the lymph increased. On administration of serotonin (5-hydroxytryptamine) and prostaglandin neither the flow nor the composition of the lymph changed. After intraarterial injection of histamine and of the histamine liberating substance "compound 48/80" in the dog lymph flow in the hindlimb rises. Besides this increase of lymph flow the kinin-forming activity of the lymph rises. Pretreatment with the antihistamine mepyramine (N,N-dimethyl-N′-(p-methoxybenzyl)-N′-(2-pyridyl)ethylenediamine)antagonises the histamine effect[14]. COMPARINI *et al.*[15] studied the action of histamine (1 mg/kg, i.e. about 1/20 of the minimum lethal dose) on lymph flow in the thoracic duct with special regard to morphological changes in the hepatic lymph vessels. Though ether anaesthesia itself causes a rise in lymph flow, histamine raises lymph flow in the thoracic duct by 300—500%. This increased lymph production has been interpreted as evidence of a toxic effect on the permeability of the blood-lymph barrier, mainly in the liver. The authors point out that their dogs were not in a state of histamine shock, the histamine effect being confined chiefly to the liver.

In spite of the self-imposed rules set out in the introduction, the results of THREEFOOT *et al.*[16], who worked without sampling lymph but who, nevertheless, studied a large number of substances, must be briefly outlined. In their first series of experiments they injected dyes such as Patent Blue, Direct Sky Blue and Evans Blue intradermally into the human forearm, and measured the time for decoloration of the injected skin area. The substances under test were then injected intradermally around the stained skin area and the decoloration time was measured again. The test substances included adrenaline, histamine, hyaluronidase, theophylline, the diuretic mercaptomerin (disodium salt of N-[3-(carboxymethylthiomercuri)-2-methoxypropyl] camphoramic acid) and the mercurial diuretic meralluride (mixture of N-{[3-(hydroxymercuri)-2-methoxypropyl]carbamoyl}-succinamic acid or its sodium salt with theophylline). In these experiments meralluride showed the greatest clearing capacity, followed by histamine. The effect decreased in the order: theophylline, mercaptomerin, hyaluronidase and adrenaline (Fig. 4). In another experiment a fundamentally similar technique was used but the criterion for the clearing capacity of the test substances was the rate of renal excretion of the dyes. Here again meralluride proved to be the most potent substance. In analogous studies, rats' abdominal skin flaps were used for injection of the dyes and subsequently for the substances to be tested. The decoloration of the skin and the staining of blood and lymph vessels was observed microscopically. In other experiments the test substances were not injected intradermally, but intravenously or intramuscularly. Upon local administration meralluride showed the strongest effect with regard to the clearing capacity, followed by digoxin, hyaluronidase and mercaptomerin. The removal of the indicator dye seemed to be slowed after local application of adrenaline, noradrenaline, histamine and mercuric chloride. After intravenous or intramuscular injection digoxin and meralluride increased the speed of dye removal while noradrenaline diminished it. Mercaptomerin and theophylline had no effect. The filling and visualisation of lymphatics

[14] EDERY and LEWIS 1963.
[15] COMPARINI, FRUSCHELLI and BAGNOLI 1965.
[16] THREEFOOT, COCCHIARA and WILLOUGHBY 1967.

by the dyes was best demonstrated by systemic administration of meralluride and local application of adrenaline or noradrenaline (Fig. 5).

In recent years VOGEL *et al.* have systematically studied the effects of drugs on the flow and composition of lymph and on the permeability of the blood-lymph barrier. The authors have worked out the following technique. After an initial intravenous injection of 500 mg PVP/kg (M.W. 38,000) the rat's thoracic duct is cannulated. In order to maintain a reasonably constant plasma concentration of PVP a continuous intravenous infusion of about 2.4 mg PVP/kg × min is given.

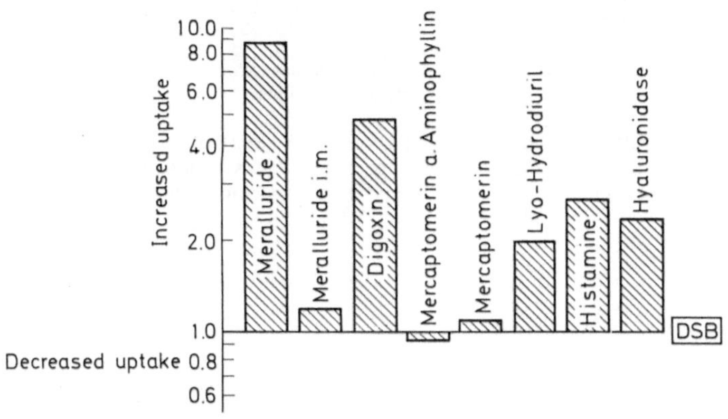


Fig. 5. Uptake of Direct Sky Blue (DSB) by the capillaries of an artificial abdominal skin flap in rats after treatment with various drugs. Ordinates: Capillary dye uptake = clearing rate of dye from the abdominal skin in relative units (THREEFOOT, COCCHIARA and WILLOUGHBY 1967)

From the flow of lymph the permeability of the blood-lymph barrier is inferred. The quotient

$$\frac{\text{PVP lymph concentration}}{\text{PVP plasma concentration}}$$

is taken as a measure of the permeability of the blood-lymph barrier to macromolecules. Since the exchange of water and small molecules proceeds through pores in the capillary wall, changes in lymph flow mainly reflect changes in the number and/or diameter of such leaks[17]. This procedure has the disadvantage that the analysed lymph originates mainly from the intestines and liver and also from the tissues of the hindlimb. However, the permeability of the bloodlymph barrier differs widely in individual tissues and organs, especially as far as macromolecules are concerned (Fig. 6). In the meantime the method was therefore adapted to rabbits and dogs. Besides collecting lymph by cannulating the thoracic duct, lymph was also obtained from the hindlimb, the liver and the kidney. Solutions of PVP of different molecular weights were used in order to determine the permeabilities of the different regions. The permeability to macromolecules of the blood-lymph barrier of the hindlimb proved to be very small indeed, that of the liver extremely large, the barrier in the kidney being almost nonexistent[18]

[17] VOGEL and STRÖCKER 1964b.

[18] VOGEL 1967, VOGEL and STRÖCKER 1967, GÄRTNER, VOGEL and ULBRICH 1968.

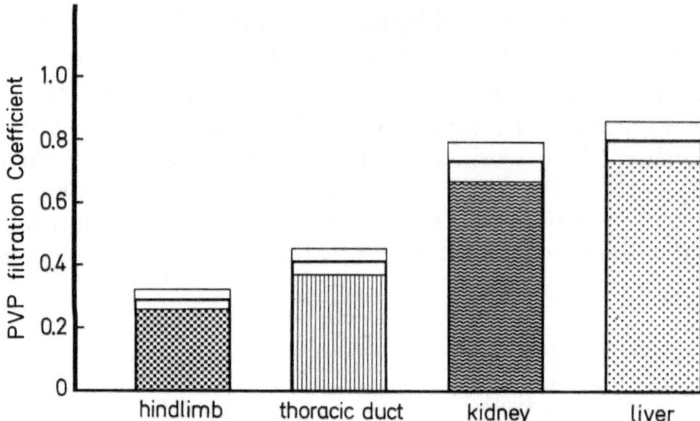


Fig. 6. Differences in the filtration coefficients of PVP (M.W. 38,000) in the rabbit's hindlimb, kidney and liver reflect differences in capillary permeability at these sites. The closer the filtration coefficient approaches unity, the higher is the permeability of the blood-lymph barrier (VOGEL 1967)

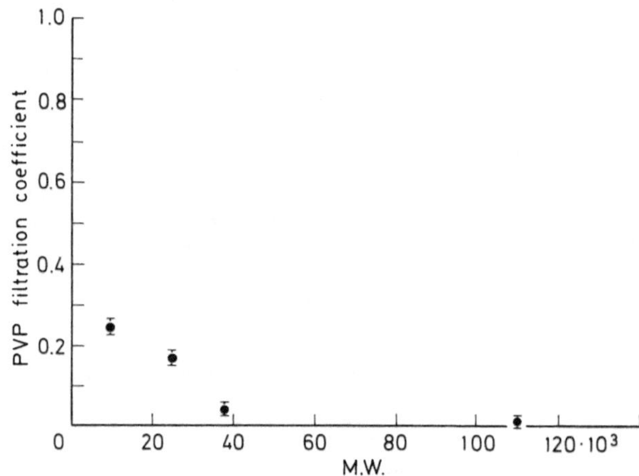


Fig. 7. Filtration coefficients of different batches of PVP of molecular weights 11,500; 25,000; 38,000 and 110,000 in the rabbit's hindlimb. As only traces of PVP of M.W. 38,000 and 110,000 were detected in the lymph, the filtration coefficient converges towards zero. Only PVP of M.W. 11,500 and 25,000 is capable of penetrating the blood-lymph barrier in the hindlimb (VOGEL and ULBRICH 1968)

(Figs. 7—9). The drawback of all these methods lies in the fact that "lymphogenically" active drugs act on the intact blood-lymph barrier and not—as would be the case in areas of inflammation—on barriers of pathologically increased permeability. Experiments were therefore made under conditions of increased capillary permeability. For this purpose rats were given intravenous injections of histamine (8 mg/kg), kallidin (50 μg/kg) or bradykinin (100 μg/kg). One hour after the injection of each of these substances there was a steep rise in lymph flow and PVP filtration coefficient. Because of their relatively low toxicity, kallidin and bradykinin are to be preferred to other permeability-increasing substances. In this experiment "capillary-active" drugs are administered at a suitable interval before or after a dose of kallidin or bradykinin, and if they are indeed capable of altering

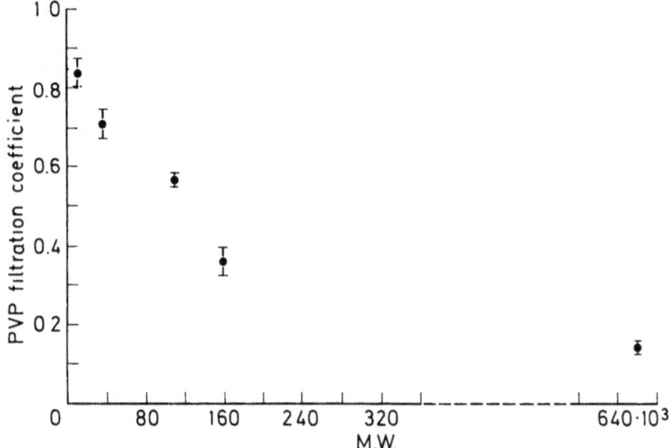


Fig. 8. Fig. 8 corresponds to Fig. 7. Determination of PVP filtration coefficients in the liver with supplementary measurements of the filtration coefficients of PVP of M.W. 160,000 and 650,000. Low molecular weight PVP has a filtration coefficient of 0.7 to 0.8, but high molecular weight PVP—as shown by its filtration coefficient of 0.14—also passes in measurable amounts through the blood-lymph barrier of the liver (VOGEL and ULBRICH 1968)

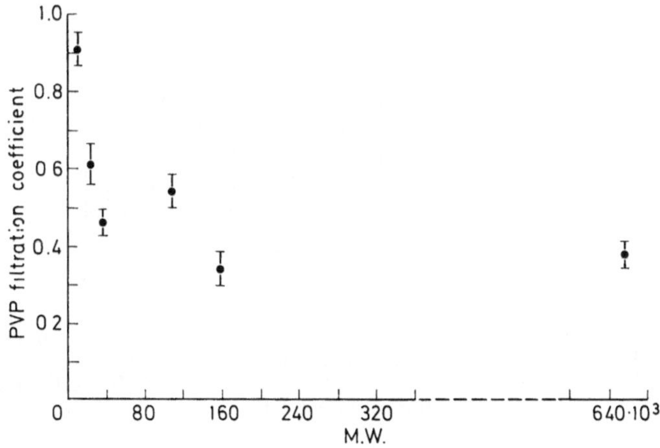


Fig. 9. Fig. 9 corresponds to Fig. 7. Determination of PVP filtration coefficients in the kidney. As shown by the exceptionally high filtration coefficient of 0.37 for PVP of M.W. 650,000, the permeability of the blood-lymph barrier in the kidney is even greater than in the liver (VOGEL and ULBRICH 1968)

permeability to water, low molecular weight solutes and macromolecules, they will display this power by antagonising the effect of the kinin.

VOGEL, MAREK and STOECKERT (1963) observed that lymph flow in the rat's thoracic duct was lowered significantly and in a dose-dependent manner if 16 hours prior to the experiments the animals were given an intravenous injection of 0.5—1.0 mg/kg aescin (horse-chestnut saponin). The decrease in flow was accompanied by an increase in the dry matter of the lymph. It was later demonstrated that a bioflavonoid fraction from citrus fruit, containing 23% naringin and hesperidin, lowers the permeability of the blood-lymph barrier of rats, especially to macromolecules. While after administration of 10 and of 50 mg/kg of this citrus fraction the amount of lymph excreted per unit time did not change, the PVP concentration of the lymph decreased significantly. Apparently the citrus fraction does not affect the number or diameter of the small pores, but seems to reduce the

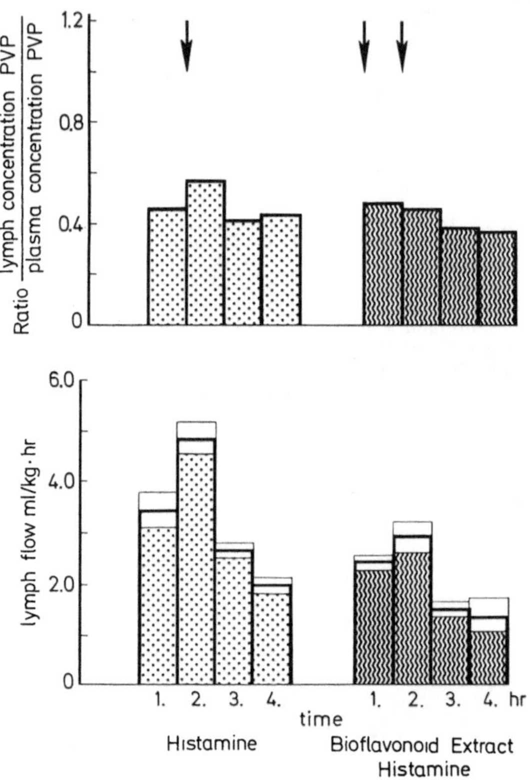


Fig. 10. After administration of histamine there is a significant rise in thoracic duct lymph flow in rats (left-hand columns). A bioflavonoid extract from citrus fruits—given 1 hour before the histamine—largely antagonises the lymphagogue effect of the histamine (right-hand columns) (VOGEL 1971)

number and/or diameter of the large leaks through which the exchange of PVP takes place[19]. With the same experimental technique it can be shown that calcium (as calcium gluconate) does not alter the permeability of the blood-lymph barrier in rats. After intravenous administration of 0.1, 0.42 or 0.5 mmol calcium/kg ($\simeq$ 44.8, 188.0 or 224.0 mg/kg calcium gluconate) neither the amount of lymph nor the PVP filtration coefficient is changed[20]. It may be objected that these experiments were carried out on healthy rats with an intact blood-lymph barrier, and that in inflammation, the initial stages of which are characterised by a marked alteration of capillary permeability, the conditions are quite different. In order to extend the experiments to animals having increased capillary permeability from the outset, rats were given intravenous injections of histamine (8 mg/kg) or kallidin

[19] AICHINGER, GISS and VOGEL 1964.
[20] VOGEL and STRÖCKER 1964a.

(50 μg/kg). Both substances evoked a marked rise of lymph flow, an increase of the PVP concentration in the lymph and an increase of the PVP filtration coefficient. The latter rise points to an increase in the permeability of the blood-lymph barrier to water and macromolecules. The effect of histamine can be antagonised

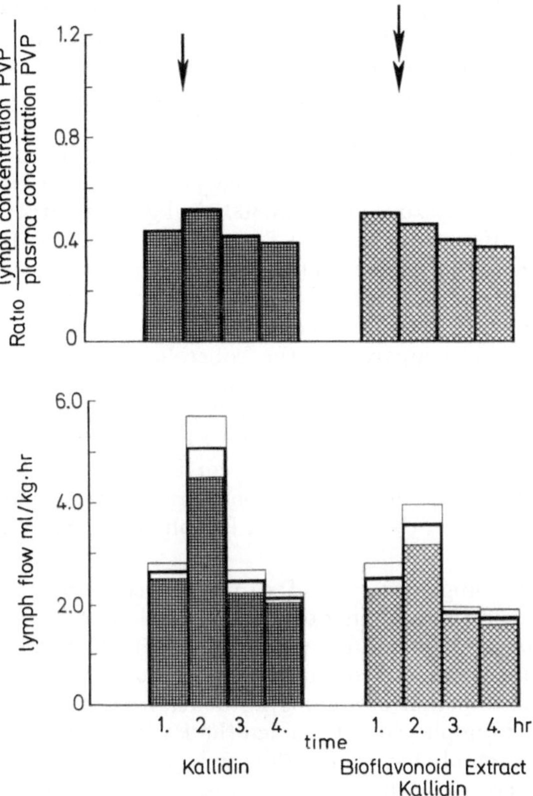


Fig. 11. During the one-hour period following administration of kallidin to rats, thoracic duct lymph flow increases by approx. 100% (left-hand columns). A bioflavonoid extract of citrus fruits, given simultaneously with kallidin, largely antagonises the lymphagogue action of the latter (right-hand columns) (VOGEL 1971)

by intravenous administration of antazoline(2-(N-benzylanilinomethyl)-2-imidazoline). The effect of histamine can also be practically abolished by an intravenous dose (50 mg/kg) of the bioflavonoid fraction from citrus fruit, although the bioflavonoid fraction has no antihistaminic action in the ordinary sense of the term, i.e. during in-vitro experiments (Fig. 10). The effect of kallidin can also be suppressed by antazoline (10 mg/kg intravenously) and by the bioflavonoid fraction (25 mg/kg) (Fig. 11). If calcium gluconate (1 mmol calcium/kg) is given intravenously together with histamine or kallidin only the rise in PVP filtration coefficient is blocked. The same dose of calcium gluconate given one hour before the histamine or kallidin diminishes all the effects of either substances by about 50%. Serotonin (0.025—0.05 mg/kg intravenously or 0.0125—1.25 mg/kg × h infused intravenously) changes neither the flow of lymph nor the filtration coefficient for PVP. These results show that with histamine, kallidin and bradykinin it is possible in experimental animals to induce states of increased capillary permeability which can be used to test the effects of substances which supposedly act on capillary permeability. This experimental procedure produces conditions which more closely resemble the state of capillary permeability during inflammation, and provides a means of testing drugs which may be expected to have anti-exudative or anti-inflammatory effects[21]. The correctness of this hypothesis has been proved by the results of ECKERT (1968). He used the same preparation and produced states of increased capillary permeability by intravenous injection of 50 mg/kg kallidin. For one hour after the kallidin injection lymph flow in the thoracic duct increased by 100%, and the PVP concentration also rose. Acetylsalicylic acid (100 mg/kg) injected intravenously one hour prior to the kallidin totally suppresses the effect of the latter. Acetylsalicylic acid alone has no effect. Treatment with phenylbutazone (100 and 300 mg/kg given intravenously one hour before the kallidin) diminishes the effect of kallidin by 75%. Likewise, doses of phenylbutazone 100 mg/kg intramuscularly three hours and one hour before the kallidin did not totally abolish the effect of the latter. Crystal microsuspensions of cortisone, given 19 hours before cannulating the thoracic duct, lower the flow of lymph by 34—48% as compared to the controls. When cortisone in doses of $2 \times 2.5$ mg/kg was given intravenously 19 hours before and immediately before the experiment, lymph flow decreased by 32%. Cortisone ($2 \times 50$ mg/kg intramuscularly) diminished the flow of lymph by 51%. The kallidin effect on lymph flow was decreased to 50% by $2 \times 10$ mg/kg cortisone intramuscularly, the filtration coefficient remaining unchanged. Considerably higher or lower doses of cortisone did not influence the increase in lymph flow and filtration coefficient induced by kallidin.

The experimental augmentation of capillary permeability by injections of histamine, kallidin or bradykinin does not—in all details—correspond to the changes which occur at the blood-lymph barrier during inflammation. VOGEL and SASS (1967) therefore attempted to evoke states of anaphylactic shock in conscious rats by intravenous injection of 150 mg/kg dextran (M.W. 250,000). They then measured the flow of lymph and determined the PVP filtration coefficient. During dextran shock they found that lymph flow was practically unchanged while the amount of PVP excreted with the lymph rose significantly because of the increased PVP concentration in the lymph (Fig. 12). During dextran shock the increased permeability is demonstrated by the enhanced passage of macromolecules from plasma into lymph. However, in the conscious animal experimental conditions are difficult to control. Complete immobilisation is hard to achieve, and unphysiological because of the rapid cooling of the animals. The lymph clots easily and many animals tear out the cannula from the thoracic duct. It is at least much simpler to produce states of increased capillary permeability by injection or infusion of kallidin or bradykinin. When it is desired to collect lymph from certain organs bradykinin cannot always be relied on to stimulate lymph flow. For instance neither by intravenous nor intraarterial injection of bradykinin in any dose can renal lymph flow be increased. The enormously high physiological permeability of the post-glomerular blood capillaries and of the interstitial renal lymph vessels explains this lack of effect[22]. It is possible, on the other hand, by infusing bradykinin in a dose of 100 ng/kg $\times$ min, to increase lymph flow in a lymphatic from the liver by 150%. This increase is especially pronounced if the bradykinin is infused into the hepatic artery. If, however, the same dose of bradykinin is infused into the mesenteric or the portal vein only a 50% increase in

[21] VOGEL and STRÖCKER 1965. [22] VOGEL and WERHEIT 1969.

lymph flow is obtained. Under both experimental conditions the filtration coefficient for PVP increases by the same amount because of a rise in the PVP concentration in the lymph. The filtration coefficient for total protein remains unaltered under the influence of bradykinin[23]. An increase of lymph flow from the rabbit's hindlimb by more than 100% can be induced by bradykinin (100 ng/kg × min). If the animals are given phenylbutazone (50 mg/kg) intraarterially one hour before

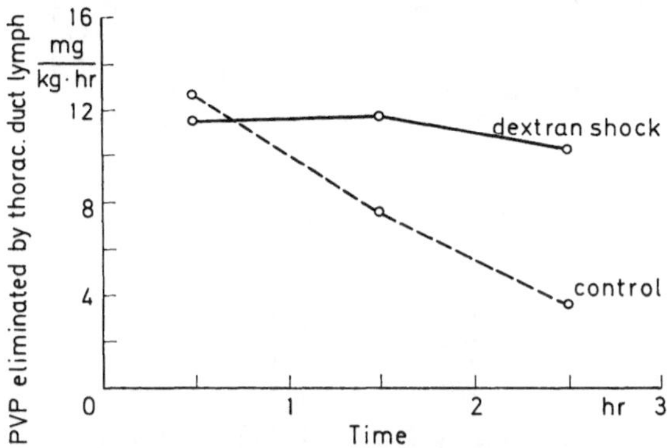


Fig. 12. Increase of the permeability of the blood-lymph barrier of conscious rats in dextran shock. Although in intact animals the quantity of PVP excreted in the thoracic duct lymph falls continuously during the period of the experiment, in rats in a state of dextran shock the PVP concentration of the lymph rises steadily, so that despite the diminution in lymph flow the amount of PVP excreted in the lymph remains constant (VOGEL and SASS 1967)

the infusion of bradykinin, lymph flow is slightly diminished but the filtration coefficient for PVP is changed. The antagonistic action of phenylbutazone on bradykinin is mainly demonstrated by the changes in the filtration coefficient. This indicates that phenylbutazone mainly influences the number and/or diameter of the membrane leaks[24]. In analogous experiments, where, instead of phenylbutazone, a bioflavonoid fraction from citrus fruit (50 mg/kg intraarterially) was administered 40 minutes prior to the injection of bradykinin, a significant decrease of lymph flow occurred. The bradykinin-induced increase of the PVP filtration coefficient was not prevented by the bioflavonoid fraction. The latter finding is interpreted as meaning that the citrus fraction acts mainly on the number and/or diameter of the small pores in the capillary wall[24].

It is widely assumed, especially amongst clinicians, that flavonoids exert "capillary activity" by lowering the capillary permeability, i.e., that they "seal" the vessel wall. VOGEL and STRÖCKER (1966), working on the intact blood-lymph barrier of rats, have studied the action of some drugs, especially flavonoids and aescin, on lymph flow and permeability to fluid and defined macromolecules. The drugs were quercitrin, quercetinrutenoside, naringin, hesperidin-methylchalcone, dimethylaminomethylrutin, centaureidin, hyperoside, aescin, calcium gluconate, antazoline, adrenaline and cortisone. The flavone glycosides quercitrin and hyperoside increase lymph flow, leaving the PVP filtration coefficient unaltered (Table 4). Adrenaline administered by continuous infusion increases the lymph flow during the time of infusion. Dimethylaminomethylrutin and calcium gluconate lower lymph flow, but the fall is statistically not significant. The horse-

[23] VOGEL and ULBRICH 1969. [24] VOGEL and DRÖSCHEL 1968.

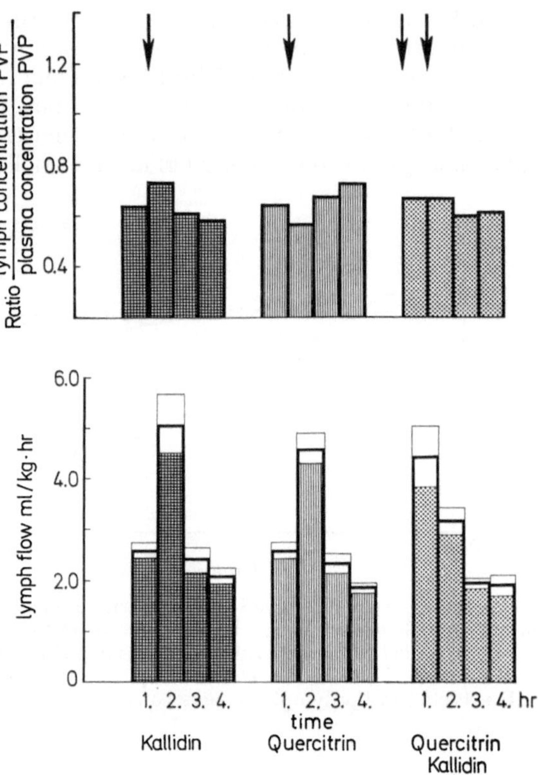


Fig. 13. Lymphagogue effect of kallidin in rats (left-hand columns). Quercitrin (middle columns), given alone, also has a lymphagogue action. However, when quercitrin is given at the start of the first hour (right-hand columns), a dose of kallidin given 1 hour later no longer has any lymphagogue effect. This shows that quercitrin can antagonise the lymphagogue effect of kallidin (VOGEL, WENDT and STRÖCKER 1967)

chestnut saponin aescin exerts the strongest reducing effect on lymph flow, and simultaneously increases the dry matter of the lymph. As has already been pointed out, the intact blood-lymph barrier of the rat may not be an ideal pathophysiological model for therapeutic tests. It would probably be more useful to study the action of lymphotropic substances on the blood-lymph barrier in states of increased permeability. VOGEL, WENDT and STRÖCKER (1967) tested calcium gluconate and antazoline to ascertain their power to antagonise the lymph-flow-stimulating effect of histamine. Using blood-lymph barriers the permeability of which had previously been raised by kallidin, they tested the action on lymph flow and permeability of quercitrin, naringin, hesperidin-methylchalcone, centaureidin, hyperoside, calcium gluconate and antazoline (Fig. 13). The lymphagogue effect of histamine is inhibited by calcium gluconate (1 mmol/kg) if it is administered one hour prior to the histamine. Intravenous antazoline (10 mg/kg) fully antagonises the effect of histamine (8 mg/kg). Amongst the flavonoids, quercitrin, naringin and hesperidin-methylchalcone (50—250 mg/kg) if given one hour prior to kallidin (50 μg/kg) suppress or diminish the effect of the latter (Fig. 14). It is apparently of some significance whether the effects are studied on an intact membrane or on a blood-lymph barrier of increased permeability. It ought to be said, however,

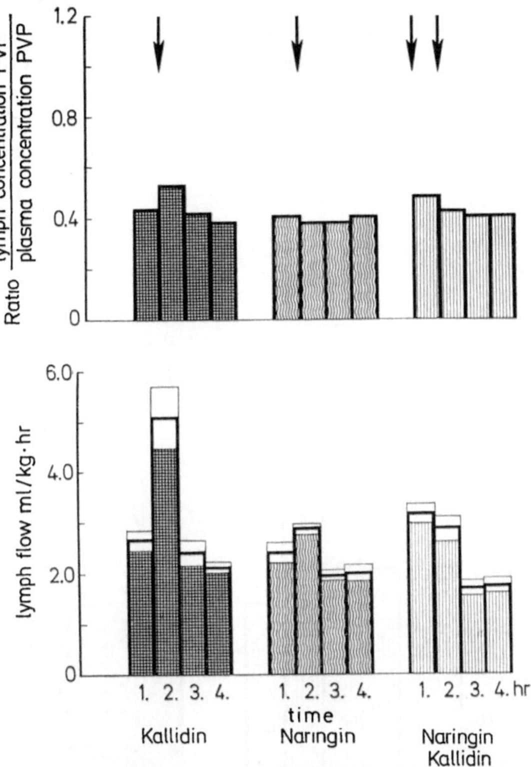


Fig. 14. Characteristic lymphagogue effect of kallidin as seen in the thoracic duct of anaesthetised rats (left-hand columns). Naringin has no significant effect on lymph flow or PVP filtration coefficients (middle columns). However, when naringin is given at the beginning of the experiment followed by an injection of kallidin 1 hour later (right-hand columns), the lymphagogue effect of kallidin fails to appear. Naringin has a quantitative antagonistic effect on kallidin (VOGEL, WENDT and STRÖCKER 1967)

Table 4. *Effects of various flavone glycosides on thoracic duct lymph flow in anaesthetised rats with an intact blood-lymph barrier* (VOGEL and STRÖCKER 1966)

| Substance | Lymph flow | | |
|---|---|---|---|
| | decreased | not altered | increased |
| Quercitrin | | | ++ |
| Quercetinrutinoside | | + | |
| Naringin | | + | |
| Hesperidin-methylchalcone | | + | |
| Diethylaminomethylrutin | | + | |
| Centaureidin | | + | |
| Hyperoside | | | + |

that the dose of flavonoids required to produce a decrease of permeability is exceedingly high and lies far above the range of therapeutic doses in man. Aescin, one of the most potent permeability-decreasing substances, is effective under the same experimental conditions. In rats which were given aescin (0.5 mg/kg intravenously) 16 hours before bradykinin (100 μg/kg intravenously) the lymph flow increased by 40% in the following hour. Control rats produced a 100% rise in

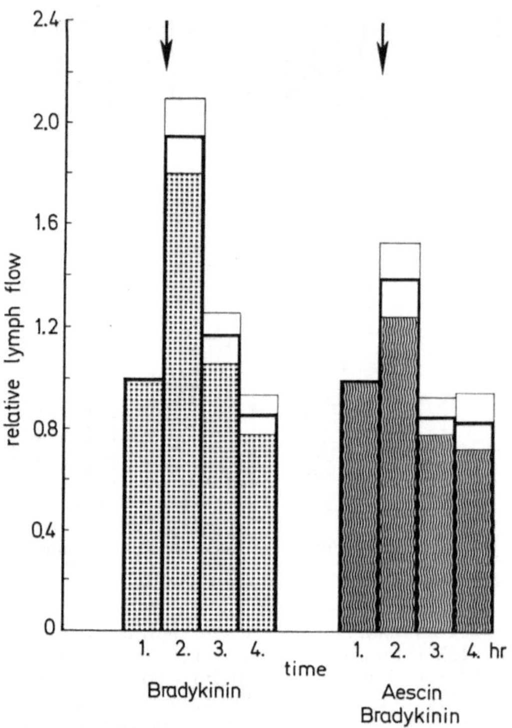


Fig. 15. After a dose of bradykinin (100 μg/kg) thoracic duct lymph flow in anaesthetised rats rises by approx. 100% (left-hand columns). When the animals are treated with aescin (0.5 mg/kg) 16 hours before the start of the experiment, the rise in lymph flow produced by bradykinin is only 40% of the original value. Aescin can largely antagonise the effect of bradykinin (right-hand columns) (VOGEL, MAREK and OERTNER 1970)

lymph flow after the same dose of bradykinin (Fig. 15). Comparing the effective doses of aescin (0.5 mg/kg) and of the flavone glycosides (50—250 mg/kg) it is clear that aescin—even if its molecular weight of 1,134 is taken into account—is by two orders of magnitude the more effective of the two substances[25].

It may be mentioned here as a curiosity that beer also belongs to the lymphagogues. During studies of the transport of drugs from the intestine to blood and lymph it was observed that thoracic duct lymph flow rose to a greater extent when they were given in ethanolic solution than in water. The following alcoholic beverages were therefore studied for their effect on lymph flow: German export-beer (40 ml/kg), Doppelbock-beer (40 ml/kg), champagne (30 ml/kg), French cognac (8 ml/kg) and German brandy (8 ml/kg). All the beverages were admin-

[25] VOGEL, MAREK and OERTNER 1970.

istered intraduodenally. The controls were given mixtures of ethanol and tap water in the relevant concentrations. After the administration of German brandy, cognac and champagne the rise of lymph flow corresponded to the dose of ethanol ingested. However, Doppelbock- and Export-beer produced effects greater than those of alcohol alone (Fig. 16). The stimulating effect of beer on the flow of lymph is not sufficiently explained by the admixture of fluid absorbed from the intestine

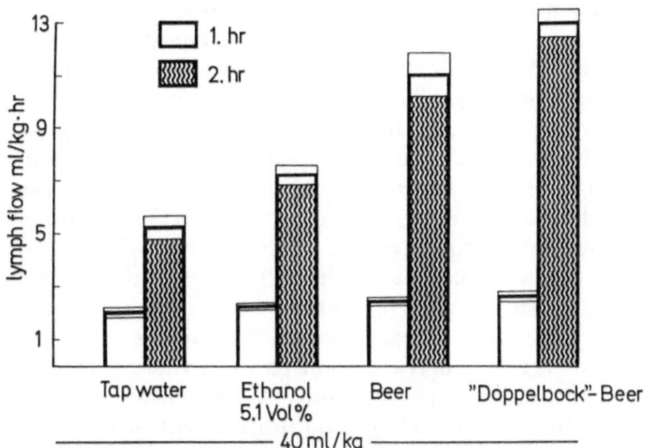


Fig. 16. Thoracic duct lymph flow in anaesthetised rats after intraduodenal administration of tap-water, an ethanol/tap-water mixture (with the same ethanol concentration as beer), Export-beer and Doppelbock-beer (a uniform dose of 40 ml/kg) over 1 and 2 hours. The power of beer to increase lymph flow is far greater than would be expected from its ethanol content. Beer must therefore contain one or more lymphagogue substances (VOGEL, LEHMANN, MEYERING and WENDT 1966)

to the lymph in the thoracic duct, for the content of PVP in this vessel is not lowered in proportion to the rise of lymph flow. The effect is more than a mere dilution of the lymph in the thoracic duct by PVP-free fluid from the gut[26]. A more detailed study of the effect of beer on the lymph flow revealed that—like first order lymphagogues—beer mainly stimulates the flow of lymph in vessels coming from the liver[27].

## The Effect of Hormones and Vitamins on Lymph Flow and Composition

In 1926 MEYER-BISCH *et al.*[28] published a comprehensive study of the influence of hormones on the flow and composition of lymph. According to these studies, insulin causes a diminution of lymph flow in the thoracic duct, a decrease in its content of solids and potassium and an increase in the concentrations of chloride and calcium. The latter changes occur before any fall in the glucose concentration. Adrenaline raises the lymph flow and enhances the content of solids. Under the influence of adrenaline chloride diminishes, potassium rises and calcium remains

[26] VOGEL, LEHMANN, MEYERING and WENDT 1966, VOGEL 1966.
[27] VOGEL and ULBRICH 1968b.
[28] MEYER-BISCH, GÜNTHER and BOCK 1926, MEYER-BISCH 1926.

unaltered. Injection of pituitrin, an extract of the neurohypophysis, regularly leads to slowing of lymph flow and an increase of the protein content of lymph. Thyroxine, on the other hand, at constant lymph flow, results in decreased protein and calcium concentrations, a rise in potassium and a fall in alkali reserve. Pretreatment with ammonium chloride intensified the lymphagogue effect of adrenaline. The lymphagogue effect of hypertonic solutions of sodium chloride is stated to be absent in pancreatectomised dogs, but the lymphagogue effect of sodium bicarbonate is fully maintained. In the same animals pretreatment with sodium bicarbonate abolishes the stimulating effect of adrenaline on lymph flow. According to KATSURA *et al.*[29] the injection of lymph from the thoracic duct into other animals evokes hypoglycaemia. The injection of lymph from animals treated with blood-sugar-lowering pancreatic hormones leads to hyperglycaemia. After injection of pancreatic hormones (not pure insulin) the sugar concentration in blood and thoracic duct lymph changed simultaneously, blood glucose being slightly higher than lymph glucose. Four to five hours after the administration of pancreatic hormone the lipid concentration in the thoracic duct lymph rises. Thirty to sixty minutes after an injection of adrenaline the lipid concentration in lymph decreases. In normal and in pancreatectomised dogs studies on the effect of an insulin-containing pancreatic extract showed no changes of the amount of lymph in the controls, but in the pancreatectomised dogs there was some diminution[30]. As a result of the insulin effect protein content and glucose decreased and chloride rose. Only in diabetic animals did the sodium content of the lymph increase. All concentration changes occurred almost simultaneously in plasma and lymph. SEELINGER *et al.*[31] investigated the effect of glucagon given by intravenous infusion on the composition of thoracic duct lymph in man. Following the glucagon infusion there was a rise in the lymph concentrations of lactate and pyruvate but a significant fall in aminoacid and phosphate content. The blood and lymph concentrations of the substances investigated ran substantially parallel. In view of the fact that pancreozymin and secretin both increase bile flow, BARTOŠ and BRZEK (1970) studied the effects of these tissue hormones on the composition of common bile duct lymph in man. After administration of pancreozymin and secretin the bilirubin content of the lymph rose, but the rise in alkaline phosphatase concentration was less striking. PAPP, ORMAI, HORVATH and FODOR (1971), working on dogs, investigated the effect of secretin, alone and in combination with pancreozymin, on the flow rate and composition of pancreatic lymph. For this purpose they gave anaesthetised dogs intravenous infusions containing secretin at a rate of 0.1 unit/kg $\times$ min alone or with pancreozymin also at a rate of 0.1 unit/kg $\times$ min. The duration of the infusions was 45 minutes. Secretin alone raised pancreatic lymph flow by 30—40%, but the addition of pancreozymin as well did not produce any further rise. Additional information concerning the mode of action of lymphagogues and hormones can be taken from the report of TAKAYANAGI (1933). The author studied the effect on blood sugar and on the flow of lymph in the thoracic duct of dogs of such substances as adrenaline, peptone, "nucleic acid" and of thyroid gland preparations possessing thyroxine activity. His results can be summarised as follows. As long as there is mobilisable glycogen in the liver, all the substances studied—with certain minor differences as far as intensity and the time sequence of action are concerned—produce hyperglycaemia and a parallel increase of lymph glucose. Long-term treatment of hypophysectomised rats with pituitary growth hormone (10 μg/animal $\times$ day) for 10 days brings about a rise

[29] KATSURA and KOZUKA 1926.
[30] TAKEUCHI 1928.
[31] SEELINGER, BARTOŠ and BRZEK 1970.

of thoracic duct lymph flow[32]. RAZIN *et al.*[33] gave the tissue hormones secretin, pancreozymin and cholecystokinin to anaesthetised dogs with cannulae in the thoracic duct. In all cases they observed an increase in lymph flow. The results suggest that the additional lymph stems from the intestine. TAKEDA (1964), using modern methods, has demonstrated that growth hormone and thyroxine affect the permeability of the blood-lymph barrier. He injected $^{131}$I-labelled albumin subcutaneously into dogs and measured the changes of radioactivity with time. The speed of the exchange of the labelled molecules from plasma into lymph was taken as a measure of the local lymph flow. Seven days' pretreatment of the animals with growth hormone (0.25 mg/kg) or with thyroxine (0.125 mg/kg) led to a rise of lymph flow, while pretreatment with cortisone (1.25 mg/kg) diminished it.

GEGA (1959) observed that the lymph from a lymph node at the rabbit's knee joint was more alkaline than the blood from an ear vein. Prompted by this finding, he systematically studied the changes of reaction of blood and of lymph after injection of solutions of hydrochloric acid and sodium bicarbonate. Ten minutes after injection of hydrochloric acid the pH of blood and lymph falls. Subsequently there is a compensatory swing to the alkaline side. Within the first 10 minutes after giving sodium bicarbonate the blood is more alkaline than the lymph. The initial pH in both fluids is reattained after some three hours. Generally the pH changes in blood and lymph are simultaneous.

Setting out from the assumption—now obsolete—that arsenic stimulates the erythropoietic activity of bone marrow, PETERSEN and HUGHES (1926) tested the action of potassium arsenite (in the form of FOWLER's solution) on the secretory activity of the capillary endothelium. In dogs with cannulae in the thoracic duct small doses produce first an increase and then a decrease in lymph flow. Larger doses lead to a more lasting increase in lymph flow. In these cases haemoglobin, erythrocytes and bile are found in the lymph, indicating general damage to the blood-lymph barrier.

CASLEY-SMITH *et al.*[34] have successfully treated cases of experimentally induced lymphoedema with pantothenic acid and pyridoxine. Ligation of cervical lymph vessels in rats provokes lymphoedema which was studied in the tongue by electron microscopy. This type of lymphoedema is characterised by dilated lymph vessels and widened intercellular spaces filled with protein-rich fluid. One subcutaneous injection of pantothenic acid (125 mg/kg) and pyridoxine (25 mg/kg) on the day of operation and another such injection of the same dose next day greatly decreased the lymphoedema. Though the mechanism of action is unknown the authors believe that the protein which has escaped from the capillaries is more quickly broken down.

## Drugs Acting Mainly on the Motor Activity of Lymph Vessels

According to some authors the only drugs which deserve the adjective lymphotropic are those which act on the tone and/or spontaneous motor activity of lymph vessels. If one accepts this view CAMUS was the first to work along these lines[35]. Judging from the few details given, it seems that the thoracic duct was dissected free, its movements observed and the number of drops of lymph per unit time

[32] SHREWSBURY and REINHARDT 1959.
[33] RAZIN, FELDMAN and DREILING 1962.
[34] CASLEY-SMITH, FÖLDI and ZOLTÁN 1969.
[35] CAMUS and GLEY 1895.

counted. A few moments after commencing experimental asphyxia the thoracic duct was seen to contract, and this led to diminution of lymph flow. Pilocarpine also raises the tone of the thoracic duct, while atropine and curarine lower it. A comprehensive comparative physiological study of the spontaneous motility of lymphatics and the influence of drugs upon them was published by Florey (1927). He found that lymphatics displaying rhythmic contractility were confined to rats and guinea-pigs and were commonest in the mesentery. Adrenaline increased the frequency of the peristaltic waves passing along the lymphatics, pilocarpine had no effect, and pituitrin frequently but not invariably produced persistent contraction. Further studies of mesenteric lymphatics in the cat, dog, rabbit, squirrel, hedgehog, mouse and pig, and in man, showed that these species do not possess any rhythmically contractile lymph channels. In these species the small lymphatics contract in response to mechanical stimulation. In the cat, persistent contraction can also be produced by local application of adrenaline or stimulation of sympathetic nerves. Mislin (1961 a, b) coined the term "lymphangion" meaning a valve-containing segment of a lymph vessel. This segment represents an autonomously pulsatile transmitting unit. Such lymphangions can be easily found in the mesenteric lymph vessels of the guinea-pig. Mislin and Rathenow (1961) have studied the inotropic and chronotropic effects of adrenaline, noradrenaline, ergotamine, histamine, antazoline, acetylcholine, atropine, caffeine, strychnine, papaverine and procaine on isolated mesenteric lymphangions. The results are listed in Table 5.

In order to find out whether the rhythmic movements of the lymphangions are evoked by neural activity, Mislin and Rathenow (1962) took lymphangions consisting of several segments and cut them in two. They incubated one half in solutions containing histamine (1 mg/L). Even in resting lymphangions histamine causes pulsations. This effect can be blocked by antazoline (10 mg/L). During the pulsations of the lymphangions there are biopotentials which are called "electrolymphangiograms" when recorded. Noradrenaline (0.1 mg/L) and adrenaline (0.01 mg/L) accelerate the pulsations and increase the amplitude of the biopotentials. Histamine (1 mg/L) has similar effects. The histamine effect can be quickly and lastingly suppressed by antazoline (100 mg/L)[36]. From his results Mislin infers that the rhythmic activity of lymphangions is produced by nervous structures and that adrenergic nerves dominate cholinergic nerves in this respect[37]. Lymphangions, however, are not confined to the guinea-pig. Földi *et al.*[38] observed lymphangions in the dorsum of the human foot containing elements which contracted with a frequency of 4—5/min. On local application of one drop of 0.5% procaine there was slight contraction followed by dilatation and immobilisation of the lymphangions. Local application of histamine (10 mg/L) and of adrenaline (10 mg/L) caused an increase in the frequency of pulsation which lasted for 5—7 min. Földi emphasises that only those drugs which affect the tone or the motor activity of lymph vessels should be called lymphotropic. He has developed a method by which portions of the thoracic duct—left in situ but cut at the proximal and distal ends—are perfused. From the resulting measurements of pressure and flow rates he drew conclusions regarding the tone of the walls of the thoracic duct. For example, he tried a mixture of Extr. Meliloti off. and rutin sulphuric ester, which is said to have a potent lymphagogic action. The mixture caused dilatation of the thoracic duct, while noradrenaline in a concentration of 50 mg/L raised its tone. Intravenous injections of noradrenaline (58 μg/kg) and

[36] Mislin 1963.
[37] Mislin 1967, Mislin and Schipp 1967.
[38] Szegvári, Lakos, Szontágh and Földi 1964.

Table 5

| Substance | Dilution | Frequency f/min | Amplitude | Specific effects | Speed of washout ++ = high |
|---|---|---|---|---|---|
| Adrenaline | 1:10$^8$ | 0→6<br>6→9 | + | pos. inotropic<br>increase of amplitude ~50% | ++, after-effect pos. bathmotropic |
| Nor-adrenaline | 1:10$^7$ | 0→12<br>12→20 | + | pos. inotropic<br>pos. chronotropic | ++, after-effect pos. bathmotropic |
| Ergotamine | after adrenaline 1:10$^5$ | 9→3→10 | — | neg. inotropic<br>neg. chronotropic | ++ |
| Histamine | 1:10$^6$ | 9→20 | = | pos. chronotropic | ++ |
| Antazoline | after histamine 1:10$^4$ | 20→4→0 | — | neg. chronotropic | ++ |
| Acetyl-choline | 1:10$^7$<br>1:10$^5$ | 10→12<br>8→10 | = | 1:10$^7$ weak pos. chronotropic<br>1:10$^5$ weak neg. chronotropic | ++ |
| Atropine | 1:10$^7$ | 6→20→28→0 | — | initial stimulation | not washed out |
| Caffeine | 1:10$^6$ | 12→24 | = | pos. chronotropic | ++, after-effect pos. bathmotropic |
| Strychnine | 1:10$^7$ | 6→10 | = | pos. chronotropic | ++ |
| Papaverine | 1:10$^5$ | 20→10 | — | neg. chronotropic | ++ |
| Procaine | 1:10$^8$<br>1:10$^6$ | 11→22→0 | — | 1:10$^8$ initial stimulation<br>1:10$^6$ immediate standstill | ++ |

especially hypertensin (38 μg/kg) likewise brought about an increase of thoracic duct tone. Papaverine (2 mg/kg), however, was without effect[39]. In dogs anaesthetised with pentobarbital, Földi and Zoltán (1966) studied the influence of noradrenaline (2 μg/kg) and hypertensin (2 μg/kg) on lymphatic end-pressure, i.e. the manometrically measured pressure in the proximally ligated thoracic duct. The substances raised the end-pressure by 6 mm Hg (noradrenaline) and by 8.6 mm Hg (hypertensin). Thoracic duct lymph flow fell simultaneously. Since both noradrenaline and hypertensin cause a considerable rise in lymph flow in the cisterna chyli, a diminution of the flow of lymph in the thoracic duct due to its increased tone was inferred. The correctness of this conclusion was proved by experiments in which the thoracic duct was perfused in situ. Besides the above mentioned substances, 3,3-diphenyl-2-ethylpropen(2)-ylamine raises the tone of the thoracic duct. Extracts of the fruit of Aesculus hippocastanum, lecithin and various vitamins lower the tone of the thoracic duct, and can suppress noradrenaline-induced spasm. A similar experiment—perfusion of part of the thoracic duct in situ in dogs—was carried out by Potapov (1969). His experiments must be interpreted against the background of the doctrine of "enteroreceptors". The question which he investigated was whether perfusion of part of the dog's thoracic duct, in other words the milieu existing in the thoracic duct, had any influence on plasma volume, the permeability of the blood-lymph barrier, or the quantity of lymph emerging

[39] Földi and Zoltán 1965.

from the cisterna chyli. According to POTAPOV, perfusion of the thoracic duct with 0.1 molar saline results in an increase in the amount of lymph coming from the cisterna chyli. In contrast, perfusion with a solution containing adrenaline (1 mg/ml) is without effect. In favour of the presence of enteroreceptors in the thoracic duct is the fact that perfusion of the duct with hypertonic solutions has no effect after it has previously been perfused with a solution of procaine. Another consequence of perfusion of the thoracic duct with hypertonic saline is that Evans Blue passes more rapidly from the blood into the lymph. This is interpreted as showing an increase in the permeability of the blood-lymph barrier. The lymphoedema which occurs after excision of lymph nodes from an animal's neck can be lessened or suppressed by pantothenic acid and pyridoxine. According to FÖLDI (1968), for the treatment of lymphoedema in man the only substances so far found to be of any value are diuretics, including mercurials.

## The Action of Diuretics and other Drugs on the Flow and Composition of Renal Lymph

While in all other organs the filtration of plasma through the walls of the blood capillaries is by far the most important contributor to the total lymph, in the kidney conditions are different. Renal lymph originates from the interstitial fluid, which itself comes from two sources: first, the reabsorbed fluid from the tubules which enters the "basal labyrinth" from the vascular side of the tubule cells and from there passes into the interstitial space; and, secondly, a filtrate from the postglomerular capillaries. These two fluids are then united and the major part of this mixture leaves the kidney with the blood, while a small amount of it is drained via the lymph vessels of the hilum into the thoracic duct. The renal lymph may arise from different sources and the two sources are driven by different forces. For tubular reabsorption it is mainly active transport, especially of sodium, which provides the osmotic gradient which drives the water from the tubules into the "basal labyrinth". The intracapillary hydrostatic pressure, the effective filtration pressure, on the other hand, is responsible for the filtration of fluid from the postglomerular blood capillaries into the interstitial space. The protein content of renal lymph differs from that of skin and muscle lymph. Renal lymph contains up to 70% of the protein concentration of plasma. Apparently the postglomerular capillaries have far more leaks through which macromolecules can pass. VOGEL and ULBRICH (1968) and GÄRTNER *et al.*[40], working with rabbits, determined the filtration coefficients

$$\frac{\text{PVP lymph concentration}}{\text{PVP plasma concentration}}$$

for PVP of molecular weight 25,000. In the kidney they obtained values of 0.51, in the hindlimb of 0.17. The respective values for PVP of molecular weight 650,000 are 0.37 and 0.0. There are thus pharmacological means of altering the flow and/or composition of renal lymph either by changing the postglomerular filtration pressure or by altering the permeability of postglomerular capillaries. Another way of changing the flow and/or composition of renal lymph consists of pharmacological modification of the active transport processes in the tubules by diuretic or saluretic substances which inhibit the transport of sodium, and thus the outflow of water.

There are only a few reports on the effects of drugs on the flow and composition of lymph from the kidney. SCHMIDT and HAYMAN (1929) studied the action of

[40] GÄRTNER, VOGEL and ULBRICH 1968.

diuretics and adrenaline on lymph flow, renal blood flow and urine flow. They used dogs with cannulae in the thoracic duct or a lymph vessel in the hilum of the kidney. By "diuretics", however, the authors mean hypertonic solutions (of unspecified volume) of sodium chloride, dihydrogen phosphate and sulphate, which were administered intravenously. These hypertonic solutions are lymphagogues of the second order according to HEIDENHAIN, and not diuretics proper which act by inhibiting the tubular reabsorption of sodium. Upon administration of these hypertonic solutions there was a consistent increase in renal blood flow, urinary output, and lymph flow in the thoracic duct and the cannulated renal lymph vessel. Adrenaline (no dose quoted), on the other hand, increased the lymph flow at reduced renal blood flow and reduced urinary output. WATKINS and FULTON (1938) arrived at similar results. Intraperitoneal injections of water, physiological saline, horse serum and blood given to dogs with cannulae in the thoracic duct did not increase the thoracic duct lymph flow. The injected volumes lay between 400—1 000 ml. If saline and water are administered intravenously or by an oesophageal tube there is a prompt rise in thoracic duct lymph flow. Intravenous administration of physiological saline corresponds merely to giving a second order lymphagogue, in HEIDENHAIN's sense. The increase of lymph flow following oral administration of such fluids is presumably due to that part of the fluid which is absorbed through the intestinal lymphatics. The effect of intravenous mercurophylline (mixture of 3-(3-hydroxymercuri-2-methoxypropyl)-camphoramic acid sodium salt with theophylline) was studied in three dogs. In those animals which received fluid 15 minutes prior to the experiment, either intraperitoneally or by oesophageal tube, there was a significant increase in urine flow and a marked decrease in lymph flow. Intravenous administration of pituitrin to three dogs resulted in a fall in blood pressure, transitory apnoea, a marked increase in intestinal peristalsis and increased salivation. The flow of lymph rose for 5 minutes. Smaller doses of pituitrin provoked a slight fall of lymph flow in the first 5 minutes, followed by a slight rise in the ensuing 15 minutes. Pilocarpine in a dose of 5 mg intravenously elicited a 60% increase in lymph flow for 30 minutes in one dog and a 430% increase for 5 minutes in another. The question of the effect of adrenaline on renal lymph has recently been investigated by PAPP (1967). Anaesthetised dogs were given intravenous infusions of angiotensin (0.5 $\mu$g/kg$\times$min) and noradrenaline (3 $\mu$g/kg$\times$min). Under the chosen experimental conditions neither of these vasotropic substances had any effect on the flow rate or composition of renal pedicle lymph. The effect of hypertonic solutions on renal lymph is apparent from the experiments of LE BRIE (1968). An osmotic diuresis produced in dogs by giving 12.5% mannitol solution in a dose of 20 ml/kg raised the production of renal capsule lymph to four times the initial value. 4% sodium chloride, infused in the same volume, produced a similar rise in lymph flow, whereas an infusion of 30% urea in a final volume of up to 20 ml/kg did not produce any increase in lymph flow.

Similar experiments were carried out with the diuretic furosemide (4-chloro-N-2-furfuryl-5-sulfamoylanthranilic acid) by DE LUCA *et al.*[41] on dogs. After an intravenous dose of furosemide 20 mg/kg there was again a rapid increase in thoracic duct lymph flow, reaching 300% of the initial value and lasting approximately 15 minutes. The authors regard the lymphagogue action of furosemide as analogous to the effects of mercurial diuretics and as evidence that both substances have an extrarenal site of action. O'MORCHOE, O'MORCHOE and HENEY (1970), working on dogs, investigated the relationship between urine flow (volume/time)

[41] DE LUCA, SPAMPINATO, TRIGGIANI and DEL GIUDICE 1967.

and lymph flow in a cannulated lymphatic in the renal hilum. They ensured high rates of urine flow by two different procedures, namely administration of mannitol or intravenous injection of 40—160 mg furosemide. The results of the experiments may be summarised as follows: the increase in urine output produced by mannitol was accompanied by a 25—300% rise in lymph flow. In contrast, the increase in urinary output produced by furosemide had no influence on lymph flow. The authors explain the rise in lymph flow produced by mannitol as the result of expansion of the extracellular space and pressure rise in the space.

Table 6. *Urine output, GFR (creatinine clearance), tubular reabsorption (in absolute terms and as percentage of GFR), lymph flow in a cannulated lymphatic in the renal pedicle and PVP filtration coefficient (PVP molecular weight 110,000) under approximately normal conditions and under conditions of restricted tubular reabsorption of fluid produced by giving furosemide. Because furosemide diminishes the flow of fluid from the tubular into the interstitial space, while relatively more PVP-containing fluid passes from the postglomerular capillaries into the interstitial space of the kidney, the PVP filtration coefficient rises significantly as a result of elevation of the PVP concentration in the lymph* (VOGEL, ULBRICH and GÄRTNER 1969)

| | Urinary output ml/min·kg | GFR ml/min·kg | Reabsorbed fluid | | Lymph flow ml/h·kg | PVPconc. lymph / PVP conc. plasma |
|---|---|---|---|---|---|---|
| | | | ml/min·kg | % GFR | | |
| | 0.129 ±0.019 | 1.28 ±0.19 | 1.15 ±0.06 | 87.4 ±0.5 | 0.150 ±0.010 | 0.51 ±0.04 |
| (*n*) | (21) | (20) | (20) | (20) | (20) | (22) |
| | | | | | $p < 0.02$ ↕ | $p < 0.02$ ↕ |
| | 0.401 ±0.043 | 1.22 ±0.13 | 0.79 ±0.10 | 61.9 ±3.1 | 0.105 ±0.016 | 0.74 ±0.04 |
| (*n*) | (37) | (35) | (35) | (35) | (35) | (37) |

Recently VOGEL *et al.*[42] have studied the effect of furosemide, an inhibitor of renal tubular sodium transport, on the flow and composition of renal lymph in rabbits. They used the following method. A lymph vessel running parallel to the renal artery was cannulated and weak osmotic diuresis produced by continuous infusion of mannitol. In this state 87% of the glomerular filtrate (GFR) was reabsorbed. Furosemide (50 mg/kg) was then given intravenously. Thereupon, although glomerular filtration rate (GFR) remained unchanged, the percentage of the glomerular filtrate reabsorbed in the tubules fell to 62% and there was a corresponding rise in urinary output. Renal lymph is a mixture of tubular reabsorbate and postglomerular filtrate. Certain experiments already mentioned suggest that the walls of the postglomerular capillaries contain a relatively large number of leaks through which macromolecules can pass. Animals were given continuous infusions of PVP (M.W. 110,000). It was assumed that the PVP molecules appearing in the renal lymph got there by postglomerular filtration only. From determinations of the PVP concentration in the renal lymph it is possible to deduce the size of the contribution which postglomerular filtrate makes to the renal lymph. Indeed, after furosemide an increase of PVP concentration in renal lymph and a concomitant decrease of lymph flow were observed (Table 6). It follows that a diuretic which acts by inhibiting tubular reabsorption of sodium

[42] VOGEL, ULBRICH and GÄRTNER 1969.

ought to diminish renal lymph flow. In the kidney too, isotonic or hypertonic saline solutions, sometimes referred to act as diuretics, cause a rise of lymph flow by increasing intracapillary filtration pressure. For the sake of exact terminology, the word "diuretics" should be confined to substances which increase urine output by inhibiting tubular reabsorption of sodium.

Cockett *et al.*[43] analysed the effect of probenecid on creatinine and para-aminohippuric acid (PAH) concentrations in the following fluids in dogs: renal artery and vein blood, urine, renal capsule lymph, renal pedicle lymph and cisterna chyli lymph. After injecting 1 g probenecid into one renal artery there was a 100—200% rise in PAH concentration in renal artery and vein blood. The PAH concentration in lymph from the renal capsule and renal pedicle rose by 100—150%. However, there was no significant change in creatinine level in either of the renal lymph samples. From their findings Patterson and Ray (1964) concluded that mercurial diuretics, if not diuretics of other kinds, can increase lymph flow as a result of an extrarenal mechanism. They injected two mercurial diuretics—meralluride and mercaptomerin—in doses equivalent to 0.8 mg/kg Hg into dogs unaesthetised with pentobarbital, and measured lymph flow in the thoracic duct. After a very short latent period both diuretics produced an increase in lymph flow lasting approximately 20 minutes. From the fact that adrenaline in doses (not stated) large enough to produce a definite rise in blood pressure had no effect on lymph volume they concluded that the lymphagogue effect of the diuretics cannot be of haemodynamic origin. The authors explain their findings regarding an extrarenal site of action of mercurial diuretics by suggesting that extracellular water is "mobilised" and enters the circulation. This results in a rise in intracapillary pressure, an increase in capillary filtration pressure and therefore in augmented lymph production. Szwed, Hamburger and Kleit (1971) measured thoracic duct lymph flow after intravenous injections of 1.7 to 5.5 mg/kg ethacrynic acid. Three groups were studied: intact dogs, animals with bilateral ureteral ligation, and animals after bilateral nephrectomy. In all groups ethacrynic acid caused a considerable rise in lymph flow. These experiments indicate that ethacrynic acid increases thoracic duct lymph flow and strongly suggests an extrarenal mechanism of action of this diuretic. Studies on the separate collection of renal pedicle and renal capsule lymph have been published by Bell (1971). Working on anaesthetised dogs, the author cannulated lymphatics running in the renal capsule and the renal pedicle and set up a continuous infusion of acetylcholine (0.01 mg/kg × min) into the renal artery with the purpose of investigating its effect on lymph flow, renal plasma flow, PAH-extraction and urine output. Although lymph flow in the renal capsule rose by more than 100%, the increase in renal pedicle lymph flow was only 50%. Neither in the capsule nor the pedicle lymph was there any change in protein concentration. From his results the author concludes that lymph derived from the renal medulla contributes to renal pedicle lymph, but not to renal capsule lymph.

To summarise our knowledge of the pharmacology of lymph and the lymphatic system it should first of all be stated that the lymphatic system has so far been sadly neglected. This attitude does not do justice to the functional and pathophysiological importance of the system. Not only do the lymphocytes fulfil vital duties in their function as immunocytes, but they play an essential role in combating infections. Furthermore, the lymphatics are one of the main pathways for the spread of malignant tumors. These examples will suffice to illustrate the importance of the lymphatic system. As lymph formation is primarily a process of

[43] Cockett, Nakauchi and Roberts 1970.

capillary filtration, any account of the pharmacology of the lymphatic system must start with drugs which act on blood vessels. Drugs which directly affect the tone of the vasculature or act on it via nerves usually act in the same sense on lymph vessels. On the other hand—and here the lymphatic system responds differently—certain drugs exert a positive or negative inotropic effect on the lymphangions. There are drugs which selectively alter the permeability of the blood-lymph barrier. In individual cases it may, however, be exceedingly difficult to decide whether a certain drug affects the lymphatic system by altering the permeability of the blood-lymph barrier or by modifying vascular tone. In most cases a combination of both effects can safely be assumed.

## References

ABE, Y.: Untersuchungen über die Eigenschaften und die Entstehung der Lymphe. IX. Mitt.: Die Wirkungen der spezifischen Lymphagoga auf den Pfortaderdruck. Biochem. Z. **165**, 261—276 (1925). — AICHINGER, F., GISS, G., VOGEL, G.: Neue Befunde zur Pharmakodynamik von Bioflavonoiden und des Roßkastanien-Saponins Aescin als Grundlage ihrer Anwendung in der Therapie. Arzneimittel-Forsch. **14**, 892—896 (1964). — ARESKOG, N.-H., ARTURSON, G., GROTTE, G.: Heart lymph: electrolyte composition and changes induced by cardiac glycosides. Biochem. Pharmacol. **14**, 783—787 (1965). — ASHER, L.: Remarques sur l'action lymphagoque de la propeptone. Arch. int. Physiol. **3**, 250—253 (1905/06). — ASHER, L., BUSCH, F. W.: Untersuchungen über die Eigenschaften und die Entstehung der Lymphe. Vierte Mitth. Z. Biol. **40**, 333—373 (1900). — ASHER, L., GIES, W. J.: Untersuchungen über die Eigenschaften und die Entstehung der Lymphe. Dritte Mitth. Z. Biol. **40**, 180—216 (1900).

BÄTTIG, J., STÜRMER, E.: Über die Wirkung von Plasmakininen auf die Blut-Lymph-Schranke des Hundes. Naunyn-Schmiedebergs Arch. Pharmak. exp. Path. **260**, 91—92 (1968). — BARTOŠ, V., BRZEK, V.: Einfluß von Antrenyl auf den Lymphstrom im Ductus thoracicus und auf die Amylasekonzentration in der Lymphe bei Menschen. Med. pharmacol. exp. **14**, 493—499 (1966). ~ Effect of pancreozymin and secretin on the composition of the thoracic duct lymph in patients with cholestasis. In: J. A. GRUWEZ (ed.), Abstracts. 3. Int. Congr. Lymphology, Brüssel 1970, p. 66. — BARTOŠ, V., BRZEK, V., GROH, J., BOBEK, V.: Einfluß von Neostigmin auf den Lymphstrom im Ductus thoracicus und auf die Amylasekonzentration in der Lymphe und im Serum. Acta biol. med. germ. **12**, 342—346 (1964). — BEECHER, H. K., WARREN, M. F., MURPHY, A.: Comparison of cyclopropane and ether anesthesia on lymph production. Amer. J. Physiol. **154**, 475—479 (1948). — BELL, R. D.: Cortical and medullary canine renal lymph formation during acetylcholine induced renal vasodilation. Lymphology **4**, 74—78 (1971). — BEZNÁK, A. B. L.: The effect of intravenous acetylcholine injections on the thoracic lymph production. Quart. J. exp. Physiol. **26**, 253—263 (1937). — BROWSE, N. L., LORD, R. S. A., TAYLOR, A.: Pressure waves and gradients in the canine thoracic duct. J. Physiol. (Lond.) **213**, 507—524 (1971). — BURCH, G. E., DE PASQUALE, N. P.: Response of the superficial lymphatics of the arm of intact man to synthetic vasopressin. Proc. Soc. exp. Biol. (N.Y.) **117**, 141—145 (1964).

CAMUS, L.: Action de l'adrénaline sur l'écoulement de la lymphe. C. R. Soc. Biol. (Paris) **56**, 552—554 (1904). — CAMUS, L., GLEY, E.: Influence du sang asphyxique et de quelques poisons sur la contractilité des vaisseaux lymphatiques. C. R. Acad. Sci. (Paris) **120**, 1005—1007 (1895). — CASLEY-SMITH, J. R., FÖLDI, M., ZOLTÁN, Ö. T.: The treatment of acute lymphoedema with pantothenic acid and pyridoxine: an electron microscopical investigation. Lymphology **2**, 63—71 (1969). — CHARRIN: Action des toxines sur la lymphe. Gaz. méd. Paris No 31, 367 (1896). — CHIEN, S., DELLENBACK, R. J., USAMI, S.: Effect of endotoxin on the transfer of fibrinogen from plasma to lymph. Proc. Soc. exp. Biol. (N.Y.) **118**, 1187—1190 (1965). — CHIEN, S., SINCLAIR, D. G., DELLENBACK, R. J., CHANG, C., PERIC, B., USAMI, S., GREGERSEN, M. I.: Effect of endotoxin on capillary permeability to macromolecules. Amer. J. Physiol. **207**, 518—522 (1964). — COCKETT, A. T. K., NAKAUCHI, K., ROBERTS, A. P.: Effect of probenecid on renal lymph transport of para-aminohippurate (PAH) and creatinine. In: J. A. GRUWEZ (ed.), Abstracts. 3. Int. Congr. Lymphology, Brüssel 1970, p. 68. — COHNSTEIN, W.: Weitere Beiträge zur Lehre von der Transsudation und zur Theorie der Lymphbildung. Pflügers Arch. ges. Physiol. **59**, 350—378 (1895a). ~ Über die Einwirkung intravenöser Kochsalzinfusionen auf die Zusammensetzung von Blut und Lymphe. (Dritter Beitrag zur Theorie der Lymphbildung.) Pflügers Arch. ges. Physiol. **59**, 508—524 (1895b). — COMPARINI, L., FRUSCHELLI, C., BAGNOLI, E.: Osservazioni sulla morfologia microscopica del sistema vascolare linfatico del fegato. I) Iperlinfogenesi da istamina nel cane. Boll. Soc. ital. Biol. sper. **41**, 668—671 (1965). — COPE, O., MOORE, F. D.: A study of capillary permeability in experimental burns and burn shock using radioactive dyes in blood and lymph. J. clin. Invest. **23**, 241—257 (1943).

DE LUCA, R., SPAMPINATO, N., TRIGGIANI, E., DEL GIUDICE, E.: Sull'azione extrarenale della furosemide. Boll. Soc. ital. Biol. sper. **43**, 262—263 (1967). — DOEMLING, D. B., STEGGERDA, F. R.: Stimulation of thoracic duct lymph flow by epinephrine and norepinephrine. Proc. Soc. exp. Biol. (N.Y.) **110**, 811—813 (1962).

ECKERT, J.: Über die Steigerung der Capillarpermeabilität durch Kallidin und den antagonistischen Einfluß von Antiphlogisticis. Inaug.-Diss. Köln 1968. — EDERY, H., LEWIS, G. P.: Kinin-forming activity and histamine in lymph after tissue injury. J. Physiol. (Lond.) **169**, 568—583 (1963).

FLOREY, H.: Observations on the contractility of lacteals. Part. II. J. Physiol. (Lond.) **63**, 1—18 (1927). — FÖLDI, M.: Pharmacologie des voies lymphatiques et thérapeutiques médicales des lymphangiopathies. Angéiologie **20**, 67—72 (1968). — FÖLDI, M., PAPP, N., KISFALUDY, A., STEKKER, K.: Die Wirkung von Hyaluronidase auf den Transport verschiedener Plasmaproteine durch den Ductus thoracicus. Clin. chim. Acta **5**, 839—844 (1960). — FÖLDI, M., ZOLTÁN, O. T.: Über den Wirkungsmechanismus eines Melilotus-Präparates. Arzneimittel-Forsch. **15**, 899—901 (1965). ~ The effects of norepinephrine and angiotensine on the lymphatic system. Med. Pharmacol. exp. **15**, 59—67 (1966). — FUJII, J., WERNZE, H.: Effect of vasopressor substances on the thoracic duct lymph flow. Nature (Lond.) **210**, 956—957 (1966).

GAERTNER, G., ROEMER, F.: Über die Einwirkung von Bakterienextracten auf den Lymphstrom. Wien. med. Blätter **14**, 654 (1891). — GÄRTNER, K., VOGEL, G., ULBRICH, M.: Untersuchungen zur Penetration von Makromolekülen (Polyvinylpyrrolidon) durch glomeruläre und postglomeruläre Capillaren in den Harn und die Nierenlymphe und zur Größe der extravasalen Umwälzung von $^{131}$J-Albumin im Interstitium der Niere. Pflügers Arch. ges. Physiol. **298**, 305—321 (1968). — GEGA, I.: Über die Wasserstoffionenkonzentration der Lymphe aus dem Knielymphknoten des Kaninchens nach der einmaligen Injektion von ClH- und $Na_2CO_3$-Lösung. Lymphatologia (Kyoto) **3**, 140—160 (1959).

HAYNES, F. W.: Factors which influence the flow and protein content of subcutaneous lymph in the dog. II. The effect of certain substances which alter the capillary circulation. Amer. J. Physiol. **101**, 612—620 (1932). — HEIDENHAIN, R.: Versuche und Fragen zur Lehre von der Lymphbildung. Pflügers Arch. ges. Physiol. **49**, 209—301 (1891). — HUKUDA, K., TAKAYANAGI, Y.: On the lymphagogue action of lympho-glandular extract. Nagoya J. med. Sci. **7**, 75—87 (1933). — HUNGERFORD, G. F., REINHARDT, W. O.: Comparison of effects of sodium pentobarbital or ether-induced anesthesia on rate of flow and cell content of rat thoracic duct lymph. Amer. J. Physiol. **160**, 9—14 (1950).

KATSURA, S., KOZUKA, K.: Some influences of pancreatic hormone upon the lymph. Tohoku J. exp. Med. 8, 91—106 (1926). — KIM, K. S., BOLLMAN, J. L.: Effect of electrolytes on formation of intestinal lymph in rats. Amer. J. Physiol. **179**, 273—278 (1954). — KÖNIGES, H. G., OTTÓ, M.: Studies on the filtration mechanism of the intestinal lymph and on the action of acetylcholine on it and on the circulation of the intestinal villi. Quart. J. exp. Physiol. **26**, 319—329 (1937). — KOTOVA, G. N.: Über den Einfluß von intraarteriellen und intravenösen Injektionen hypertonischer und isotonischer Lösungen auf die Lymph- und Blutgefäße. Fiziol. Zh. (Mosk.) **46**, 695—704 (1960). — KUTNER, F. R., SCHWARTZ, S. I., ADAMS, J. T.: The effect of adrenergic blockade on lymph flow in endotoxin shock. Ann. Surg. **165**, 518—527 (1967).

LAZARUS-BARLOW, W. S.: Contribution to the study of lymphformation with especial reference to the parts played by osmosis and filtration. J. Physiol. (Lond.) **19**, 418—465 (1896). — LEANDOER, L., LEWIS, D. H.: The effect of l-norepinephrine on lymph flow in man. Ann. Surg. **171**, 257—260 (1970). — LE BRIE, S. J.: Renal lymph and osmotic diuresis. Amer. J. Physiol. **215**, 116—123 (1968). — LEHMANN, H. D.: Untersuchungen zur Korrelation von Hämodynamik und Lymphfluß bzw. Lymphzusammensetzung an der Hinterextremität des Hundes. Naunyn-Schmiedebergs Arch. Pharmak. exp. Path. **257**, 306—307 (1967). ~ Über Lymph-Fluß und Lymph-Zusammensetzung der Leber des Hundes in Abhängigkeit von der Hämodynamik. Naunyn-Schmiedebergs Arch. Pharmak. exp. Path. **260**, 168—169 (1968a). ~ Hämodynamik und Lymphopoese. Unveröffentlichte Versuche (1968b). — LEWIS, G. P., WINSEY, N. J. P.: The action of pharmacologically active substances on the flow and composition of cat hind-limb lymph. Brit. J. Pharmacol. **35**, 337P—338P (1969).

MARKIEWICZ, L.: Zmiany przeływu limfy i zawartości lipidów w przewodzie piersiowym limfatycznym po podaniu adrenaliny i noradrenaliny. Acta physiol. pol. **13**, 359—368 (1962).— MCCARRELL, J. D., DRINKER, C. K.: Cervical lymph production during histamine shock in the dog. Amer. J. Physiol. **133**, 64—69 (1941). — MENDEL, L. B., HOOKER, D. R.: On the lymphagogic action of the strawberry, and on post-mortem lymph flow. Amer. J. Physiol. **7**, 380—386 (1902). — MEYER-BISCH, R.: Physiologie und Pathologie der Lymphbildung. Ergebn.

Physiol. **25**, 574—642 (1926). — Meyer-Bisch, R., Günther, F., Bock, D.: Untersuchungen an der Brustganglymphe des Hundes. V. Mitt. Über den Einfluß des Insulins und Adrenalins auf die Brustganglymphe des Hundes. Pflügers Arch. ges. Physiol. **211**, 341—355 (1926). — Mislin, H.: Experimenteller Nachweis der autochthonen Automatie der Lymphgefäße. Experientia (Basel) **17**, 29—30 (1961a). ~ Zur Funktionsanalyse der Lymphgefäßmotorik (Cavia porcellus L.). Rev. suisse Zool. **68**, 228—238 (1961b). ~ Zur Funktionsanalyse des Elektrolymphangiogramms (Elg) bei Mesenterialgefäßen von Meerschweinchen (Cavia porcellus L.). Verh. dtsch. zool. Ges. **27**, 543—549 (1963). ~ Structural and functional relations of the mesenteric lymph vessels. In: J. M. Colette, G. Jantet and E. Schoffeniels (ed.), New trends in basic lymphology. Proc. Symp. Charleroi 1966, p. 87—96. Basel u. Stuttgart: Birkhäuser 1967. — Mislin, H., Rathenow, D.: Beeinflussung der Spontanrhythmik der isolierten mesenterialen Lymphgefäße (Lymphangion) durch diverse Pharmaka (Cavia porcellus L.). Helv. physiol. pharmacol. Acta **19**, C 87—C 90 (1961). ~ Experimentelle Untersuchungen über die Bewegungskoordination der Lymphangione (Cavia porcellus L.). Rev. suisse Zool. **69**, 334—344 (1962). — Mislin, H., Schipp, R.: Structural and functional relations of the mesenteric lymph vessels. In: A. Rüttimann (ed.), Progress in lymphology. Proc. Int. Symp. on Lymphology, Zürich 1966, p. 360—365. Stuttgart: Thieme 1967.

Nolf, P.: L'action lymphagogue de la propeptone. Arch. int. Physiol. **3**, 229—250 (1905/06).

O'Morchoe, C. C. C., O'Morchoe, P. J., Heney, N. M.: Renal hilar lymph. Effects of diuresis on flow and composition in dogs. Circulat. Res. **26**, 469—479 (1970). — Osato, S.: Beiträge zum Studium der Lymphe. I. Mitt. Vergleichende Untersuchung vom Antikörpergehalt des Blutes und der Lymphe und seine Beeinflussung durch verschiedene Lymphagogaarten. Tohoku J. exp. Med. **2**, 325—343 (1921a). ~ Beiträge zum Studium der Lymphe. IV. Mitt. Die Fermente der Lymphe, besonders ihre Beziehung zu Pankreasfermenten. Tohoku J. exp. Med. **2**, 514—530 (1921b).

Papp, M.: Effects of angiotensin and noradrenaline on flow and composition of the renal lymph. Z. ges. exp. Med. **142**, 216—221 (1967). — Papp, M., Ormai, S., Horváth, E. J., Fodor, I.: The effect of secretin and pancreozymin on pancreatico-duodenal lymph flow and lipase activity in normal dogs and on thoracic duct lymph flow and lipase activity in rats with chronic pancreatitis. Lymphology **4**, 67—73 (1971). — Papp, M., Szalay, K.: Effects of hyaluronidase and antidiuretic hormone on flow and composition of renal lymph. Acta med. Acad. Sci. hung. **19**, 361—366 (1963). — Paschutin, V.: Über die Absonderung der Lymphe im Arme des Hundes. Ber. kgl. sächs. Ges. Wiss. Leipzig, math.-phys. Kl. **25**, 95—157 (1873). — Patterson, R. M., Ray, C. T.: An extrarenal action of mercurial diuretics. Amer. Heart J. **68**, 243—248 (1964). — Petersen, W. F., Hughes, T. P.: Effect of d. and l. suprarenin, pituitrin and pilocarpin on the mineral balance of the lymph. J. Pharmacol. (Kyoto) **25**, 137—138 (1925). ~ Lymph alterations following arsenic injections. J. Pharmacol. (Kyoto) **27**, 411—419 (1926). — Petersen, W. F., Jaffé, R. H., Levinson, S. A., Hughes, T. P.: Studies on endothelial permeability. V. The effect of peptone on the permeability of the endothelium. J. Immunol. **8**, 377—386 (1923a). ~ Studies on endothelial permeability. VI. Alterations of the thoracic lymph following the injection of old tuberculin in normal and tuberculous dogs. J. Immunol. **8**, 387—407 (1923b). — Polderman, H., McCarrell, J. D., Beecher, H. K.: Effect of anesthesia on lymph flow (local procaine, ether, pentobarbital sodium). J. Pharmacol. exp. Ther. **78**, 400—406 (1943). — Potapov, I. A.: On the role of lymphatic system in regulating plasma volume. Fiziol. Zh. (Mosk.) **55**, 729—734 (1969).

Razin, E., Feldman, M. G., Dreiling, D. A.: The hormonal regulation of thoracic ductal lymph flow. The effect of secretin and related hormones on the thoracic ductal flow and composition in dogs. J. surg. Res. **2**, 320—331 (1962). — Rous, F. P.: The effect of pilocarpine on the output of lymphocytes through the thoracic duct. J. exp. Med. **10**, 329—342 (1908). — Rouvière, H., Valette, G.: L'action lymphagogue des tripeptides, des dipeptides et des amino-acides. Bull. Acad. Méd. (Paris) **117**, 320—322 (1937).

Safonov, J. P.: Einfluß von Kampfer und dessen Gemisch mit Mesaton auf die Lymphabsonderung bei Hunden unter massiven Blutverlusten mit Ersatz durch isotonische Natriumchloridlösung. Farmakol. i Toksikol. **30**, 168—169 (1967). — Schmidt, C. F., Hayman, J. M., Jr.: A note upon lymph formation in the dog's kidney and the effect of certain diuretics upon it. Amer. J. Physiol. **91**, 157—160 (1929). — Seelinger, K., Bartoš, V., Brzek, V.: Der Einfluß von Glucagon auf die Ductus thoracicus-Lymphe. In: J. A. Gruwez (ed.), Abstracts. 3. Int. Congr. Lymphology, Brüssel 1970, p. 62—63. — Shim, W. K. T., Drapanas, T.: The effect of tonicity of intraluminal duodenal solutions upon thoracic duct lymph. J. surg. Res. **2**, 176—180 (1962). — Shim, W. K. T., Pollack, E. L., Drapanas, T.: Effect of serotonin, epinephrine, histamine, and hexamethonium on thoracic duct lymph. Amer. J. Physiol. **201**, 81—84 (1961). — Shrewsbury, M. M., Reinhardt, W. O.: Effect of pituitary growth hormone on lymphatic tissues, thoracic duct lymph flow, lymph protein and lymphocyte output in the rat. Endocrinology **65**, 858—860 (1959). — SPIRO, K.: Die Einwirkung von Pilocarpin, Atropin und Pepton auf Blut und Lymphe. Naunyn-Schmiedebergs Arch. exp. Path. Pharmak. **38**, 113—126 (1896). — STARLING, E. H.: On the mode of action of lymphagogues. J. Physiol. (Lond.) **17**, 30—47 (1894/95). ~ On the asserted effect of ligature of the portal lymphatics on the results of intravascular injection of peptone. J. Physiol. (Lond.) **19**, 15—17 (1895/96). — STÜRMER, E.: The influence of intra-arterial infusions of synthetic bradykinin on flow and composition of lymph in dogs. In: E. G. ERDÖS, N. BACK, F. SICUTERI and A. F. WILDE (ed.), Hypotensive peptides. Proc. Int. Symp. Florence 1965, p. 368—373. Berlin-Heidelberg-New York: Springer 1966. ~ Investigations on the plasma-lymph barrier. In: J. A. GRUWEZ (ed.), Abstracts. 3. Int. Congr. Lymphology, Brüssel 1970, p. 50. — STÜRMER, E., CERLETTI, A.: The effect of drugs on spontaneous and bradykinin-stimulated lymph flow in dogs. In: M. ROCHA E SILVA and H. A. ROTHSCHILD (ed.), III. International Symposium on vaso-active polypeptides: Bradykinin and related kinins, p. 73—80 (Ribeirão Prêto, 1966). São Paulo: Edart 1967. — SZABÓ, G., MAGYAR, S.: Effect of hyaluronidase on capillary permeability, lymph flow and passage of dye-labelled protein from plasma to lymph. Nature (Lond.) **182**, 377—379 (1958). ~ The effect of vasodilating drugs on capillary permeability. Acta med. Acad. Sci. hung. **16**, 377—394 (1960). — SZEGVÁRI, M., LAKOS, A., SZONTÁGH, F., FÖLDI, H.: The active function of the subcutaneous lymphatic vessels of the human lower extremity. Acta med. Acad. Sci. hung. **20**, 209—213 (1964). — SZWED, J. J., HAMBURGER, R. J., KLEIT, S. A.: Effect of ethacrynic acid on thoracic duct lymph flow in the dog. Amer. J. Physiol. **221**, 544—547 (1971).

TAKAYANAGI, Y.: On the glucose content of the blood and the lymph in dogs under the influence of lymphagogues. Nagoya J. med. Sci. **7**, 27—42 (1933). — TAKEDA, Y.: Hormonal effects on lymphatic transport of interstitial albumin in the dog. Amer. J. Physiol. **207**, 1021—1029 (1964). — TAKEUCHI, S.: Pankreashormon und Mineralstoffwechsel. III. Mitt. Über den Einfluß des Pankreashormons auf die verschiedenen Bestandteile der Brustgangslymphe und das Verhältnis zwischen den Veränderungen von Blut und Lymphe bei normalen und pankreasdiabetischen Hunden. Tohoku J. exp. Med. **11**, 568—603 (1928). — THOENES, W.: Neue Befunde zur Beschaffenheit des basalen Labyrinthes im Nierentubulus. Z. Zellforsch. **86**, 351—363 (1968). — THREEFOOT, S. A., COCCHIARA, J. L., WILLOUGHBY, M. H.: Effects of drugs on the uptake of dyes by capillaries and lymphatics. In: J. M. COLETTE, G. JANTET and E. SCHOFFENIELS (ed.), New trends in basic lymphology. Proc. Symp. Charleroi 1966, p. 67—86. Basel u. Stuttgart: Birkhäuser 1967. — TOMASZEWSKI, Z., WILENKO, G. G.: Beitrag zur Kenntnis der antagonistischen Wirkung des Adrenalins und der Lymphagoga. Berl. klin. Wschr. **1**, 1221—1222 (1908). — TOMSA, W.: Beiträge zur Lymphbildung. S.-B. Akad. Wiss. Wien, math.-nat. Kl., Abt. 2, **46**, 185—220 (1862).

VALEEVA, Z. T.: Über die Wirkung von Herzglykosiden auf den Tonus der Lymphgefäße. Farmakol. i Toksikol. **31**, 182—183 (1968). — VOGEL, G.: Über lymphagoge und andere Wirkungen verschiedener Alkoholica — experimentelle Untersuchungen an der weißen Laboratoriums-Ratte (Rattus rattus). Naunyn-Schmiedebergs Arch. Pharmak. exp. Path. **255**, 88—89 (1966). ~ Regionale Unterschiede der Capillarpermeabilität — Untersuchungen über die Penetration von Polyvinylpyrrolidon und endogenen Proteinen aus dem Plasma in die Lymphe von Kaninchen. Naunyn-Schmiedebergs Arch. Pharmak. exp. Path. **257**, 344—345 (1967). ~ Nachweis, daß zwischen Capillarfragilität und -permeabilität keine Korrelation besteht. Naunyn-Schmiedebergs Arch. Pharmak. exp. Path. **266**, 471 (1970). ~ The effects of drugs of plant origin on capillary permeability and the lymphatic system. In: H. WAGNER and L. HÖRHAMMER (ed.), Pharmacognosy and phytochemistry. 1st Int. Congr., Munich 1970, p. 370—389. Berlin-Heidelberg-New York: Springer 1971. — VOGEL, G., DRÖSCHEL, H.: Unveröffentlichte Versuche 1968. — VOGEL, G., LEHMANN, G., MEYERING, E., WENDT, B.: Tierexperimentelle Untersuchungen zur lymphagogen, diuretischen und choleritischen Wirkung verschiedener Alkoholica. Arzneimittel-Forsch. **16**, 673—677 (1966). — VOGEL, G., MAREK, M.-L., OERTNER, R.: Untersuchungen zum Mechanismus der therapeutischen und toxischen Wirkung des Roßkastanien-Saponins Aescin. Arzneimittel-Forsch. **20**, 699—703 (1970). — VOGEL, G., MAREK, M.-L., STOECKERT, I.: Weitere Untersuchungen zum Wirkungsmechanismus des Roßkastanien-Saponins Aescin. Arzneimittel-Forsch. **13**, 59—64 (1963). — VOGEL, G., SASS, M.: Ein tierexperimentelles Modell gesteigerter Capillarpermeabilität. Penetration von Polyvinylpyrrolidon durch die Plasma-Lymph-Schranke wacher Ratten im Dextran-Schock. Naunyn-Schmiedebergs Arch. Pharmak. exp. Path. **258**, 123—127 (1967). — VOGEL, G., STRÖCKER, H.: Über eine neue Methode zur Beurteilung der Capillarpermeabilität und deren Änderungen durch Pharmaka — der Einfluß von $Ca^{++}$ auf die Penetration von Polyvinylpyrrolidon durch die Plasma-Lymphschranke von Ratten. Naunyn-Schmiedebergs Arch. exp. Path. Pharmak. **247**, 384 (1964a). ~ Die Penetration von Polyvinylpyrrolidon durch die Plasma-Lymph-Schranke bei Ratten. Pflügers Arch. ges. Physiol. **279**, 187—191 (1964b). ~ Gesteigerte

Capillarpermeabilität im tierexperimentellen Modell und ihre Beeinflussung durch Pharmaka. Naunyn-Schmiedebergs Arch. exp. Path. Pharmak. **251**, 180 (1965). ~ Die Wirkung von Pharmaka — insbesondere von Flavonoiden und Aescin — auf den Lymphfluß und die Permeabilität der intakten Plasma-Lymph-Schranke von Ratten für Flüssigkeit und definierte Makromoleküle. Arzneimittel-Forsch. **16**, 1630—1634 (1966). ~ Regionale Unterschiede der Capillarpermeabilität — Untersuchungen über die Penetration von Polyvinylpyrrolidon und endogenen Proteinen aus dem Plasma in die Lymphe von Kaninchen. Pflügers Arch. ges. Physiol. **294**, 119—126 (1967). — VOGEL, G., ULBRICH, M.: Untersuchungen zur quantitativen Charakterisierung der Permeabilität von Capillaren verschiedener Körperregionen des Kaninchens. Naunyn-Schmiedebergs Arch. Pharmak. exp. Path. **260**, 214—215 (1968a). ~ Unveröffentlichte Versuche 1968b. ~ Unveröffentlichte Versuche 1969. — VOGEL, G., ULBRICH, M., GÄRTNER, K.: Über den Austausch des extravasalen Plasma-Albumins ($^{131}$J-Albumin) der Niere mit dem Blut und den Abfluß von Makromolekülen (Polyvinylpyrrolidon) mit der Nierenlymphe bei normaler und durch Furosemid gehemmter tubulärer Reabsorption. Pflügers Arch. **305**, 47—64 (1969). — VOGEL, G., WENDT, B., STRÖCKER, H.: Versuche zur Wirkung von Pharmaka auf die Plasma-Lymph-Schranke von Ratten nach Einstellen eines Zustandes gesteigerter Kapillarpermeabilität. Arzneimittel-Forsch. **17**, 454—458 (1967). — VOGEL, G., WERHEIT, A.: Unveröffentlichte Versuche 1969.

WATKINS, A. L., FULTON, M. N.: The effect of fluids given intraperitoneally, intravenously and by mouth on the volume of thoracic duct lymph in dogs. Amer. J. Physiol. **122**, 281—287 (1938). — WERNZE, H., FUJII, J., SEMBACH, B.: Der Lymphfluß im Ductus thoracicus unter Angiotensin und Noradrenalin. Z. ges. exp. Med. **139**, 70—78 (1965). — WOOLLEY, G.: Effects of morphine sulphate on capillary filtration and thoracic duct lymph formation in the rat. Aust. J. exp. Biol. med. Sci. **39**, 583—594 (1961).

# The Cells of Lymph and Their Role in Immunological Reactions

By

BEDE MORRIS*, Canberra (Australia)

With 17 Figures

## Introduction

The lymphatic system can be divided anatomically into a vascular component comprising the lymphatic absorbing terminals, lymphatic capillaries and main lymph trunks, and a cellular component which comprises both fixed and mobile elements of the reticuloendothelium. The fixed reticuloendothelium is situated for the most part in lymph nodes, spleen, PEYER's patches, tonsils, etc.; the mobile elements characterized by lymphocytes, monocytes and macrophages circulate between the blood, the tissue spaces and the lymph stream. Both fixed and mobile cells of the lymphatic system are involved in all types of immunological reactions.

Although most experimental studies of the immune response have been concerned with analysing the changes which occur in organized lymphoid tissues and with interpreting immunity in terms of these changes, the immune response is essentially a dynamic process that is a fundamental aspect of lymphatic physiology[1]. This chapter will be concerned with enumerating and describing the cell population of lymph and the extent and nature of the traffic of cells through various tissues of the body in normal and pathological states.

Extensive changes occur in the free-floating population of cells in lymph during reactions to various types of antigenic and potentially antigenic stimuli. Although these changes are closely integrated with events in fixed lymphoid tissues and in other sites where antigens may become sequestered, they are not identical. It is not possible to assess, with any degree of precision, the relative contributions made by fixed and migratory cells in immune reactions as it seems that there are certain differences as well as similarities in their essential roles. It does seem, however, that migratory cells play a decisive part in the establishment of immunological memory and the dissemination of immunological reactivity from a restricted site. They are also responsible for the initiation of cell mediated immune reactions such as allergic hypersensitivity responses and homograft reactions and in quantitative terms, they probably synthesize a major proportion of the antibodies which appear in a conventional immune response.

No comprehensive attempt will be made in this chapter to extend the analysis of immune reactions to events occurring in the tissues, except in so far as these events are reflected in the migratory cell population. The immunological focus will thus be directed specifically to the cellular and humoral responses that occur in peripheral and central lymph in a variety of experimental conditions and naturally occurring pathological states.

* Department of Immunology, John Curtin School of Medical Research, Australian National University, Canberra A.C.T.

[1] HALL and MORRIS 1963, GOWANS and McGREGOR 1965, MORRIS 1966, HALL, MORRIS, MORENO and BESSIS 1967, MORRIS 1968.

Around 1770, William Hewson first noted that the fluid expressed from lymph nodes and the chyle obtained from the thoracic duct contained enormous numbers of white corpuscles which resembled the central corpuscles present in the blood stream. These cells were subsequently termed lymphocytes and over the next 200 years or so, pathologists and physiologists sought to explain their function. Out of these enquiries the lymphocyte has emerged as the central cell concerned in a spectrum of immunological reactions some of which involve the production of circulating humoral antibodies, others the development of allergic and hypersensitivity states and in clinical situations, host reactions mounted against foreign organ and tissue grafts. The lymphocyte is now believed to possess the discriminatory capacity to recognize "not-self" material and initiate immune reactions, although how it does this is obscure.

The particular significance of the lymphatic system in immune reactions lies in the fact that foreign antigenic proteins and micro-organisms once they gain access to the body rapidly enter the lymph stream by passing through the walls of adjacent lymphatic capillaries. This occurs because of the specialized absorptive capabilities of lymphatics, their intrinsic contractility, and the existence of a pressure gradient from the tissue spaces into the lymphatic lumen. Because of this virtually all naturally occurring antigenic responses are initiated in the regional lymph nodes near to where the antigen enters the tissues[2].

## The Cell Content of Lymph

Lymph collected from any region of the body contains both red and white cells in varying proportions. The relative and absolute numbers of these types of cells may be altered considerably by changes which occur in the physiological or pathological state of the tissue at the time the lymph is formed. The predominant cell type in central lymph (lymph that has passed through at least one area of organized lymphoid tissue) is the lymphocyte; peripheral lymph (lymph that has not passed through any area of organized lymphoid tissue) normally contains a significant proportion of macrophages as well as lymphocytes. Macrophages are rarely found in central lymph[3] (Fig. 1). The concentration of cells in lymph is inversely proportional to the rate of lymph flow and as the amount of lymph formed can vary widely over short periods of time, so the number of cells per cubic millilitre of lymph may fluctuate between wide limits. In spite of this, under normal conditions, the daily output of cells from a particular region of the body remains fairly constant.

In general the number of lymphocytes in lymph is related to the number present in the blood stream as lymphocytes are continually leaving the circulation and entering the lymph[4]. This relationship however is not a simple one as degrees of lymphopoenia or lymphocytosis can occur without necessarily affecting the level of lymphocytes in the lymph. If the rate of production of lymphocytes is increased in a particular area of lymphoid tissue, this may in turn lead to an

Fig. 1A—D. The cell populations of peripheral and central lymph of the sheep. (A) Peripheral leg lymph. Phase microscopy showing small and large lymphocytes and a macrophage. Magnif. ×1,200. (B) Central leg lymph. Phase microscopy showing small lymphocytes. Magnif. ×1,200. (C) Peripheral leg lymph. Low power electron microscope picture of lymphocytes closely associated with a macrophage. Magnif. ×4,000. (D) Central leg lymph. Low power electron microscope picture showing small lymphocytes. Magnif. ×4,000

[2] Smith, Pedersen and Morris 1970.

[3] Yoffey and Drinker 1939, Smith, McIntosh and Morris 1970a.

[4] Gowans 1959a.

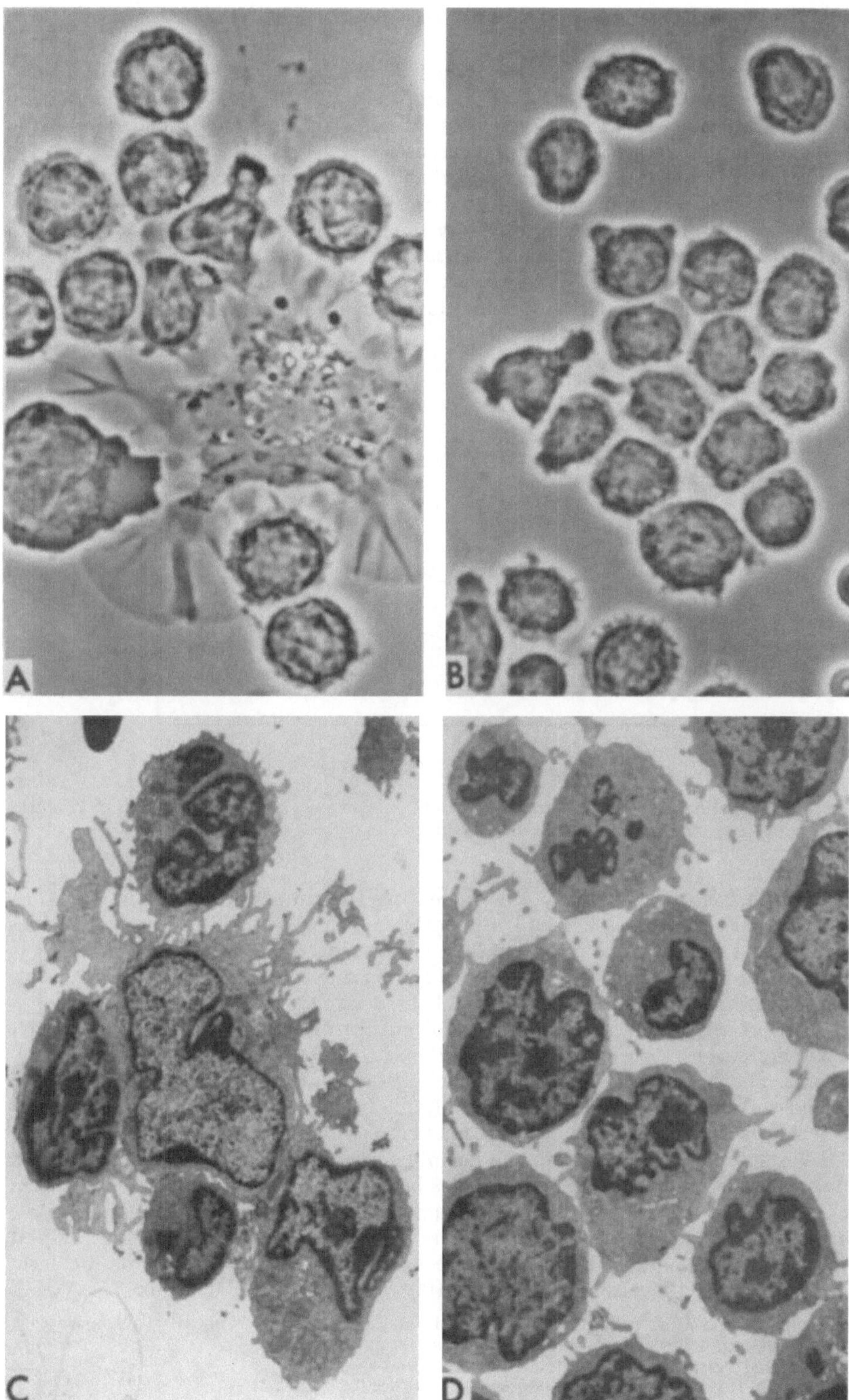


Fig. 1 A—D

increased discharge of cells into the lymph. Conversely, where there is diminished lymphocyte production as in aplastic conditions of lymphoid tissue or following tissue destruction by irradiation or the administration of cytotoxic drugs, the levels of lymphocytes in the lymph decrease.

Various mechanical effects may produce a short-term increase in the number of lymphocytes in lymph and this occurs during exercise or following massage. The tissues and lymph nodes are squeezed by the constriction of adjacent muscles and cells and lymph are pushed out of the tissues. This sort of thing happens in the lactating mammary gland of the ewe when the lamb sucks[5] and in the lymph from the hind limbs and the thoracic duct during exercise[6]. Similar mechanical

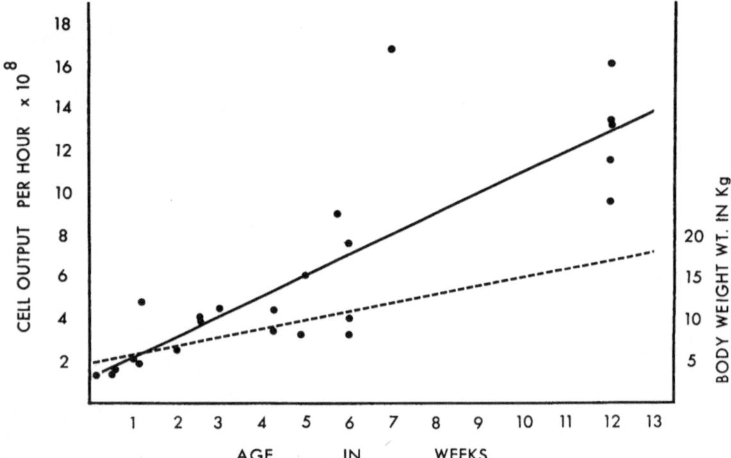


Fig. 2. The cell output in the intestinal lymph of lambs of varying ages from birth to 12 weeks (Courtesy of G. T. Cole)

effects may also be responsible for increasing the numbers of cells in intestinal lymph during the digestion and absorption of food[7]. The injection of various drugs such as pilocarpine or adrenaline will also produce short-term increases in the cell content and in the rate of flow of lymph due to effects on the contractility of the lymphatics and the smooth muscle associated with lymph nodes[8].

A severe reduction in the number and output of lymphocytes in the thoracic duct lymph and in lymph from other regions of the body occurs in animals thymectomized early in life[9]. The reduced levels of cells in the lymph of thymectomized animals reflect the low levels in the circulating blood and the depletion of lymphocytes in the cortical and cortico-medullary areas of the lymph nodes.

Lymphocytes are present in the haemopoietic tissues of foetal animals and in some species a circulation of lymphocytes between blood and lymph is established *in utero*. In the lamb, lymph collected from the thoracic duct, the intestines or the hind limbs contains considerable numbers of cells before birth[10]. During the first 3—6 months after birth the number of cells in the thoracic duct lymph increases from about $5 \times 10^6$ cells/ml to about $100 \times 10^6$ cells/ml[11]. Many of these cells

[5] LASCELLES and MORRIS 1961a. [6] ROUS 1908a, HAYNES and FIELD 1931, MORRIS 1964.
[7] GOODALL and PATON 1905—1906. [8] ROUS 1908b.
[9] MILLER, MITCHELL and WEISS 1967, COLE and MORRIS 1971.
[10] SMEATON, COLE, SIMPSON-MORGAN and MORRIS 1969.
[11] HEATH, LASCELLES and MORRIS 1962.

originate in the gut-associated lymphoid tissues and there is a significant increase in the output of cells in the intestinal lymph[12] (Fig. 2). A similar increase in the numbers of lymphocytes in the thoracic duct lymph of young rats after birth has also been demonstrated[13].

## Central Lymph

### Thoracic Duct

The cell content and output of cells in thoracic duct lymph of various species is given in Table 1. Most of the estimates have been made on anaesthetized animals and under these conditions the intestines and the liver contribute most of the lymph; the amount from the hind limbs and other inactive regions of the body being small[14]. When thoracic duct lymph is collected for any length of time severe disturbances occur in protein and electrolyte balance and the number of lymphocytes in the blood and lymph falls unless special precautions are taken to return the lymph to the blood stream[15].

Thoracic duct lymph is a conglomerate formed in a variety of tissues with different physiological activities, and passing in turn through lymph nodes associated with the limbs, pelvic viscera, the guts, liver and other organs. The white cells in thoracic duct lymph are predominantly small lymphocytes very few of which incorporate $^3$H-thymidine or show evidence of mitotic activity. In ruminant animals, and in man, the dog and the guinea pig, there is a small proportion of large blast cells and basophilic cells in thoracic duct lymph which are actively synthesizing DNA and dividing[16]. Only occasional polymorphonuclear neutrophils and eosinophils are normally present, although in some pathological circumstances, these latter types of cells may appear in the lymph in substantial numbers[17]. Monocytes and macrophages have been identified in thoracic duct lymph by intravital staining techniques[18] although these results were obtained after giving a series of intravenous injections of dyes to stimulate the reticuloendothelial system. HOLUB (1962) and HOWARD, BOAK and CHRISTIE (1967) have produced experimental evidence that some cells exist in thoracic duct lymph which are capable of transforming under suitable conditions into histiocytic cells and macrophages.

Red cells are present in thoracic duct lymph of all species although their numbers vary widely. In man, BIERMAN, BYRON, KELLY, GILFILLAN, WHITE, FREEMAN and PETRAKIS (1953) found values varying from $1 \times 10^6$ to $70 \times 10^6$ cells/ml while in some leukaemic patients the numbers reached $1.5 \times 10^9$ cells/ml. DUMONT and MULHOLLAND (1962) found large numbers of red cells in thoracic duct lymph collected from patients with cirrhosis. In normal dogs, cats, rats and rabbits the numbers of red cells in the thoracic duct lymph are usually low, but in ruminant animals such as the sheep and cow, thoracic duct lymph often appears grossly bloody[19]. HEATH, LASCELLES and MORRIS (1962) showed that in sheep labelled red cells rapidly entered the thoracic duct lymph from the general circulation; the kidney seems to be the principal tissue in which these cells escape from the blood capillaries[20]. Some red cells may also enter the lymph directly through lymphaticovenous anastomoses which exist in association with some of the main lymph

[12] COLE 1969. [13] HEATH 1964a. [14] MORRIS 1956.
[15] MANN and HIGGINS 1950, LASCELLES and MORRIS 1961b.
[16] BIERMAN, BYRON, KELLY, GILFILLAN, WHITE, FREEMAN and PETRAKIS 1953, REINHARDT and YOFFEY 1957, CRONKITE, BOND, FLIEDNER and RUBINI 1959, HEATH, LASCELLES and MORRIS 1962.
[17] SMITH, MCINTOSH and MORRIS 1970a. [18] KIYONO 1914, SIMPSON 1922.
[19] FORGEOT 1907, WINQVIST 1954, HEATH, LASCELLES and MORRIS 1962.
[20] MCINTOSH and MORRIS 1971.

Table 1. *The number of cells, rate of lymph flow and cell output in the thoracic duct lymph of various species of animals. The number of animals for each observation is given in brackets*

| Species | | Lymphocyte count/cmm | Flow rate ml/h | Cell output/ h × $10^7$ |
|---|---|---|---|---|
| *Man* | | | | |
| (6) | Ref. 2 | 200— 25,500 | 19.8— 83.3 | 0.4— 117 |
| (1) | Ref. 3 | 1,850— 3,800 | 53 — 78 | 15.5 |
| (1) | Ref. 16 | 2,840 | 59 | 17.5 |
| *Cat* | | | | |
| (21) | Ref. 1 | 4,300— 29,600 | 1.8— 7.3 | 2.9— 27.8 |
| (10) | Ref. 22 | 6,400— 28,800 | 2.0— 14.0 | 1.9— 20.8 |
| (4) | Ref. 19 | 5,900— 20,700 | 1.0— 1.4 | 0.7— 2.5 |
| (6) | Ref. 19 | 6,000— 28,300 | 3.0— 5.2 | 2.6— 13.7 |
| *Cow* | | | | |
| (4) | Ref. 23 | 12,750— 30,660 | 51 —172 | 156 — 452 |
| (1) | Ref. 5 | 4,600— 28,875 | 923 | 425 —2,665 |
| *Dog* | | | | |
| (1) | Ref. 24 | 2,000— 7,000 | 9.6 | 1.3— 21.8 |
| (10) | Ref. 4 | 7,200 | 8.6 | 5.7 |
| (1) | Ref. 3 | 6,800 | 12.0 | 6.7 |
| *Goat* | | | | |
| (4) | Ref. 23 | 2,750— 9,040 | 29.6—154.6 | 22.2— 140.0 |
| *Guinea Pig* | | | | |
| (40) | Ref. 18 | 14,820 | 0.9 | 138.7 |
| (15) | Ref. 25 | | 1.0 | 144 |
| *Rabbit* | | | | |
| (1) | Ref. 19 | 24,110 | 3.4 | 8.7 |
| (7) | Ref. 10 | 32,300 | 4.0 | 13.6 |
| *Rat* | | | | |
| (23) | Ref. 17 | 6,700— 46,300 | — | 0.7 |
| (22) | Ref. 15 | 10,900— 88,100 | 0.5— 4.0 | 2.5— 6.8 |
| (47) | Ref. 13 | 42,700 | 0.7 | 2.9 |
| (27) | Ref. 7 | 20,000 | 0.7— 2.7 | 2.3— 4.6 |
| (8) | Ref. 21 | 2,200— 6,200 | 2.2— 8.2 | 0.6— 3.3 |
| (28) | Ref. 12 | 31,500 | 0.9 | 2.7 |
| (9) | Ref. 11 | 13,200— 61,100 | 0.7 | 2.1 |
| (9) | Ref. 11 | 15,500— 55,900 | 1.1 | 3.3 |
| (10) | Ref. 14 | 252,000 | 0.3 | 1.4 |
| (8) | Ref. 8 | 19,000 | 0.4 | 0.3 |
| *Monkey* | | | | |
| (26) | Ref. 17 | 2,900—100,300 | 1.0— 8.1 | 0.2— 4.3 |
| *Sheep* | | | | |
| (8) | Ref. 9 | 4,200— 24,000 | 45 —198 | 34.3— 146.4 |
| *Mouse* | | | | |
| (20) | Ref. 20 | 1,000— 35,000 | 0.1 | 0.1 |
| (10) | Ref. 6 | — | 0.4— 1.3 | 0.5— 0.1 |

[1] ADAMS, SAUNDERS and LAWRENCE 1945. [2] BIERMAN, BYRON, KELLY, GILFILLAN, WHITE, FREEMAN and PETRAKIS 1953. [3] COURTICE, SIMMONDS and STEINBECK 1951. [4] CHISTONI 1909. [5] FORGEOT 1907. [6] GESNER and GOWANS 1962. [7] GOWANS 1957. [8] HEATH 1964a. [9] HEATH, LASCELLES and MORRIS 1962. [10] HUGHES, MAY and WIDDICOMBE 1956. [11] HUNGERFORD and REINHARDT 1950. [12] HUNGERFORD, REINHARDT and LI 1952. [13] KEOHANE and METCALF 1958. [14] KOTANI, YAMASHITA, MIYAMOTO, SEIKI, TASAKI, SHIMIZU, TERAUCHI and HORII 1968. [15] MANN and HIGGINS 1950. [16] PERRY, IRVIN and WHANG 1967. [17] REINHARDT 1946. [18] REINHARDT and YOFFEY 1956. [19] SANDERS, FLOREY and BARNES 1940. [20] SHREWSBURY 1958. [21] SHREWSBURY and REINHARDT 1952. [22] VALENTINE, CRADDOCK and LAWRENCE 1948. [23] WINQVIST 1954. [24] WINTERNITZ 1895. [25] YOFFEY, HANKS and KELLY 1958.

trunks[21] and with some lymph nodes[22]. FORGEOT (1907) concluded that many of the red cells in thoracic duct lymph were derived from adjacent haemolymph nodes in which active erythropoiesis was occurring.

Periods of physical exercise[23], venous hypertension[24] and muscular contraction associated with parturition[25] will bring about increases in the numbers of red cells in lymph from certain tissues and thus indirectly in the thoracic duct lymph. In conditions where vascular permeability is increased due to mechanical or toxic injury, red cells may appear in the thoracic duct lymph in large numbers. Similarly following ionizing radiation and during the rejection of solid organ grafts, thoracic duct lymph may become bloody.

The output of cells per day in the thoracic duct is enough to replace the total circulating lymphocytes in the blood several times. The output of cells in relation to body weight is in general higher in the smaller species of animals such as the rat and mouse than in man and other larger species[26].

## Right Lymph Duct

Lymph from the right lymph duct is formed in the peritoneal cavity, the pleural cavity, and the thoracic viscera. In general the cell population of the right duct lymph is similar to that of the thoracic duct lymph being mostly small lymphocytes with some 5 per cent of large mononuclear cells. The cell output is of the order of 10 per cent of the output from the thoracic duct[27].

In spite of the general similarity of the cell populations, there are certain qualitative differences between lymph from the right lymph duct and the thoracic duct which probably relate to the different tissues drained by the two ducts. The basophilic, blast cell population in the thoracic duct, which almost certainly originates from the intestines, seems to be absent from the right lymph duct. On the other hand it seems that cells such as haematopoietic stem cell precursors, monocytes, granulocytes and macrophages may be continually finding their way into the right lymph duct by way of the lymphatic absorbing terminals in the diaphragm as these types of cells are normally present in small numbers in the peritoneum[28]. When the peritoneum is stimulated by the injection of various materials, the cell population in the peritoneal fluid may change completely. These changes may subsequently be reflected in the cell population in the right lymph duct. In this regard, COURTICE, HARDING and STEINBECK (1953) showed that red cells injected into the peritoneal cavity of the cat appeared subsequently in vast numbers in the lymph from the right lymph duct.

## Cervical Duct

Lymph entering the cervical duct is formed in the tissues of the head and neck, the mouth, the pharynx and the nose. The mucous surfaces of the mouth and nasopharynx are drained by small afferent lymphatics which convey lymph to the tonsillar tissues. In many respects this is similar to the lymphatic drainage from the intestinal mucosa.

---

[21] FREEMAN 1942, THREEFOOT, KENT and HATCHETT 1963, HEATH 1964b, THREEFOOT, KOSSOVER and AIKEN 1965, THREEFOOT and KOSSOVER 1966, HEATH 1969.
[22] FORGEOT 1907, HEATH 1964b. [23] HAYNES and FIELD 1931, MORRIS 1960.
[24] WARREN and DRINKER 1942, MORRIS and SASS 1966. [25] SASS 1964.
[26] REINHARDT 1964. [27] SCHOOLEY 1958, UHLEY, LEEDS, SAMPSON and FRIEDMAN 1963.
[28] COLE 1963, GOODMAN 1963.

The fact that there is a considerable amount of cell proliferation in lymph nodes associated with the cervical lymph duct suggests that antigenic stimuli are entering the body continually by way of the buccal mucosa. Differential cell counts on cervical lymph of the dog, guinea pig, rat and monkey indicate that about 90—95 per cent of the cells in cervical lymph however are small lymphocytes, the remainder of the cell population being large mononuclears[29]. Amongst the cells in the cervical duct lymph of sheep, there are some basophilic, blast cells present, and slight trauma to the pharyngeal mucosa leads to the appearance of polymorphs and additional blast cells. The cervical lymph of ducks contains for the most part small lymphocytes although inflammatory cells and blast cells appear following stimulation of the buccal mucosa and the tonsillar tissues[30] (Fig. 3).

## Central Lymph from Various Lymph Nodes

The cell content of central lymph coming from a lymph node depends, to some extent at least, on the location of the node in the lymphatic chain and on the amount of lymphoid tissue through which the lymph has previously passed. Some figures for the cell content and cell output from some individual lymph nodes in the sheep are given in Table 2. In general efferent lymph from a single lymph node of the sheep contains between $5—15 \times 10^6$ cells/ml[31]. Data on efferent lymph from single nodes are scanty and the figures for sheep may be wide of the mark in relation to other species. Binns and Hall (1966) for instance showed that there appear to be few cells in the thoracic or intestinal lymph of pigs. The number of cells present in efferent lymph coming from single lymph nodes of the pig is only of the same order as in peripheral lymph from the sheep.

Almost all the cells in the efferent lymph from a node are lymphocytes, 90—95 per cent being small or medium cells, the remainder large lymphocytes (Fig. 1). The cell population in efferent lymph from the regional nodes of certain organs such as the liver, intestines, mammary gland and kidney may contain other cell types apart from lymphocytes. In sheep and cattle for instance, there is always a significant number of large, basophilic, blast cells in efferent lymph from the intestinal lymph nodes and these are cells which eventually find their way into the thoracic duct. Eosinophils may also be present in the intestinal and liver lymph of the sheep, their presence being related to infestations with parasites, such as the liver fluke Fasciola hepatica. In some animals with Fascioliasis, the population of cells in the liver lymph may contain up to 20 per cent eosinophils[32].

## Peripheral Lymph

The lymph that forms in the capillary beds of the various tissues and organs of the body contains only a relatively small number of cells when compared with lymph coming from lymph nodes. Additionally, the composition of the cell population of peripheral lymph is different from central lymph. The characteristic cell which distinguishes peripheral lymph is the macrophage. This cell may comprise from 15—20 per cent of the total cell population of peripheral lymph (Fig. 1). The remainder of the cells are lymphocytes with occasional basophilic blast cells and cells of the plasma cell series[33]. The cell content and cell output in peripheral lymph from a variety of tissues in the sheep are shown in Table 2.

[29] Haynes and Field 1931, Drinker and Yoffey 1941, Reinhardt and Li 1945, Reinhardt and Yoffey 1955. [30] Bell 1971. [31] Smith, McIntosh and Morris 1970a.

[32] Smith, McIntosh and Morris 1970a.

[33] Haynes and Field 1931, Yoffey and Drinker 1939, Ottaviani and Satta 1959, Hall and Morris 1963, Morris, Moreno and Bessis 1968.

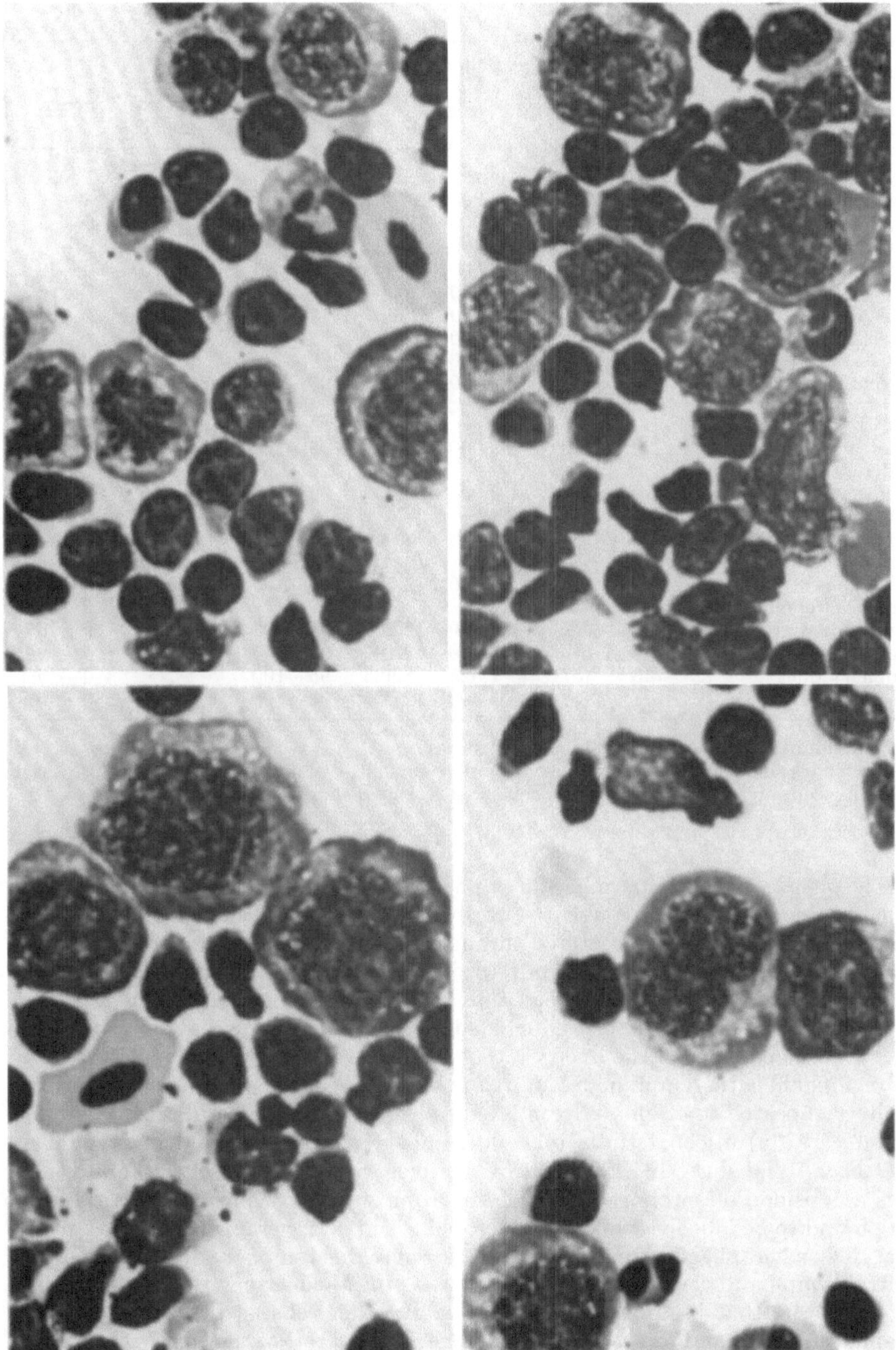

Fig. 3. Blast cells in cervical lymph from ducks 96 h after an antigenic stimulation given into the buccal mucosa adjacent to the tonsillar tissues. Magnif. ×1,100. (Courtesy of R. BELL)

Table 2. *The white cell content of normal peripheral and central lymph collected from various sites in the sheep*

| Source of lymph | Flow rate (ml/h) | | Cell count/ cmm | Differential | | |
|---|---|---|---|---|---|---|
| | | | | lymphocytes | macrophages[a] | others[b] |
| *Peripheral (afferent) lymph* | | | | | | |
| Hind limb | 1.0— 8.0 | (10) | 200— 700 | 80— 90 | 5—15 | 3— 5 |
| Fore limb | 3.0— 5.0 | (5) | 500—1,000 | 85— 90 | 6—10 | 0— 5 |
| Prescapular | 2.5— 5.0 | (4) | 600— 800 | 80— 90 | 5—15 | 0— 5 |
| Prefemoral | 1.5— 3.0 | (4) | 500— 800 | 78— 85 | 7—20 | 0— 6 |
| Liver | 1.0— 3.0 | (12) | 2,000—6,000 | 70— 85 | 5—20 | 5—10 |
| Kidney | 1.0— 3.0 | (9) | 100— 700 | 75— 85 | 15—22 | 2— 4 |
| Ovary | 1.0— 9.5 | (6) | 200— 700 | 90— 95 | 5—10 | c |
| Testis | 10.0—30.0 | (5) | 100— 300 | 75— 82 | 5—20 | 0— 8 |
| Thyroid | 0.3— 0.6 | (4) | 200— 800 | 85— 92 | 5—13 | 2— 5 |
| *Central (efferent) lymph* | | | | | | |
| Popliteal node efferent | 1.0— 9.0 | (10) | 3,000—10,000 | 95—100 | c | 0— 5 |
| Prescapular node efferent | 4.5— 8.0 | (5) | 8,000—12,000 | 92—100 | c | 0— 8 |
| Prefemoral node efferent | 3.0— 6.0 | (5) | 5,000— 8,000 | 96—100 | c | 0— 4 |
| Portal node (liver) efferent | 1.0—10.0 | (10) | 8,000—12,000 | 95—100 | c | 0— 5 |
| Cervical duct | 6 —14 | (4) | 6,000—12,200 | 94— 98 | c | 2— 6[b] |
| Intestinal duct | 20 —35 | (5) | 5,400—16,100 | 91— 95 | c | 5— 9[b] |
| Mammary duct | 12 —43 | (5) | 1,025— 8,925 | 95—100 | c | 0— 5 |
| Lumbar duct | 12 —21 | (4) | 8,500—12,000 | 95—100 | c | 0— 5 |

The numbers of sheep are given in parentheses.

[a] Includes monocytes. [b] Includes polymorphonuclear neutrophils, eosinophils, large basophilic cells and cells of the plasma cell series. [c] Less than 1%.

The output of cells in peripheral lymph reflects the extent of the cellular traffic from the blood stream through the connective tissues of the region. The total number of migratory cells scattered throughout the connective tissues of the body is not known, but it would amount to a considerable number of cells. SMITH, MCINTOSH and MORRIS (1970a) calculated the number of cells passing through the liver of the sheep and they concluded that $1.8 \times 10^9$ lymphocytes and $2 \times 10^8$ macrophages pass out of the liver via the peripheral lymph each day and travel to the regional hepatic lymph node. Many of the macrophages present in lymph from the liver appeared to originate from fixed phagocytic cells. SMITH, MCINTOSH and MORRIS (1970a) injected India ink and radioactive colloidal gold intravenously into sheep to label the Kupffer cells of the liver. Subsequently over the next few days a considerable proportion of the macrophages in peripheral hepatic lymph were found to be labelled while the macrophages in peripheral leg lymph were not. Very few macrophages appear to pass through the lymph nodes to enter the central lymph and there is no evidence concerning their fate within the node.

It appears that lymphocytes and probably other cells as well depend on the lymphatic system and the lymph stream for transport out of the connective tissues once they have left the blood stream. When accumulations of lymphocytes and other cells occur in tissues it suggests that the rate of migration of these cells from the blood is exceeding their rate of transport out of the tissues in the lymph. An exception to this dependence on lymphatic transport occurs in the spleen and bone marrow, where there is an extensive interchange of cells between the blood stream and the tissues, directly through the walls of the blood sinuses[34].

## The Cell Content of Lymph from Foetal and New Born Animals

There is very little information available on either the cell content or the cell output in the lymph of foetal or newborn animals due to the technical limitations imposed in cannulating their lymphatic vessels. Recently SMEATON, COLE, SIMPSON-MORGAN and MORRIS (1970) developed techniques for collecting lymph

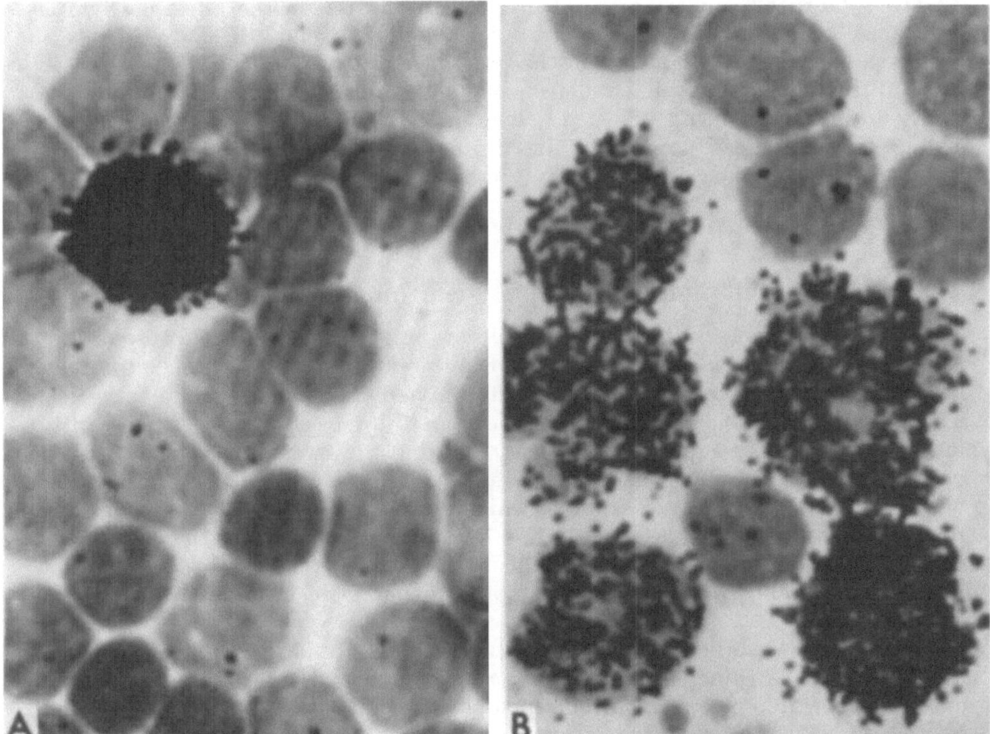


Fig. 4A and B. Cells from the intestinal lymph of a lamb. (A) Cell population in lymph 24 h before birth. At this time the cells are all small lymphocytes and very few of these label with $^3$H-thymidine. Magnif. ×1,400. (B) Cell population in lymph 4 days after birth. There are many blast cells present which label with $^3$H-thymidine. Magnif. ×1,500

over periods of days from foetal lambs *in utero* and subsequently COLE (1969) studied the changes that occur in the cell population of the intestinal lymph of lambs before and after birth.

The rate of thoracic duct lymph flow in foetal lambs in the last week of pregnancy varied between 5—15 ml/h while the cell content of the lymph varied from 5—$20 \times 10^6$ cells/ml. These cells were almost entirely small and medium lymphocytes. No blast cells were present in the lymph and less than 0.1 per cent of the cell population labelled when incubated with $^3$H-thymidine *in vitro* (Fig. 4A).

[34] FORD 1969.

The cell populations in the intestinal lymph, lumbar lymph and popliteal lymph of the foetal lamb were essentially similar. The mean cell count of intestinal lymph was $4.7 \times 10^6$/ml and the cell output $26.3 \times 10^6$ cells/h. The output of cells in the lumbar lymph was $35.1 \times 10^6$ cells/h and in the efferent popliteal lymph $1.4 \times 10^6$ cells/h.

Within a few days of birth, the cell population of the intestinal lymph changes dramatically and the non-dividing small lymphocytes are replaced by large numbers of proliferating basophilic, blast cells. By the 4th day as many as 20 per cent of the cells in intestinal lymph may label with $^3$H-thymidine when incubated *in vitro* (Fig. 4B).

Over the first 6 months or so of life, the cell output in the intestinal lymph continues to rise so that by 4—6 months, it amounts to around $10—20 \times 10^8$ cells/h. While this increased cell output in the lymph is in part a reflection of increased levels of lymphocytes in the circulating blood, there is a considerable number of newly formed cells being added to the lymph particularly from the Peyer's patches which increase greatly in size during the first months of life. Variable numbers of basophilic cells are always present in the intestinal lymph during this period[35].

## The Circulation of Lymphocytes from Blood to Lymph

A crucial property of the lymphocyte is its migratory capability. It was first established by Gowans (1957, 1959a) that in the rat, lymphocytes are continually migrating from the blood to the lymph stream as part of their normal activities. This finding at once suggested that the life-span of these cells may be significantly longer than had been supposed previously and that they were not being destroyed or transformed into some other cell type at a rapid rate. Subsequently, Hall and Morris (1965a) showed the extent to which lymphocytes recirculate through the popliteal lymph node of the sheep. They found that almost all of the cells of the efferent lymph coming from this lymph node were recirculating cells, and that normally less than 5 per cent of the total output were cells newly formed in the node.

While the cells of lymph appear morphologically to be fairly homogeneous, it is now known that within this population there are cells which have different life-spans and possibly different fates and immunological capabilities. Caffrey, Rieke and Everett (1962) and Everett, Caffrey and Rieke (1962), demonstrated that in the thoracic duct lymph of the rat there are two populations of cells present, one with a short life-span estimated to be about 5 days, the other with a much longer life-span of several weeks. The long-lived cells comprised about 90 per cent of the total cell population in the thoracic duct lymph and about 75 per cent of the small lymphocytes in the blood. In contrast, the majority of the small lymphocytes present in the bone marrow, thymus and spleen and in the germinal centres of lymph nodes, were short-lived cells which were being formed in these organs at a rapid rate. Just what these differences in life-span mean is not yet clear, although it seems certain that the physiological activities of migration and recirculation are coupled with longevity. Certain immunological activities are also linked with these recirculating long-lived cells which have been shown to participate in skin homograft reactions[36] and in graft versus host reactions[37].

[35] Heath, Lascelles and Morris 1962, Cole 1970.

[36] McGregor and Gowans 1964.

[37] Gowans 1959b, Anderson, Delorme and Woodruff 1960, Billingham, Brown, Defendi, Silvers and Steinmuller 1960.

The fate and function of the short-lived lymphocytes is not known. It seems that the lymphocytes formed in the thymus for instance, may well have different functional potentialities from those formed in the bone marrow and in this regard recent evidence suggests that sensitivity to antigen and capacity to form antibodies may reside in two different populations of lymphocytes, one of thymic and the other of bone marrow origin[38].

The size of the circulating pool of lymphocytes has been calculated for some species of animals by cannulating the thoracic duct and draining off the circulating lymphocytes. The cells collected in this way have been assigned to a readily mobilizable pool of lymphocytes. In the rat the number of cells in this pool has been estimated as $1.5—2 \times 10^9$ cells[39]. The mobilizable pool of lymphocytes in normal mice has been calculated by MILLER, MITCHELL and WEISS (1967) to be $1—2 \times 10^8$ cells. In normal sheep during the first 96 h after establishing a thoracic duct fistula, about $5 \times 10^{10}$ cells can be collected in the lymph and there still remains a considerable number of circulating cells[40]. In the foetal lamb the circulating lymphocyte pool amounts to about $4—5 \times 10^9$ cells[41].

## The Route of Recirculation of Lymphocytes from Blood to Lymph

### Lymph Nodes

As lymph passes through lymph nodes large numbers of cells are added to it. Most of these cells are lymphocytes and come from the blood stream. This traffic of lymphocytes is concentrated in the cortical and cortico-medullary regions of the lymph nodes[42], and is associated with certain anatomically distinct blood vessels which have been called "post-capillary venules"[43]. Many of these vessels appear to have a specially modified columnar type of endothelium and lymphocytes can be seen congregating within the endothelium and immediately beneath it, adjacent to the basement membrane.

MARCHESI and GOWANS (1964) described the egress of small lymphocytes from the blood stream into the lymph as being a specific migration which occurred through the actual cytoplasm of the specialized endothelial cells. In this context they demonstrated that polymorphonuclear cells and monocytes migrated between the endothelial cells thus leaving the blood stream in a different way to lymphocytes. Lymphocytes however, also migrate from the blood into the lymph by passing between the high endothelial cells of the post-capillary veins[44], and in fact, the majority of these cells may leave the blood stream in this manner[45]. Because of this, an intracellular mode of migration cannot be considered as a specific mechanism regulating cellular traffic within lymph nodes.

The basement membrane appears to impede the progress of lymphocytes after they have passed through the endothelium for there is a considerable build up of cells beneath the endothelium. Once in the tissues though, they crowd into the lymphatic terminals through gaps in the lymphatic endothelium and are swept away in the lymph stream.

The fact that the migrant cell population in lymph nodes is normally almost exclusively lymphocytes does suggest some special affinity between these cells and the modified endothelium of the post-capillary veins. SORDAT, HESS and COTTIER (1971) have demonstrated by immunofluorescence that IgG immunoglobulins are

[38] DAVIES, LEUCHARS, WALLIS and KOLLER 1966, DAVIES, LEUCHARS, WALLIS, MARCHANT and ELLIOTT 1967, MILLER and MITCHELL 1968, MITCHELL and MILLER 1968.
[39] CAFFREY, RIEKE and EVERETT 1962, GOWANS and KNIGHT 1964.
[40] MORRIS 1960. [41] SMEATON 1969. [42] GOWANS and KNIGHT 1964. [43] SCHULZE 1925.
[44] SUGIMURA, FURUHATA, KUDO, TAKAHATA, MIFUNE 1964. [45] SCHOEFL 1971.

present in the walls of post-capillary venules and they suggested that this may be important in directing lymphocyte traffic through these areas. There is some evidence that patterns of lymphocyte migration may depend on properties of the cell membrane and WOODRUFF and GESNER (1969) have shown that the removal of membrane sialic acid by neuraminidase treatment alters the migration of lymphocytes. It is not yet possible to know whether this finding has any physiological relevance in the life-history of the lymphocyte.

### Connective Tissues

Although the most extensive traffic of lymphocytes occurs through organized lymphoid tissues, in sum, there are considerable numbers of cells continually passing from the blood into the connective tissues in all parts of the body. As no specialized structures analogous to the post-capillary venules of lymph nodes exist in these tissues, it must be supposed that lymphocytes leave the blood generally throughout the capillary bed. Whether this occurs by an intercellular or intracellular route is not known.

The origin of the macrophages which are normally present in lymph from the connective tissues is not known, although there is evidence that some at least come from blood monocytes which transform on entering the tissues[46]. These cells apparently originate initially in the bone marrow[47].

### Bone Marrow and Spleen

In the bone marrow and spleen there is a large-scale two-directional traffic of lymphocytes that occurs directly between the blood and tissues without involving the lymphatic system. In the rat the number of cells released by the spleen into the circulation per day has been calculated to be roughly equivalent to the total circulating pool of lymphocytes[48].

### Thymus

Although large numbers of lymphocytes are produced in the thymus, many appear to die there without ever leaving the organ[49]. There is however a substantial traffic of lymphocytes out of the thymus in foetal and young animals[50] and many of the emigrant cells appear to settle out in the peripheral lymphoid organs[51]. The route taken by lymphocytes as they leave the thymus is not known. There is some evidence that the lymphatic system conveys a considerable number of cells from the thymus to the blood stream[52]; others may enter the circulation directly through the walls of the thymic blood vessels.

## The Origin of Cells in Lymph

Lymphocytes in lymph may be newly formed cells originating from a dividing cell line in the tissues (particularly in lymph nodes), or they may be migrant cells entering the lymph from the blood.

While the cells in peripheral lymph under normal conditions appear to come almost entirely from the blood stream, there are certain pathological states, such as in chronic granulomata, where cells proliferating locally may be added to the

[46] EBERT and FLOREY 1939. [47] VOLKMAN and GOWANS 1965.
[48] FORD 1969. [49] METCALF 1967.
[50] KÖBBERLING 1965, PARROTT, DE SOUSA and EAST 1966, LINNA 1968.
[51] NOSSAL 1964. [52] KOTANI, SEIKI, YAMASHITA and HORII 1966.

lymph stream[53]. In central lymph the lymphocytes have three origins. The largest numbers by far are cells which migrate from the blood as they pass through the node. This source provides about 90 per cent of the total cell population in the efferent popliteal lymph of the sheep[54]. The second source is the peripheral lymph which enters the node through the pericapsular sinus. This may provide 5—10 per cent of the number of cells in the efferent lymph. In the case of the hepatic lymph node of the sheep, the peripheral lymph may provide 30—40 per cent of the total efferent lymph cell population[55]. The third source of cells making up the central lymph population comes from newly formed cells originating by mitotic division in the node itself. Hall and Morris (1965a) showed that under normal circumstances, this source of cells in the popliteal node of the sheep amounted to less than 5 per cent of the total cell output from the node. Similarly in the popliteal node of the rat and mouse few cells are normally produced[56]. In those lymph nodes which drain the guts and the mucous membranes, the number of cells being formed in the node appears to be higher[57]. These nodes may be receiving a degree of antigenic stimulation which results in a continuing proliferative immune response. As will be described later, the cell population leaving a lymph node responding to an antigenic challenge comprises many newly-formed cells which are involved in specific immune reactions.

## The Cell Content of Lymph in Pathological States

Various pathological conditions may lead to significant changes in the numbers and types of cells in lymph. Acute and chronic inflammatory reactions due to injury or infection, responses to foreign antigens, allergic and delayed-type hypersensitivity states and organ and tissue transplantation reactions all give rise to alterations in the character and output of cells in lymph draining the region of the reaction. In various cancerous conditions leading to lymphoid hyperplasia and lymphocytosis, the cell content of lymph is increased, while with some solid tumours, there is hypoplasia of the regional lymph nodes and a reduction in cell output in the lymph.

Some of the changes in the cell population relate to specific immunological responses and lymphocytes and cells of the plasma cell series are particularly involved. Other changes are due to non-specific reactions which involve particularly polymorphonuclear cells, monocytes and macrophages.

### The Acute Inflammatory Response

Acute inflammation may be caused by a wide variety of stimuli due to thermal, mechanical, chemical or bacterial agents. In an acute sterile inflammatory response there is damage to the blood capillary endothelium which is followed by an increased exudation of protein and fluid into the tissue spaces. At the same time white cells particularly polymorphonuclear cells and monocytes adhere to the walls of the damaged blood vessels especially the venules and capillaries and begin to emigrate through the endothelium. Once in the tissue spaces these cells readily enter the lymphatic terminals in the neighbourhood[58] and are conveyed in the peripheral lymph to the regional lymph node.

[53] Smith, McIntosh and Morris 1970b. [54] Hall and Morris 1965a.
[55] Hall and Morris 1962, Smith, McIntosh and Morris 1970a.
[56] Mitchell, McDonald and Nossal 1963, Cottier, Odartchenko, Keiser, Hess and Stoner 1964. [57] Kindred 1938, Yoffey and Olson 1967.
[58] Clark, Clark and Rex 1936.

The factors involved in determining the numbers and types of cells which emigrate from the blood in a non-specific sterile inflammatory response are not known but certain types of injury produce quite characteristic patterns of cellular migration. Components of the complement system have been shown to be capable of producing inflammatory reactions non-specifically in the absence of circulating antibodies and cause alterations in capillary permeability[59] which lead to the migration of polymorphonuclear neutrophils from the blood stream[60].

Tissue destruction, and the disruption of granulocytes in the inflamed area lead to increases in the lysosomal enzymes in the lymph[61]. Eventually as the acute inflammatory response dies away and the injured tissues undergo repair or replacement, the cell population in the lymph returns to normal. Should infection supervene or the precipitating stimulus continue, specific immunological changes may occur or the initial acute reaction may develop into a chronic inflammatory lesion.

## The Chronic Inflammatory Response

Inflammatory reactions which lead to the formation of long-standing chronic granulomatous lesions may be caused by infectious agents, such as in tuberculosis and actinomycosis, or may be due to non-infectious agents such as in silicosis and anthracosis. In these conditions cells migrate from the blood stream into the affected region while at the same time, there is a protracted proliferative cellular response which involves the migrant cells and the tissues. The outcome of these processes is the chronic granuloma.

Chronic granulomata are not static lesions in so far as the constituent cell populations are concerned and migratory cells, particularly lymphocytes and macrophages, are continually passing through the inflamed area and leaving it by way of the lymphatics. The migratory cells enter the regional lymphatic capillaries adjacent to the granuloma and can be recovered from the peripheral lymph while ever the lesion exists[62].

The immediate source of the migratory cells in these granulomatous reactions is the blood stream. The inflammatory macrophages apparently arise from precursor cells which are of bone-marrow origin[63] while the lymphocytes seem to be part of the normal recirculating population. Proliferation of migrant cells takes place in the tissues and some newly formed cells make up part of the population entering the peripheral lymph.

The lymph-borne cellular traffic from a granuloma induced in the hind limb of a sheep by an injection of incomplete FREUND's adjuvant together with antigen, has been measured by collecting the peripheral lymph coming from the lesion throughout its lifetime[64]. As the lesion developed in size there was a significant increase in the cell content of the lymph which was sustained over a period of some months. Even after the granuloma had healed, the cell output from the region remained higher than normal and over a period of 7 weeks, approximately $3 \times 10^{10}$ cells were collected in the lymph.

The histological appearance of the granuloma showed lymphocytes within the endothelium of some of the small blood vessels located around the edge of the lesion. Lymphocytes were also found in the process of traversing the endothelium, half-in and half-out of the blood vessels, suggesting a migratory pattern similar to

59 OSLER, RANDALL, HILL and OVARY 1959, DIAS DA SILVA and LEPOW 1965.
60 COCHRANE, UNANUE and DIXON 1965, PAGE, GEWURZ, PICKERING and GOOD 1967.
61 HAY 1971. 62 SMITH, MCINTOSH and MORRIS 1970b.
63 VOLKMAN and GOWANS 1965, SPECTOR and WILLOUGHBY 1968.
64 SMITH, MCINTOSH and MORRIS 1970b.

that seen in lymph nodes. The endothelial cells in these vessels were often enlarged and showed reactive changes in their cytoplasm resembling in some respects the endothelial cells of post-capillary veins. Many plasma cells were present in the tissues adjacent to the migrating lymphocytes. The granuloma thus appeared to take on some of the histological characteristics and functional properties of a lymph node.

During the first few days after injection of the antigen-adjuvant mixture, many polymorphonuclear neutrophils appeared in the lymph, but by the time the granuloma was established and the chronic inflammatory process underway, the cell population in the lymph consisted predominantly of lymphocytes with a small percentage of macrophages. The mechanisms responsible for this specific migration of lymphocytes are not known.

An extensive migration of lymphocytes from the blood stream to the renal lymph occurs in obstructive conditions of the kidney and this phenomenon resembles the pattern of cell migration seen in chronic inflammatory reactions. When the ureter is partially or completely occluded experimentally, large numbers of lymphocytes migrate out of the blood stream into the kidney[65]. The accumulation of lymphocytes in the kidney is most obvious histologically in the renal cortex, but as in chronic granulomata, the cells are in a state of flux, passing through the tissue spaces in large numbers and out of the kidney in the lymph. Again the stimulus for this large scale migration of lymphocytes from the blood is not known but no specific immunological mechanisms seem to be involved and the cells do not appear to undergo transformation into blast forms. Other types of white cells in the blood are not involved.

Similar changes to those that occur in the cell content of peripheral lymph draining chronic inflammatory lesions occur also in central lymph coming from the regional lymph node only on a more extensive scale. The cells which are conveyed to the node are added to the normal cell traffic entering the lymph within the substance of the node. If antigenic material is also present in the lymph the character of the cell traffic from the node and the whole pattern of cellular events in the lymph changes as an immune response takes place.

## Immunological Reactions

Most frequently immune reactions in animals are caused by infectious bacteria or viruses and by products of their metabolism. These organisms enter the body initially through breaches in the skin or mucous membrane. The nature and function of the lymphatic system ensure that the micro-organisms and antigenic macromolecules are taken up from the tissue spaces and transported to the regional lymph node. Within the node, cells of the reticulo-endothelium recognize the material as "foreign" and extract it from the lymph stream. From this point of time a series of events are set in train which leads, as an end result, to the synthesis of specific antibody protein and the establishment of an immunological memory[66].

In addition to the almost invariable involvement of the regional lymph node, there is also a localized inflammatory response at the site of entry which tends to confine the microbes and their by-products in the tissues. In this circumstance,

---

[65] Strong 1940, Arnold 1964, Smith, McIntosh and Morris 1970b.

[66] Hall and Morris 1963, Hall and Morris 1965a, Hall, Morris, Moreno and Bessis 1967, Smith and Morris 1970a, Smith, Cunningham, Lafferty and Morris 1970.

a localized immune response occurs and many of the cellular events which characterize immune reactions in lymph nodes occur on a smaller scale in the tissues. These events are reflected in changes in the peripheral lymph draining the site of the reaction[67].

## The Transport of Antigens by the Lymphatic System

There are gaps and open endothelial junctions in the walls of the terminal lymphatics which readily allow large particles or micro-organisms and cells to enter the lymph. A pressure gradient exists from the tissue fluid to the lymphatic lumen so that a flow of material occurs in this direction. The larger lymphatics are equipped with valves which ensure a centrifugal flow of lymph from the periphery to the large central collecting ducts and the main lymphatic trunks. The rhythmic contractility of these large lymphatics coupled with the massaging effects of surrounding muscles and the pressure changes caused by respiratory movements, ensure that the lymph is propelled centrally along the lymphatic chain until it finally reaches the blood stream.

When labelled proteins or particulate matter such as colloidal carbon are injected subcutaneously or intradermally into the hind limb, they appear almost immediately in the peripheral lymph. So too do bacteria and viruses[68]. Very little of these materials however reach the blood stream as they are extracted from the lymph as it passes through the lymph nodes. Particulate material is taken up by phagocytic cells of the reticulo-endothelium which line the medullary sinuses and by the dendritic macrophages situated in the cortex of the lymph node. The efficiency with which these cells take up antigenic material depends on the size, the amount and the rate at which it is presented to the node. As a general proposition, small amounts of particulate antigenic material such as foreign red cells, bacteria and viruses are extracted from the lymph almost quantitatively whereas soluble foreign proteins largely pass through the node[69]. When large amounts of material are carried to the node the possibility of some of it escaping phagocytosis and passing through the node increases. This may occur in some natural infections when large numbers of microbes are being released from an infective focus. Those that escape phagocytosis gain access to the blood stream causing a bacteraemia or a viraemia. This sort of thing may also follow surgical manipulation of the bowel or movement of infected limbs[70].

## The Immune Response in Lymph

### Cell Changes in Peripheral Lymph

Following the injection of a suspension of bacteria or virus under the skin there occurs almost at once, a series of reactions in the tissues surrounding the injection site. The first change is usually an outpouring of polymorphonuclear cells into the tissues and these cells may ingest many of the micro-organisms they encounter. Subsequently these polymorphs, and free organisms as well, appear in the peripheral lymph and are transported to the regional lymph node. Later on, if a continuing reaction occurs at the site of the injection, small numbers of basophilic blast cells enter the peripheral lymph. These are cells which are involved in

[67] HALL and MORRIS 1963, MORRIS, MORENO and BESSIS 1968.
[68] ANGEVINE 1936, FREUND and ANGEVINE 1938, TREVELLA and MORRIS 1971.
[69] TREVELLA and MORRIS 1971.
[70] BARNES and TRUETA 1941, TRUETA 1946, COLE, PETIT, BROWN and WITTE 1968, COLE, WITTE and WITTE 1969.

antibody production. Most of the mature plasma cells which form in the tissues appear to remain fixed in an area around where the antigen was injected and this type of antibody-forming cell is seen only rarely in the peripheral lymph[71].

## Cell Changes in Central Lymph

The polymorphonuclear cells that appear in peripheral lymph also appear in central lymph coming from the regional node. These cells originate from two sources. Many are carried to the node in the peripheral lymph draining from the injection site and these are cells that have migrated from the blood stream into the tissues where the antigen was first localized. Cells originating from this source fill the subcapsular and cortical sinuses of the lymph node and eventually pass out into the efferent lymph[72]. Many polymorphs are also found in the intermediary and medullary sinuses and these are cells that have entered the node directly by migrating from the blood as it passes through the node. Occasionally monocytes and eosinophils are also seen migrating from the blood into the lymph node. Some of this cell traffic occurs through the post-capillary venules, vessels through which normally only lymphocytes escape[73].

Often the inflammatory reaction in the lymph node is sufficiently severe to produce substantial changes in capillary permeability; this leads to an outpouring of red cells and protein into the sinuses of the lymph node and fibrinous clots may form, enhancing the filtering efficiency of the node[74]. This inflammatory reaction may also be important in preventing the subsequent migration of both polymorphonuclear cells and lymphocytes into the afferent lymph in a non-specific way. There is a drastic reduction in the cell output from a lymph node almost immediately an antigen reaches it, which occurs without any reduction in the rate of lymph flow[75]. With an antigen such as Influenza virus an injection of 100 μg of viral protein into the leg will virtually eliminate cells from the efferent popliteal lymph for a period of 12—24 h[76].

The initial polymorphonuclear response in the lymph lasts for about 24 h; after this time the cell output begins to increase and for the next 24—48 h or so, it may rise to a level some 10 times higher than the output prior to stimulation. Up to this time the cell population in the lymph is comprised almost entirely of small and medium lymphocytes and the increase in cell output in the efferent lymph appears to be due to the recruitment of circulating lymphocytes into the node from the blood stream. Such a process would have the obvious advantage of introducing large numbers of potential immunologically reactive cells into an area where antigen is localized thus allowing the maximum opportunity for inductive stimuli to trigger the processes of cell differentiation and multiplication which lead to the synthesis of specific antibody. The changes that occur in the output of cells in lymph from a node challenged with antigen are illustrated in Fig. 5.

**Cell Proliferation.** In primary immune responses the first evidence of impending cell proliferation in the efferent lymph can be found about 60 h after administration of the antigen. Although at this time no morphological changes are apparent in the cells they have already begun to synthesize D.N.A. at an increased rate. For the next 48 h or so the incorporation of $^{3}$H-thymidine by the cells in lymph increases more rapidly than does the number of blast cells or antibody-forming cells. In some secondary responses increased synthesis of D.N.A. can be detected

[71] Morris, Moreno and Bessis 1968. [72] Smith and Wood 1949a, 1949b.
[73] Marchesi and Gowans 1964. [74] Smith and Wood 1949b.
[75] Hall and Morris 1965b. [76] Smith and Morris 1970a.

in the cells in lymph as early as 24—36 h after antigenic challenge. Subsequently, large numbers of basophilic blast cells appear in the lymph and many of these are in the process of dividing (Fig. 6). Cells of this type continue to make up a significant proportion of the total cell population up till 6—7 days after a primary an-

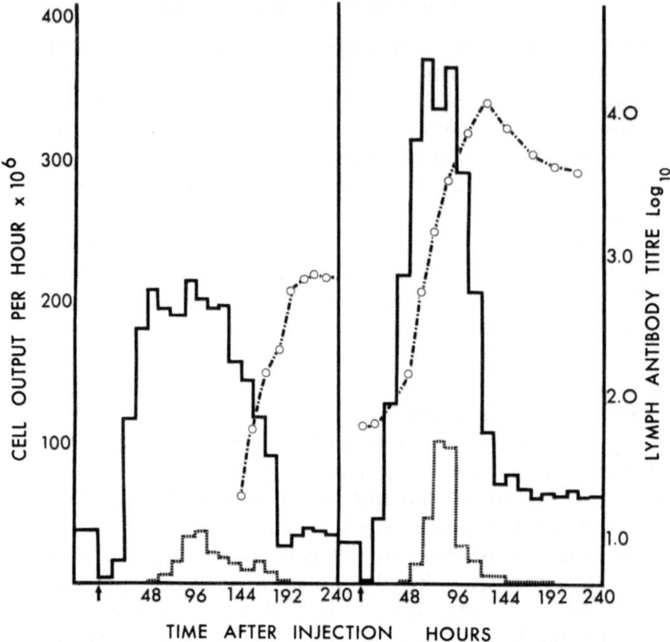


Fig. 5. The cellular and antibody response in the efferent lymph from the popliteal node of a sheep given a local challenge with swine Influenza virus. The left hand graph shows the primary response, the right hand graph the secondary response. ——— Output of total cells. ------ Output of blast cells. o------o Lymph antibody titre

tigenic challenge. In a secondary response their appearance is considerably briefer, and the whole immune reaction is usually complete by 4 days after challenge[77]. In circumstances where the antigen is sequestered in the tissues and gives rise to a chronic inflammatory reaction, the cellular response in the lymph may continue over a long period of time.

During the response the proliferating cells leave the node in enormous numbers by way of the efferent lymph. These free-floating cells play an important part in both the immediate and subsequent history of the immune reaction as they enter other nodes along the lymphatic chain and gain access to the blood stream[78].

**Cell Differentiation.** At the same time as many of the cells in lymph begin to divide, they also undergo a progressive differentiation. This process of differentiation can be identified biochemically in that certain of the transforming cells synthesize specific antibody protein. Differentiation in the cytological sense also occurs as many cells acquire different ultrastructural characteristics that distinguish them completely from normal lymphocytes.

---

[77] Hall and Morris 1963, Smith and Morris 1970a.

[78] Kearney and Halliday 1965, Hulliger and Sorkin 1965, Hall, Morris, Moreno and Bessis 1967.

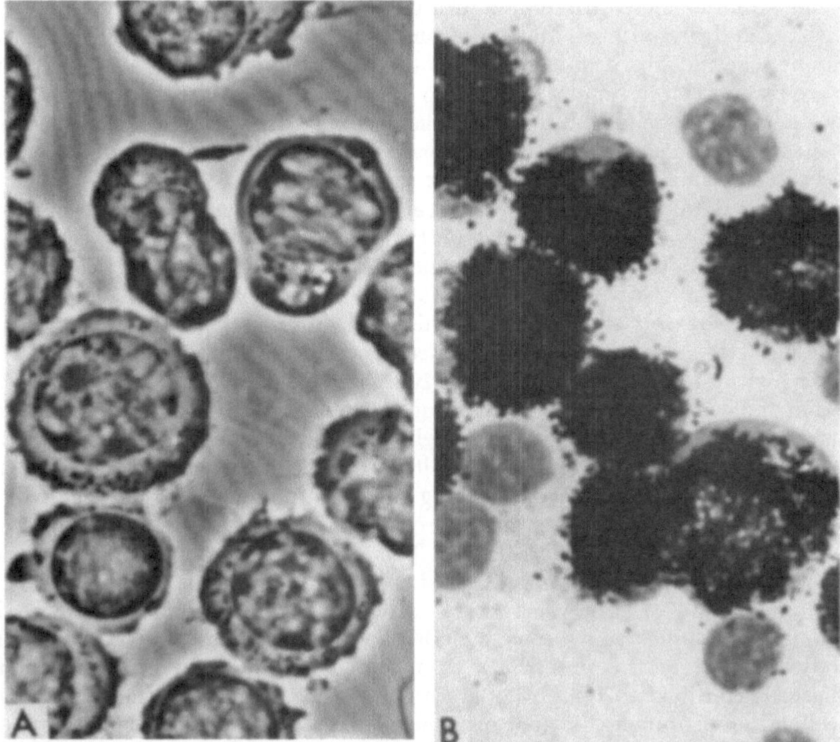


Fig. 6A and B. The cell population in efferent lymph from the popliteal lymph node of a sheep during a primary response to swine Influenza virus. (A) Phase picture showing the large number of transforming blast cells. Magnif. ×1,200. (B) Autoradiograph showing the extent to which the blast cells incorporate $^{3}$H-thymidine. Magnif. ×1,200

Whilst the stimulus responsible for initiating cell differentiation and proliferation is almost certainly antigen or a complex of antigen and some cellular product, there is no information available as to how this stimulus works. It has been suggested that macrophages are specifically required to process antigens before lymphocytes become involved in the reaction[79] although at the present time this idea seems to have lost some of its appeal. Lymphocytes are now thought to be capable of recognizing antigen and it is suggested that they do this through specific immunoglobulin molecules which occur on their surface. These molecules act as receptor sites which bind antigen as the inductive event in an immune response[80]. Further complex propositions of specific co-operation between cells that originate in the bone marrow on the one hand and the thymus on the other and so called "carrier effects" between "helper" and "effector" cells make it difficult to analyse the precise nature of the inductive events in immune reactions. In physiological terms however, whatever the nature of the initial stimulus, subsequent events in the differentiation process will be regulated by the environment in which the transforming cells find themselves. The nature of the lymphatic system and the migratory properties of lymphocytes are such that different populations of cells may experience entirely different environments and

[79] Fishman and Adler 1963. [80] Ada, Byrt, Mandel and Warner 1971.

modifying stimuli. These different environments may in turn decide the final stage to which a cell differentiates. Mature plasma cells which are a histological feature of immune reactions in chronic granulomata and in the medullary cords of lymph nodes are rarely seen in lymph, suggesting that the differentiation of lymphocytes to this stage may depend on precursor cells becoming fixed in tissues. It has been demonstrated that at least some of the blast cells in lymph undergo transformation into classical plasma cells once they enter the tissues[81].

There is no definitive evidence which relates the small lymphocyte to the large basophilic antibody-forming blast cell on the one hand and the plasma cell on the other as no-one has yet followed this sequence of transformation *in vitro*. The experiments of ELLIS, GOWANS and HOWARD (1969) suggest that this sequence of events almost certainly does occur. If this is in fact so, there is nothing to say that the inductive stimulus that triggers cell transformation and the initiation of antibody synthesis in susceptible small lymphocytes inevitably predestines the formation of plasma cells from all cells induced to enter the differentiating sequence. Following induction by antigen, a few cells may be directed into antibody synthesis with only minor changes in their ultrastructural characteristics—these will be the cells classified as antibody-forming small lymphocytes. Other cells will be stimulated to transform, and acquire aggregates of ribosomes and an endoplasmic reticulum into which antibody is secreted. The further development and expansion of this endoplasmic reticulum may depend on the rate of excretion of antibody as opposed to its rate of synthesis. These activities will in turn be influenced by environmental changes which may include the interactions between antigen and antibody secreted in the immediate environment of the cell. Fixed antibody-forming cells confined to lymph nodes will thus tend to modify their immediate extracellular environment by their own metabolic activities and this may in turn alter their differentiation, development and life history through a variety of feed-backs and end-product inhibitions.

The free-floating cells of lymph, however, represent a different proposition from the cells in lymph nodes. Firstly, they are unable to modify their own immediate environment to any extent while they are washing around in the lymph stream; secondly as they vacate the node in which the antigen becomes localized, they may only be exposed to the inducing antigenic stimulus for a short period of time; thirdly they are not subjected to biochemical or biophysical interactions with contiguous antibody-forming or antibody-processing cells. These differences in micro-environment may explain the differences in the characteristics of the free-floating, antibody-forming cell population of lymph as compared with the fixed population found in lymph nodes.

In so far as antibody-forming cells may continue to differentiate from small lymphocytes into plasma cells under the appropriate conditions, it may well be that in a naturally occurring immune response only a relatively small proportion of the induced cell population actually reaches this terminally differentiated stage. Blast cells and lymphocytes having withdrawn from the production of antibody and reverted to a quiescent morphology could provide the cell population in which antigenic memory resides.

Studies on the relative contributions of free-floating cells and fixed cells to the overall production of antibody suggest that the cells appearing in the efferent lymph during an immune response release an amount of antibody *in vitro* equal to the antibody produced by the fixed antibody-forming cells in the node[82]. *In vivo* this contribution of the free-floating cells appears to be much greater as the cells

[81] BIRBECK and HALL 1967. [82] HAY 1971.

in lymph play an additional role in propagating and amplifying the immune response throughout the body thus producing a widespread systemic immune response from an initially localized antigenic stimulus. Under these circumstances the antibody produced by fixed cells in the lymph node where the antigen was first localized is only a small proportion of the total antibody produced in the body[83].

## The Cell Types in Lymph Responsible for Antibody Synthesis

Hall and Morris (1963) examined immune responses in the lymph from the popliteal nodes of sheep after challenge with soluble protein antigens, bacteria, viruses, foreign cells, extracts of parasites, tissue grafts and homologous lymphocytes. They found the same spectrum of cell types, as judged by ultrastructural criteria to be involved in each type of immune response. Many of the cells present in the lymph were shown formally by the plaque assay to be secreting antibody[84], and by histochemical and immunofluorescent tests to contain antibody[85] (Fig. 7).

Whilst it is not possible to distinguish on cytological grounds, any differences in the types of cells which appear in the lymph in response to different antigens, it is easy to demonstrate by functional criteria that morphologically similar cells in lymph may have different biochemical activities. In this regard, different antigens evoke morphologically similar populations of antibody-forming cells making different types of antibody, at different stages of the immune response. Additionally, similar cells appearing in the lymph in primary and secondary immune responses to the one antigen can be shown to synthesize different immunoglobulins, to have differences in radiosensitivity and to be affected differently by chronic thoracic duct drainage[86]. These experimental results highlight the difficulties of assigning physiological or immunological capabilities to lymphoid cells in terms of their cytological characteristics.

**Small and Medium Lymphocytes.** Cells in lymph morphologically indistinguishable from small lymphocytes in the light microscope have been identified making antibody against Salmonella lipopolysaccharide in the plaque assay test[87]. Small lymphocytes have also been identified as antibody-forming cells in lymph nodes and spleen[88]. Nossal, Mitchell and McDonald (1963), Leduc, Avrameas and Bouteille (1968) and Avrameas and Leduc (1970) on the other hand did not identify any small lymphocytes making antibody to *Salmonella* flagella or to horse-radish peroxidase in lymph nodes or spleen. Hay, Murphy, Morris and Bessis (1971) examined the antibody-forming cells in the efferent lymph coming from the popliteal nodes of sheep given secondary challenges with horse-radish peroxidase and found some cells resembling small lymphocytes, which contained minimal amounts of antibody. They were more prevalent early in the response but in relation to the total numbers of antibody-forming cells appearing in the lymph their numbers were sparse. These cells had small profiles of endoplasmic reticulum filled with antibody, condensed nuclear chromatin and in the main, unaggregated cytoplasmic ribosomes. Antibody was also present in the perinuclear spaces of these cells (Fig. 8A).

---

83 Hall, Morris, Moreno and Bessis 1967.
84 Cunningham, Smith and Mercer 1966, Hay 1971.
85 Hay, Murphy, Morris and Bessis 1971.
86 McGregor and Gowans 1963, Smith and Morris 1970a, Hay 1971.
87 Cunningham, Smith and Mercer 1966, Hummeler, Harris, Tomassini, Hechtel and Farber 1966, Cunningham 1968.
88 Vazquez 1961, Attardi, Cohn, Horibata and Lennox 1964, Cunningham 1968, Avrameas and Leduc 1970.

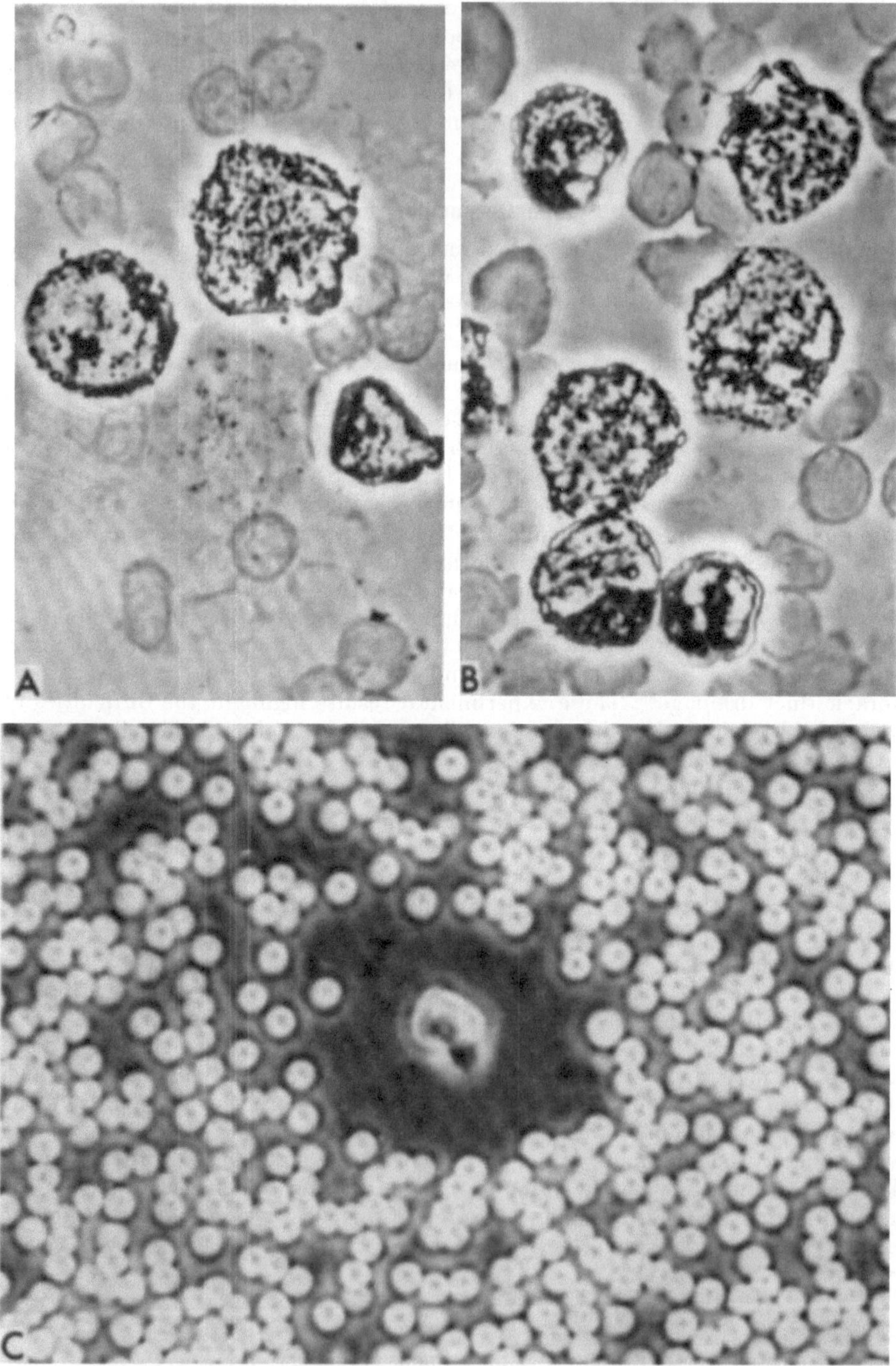


Fig. 7. (A) and (B) Phase microscope pictures of blast cells in lymph containing antibody against horse-radish peroxidase. (C) A haemolytic plaque produced by an antibody-forming blast cell recovered from the efferent lymph of a node responding to a secondary challenge with Salmonella lipopolysaccharide. (Figure 7 B by courtesy of American Journal of Pathology)

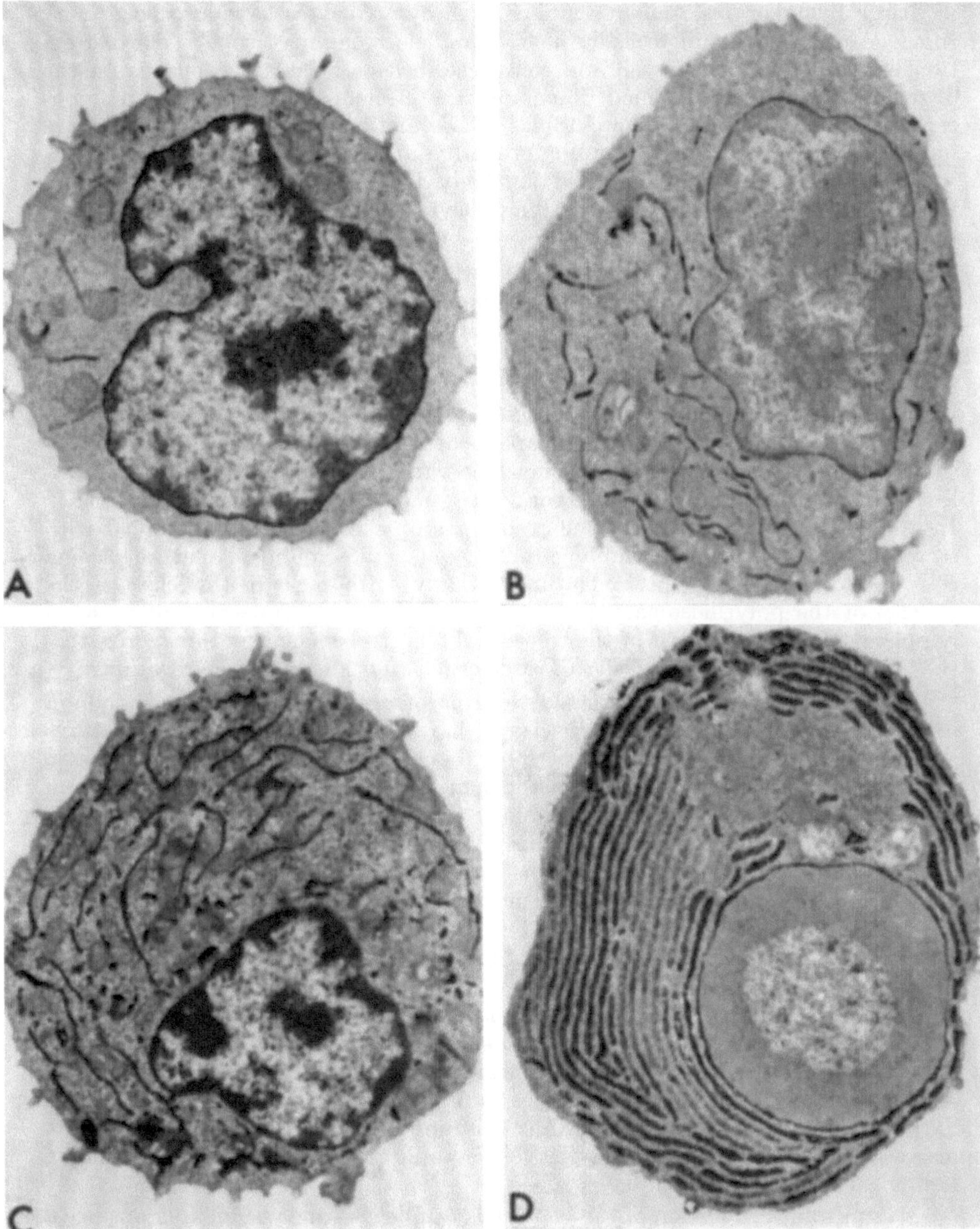


Fig. 8 A—D. Electron microscope pictures of cells containing antibody against horse-radish peroxidase. Cells A, B and C were recovered from lymph, Cell D from the lymph node. (A) A cell resembling a small lymphocyte with antibody localized in the perinuclear space and in one or two short pieces of endoplasmic reticulum. Magnif. ×9,000. (B) and (C) Blast cells with varying amounts of antibody localized in the perinuclear space and the endoplasmic reticulum. Magnif. ×13,000. (D) A typical plasma cell recovered from a lymph node. The concentrically arranged endoplasmic reticulum and the perinuclear space is full of antibody; the Golgi apparatus contains no antibody. Magnif. ×14,000. (Figure 8 A by courtesy of American Journal of Pathology)

**Large Lymphocytes.** Cells resembling large lymphocytes have also been identified as antibody-forming cells in the light and electron microscope[88]. The distinction between this type of cell and cells described as blast cells depends on the degree of basophilia in stained films or in the electron microscope, on the concentration of ribosomes in the cytoplasm. Distinctions made on these bases are imprecise and prone to error. LEDUC, AVRAMEAS and BOUTEILLE (1968) and AVRAMEAS and LEDUC (1970) described antibody localized generally on ribosomes throughout the cytoplasm of large lymphocytes in immune responses to horse-radish peroxidase.

**Blast Cells and Cells of the Plasma Cell Series.** The most characteristic antibody-forming cell found in lymph during an immune response is a blast-type of cell with an immature nuclear structure, several nucleoli and a cytoplasm containing polyribosomes. This classification covers a range of types from large cells staining palely with Romanovsky stains, to small, deeply basophilic cells not much larger than a conventional lymphocyte. All these cell types will incorporate $^3$H-thymidine and are thus, potentially at any rate, capable of cell division. In the electron microscope these cells have an ergastoplasm which varies from a few rudimentary profiles to an extensive organized framework filling most of the cytoplasm (Fig. 8 B, C). In a small proportion of these cells the ergastoplasm is dilated and filled with secretory products thus resembling the Russel bodies found in mature plasma cells of the Marshalko type. A feature of many of the cells of this class, is the density of the polyribosomal aggregates found in the cytoplasm. Unlike small lymphocytes in which most of the ribosomes tend to be single and unaggregated, the blast cells have a high density of rosettes, clusters and spiral aggregations.

Plasma cells are usually assigned the role of antibody production in lymph nodes and spleen and this cell type has a characteristic cytology which features an eccentric nucleus with clumped, peripheral nuclear chromatin, and an extensive, concentrically arranged dilated ergastoplasm (Fig. 8D). It has previously been mentioned that cells with this morphology are uncommon in lymph even though they abound in the lymph nodes. During vigorous secondary responses to strong antigens such as Salmonella organisms or Influenza virus, a small proportion of cells with highly developed ergastoplasm appear in the central efferent lymph[89]. A proportion of these plasma cells will incorporate $^3$H-thymidine into their nuclear DNA suggesting that they still possess the capacity to divide.

The number of blast cells appearing in lymph during an immune response depends on the nature of the antigen. In primary responses of the popliteal lymph node of sheep to weak soluble protein antigens these cells may account for 5 per cent of the total cell output from a lymph node at the peak of the response. In a vigorous secondary response to antigens such as Salmonella organisms or Influenza virus in the sheep 40—50 per cent of the cells in lymph may be large blast forms and as many as $2 \times 10^8$ of these cells may leave the popliteal lymph node in the efferent lymph each hour (Fig. 5).

A significant proportion of the blast cells can be shown to be making antibody at the time they appear in the lymph. Following antigenic challenge with heterologous red cells or Salmonella lipopolysaccharide HAY (1971) found that up to 1 in 10 of the blast cell population in lymph were plaque-forming cells; while CUNNINGHAM, SMITH and MERCER (1966) found even higher numbers of plaque forming cells in lymph and estimated 1 in 2 of the blast cells were secreting antibody. HAY, MURPHY, MORRIS and BESSIS (1972) studied secondary responses to horse-radish peroxidase in the popliteal lymph of sheep and by using a sensitive

[89] HAY, MURPHY, MORRIS and BESSIS 1972.

histochemical assay and examining cells in the electron microscope they found that in some sheep 3 blast cells out of 4 in the lymph contained specific antibody at the peak of the secondary response.

### Ultrastructural Aspects of Antibody Synthesis

The location of antibody in cells from lymph nodes and from lymph has been described by LEDUC, AVRAMEAS and BOUTEILLE (1968), AVRAMEAS and LEDUC (1970) and by MURPHY, HAY, MORRIS and BESSIS (1972) following antigenic challenge with the enzyme horse-radish peroxidase. While there are certain differences between the types of antibody-forming cells in lymph nodes and in lymph, the distribution of antibody within the two populations of cells is, in general, similar.

The antibody content of cells in lymph varies widely, some cells containing only minimal amounts while others are full of antibody. Some of the cells containing only small amounts of antibody are lymphocytes and in these cells the antibody is restricted almost entirely to the perinuclear space. No cells appear in lymph in which antibody synthesis is occurring generally throughout the cytoplasm. In some blast cells antibody is localized on clusters of ribosomes and restricted to discrete areas in the perinuclear space and the endoplasmic reticulum. This localization appears to be the earliest aspect of antibody synthesis (Fig. 9A). In cells with larger amounts of antibody, most of it is contained in the cytoplasmic endoplasmic reticulum and the antibody present in this structure is continuous with the antibody in the perinuclear space (Fig. 9B, D).

Only a relatively small proportion of the lymph cells which contain antibody have a positive Golgi apparatus. When positive, the Golgi sacs are often distended and appear to contain a high concentration of antibody (Fig. 9C).

### The Synthesis of Different Types of Antibody by Cells in Lymph

It is usually proposed that the first antibody synthesized in primary immune responses is mostly of the IgM macroglobulin type. Later on in the response IgG antibody begins to appear. In most secondary responses IgG antibody predominates. It has been claimed that the mature plasma cell is responsible for the synthesis of IgG antibody in lymph nodes while IgM antibody is produced by immature blast cells[90]. This is certainly not so for the antibody-forming cells which appear in lymph. In sheep responding to Influenza virus and horse-radish peroxidase much of the IgG antibody production occurs in blast cells[91].

There is as yet no way of distinguishing on cytological grounds, differences between populations of cells synthesizing IgM or IgG antibodies. Morphologically the cell types in lymph involved in primary and secondary responses to a wide variety of antigens are indistinguishable[92]. It may be that the two types of antibody can be produced by the same cell at different stages of its life-history and in this regard, the same idiotypic determinants can be found on IgM and IgG antibody, suggesting a common origin for both these antibodies.

### Secretion of Antibody by the Cells in Lymph

It was first demonstrated by HARRIS, GRIMM, MERTENS and EHRICH (1945) that cells in lymph contain antibody. They showed that following an antigenic

[90] BAUER, MATHIES and STAVITSKY 1963, SCHOENBERG, RUPP and MOORE 1964.

[91] CUNNINGHAM, SMITH and MERCER 1966, SMITH and MORRIS 1970a, AVRAMEAS and LEDUC 1970.

[92] LEDUC, COONS and CONNOLLY 1955, NOSSAL and MÄKELÄ 1962, HALL and MORRIS 1963.

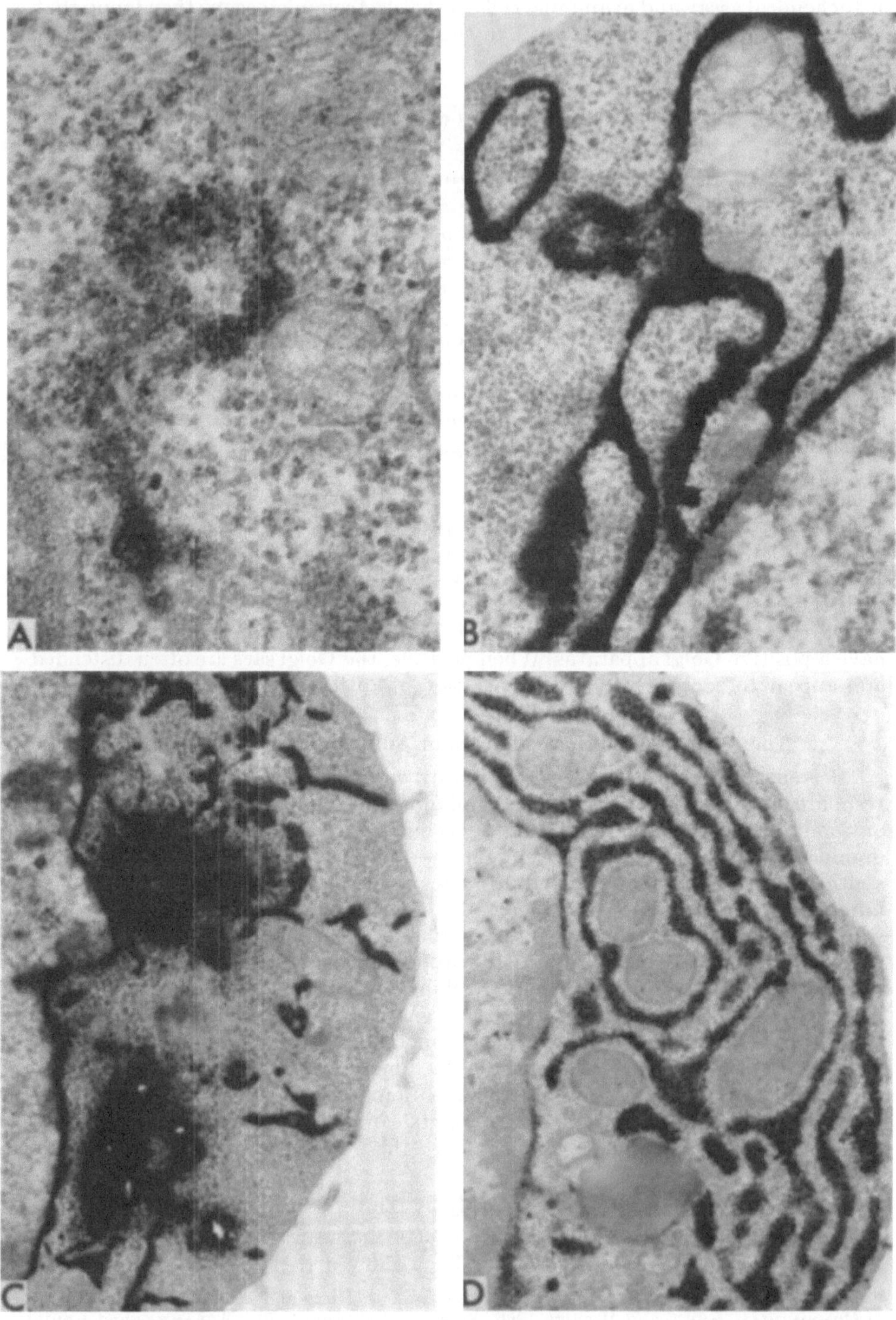


Fig. 9 A—D

challenge given into the foot-pad of rabbits, antibody could be extracted from cells in the efferent lymph of the popliteal node. They did not, however, notice any changes in the cell population in lymph and they concluded that antibody was formed principally by small lymphocytes.

The experimental system with which they worked allowed only for the collection of small volumes of lymph over short time intervals and these technical limitations undoubtedly led to difficulties in establishing the quantitative and qualitative changes that do occur in lymph during an immune response. The results of HARRIS, GRIMM, MERTENS and EHRICH (1945) were confirmed by HALL and MORRIS (1963) but they also showed that a completely new range of blast cells appeared in the lymph and that antibody could be extracted from these cells. In addition they found that a considerable amount of antibody was liberated into the lymph stream.

Antibody-forming cells from lymph rapidly form haemolytic plaques when incubated with target red cells[93] and they release their antibody into the medium when cultivated *in vitro*[94]. No convincing evidence has been obtained however, as to the mechanism of antibody release from lymphocytes or blast cells. Many of the immature antibody-forming cells in lymph lack the accepted ultrastructural requirements for protein secretion. HELMREICH, KERN and EISEN (1962) demonstrated that antibody secretion by lymph node cells can occur without the disruption of the cell and that the secretion process requires the sequential discharge of older molecules ahead of the more recently synthesized ones. One phase of the secretion process is apparently dependent on continuing synthesis of $\gamma$-globulins whereas another phase continues even when protein synthesis is inhibited with puromycin.

## The Antibody Content of Lymph

As a general proposition the antibody content of lymph is related to the antibody content of the blood, the globulins taking part in an extravascular space—lymphatic circulation similar to that which occurs with the other plasma proteins. Depending on the permeability characteristics of the particular capillary bed in which the lymph is formed, so the level of gamma globulins in the lymph may vary. The highest levels of globulins are normally found in hepatic lymph, where their concentration is equal to about 70—80 per cent of the plasma levels; in leg lymph, the concentration is equivalent to 20—30 per cent of the plasma levels.

The equilibration of antibodies throughout the intravascular and interstitial fluid phases of the body may not be complete, for in certain circumstances lymph from a particular region may have significantly higher levels of antibodies than are present in the blood or lymph from other regions. In new-born animals high levels of $\gamma$-globulins occur in the intestinal lymph during the first few days after birth as intact colostral antibodies are absorbed directly from the intestines into the lymph stream. Similarly, the concentration of a specific antibody will be

Fig. 9A and B. Ultrastructural localization of antibody in free-floating lymph cells. (A) Polyribosomes in a blast cell with a positive reaction for anti-horseradish peroxidase antibody. Magnif. ×140,000. (B) The endoplasmic reticulum of a blast cell showing an interconnection with the perinuclear space. Antibody fills the cisternae throughout. Magnif. ×33,000. (C) The Golgi apparatus of a blast cell filled with antibody. The intense reaction over the Golgi sacs suggests that antibody is being concentrated in this area. Magnif. ×21,000. (D) Antibody filled segments of the erpastoplasm outlining the mitochondria plasma cell from a lymph node. Magnif. × 34,000. (Figs 9 A, B and D by courtesy of American Journal of Pathology.)

[93] CUNNINGHAM, SMITH and MERCER 1966.

[94] HAY, MURPHY, MORRIS and BESSIS 1972.

Table 3. *The cell output and the antibody titres in the efferent lymph from the popliteal node and in the blood of sheep given primary challenges with Influenza virus either locally into the leg or intravenously into the jugular vein. The specific lymph titres and blood antibody titres are given in $log_{10}$ units*

| Time after challenge | Local challenge | | | Intravenous challenge | | |
|---|---|---|---|---|---|---|
| | cell output | lymph titre | plasma titre | cell output | lymph titre | plasma titre |
| 0 | 24.5 | — | — | 43.5 | — | — |
| 48 | 148.7 | — | — | 34.9 | — | — |
| 96 | 198.0 | — | — | 32.0 | — | — |
| 144 | 215.8 | 1.82 | — | 41.3 | — | — |
| 192 | 84.0 | 2.63 | — | 45.6 | — | 1.60 |
| 240 | 47.2 | 2.99 | — | 32.7 | — | 1.60 |
| 264 | 34.3 | 2.90 | 1.72 | 39.0 | — | 1.90 |
| 288 | 23.1 | 2.72 | 1.60 | 39.0 | — | 1.90 |
| 312 | 23.5 | 2.48 | 1.60 | 39.3 | — | 1.90 |
| 336 | 21.4 | 2.42 | 1.69 | 39.0 | 1.30 | 1.90 |

When the antigen is given into the leg there is a cellular response in the popliteal lymph and the antibody level in the lymph exceeds that in the plasma. When the antigen is given intravenously there is no cellular response in the lymph and the antibody level in the blood exceeds that in the lymph. Data from SMITH (1967) and SMITH and MORRIS (1970).

significantly higher in efferent lymph coming from a node responding to an antigen than it will be in lymph from other nodes or in the blood. SMITH and MORRIS (1970a and 1970b) studied the levels of antibody that appeared in the efferent lymph from single lymph nodes stimulated with Influenza virus injected either locally into the tissues drained by the node or systemically into the jugular vein. They demonstrated that following local administration of the antigen into the tissues, antibody titres in the lymph exceeded those in the circulating blood, whereas following intravenous challenge, the titres in the blood were higher than in the lymph (Table 3).

## Antigenic Memory

After the cellular reaction to an antigen has ceased and the cell population in the lymph has been restored to its previous uniform state of small and medium lymphocytes, there exists in the pool of circulating lymphocytes, some cells specifically modified in relation to further contacts with the particular antigen. A second contact with the antigen results in a more prompt and vigorous response than occurs in a primary challenge (Fig. 10). Although this modified status of antigenic memory can be readily demonstrated by a functional analysis of the cell population, it cannot be discerned by any cytological techniques currently available.

The exact nature of the cells in lymph involved in antigenic memory has not been established although there are reasons for relating this state to certain cells of the small lymphocyte population[95] as circulating lymphocytes can transfer secondary reactivity to irradiated animals[96]. There appear however, to be other elements involved in antigenic memory apart from circulating lymphocytes; the anamnestic response seems to operate at two levels and to be a property of both fixed and migratory elements of the lymphatic system[97].

[95] GOWANS and MCGREGOR 1965. [96] GOWANS and UHR 1966.
[97] WHITE 1960, NOSSAL and MÄKELÄ 1962, SMITH, CUNNINGHAM, LAFFERTY and MORRIS 1970.

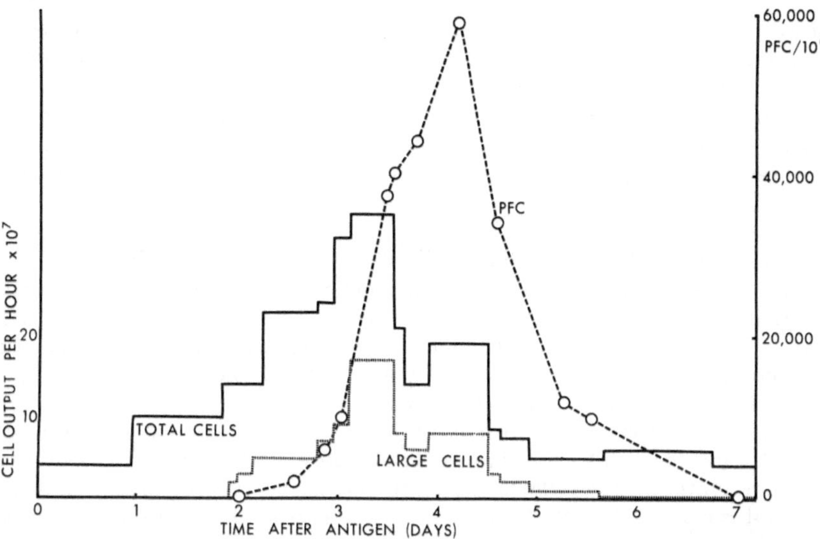


Fig. 10. The secondary response to Salmonella lipopolysaccharide in the efferent lymph from the popliteal node of a sheep. The outputs of total cells, large basophilic blast cells and antibody-forming plaque cells are shown throughout the response

Smith, Cunningham, Lafferty and Morris (1970) partitioned antigenic memory into a residential component and a circulating component. Residential memory endows a lymph node that has encountered antigen directly with the capability of responding more immediately to further antigenic contacts than other nodes elsewhere in the body. In some way it appears that antigen induces changes either in the structure of the lymph node or in a population of residential cells in the node. Other lymph nodes throughout the body while possessing a heightened state of reactivity to further antigenic challenges appear to owe this state to the circulating component of memory which resides in a population of cells that circulates widely through the fixed lymphoid tissues of the body. The most likely candidate for the circulating memory cell is the small lymphocyte. The precursor cells responsible for antigenic memory in lymph nodes and spleen are thought to belong to a continually dividing population of cells identified by Nossal and Makela (1962) as large lymphocytes. The site in previously stimulated lymph nodes where such a population of dividing cells might be localized has never been specified, but they may be located within the germinal centres. Thorbecke, Asofsky, Hochwald and Siskind (1962); Ward, Johnson and Abell (1963); White (1960) and Cottier, Odartchenko, Keiser, Hess and Stoner (1964) have suggested that germinal centres in lymph nodes play a specific role in secondary responses by focussing antigen on reactive lymphoid cells and by providing centres in which large numbers of cells of the plasma cell series are produced.

## The Role of the Lymphatic System in Immunopathological States

Inflammatory reactions caused by immunopathological phenomena invariably come to involve the lymphatic system. In acute allergic reactions and hypersensitivity states, changes occur in capillary permeability which lead to the exudation of protein, fluid, and inflammatory cells and lymphocytes migrate into the tissues in large numbers. These are local reactions which extend subsequently to the fixed lymphoid tissues as the cells and products of tissue destruction are absorbed into the regional lymphatics. In experimental conditions involving the transfer of allogeneic cells or the transplantation of solid tissues and organs, the lymphatic system also plays a capital role in the reactions that subsequently occur.

## Immediate-Type Hypersensitivity (Arthus) Reactions

In local Arthus reactions, a severe inflammatory response occurs within an hour or so of contact with the sensitizing antigen. There is acute destruction of the vascular endothelium of the small blood vessels due to the formation of antigen-antibody complexes and an extensive migration of polymorphonuclear cells from the blood stream into the damaged tissues occurs.

The regional lymphatics are involved in the reaction almost immediately as protein-rich fluid leaks into the tissues. This fluid and the cells are taken up into the adjacent lymphatic capillaries and are carried to the regional lymph node. Antigen that is carried directly to the node sets up an acute inflammatory response there which produces an immediate increase in flow, protein concentration and cell output in the efferent lymph[98] (Fig. 11).

The majority of the emigrant cells in Arthus reactions are polymorphonuclear neutrophils and eosinophils and many of these cells ingest the immune complexes[99] with the resultant disruption of lysosomal granules and increases in the levels of enzymes in the tissues and lymph[100] (Fig. 11). Whilst the Arthus-type lesion itself is acute and self-limiting, the transfer of migratory cells and tissue breakdown products to the regional lymph node ensures that the initially localized reaction is extended from the site where the antigen-antibody complexes first form.

In clinical conditions in which immediate-type hypersensitivity exists, such as in cutaneous anaphylaxis, urticaria, allergic rhinitis and angioneurotic oedema, inflammatory reactions are evoked by complexes formed between circulating or fixed antibodies and the particular allergin. Sensitization results from the absorption of the allergin from skin or mucous surfaces by the lymphatics and its transport to the regional lymph node where antibody synthesis is initiated.

## Delayed-Type Hypersensitivity (DTH) Reactions

The pathogenesis of delayed-type hypersensitivity lesions appears to depend on migratory mononuclear cells, in all probability lymphocytes. Lymphocytes are present in these lesions from the outset and elimination of the circulating lymphocyte population by the use of anti-lymphocyte serum will depress the delayed reaction to tuberculin in sensitized animals[101]. Whilst the cells migrating from the blood into the lesion are predominantly mononuclear cells some polymorphonuclear leucocytes are usually present in the early stages, suggesting an Arthus component to the delayed reaction.

At the same time as this cellular migration takes place substantial changes occur in the permeability of the capillary bed and protein and oedema fluid leak out into the surrounding tissues[102]. The emigrant cells accumulate in areas adjacent to venules suggesting that cell migration occurs principally through this part of

[98] HAY 1971. [99] COCHRANE and WEIGLE 1958. [100] HAY 1971.
[101] INDERBITZIN 1956, WAKSMAN, ARBOUYS and ARNASON 1961.
[102] VOISIN and TOULLET 1960, WIENER, LATTES and SPIRO 1967.

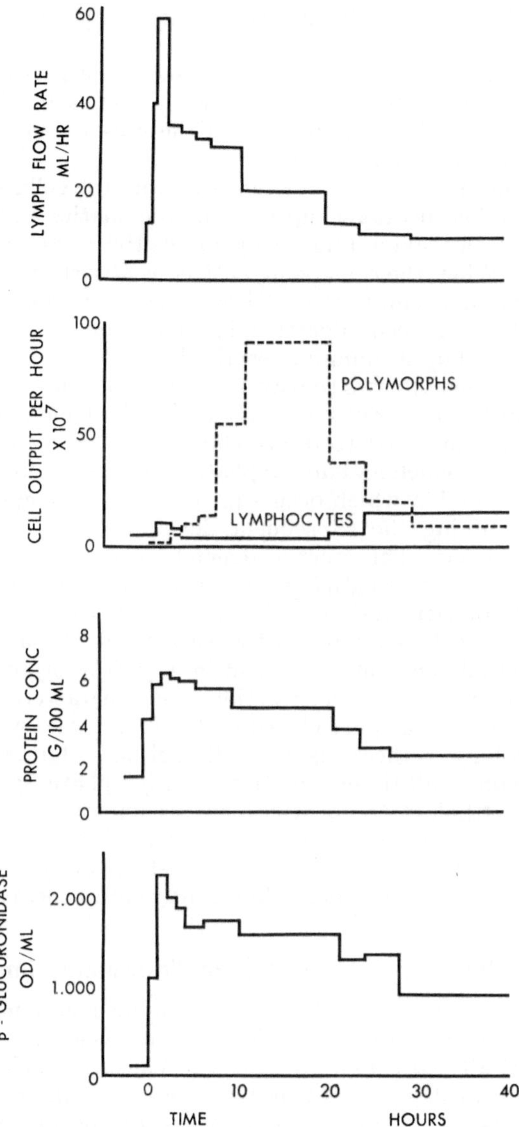


Fig. 11. The flow rate, cell output, protein concentration and concentration of $\beta$-glucuronidase in the efferer t popliteal lymph of a sheep during an Arthus response to an extract of Echinococcus granulosus

the vascular bed[103]. Many of the cells in the lesion show symptoms of blast cell transformation and large pyroninophilic cells filled with polyribosomes are present in regional lymph nodes draining delayed-type hypersensitivity reactions[104]. Specifically sensitized cells capable of adoptively sensitizing recipients are thought to originate from blast cells situated in the cortex of the regional lymph node.

[103] Gell 1959, Waksman 1960. [104] Turk and Stone 1963.

These cells are in turn derived from recirculating lymphocytes of bone-marrow origin[105].

It is a moot point that specific cell migration plays a part in establishing the lesions of delayed-type hypersensitivity and MCCLUSKEY, BENACERRAF and MCCLUSKEY (1963) have shown that most of the cells which enter DTH lesions do so in an apparently random manner.

Once in the tissues many of the migrant cells and the cellular debris resulting from the tissue reaction are taken up into the lymphatics and conveyed to the regional lymph node, thus extending the hypersensitivity response from the initial site of the reaction. When the sensitizing antigen is absorbed into the lymph and conveyed to the regional lymph node a delayed-type response may occur in the node itself, and in this case, cell migration, inflammation and oedema occur in the node as part and parcel of an immune reaction[106].

The lymphatic system appears to play an important inductive role in establishing the hypersensitive state. FREY and WENK (1957) demonstrated that guinea pigs did not become sensitized to dinitrochlorobenzene when the chemical was applied to skin pedicles which had no lymphatic drainage. TURK and STONE (1963) also showed that a reaction which occurs in the regional lymph node appears to be critical in determining the subsequent development of hypersensitivity to chemical sensitizing agents. This reaction depends on an intact lymphatic pathway between the site where the sensitizing agent is applied and the lymph node and suggests that the lymphatic system and the regional lymph node are crucial for sensitization and for the dissemination of sensitized cells throughout the body.

In many clinical allergic conditions and in a variety of autoimmune disease states, delayed-type hypersensitivity reactions are a characteristic feature. Essentially nothing is known of the part played by the lymphatic system or the cells in lymph in the pathology of these diseases although in so far as antigen-antibody reactions are common to all these conditions, the lymphatic system is necessarily involved. The histopathology frequently shows accumulations of lymphocytes and transforming blast cells in the tissues and in view of the observations made in chronic inflammatory reactions these cells almost certainly arrive in the tissues as part of a migrant population which subsequently enters the regional lymphatics.

## The Role of the Lymphatic System in Transplantation Reactions

Closely related to the various cell mediated immune reactions are the responses that occur in factitious situations in which foreign tissues and organs are transplanted into genetically dissimilar recipients. Whilst transplantation reactions are generally classified with delayed-type responses, the immune basis for destruction of the grafted tissue may depend more or less on specific antibody as well as on cells. Free-floating or dispersed cell grafts for instance provoke the formation of humoral antibody and are destroyed in the host by lytic reactions involving complement; solid tissue grafts may be destroyed almost at once by the presence of preformed humoral antibody directed against the donor tissue antigens.

The main histopathological feature of graft rejection is the accumulation of large numbers of mononuclear cells in the graft many of which are proliferating and undergoing transformation into blast cells and cells of the plasma cell series. There is extensive tissue destruction, damage to the vascular endothelium with oedema formation, stasis, thrombosis and haemorrhage in different areas of the graft (Fig. 12). These events involve the lymphatic system and the dynamic

[105] LUBAROFF and WAKSMAN 1968a, LUBAROFF and WAKSMAN 1968b.

[106] TURK and STONE 1963, SMITH, PEDERSEN and MORRIS 1970.

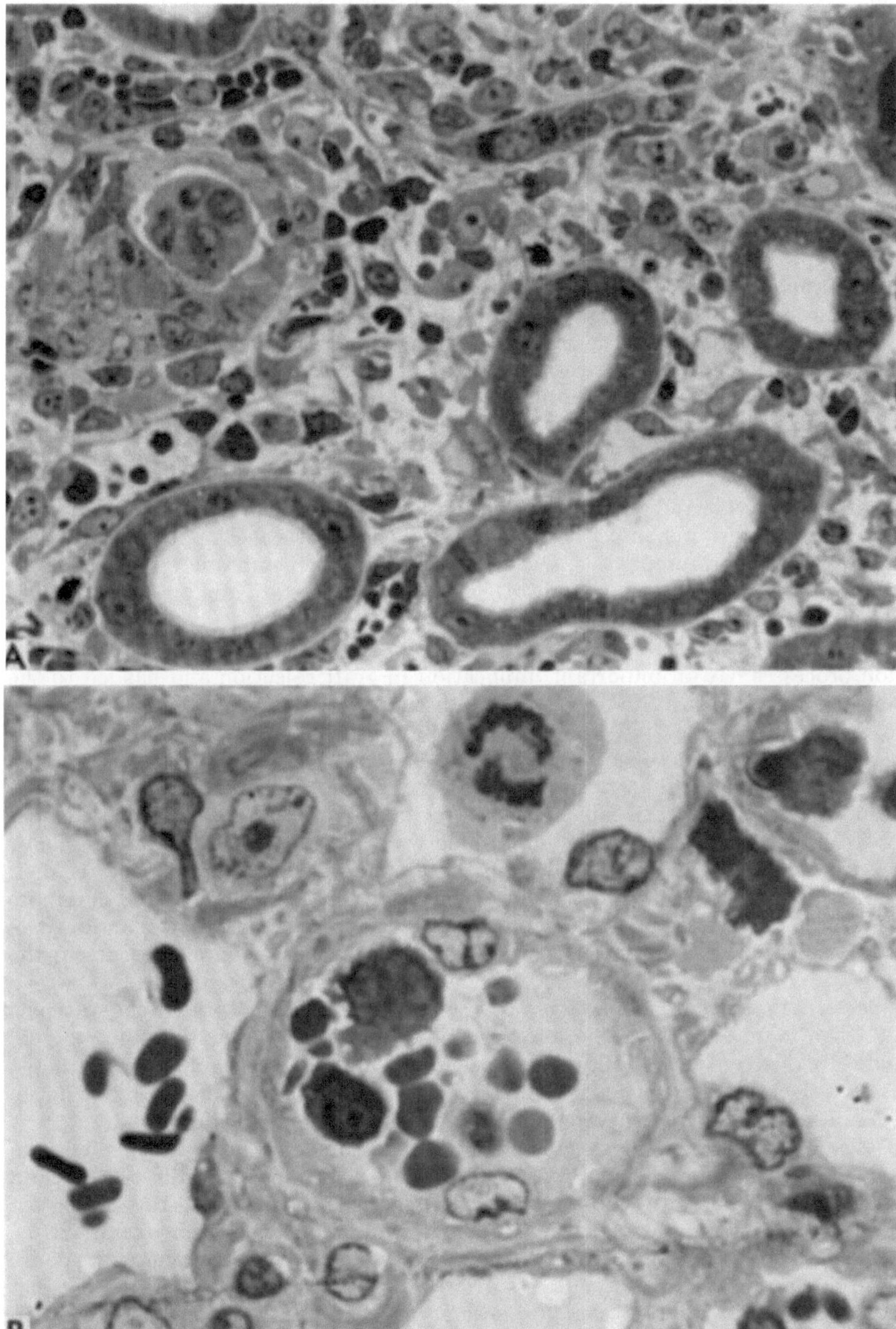

Fig. 12A and B. Histopathological changes in a kidney homograft in a sheep. (A) Section through the cortex of a homograft 120 h after transplantation. There is oedema and infiltration of the interstitial spaces and blast cell emboli in the peritubular capillaries. (B) Transforming basophilic blast cells in blood capillaries in the cortex of a renal homograft. One blast cell is in mitosis in the lumen of a peritubular blood capillary. — Thin resin sections stained with toluidine blue. Magnif. A $\times$ 600, B $\times$ 1200

aspects of the classical morbid pathology of graft rejection are revealed in the changes which occur in the host's lymphatic system.

### The Mechanism of Sensitization to Graft Antigens

It has been previously pointed out that systemic sensitivity is not established when chemical reagents are applied to alymphatic skin pedicles[107]. An analogous situation to this also appears to hold for skin homografts. BARKER and BILLINGHAM (1968) applied orthotopic skin grafts to skin pedicles raised on guinea pigs and they showed that these grafts survived until a lymphatic connection was established between the pedicle and the regional lymph node. Graft survival has been prolonged experimentally by disrupting the lymphatic drainage from a graft[108], or by destroying the circulating thoracic duct lymphocytes[109]. CHANANA, BRECHER, CRONKITE, JOEL and SCHNAUPPAUF (1966) also showed that when the thoracic duct lymphocytes were destroyed by irradiation, grafts placed in areas drained by the thoracic duct survived longer than grafts placed outside its area of drainage. Grafts also survive and grow with impunity in situations such as the central nervous system, the anterior chamber of the eye and the hamster's cheek pouch where there are apparently no lymphatics. Grafts separated by a membrane impermeable to cells do not sensitize the host and this has been attributed to a failure of lymphatic vessels to penetrate into the graft[110].

The proposition that the lymphatic system plays an essential role in sensitization processes has an important implication in graft rejection and has led to the concept that sensitization occurs in two distinct sites described as central (in the regional lymph node) and peripheral (in the graft itself)[111]. The results obtained with chemically induced skin sensitization and with grafts attached to alymphatic skin pedicles suggest that sensitization must be effected in areas of fixed lymphoid tissue, the most effective site being the regional lymph node. Reactions against graft antigens in the regional lymph node would be natural events if soluble or particulate antigens are released from the graft and transported to the regional lymph node by the lymphatics. Blockage of the lymphatic route would eliminate this reaction in the regional node and thus prevent central sensitization. MEDAWAR (1957) put forward a proposition that sensitization to homografts occurs in the graft, the reaction involving migrant lymphocytes and graft antigens. MEDAWAR conceived that small lymphocytes interacted directly with fixed tissue antigens and then migrated via the lymphatics and the peripheral lymph to the regional node. In this central situation the sensitized lymphocytes proliferated and gave rise to effector cells which were liberated from the node into the efferent lymph. These effector cells return via the blood stream to the graft and destroy it.

There is a paradox in the results obtained from experiments in which the cell changes in lymph have been monitored throughout the life of skin and kidney grafts (Fig. 13). The peripheral lymph draining from a skin homograft and the central lymph from the regional lymph node has been examined by HALL (1967). HALL found that although a violent cellular immune response occurred in the regional lymph node its onset was late and was not correlated with the destructive changes taking place in the graft itself. The maximum blast cell response in the lymph occurred some 100 hours or so after the graft had been rejected. HALL (1967) described an increase in cellular debris and phagocytosed material in the afferent lymph which indicated that graft antigens

[107] FREY and WENK 1957. [108] LAMBERT, FRANK, BELLMAN and FARNSWORTH 1965.
[109] CHANANA, BRECHER, CRONKITE, JOEL and SCHNAUPPAUF 1966.
[110] WOODRUFF 1957. [111] MEDAWAR 1957.

were being transported in the peripheral lymph to the node. In view of the time the cellular response in the node occurred this antigenic material would not seem to be of any consequence in deciding the outcome of the graft. Some changes have been reported in the peripheral lymph draining from small skin homografts inserted beneath the tunica albuginea of the testes of rams[113]. The output of cells increases and blast cells appear in the lymph once the rejection process begins. The number of cells involved in these reactions is small, however, and it is difficult to assign a quantitative significance to these changes.

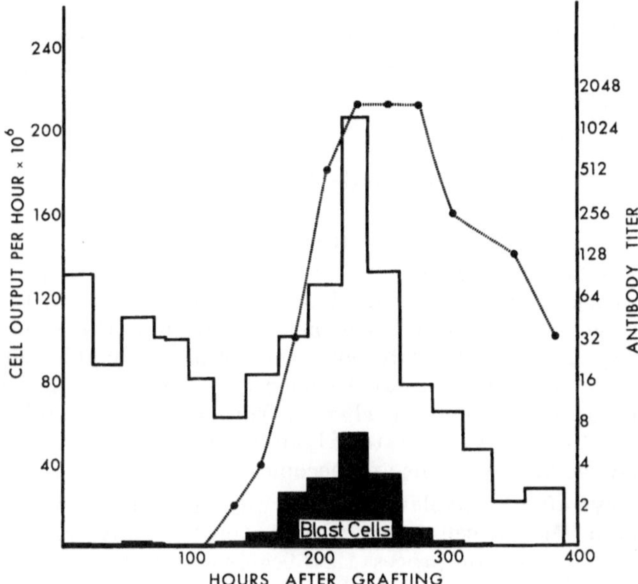


Fig. 13. The total cell output, blast cell output and antibody titre in the efferent popliteal lymph draining a skin graft in the hind leg of a sheep. The graft was necrotic by about 168 h long before the cellular and antibody response in the lymph reached its peak

There seems no doubt however that renal homografts are capable of sensitizing the host peripherally without any involvement of fixed lymphoid tissue. Hume and Egdahl (1955) showed that renal grafts isolated from the lymphatic system of the host were destroyed and Strober and Gowans (1965) showed that lymphocytes became sensitized when perfused through a kidney and could subsequently bring about the destruction of skin grafts taken from animals syngeneic with the kidney donor. These results suggested that peripheral sensitization occurs in kidney transplants through contacts between host lymphocytes and graft antigens, probably at the level of the graft endothelium.

The significance of peripheral sensitization in relation to lymphocyte migration can be assessed by analysing the cellular response that occurs in lymph coming from a kidney transplant. Pedersen and Morris (1970) transplanted kidneys in sheep keeping the renal lymphatics intact. The lymph formed in the transplanted kidney was collected throughout the life of the graft and the extent and nature of

[113] Smith and Morris 1967.

the cell traffic through the graft was measured. The results of these experiments showed that host lymphocytes became sensitized very early through contacts with the graft. As in the case of skin grafts, the cellular reaction in the regional lymph node was not correlated with destructive events in the kidney and there was no evidence that sensitized cells migrated to other areas of fixed lymphoid tissue to produce a population of effector cells directed against the graft. It was concluded that all the cellular events involving recognition, proliferation and destruction of the renal graft can take place in the graft itself.

### The Cell Content of Lymph from Organ Homografts

Host lymphocytes begin to migrate from the circulating blood into a kidney graft as soon as the graft circulation is re-established. The migrant cells do not remain in the kidney but continue their migration through the kidney interstitium and enter the renal lymph in vast numbers. The pathway of migration appears to be mainly through the endothelium of the peritubular blood capillaries and the small arterioles.

During the first 2—3 days after grafting, most of the migrant cells are small lymphocytes. Later on many transforming, basophilic, blast cells can be found in the process of migrating from the renal blood capillaries. Some of these cells are dividing at the same time as they begin their migration and together with small lymphocytes, they traverse the graft, enter the peripheral lymph and are carried to the regional lymph node. Many of the migrating lymphoid cells can be found adherent to the graft endothelium which in turn appears to undergo reactive changes. After the first 2 days the rate of lymph flow and protein output increase dramatically and the kidney swells and becomes oedematous.

Some 6—7 days after transplantation the rate of lymph flow from the graft may reach 60 ml/hr. and the cell output rises to some $2—4 \times 10^8$ cells per hour. The terminal phase of the rejection process then begins and disruption of the vascular bed leads to stasis, haemorrhage, thrombosis and finally the demise of the graft[114] (Fig. 14).

A similar migration of cells takes place during the rejection of heart transplants and the processes of cell transformation and proliferation appear identical to those seen in kidney transplants[115].

In clinical renal transplants in humans the lymphatics of the grafted kidney are severed so that until new lymphatics form, the renal lymph escapes into the surrounding tissues. HAMBURGER, DIMITRIU, BANKIR, DEBRAY-SACHS and AUVERT (1971) have collected peripheral lymph from renal homografts in humans and they have shown that essentially the same cellular reactions occur in man as occur in the sheep. As the lymph escapes from the grafted kidney it is absorbed by the lymphatics of the host and carried to the regional lymph node. In the node, transforming cells together with antigens leaking from the graft will generate an immune reaction which leads to further cell proliferation and antibody production. Eventually the whole lymphatic chain is involved and stimulated cells finally reach the blood stream. In the blood, blast cells and stimulated lymphocytes can be detected particularly during rejection episodes[116].

The rejection of renal homografts appears to be related to the extent of the cell traffic passing through the graft. In animals carrying a renal transplant and

---

[114] PEDERSEN and MORRIS 1970. [115] SIMPSON-MORGAN 1971.

[116] PARKER 1970, HAMBURGER, DIMITRIU, BANKIR, DEBRAY-SACHS and AUVERT 1971.

treated with anti-lymphocyte serum the extent of cell migration through the graft into the regional lymphatics is reduced to a fraction of normal. However the cells that do enter the lymph seem to undergo essentially the same processes of transformation that occur in untreated animals and blast cells and cells in mitosis appear, albeit in much smaller numbers.

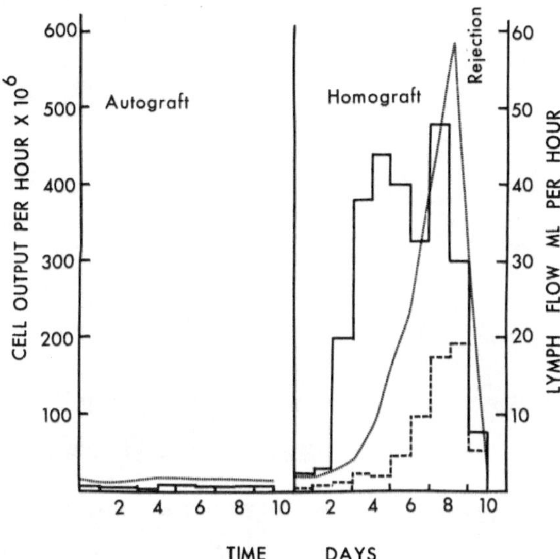


Fig. 14. The output of cells and the rate of lymph flow from a renal autograft and a renal homograft in sheep

## Cell Transformation in Homograft Reactions

Pedersen and Morris (1970) showed that lymphocytes collected in lymph coming from a renal transplant during the first 24—48 hours after grafting have already been stimulated to transform and these cells will divide when cultivated subsequently *in vitro*. In the normal course of events the cells in lymph from renal transplants show evidence of transformation after the first 2—3 days. From this time on blast cells may comprise up to 40 per cent of the cell population of the lymph.

Cytologically the blast cells in lymph draining a homograft resemble the blast cells formed in lymphocyte transfer reactions and in responses to a wide variety of conventional antigens (Fig. 15). These cells have large numbers of polyribosomes, a disorganized, poorly developed endoplasmic reticulum, an immature nuclear structure with dispersed chromatin and often several nucleoli. These cells are especially motile and in sections of the kidney, many of them can be seen half-in and half-out of the peritubular blood capillaries in the process of migrating from the blood stream. Migratory macrophage cells also invade the graft tissue from the blood stream and appear in the lymph.

As the death of the graft becomes imminent, the output of macrophages in the lymph increases and many of these cells become filled with the debris and detritus of dead and dying cells. Some polymorphonuclear neutrophils and eosinophils also appear in the lymph in the terminal stages of the rejection process.

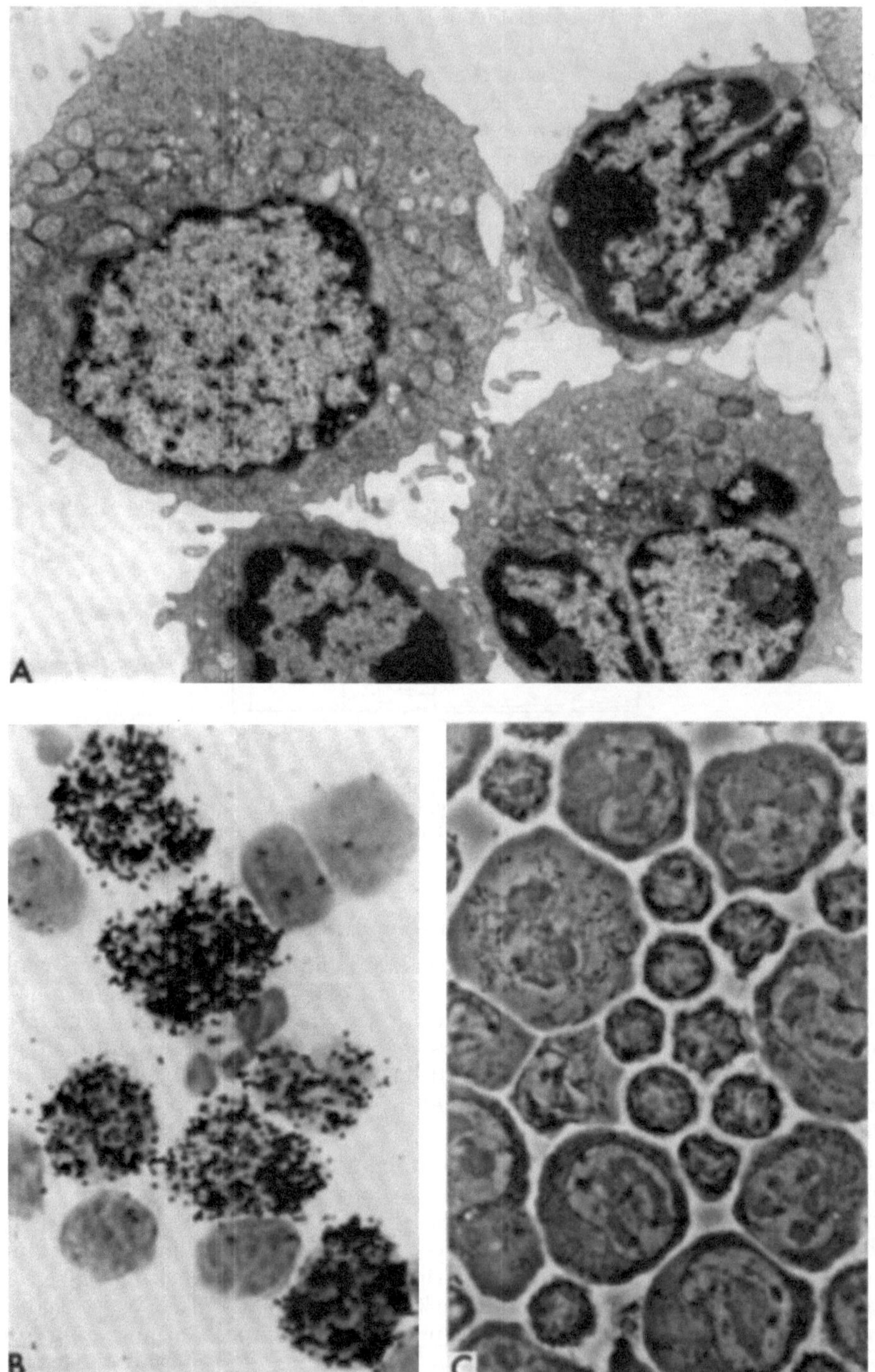

Fig. 15. (A) Blast cells in lymph from a renal homograft in a sheep collected 120 h after the graft was installed. Magnif. × 1,000. (B) Autoradiograph of lymph cells collected from a renal homograft 96 h after transplantation. The cells were incubated for 1 h with $^{3}$H-thymidine. Magnif. ×1,300. (C) The cell population in lymph from a renal homograft in a sheep collected 168 h after transplantation. Magnif. ×1,100

## Antibody Levels in Lymph Draining from Homografts

The levels of agglutinating and cytotoxic antibody in lymph coming from renal homografts is always lower than in the circulating blood while ever the graft remains viable. A good deal of antibody may be produced locally by cells in the graft itself, but no assessment has been made as to the relative contributions of central versus peripheral antibody synthesis.

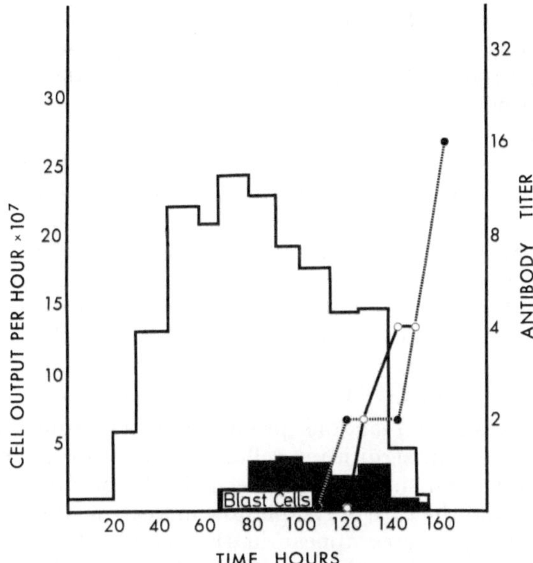


Fig. 16. The cellular response in the efferent lymph from a renal homograft and the antibody response in the lymph and blood. ●-----● Antibody titre in blood plasma. ○——○ Antibody titre in graft lymph

The graft tissues bind antibody avidly so that whilst the transplant survives, the circulating levels of antibody in the blood remain low as do the levels in lymph. As soon as the graft succumbs or is removed from the host, the levels of antibody in the blood and lymph rise rapidly (Fig. 16).

The part played by antibodies in allograft rejection has not yet been decided although antibody will destroy renal grafts in non-sensitized animals when infused intravenously in sufficient quantities and antibody extracted from sensitized lymphoid cells will destroy skin homografts[117]. The changes associated with humoral antibody damage in the graft are accompanied by the migration of polymorphonuclear cells from the blood, intravascular thrombosis and haemorrhage, changes similar to those seen in acute Arthus sensitivity and in Schwartzman reactions[118].

## Graft Versus Host Reactions

Immune reactions of this type result experimentally from the injection of immunologically competent lymphoid cells into genetically unrelated animals.

[117] NAJARIAN and FELDMAN 1963, FELDMAN and NAJARIAN 1964, COCHRUM, DAVIS, KOUNTZ and FUDENBERG 1969, PEDERSEN 1971.

[118] NAJARIAN and FOKER 1969.

Lymphocytes injected into the skin of competent allogeneic recipients (the NLT reaction), produce a localized lesion which reaches its maximum size after some 5—6 days and then slowly regresses. The lesion becomes filled with proliferating pyroninophilic blast cells of both host and donor origin, which invade the surrounding tissues. The severity of the reaction varies with the number of lymphocytes injected and in some species such as the sheep, reactions of this type are severe enough to cause necrosis and sloughing of the skin.

The anatomy of the NLT lesion resembles in some respects delayed-type hypersensitivity lesions except that cells in the lesion appear to be more invasive and to be more primitive and basophilic[119]. The cell population in the lesion is essentially lymphoid with host and donor cells contributing. The host cells enter the lesion after migrating from the blood and they can be found congregating around the capillaries and the venules. Many mature plasma cells are also present in the lesion and these cells are not represented in the lymph at any stage of the reaction.

These types of reaction were shown by BILLINGHAM and BRENT (1959) and by SIMONSEN (1962) to be due to interactions between the donor lymphoid cells and histocompatibility antigens in the host tissues. Homologous reactions of this sort can also occur systemically and are seen as the secondary disease that occurs in marrow transplantation and as the various runting syndromes that follow the injection of lymphoid cells intravenously into allogeneic competent hosts.

In local graft versus host reactions produced by the injection of allogeneic lymphoid cells into the skin, significant cellular changes occur in the peripheral lymph draining the injection site. Changes occur in the permeability of the blood capillaries in the area and the rate of lymph flow increases. At the same time blast cells and numerous lymphocytes appear in the lymph. The output of cells in peripheral lymph may increase to about 40 times the normal level and at the peak of the response, the cell population is almost exclusively lymphocytes and blast cells[120] (Fig. 17).

The cellular changes in the efferent lymph from the regional node are similar but even more dramatic. The peak of the response occurs in efferent lymph about 2 days later than in afferent lymph. The response in the regional lymph node thus bears a temporal relationship to the response in the peripheral lymph similar to that seen with renal transplants and with skin homografts.

There is an increased rate of both RNA and DNA synthesis in the populations of activated lymph cells which runs parallel to the number of blast cells present.

## The Lymphatic System in Cancer and Immune Deficiency Diseases

### Cancer

Many solid tumours are disseminated throughout the body by way of the lymphatic system so that at one time or another individual cancer cells or aggregations of cancer cells may form part of the cell population of lymph. The tumour cells are extracted from the lymph stream by the filtering mechanism of the lymph nodes and this leads to metastatic growths distributed along the lymphatic chain. Additionally there is evidence that tumour cells which gain access to the blood stream may subsequently migrate through the walls of the blood vessels into the tissues and thence indirectly back to the lymph. FISHER and FISHER (1966, 1968) showed that labelled tumour cells injected intravenously passed into the tissue

[119] JONES, YAMASHITA and LAFFERTY 1969, HAY 1971. [120] HAY 1971.

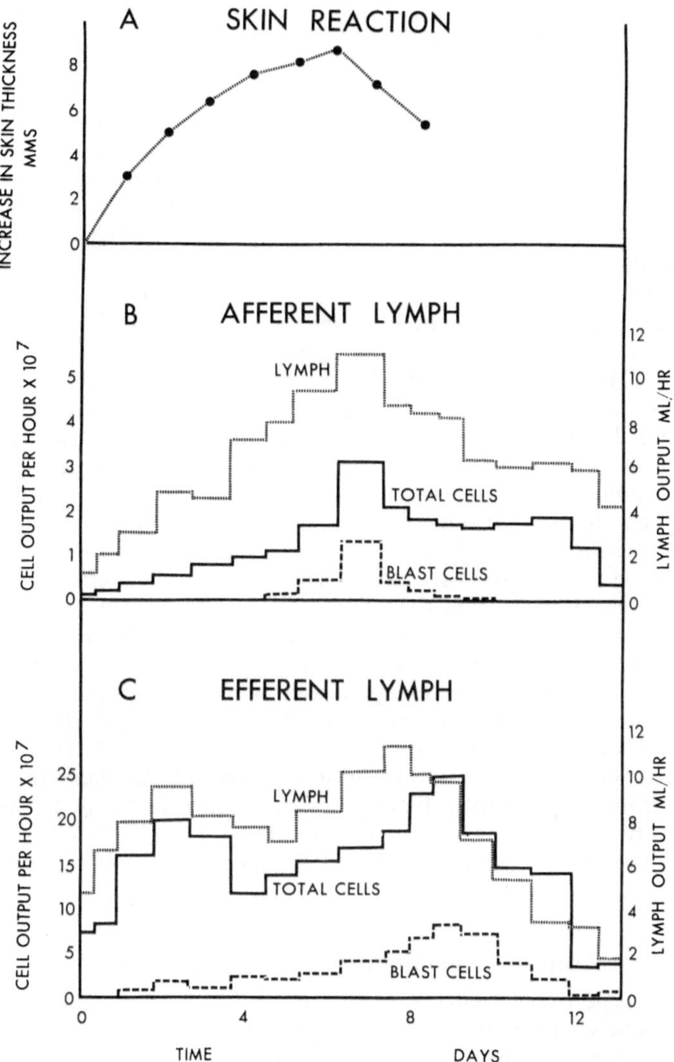


Fig. 17. The changes in skin thickness, and the lymph flow and cell output from an NLT reaction in the sheep. The changes in peripheral afferent lymph from the lesion and in central efferent lymph from the regional node are shown

spaces and could be recovered subsequently in the hepatic and thoracic duct lymph. In this way these cells underwent a blood vascular lymphatic circulation such as occurs for normal lymphocytes.

Immune reactions can be generated against homologous and heterologous tumour cells when used in the same way as conventional antigens. Hall, Alexander, Delorme and Hamilton (1967) challenged sheep with suspensions of tumour cells from mice and showed that an energetic immune response occurred in the regional node and in the efferent lymph. The cellular changes in the lymph were essentially similar to those described for other types of antigenic challenge and featured large numbers of basophilic blast cells.

In naturally occurring tumours it is still not certain whether an immune response against the cancer normally occurs in the host, nor is it certain that human cancers actually possess specific antigenic determinants. There is some evidence to suggest that experimentally induced neoplasms have similar antigenic properties to homografts although the host reaction to them is vastly different. As well as the known specific tumour antigens of viral induced tumours[121] there are antigenic components associated with experimentally induced cancer cells which resemble weak histocompatibility antigens and although these antigens can evoke an immune response in the host the tumours survive and grow.

It seems that as yet, no one has examined the regional lymph coming from an experimentally induced solid tumour to see what changes occur in the cell traffic through the cancer and the surrounding tissues. In naturally occurring cancer the lymph nodes regional to tumours tend to be atrophic and this may mean that the output of cells in the efferent lymph from such nodes would be reduced. ALEXANDER, BENSTED, DELORME, HALL and HODGETT (1969) have studied the release of basophilic blast cells, which they term immunoblasts, into the thoracic duct lymph of rats following the injection of tumour cells into multiple sites behind the diaphragm. They found that once the tumour began to grow, the cellular response in the lymph came to an end. If the tumour was excised an immune reaction could at once be regenerated against the tumour cells. The effect of the tumour on the host's lymphatic system thus appears to be restricted to the local lymph nodes in the region where the tumour is growing and other components of the lymphoid apparatus seem unaffected. In these experiments the regional lymph nodes were in no sense atrophic but presented a picture comparable to that seen following antigenic stimulation. ALEXANDER, BENSTED, DELORME, HALL and HODGETT (1969) suggested that antigen released continuously from the tumour combines with the immunoblasts in the node immobilizing them and preventing their release from the node into the lymph. While fixed in the node they continue to undergo differentiation into plasma cells thereby completing the sequence of events characteristically seen in lymph nodes responding to conventional antigenic challenges.

## Adoptive Immunity to Experimental Tumours

In delayed-type hypersensitivity reactions and reactions against homografts, adoptive immunity can be transferred between syngeneic animals by specifically sensitized cells recovered from lymph. A similar state of adoptive immunity can be conferred on tumour bearing animals under certain circumstances[122]. When dispersed tumour cells are mixed with immune lymphoid cells or free-floating peritoneal cells and the mixture transferred into animals syngeneic with the lymphoid cells, growth of the tumour grafts is suppressed[123]. Although this experiment has not been done with cells recovered from lymph, it is likely that recirculating lymphocytes would act in the same way as cells from lymph nodes.

## Immune Deficiency Diseases

There are a variety of diseases in which immunological reactions show varying degrees of impairment. These have been termed primary immunologic deficiency

[121] HELLSTROM and MOLLER 1965, OLD and BOYSE 1964, KLEIN 1966.

[122] MITCHISON 1955, KLEIN, SJOGREN, KLEIN and HELLSTROM 1960, MÖLLER 1963, HELLSTROM and MÖLLER 1965. [123] OLD, BOYSE, CLARKE and CARSWELL 1962.

diseases. One group of diseases is characterized by poor production of specific humoral antibodies, a reduction in the number of plasma cells and secondary follicles in lymph nodes, but normal delayed-type hypersensitivity and homograft reactions. In these conditions the level of circulating lymphocytes in the blood and tissues is normal. In the second group of diseases, delayed-type reactions and homograft responses are impaired while antibody synthesis is normal. It has been proposed that these two groups of diseases represent dissociation of two types of immunologic function, one (cellular immunity) depending on the thymus and the other (humoral immunity) depending on what is a mammalian equivalent of the bursa of Fabricius of birds[124].

Little is known of the circulating lymphoid cell population in these diseases but if any analogies can be made with experimental animal models, it would be expected that the recirculating lymphocyte population would be significantly reduced in those diseases in which thymic dysfunction is the cause. In the disease states in which humoral antibody synthesis is depressed, the recirculating lymphocyte population may be normal. These distinctions however are far from clear cut and lymphopoenia, thymic alymphoplasia and agammaglobulinaemia occur in conditions where both cellular and humoral immune responses are deficient.

In the Swiss-type of agammaglobulinaemia there is a gross reduction in the level of circulating lymphocytes in the blood, the lymph nodes are aplastic and there is no development of the PEYER's patches. Cell mediated and humoral antibody responses are absent in this disease and the condition is fatal. In cases of thymic alymphoplasia the reduction in circulating lymphocyte levels and in the cellularity of the lymph nodes and other lymphoid tissues is not so pronounced.

Just as some disease states are associated with defective development of some of the components of the lymphatic system and certain lymphoid organs so there are other conditions due to excessive proliferation of lymphoid cells. Malignant proliferative processes may begin in the thymus, as in many of the lymphomas and leukaemias in mice, and the malignant cells are exported to the spleen and lymph nodes and become part of the circulating lymphocyte population. As in other types of neoplastic conditions some degree of immunological impairment is often associated with malignancies of the lymphatic system and it has been suggested that defective immunological surveillance may be responsible for allowing the neoplastic cells to become established.

In HODGKIN's disease, there are changes in immune reactivity which appear to involve cell-mediated reactions more than humoral antibody production, although again this distinction is far from clear-cut. Whilst the status of the circulating lymphocyte population may be normal in some cases of advanced HODGKIN's disease, in others the lymph nodes may be depleted of cells and the level of blood lymphocytes reduced.

The condition of multiple myeloma is associated with defective antibody responses to a variety of antigens and failure to synthesize some classes of immunoglobulins. Certain cell-mediated responses may also be defective in some patients, even though multiple myeloma has been defined as essentially a disorder involving antibody responses and as such the exact counterpart of HODGKIN's disease[125]. There is no evidence which bears on the relationship between the plasma cells which occur in myeloma and those formed in response to normal antigenic stimulation nor is there any evidence that the spectrum of blast cells and transforming cells that normally occur in lymph following on antigenic challenge can be produced in patients with myeloma. In WALDENSTRÖM's macroglobulinaemia, the blood is

[124] GABRIELSEN, COOPER, PETERSON and GOOD 1968.

[125] DENT, GABRIELSEN, COOPER, PETERSON and GOOD 1968.

full of basophilic blast lymphoid cells similar to those found in lymph coming from an antigenically stimulated node. It is not known whether these cells are present in the lymph however of patients with this disease.

Chronic lymphatic leukaemia is associated with a variable depression of antibody synthesis and cell mediated reactions while in acute leukaemia there appear to be no immunological defects. In leukaemia lymphocytes accumulate in lymph nodes, bone marrow and in the blood but it is not known whether these cells have a normal recirculating potential between the blood and the lymph. OSGOOD, TIVEY, DAVISON, SEAMAN and LI (1952) have produced evidence that the life-span of some leukaemic lymphocytes may be increased. The data of BIERMAN, BYRON, KELLY, GILFILLAN, WHITE, FREEMAN and PETRAKIS (1953) have shown that a large component of the leukaemic cells appear in the lymph, levels as high as 64000 cells/cmm being recorded in the thoracic duct lymph while the blood count was 270000/cmm.

## References

ADA, G. L., BYRT, P., MANDEL T., WARNER, N.: A specific reaction between antigen labelled with radioactive iodine and lymphocyte-like cells from normal, tolerant and immunized mice or rats. In: Developmental aspects of antibody formation and antibody structure, ed. STERZL, J., and I. RIHA. Prague: Academia; New York: Academic Press 1971. — ADAMS, W. S., SAUNDERS, R. H., LAWRENCE, J. S.: Output of lymphocytes in cats including studies on thoracic duct lymph and peripheral blood. Amer. J. Physiol. **144**, 297—304 (1945). — ALEXANDER, P., BENSTED, J., DELORME, E. J., HALL, J. G., HODGETT, J.: The cellular immune response to primary sarcomata in rats. II. Abnormal responses of nodes draining tumours. Proc. roy. Soc. B **174**, 237—251 (1969). — ANDERSON, N. F., DELORME, E. J., WOODRUFF, M. F. A.: Induction of runt disease in rats by injection of thoracic duct lymphocytes at birth. Transplant. Bull. **7**, 93—97 (1960). — ANGEVINE, D. M.: The fate of a virulent hemolytic streptococcus injected into the skin of normal and immunized rabbits. J. exp. Med. **64**, 131—147 (1936). — ARNOLD, D. D.: The effect of opposite nephrectomy upon developing experimental open hydronephrosis in the rat. Brit. J. Urol. **36**, 175—183 (1964). — ATTARDI, G., COHN, M., HORIBATA, K., LENNOX, E. S.: Antibody formation by rabbit lymph node cells. V. Cellular heterogeneity in the production of antibody to $T_5$. J. Immunol. **93**, 94—95 (1964). — AVRAMEAS, S., LEDUC, E. H.: Detection of simultaneous antibody synthesis in plasma cells and specialized lymphocytes in rabbit lymph nodes. J. exp. Med. **131**, 1137—1168 (1970).

BARKER, C. F., BILLINGHAM, R. E.: The role of afferent lymphatics in the rejection of skin homografts. J. exp. Med. **128**, 197—221 (1968). — BARNES, J. M., TRUETA, J.: Absorption of bacteria, toxins and snake venoms from the tissues. Lancet I, 623—626 (1941). — BAUER, D. C., MATHIES, M. J., STAVITSKY, A. B.: Sequences of synthesis of $\gamma$-1 macroglobulin and $\gamma$-2 globulin antibodies during primary and secondary responses to proteins, Salmonella antigens, and phage. J. exp. Med. **117**, 889—907 (1963). — BELL, R. G.: "Local response to antigenic stimulation in the duck." Ph. D. Thesis. Canberra: Australian National University 1971. — BIERMAN, H. R., BYRON, R. L., KELLY, K. H., GILFILLAN, R. S., WHITE, L. P., FREEMAN, N. E., PETRAKIS, N. L.: The characteristics of thoracic duct lymph in man. J. clin. Invest. **32**, 637—649 (1953). — BILLINGHAM, R. E., BRENT, L.: Quantitative studies on tissue transplantation immunity. IV. Induction of tolerance in newborn mice and studies on the phenomenon of runt disease. Phil. Trans. B **242**, 439—477 (1959). — BILLINGHAM, R. E., BROWN, J. B., DEFENDI, V., SILVERS, W. K., STEINMULLER, D.: Quantitative studies on the induction of tolerance of homologous tissue and on runt disease in the rat. Ann. N.Y. Acad. Sci. **87**, 457—471 (1960). — BINNS, R. M., HALL, J. G.: The paucity of lymphocytes in the lymph of unanaesthetized pigs. Brit. J. exp. Path. **47**, 275—280 (1966). — BIRBECK, M. S. C., HALL, J. G.: Transformation *in vivo* of basophilic lymph cells into plasma cells. Nature (Lond.) **214**, 183—185 (1967).

CAFFREY, R. W., RIEKE, W. O., EVERETT, N. B.: Radioautographic studies of small lymphocytes in the thoracic duct of the rat. Acta haemat. (Basel) **28**, 145—154 (1962). — CHANANA, A. D., BRECHER, G., CRONKITE, E. P., JOEL, D., SCHNAUPPAUF, H.: The influence of extracorporeal irradiation of blood and lymph on skin homograft rejection. Radiat. Res. **27**, 330—346 (1966). — CHISTONI, A.: Contributo alla conoscenza della composizione istologica della linfa nella linforrea sperimentale. Arch. Fisiol. **6**, 74 (1909). — Clark, E. R., Clark, E. L., Rex, R. O.: Observations on polymorphonuclear leukocytes in the living animal. Amer. J. Anat. **59**, 123—173 (1936). — Cochrane, C. G., Unanue, E. R., Dixon, F. J.: A role of polymorphonuclear leucocytes and complement in nephrotoxic nephritis. J. exp. Med. **122**, 99—116 (1965). — Cochrane, C. G., Weigle, W. O.: The cutaneous reaction to soluble antigen-antibody complexes. A comparison with the Arthus phenomenon. J. exp. Med. **108**, 591—604 (1958). — Cochrum, K. C., Davis, W., Kountz, S., Fudenberg, H. H.: Renal autograft rejection initiated by passive transfer of immune plasma. Transplant. Proc. **1**, 301—304 (1969). — Cole, G. J.: The lymphatic system and the immune response in the lamb. Ph. D. Thesis. Canberra: Australian National University 1969. — Cole, G. J., Morris, B.: The growth and development of lambs thymectomized *in utero*. Aust. J. exp. Biol. med. Sci. **49**, 33—53 (1971). — Cole, L. J.: Hemopoietic restoration in lethally X-irradiated mice injected with peritoneal cells. Amer. J. Physiol. **204**, 265—267 (1963). — Cole, W. R., Petit, R., Brown, A., Witte, M. H.: Lymphatic transport of bacteria in surgical infection. Lymphology **1**, 52—57 (1968). — Cole, W. R., Witte, M. H., Witte, C. L.: Lymph culture: a new tool for the investigation of human infections. Ann. Surg. **170**, 705—714 (1969). — Cottier, H., Odartchenko, N., Keiser, G., Hess, H., Stoner, R. D.: Incorporation of tritiated nucleosides and amino-acids into lymphoid and plasmocytoid cells during secondary response to tetanus toxoid in mice. Ann. N.Y. Acad. Sci. **113**, 612—626 (1964). — Courtice, F. C., Harding, J., Steinbeck, A. W.: The removal of free red blood cells from the peritoneal cavity of animals. Aust. J. exp. Biol. med. Sci. **31**, 215—226 (1953). — Courtice, F. C., Simmonds, W. J., Steinbeck, A. W.: Some investigations on lymph from a thoracic duct fistula in man. Aust. J. exp. Biol. med. Sci. **29**, 201—210 (1951). — Cronkite, E. P., Bond, V. P., Fliedner, T. M., Rubini, J. R.: The use of tritiated thymidine in the study of DNA synthesis and cell turnover in hemopoietic tissues. Lab. Invest. **8**, 263—277 (1959). — Cunningham, A. J.: The morphology of antibody-forming cells in the mouse. Aust. J. exp. Biol. med. Sci. **46**, 141—153 (1968). — Cunningham, A. J., Smith, J. B., Mercer, E. H.: Antibody formation by single cells from lymph nodes and efferent lymph of sheep. J. exp. Med. **124**, 701—714 (1966).

Davies, A. J. S., Leuchars, E., Wallis, V., Koller, P. C.: The mitotic response of thymus-derived cells to antigenic stimulus. Transplantation **4**, 438—451 (1966). — Davies, A. J. S., Leuchars, E., Wallis, V., Marchant, R., Elliott, E. V.: The failure of thymus-derived cells to produce antibody. Transplantation **5**, 222—231 (1967). — Dent, P. B., Gabrielsen, A. E., Cooper, M. D., Peterson, R. D. A., Good, R. A.: Textbook of immunopathology, eds. P. A. Miescher and H. J. Muller-Eberhard, vol. 2. New York-London: Grune & Stratton 1968. — Dias da Silva, W., Lepow, I. H.: Anaphylatoxin formation by purified human C'1 esterase. J. Immunol. **95**, 1080—1089 (1965). — Drinker, C. K., Yoffey, J. M.: Lymphatics, lymph and lymphoid tissue. Cambridge, Mass.: Harvard University Press 1941. — Dumont, A. E., Mulholland, J. H.: Alterations in thoracic duct lymph flow in hepatic cirrhosis. Significance in portal hypertension. Ann. Surg. **156**, 668—677 (1962).

Ebert, R. H., Florey, H. W.: The extravascular development of the monocyte observed *in vivo*. Brit. J. exp. Path. **20**, 342—356 (1939). — Ellis, S. T., Gowans, J. L., Howard, J. C.: The origin of antibody forming cells from lymphocytes. Antibiot. and Chemother. **15**, 40—55 (1969). — Everett, N. B., Caffrey, R. W., Rieke, W. O.: The small lymphocyte of the rat. Rate of formation, extent of recirculation, and circulating life span. Proc. IX. Congr. Int. Soc. Haemat., vol. III, 345—354 (1962).

Feldman, J. D., Najarian, J. S.: Skin homograft destruction by "Antibody" derived from sensitized lymphoid cells. Ann. N.Y. Acad. Sci. **120** pt. 1, 21—25 (1964). — Fisher, B., Fisher, E. R.: The interrelationships of hematogenous and lymphatic tumor cell dissemination. Surg. Gynec. Obstet. **122**, 791—798 (1966). ~ Role of the lymphatic system in dissemination of tumor. In: Lymph and the lymphatic system, ed. H. S. Mayerson. Illinois: Thomas Springfield 1968. — Fishman, M., Adler, F. L.: Antibody synthesis in X-irradiated recipients of diffusion chambers containing nucleic acid derived from macrophages incubated with antigen. J. exp. Med. **117**, 595—602 (1963). — Ford, W. L.: The immunological and migratory properties of the lymphocytes recirculating through the rat spleen. Brit. J. exp. Path. **50**, 257—269 (1969). — Forgeot, M. E.: Sur la composition histologique de la lymph des ruminants. J. Physiol. Path. gén. **9**, 65—77 (1907). — Freeman, L. W.: Lymphatic pathways from the intestine in the dog. Anat. Rec. **82**, 543—550 (1942). — Freund, J., Angevine, D. M.: The spread of tubercle bacilli in the bodies of sensitized and immunized animals. J. Immunol. **35**, 271—288 (1938). — Frey, J. R., Wenk, P.: Experimental studies on the pathogenesis of contact eczema in the guinea pig. Int. Arch. Allergy **11**, 81—100 (1957).

Gabrielsen, A. E., Cooper, M. D., Peterson, R. D. A., Good, R. A.: The primary immunologic deficiency diseases. In: Textbook of immunopathology, eds. P. A. Miescher and

H. J. MULLER-EBERHARD, vol. 2. New York-London: Grune & Stratton 1968. — GELL, P. G. H.: In: Cellular and humoral aspects of hypersensitive states, ed. H. S. LAWRENCE. New York: Hoeber-Harper 1959. — GESNER, B. M., GOWANS, J. L.: The output of lymphocytes from the thoracic duct of unanaesthetized mice. Brit. J. exp. Path. **43**, 424—430 (1962). — GOODALL, A., PATON, D.N.: Digestion leucocytosis. II. The source of the leucocytes. J. Physiol. (Lond.) **33**, 20—33 (1905—1906). — GOODMAN, J. W.: Transplantation of peritoneal fluid cells. Transplantation **1**, 334—346 (1963). — GOWANS, J. L.: The effect of the continuous re-infusion of lymph and lymphocytes on the output of lymphocytes from the thoracic duct of unanaesthetized rats. Brit. J. exp. Path. **38**, 67—78 (1957). ~ The recirculation of lymphocytes from blood to lymph in the rat. J. Physiol. (Lond.) **146**, 54—69 (1959a). ~ The life-history of lymphocytes. Brit. med. Bull. **15**, 50—53 (1959b). — GOWANS, J. L., KNIGHT, E. J.: The route of recirculation of lymphocytes in the rat. Proc. roy. Soc. B **159**, 257—282 (1964). — GOWANS, J. L., MCGREGOR, D. D.: The immunological activities of lymphocytes. Progr. Allergy **9**, 1—78 (1965). — GOWANS, J. L., UHR, J. W.: The carriage of immunological memory by small lymphocytes in the rat. J. exp. Med. **124**, 1017—1030 (1966).

HALL, J. G.: Studies of the cells in the afferent and efferent lymph of lymph nodes draining the site of skin homografts. J. exp. Med. **125**, 737—754 (1967). — HALL, J. G., ALEXANDER, P., DELORME, E. J., HAMILTON, L. D. G.: The effect of nucleic acids extracted from the lymph cells of specifically immunized sheep on the growth of rat sarcomata. Adv. in Transplantation, eds. J. DAUSSET, J. HAMBURGER and G. MATHÉ. In: Proc. 1st Inter. Congr. of Transpl. Soc. Copenhagen: Munksgaard 1967. — HALL, J. G., MORRIS, B.: The output of cells in lymph from the popliteal node of sheep. Quart. J. exp. Physiol. **47**, 360—369 (1962). ~ The lymph-borne cells of the immune response. Quart. J. exp. Physiol. **48**, 235—247 (1963). ~ The origin of the cells in the efferent lymph from a single lymph node. J. exp. Med. **121**, 901—910 (1965a). ~ The immediate effect of antigens on the cell output of a lymph node. Brit. J. exp. Path. **46**, 450—454 (1965b). — HALL, J. G., MORRIS, B., MORENO, G. D., BESSIS, M. C.: The ultrastructure and function of cells in lymph following antigenic stimulation. J. exp. Med. **125**, 99—109 (1967). — HAMBURGER, J., DIMITRIU, A., BANKIR, L., DEBRAY-SACHS, M., AUVERT, J.: Collection of lymph from kidneys homotransplanted in man: Cell transformation *in vivo*. Nature (Lond.) 232, 633—634 (1971). — HARRIS, T. N., GRIMM, E. MERTENS, E., EHRICH, W. E.: The role of the lymphocyte in antibody formation. J. exp. Med. **81**, 73—83 (1945). — HAY, J. B.: The role of fixed and migratory cells in immunological reactions. Ph. D. Thesis. Canberra: Australian National University 1971. — HAY, J., MURPHY, M. J., JR., MORRIS, B., BESSIS, M. C.: Quantitative studies on the proliferation and differentiation of antibody-forming cells. in lymph. Amer. J. Path. **66**, 1—18 (1972). — HAYNES, F. W., FIELD, M. E.: The cell content of dog lymph. Amer. J. Physiol. **97**, 52—56 (1931). — HEATH, T.: Output of thoracic duct lymphocytes in young rats. Nature (Lond.) **203**, 1296—1297 (1964a). ~ Pathways of intestinal lymph drainage in normal sheep and in sheep following thoracic duct occlusion. Amer. J. Anat. **115**, 569—579 (1964b). ~ Function of liver and other organs during lymphatic obstruction in sheep. Quart. J. exp. Physiol. **54**, 266—277 (1969). — HEATH, T. J., LASCELLES, A. K., MORRIS, B.: The cells of sheep lymph. J. Anat. (Lond.) **96**, 397—408 (1962). — HELLSTRÖM, K. E., MÖLLER, G.: Immunological and immunogenetic aspects of tumour transplantation. Progr. Allergy **9**, 158—245 (1965). — HELMREICH, E., KERN, M., EISEN, H. N.: Observations on the mechanism of secretion of $\gamma$-globulins by isolated lymph node cells. J. biol. Chem. **237**, 1925—1931 (1962). — HEWSON, W.: The works of William Hewson, F. R. S., ed. GEORGE GULLIVER, F. R. S. London: Printed for the Sydenham Society 1846. — HOLUB, M.: Potentialities of the small lymphocyte as revealed by homotransplantation and autotransplantation experiments in diffusion chambers. Ann. N.Y. Acad. Sci. **99**, 477—485 (1962). — HOWARD, J. G., BOAK, J. L., CHRISTIE, G. H.: Macrophage-type cells in the liver derived from thoracic duct cells during graft-versus-host reactions. In: The lymphocyte in immunology and haemopoiesis, ed. J. M. YOFFEY. London: Edward Arnold 1967. — HUGHES, R., MAY, A. J., WIDDICOMBE, J. G.: The output of lymphocytes from the lymphatic system of the rabbit. J. Physiol. (Lond.) **132**, 384—399 (1956). — HULLIGER, L., SORKIN, E.: Formation of specific antibody by circulating cells. Immunology **9**, 391—401 (1965). — HUME, D. M., EGDAHL, R. H.: Progressive destruction of renal homografts isolated from the regional lymphatics of the host. Surgery **38**, 194—214 (1955). — HUMMELER, K., HARRIS, T. N., TOMASSINI, N., HECHTEL, M., FARBER, M. B.: Electron microscopic observations on antibody producing cells in lymph and blood. J. exp. Med. **124**, 255—262 (1966). — HUNGERFORD, G. F., REINHARDT, W. O.: Comparison of the effects of sodium pentobarbital or ether-induced anesthesia on the rate of flow and cell content of rat thoracic duct lymph. Amer. J. Physiol. **160**, 9—14 (1950). — HUNGERFORD, G. F., REINHARDT, W. O., LI, C. H.: Effects of pituitary and adrenal hormones on the numbers of thoracic duct lymphocytes. Blood **7**, 193—206 (1952).

INDERBITZIN, T.: Relationship of lymphocytes, delayed cutaneous allergic reactions and histamine. Int. Arch. Allergy **8**, 150—159 (1956).

JONES, M. A. S., YAMASHITA, A., LAFFERTY, K. J.: Lymphocyte transfer reactions and antigen mediated hypersensitivity reactions produced in the skin of sheep—a histological study. Aust. J. exp. Biol. med. Sci. **47**, 325—338 (1969).

KEARNEY, R., HALLIDAY, W. J.: Enumeration of antibody-forming cells in the peripheral blood of immunized rabbits. J. Immunol. **95**, 109—112 (1965). — KEOHANE, K. W., METCALF W. K.: Some experiments in fluorescent microscopy designed to elucidate the fate of the lymphocyte. Quart. J. exp. Physiol. **43**, 408—418 (1958). — KINDRED, J. E.: A quantitative study of the lymphoid organs of the albino rat. Amer. J. Anat. **62**, 453—473 (1938). — KIYONO, K.: In: Die vitale Karminspeicherung — ein Beitrag zur Lehre von der vitalen Färbung mit besonderer Berücksichtigung der Zelldifferenzierungen im entzündeten Gewebe. Jena: Gustav Fischer 1914. — KLEIN, G.: Tumour antigens. A. Rev. Microbiol. **20**, 223—252 (1966). — KLEIN, G., SJÖGREN, H. O., KLEIN, E., HELLSTRÖM, K. E.: Demonstration of resistance against methyl cholanthrene induced sarcomas in primary autochthonous host. Cancer Res. **20**, 1561—1572 (1960). — KÖBBERLING, G.: Autoradiographische Untersuchungen über Zellursprung und Zellwanderung in lymphatischen Organen fetaler und neugeborener Mäuse. Z. Zellforsch. **68**, 631—659 (1965). — KOTANI, M., SEIKI, K., YAMASHITA, A., HORII, I.: Lymphatic drainage of thymocytes to the circulation in the guinea-pig. Blood **27**, 511—520 (1966). — KOTANI, M., YAMASHITA, A., MIYAMOTO, M., SEIKI, K., TASAKI, K., SHIMIZU, T., TERAUCHI, S., HORII, I.: Composition of serum and lymph of rats with aminonucleoside-induced nephrosis. Jap. Circulat. J. **32**, 995—1001 (1968).

LAMBERT, P. B., FRANK, H. A., BELLMAN, S., FARNSWORTH, D.: The role of lymph trunks in the response to allogeneic skin transplants. Transplantation **3**, 62—73 (1965). — LASCELLES, A. K., MORRIS, B.: The flow and composition of lymph from the mammary gland in Merino sheep. Quart. J. exp. Physiol. **46**, 206—215 (1961a). ~ Surgical techniques for the collection of lymph from unanaesthetized sheep. Quart. J. exp. Physiol. **46**, 199—205 (1961b). — LEDUC, E. H., AVRAMEAS, S., BOUTEILLE, M.: Ultrastructural localization of antibody in differentiating plasma cells. J. exp. Med. **127**, 109—118 (1968). — LEDUC, E. H., COONS, A. H., CONNOLLY, J. M.: Studies in antibody production. II. The primary and secondary responses in the popliteal lymph node of the rabbit. J. exp. Med. **102**, 61—71 (1955). — LINNA, T. J.: Cell migration from the thymus to other lymphoid organs in hamsters of different ages. Blood **31**, 727—746 (1968). — LUBAROFF, D. M., WAKSMAN, B. H.: Bone marrow as source of cells in reactions of cellular hypersensitivity. I. Passive transfer of tuberculin sensitivity in syngeneic systems. J. exp. Med. **128**, 1425—1435 (1968a). ~ Bone marrow as source of cells in reactions of cellular hypersensitivity. II. Identification of allogeneic or hybrid cells by immunofluorescence in passively transferred tuberculin reactions. J. exp. Med. **128**, 1437—1449 (1968b).

MANN, J. D., HIGGINS, G. M.: Lymphocytes in thoracic duct, intestinal and hepatic lymph. Blood **5**, 177—190 (1950). — MARCHESI, V. T., GOWANS, J. L.: The migration of lymphocytes through the endothelium of venules in lymph nodes: an electron microscope study. Proc. roy. Soc. B **159**, 283—290 (1964). — MCCLUSKEY, R. T., BENACERRAF, B., MCCLUSKEY, J. W.: Studies on the specificity of the cellular infiltrate in delayed hypersensitivity reactions. J. Immunol. **90**, 466—477 (1963). — MCGREGOR, D. D., GOWANS, J. L.: The antibody response of rats depleted by chronic drainage from the thoracic duct. J. exp. Med. **117**, 303—320 (1963). ~ Survival of homografts of skin in rats depleted of lymphocytes by chronic drainage from the thoracic duct. Lancet **I**, 629—632 (1964). — MCINTOSH, G. H., MORRIS, B.: The lymphatics of the sheep's kidney and the formation of renal lymph. J. Physiol. (Lond.) **214**, 365—376 (1971). — MEDAWAR, P. B.: The homograft reaction. Proc. roy. Soc. B. **149**, 145—166 (1957). — METCALF, D.: Lymphocyte kinetics in the thymus. In: The lymphocyte in immunology and haemopoiesis, ed. J. M. YOFFEY. London: Edward Arnold 1967. — MILLER, J. F. A. P., MITCHELL, G. F.: Cell to cell interaction in the immune response. I. Haemolysin-forming cells in neonatally thymectomized mice reconstituted with thymus or thoracic duct lymphocytes. J. exp. Med. **128**, 801—820 (1968). — MILLER, J. F. A. P., MITCHELL, G. F., WEISS, N. S.: Cellular basis of the immunological defects in thymectomized mice. Nature (Lond.) **214**, 992—997 (1967). — MITCHELL, G. F., MILLER, J. F. A. P.: Cell to cell interaction in the immune response. II. The source of hemolysin-forming cells in irradiated mice given bone marrow and thymus or thoracic duct lymphocytes. J. exp. Med. **128**, 821—837 (1968). — MITCHELL, J., MCDONALD, W., NOSSAL, G. J. V.: Autoradiographic studies on the immune response. 3. Differential lymphopoiesis in various organs. Aust. J. exp. Biol. med. Sci. **41**, 411—421 (1963). — MITCHISON, N. A.: Studies on the immunological response to foreign tumour transplants in the mouse. I. The role of lymph node cells in conferring immunity by adaptive transfer. J. exp. Med. **102**, 157—177 (1955). — MÖLLER, G.: Studies on the mechanism of immunological enhancement of tumour homografts. III. Interactions between humoral isoantibodies and immune lymphoid cells. J. nat. Cancer Inst. **30**, 1205—1226 (1963). — MÖLLER, G., WIGZELL, H.: Antibody synthesis at the cellular level. Antibody-induced suppression of 19S and 7S antibody response. J. exp. Med. **121**, 969—989 (1965). — MORRIS, B.: The exchange of protein between the plasma and the liver and intestinal lymph. Quart. J. exp. Physiol. **41**, 326—340 (1956). ~ Unpublished observations (1960). ~ Unpublished observations (1964). ~ Lymphoid cells—their role in the establishment of systemic immunity. Proc. 11th Internat. Haemat. Conf. (1966). ~ The lymphatic system and the immune response. Aust. J. Sci. **31**, 13—18 (1968). — MORRIS, B., MORENO, G., BESSIS, M.: Ultra-structure des cellules de la lymph afferente aux ganglions peripheriques avant et après stimulation antigenique. Nouv. Rev. franç. Hémat. **8**, No. 2, 145—154 (1968). — MORRIS, B., SASS, M. B.: The formation of lymph in the ovary. Proc. roy. Soc. B **164**, 577—591 (1966). — MURPHY, M. J., JR., HAY, J. B., MORRIS, B., BESSIS, M. C.: An ultrastructural analysis of antibody synthesis in cells from lymph and lymph nodes. Amer. J. Path. **66**, 25—36 (1972).

NAJARIAN, J. S., FELDMAN, J. D.: Passive transfer of transplantation immunity. IV. Transplantation antibody from extracts of sensitized lymphoid cells. J. exp. Med. **118**, 759—766 (1963). — NAJARIAN, J. S., FOKER, J. E.: Mechanisms of kidney allograft rejection. Transplant. Proc. **1**, No. 1, 184—193 (1969). — NOSSAL, G. J. V.: Studies on the rate of seeding of lymphocytes from the intact guinea-pig thymus. Ann. N.Y. Acad. Sci. **120**, 171—181 (1964). — NOSSAL, G. J. V., MÄKELÄ, O.: Autoradiographic studies on the immune response. J. exp. Med. **115**, 209—230, 231—244 (1962). — NOSSAL, G. J. V., MITCHELL, J., MCDONALD, W.: Autoradiographic studies on the immune response. 4. Single cell studies on the primary response. Aust. J. exp. Biol. med. Sci. **41**, 423—436 (1963).

OLD, L. J., BOYSE, E. A.: Immunology of experimental tumours. Ann. Rev. Med. **15**, 167—186 (1964). — OLD, L. J., BOYSE, E. A., CLARK, D. A., CARSWELL, E. A.: Antigenic properties of chemically induced tumours. Ann. N.Y. Acad. Sci. **101**, 80—106 (1962). — OSGOOD, E. E., TIVEY, H., DAVISON, K. B., SEAMAN, A. J., LI, J. G.: The relative rates of formation of new leukocytes in patients with acute and chronic leukemias: measured by the uptake of radio-active phosphorus in the isolated desoxyribosenucleic acid. Cancer (N.Y.) **5**, 331—335 (1952). — OSLER, A. G., RANDALL, H. G., HILL, B. M., OVARY, Z.: Studies of the mechanism of hypersensitivity. III. The participation of complement in the formation of anaphylatoxin. J. exp. Med. **110**, 311—339 (1959). — OTTAVIANI, G., SATTA, M.: Ricerche istobiologiche sopra gli elementi circolanti nella linfe prelinfonodale. Z. mikr.-anat. Forsch. **66**, 19—36 (1959).

PAGE, A. R., GEWURZ, H., PICKERING, R. J., GOOD, R. A.: The role of complement in the acute inflammatory response in immunopathology. 5th Internat. Symposium. Mechanisms of inflammation induced by immune reactions, eds. P. A. MIESCHER and P. GRABAR. Basel: Schwabe & Co. 1967. — PARKER, JOAN R.: Peripheral blood cellular changes during human renal allograft rejection. Symposium on Transplantation Biology, Durban (1970). — PARROTT, D. M. V., SOUSA, M. A. B. DE, EAST, J.: Thymus-dependent areas in the lymphoid organs of neonatally thymectomized mice. J. exp. Med. **123**, 191—204 (1966). — PEDERSEN, N. C.: Unpublished observations (1971). — PEDERSEN, N. C., MORRIS, B.: The role of the lymphatic system in the rejection of renal homografts. J. exp. Med. **131**, 936—969 (1970). — PERRY, S., IRVIN, G. L. III, WHANG, J.: Studies of lymphocyte kinetics in man. Blood **29**, 22—28 (1967).

REINHARDT, W. O.: Growth of lymph nodes, thymus and spleen and output of thoracic duct lymphocytes in the normal rat. Anat. Rec. **94**, 197—212 (1946). ~ Some factors influencing the thoracic duct output of lymphocytes. Ann. N.Y. Acad. Sci. **113**, 844—866 (1964). — REINHARDT, W. O., LI, C. H.: Cell count rate of flow and protein content of cervical lymph in the rat. Proc. Soc. exp. Biol. (N.Y.) **58**, 321—323 (1945). — REINHARDT, W. O., YOFFEY, J. M.: The cell content of the thoracic and cervical lymph duct in the guinea pig. Unpublished data (1955). ~ Thoracic duct lymph and lymphocytes in the guinea-pig. Effects of hypoxia, fasting, evisceration and treatment with adrenaline. Amer. J. Physiol. **187**, 493—500 (1956). ~ Lymphocyte content of lymph from the thoracic and cervical ducts in the guinea pig. J. Physiol. (Lond.) **136**, 227—234 (1957). — ROUS, F. P.: An inquiry into some mechanical factors in the production of lymphocytosis. J. exp. Med. **10**, 238—270 (1908a). ~ The effect of pilocarpine on the output of lymphocytes through the thoracic duct. J. exp. Med. **10**, 329—342 (1908b).

SANDERS, A. G., FLOREY, H. W., BARNES, J. M.: The output of lymphocytes from the thoracic duct in cats and rabbits. Brit. J. exp. Path. **21**, 254—263 (1940). — SASS, M. B: Lymphatic system of the reproductive system in pregnancy. M. Sc. Thesis, Canberra: Australian National University 1964. — SCHOEFL, G.: Personal communication 1971. — SCHOENBERG, M. D., RUPP, J. C., MOORE, R. D.: The cellular response of the spleen and its relationship to the circulating 19 S and 7 S antibody in the antigenically stimulated rabbit. Brit. J. exp. Path. **45**, 111—119 (1964). — SCHOOLEY, J.: Lymphocyte output and lymph flow of thoracic and right lymphatic ducts of anaesthetized rats. Proc. Soc. exp. Biol. (N.Y.) **99**, 511—513 (1958). — SCHULZE, W.: Untersuchungen über die capillären und postcapillären Venen lymphatischer Organe. Z. ges. Anat. Entwickl.-Gesch. **76**, 421—462 (1925). — SHREWSBURY, M. M.: Rate of flow and cell count of thoracic duct lymph in the mouse. Proc. Soc. exp. Biol. (N.Y.) **99**, 53—54 (1958). — SHREWSBURY, M. M., REINHARDT, W. O.: Comparative metabolic effects of ingestion of water or 1 per cent sodium chloride solution in the rat with a thoracic duct lymph fistula. Amer. J. Physiol. **168**, 366—374 (1952). — SIMONSEN, M.: Graft versus host reactions. Their natural history, and applicability as tools of research. Progr. Allergy **6**, 349—467 (1962). — SIMPSON, M. E.: The experimental production of macrophages in the circulating blood. J. med. Res. **43**, 77—144 (1922). — SIMPSON-MORGAN, M. W.: Unpublished observations 1971. — SMEATON, T. C.: Gamma-globulin metabolism in lambs. Ph. D. Thesis, Canberra: Australian National University 1969. — SMEATON, T. C., COLE, G. J., SIMPSON-MORGAN, M. W., MORRIS, B.: Techniques for the long-term collection of lymph from the unanaesthetized foetal lamb *in utero*. Aust. J. exp. Biol. med. Sci. **47**, 565—572 (1969). — SMITH, J. B., CUNNINGHAM, A. J., LAFFERTY, K. J., MORRIS, B.: The role of the lymphatic system in the establishment of immunological memory. Aust. J. exp. Biol. med. Sci. **48**, 57—70 (1970). — SMITH, J. B., MCINTOSH, G. H., MORRIS, B.: The traffic of cells through tissues: a study of peripheral lymph in sheep. J. Anat. (Lond.) **107**, 1, 87—100 (1970a). ~ The migration of cells through chronically inflamed tissues. J. Path. **100**, No 1, 21—29 (1970b). — SMITH, J. B., MORRIS, B.: Unpublished observation 1967. ~ The response of the popliteal lymph node of the sheep to Swine Influenza virus. Aust. J. exp. Biol. med. Sci. **48**, 33—46 (1970a). ~ The response of the hepatic lymph node of the sheep to Swine Influenza virus. Aust. J. exp. Biol. med. Sci. **48**, 47—55 (1970b). — SMITH, J. B., PEDERSEN, N. C., MORRIS, B.: The role of the lymphatic system in inflammatory responses. Series. Haemat., vol. III, 2, 17—61. Copenhagen: Munksgaard 1970. — SMITH, R. O., WOOD, W. B.: Cellular mechanisms of antibacterial defense in lymph nodes. I. Pathogenesis of acute bacterial lymphadenitis. J. exp. Med. **90**, 555—566 (1949a). ~ Cellular mechanisms of antibacterial defense in lymph nodes II. The origin and filtration effect of granulocytes in the nodal sinuses during acute bacterial lymphadenitis. J. exp. Med. **90**, 567—576 (1949b). — SORDAT, B., HESS, M. W., COTTIER, H.: IgG immunoglobulins in the wall of post-capillary venules: possible relationship to lymphocyte recirculation. Immunology **20**, 115—118 (1971). — SPECTOR, W. G., WILLOUGHBY, D. A.: The origin of mononuclear cells in chronic inflammation and tuberculin reactions in the rat. J. Path. Bact. **96**, 389—399 (1968). — STROBER, S., GOWANS, J. L.: The role of lymphocytes in the sensitization of rats to renal homografts. J. exp. Med. **122**, 347—360 (1965). — STRONG, K. C.: Plastic studies in abnormal renal architecture. V. The parenchymal alterations in experimental hydronephrosis. Arch. Path. **29**, 77—119 (1940). — SUGIMURA, M., FURUHATA, K., KUDO, N., TAKAHATA, K., MIFUNE, Y.: Fine structure of post-capillary venules in mouse lymph nodes. Jap. J. vet. Res. **12**, No 4, 85—90 (1964).

THORBECKE, G. J., ASOFSKY, R. M., HOCHWALD, G. M., SISKIND, G.: Gamma globulin and antibody formation *in vitro*. III. Introduction of secondary response at different intervals after the primary; the role of secondary nodules in the preparation for the secondary response. J. exp. Med. **116**, 295—309 (1962). — THREEFOOT, S. A., KENT, W. T., HATCHETT, B. F.: Lymphaticovenous and lymphatico lymphatic communications demonstrated by plastic corrosion models of rats and by post mortem lymphangiography in man. J. Lab. clin. Med. **61**, 9—22 (1963). — THREEFOOT, S. A., KOSSOVER, M. F.: Lymphaticovenous communications in man. Arch. intern. Med. **117**, 213—223 (1966). — THREEFOOT, S. A., KOSSOVER, M. F., AIKEN, D. W.: Radioisotopic detection of lymphaticovenous communications in living animals. J. Lab. clin. Med. **65**, 688—697 (1965). — TREVELLA, W., MORRIS, B.: Unpublished observations 1971. — TRUETA, J.: Principles and practice of war surgery, ed. H. HAMILTON, 3rd edit. London: Heinemann 1946. — TURK, J. L., STONE, S. H.: Implications of the cellular changes in lymph nodes during the development and inhibition of delayed-type hypersensitivity. In: Cell bound antibodies (B. AMOS and H. KOPROWSKI, eds.). Philadelphia: Wistar Institute Press 1963.

UHLEY, H., LEEDS, S. E., SAMPSON, J. J., FRIEDMAN, M.: A technic for collection of right duct lymph flow in unanesthetized dogs. Proc. Soc. exp. Biol. (N.Y.) **112**, 684—685 (1963).

VALENTINE, W. N., CRADDOCK, C. C., LAWRENCE, J. S.: Relation of adrenal cortical hormone to lymphoid tissue and lymphocytes. Blood **3**, 719—754 (1948). — VAZQUEZ, J. J.: Antibody—or gamma globulin-forming cells as observed by the fluorescent antibody technique. Lab. Invest. **10**, 1110—1125 (1961). — VOISIN, G. A., TOULLET, F.: Modifications of capillary permeability in immunological reactions mediated through cells. In: Cellular aspects of immunity, eds. G. E. W. WOLSTENHOLME and M. O'CONNOR (Ciba Foundation Symposium). Boston: Little Brown & Co. 1960. — VOLKMAN, A., GOWANS, J. L.: The origin of macrophages from bone marrow in the rat. Brit. J. exp. Path. **46**, 62—70 (1965).

WAKSMAN, B. H.: A comparative histopathologic study of delayed hypersensitive reactions. In: Cellular aspects of immunity, eds. G. E. W. WOLSTENHOLME and M. O'CONNOR (Ciba Foundation Symposium). London: Churchill 1960. — WAKSMAN, B. H., ARBOUYS, S., ARNASON, B. G.: Use of specific "lymphocyte" antisera to inhibit hypersensitive reactions of "delayed" type. J. exp. Med. **114**, 997—1022 (1961). — WARD, P. A., JOHNSON, A. G., ABELL, M. R.: Histologic response of rabbits to two injections of purified protein antigen.

Lab. Invest. **12**, 180—192 (1963). — Warren, M. F., Drinker, C. K.: The flow of lymph from the lungs of the dog. Amer. J. Physiol. **136**, 207—221 (1942). — White, R. G.: The relation of the cellular responses in germinal lymphocytopoietic centres of lymph nodes to the production of antibody. In: Mechanisms of antibody formation, eds. M. Holub and L. Jaroskova. Prague: Czechoslovak Academy of Sciences 1960. — Wiener, J., Lattes, R. G., Spiro, D.: An electron microscopic study of leukocyte emigration and vascular permeability in tuberculin sensitivity. Amer. J. Path. **50**, 485—498 (1967). — Winqvist, G.: Morphology of the blood and the hemopoietic organs in cattle under normal and some experimental conditions. Acta anat. (Basel), Suppl. **21**, 1 ad. Vol. 22, 95—156 (1954). — Winternitz, R.: Naunyn-Schmiedebergs Arch. exp. Path. Pharmak. **36**, 212 (1895). — Woodruff, J. J., Gesner, B. M.: The effect of neuraminidase on the fate of transfused lymphocytes. J. exp. Med. **129**, 551—568 (1969). — Woodruff, M. F. A.: Cellular and humoral factors in the immunity to skin homografts: experiments with a porous membrane. Ann. N.Y. Acad. Sci. **64**, 1014—1027 (1957).

Yoffey, J. M., Drinker, C. K.: The cell content of peripheral lymph and its bearing on the problem of the circulation of the lymphocyte. Anat. Rec. **73**, 417—427 (1939). — Yoffey, J. M., Hanks, G. A., Kelly, L.: Some problems of lymphocyte production. Ann. N.Y. Acad. Sci. **73**, 47—78 (1958). — Yoffey, J. M., Olson, I. A.: The formation of germinal centers in the medulla of lymph nodes. In: Germinal centers in immune responses, eds. H. Cottier, N. Odartchenko, R. Schindler and C. C. Congdon. Berlin-Heidelberg-New York: Springer 1967.

# Allgemeine Pathologie des Lymphgefäßsystems

Von

F. HUTH, Düsseldorf*

Mit 48 Abbildungen

## I. Varianten, Fehlbildungen und Tumoren des Lymphgefäßsystems

### a) Varianten ohne unmittelbare pathologische Wirkung

Das drainierende Gefäßsystem der peripher geschlossenen Lymphcapillaren, der prä- und postnodalen Lymphsammelgefäße und der sog. Lymphgefäßstämme bis zum Ductus thoracicus zeigen eine individuelle Variabilität, die kaum von anderen Organen, Zellsystemen oder Gefäßen übertroffen wird. Die Vielfalt des Verlaufs der Lymphgefäße ist weitgehend durch die embryonale Entwicklung der großen Lymphstämme mit ihren mannigfaltigen sackartigen und plexiformen Ausstülpungen sowie durch deren spätere Regression während der intrauterinen Entwicklung bedingt. Der komplizierte Ablauf der embryonalen und fetalen Entwicklung des Lymphgefäßsystems ist durch die klassischen Arbeiten von KAMPMEIER (1912—1931), SABIN (1912—1913), MCCLURE u. Mitarb. (1909—1915), HUNTINGTON u. Mitarb. (1906—1914), CLARK (1912), LAUTH (1824), MAYERSON (1962), BALANKURA (1951), RANVIER (1873—1897), REAGAN (1928), REGAUD und PETITJEAN (1905) sowie LEWIS (1906) eindringlich belegt. Die Spielbreite der normalen Lymphgefäßstrukturen soll durch einige Beispiele angedeutet werden, bevor die eindeutig pathologischen Befunde referiert werden.

Die Lymphcapillaren verlaufen unregelmäßiger und stärker geschlängelt als die Blutcapillaren[1]. Das Lumen der manchmal sinusartigen Lymphcapillaren ist bulbusförmig oder lacunär erweitert; wenn es voll entfaltet ist, erreicht es eine größere Lumenweite als das der Blutcapillaren[2]. Die Struktur der Lymphcapillarwand ist abhängig von der Topik der Capillaren, so wurden an den Lymphcapillaren der Haut besonders verzahnte Endothelverbindungen beobachtet. Gewebe mit geringerer Bewegung sollen weniger offene Endothelverbindungen der Lymphcapillaren zeigen[3]. Als besonders aufnahmefähig haben sich die Lymphcapillaren der serösen Häute erwiesen, ihre resorptiven Fähigkeiten sind durch verschiedene Darstellungsverfahren bekannt geworden. Eine stark ausgeprägte Resorptionsfähigkeit wies FLOREY (1927) auch an den lacunär ausgebuchteten Lymphgefäßen des Zwerchfells nach[4]. Das Peritoneum soll lymphvasculär besser versorgt sein als die Pleura[5]. Die Absorption von Flüssigkeiten und Eiweiß erfolgt

* Pathologisches Institut der Universität Düsseldorf. Direktor: Prof. Dr. H. MEESSEN.

[1] GEROTA 1896—1907, FLASKAMP 1927, FISCHER 1934, DA SILVA et al. 1961, MOORE und RUSKA 1957.

[2] KÖLLIKER 1854, PALADE 1953—1961, CASLEY-SMITH 1967, RUSZNYÁK, FÖLDI und SZABÓ 1969. [3] CASLEY-SMITH 1962—1970.

[4] ASELLIUS 1627, AFANASSIEW 1868, MAGNUS 1922—1923, STÜBEL 1923, NOTKIN 1925, FISCHER 1933—1935, BECHER und FISCHER 1933, SIMER 1934—1948, KOTANI 1959, INTONTI et al. 1964, DONINI 1965, DEBRAY et al. 1968, NYLANDER und TJERNBERG 1969, MORRIS und MCINTOSH 1970. [5] COURTICE und SIMMONDS 1954.

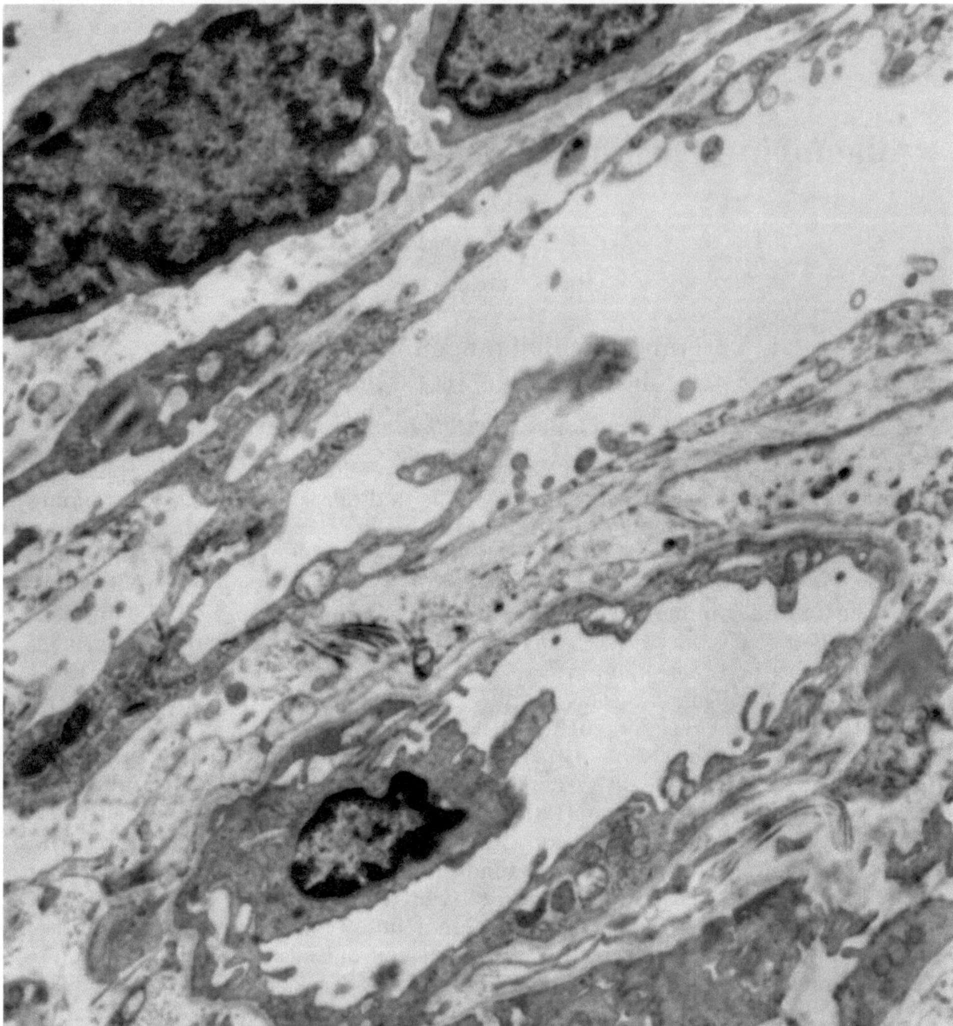

Abb. 1. Dilatierte Lymphcapillare eines Glissonschen Feldes über einer Blutcapillare mit Basalmembran, 48 Std nach experimenteller Cholostase und Lymphostase der Leber einer Ratte. Elektr.-mikr. 4200× ; Ges.-Vergr. 10500×

aus dem rechten Pleuraraum wesentlich schneller als aus dem linken, da die rechtsseitige Pleura über eine dichtere Versorgung mit Lymphgefäßen verfügt[6].

Die Lymphcapillaren der parenchymatösen Organe wie die der Leber, der Nieren und auch die des Darms lassen in der Regel keine kontinuierliche Basalmembran erkennen (Abb. 1), dagegen wurden an anderen Lymphcapillaren wie denen der Haut mehrfach zumindest basalmembranähnliche Strukturen mit nur einzelnen Unterbrechungen beschrieben[7]. Am Herzen konnte Golab (1961) zwei

---

[6] Végh et al. 1957.

[7] Kraus 1959, Grau 1960, Papp et al. 1962, Shdanow und Shakhlamow 1964, Rhodin 1965, Lauwryns et al. 1964—1970, Leak und Burke 1965—1968, Kato 1966, Casley-Smith 1968, Huth et al. 1967—1970, Kriz und Dietrich 1970.

Typen von kleinen Lymphgefäßen unterscheiden, die in Weite und Verlauf erheblich differieren. Nach Injektionsversuchen mit $AgNO_3$ unterschied KUPRIANOV (1969) 3 Typen von Lymphcapillaren: 1. tubuläre (blind beginnende), 2. schlingenförmige und 3. sinusoidale. In einigen Organen soll das Endothel der Lymphcapillaren besonders reich an Vesikeln sein[8]. Die Basalmembran ist an den postcapillären Lymphgefäßen bis zum Ductus thoracicus verschieden stark ausgeprägt und ihre Entfaltung offenbar speciesabhängig[9]. Der Gehalt an Muskelzellen und die Größe der Muskelzellen in der Lymphgefäßwand ist abhängig von der Örtlichkeit des Lymphgefäßes. An den kleinen Chylusgefäßen der einzelnen Jejunalzotten konnten contractile Elemente nachgewiesen werden[10]. Eine individuelle und speciesabhängige Spielbreite besteht auch hinsichtlich der Zahl und des Durchmessers der glatten Muskelzellen in der Wand der größeren Lymphgefäße, insbesondere in der des Ductus thoracicus. Neben der Zahl der Muskelzellen wechselt der Gehalt an elastischen und kollagenen Fasern in der Lymphgefäßwand[11]. POBERAI, GELLÉRT u. Mitarb. (1956, 1958) konnten in weitgehender Übereinstimmung mit anderen Autoren[12] bei verschiedenen Species drei Gruppen von Wandstrukturen im Ductus thoracicus unterscheiden:

Bei der ersten Gruppe überwiegt die glatte Muskulatur (Mensch, Ziege), bei der zweiten Gruppe die glatte Muskulatur und die Elastica (Kalb, Schwein) und bei der dritten Gruppe finden sich kaum oder nur wenig glatte Muskelzellen (Hund, Katze, Kaninchen). Die Mitteilung, nach der die afferenten Lymphgefäße der Lymphknoten eine stärker ausgeprägte Muscularis aufweisen als die efferenten Lymphgefäße, ist umstritten[13]. ALTHER (1960) sieht den cranialen Ductus thoracicus als zunehmend venolymphatisches Gefäß an, da im Mediastinum Venen in Lymphgefäße übergehen sollen.

Als interessant, aber noch relativ wenig untersucht müssen die verschiedenen Beziehungen zwischen Lymphgefäßen und Blutgefäßen gelten. Über die zahlreichen und besonders variabel nachgewiesenen lymphatico-venösen Anastomosen wird gesondert berichtet (vgl. MALEK, S. 197). Diese Kurzschlüsse zwischen Lymphgefäßsystem und venösem Blutgefäßsystem erreichen Krankheitswert, wenn z.B. über diese Verbindungen ölige Röntgenkontrastmittel zu schnell und in zu großer Menge in die Lunge gelangen[14]. Dieselben Verbindungen werden andererseits zu bedeutsamen Ventilen, wenn das Lymphgefäßsystem insuffizient wird[14a]. Die seit Jahrzehnten anhaltende Diskussion um die Frage nach direkten Übergängen von Lymphgefäßen in das Venensystem außerhalb der bekannten physiologischen Anastomosen ist noch nicht abgeschlossen[15]. Während die Blutgefäße in der Wand der großen Lymphstämme als nutritive Vasa vasorum seit langem bekannt sind[16], ist die Erforschung des sog. paralymphatischen Systems, d.h. des Lymphgefäßsystems neben den großen Venen nach ISHIDA et al. (1970), noch nicht als abgeschlossen anzusehen. Als ähnlich aktuell und untersuchungswürdig muß die lymphvasculäre Versorgung der großen Arterien bezeichnet werden. Ihr individuell wahrscheinlich stark variierender Einfluß auf die Pathogenese der Arteriosklerose läßt sich aus einigen Untersuchungen ableiten[17].

---

[8] FRALEY und WEISS 1961, CASLEY-SMITH und FOLEY 1961.

[9] BAUM 1924, SCHIPP 1965, KÜHNEL 1966, OEHMKE 1968. [10] SCHIPP und SCHÄFER 1969.

[11] WEYRICH 1851, HOGGAN und HOGGAN 1882/83, EBNER 1899, RICHTER 1907, BALTISBERGER 1921, KUTSUNA 1930, MALL 1933, SHDANOW 1935—1956, MARSCHNER 1937, GELLÉRT et al. 1958, PALAY und KARLIN 1959, POBERAI et al. 1962.

[12] TISCHUTKIN 1898, HUBER 1909, WOLF 1922. [13] KUBIK 1952.

[14] GERTEIS 1966, 1967, KOEHLER und SCHAFFER 1967. [14a] LOUBATIÈRES 1955.

[15] VERMEULEN 1916/17. [16] SAPPEY 1874/1885, DOGIEL 1880—1897, EVANS 1907/08.

[17] IWANOW 1933, JOHNSON und BLAKE 1965/68, JOHNSON 1969.

Die ausgedehnte und bereits seit WRISBERG (1780) und CRUIKSHANK (1786) bekannte Innervation der großen Lymphtrunci, aber auch die der kleineren Lymphgefäße, kann an dieser Stelle nur beiläufig erwähnt werden. Die Angaben über die Ausdehnung und die Dichte der adventitiellen, supra- und intermuskulären Nervenfasern differieren sehr[18]. Die Existenz einer intensiven Innervation des Lymphgefäßsystems kann nach pathophysiologischen und auch neueren elektronenmikroskopischen Untersuchungsergebnissen nicht mehr bestritten werden[19].

Nerval gesteuerte Reflexmechanismen ähnlich denen an Blutgefäßen sind belegt[20]. Die Bedeutung eines übergeordneten nervalen Einflusses auf die Motorik der Lymphgefäßwand und die Fortbewegung der Lymphe dürften von der Topographie abhängen und häufig hinter Faktoren wie Osmolarität, Organtätigkeit, Entzündung oder Bewegung der Umgebung der Lymphgefäße sowie der Blutzirkulation zurücktreten[21]. Für die Motorik größerer Lymphgefäßsysteme wie die der mesenterialen Lymphgefäße kann eine autonome nervale Steuerung angenommen werden, die bereits mehrfach durch Kontrolle der Rhythmik der Wandkontraktionen dieser Gefäße nachgewiesen wurde[22]. Die Frequenz der Kontraktionen scheint mit der Menge der zu transportierenden Lymphe zuzunehmen[23]. Die am weitesten periphere Rhythmik wurde an Oberschenkellymphgefäßen lymphographisch-röntgenologisch belegt[24]. Darüber hinaus bestehen individuelle und speciesabhängige Varianten, die z.B. eine unterschiedliche Contractilität der Chylusgefäße zur Folge haben[25].

Die Ausdehnung, die Lumenweite wie auch der Wandaufbau der Lymphgefäße sind — wie später ausführlich zu behandeln sein wird — auch vom Alter der Individuen abhängig. ENOMOTO (1930) konnte darüber hinaus rassische Unterschiede im Verlauf der Lymphgefäße z. B. am Fuß feststellen.

Ähnlich wie an Lymphknoten werden in der Ausprägung der einzelnen Lymphgefäßsysteme Varianten von fast angiomatöser Mehranlage bis zu Hypoplasien beschrieben. JUNGBLUT (1969) hat am Arm einiger Patienten Hyperplasien der Lymphgefäße röntgenologisch sichtbar gemacht, die keine subjektiven oder objektiven Beeinträchtigungen zur Folge hatten. Die teilweise extremen Varianten brauchen in einem gesunden Organismus keinen Krankheitswert zu erreichen, sie werden aber bedeutsam, wenn sie durch zusätzliche Belastungen wie Lymphostase, kardiale Insuffizienz bzw. venöse Blutstauung oder auch Entzündung ihrer Transportfunktion nicht mehr gerecht werden können[26]. Die mannigfaltigen Verlaufsformen des Ductus thoracicus werden zumeist erst augenfällig, wenn der Ductus z.B. partiell verlegt ist. Unter die fakultativ bedeutsamen Varianten des Lymphgefäßsystems sind auch die Kollateralen und die lymphatico-venösen Anastomosen zu rechnen, die z.B. an den Extremitäten, in Lymphknoten, im Bereich der Nierenhili, im Retroperitoneum und im Mediastinum unter Belastungen wie

---

[18] QUÉNU und DARIER 1887, DOGIEL 1897, KYTMANOF 1901, LAWRENTJEW 1925/26, 1927, FISCHER-BRÜGGE et al. 1950, GELLÉRT et al. 1956/57, 1967, GINSBURG 1959.

[19] ROGOWICZ 1885, CAMUS 1894—1904, LIEBEN 1910, RODRIGUES et al. 1933, RUSZNYÁK, FÖLDI und SZABO 1949/50, MISLIN 1965, MISLIN und RATHENOW 1962, MISLIN und SCHIPP 1967, SCHIPP 1967a, b, c, MISLIN 1961.

[20] KUBIK und SZABÓ 1955, KISS 1956.

[21] HERBST 1899, HELLER 1911, KLEMENSIEWICZ 1912, FUNAOKA 1930, DRINKER 1939, WEBB und STARZL 1953.

[22] HELLER 1869, FLOREY 1927a, b, WEBB 1933, WEBB und NICOLL 1944, HORSTMANN 1951, 1959, KINMONTH und TAYLOR 1956, WITTE und SCHRICKER 1960, LEE 1963.

[23] SMITH 1949. [24] KINMONTH et al. 1963. [25] CARELTON und FLORY 1927.

[26] KUBIK 1952, BHASKARACHARYA et al. 1966, BESPALOVA und ARKHIPOVIC 1966, AKISADA und GEORGI 1970.

Ascites, Tumoren oder nach Operationen wie Lymphadenektomien auftreten[27]. In diesem Zusammenhang scheinen wiederum Speciesabhängigkeiten zu bestehen, so konnte SILVESTER (1912) bei gesunden südamerikanischen Affen besonders viele lymphatico-venöse Anastomosen in der Nierenregion nachweisen. Das Bartelssche Schaltungsgesetz, nach dem Lymphgefäße immer erst einen Lymphknoten durchlaufen, bevor sie in den Ductus thoracicus münden, wird hin und wieder von einzelnen Lymphgefäßen durchbrochen.

Nach Lymphadenektomien wurden vor allem im Bereich der Leisten und des kleinen Beckens häufig celenartige Erweiterungen von Lymphgefäßen gesehen, die nur selten Beschwerden verursachten[28]. Auf die Vermehrung bzw. die vermehrte Entfaltung der Leberlymphgefäße bei Lebercirrhose sei hier nur am Rande hingewiesen[29]. Als weitgehend physiologische Varianten sind Veränderungen des Verlaufs und der Weite des Lymphgefäßsystems unter hormonalen Umstellungen und unter temporären Belastungen wie bei Gravidität anzusehen. Die ursprünglich regelmäßig verlaufenden Lymphgefäße werden dabei unregelmäßig, weitlumiger und bilden vermehrt neue Lymphgefäßanastomosen[30].

Bei Tieren sind ähnliche hormonale Einflüsse auf das Lymphgefäßsystem bekannt. Bei Schafen wurde eine Abhängigkeit der Lymphproduktion im Euter vom Stadium der Lactation festgestellt[31]. Die Genitalorgane zeichnen sich durch besonders variable Lymphgefäßverläufe und stark individuell geprägte Anastomosen, wie z.B. die zum Rectum hin, aus[32].

Die Variabilität der großen Lymphstämme ist auch bei kleineren Säugetieren wie den Nagern bekannt. Beim Meerschweinchen wurden Verlaufsvarianten des Ductus thoracicus von zwei großen Ästen bis zu einem Ersatz des Ductus thoracicus durch ein dichtes Netz kleinerer Lymphgefäße belegt[33].

Auch beim Menschen sind hypo- und hyperplastisch angelegte Haupttrunci, d.h. vor allem Ductus thoracici, seit langem bekannt. Verschiedene Insertionen und Klappen des Ductus thoracicus hat STENON 1662 mitgeteilt, nachdem 9 Jahre vor STENON OLAUS RUDBECK Teilungen und Übergänge des Ductus thoracicus auf die rechte Thoraxseite beschrieben hatte. CRUIKSHANK (1789) sah bereits verschiedene Aufzweigungen des Endteils des Ductus thoracicus mit mehrfachen Einmündungen in das Venensystem. Nach Einblasen von Luft in den Ductus thoracicus verfolgte WUTZER (1834) als einer der ersten Untersucher atypische Anastomosen des Ductus thoracicus, z.B. mit der Vena azygos. Ähnlich wie HASHIBA (1917) konnte LEE (1922) auch bei Katzen verschiedene Lymphgefäßverläufe feststellen. Die Länge des Ductus thoracicus wird beim Menschen zwischen 36 und 45 cm angegeben[34]. Ein ausschließlich rechts verlaufender Ductus thoracicus scheint bei Menschen in etwa 1% vorzuliegen[35]. Nur in 50% soll beim Menschen eine Cysterna chyli voll ausgeprägt sein[36]. Anstelle der Cysterna chyli können ampullenförmige Stämme und rosenkranzartige Erweiterungen vorkommen[37]. Inzwischen liegen zahlreiche Übersichtsarbeiten über Verlaufsvarianten nach Kontrollen vieler Ductus thoracici vor[38]. Die spezielle Anatomie und Pathologie

---

[27] FUNAOKA und SHIRAKAWA 1930, ASADA 1937a, b, c, PICK et al. 1944, LOUBATIÈRES und ETERRADOSSI 1955, DANESE et al. 1962, KAINDL et al. 1964, ABBES 1966a, b, c, ABBES und und JUILLARD 1967, MÁLEK 1967, MÁLEK et al. 1970, THREEFOOT und KOSSOVER 1967, ASKAR 1969, ALLEN 1970, BELTZ 1970a, b.

[28] PICK et al. 1944, GRAY et al. 1958, FERGUSON 1961, MÁLEK 1967, MÁLEK et al. 1970.

[29] BAGGENSTOSS und CAIN 1957a, b, BAGGENSTOSS 1967, KALK und WILDHIRT 1962.

[30] KUTSUNA und ANDO 1931, MAURIZIO und OTTAVIANI 1934, INOHARA 1955, TONETTI 1959.

[31] LASCELLES und MORRIS 1961a, b.

[32] BRUHNS 1898, POIRIER 1889, LEVEUF und GODARD 1923, SAMPSON 1937, EICHNER und BOVE 1954, EICHNER, GOLDBERG und BOVE 1954, CHERNYSENKO 1957, STEARNS und GORDON 1960. [33] HASHIBA 1917. [34] VAN PERNIS 1949. [35] MINKIN 1925/26.

[36] DAVIS 1915. [37] BOEGEHOLD 1883, JOSSIFOW 1906, J. BOURGUET 1923.

[38] POIRIER 1904, ALBRECHT 1907, MOST 1908, PARSONS und SARGENT 1909, LISSITZYN 1924, SHDANOW 1936, 1952, 1959, KAUSEL et al. 1957, ANSON 1962, SERVELLE 1963.

des Ductus thoracicus und seiner Äste unter Berücksichtigung der Entwicklung dieses Gefäßsystems in der Kyematogenese ist monographisch bei ZSCHIESCHE (1963) vorgestellt.

### b) Aplasien und Hypoplasien

Vermehrung von Lymphgefäßen, celenartige Ektasien und atypische Anastomosen der Lymphgefäße leiten über zu den Fehlbildungen dieses Gefäßsystems, die als eigenständige Leiden in Erscheinung treten. Eine vollständige Agenesie des lymphvasculären Apparates scheint nicht zu vorzukommen. Aplasien und Hypoplasien sind jedoch vielfach beschrieben. Diese Fehlanlagen des Lymphgefäßsystems können zum chylösen Reflux mit Ausbildung von chylösem Ascites führen[39]. Dabei liegt teils eine systemische Aplasie zahlreicher Lymphgefäßstämme, teils ein relativ umschriebener Stop, z.B. in Höhe des Zwerchfells oder des oberen Thoraxraums vor[40].

TAENZER und OPITZ (1967) sahen als Folge einer kongenitalen Lymphgefäßanomalie vor dem Ductus einen lymphorenalen Shunt. Einen pyelolymphatischen Reflux nach kongenitaler Lymphgefäßanomalie hatte ABESHOUSE (1934) mitgeteilt. WARWICK u. Mitarb. (1959) konnten über 5 Jahre bei einem Kind rezidivierende chylöse Ergüsse und eine Elephantiasis verfolgen. Bei der Obduktion des Kindes fanden sich im Mesenterium keine Lymphgefäße, ebenso fehlte die Cysterna chyli, die übrigen Lymphgefäße des Bauchraums und des Retroperitoneums waren dilatiert. Die Autoren fanden vier vergleichbare Fälle in der Literatur. Eine Übersicht über ähnliche Fälle findet sich auch bei KINMONTH (1967). Eine Beschreibung vollständigen Fehlens des Ductus thoracicus war uns nur einmal zugänglich: MARTIN (1890) konnte bei einem 39jährigen Koch, der seit langem unter Husten, Dyspnoe und Erbrechen sowie Appetitlosigkeit und chylösen Ergüssen litt, diesen Befund erheben.

### c) Hyperplasien, Lymphangiektasien, Lymphcysten

Hypo- und hyperplastische Lymphgefäßnetze finden sich gelegentlich bei denselben Individuen. Diffuse Vermehrungen und Erweiterungen von Lymphgefäßen sind an verschiedenen Organen beobachtet worden. Ein inzwischen intensiv bearbeitetes und nach RHATIGAN und HOBIN (1970) in etwa 30 Publikationen mitgeteiltes, relativ scharf umrissenes Krankheitsbild stellt die kongenitale Lymphangiektasie der Lunge dar. Sie wird vor allem bei Neugeborenen beobachtet und führt über Cyanose, Tachykardie, Rechtsherzhypertrophie und Hepatomegalie innerhalb der ersten Lebenstage zur tödlichen Dyspnoe. Röntgenologisch sollen granuläre bis fleckig-streifige Verdichtungen des Lungengewebes charakteristisch sein[41]. Morphologisch wurde das Leiden 1856 von VIRCHOW bei einem Kretin zuerst beschrieben. Nachdem DELARUE u. Mitarb. (1950) einen vergleichbaren Fall mitgeteilt hatten, konnte BREDT (1952) in einer ausführlichen Studie über die kongenitale Lymphangiektasie der Lunge berichten. Ebenso wie BREDT beschrieben auch andere Autoren eine Kombination der Lymphangiektasie mit anderen kongenitalen Fehlbildungen wie Herzvitien, Mißbildungen des Zentralnervensystems, Status thymolymphaticus, Cholangiomen sowie Cysten in anderen Organen[42]. MOFFAT (1960) forderte dazu auf, die cystisch erweiterten Lymphgefäße gegenüber angeborenen Bronchuscysten und Pleuracysten abzugrenzen. Pulmonale Lymphangiektasien kommen auch bei Erwachsenen vor, sind dann aber in der Regel Folge entzündlicher Lungenerkrankungen[43]. Vereinzelt wurden auch

[39] BELTZ 1967. [40] KESSEL 1952, ARVAY et al. 1963a, b, ARVAY, PICARD und SZIGETTI 1965.
[41] CARTER und VAUGHN 1961. GIEDION et al. 1967, MOLZ et al. 1967.
[42] MATERNA 1911, FRANK und PIPER 1959, FRONSTIN et al. 1967, GLEISSNER et al. 1969.
[43] KLOB 1879.

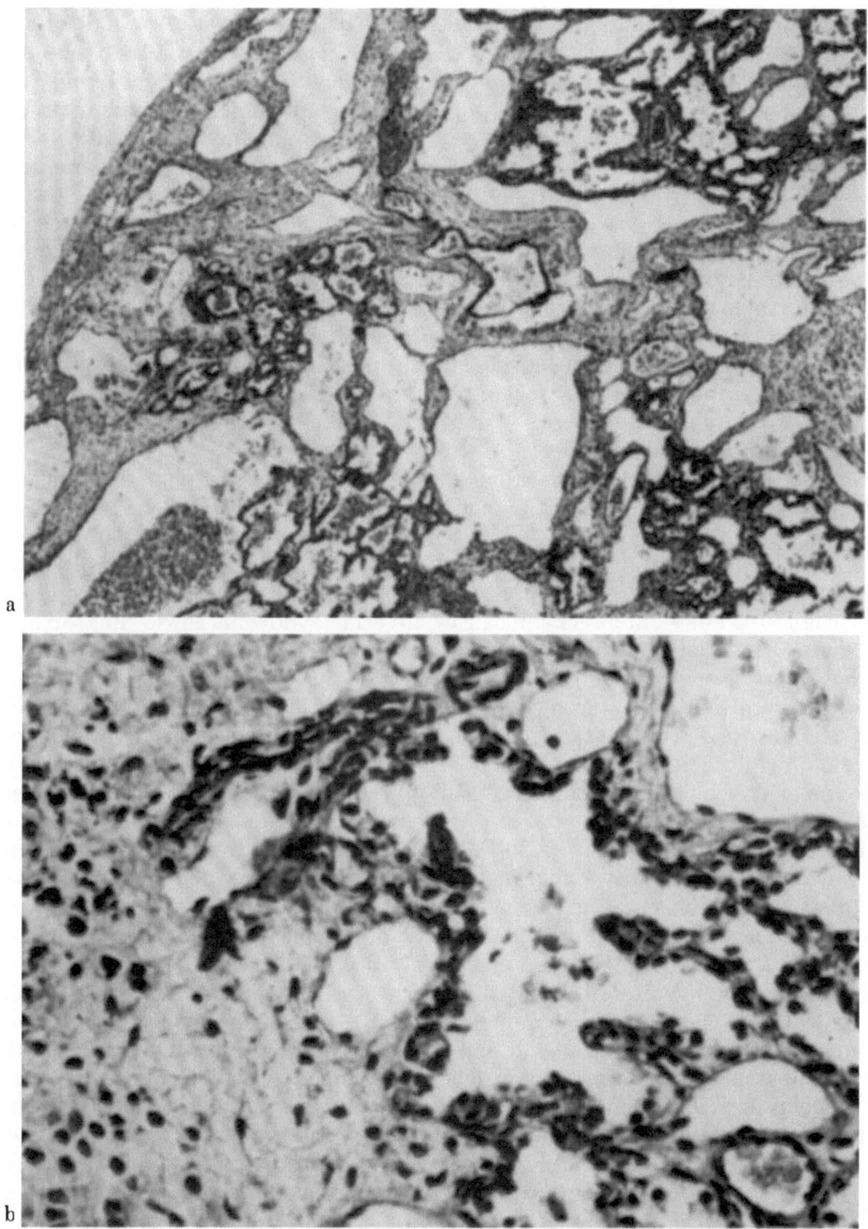

Abb. 2. a Übersicht: Lungengewebe eines Neugeborenen mit konnataler Lymphangiektasie der Lunge. b Ausschnitt: Lungengewebe bei konnataler Lymphangiektasie. (Aufn.: Prof. Dr. G. MOLZ, Zürich)

kongenitale pulmonale Lymphangiektasien bei Erwachsenen beschrieben[44]. Histologisch werden übereinstimmend diffuse Lymphgefäßvermehrungen wie auch cystische Erweiterungen von Lymphgefäßen beschrieben (Abb. 2a, b)[45]. Die Pa-

[44] DELARUE et al. 1950, REINHARDT 1953, LAUWERYNS et al. 1965.

[45] GIAMMALVO 1955, MAIDMAN und BARNETT 1957.

thogenese der Erkrankung wird durch einen Entwicklungsarrest etwa in der 12. bis 16. Schwangerschaftswoche eingeleitet[46]. RYWLIN und FOJACO (1968) schreiben darüber hinaus einer Verlegung des lymphatischen Abflusses der Lunge eine pathogenetische Bedeutung für die pulmonale Lymphangiektasie zu. Cystische Lymphangiektasien wurden auch an der Milz — vor allem subcapsulär — beschrieben[47]. An der Schilddrüse wurde eine vergleichbare Lymphgefäßerkrankung von SCHALLOCK und GANZ (1958) als Lymphangiomatose mitgeteilt. Eine diffuse Lymphangiektasie des Knochensystems, die COHEN und CRAIG (1955) nach der bisher einzigen autoptischen Untersuchung publizierten, erscheint deshalb bemerkenswert, weil normalerweise im Knochen keine oder nur selten Lymphgefäße existieren. Teils kongenitale, teils erworbene Lymphangiektasien sollen isoliert auch an den äußeren Genitalorganen vorkommen[48]. MARTORELL (1965) beobachtete chylöse Metrorrhagien sowie ein chronisches Lymphödem des rechten Beines bei retroperitonealen „megalymphatics". Die gleichzeitig gewundenen ektatischen Lymphgefäße führte MARTORELL auf eine kongenitale Insuffizienz der Beckenlymphgefäße zurück.

Ebenso beispielhaft wie die kongenitale pulmonale Lymphangiektasie soll hier die intestinale Lymphangiektasie ausführlicher referiert werden. Den Begriff der intestinalen Lymphangiektasie führten WALDMANN et al. (1961) als umschriebenes Krankheitsbild in die Literatur ein. Erweiterungen der Lymphgefäße in der Wand des Dünn- und Dickdarms mit eventueller Chylusfistel in das Darmlumen und Ausbildung eines entsprechenden Eiweißverlustsyndroms sowie Steatorrhoen sind heute zum Teil durch röntgenologische Lymphangiographie und vereinzelt durch Laparoskopie intra vitam zu diagnostizieren[49]. Vereinzelt gelingt heute auch eine bioptische Bestätigung und gelegentlich eine elektronenmikroskopische Kontrolle des Leidens[50]. Exsudative Enteropathie und intestinale Lymphangiektasie sind nicht regelhaft synchron, sondern können auch unabhängig voneinander auftreten. Der schleichende enterale Proteinverlust bei diesen Krankheitsbildern kann durch den sog. P.V.C.-Test mit $^{131}$J und $^{45}$Ca gemessen werden[51]. PELLER u. Mitarb. berichteten 1970 über 50 Fälle von intestinaler Lymphangiektasie mit Diarrhoen, enteralem Eiweißverlust, Hypoproteinämie, Ödemen und Hypocalcämie. Neben den erweiterten Lymphgefäßen des Darmtraktes werden auch andere systemische Fehlbildungen mit Hypoplasien des Ductus thoracicus, Fehlen von Lymphknotengruppen etc. gleichzeitig beobachtet[52].

Die primäre kongenitale Lymphangiektasie des Intestinaltraktes ist gegenüber reaktiven Erweiterungen der Lymphgefäße, z.B. bei entzündlichen und blastomatösen Systemerkrankungen, nach Pancreatitis, bei primärer Obstruktion des Ductus thoracicus, bei hämodynamischen Störungen wie Thrombose der Subclavia, beim nephrotischen Syndrom, bei Lebercirrhose und Crohnscher Erkrankung sowie Ménetrier-Syndrom und bei villösem Darmtumor, zu trennen[53]. Auch die reaktiven Lymphgefäßveränderungen bei intestinaler Lipodystrophie WHIPPLE (1907) müssen von der primären enteralen Lymphangiektasie abgegrenzt werden.

[46] LAURENCE 1955, 1959. [47] COENEN 1910, HARSHMAN et al. 1961.

[48] KAST 1890, EGER 1890, KONDO und WATANABE 1953/55.

[49] HOLMAN, NICKEL und SLEISENGER 1959, GORDON 1959, BENNHOLD und OTT 1962, RIVA et al. 1964, CAMIEL, BENNINGHOFF und HERMAN 1964, MISTILIS, SKYRING und STEPHEND 1965, MISTILIS und SKYRING 1966, VESIN et al. 1965, DESPRÉZ-CURELY, BISMUTH und BOURDON 1965, BISMUTH und BOURDON 1965, BISMUTH, DESPRÉZ-CURELY und BOURDON 1965, COHEN 1967, RÜTTIMANN 1967, WAGNER, V. SCHNEIDER und GEORGI 1968.

[50] NUGENT et al. 1964, DOBBINS 1966, BANK et al. 1967.

[51] GORDON 1959, SCHWARTZ und JARNUM 1959, WALDMANN et al. 1962, RIVA 1962, VESIN et al. 1965. [52] POMERANTZ und WALDMANN 1963, HOLT 1964.

[53] KELLY und BUTT 1960, RIVA 1962, STROBER et al. 1967, BOURDON, BISMUTH und DEPRÉZ-CURELY 1967, BECKER 1969.

Das Krankheitsbild des enteralen Proteinverlustes und der enteralen Lymphangiektasie läßt sich experimentell durch eine mesenteriale Obstruktion von Lymphgefäßen oder durch Ligatur des Ductus thoracicus und gleichzeitige diätetische, elektrolyt-chemische oder infektiöse Belastung nachahmen[54]. Szabó (1960) nimmt an, daß manchen Fällen von idiopathischer Steatorrhoe eine Obstruktion der Chylusgefäße zugrunde liegt.

### d) Syndromhafte Erkrankungen mit Einschluß der Lymphgefäße

Auf die genetischen Ursachen lymphangiektatischer Veränderungen weisen besonders die Fälle hin, bei denen die Veränderungen der Lymphgefäße im Rahmen syndromhafter Entwicklungsstörungen anderer Organe und Zellsysteme auftreten. Teilweise varicöse Lymphangiektasien wurden z.B. bei embryonalen Entwicklungsstörungen wie umschriebener kongenitaler Aplasie der Venen, dem Klippel-Trenaunay-Syndrom mitgeteilt[55]. Die Lymphangiektasien bei diesem Syndrom dürften durch Hypo- oder Aplasie abführender Sammelgefäße bedingt sein, da es bis zum reflux-chylösen Lymphödem kommen kann[56]. Bei einzelnen Fällen von Turner-Syndrom mit transitorischen Schwellungen von Händen und Füßen konnten an den Extremitäten lymphographisch keine Lymphgefäße nachgewiesen werden[57]. Abbes u. Mitarb. (1969) konnten bei 8 Fällen mit hypoplastischen Lymphgefäßen an den Beinen zweimal Mosaiks 46XX und 45XO demonstrieren. Vergleichbare Fehlentwicklungen von Lymphgefäßen sind auch bei Tieren bekannt[58]. Andererseits muß aber auch hervorgehoben werden, daß aus fehlgebildeten Organen oft ein normaler Lymphabfluß erfolgt. Kubik (1967) beschrieb bei einer Hufeisenniere einen regelrechten Lymphabstrom dieses Organs. Vor allem durch die Fortschritte in der Technik der intravitalen röntgenologischen Lymphographie war es möglich, die verschiedenen Formen der Lymphödeme an den Extremitäten zu untersuchen und einzuteilen[59]. Mehrere Übersichtsreferate und ausgedehnte kasuistische Untersuchungen erlauben heute eine Unterteilung der primären, nicht entzündlichen Lymphödeme in kongenitale Lymphödeme und das Lymphoedema praecox[60]. Der Zeitpunkt der ersten Manifestation der Extremitätenödeme bestimmt die Diagnose. Frauen sind drei- bis viermal häufiger als Männer betroffen[61]. Unter den kongenitalen Lymphödemen können die einfachen, nicht hereditären vom selteneren Typ Nonne-Milroy-Meige (Abb. 3) unterschieden werden[62]. Das Lymphoedema praecox ist wesentlich häufiger als das hereditäre Lymphödem[63]. Während Smith u. Mitarb. (1953) meinen, daß das Lymphoedema praecox und das hereditäre Lymphödem histologisch nicht unterschieden werden können, stellen Schirger u. Mitarb. (1962) differente Gewebsbilder bei den einzelnen Formen von Lymphödemen fest: Beim kongenitalen Lymphödem finden sich neben einer reaktiven subepidermalen Fibrose erweiterte Lymphgefäße sowie perivasale Infiltrate von Lymphocyten und Plasmazellen; beim Lymphoedema praecox der Mädchen und der jungen Frauen stellen sich dagegen Fragmentation und Separation elastischer Fasern sowie Überwiegen des Ödems im fibroadipösen Gewebe dar, wobei die Lymphgefäße spärlich sind

[54] Reichert und Mathes 1936, Sinaiko und Necheles 1946, Ritter 1963, Ritter 1967.
[55] Servelle et al. 1951, 1957. [56] Mantorelli, Palou und Monserrat 1963.
[57] Alvin et al. 1967. [58] Morris et al. 1954.
[59] Shdanow 1930, 1932, Kinmonth und Taylor 1954, Kinmonth 1954, Kinmonth, Taylor, Trace und Marsh 1957, Smith 1962, Rüttimann, Del Bueno und Cocchi 1961, Málek, Belán und Kocandrle 1964, Gregl und Kienle 1966, Taenzer und Vessal 1968.
[60] Gross 1914, 1916, Mason und Allen 1935, Homans 1940, Farina 1951, Smith, Rankin und Pechin 1953, Kinmonth et al. 1957, Zwicker 1960, Allen, Barker und Hines 1962.
[61] Takáts und Evoy 1950, Haeger 1966.
[62] Elterich und Yount 1925, Schirger et al. 1962a, b. [63] Kinmonth 1954.

(Abb. 4a, b). Das Lymphoedema praecox ist in der Regel auch durch eine erhebliche Progressivität ausgezeichnet[64]. KINMONTH hat allerdings noch eine forme tarde mit geringerer Progressivität abgegrenzt. Lymphographisch fällt beim Lymphoedema praecox analog zum histologischen Bild eine Aplasie oder Hypoplasie der subcutanen Lymphgefäße auf, wobei sich proximal in der Regel keine obstruktiven Veränderungen an den Lymphgefäßen nachweisen lassen. Beim Lymphoedema praecox wirken zahlreiche Faktoren wie hormonale Störungen Gravidität, Traumen, Infektionen und kardiovasculäre Insuffizienz ungünstig und steigernd[65].

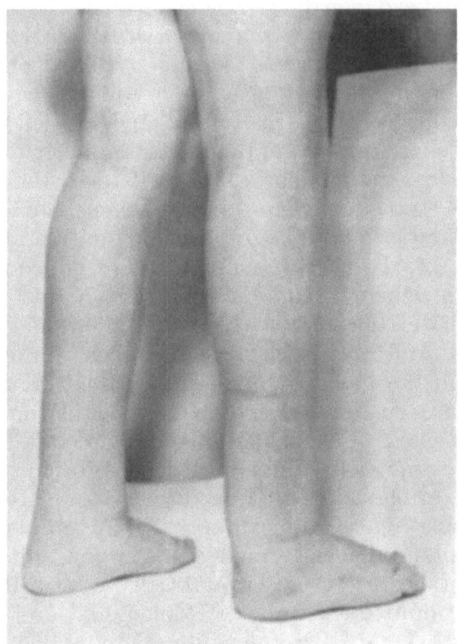

Abb. 3. Hereditäres Lymphödem der Unterschenkel (Typ Nonne-Milroy-Meige) bei einem 12jährigen Mädchen (3. Generation)

Von einigen Autoren wie SCHLICHT und POHLMEYER (1963) wird die venöse Abflußstörung als Ursache der Lymphödeme der Beine stark unterstrichen. Dabei konnten dieselben Untersucher gleichzeitig obliterierte und stark dilatierte Lymphgefäße mit umgebender Sklerose und perivasalen Lymphocyteninfiltraten beobachten. Kombinationen von Lymphödemen an den Extremitäten mit chylösen Ergüssen und Lymphangiektasien, z. B. im Bereich des äußeren Genitale, kommen relativ häufig vor[66]. An der Haut kann es neben trophischen Störungen auch zu einer warzigen Umwandlung der Epidermis kommen[67]. Ulcerationen der Epidermis sind dagegen an der lymphadenomatösen Haut der Extremitäten seltener[68].

Das hereditäre kongenitale Lymphödem wurde 1891 von NONNE bei vier Mitgliedern einer Familie zum ersten Mal beschrieben. NONNE schloß aus seiner

[64] NASSE 1910, SALIBA et al. 1963, GORMAN und J. R. NAVARRE 1965.
[65] LAMBRECHT 1950, GUMRICH 1960, SCHIRGER und HARRISON 1962.
[66] HARBITZ 1921, MASON und ALLEN 1935, BLUME 1935, BULKLEY 1962, KINMONTH, TAYLOR und JANTET 1964. [67] HAGENTORN 1904. [68] LEU 1963.

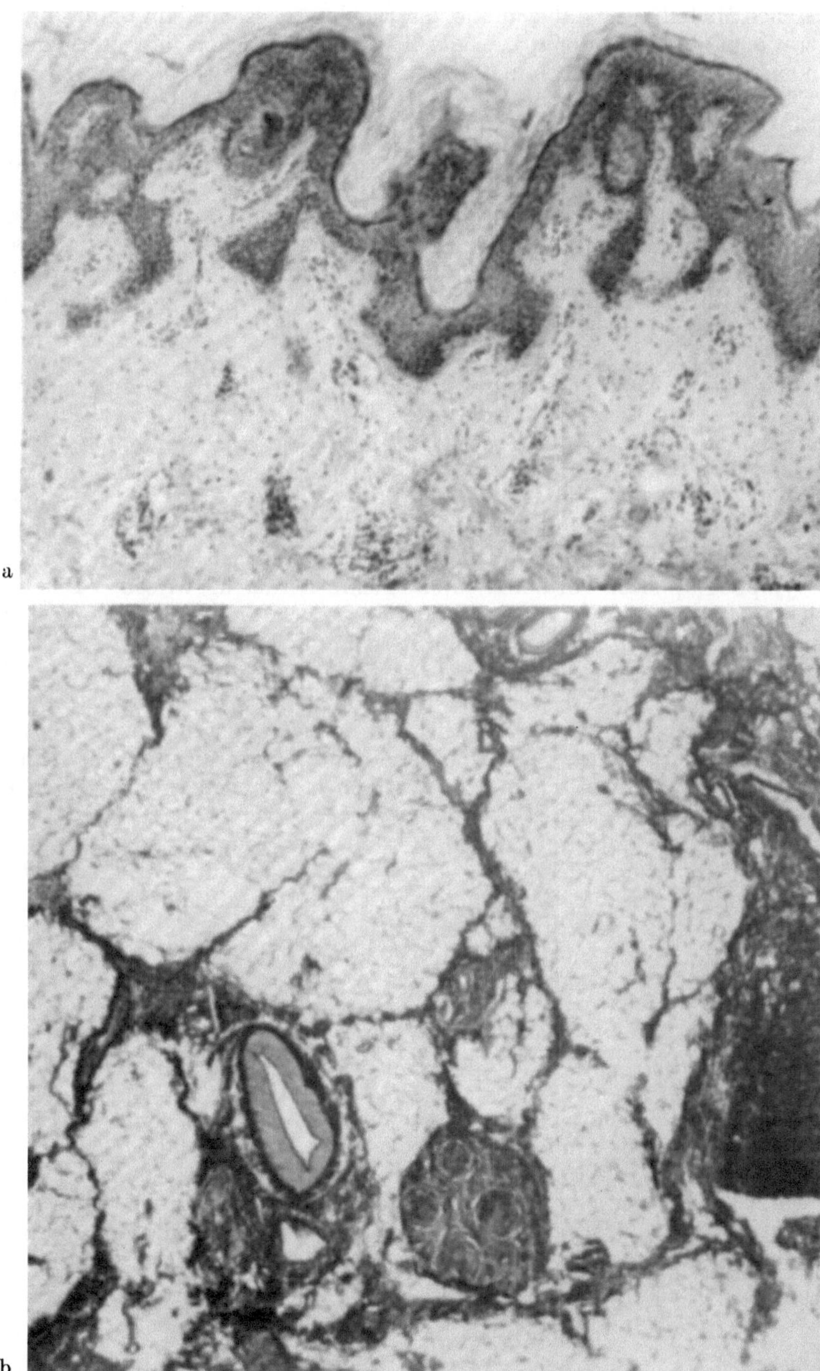


Abb. 4. a Warzig gewellte Epidermis bei chronischer Elephantiasis des Unterschenkels. El. v. Gieson, 80×. b Übersicht: Subcutanes Fettgewebe bei chronischer Elephantiasis des Unterschenkels mit grober balkenförmiger Fibrosierung. Keine vermehrten oder erweiterten Lymphgefäße. El. v. Gieson, 25×

kasuistischen Mitteilung, „daß es Fälle von Elephantiasis congenita gibt, die intra vitam stationär sind, und deren Ursache auf einem sich schon intrauterin geltend machenden, durch die Vererbung übertragbaren Bildungsfehler gewisser Abschnitte des Saftbahnsystems beruht". Die von NONNE erbrachten Beschreibungen, der Familienstammbaum und die Abbildungen wurden in den folgenden Jahrzehnten nicht mehr übertroffen. Nach NONNE wurden zwei ähnliche Familien von MILROY (1892, 1928) und MEIGE (1898) beschrieben. Später wurde vor allem im anglo-amerikanischen und französischen Schrifttum von Milroy- oder Meige-Syndrom, gelegentlich noch unter Einbeziehung des Erstbeschreibers NONNE, gesprochen. Vor NONNE hatte QUINCKE (1875) in einer Familie vier Personen mit beiderseitiger Elephantiasis der Beine beobachtet. Während MILROY den Vasomotorennerven und einem Fehlen von Venenklappen eine ursächliche Rolle bei der Entstehung des Krankheitsbildes zuschrieb, glaubte MEIGE an eine angeborene Schädigung trophischer Zentren im Rückenmark und prägte demnach den Begriff hereditäres Trophödem. Weitere kasuistische Mitteilungen bestätigten, daß es sich um eine dominant autosom mendelnde Erkrankung handele[69]. Einige Autoren konnten bis zu sechs Generationen mit dem beschriebenen Ödem innerhalb einer Familie verfolgen. Männer und Frauen sind etwa gleich häufig befallen[70]. Bei fast ausschließlicher Manifestation an den unteren Extremitäten ist das Allgemeinbefinden der Patienten in der Regel nicht wesentlich gestört[71]. Röntgenologisch-lymphographisch wurden Lymphangiektasien nachgewiesen[72]. Das Ödem kann sich innerhalb einer Familie sowohl ein- wie auch doppelseitig manifestieren. Die Temperatur der befallenen Extremität ist in der Regel um 2—5°C höher als in der gesunden Extremität. Auch histologisch werden im lymphödematösen Gewebe ektatische, stark gewundene und manchmal mikrocystische Lymphgefäße beschrieben[73]. In der Gesamtzahl sind die Lymphgefäße beim hereditären Ödem aber eher vermindert[74]. Von mehreren Autoren wurden im schwammigen lymphödematösen Gewebe der unteren Extremitäten neben entzündlichen Zellinfiltraten auch PAS-positive Insudationen der Arteriolen mit Einengungen der Blutgefäßlumina beschrieben[75]. Mit der Dauer des Lymphödems nimmt eine Sklerosierung des lymphödematösen Gewebes der Subcutis zu (Abb. 4b). In mehreren Familien war das Lymphödem mit anderen Mißbildungen und chronischen Erkrankungen wie Spina bifida, Ptosis, rudimentären Ödemen an den oberen Extremitäten, Hühnerbrust, Eunuchoidismus etc. verbunden[76].

### e) Lymphcysten

Nach den numerischen Varianten und den diffusen Ektasien der kleineren Lymphgefäße bedarf es einer Abgrenzung der Cysten, die vom Lymphgefäßsystem ausgehen, aber noch nicht eine tumoröse Wachstumstendenz zeigen. Die kasuistischen Mitteilungen über diese cystischen Lymphangiektasien sind kaum noch zu übersehen. Nach WARFIELD (1932) soll ein erster Fall mesenterialer Chyluscysten bereits 1507 von BENEVIENI nach Autopsie mitgeteilt worden sein. STRAUSS und SAYRE (1935) überblickten bereits 96 Fälle von peritonealen und retroperitonealen Chyluscysten, die als besonders intensiv untersucht gelten dürften[77].

[69] SCHIRGER und HARRISON 1962, F. KAINDL et al. 1957, ESTERLY und MCKUSICK 1959, JUCHEMS 1963. [70] JENNETT 1956. [71] MCGUIRE und ZEEK 1932.
[72] ESTERLY und MCKUSICK 1959. [73] SOLTÉSZ et al. 1958, SETTI und RASORI 1966.
[74] JUCHEMS 1963. [75] SCHIRGER und HARRISON 1955, KAINDL et al. 1957, JUCHEMS 1963.
[76] NONNE 1891, BLOOM 1941, KLEIN und DORET 1957.
[77] CARSON 1890, ZEYNEK 1895, HOMANS 1898, KOBLANCK und PFORTE 1900, DOWD 1900, SCHORLEMMER 1902, FRIEND 1912, POULSEN 1913, HIGGINS und LLOYD 1924/25, ALESEN 1929, COLLINS und BERDEZ 1934, INGRAHAM und NELSON 1939, LEE 1942, LUBITZ und FLYNN 1945, THOMPSON und CHAMBERS 1946, NICHOLS 1947, HSÜ und MENG 1955, SIMON und WILLIAMSON 1956, HARROW 1957, AMOS 1959.

Die Cysten können uni- oder multilokulär mit Übergang zu multicystischen Hygromen bzw. Chylangiomen bzw. Lymphangiomen auftreten. Sie wurden aber von den meisten Autoren von den Lymphangiomen abgegrenzt[78]. Andere Autoren rechnen die Cysten aber auch zu den echten Neubildungen im Sinne von Lymphangiomen[79]. Die manchmal mehrere Liter klarer oder chylöser Flüssigkeit enthaltenden Cysten besitzen eine kollagene Faserwand, in der auch glatte Muskelzellen liegen können, ihr Endothel ist so flach ausgezogen, daß einige Untersucher den Eindruck hatten, daß sie nicht von Endothel ausgekleidet seien[80]. Die Cysten werden, wenn sie angeboren sind, auf einen Arrest in der embryonalen Lymphgefäßentwicklung zurückgeführt, der die Persistenz primitiver Lymphsäcke zur Folge hat. Sie können sowohl entlang des gesamten Darmtraktes als auch im

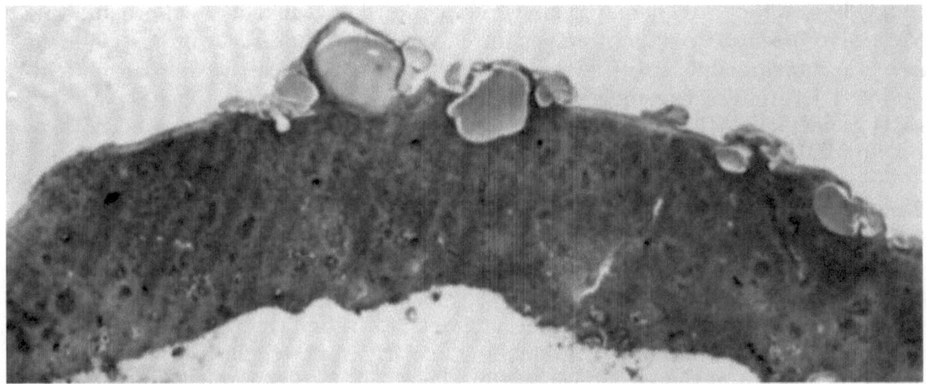

Abb. 5. Multiple subcapsuläre lymphogene Milzcysten bei einem 15 Jahre alt gewordenen Jungen mit Marfan-Syndrom und Exitus durch supravalvulären Aortenriß. 3 : 1

Retroperitoneum liegen. Differentialdiagnostisch müssen die Lymphgefäßcysten von pro-, meso- und metanephrischen Cysten, von Cysten des Müllerschen Gangs, von mesokolischen Cysten, von teratogenen Cysten, von traumatischen Hämatomcysten, von infektiösen und parasitären Cysten und von primären Leber-, Nieren- oder Pankreascysten unterschieden werden[81]. Bei der Differentialdiagnose dürfte vielfach die chemische Analyse des Cysteninhalts helfen. Kavernöse bis cystische Lymphangiektasien werden aber auch in der Milz, in der Dünndarmschleimhaut, im Thoraxraum und vor allem im Mediastinum, seltener am Hals, am Oberschenkel und im Bereich der Genitalorgane beobachtet[82]. In der Milz kommen die Lymphcysten sowohl unilokulär als auch multipel vor. Molz konnte bei einem 15jährigen Jungen mit Marfan-Syndrom zahlreiche vor allem subcapsuläre Lymphcysten der Milz diagnostizieren (Abb. 5). Für alle Cysten, die von Lymphgefäßen ausgehen, kann eine ähnliche Histogenese wie für die cystischen oder kavernösen Lymphangiome bzw. Hygrome angenommen werden[83]. Bei einer gekammerten Lymphcyste mit einer Wand aus Bindegewebs- und weniger Muskelfasern sowie Endothel dürfte eine Abgrenzung gegenüber kavernösen oder cystischen Lymphangiomen kaum möglich sein.

---

[78] Smoler 1902, Kirchberg 1920, Morse et al. 1958.
[79] Klemm 1905, Himmelheber 1909. [80] Hadley 1916.
[81] Handfield-Jones 1924, Gerster 1939, Beahrs et al. 1950.
[82] Lion 1896, Erb 1896, Schmidt 1901, Poper 1906, Bouchut et al. 1921, Volkmann 1929, Ellis und Du Shane 1956, Divertie et al. 1960. [83] Weichselbaum 1875.

### f) Lymphangiome und Hygrome

Die Lymphangiome können von den Hygromen dadurch getrennt werden, daß die Lymphangiome zumeist von distalen Lymphgefäßplexus ausgehen, während die cystischen Hygrome sich in der Regel auf dem Boden der primären embryonalen Lymphsäcke bilden[84]. Die Hygrome treten demnach auch vorwiegend am Hals, in der Brust- und Achselgegend sowie im Mediastinum auf. Da diese angeborenen Lymphcysten oft bereits zum Zeitpunkt der Geburt stark entwickelt sind, können sie zum Geburtshindernis werden[85]. Als charakteristisch bzw. häufig kann die Ausbreitungstendenz der cervico-axillären Hygrome in die Weichteile des Oberarms oder in das Mediastinum gelten[86]. Isolierte Hygrome des Mediastinums sind dagegen selten[87]. Werden angeborene Hygrome und Lymphangiome des Halses und des oberen Rumpfes längere Zeit überlebt, können sich komplizierend chylöse Pleuraergüsse und ein Chyloperikard entwickeln[88]. Die Ausbildung chylöser Ergüsse dürfte dabei weniger durch das wachsende Hygrom als vielmehr durch die zunehmende Insuffizienz des bei Hygromträgern in der Regel fehlgebildeten Lymphgefäßsystems bedingt sein. Eine ähnliche Histogenese wie für die Hygrome kann für die konnatale lymphangiomatöse Makroglossie, Makrocheilie und Makromelie angenommen werden.

Wie bereits vorher angedeutet, dürften auch die meisten Lymphangiome auf einem Arrest in der embryonalen und fetalen Entwicklung der Lymphgefäße beruhen. Regenbrecht (1959) spricht von einer angeborenen Anlage im Sinne einer Keimabsprengung. Einige Autoren sehen die Lymphangiome auch als Hamartome an[89]. Virchow hat bereits 1851 darauf hingewiesen, daß die Lymphangiome ähnlich wie die Hämangiome vorwiegend in der Gegend fetaler Spalten auftreten. Auf die konnatale Entwicklung der Lymphangiome dürfte auch die häufig synchrone und topographisch verbundene Manifestation mit Hämangiomen hinweisen[90]. Die Geschlechter sind etwa gleich oft betroffen[91]. Bei oft erheblicher Ausdehnung (Abb. 6) können die Lymphangiome lange Zeit symptomlos bleiben. Die lymphangiomatöse Anlage kann zum manifesten Tumorwachstum mit Neubildung von Lymphgefäßspalten und -räumen durch verschiedene Belastungen wie Lymphostase, Erysipel, mechanischer Blockade von Lymphgefäßen und maligner Ausbreitung von anderen Tumoren angeregt werden[92]. Sick (1902) glaubte in der Größenzunahme von Lymphangiomen drei Phasen verfolgen zu können: Zuerst sollte von einem isolierten Bindegewebskeim die Proliferation neuer Lymphgefäße ausgehen, in der zweiten Stufe sollten Retentionsphänomene zur Ektasie der Gefäße und zur Cystenbildung führen. In der dritten Phase sollte schließlich die Reduktion von Wandelementen die Ausbildung größerer Cysten bewirken.

Seit Wegener (1877) werden einfache, kavernöse und cystische Lymphangiome unterschieden. Als Matrix wird seit Ostertag (1884) und Bayer (1891) am häufigsten das Fettgewebe genannt. Die meisten Lymphangiome zeichnen sich durch eine infiltrative Ausbreitung aus (Abb. 7a, b, 8)[93]. Daneben wurden

---

[84] Bucher 1934, Childress et al. 1956, Collette et al. 1967, Godart 1970.
[85] Virchow 1885, Kaufmann 1911, Namba 1931, Goetsch 1938, Wilson und Clarke 1955, Schubert 1956, Lim et al. 1961. [86] Ricci et al. 1964.
[87] Hall und Blades 1957, Graham und Johnson 1960.
[88] Swift und Neuhof 1946, Touroff und Seley 1953, Groves und Effler 1954, McKendry et al. 1957, Stratton und Grant 1958, Fuller und Conway 1959, Goodman et al. 1963, Dische 1968. [89] Collette et al. 1967.
[90] Schmidt 1890, Borst 1902. [91] Rauch 1959.
[92] Unna 1894, Borst 1897, 1902, Blumenthal 1900, Corten 1932, Stephens, Roberts und Wolcott 1958, Davis, Peck und Gray 1959, Calnan und Cowdell 1958/59.
[93] Engel-Reimers 1879, Hagenbach 1884, 1908, Fink 1885, Delbanco 1903, Heinricius 1904, Westman 1925, Soule, Ghormley und Bulbulian 1955.

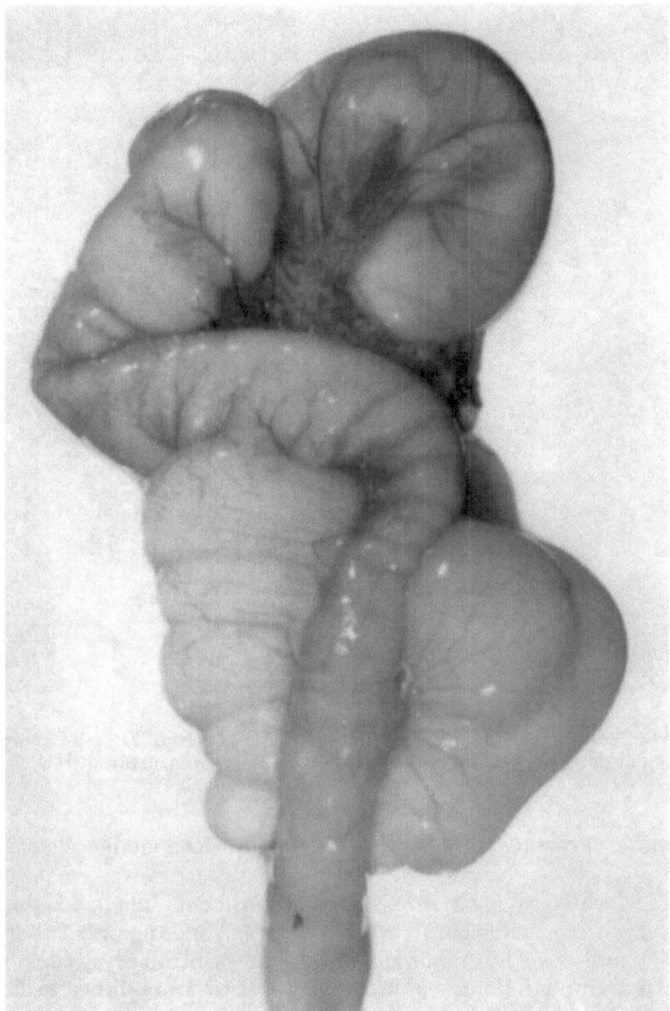

Abb. 6. Cystisches Lymphangiom des oberen Jejunum unterhalb der Flexura jejunalis bei einem 17 Tage alt gewordenen Mädchen. (Aufn.: Prof. Dr. G. MOLZ, Zürich)

vor allem bei den cystischen Formen aber auch immer wieder umschriebene, begrenzte Ausdehnungen zum Teil mit Ausbildung eines Tumorstiels angegeben[94]. Wegen ihrer Lokalisation im Peritoneal- und Retroperitonealbereich sowie wegen ihres vielfach dichteren milchigeren Inhalts trennen einzelne Autoren die kavernösen und cystischen Chylangiome von den Lymphangiomen begrifflich ab[95]. Eine histogenetische Differenzierung zwischen Lymphangiomen und Chylangiomen erscheint aber nicht angezeigt.

Als Komplikation enteraler Lymphangiome ist die symptomatische Sprue auf dem Boden der Lymphgefäßblockade erwähnenswert[96]. Zahlreiche enterale

---

[94] BOSSARD 1900, MARESCH 1903, NAGER 1904, KUMARIS 1914, OBERNDORFER 1921, PARSONS 1936, PUPPEL und MORRIS 1944, PACK, TRINIDAD und LISA 1958, UNDERHILL 1959.

[95] VON WINIWATER 1879, KRUSE 1891, GÖDEL 1921/22, HARRINGTON und GANSHORN 1939.

[96] HOTZ und ZOLLINGER 1942, RASZKOWSKI et al. 1959, WYSS 1962.

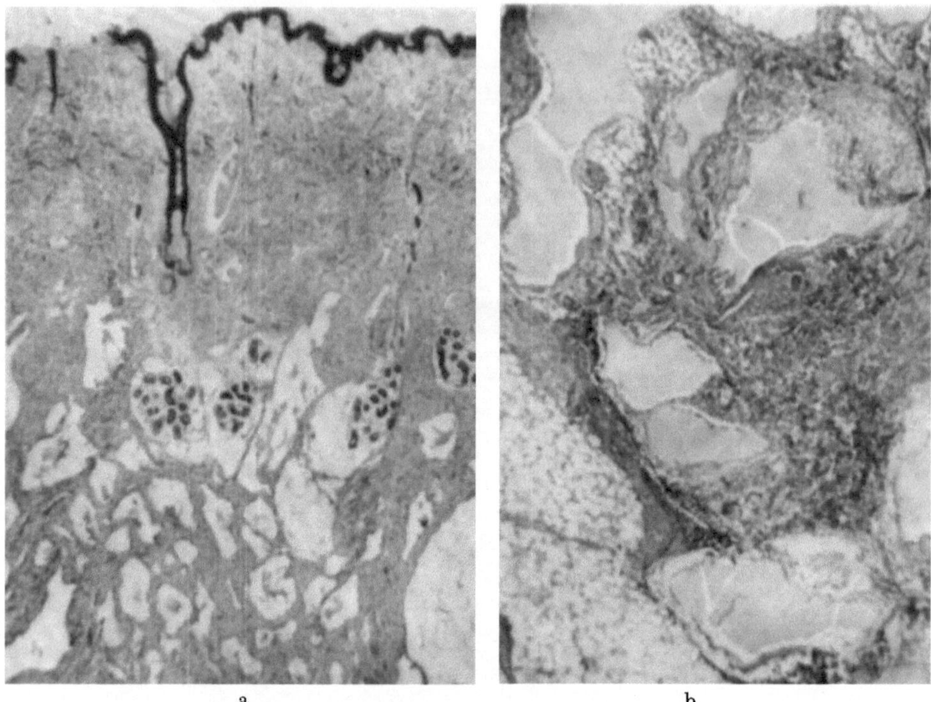

a b

Abb. 7. a Cavernöses Lymphangiom der Subcutis. El. v. Gieson, 30×. b Cavernöses Lymphangiom der Subcutis mit interstitiellen Rundzelleninfiltraten. HE, 70×

Lymphangiome verursachen jedoch keine wesentlichen oder charakteristischen Symptome[97].

Als Sonderformen der circumscripten Lymphangiome sind diejenigen mit primärer Ausbreitung in der Haut, wie z.B. das Lymphangioma tuberosum multiplex Caposi[98] und das Lymphangioma circumscriptum cystoides cutis, abzugrenzen[99]. Das Lymphangioma circumscriptum cutis kann dabei im Rahmen einer Klippel-Trenaunay-Weberschen Phakomatose als konnatales syndromhaftes Krankheitsbild in Erscheinung treten[100]. Eine vergleichbare kongenitale syndromhafte Ausprägung beobachtete Kirkland (1965) bei einem 4jährigen Mädchen mit weiten Lymphgefäßen, nicht darstellbarem Ductus thoracicus und einem bilateralen Chylothorax sowie einem Lymphangiom des rechten Beines.

Grundsätzlich ist mit Lymphangiomen überall dort zu rechnen, wo Lymphgefäße verlaufen. Isolierte Lymphangiome der Lunge, des Kehlkopfes, der Orbita und der weiblichen Genitalorgane, die vereinzelt beschrieben wurden, können jedoch als selten gelten[101]. Vereinzelt sind darüber hinaus Lymphangiome auch in Geweben beobachtet worden, die keine Lymphgefäße enthalten sollen, wie z.B. die Herzklappen und die Knochen[102]. Die Lymphangiome der Knochen wurden

[97] Wild 1951. [98] Lesser und Benke 1891.

[99] Heuss 1896, Freudweiler 1897, Eberhart 1897, Schnabel 1901, Pevny, Becker und Bonse 1967. [100] Lindemayr et al. 1963.

[101] Winckler 1897, Fein 1902, Kubo 1909, Worn 1952, Pedowitz, Felmus und Grayzel 1955a, b, Gueukdjian 1958, Jones 1961.

[102] Escher 1909, Harris und Prandoni 1950, Jacobs und Kimmelstiel 1953, Falkmer und Tilling 1957, Robinson 1959, Koblenzer und Bukowski 1961, Kittredge und Finby 1965, Najman, Fabecic-Sabadi und Temmer 1967.

dabei zum Teil als isolierte primäre Knochentumoren eindeutig identifiziert. Die Histogenese derartiger Tumoren dürfte mit den konnatalen fibromatösen Knochentumoren und der fibrösen Dysplasie des Knochens vergleichbar sein. Lymphangiome sind auch bei Tieren wie Pferden und Kaninchen bekannt[103]. Degenerative Veränderungen sind an Lymphangiomen die Regel. Das Bindegewebe sklerosiert, es kann Kalksalze einlagern und sekundär Knorpel sowie Knochen bilden.

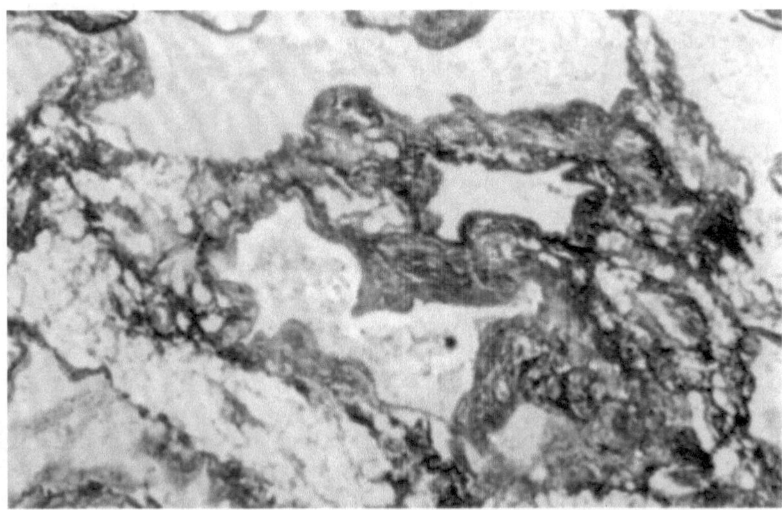

Abb. 8. Cavernöses Lymphangiom des Mesenteriums mit stellenweise ausgeprägter Muskulatur der einzelnen Lymphraumwände. El. v. Gieson, 50×

## g) Seltenere blastomatöse Erkrankungen des Lymphgefäßsystems

Im Hinblick auf die früher intensiver betriebene Abgrenzung der Lymphangioendotheliome sei auf die Darstellung des Problems durch Winkler (1924) im Handbuch der speziellen Pathologie verwiesen. Maligne Lymphangioendotheliome scheinen selten zu sein[104], ihre Abgrenzung gegenüber Hämangioendotheliomen dürfte eine schwierige histologische Aufgabe darstellen. Sarkomatöse Entartungen primär gutartiger Lymphangiome sind nur selten mitgeteilt worden[105].

Nach einer ersten Beschreibung von Lymphangiosarkomen an den lymphödematösen Armen von sechs Frauen nach radikaler Mastektomie durch Stewart und Treves (1948) mehren sich die Berichte über diesen Tumor. 1967 konnten Eby u. Mitarb. über 112 Fälle referieren. Nach den zuerst beschreibenden Autoren wird auch von einem Stewart-Treves-Syndrom gesprochen[106]. Die Lymphangiosarkome wurden zwischen 2 und 25 Jahren nach der Amputation der Mamma und der Ausräumung der Achsellymphknoten mit nachfolgendem Lymphödem des Armes beobachtet. Prä- oder postoperative Bestrahlungen der Achselgegend scheinen keine wesentliche Rolle für die Ausbildung des Tumors zu spielen. Ecchymosen, Entfärbung und Vesikulation der Haut können voraufgehen[107]. Prädilektionsstellen sollen der mittlere und der untere Unterarm sein[108]. Der Tumor tritt in der Regel multizentrisch auf und ist durch eine schnelle infiltrative

[103] Markus 1902, Sarinana et al. 1958. [104] Borst 1897, Nather 1921.
[105] Schwalbe 1897. [106] Jessner et al. 1952, Brunner 1963.
[107] Cruse et al. 1951, Froio und Kirkland 1952. [108] Hermann und Gruhn 1957.

und metastatische Ausbreitung gekennzeichnet[109]. Das Lymphangiosarkom soll nach Ansicht einiger Autoren nicht nur von den Lymphgefäßen, sondern auch von den Blutgefäßen der lymphödematösen Extremitäten ausgehen können[110]. Zur Histogenese dieser Tumoren sei an dieser Stelle darauf hingewiesen, daß die in der Regel eiweißreichen lymphogenen Ödeme als Matrix vermehrten Bindegewebswachstums bekannt sind und damit auch eine Induktion vermehrter Aussprossung von Gefäßwandzellen vorstellbar wäre. Konstitutionelle Faktoren und die Belastung des Gewebsstoffwechsels durch das chronische Lymphödem sind jedoch als pathogenetische Faktoren gleichermaßen zu erörtern. Lymphangiosarkome an chronisch-lymphödematösen Beinen sind selten; PRUDDEN und WOLARSKY überblickten 1967 9 Fälle.

Ähnlich wie am Blutgefäßsystem können auch die adventitiellen Zellen der Lymphgefäße proliferieren; das führt zum Bild der seltenen Lymphangiopericytome, die z.B. durch chylösen Ascites oder Ausbildung eines Chylothorax in Erscheinung treten können[111]. Eine Variante der Lymphangiopericytome, mit denen sie auch synonym genannt werden, sind die lymphangiomyomatösen Proliferationen, von denen FRACK, SIMON und DAWSON 1968 21 Fälle nannten. Von dieser Erkrankung werden vorwiegend Frauen befallen. Die Proliferationen glatter Muskulatur treten in den Wänden von Lymphgefäßen auf. Durch die Verlegung des Lymphabflusses bilden sich Chylothorax, chylöser Ascites und Lymphödeme an den Extremitäten aus. Die Patienten sterben infolge zunehmender Dyspnoe und Kachexie bei stetigem Eiweißverlust[112]. Eine gleichzeitige Hyperplasie von intrathorakalen Lymphgefäßen und einer diffusen Proliferation glatter Muskelzellen in der Wand von Lymphgefäßen, Bronchien und pulmonalem sowie mediastinalem Interstitium wurde von LAIPPLY und SHERRICK (1958) referiert, sie überblickten noch 3 ähnliche Fälle in der Literatur.

Zur Besprechung der tumorösen Proliferationen von Lymphgefäßen sei abschließend darauf hingewiesen, daß zahlreiche auch bösartige Tumoren in ihrem Stroma Lymphgefäße mitziehen[113]. Lymphangiomatöse Strukturen begleiten vielfach Proliferationen von Lipomen, Fibromen und Hämangiomen[114]. Im Gegensatz dazu sahen ZEIDMAN, COPELAND und WARREN (1955) bei Transplantation von $V_2$-Carcinomen bei Kaninchen keine lymphvasculäre Versorgung der auswachsenden Tumorknoten. Sie folgerten, daß ein Fehlen von Lymphgefäßen demnach charakteristisch für Carcinome sein könne. In einzelnen Tumoren soll jedoch ein dichteres Lymphgefäßnetz vorkommen als im Muttergewebe des Tumors. ANDO und NARIMATSU (1931) konnten in Ovarialtumoren besonders zahlreiche Lymphgefäße feststellen, die nicht zusammen mit den Blutgefäßen verliefen, während die Lymphgefäße in der Wand von Ovarialcysten zumeist den Blutgefäßen folgten.

## II. Atrophie und Degeneration des Lymphgefäßsystems

### a) Primär alternsbedingte Involution und Degeneration

Untergänge und degenerative Veränderungen von Lymphgefäßen sind nicht so augenfällig wie vergleichbare Veränderungen an den Ästen des Blutgefäß-

[109] FERRARO 1950, HILFINGER und EBERLE 1953, MARSHALL 1955, BOWERS, SCHEAR und LE GOVLAN 1955, SOUTHWICK und SLAUGHTER 1955, AIRD, WEINBREN und WALTER 1956, NELSON und MORFIT 1956, KETTLE 1957, BIRGE et al. 1957, PATTON 1958, FRY, CAMPBELL und COLLER 1959, OGILVY, FRANKLIN und AIRD 1959, MARTORELL 1965, KAPPEY 1967.

[110] MCCONNELL und HASLAM 1959.

[111] ENTERLINE und ROBERTS 1955, PARTER und LATTES 1963.

[112] CORNOG und ENTERLINE 1966, PAMUKCOGLU 1968.

[113] KRAUSE 1863. [114] HENSCHEN 1905.

systems. Dennoch verdienen sie eine intensivere Beachtung. Die hier zu besprechenden Veränderungen überschneiden sich in Grenzen mit den Befunden, die unter V für die Lymphangiopathien mitgeteilt werden, sie bedürfen trotzdem einer eigenen Besprechung.

Das Lymphgefäßsystem ist bereits in der Embryonalentwicklung erheblichen Involutionsvorgängen unterworfen (vgl. Töndury, S. 12). Ob man nun die zentrifugale Entstehung durch Aussprossung der Lymphgefäße aus den bereits bestehenden Venen nach Sabin und Anhängern oder die zentripetale Entstehung nach Huntington und McClure oder Kampmeier annimmt, die Lymphgefäße durchlaufen ontogenetisch Stadien mit Ausbildung großer Lymphsäcke sowie Formation von primären Lymphplexus. Diese Strukturen bilden sich schon im zweiten intrauterinen Trimenon fast völlig zurück. Vergleichbare Involutionsvorgänge des Lymphgefäßsystems wurden an der fetalen und postnatalen Lunge beobachtet[115]. An Organen wie an den Tonsillen soll die Involution schon mit dem 7. Lebensjahr beginnen[116].

In der postnatalen Entwicklung kann die Zahl der Lymphgefäße in der Jugend noch zunehmen, die Lebenskurve dieses Gefäßsystems fällt jedoch bei jüngeren Erwachsenen numerisch allmählich wieder ab. Grau (1931) konnte eine ähnliche Lebenskurve für die Lymphgefäße bei Tieren nachweisen. Allgemein gilt, daß das Lymphgefäßsystem bei jüngeren Individuen stärker ausgeprägt ist und sich auch besser durch Injektion darstellen läßt.[117] Diese Beobachtung läßt sich an capillären Aufzweigungen z. B. der Nasennebenhöhlenschleimhaut, der Lunge oder der Leber belegen[118].

Die morphologische Manifestation der Alternsveränderungen an den Lymphgefäßen über den generellen Schwund der Gefäße hinaus, ist nur von wenigen Lymphologen untersucht worden. Die Angaben über die Alterationen an den einzelnen Lymphgefäßen differieren sehr. Der Ductus thoracicus, dessen Hypertrophie und Dilatation bis zur kompensatorischen Bildung von Muskelwülsten[119] ausreichend belegt ist, zeigt nur relativ diskrete altersabhängige Befunde[120]. Die Muskulatur des Ductus thoracicus soll mit dem Alter abnehmen, das kollagene und elastische Bindegewebe zunehmen[121]. Während Evsevyev (1954) am Ductus thoracicus atheromatöse Veränderungen wie an den großen Arterien beschrieb, betonen Rabinovitz und Saphir (1965) ausdrücklich, daß sie bei zahlreichen Schnitten von 119 Ductus thoracici keine Atherome fanden. Die zuletzt genannten Autoren sahen außerdem eine Degeneration der Elastica interna und eine geringgradige Intimafibrose, die sklerosierenden Veränderungen am Ductus thoracicus sollten eher mit einer Phlebosklerose als mit einer Arteriosklerose vergleichbar sein. In die sklerösen Wandveränderungen sind die Klappen des Ductus thoracicus zum Teil mit einbezogen. Bei Patienten mit Lebercirrhose werden atheromatöse und skleröse Veränderungen am Ductus thoracicus gefunden, wobei die Sklerosierung wohl der Mehrbelastung unter dem erhöhten Lymphstrom und die Atheromatose einer Lipidämie zuzuordnen ist[122]. Kelbling (1937) beschrieb bei einer 71 Jahre alt gewordenen Frau Aneurysmen des Ductus thoracicus mit Atherosklerose. Er unterstrich, daß Chylusaustritte bei allmählich auftretenden Verschlüssen der größeren Lymphstämme nicht obligat sind, sondern daß sich unter dem langsam zunehmenden Verschluß Kollateralen bilden können. Die

[115] Giacomelli et al. 1955, Aherne und Dawkins 1964, Boston et al. 1965.
[116] Shdanow 1960, 1966.
[117] Bichat 1818, Most 1908, Baum 1928, Grau 1943, Grau und Boessneck 1960, Semeina 1966.
[118] Grünwald 1910, Hass 1936, Parfenowa 1953, Lauweryns 1966.
[119] Kajava 1921, Hellman 1930. [120] Borchard, Huth und Davaris 1971.
[121] Baum und Kihara 1929, Dal Zotto 1948, 1952. [122] Oberndorfer 1925.

alternsbedingten Veränderungen an den kleineren Lymphgefäßen und an den Lymphcapillaren sind vor allem von SHDANOW u. Mitarb. (1958—1962) untersucht worden. Die Autoren arbeiteten vorwiegend an Injektionspräparaten und werteten unter anderem die Dichte der dargestellten Gefäßbilder aus. Neben einer numerischen Reduktion von Lymphgefäßen und Lymphcapillaren kommt es im Alter auch zu Schlängelungen und Verdickungen der Lymphgefäße. Die Deformierung der Lymphgefäße kann mit sackartigen Erweiterungen einhergehen. Insgesamt wird die Lymphgefäßstrombahn erheblich verringert, so konnte SHDANOW 1960 berichten, daß die Lymphgefäße der Nierenoberfläche eine Reduktion ihrer Durchmesser um mehr als die Hälfte erfahren. Von der Rückbildung der Lymphgefäße im Alter sollen besonders auch die des Herzens und der Mammae betroffen sein. Mit dem 60. Lebensjahr sollen Altersveränderungen an den Lymphgefäßen der Lunge deutlich werden. Die Reduktion der Lymphgefäße im Alter dürfte im übrigen stark von der Lebenskurve der einzelnen Organe abhängen, so konnte ZERBINO (1960) am Dünndarm häufiger ,,senile" varicöse Ausstülpungen der Lymphgefäße als im Dickdarm beobachten. Auch an der Schleimhaut der Trachea wurde ein Schwund von Lymphcapillaren mit zunehmendem Alter festgestellt[123]. Nach ZSCHIESCHE (1963) soll mit dem senilen Schwund der Lymphgefäße im Alter auch die Metastasierung maligner Tumoren über das Lymphgefäßsystem abnehmen.

Als bedingt altersunabhängige degenerative Veränderungen an Lymphgefäßen können die Alterationen der Struktur und des Verlaufs der Lymphgefäße unter hormonalem Einfluß gewertet werden. Ein Auf- und Abbau von Lymphgefäßen läuft in den Ovarien mit jedem Follikelsprung bzw. jeder Entwicklung und Reduktion der Corpora lutea ab, in deren Stoffwechsel die Lymphcapillaren offenbar eine wesentliche Rolle spielen. Im Alter setzt in den Ovarien ebenso wie in den Mammae und in den Hoden eine Rückbildung von Lymphgefäßen ein[124]. Die mit fortschreitendem Alter zunehmende Reduktion der Lymphgefäße in den endokrinen Organen dürfte zumindest auch die Lymphokrinie der Hormone erschweren. Die Involution des Lymphgefäßsystems wäre in diesen Organen also als Anpassung auf die Altersatrophie der hormonproduzierenden Zellen anzusehen.

### b) Sekundäre Degeneration von Lymphgefäßen unter Noxen, die nicht ausschließlich das Lymphgefäßsystem betreffen

Eine Degeneration von Lymphgefäßen ist immer wieder nach Bestrahlungen vermutet worden[125]. Gezielte experimentelle Untersuchungen zur Frage nach Verlegung von Lymphgefäßen durch Strahlenbehandlung haben jedoch erbracht, daß die Lymphgefäße im Gegensatz zu den Lymphknoten durch Strahleneinwirkung kaum beeinflußt werden, daß manchmal sogar eine Erweiterung von Lymphgefäßen als Folge des Bestrahlungseffektes eintritt[126]. Auch nach Bestrahlung mit mehreren tausend Gammastrahlen bleibt die Durchgängigkeit der Lymphgefäße erhalten[127]. LENZI und BASSANI (1963) sprechen klar aus, daß es fast unmöglich sei, reife normale Lymphgefäße mit therapeutischen Röntgendosen zu schädigen. Diese Erkenntnisse sind für die Frage nach der Ursache der Lymphödeme der

[123] SBERNINI und BAZZANA 1953.
[124] POLANO 1903, DABELOW 1939, GORDEEVA 1960, SHDANOW 1960, CZEIZEL et al. 1962, 1963, WENZEL 1966, WENZEL und STAUDT 1968.
[125] BULKLEY 1962.
[126] SUGARBAKER und SUGUIRA 1940, ENGESET 1959, 1964, 1967, 1970, SHERMAN und O'BRIEN 1967, ARIEL, RESNICK und OROPEZA 1967.
[127] SBERNINI und I. ORLANDINI 1953, BRUNELLI et al. 1959.

Arme nach radikaler Mastektomie von besonderer Bedeutung. Der Radiologe könnte durch die aufgeführten Befunde zu der Annahme verleitet werden, daß durch eine Strahlenbehandlung der Lymphabstrom des Armes nach Mastektomie nicht eingeschränkt werden könnte[128]. Bei diesen Überlegungen darf jedoch nicht übersehen werden, daß nach Ausräumung der Achselhöhle eine Regeneration von Lymphgefäßen erwünscht ist. Neu aussprossende Lymphgefäßendothelien werden aber sehr wohl von Strahlen in ihrem Wachstum gehemmt. VAN DEN BRENK (1957) sah nach Einzeldosen von 1000 $\gamma$ Röntgen noch eine normale Regeneration von Lymphgefäßen am Kaninchenohr, nach 2000 $\gamma$ Einzeldosis war die Regeneration von Lymphgefäßen jedoch weitgehend aufgehoben. Auch für längere Zeiträume nach den verschiedenen Behandlungsformen gilt, daß die Regeneration von Lymphgefäßen nach Bestrahlungen nicht so schnell erfolgt wie z.B. nach mechanischen Traumen, nach chemischem oder entzündlichem Affekt. An proliferierenden Lymphgefäßen in heilendem Gewebe soll es unter einer Bestrahlung zu Verschlüssen durch Gefäßwandrupturen und celluläre Desintegration der Gefäßwand kommen. Im Widerspruch zu den massiven Befunden von VAN DER BRENK steht KJELLMANs (1962) Feststellung, daß die Regeneration von Lymphgefäßen nicht wesentlich durch die Bestrahlung von Operationsgebieten beeinträchtigt werde. In diesem Zusammenhang muß auch hervorgehoben werden, daß einige klinische Untersucher bei nachbestrahlten Patientinnen mit radikaler Mastektomie häufiger Lymphödeme beobachteten als bei Patientinnen ohne Nachbestrahlung[129]. Für die weitere Erforschung und Beurteilung einer strahlenabhängigen Degeneration reifer und proliferierender Lymphgefäße dürfte die Frage nach den späteren Veränderungen der Lymphgefäße Monate und Jahre nach der Strahleneinwirkung im Vordergrund stehen, nachdem die Spätschäden am Blutgefäßsystem so eindringlich belegt wurden.

Innerhalb parenchymatöser Organe kommt es zur Entwicklung eiweißreicher Ödeme, die zur Entfaltung des Lymphcapillarsystems führen. Im Endothel der Lymphcapillaren treten vermehrt osmiophile Cytosomen auf (Abb. 9). Die Entscheidung darüber, ob solide Endothelzellstreifen Degenerationsprodukte sind oder regenerierenden Lymphgefäßen entsprechen, dürfte in histologischen Präparaten von bioptisch oder autoptisch gewonnenen menschlichen Geweben oft schwerfallen. Im heilenden Gewebe oder im Granulationsgewebe wachsen Lymphgefäße immer solide aus[130]. Nach Heilung und Übergang in stärker sklerosiertes Narbengewebe kommt es unter dem gleichen histologischen Bild aber auch zur Involution von Lymphgefäßen[131]. Im Experiment lassen sich derartige Auf- und Abbauvorgänge durch chronologische Kontrollen verfolgen, im einzelnen pathologisch-anatomischen Präparat dürfte die Beurteilung jedoch oft unmöglich sein.

Als besonders spärlich müssen auch die Befunde angesehen werden, die bisher zur Frage der Degeneration capillärer Aufzweigungen des Lymphgefäßsystems vorliegen. Es handelt sich bei den Untergängen von Lymphcapillaren zumeist um reaktive Lymphangiopathien (vgl. Kapitel V) im Rahmen anderer Organerkrankungen. Eine Degeneration von Lymphcapillaren mit Auftreten von Lipoideiweißkristallen in den periglomerulären Lymphcapillaren hat FRESEN (1942) bei der Glomerulonephritis beschrieben. Ähnliche Befunde mit teilweise schaumzelliger Umwandlung von Lymphgefäßendothel wurden auch bei Amyloidose, bei Myelosen und beim Plasmocytom, paraproteinämischer Nephrose sowie bei diabetischer Glomerulosklerose erhoben[132]. Derartige schaumzellige Elemente kommen im

[128] WEST und ELLISON 1959. [129] HABERLIN et al. 1959.
[130] GUYOT 1905, COFFIN 1906, CLARK 1909—1954, WASA 1930, BAUM 1926.
[131] PULLINGER und FLOREY 1937, GRAY 1940, BUTCHER und HOOVER 1955.
[132] FRESEN 1943a, b, GIRGENSON 1952, FÖLDI et al. 1954, RUSZNYÁK, FÖLDI und SZABÓ 1957.

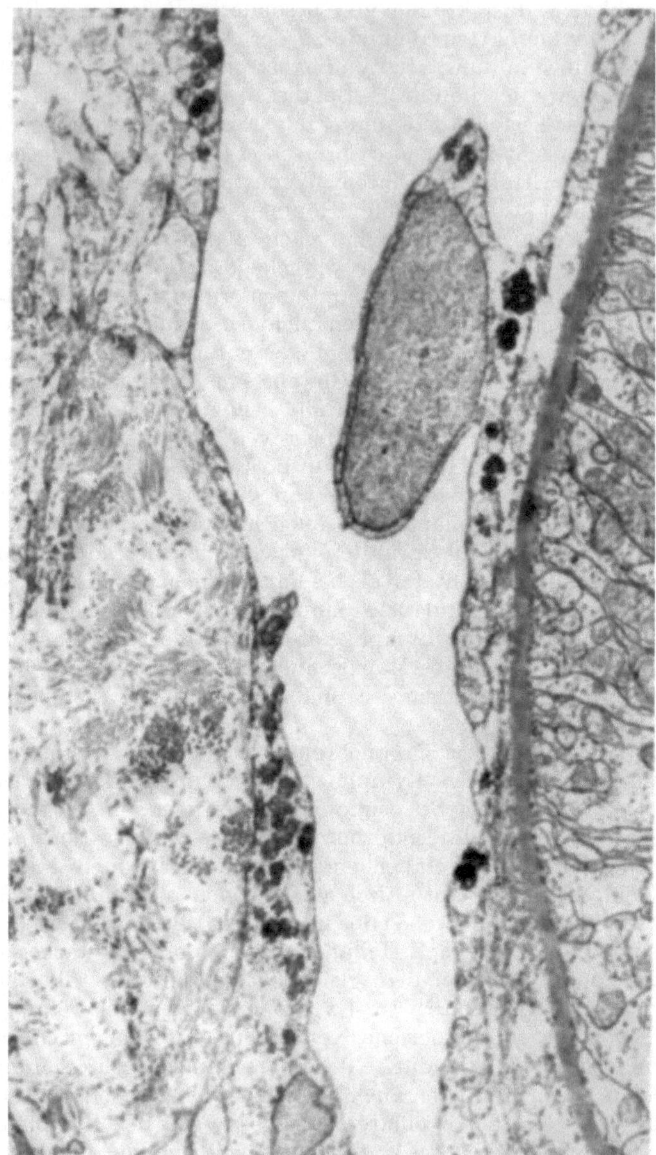

Abb. 9. Entfaltung einer peritubulären Lymphcapillare im ödematösen Interstitium einer Kaninchenniere 5 Tage nach Bestrahlung der Nierengegend mit 2000 r (Betatron). Elektr.-mikr. 4300×; Ges.-Vergr. 16000×

Interstitium der Niere aber auch bei interstitieller Nephritis und bei Pyelonephritis vor, wobei sie entweder von untergegangenen Tubuli oder von interstitiellen Bindegewebszellen bzw. infiltrierten monocytoiden Zellen ausgehen. Eine unmittelbare Zuordnung schaumiger Zellen im Niereninterstitium zu Lymphcapillaren erscheint demnach nicht immer gerechtfertigt, obwohl auch im Experiment Auftreibungen des Lymphcapillarendothels unter vermehrter resorptiver

Tätigkeit zu beobachten sind (Abb. 10)[133]. Bei der Ormondschen retroperitonealen Fibrose scheinen die Lymphgefäße dergestalt beteiligt zu sein, daß es zur zunehmenden Obliteration von Lymphgefäßen kommt. Lymphographisch konnte bei der Ormondschen Erkrankung ein unregelmäßiger Füllungsdefekt von Lymphgefäßen demonstriert werden[134]. Auf Lymphangiosklerosen mit Untergang von

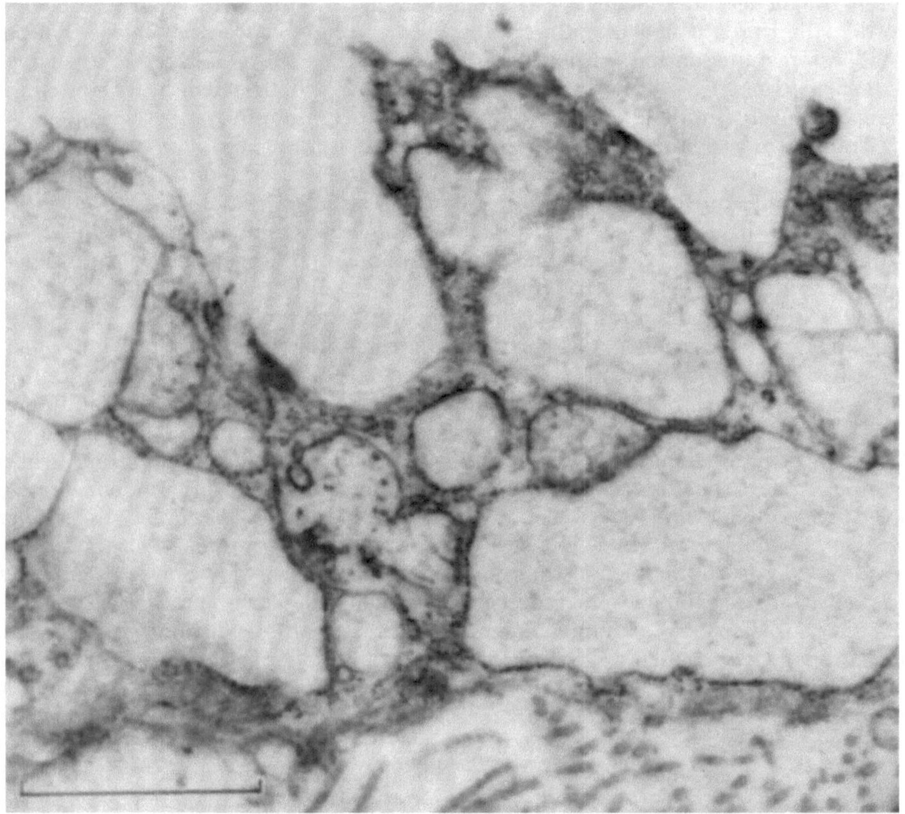

Abb. 10. Grobblasig aufgelockertes Endothel einer Lymphcapillare 8 Tage nach Ligatur der Lymphgefäße im Hilus einer Kaninchenniere. Elektr.-mikr. 8500×; Ges.-Vergr. 31500×

Lymphcapillaren im Rahmen einer Lymphbahnverschwielung bei Silikose, bei Phlebitiden, bei rheumatischen Angitiden oder auch nach Pancreatitis soll an dieser Stelle nur kurz hingewiesen werden[135], sie werden an anderer Stelle (Kapitel VII) ausführlich behandelt. Befunde zu primären degenerativen Veränderungen am Lymphcapillarsystem liegen kaum vor, sie dürften aber auch nur schwer zu erfassen sein. Mit ihrer Existenz sollte immer dann gerechnet werden, wenn ätiologisch nicht erfaßbare eiweißreiche Ödeme zu einer progredienten Sklerosierung von Geweben führen.

---

133 FÖLDI et al. 1955, HUTH 1968.

134 BELTZ 1967.

135 TALALAJEFF 1927, SCHALLOCK 1939, KUBIK 1952, SZABÓ 1966, OTTO 1970.

## III. Traumafolgen am Lymphgefäßsystem

Für das Blutgefäßsystem sind direkte Reaktionen auf mechanische, chemische oder physikalische Traumen wie auch sekundäre zumeist reaktive Veränderungen nach Traumen und dem nachfolgenden Schocksyndrom ausführlich beschrieben. Folgen von Traumen am Lymphgefäßsystem sind nicht nur wenig augenfällig, sie sind zumeist auch ausgesprochen schwer darzustellen. Diese Situation ist zwar durch die neuere radiologisch-lymphographische Technik ein wenig verbessert worden, die Erkenntnisse über die traumatisch bedingten Alterationen des Lymphgefäßsystems müssen im Vergleich zu denen über das Blutgefäßsystem aber noch als spärlich gelten. Wir können uns deshalb auf die beispielhafte Darstellung weniger Einzelbefunde über direkte und indirekte Traumafolgen beschränken.

Traumatisch bedingte Rupturen des Ductus thoracicus oder seiner großen Kollateralen im Thoraxraum rufen Austritt chylöser Flüssigkeit hervor, d.h. einer Lymphe, die reich an Triglyceriden intestinaler Genese ist. Der Chylothorax führt in der Regel erst über zunehmende Atemnot zur Diagnose der Ruptur des Ductus[136]. Die Traumen können manchmal längere Zeit zurückliegen, bevor die Ruptur des Ductus klinisch manifest wird[137]. Die Traumen sind oft relativ gering; so sind immer wieder Rupturen nach plötzlichem Überstrecken der Wirbelsäule oder nach starkem Husten mitgeteilt worden[138]. Bei Kindern soll der Chylothorax leichter als bei Erwachsenen eintreten[139]. Bei Kindern mit chylösen Ergüssen muß neben der traumatischen Genese auch an Fehlbildungen von größeren Lymphstämmen gedacht werden. LEE und YOUNG (1953) sahen bei Zwillingen unter einem Jahr einen chylösen Ascites infolge Fehlbildung großer Lymphgefäße. Neben Bagatelltraumen sind auch nach perforierenden Thoraxwandverletzungen und nach Schußverletzungen chylöse Ergüsse beschrieben worden[140]. Unter den Ursachen des Chylothorax stehen Traumen vor entzündlich, tumorös oder thrombotisch bedingten Ergüssen weit an der Spitze[141]. Mit den Fortschritten der Thoraxchirurgie gewann auch die iatrogene Verletzung des Ductus thoracicus mit nachfolgendem Chylothorax an Bedeutung[142]. Nicht nur nach großen Operationen wegen Herzvitien, Lungen- oder Oesophagusresektionen, auch nach Sympathektomien, präskalener Lymphknotenbiopsie und bei Pleuradrainagen sowie Pleuroskopien und Aortographien sind derartige Komplikationen mitgeteilt worden[143]. Mit iatrogenen Chylusfisteln ist im übrigen nicht nur am Ductus thoracicus zu rechnen, sondern auch bei Verletzungen größerer abdominaler Lymphgefäße wie bei großen operativen Resektionen von Magen- oder Darmabschnitten[144]. Bei den sog. idiopathischen chylösen Pleuraergüssen muß vor allem, wenn es sich um kindliche Patienten handelt, eine traumatische Genese angenommen werden.

Die offenbar leichtere Manifestation von Chylusaustritten aus dem Ductus thoracicus bei jüngeren Individuen dürfte weniger darauf beruhen, daß die Wand des Ductus bei diesen weniger elastisch oder weniger widerstandsfähig ist, sondern darauf, daß bei ihnen die schützende Schicht des mediastinalen bzw. paravertebralen Binde- und Fettgewebes noch nicht so stark wie beim Erwachsenen ausgeprägt ist. Für den Ablauf der Heilung nach Ruptur des Ductus thoracicus scheint die Art der Mündung des Ductus von Bedeutung zu sein. Es gilt daher, auf die mehr als 70 Jahre alten Untersuchungen von WENDEL (1898) hinzuweisen, der beim Menschen nur in 64% eine solitäre Mündung des Ductus thoracicus fand.

---

[136] NEUENKIRCHEN 1890, HEPPNER 1934, NIX et al. 1957. [137] KRAEFT 1959.
[138] LAMPSON 1948, GRUWEZ et al. 1967. [139] BRESCIA 1941, BOLES und IZANT 1960.
[140] EVERHART und JACOBS 1939, CRANDALL et al. 1943.
[141] EERLAND 1962. [142] LEVI und PARKER 1959.
[143] GRUWEZ et al. 1967. [144] WALKER 1967.

Zwar nicht so entscheidend wie am Blutgefäßsystem, aber doch von wesentlicher Bedeutung für die Manifestation eines chylösen Ergusses nach Ruptur größerer Lymphgefäße dürften außerdem Faktoren wie Fibringehalt, Gerinnungsfähigkeit oder Coagulierbarkeit der jeweiligen Lymphe sein.

Traumatische Veränderungen an kleinen Lymphgefäßen und an Lymphcapillaren werden kaum erkannt, da in der Regel die Veränderungen des umgebenden Gewebes eindrucksvoller sind. Fälle von diffusen lymphatischen Ergüssen nach Quetschverletzungen sind vereinzelt mitgeteilt worden[145]. HEUSNER (1889) konnte zwei Patienten mit Lymphcysten unterhalb des Leistenbandes und in der Lendengegend beobachten, die nach Zerreißen von Lymphgefäßen infolge Trauma aufgetreten waren. Nach Resektionen von Lymphknoten kommt es häufig zur Lymphstauung im Einflußbereich dieser Lymphknoten sowie zu einer celenartigen Erweiterung von Lymphgefäßen[146]. Das Lymphödem nach Lymphadenektomien soll bei Patienten mit Fettsucht eher auftreten als bei normalgewichtigen[147].

Die Regeneration von Lymphgefäßen nach traumatischer Durchtrennung der Gefäße oder nach Lymphknotenexstirpation tritt schnell und oft über das Auswachsen zahlreicher Lymphgefäßäste ein[148]. Die zumeist nach 2—4 Wochen zu einem ausreichenden Lymphabfluß führende Regeneration von Lymphgefäßen an den Extremitäten oder Gefäßstielen von Organen ist lymphographisch und histologisch ausreichend belegt, einzelne widerspruchsvolle Angaben[149] dürfen in diesem Zusammenhang wohl vernachlässigt werden. Die Phänomene der Lymphgefäßregeneration werden im übrigen in einem separaten Kapitel dargestellt (vgl. MALEK, S. 579). An dieser Stelle bleibt lediglich festzuhalten, daß die regenerierten Lymphgefäße eine Form aufweisen können, die an embryonale Lymphsäcke erinnert. Sie sind außerdem oft stark geschlängelt und weisen brüske Kaliberschwankungen auf[150].

Eine evidente Beteiligung des Lymphgefäßsystems tritt immer wieder bei retrograder Kontrastmitteldarstellung von Hohlorganen zur Röntgenographie auf. Sowohl die Harnblasenschleimhaut wie auch die des Nierenbeckens und insbesondere die Fornices der Nierenbeckenkelche rupturieren unter dem Druck des eingepreßten Kontrastmittels[151]. Das Kontrastmittel gelangt daraufhin in die Lymphgefäße und wird anschließend in den regionären Lymphknoten röntgenologisch sichtbar. Ähnliche Beobachtungen liegen auch nach Hysterosalpingographien und früheren intraamnialen Kontrastmittelinjektionen vor[152]. In einzelnen Fällen wurde das eingedrungene Kontrastmittel auch über längere Zeit in den Lymphgefäßlumina liegend nachgewiesen[153].

Experimentell läßt sich ein permanentes Lymphödem nur schwer nachahmen. Oft sind mehrmals wiederholte Resektionen notwendig, um elephantiasisähnliche Bilder hervorzurufen[154]. Ähnliche experimentelle Schwierigkeiten sind zu erwarten, wenn eine Verlegung von Lymphgefäßen durch intralymphvasculäre Injektion von Reizstoffen wie Silicaten, Chinin-Hydrochlorid etc. erzielt werden soll[155].

---

145 FIEBIGER 1897, KONDOLÉON 1912.

146 ALLEN 1934, GRAY, PLENTL und TAYLOR 1958, FUCHS, RÜTTIMANN und BUENO 1960, WALLACE et al. 1961, FERGUSON und MACLURE 1961. 147 TREVES 1957.

148 BAYER 1885/86, BIER 1919, REICHERT 1926, SAKATA 1930, DE LUTIO, SABAINO und FONDA 1954, TATEMOTO 1958, COLLETTE 1961, DANESE, BOWER und HOWARD 1962. DANESE 1967. ERASLAN, TURNER und HARDY 1964, CHAVEZ 1967, CALNAN et al. 1967, MÁLEK und VRUBEL 1968. 149 MEYER 1906. 150 VECCHI 1911.

151 HELMKE 1936, 1938, GÜNTHER 1949a, b, CORRIÉRE und MURPHY 1967.

152 ERBSLÖH 1942a, b, 1949, 1953, 1954a, b, CRACIUN und ZANNE 1935, BRENDLER 1943, ZACHARIAE 1955, CHUDÁCEK und HALOUSKOVÁ 1966, COBRIERE und MURPHY 1967.

153 DRUKMAN und ROZIN 1955.

154 DRINKER et al. 1934—1946, SEBESTIANI und PITZALIS 1961. 155 DRINKER et al. 1934.

Unter den sklerosierenden Substanzen verdient das Thorotrast besondere Beachtung. Ursprünglich nicht zuletzt als ideales Kontrastmittel für lymphographische Darstellungen angesehen, sind anschließend als Spätschäden der strahlenden Substanz u.a. neben der Sklerosierung des Bindegewebes auch Verödungen von Lymphgefäßen beobachtet worden.

Nach Verbrennungen oder Erfrierungen wird allgemein zuerst ein erhöhter und später ein verminderter Lymphstrom festgestellt. Aus der Lymphe der verbrannten Bezirke sollen vasoconstrictorische Substanzen isoliert worden sein[156]. Die auftretende Lymphmenge dürfte im übrigen vom Ödem in den thermischgeschädigten Bezirken abhängen[157]. Die Lymphbildung kann nach Verbrennungen ebenso wie das Ödem durch schnelle Unterkühlung reduziert werden[158]. Ähnliche Änderungen des Lymphstroms können durch Irregation der Nasenrachengegend mit unterschiedlich temperierten Salzlösungen erreicht werden[159]. Als Reaktion auf eine vorwiegend thermische Reizung darf auch der Anstieg des Lymphstroms nach Unterkühlung von Extremitäten durch Äthylalkohol und Kohlensäureschnee gewertet werden[160].

Das Prinzip der lymphvasculären Absorption vermehrt anfallender, besonders proteinreicher Ödemflüssigkeiten nach Traumen wie auch nach Zirkulationsstörungen aus Organen, Körperhöhlen oder aus dem interstitiellen Bindegewebe ist seit langem erkannt[161]. Der Mechanismus der Aufnahme vermehrter proteinreicher Flüssigkeit oder corpusculärer Substanzen unter Belastungen wie thermischen Reizungen, Entzündungen und dergleichen ist aber erst durch elektronenmikroskopische Untersuchung geklärt worden. Die Struktur der Lymphcapillarwand mit weitgehendem Fehlen der Abdichtung durch eine Basalmembran und dem besonders schmalen Endothel gewährleisten eine schnelle transcelluläre Absorption. Die Zellgrenzen werden zwar von einander überlappenden oder fingerförmig ineinanderfassenden Endothelzellfortsätzen gebildet, sie können sich unter ödembedingtem Zug an den feinen Filamenten, in denen das Lymphgefäßendothel fixiert ist, aber leicht öffnen[162]. Eine Besprechung von Permeabilitätsänderungen der Lymphcapillarwand unter traumatischem Schock muß dem folgenden Kapitel vorbehalten bleiben. Die Reaktion der Lymphcapillarwand auf Gewebsnekrosen nach Traumen, thermischer Schädigung, Strahleneinwirkung oder auch nach Entzündung ist bekannt. Es wurden aber vornehmlich Veränderungen nach einmaliger oder kurzfristiger Einwirkung des schädigenden Agens untersucht. Die Veränderungen nach protrahierten Traumen sind dagegen am Lymphgefäßsystem kaum aufgedeckt. Die Rolle der Lymphcapillaren in chronisch-traumatisch geschädigten Geweben dürfte erheblich sein; mancher schwieligen Fibrose wird eine Schädigung der Lymphgefäßwand mit fortgesetztem Austritt von Lymphe in das Interstitium voraufgehen. Führen wir uns vor Augen, daß heute nur noch wenige Berufe ohne Anwendung von Maschinen und damit wiederholter Mikrotraumatisierung existieren, so erscheint die Untersuchung der Lymphcapillarnetze nicht zuletzt aus arbeitsmedizinischer Sicht angezeigt.

## IV. Permeabilitätsstörungen der Lymphgefäßwand und ihre Folgen

Zirkulatorische, humorale und lokal-interstitielle Faktoren nehmen auf die Lymphbildung ebenso Einfluß wie der Funktionszustand der umgebenden Organe und Gewebe. Die Vorgänge bei der Bildung der lymphpflichtigen Substanzen in

[156] Alrich 1944. [157] Clark und Clark 1921. [158] Langohr et al. 1949.
[159] McCarrell 1939a, b, c. [160] Rosenfeld et al. 1949. [161] Courtice et al. 1949, 1950.
[162] Casley-Smith et al. 1961—1967, Burke und Leak 1965, Huth et al. 1970.

der „prälymphvasculären" Strecke können morphologisch nicht ausreichend erfaßt werden, sondern müssen einer biochemischen oder pathophysiologischen Darstellung vorbehalten bleiben, sie sind im übrigen auch seit etwa 75 Jahren durch umfangreiche Mitteilungen belegt[163]. YANAGAWA (1916) hat bereits klar ausgesprochen, daß eine Änderung des Lymphstroms u.a. von der Permeabilität der Endothelzellen abhängt und daß jeder Faktor, der die physikalischen und chemischen Eigenschaften der Gewebsflüssigkeit ändert, auch auf die Lymphbildung einwirkt. Analog konnte belegt werden, daß bei Ruhigstellung von Organen der Lymphfluß weitgehend sistieren kann[164]. Andererseits ist bekannt, daß der Lymphstrom z.B. mit Beatmung der Lunge erheblich zunimmt[165]. Bei spontanen Muskelbewegungen ist ein deutlicher Anstieg des Lymphdruckes konstant zu verzeichnen[166]. Die vor 80—50 Jahren so intensiv bearbeitete Idee von den Lymphagoga (vgl. Beitrag VOGEL) kann als weitgehend überholt gelten, nachdem ersichtlich ist, daß die sog. Lymphagoga nur durch Erhöhung der Permeabilität an der Blutcapillarwand, durch anaphylaktische Reaktionen, durch toxische Zellnekrosen oder durch eine diuretikaähnliche Wirkung zu einem temporär gesteigerten Angebot interstitieller Flüssigkeit und damit zu stärkerer Lymphbildung führen[167]. An dieser Stelle kann auch nicht zu der alten Frage Stellung genommen werden, ob bei der Zusammensetzung der Lymphe Filtration und Diffusion im Sinne LUDWIGs (1861), STARLINGs (1893, 1894/95) und COHNSTEINs (1895a, b) oder nach HEIDENHAIN sekretorische Vorgänge entscheidend sind. Im hier gesteckten Rahmen soll lediglich die Struktur der Wand von Lymphcapillaren und in Grenzen auch die größerer Lymphgefäße unter dem Gesichtspunkt ihrer Permeabilität behandelt werden. Es gilt darüber hinaus abzuwägen, wie weit neben den oben genannten Faktoren im prälymphvasculären Raum die Struktur der Lymphgefäßwand die Zusammensetzung der Lymphe einerseits und die biochemischen Eigenschaften des umgebenden Gewebes andererseits bestimmen kann. Einleitend muß noch einmal daran erinnert werden, daß die Lymphcapillarwand von schmalen Endothelzellen mit wechselnd dichten Intercellularspalten gebildet wird, daß sie nicht von Pericyten umgeben ist und daß nicht eine abschließende Hülle in Form einer kontinuierlichen Basalmembran das Endothel umscheidet. Der Transport von anorganischem Material, von Proteinen und Lipiden sowie von corpusculären Substanzen und schließlich auch von Zellen durch die Wand der Lymphgefäße ist Gegenstand von Spekulationen gewesen, seit das Lymphgefäßsystem als ein geschlossenes Drainagesystem erkannt war[168]. Vor allem MCMASTER und HUDACK (1931—1934) sowie DRINKER u. Mitarb. (1933, 1941) haben herausgearbeitet, daß die Endothelwand der Lymphcapillaren eine semipermeable Membran ist, die neben Ödemflüssigkeit besonders aus dem Blutgefäßsystem ausgetretene Eiweißkörper aufnimmt. MEYER-BISCH u. Mitarb. (1926a, b) haben erkannt, daß die Lymphe nicht wie das Blut eine strenge Tendenz zur Konstanz der Zusammensetzung zeigt. Die filternde Funktion des Lymphcapillarendothels durfte danach bereits als beschränkt angesehen werden. DRINKER u. Mitarb. und anschließend COURTICE u. Mitarb. (1931—1963) haben interstitielle Gewebsflüssigkeit und Lymphe daher immer als identisch angesehen. Unter der Voraussetzung, daß die

163 STARLING 1896, 1909, ASHER et al. 1898, 1900, 1905, 1927, CUNNINGHAM 1922a, b, HAYNES 1932a, b, c, LEIGH 1935, MCMASTER 1942, 1947, RUSZNYÁK et al. 1955, 1960, MAYERSON 1963, COURTICE 1963, 1970. 164 WARREN und DRINKER 1942.

165 WEISS 1861, BOSTON et al. 1965, STRANG 1967. 166 IRISAWA und RUSHMER 1959.

167 PASCHUTIN 1873, HEIDENHAIN 1891, HAMBURGER 1894, STARLING 1894, 1896, OSTOWSKY 1896, POPOFF 1895, COHNSTEIN 1895, 1896a, b, PUGLIESE 1898, ELLINGER 1902, ASHER et al. 1900, 1905/06, PETERSEN et al. 1923a, b, 1925, ABE 1925a, b, c, FÖLDI 1960.

168 HIS 1863, KOLOSSOW 1893, MACCALLUM 1902, AAGARD 1922, 1924, HELLMAN 1930, KRAUSPE 1934, KIHARA 1926a, b, 1956.

interstitielle Flüssigkeit und die Lymphe eine identische Zusammensetzung hätten, haben Storey u. Mitarb. (1951) nach Anwendung $^{131}$J-markierten Albumins Formeln entwickelt, die eine Abschätzung der Lymphmenge erlauben. Die Aufnahme lymphpflichtiger Substanzen kann sehr schnell erfolgen. Partikel, die nicht über den venösen Capillarschenkel abtransportiert werden, befinden sich schon nach wenigen Sekunden in den Lymphgefäßen[169]. Eine besondere Aufnahmefähigkeit wurde seit jeher den Lymphgefäßen des Peritoneums zuerkannt, nachdem der Abfluß absorbierten Materials aus der Bauchhöhle über die Lymphgefäße des Zwerchfells dargestellt worden war[170]. Während früher ein direkter Übergang von Peritonealraum via Stomata des Mesothels und Endothellücken der Lymphcapillaren zur Lymphe angenommen wurde[171], ist seit den Untersuchungen von Hertzler und MacCallum (1901, 1903), besonders aber seit den ersten elektronenmikroskopischen Befunden ersichtlich, daß die Lymphcapillarwand zumindest nur fakultativ Lücken aufweist[172]. Lediglich Shipley und Cunningham (1916) schrieben den Venen eine größere absorptive Aufgabe im Bauchraum als den Lymphgefäßen zu. Neben den elektronenmikroskopischen Untersuchungen konnte die Resorption durch die Lymphcapillarwand inzwischen auch bei intravitaler makro- und mikroskopischer Beobachtung verfolgt werden[173]. Dabei konnte intraperitoneal applizierte Tusche bereits nach 10 min im Lymphstrom identifiziert werden[174]. Ähnliche Phänomene zur Resorptionsgeschwindigkeit aus dem interstitiellen Bindegewebe in Lymphgefäße konnten nach Anwendung von radioaktiv markierter lymphpflichtiger Substanz festgestellt werden[175]. Bevor die Permeation von Substanzen und Partikeln bzw. Zellen durch die Lymphgefäßwand morphologisch verfolgt werden konnte, wurde die Größe der Gefäßwandlücken durch die Spielbreite der zu resorbierenden Stoffe bestimmt. Dazu werden Dextranmoleküle mit verschiedenen Molekulargewichten zwischen 5000 und 80000, Farbstoffe wie Rhodamin, Patentblau, Methylblau, Lichtgrün, Trypanblau, Trypanrot, Evansblau und Bromphenolblau, Tusche, Eiweißkörper wie Albumin, Cyanocobalamin, Wachstumshormon, Ribonuclease, Cytochrom C, Myoglobin, Bence-Jonessches Protein und menschliches Serumglobulin, aber auch kolloidale Partikel wie kolloidales Ferritin, Thorium, Carbon und Latex-Kristalle angewandt[176]. Aus derartigen Untersuchungen ergab sich grundsätzlich, daß das Molekulargewicht die Passage durch die Blut-Lymphschranke bestimmt[177] und daß der Austausch zwischen Lymphe und Blut mit der Molekülgröße abnimmt[178]. Die Lymphgefäße führen allgemein corpusculäre und großmolekulare protein- und lipoidhaltige Stoffe mit einem Molekulargewicht von mehr als 20000 aus dem interstitiellen Bindegewebe ab[179]. Aus den Körperhöhlen absorbieren die Lymphgefäße um so mehr Ergußmenge, je eiweißreicher der Erguß ist[180]. Die Passage von verschiedenen Substanzen, Zellen und Bakterien von den Lymphgefäßen der Lymphknoten in die regionären Venen wurde mit Injektion von Luft, markierten HeLa-Zellen, Blutzellen, markierten Flüssigkeiten und Bakterien nachgewiesen[181]. Die Aufnahme von Vaccinevirus durch die Nasenschleimhäute und die Resorption sowie

169 De Langen 1963.
170 Kolossow 1893, Cohnstein 1895, Muscatello 1895, Heidenhain 1896, Buxton und Torrey 1906, Brown 1928, Simer 1948, Webb 1952.
171 von Recklinghausen 1863, Allen 1936, Allen und Vogt 1937.
172 French et al. 1960, Casley-Smith 1964, 1965, 1967.
173 Webb 1937, Nagai 1951. 174 Godart 1968.
175 Bloom, Chaikoff und Reinhardt 1951, Hahn et al. 1952, Hollander, Reilly und Burrows 1956, Gollan 1956, Taylor et al. 1957.
176 Grotte 1956, Mori 1963, Mori, Yamada, Ohori, Takada und Naito 1964, Viragh et al. 1966, Calnan et al. 1967, Leak und Burke 1968. 177 Bergström und Werner 1966.
178 Mayerson et al. 1962. 179 Grau 1961, Rusznyák et al. 1969.
180 Stewart 1963. 181 Pressman et al. 1962.

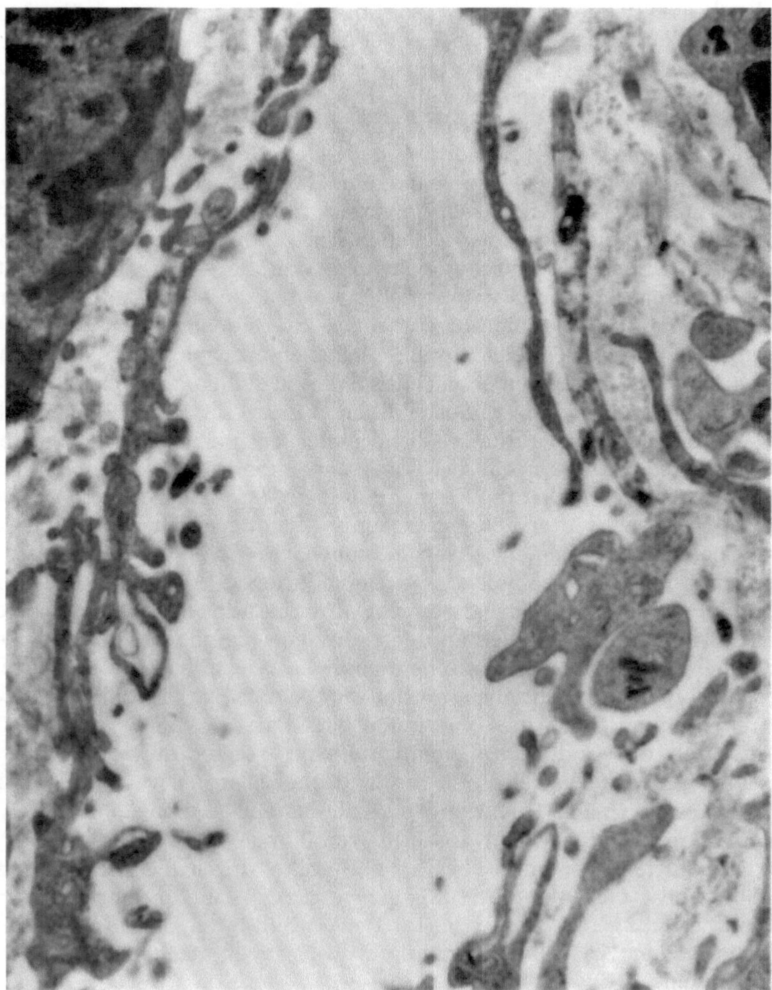

Abb. 11. Stark entfaltete Lymphcapillare mit papillären Endothelfortsätzen und Klaffen der Intercellularspalten, $2^1/_2$ Std nach Ligatur der Hiluslymphgefäße der Leber einer Ratte. Elektr.-mikr. 10500×; Ges.-Vergr. 27000×

den Transport über die Lymphgefäße von Katzen und Affen verfolgten YOFFEY, DRINKER und SULLIVAN (1939a, b, c). Vergleichbare Größenbestimmungen wurden hinsichtlich der Lymphgefäßpermeabilität experimentell durch die Anwendung teilweise radioaktiv markierten Polyvinylpyrolidons möglich[182]. Diese Methode erfuhr auch eine erfolgreiche Anwendung bei Erkrankungen mit chronischem enteralem, teilweise lymphogenem Proteinverlust[183].

Die drainierende Funktion der Lymphgefäße und damit auch die Permeabilität ihrer Wandstrukturen ist wesentlich abhängig vom Druck innerhalb des Lymphgefäßlumens und vom Gewebsdruck des umgebenden Interstitiums[184]. Elektronenmikroskopisch konnte nun nachgewiesen werden, daß mit einer Erhöhung des

[182] VOGEL und STRÖCKER 1967. [183] BARANDUN et al. 1960, 1962.
[184] LEE 1944, FÖLDI 1960.

Gewebsdruckes das Gewebe einen Zug auf die feinen Filamente ausübt, in denen das Lymphcapillarendothel interstitiell verankert ist. Die Filamente ziehen mit steigendem Gewebsdruck die überlappenden Zellverbindungen auf, so daß ein schnellerer direkter Austausch zwischen Interstitium und Lymphe möglich ist (Abb. 11)[185]. Einen derartigen Mechanismus des Zuges von Fasern am Endothel der Lymphcapillaren bei Ödemen des umgebenden Gewebes konnten PULLINGER und FLOREY bereits 1935 belegen, nachdem GASKELL schon 1877 die Lymphcapillaren in einem feinen elastischen Faserwerk aufgehängt sah. Über die offenen Zellverbindungen können besonders Zellen in den Lymphstrom eintreten, wodurch z.B. das Auftreten von Erythrocyten in der Lymphe erklärt wird[186]. Mit steigendem Druck innerhalb des Lymphgefäßes werden die sich überlappenden oder ineinandergreifenden Zellverbindungen wieder zusammengepreßt[187]. Poren, die denen an Blutcapillaren vergleichbar sind, scheinen an Lymphcapillaren nicht für die Permeation von Substanzen oder Zellen zur Verfügung zu stehen[188]. Ein transcellulärer Transport durch das Endothel über Trägervesikel oder über molekulare diffusionsgebundene Passage dürfte bei normaler Tätigkeit des umgebenden Gewebes die Regel sein. Diese Form des Transportes konnte schon vielfach morphologisch belegt werden[189]. Über die Permeabilität größerer Lymphgefäße liegen nur wenige morphologische Untersuchungsergebnisse vor. Je größer die Gefäße werden, desto mehr nehmen die offenen Zellverbindungen ab; sobald die Gefäßwand durch Muskelzellen verstärkt wird, existieren keine offenen Verbindungen zwischen Interstitium und Lymphcapillarlumen mehr. Zonulae adhaerentes und occludentes sind ebenso wie Basalmembranen an den größeren Lymphgefäßen entwickelt[189a]. Eine Basalmembran ist neben elastischem Fasermaterial auch als Wandbestandteil des Ductus thoracicus beschrieben worden[190]. CASLEY-SMITH (1969) beobachtete an größeren Lymphgefäßen im Experiment eine Passage von Ferritin und Lipoproteinen durch die Endothelzellen über kleine Vesikel. Chylomikra scheinen ebenfalls über größere Vesikel durch die Endothelzellen zu wandern. LEAK und BURKE (1966) sahen nach Injektion von kolloidalem Carbon (200—300 Å) und kolloidalem Ferritin inter- und transcellulären Transport. Besonders Thorotrast und Ferritin wurden aber auch über kleine Vesikel durch die Zellen geschleust. FÖLDI (1967) und CASLEY-SMITH (1967) geben für den Ductus thoracicus und für die größeren Lymphgefäße eine relative Permeabilität an, normalerweise sollen im wesentlichen nur Wasser und Kristalloide aus diesen größeren Lymphgefäßen austreten können.

Eine Erhöhung der Capillarpermeabilität mit beispielsweise gesteigertem Austausch von Proteinen läßt sich durch Pharmaka wie Hyaluronidase erzielen[191]. Den lymphsteigernden Einfluß von teilweise toxischen Substanzen wie Cyanid und Dinitrophenol auf die Aufnahmebereitschaft von Lymphcapillaren prüften FÖLDI u. Mitarb. (1954). Der fördernde Einfluß von Histamin auf die Lymphbildung ist seit DALE und LAIDLAW bekannt[192]. Eine ähnliche Wirkung soll auch Harnstoff haben[193]. Vereinzelt wurde außerdem eine beträchtliche Steigerung des Lymphflusses durch Anaesthetica bemerkt[194]. Diese toxisch oder pharmakologisch bedingten Effekte sollen hier nur bedingt gewürdigt werden, da die von ihnen hervor-

---

[185] BURKE und Leak 1970. [186] DUTREY 1921, CASLEY-SMITH 1964, 1965, 1967.
[187] CASLEY-SMITH 1968. [188] HUTH 1968.
[189] CASLEY-SMITH 1967, 1968, BURKE und LEAK 1966, FÖLDI 1967, 1969, HUTH 1968.
[189a] MISLIN 1967, CASLEY-SMITH 1969. [190] MISLIN und SCHIPP 1967.
[191] WEBB 1952, SZABÓ und MAGYAR 1958.
[192] DALE und LAIDLAW 1910/11, DALE 1920, RICH 1921, EPPINGER et al. 1935, PORTA 1953, 1958, RUSZNYÁK, FÖLDI und SZABÓ 1969. [193] ASHER 1898, MAYERSON et al. 1962.
[194] MENGLE 1937, POLDERMAN, MCCARRELL und BEECHER 1943, HUNGERFORD und REINHARDT 1950.

gerufenen morphologischen Veränderungen kaum bekannt sind. Sie dürften außerdem weniger durch Alterationen der Lymphgefäßwand als vielmehr auf Änderungen der Permeabilität der Blutcapillarwand und des Bindegewebes beruhen. So sind auch permeabilitätssteigernde Wirkungen im Schock wohl nur sekundär an der Lymphgefäßwand wirksam und führen nur indirekt zu einer Steigerung des Lymphstroms[195]. Immerhin wurde im experimentellen Schock mit kongestiver Zirkulationsschwäche im Sinne von MOON (1936) eine Erweiterung bzw. Entfaltung von Lymphgefäßen bemerkt[196]. Nach anhaltendem Schock wurde darüber hinaus eine Umkehr der Befunde festgestellt, lediglich nach Crush-Wirkung blieb eine reaktive Erweiterung der Lymphgefäße über längere Zeit bestehen[197].

Eine auch mit morphologischen Untersuchungsmethoden erfaßbar gesteigerte Permeabilität der Lymphgefäßwand mit Erhöhung des Lymphflusses ist nach thermischen Reizen bekannt[198]. FIELD und DRINKER (1931) konnten belegen, daß auch sterile Entzündungen die Lymphcapillarwand abnorm permeabel für ausgetretene Blutproteine machen.

Nach FIELD, DRINKER und WHITE (1932) steigt der intralymphvasculäre Druck an den Extremitäten von Hunden bei steriler Entzündung von 0 auf 120 cm Lymphe. BARER (1952) sah im Experiment bei steriler Entzündung durch Terpentinölinjektion oft eine Obstruktion von Lymphgefäßen, während die Lymphgefäße im Bereich von Antigen-Antikörper-Reaktionen oder nach Verbrennungen weit offen blieben.

Eine Vermehrung von Lymphgefäßen nach abgelaufenen Entzündungen wurde nicht nur an den Herzklappen, sondern auch in anderen Organen wie in der Leber nach Hepatitis, an der Augenbindehaut nach Keratitis und chronischer Iritis oder an der Pleura unter einer Pleuraverschwartung gesehen[199]. Die entzündlich bedingte venöse Stase soll zum Eintritt von Erythrocyten nach cellulärer Extravasation in das Lymphgefäßlumen führen. MENKIN (1946/47) vermutete, daß Pyrexin und Nekrosin an der dünnen Wand der Lymphcapillaren ebenso wie an anderen interstitiellen Strukturen wirke. Die Öffnung von Zellverbindungen an den Lymphcapillaren im Entzündungsfeld konnten BURKE und LEAK (1965) sowie CASLEY-SMITH (1970) elektronenmikroskopisch darstellen.

Die relativ hohe Strahlenresistenz des Lymphgefäßsystems wurde im vorhergehenden Kapitel mehrfach erwähnt, immerhin sind aber an den Lymphgefäßen auch Änderungen ihrer Permeabilität nach Strahleneinwirkung bekannt geworden. So sahen SZABÓ u. Mitarb. (1958a, b) nach massiver Röntgenbestrahlung eine starke Reduktion des Rücktransports ausgetretenen markierten Proteins aus dem Gewebe. Diese Beobachtung erscheint um so bemerkenswerter, als die Schädigung dann im wesentlichen die Endothelzellen betroffen haben dürfte, da eine Basalmembran an den resorbierenden Lymphcapillaren weitgehend fehlt. STOREY u. Mitarb. (1951) sahen nach intravenöser Injektion von $^{131}$J-markiertem Albumin, daß makromolekulare Substanzen oder corpusculäre Stoffe die Blutbahn nach Bestrahlung schneller verlassen und vom Lymphgefäßsystem aufgenommen werden müssen als in nicht bestrahlten Geweben.

Am cervicalen Lymphstrom wurde die Wirkung von Kohlenmonoxyd gemessen[200]. Dabei wurde eine Steigerung des Lymphflusses bemerkt, wenn die durchschnittliche Sauerstoffsättigung bei 61% lag. Der Effekt wurde nicht einer direkten Einwirkung durch das Kohlenmonoxyd, sondern einer indirekten Schädigung durch die Reduktion des Sauerstoffbindungsvermögens zugeschrieben. Durch eine anoxische Schädigung der Blutcapillaren muß der vermehrte Lymph-

[195] BERT und LAFFONT 1882, MCCARRELL und DRINKER 1941, E. LINDNER et al. 1944.
[196] HUTH und LACERDA 1968. [197] BAEZ et al. 1957.
[198] MCMASTER und S. HUDACK 1932, OYVIN et al. 1963, BULEKBAJEVA und VASILCHENKO 1967, CASLEY-SMITH 1970.
[199] TALKE 1902, KALK und BRÜHL 1951, KNÜSEL 1954. [200] MAURER 1941.

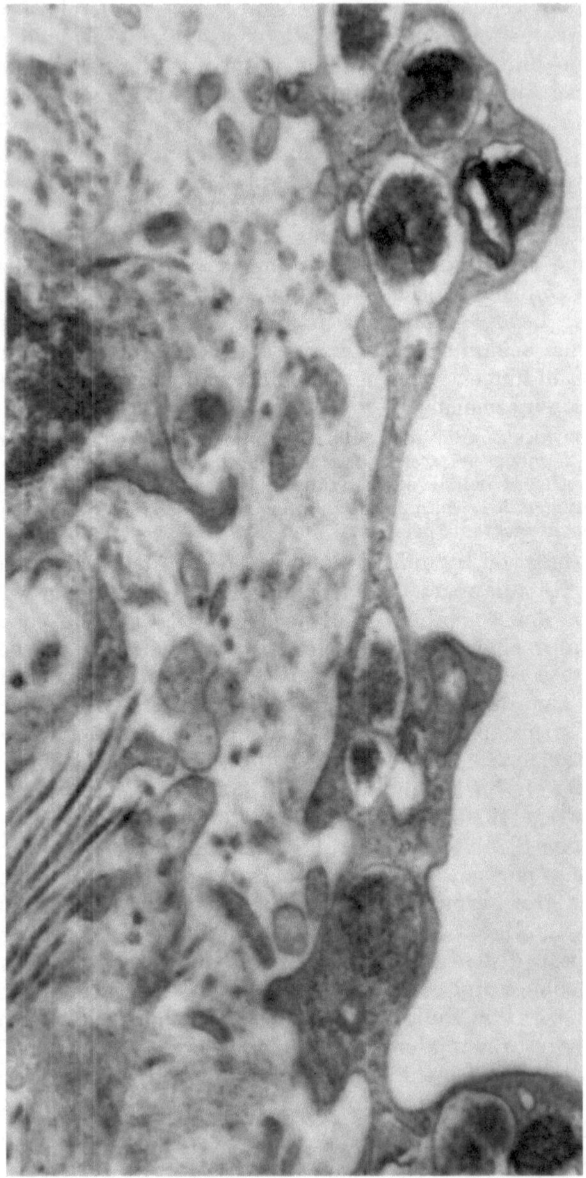

Abb. 12. Unterschiedlich breites Endothel einer Lymphcapillare der Rattenleber mit osmiophilen Cytosomen im Cytoplasma 2 Wochen nach experimenteller Lymphostase und Cholostase der Leber. Neben dem Lymphcapillarendothel feine Filamente mit unmittelbarem Kontakt zur äußeren Endothelzellmembran. Links zum Vergleich die wesentlich breiteren kollagenen Fibrillen. Elektr.-mikr. 15000×; Ges.-Vergr. 37500×

strom gedeutet werden, der nach Absinken von Sauerstoff in der Atemluft unter 10% auftritt[201]. Insbesondere soll der Lymphstrom des Herzens unter Sauerstoffabfall und Kohlendioxydanstieg zunehmen[202]. In diesem Zusammenhang darf

[201] WARREN et al. 1942. [202] BARKER und BILLINGHAM 1967.

daran erinnert werden, daß die Konzentration der Gase $O_2$ und $CO_2$ in der Lymphe als Ausdruck der Gewebsarbeit gewertet wurde, da nach den Untersuchungen von BERGOFSKY u. Mitarb. (1962) der Partialdruck dieser Gase in interstitieller Flüssigkeit und Lymphe identisch ist. Dieselben Autoren konnten Differenzen in den Gasdrucken der Lymphe aus verschiedenen Körperregionen feststellen.

Nach experimenteller Cholostase kommt es ebenso wie nach toxischer Schädigung des Leberparenchyms durch Tetrachlorkohlenstoff zu einer schnellen Steigerung der Permeabilität der Lymphcapillarwand und zu einer Steigerung des Lymphstroms. Nach Ligatur des Ductus choledochus soll die aus der Leber abfließende Lymphmenge um das Dreifache erhöht sein[203]. Das Bilirubin steigt dabei in der Lymphe eher als im Blut an. Eine läppchenperiphere Schädigung des Leberparenchyms soll schneller zum Übertritt von Gallebestandteilen in die Leberlymphe führen als eine mehr läppchenzentralwirksame Intoxikation[204]. Nach Ligatur des Ductus pancreaticus wird ein analoger Abtransport der Pankreasfermente über das Lymphgefäßsystem beobachtet[205]. Die Beteiligung der Lymphcapillaren am Abtransport nach Leberzellnekrosen läßt sich elektronenmikroskopisch belegen (Abb. 12)[206]. Die „kompensierende" Steigerung des Lymphabflusses aus der Leber mit steigendem Gehalt an Gallebestandteilen bei chronischen Leberleiden wie bei Lebercirrhose wurde auch in der Humanmedizin erkannt[207]. RUSZNYÁK, FÖLDI und SZABÓ (1969), insbesondere aber auch DUMONT und MULHOLLAND (1965) sowie WITTE und WITTE (1969) konnten in zahlreichen Experimenten nachweisen, daß Ascites und portale Hypertension bei Lebercirrhose erst dann entstehen, wenn der kompensatorische Lymphabfluß nicht mehr ausreichend ist. Zu den Fragen der dynamischen Insuffizienz der Lymphgefäße sei im übrigen auf den Beitrag Pathophysiologie des Lymphgefäßsystems verwiesen (vgl. FÖLDI, S. 239). Auch die mehrfach beschriebene nervale Regulation der Resorption von Flüssigkeiten in das Lymphgefäßsystem muß aus pathophysiologischer Sicht behandelt werden.

Ein „Leckwerden" von Lymphgefäßen tritt nach den experimentellen Untersuchungen von HUDACK und MCMASTER (1931) schon nach leichten Reizen wie Einfall gebündelten Sonnenlichts und Berührung mit Xylol ein. Im Gegensatz dazu stehen Untersuchungen von WITTE und SCHRICKER (1960), die intravital keinen Austritt von Lymphe aus den Lymphgefäßen feststellen konnten. An den Extremitäten wurde unter Lymphostase wiederum ein Austritt von Kontrastmittel aus den Lymphgefäßen in ein „paralymphatisches System" beschrieben und ein Eintritt von Kontrastmittel in Femur- und Tibiaepiphysen mitgeteilt[208]. Änderungen der Permeabilität der Lymphcapillarwand sind nicht nur in Form einer vermehrten Resorption aus dem umgebenden Gewebe zu erwarten, sondern sollten bei Lymphostase auch in umgekehrter Richtung wirksam werden. Die bei Austritt von Lymphe und Lymphstauung eintretenden Veränderungen können hier nur gestreift werden, da sie im Kapitel Lymphostase mit ihren Folgen behandelt werden. Die Lymphostase führt zu einer Dilatation des Lymphgefäßlumens (Abb. 13, 14) und darüber hinaus zur Öffnung der Intercellularspalten des Lymphcapillarendothels im vorher beschriebenen Mechanismus. Die charakteristischen faltenartigen Fortsätze der Endothelzellen verstreichen[209]. Aus diesen Veränderungen resultiert eine gesteigerte Permeabilität der Lymphgefäßwand. Die Zunahme des eiweißreichen Ödems bei der Lymphostase kann färberisch und elektronenmikroskopisch nachgewiesen werden[210]. FUCHS, RÜTTIMANN und DEL BUENO

[203] FRIEDMAN et al. 1956. [204] KÜHN 1952. [205] FÖLDI 1967. [206] HUTH et al. 1970.
[207] EPPINGER 1903, BLOMSTRAND et al. 1960, BAGGENSTOSS 1961.
[208] WALLACE 1970. [209] SCHÄFER und SCHIPP 1969, BULLON und HUTH 1971.
[210] CASLEY-SMITH, FÖLDI und ZOLTÁN 1969.

konnten daher schon 1959 mit Recht zusammenfassen, daß dem Lymphödem in der Regel eine Insuffizienz des Lymphgefäßsystems zugrunde liege.

Eine besondere Rolle spielen die Lymphcapillaren auch bei der Resorption von Bakterien und Toxinen. BARNES und TRUETA (1941) wiesen nach, daß z.B. das Gift der schwarzen Tigerschlange nicht resorbiert wird, wenn die Lymphgefäße der gebissenen bzw. injizierten Extremität unterbunden sind. Dieses Phänomen

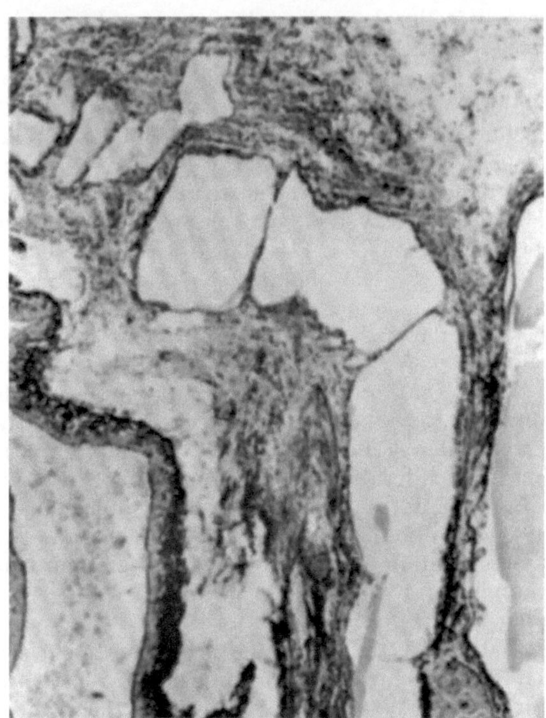

Abb. 13. Dilatierte klappenführende Lymphgefäße des Nierenstiels zwischen Arteria und Vena renalis bei einer Kaninchenniere, 12 Tage nach Ligatur der Lymphgefäße. El. v. Gieson, 50×

wurde darauf zurückgeführt, daß das Molekulargewicht des Giftes über 20000 liegt. Ähnliche Bedingungen werden für andere Schlangengifte, aber auch für Tetanus- und Diphtherie-Toxin angegeben. Einen vergleichbaren Effekt konnten BARKER und BILLINGHAM (1967) nach Unterbrechung der Lymphdrainage des Bezirkes beobachten, in dem sie ein Hauttransplantat einsetzten. Wenn die Lymphgefäße unterbunden wurden, war die Abstoßung des Hauttransplantates verzögert. Das Phänomen wurde dadurch erklärt, daß ein intakter Lymphabstrom unerläßlich zur Sensibilisierung des Wirtes nach Transplantation sei. Die Ligatur der Lymphgefäße sollte den afferenten Bogen des immunologischen Reflexes unterbrechen. Diese Befunde wurden schon von VRUBEL (1961) nach Exstirpation der regionären Lymphknoten für Hauttransplantate festgestellt.

Ein „Leckwerden“ von Lymphgefäßen wurde von MEIGS selbst (1954) bei dem nach ihm benannten Syndrom[211] mit Ovarialfibromen als Ursache der gleichzeitig auftretenden peritonealen und pleuralen Ergüsse angegeben. Eine derartige,

[211] MEIGS und CASS 1937.

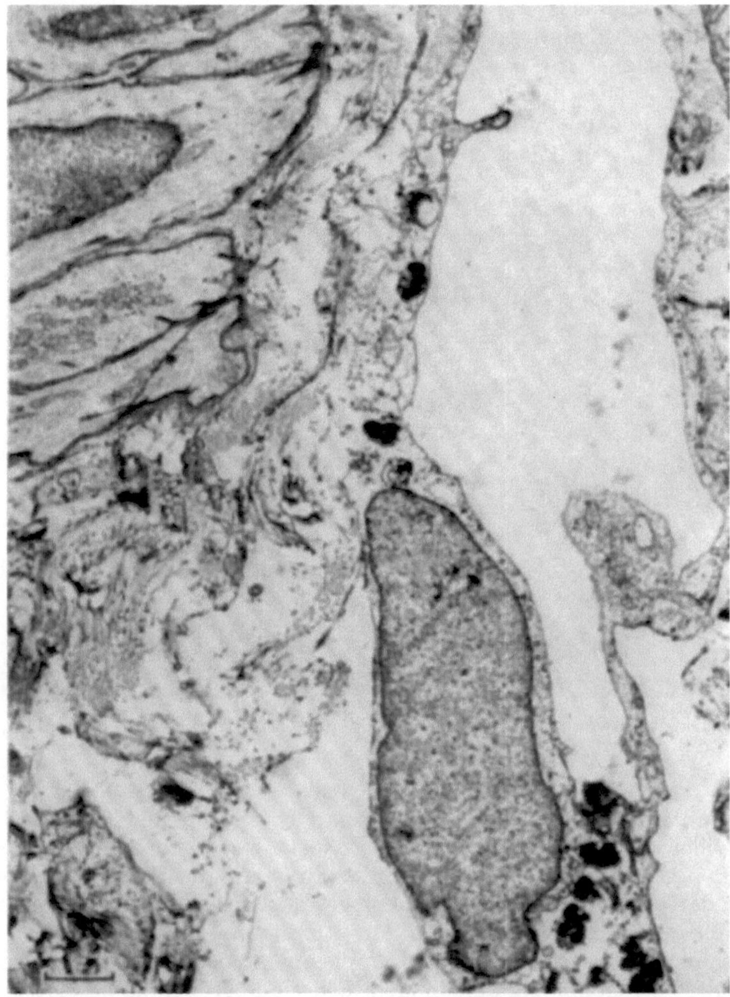

Abb. 14. Entfaltete periarterielle Lymphcapillare mit elektronendichten Cytosomen im Cytoplasma der Endothelzellen. Das umgebende interstitielle Bindegewebe ödematös. 4 Tage nach Ligatur der Hiluslymphgefäße und experimenteller Lymphangitis im Hilusbereich einer Kaninchenniere. Elektr.-mikr. 1900 × ; Ges.-Vergr. 7000 ×

oft nur passager gesteigerte Durchlässigkeit tritt an Extremitäten von im übrigen gesunden Individuen in Form „idiopathischer" Ödeme in Erscheinung. In vielen dieser Fälle konnte eine hämodynamische Insuffizienz sicher ausgeschlossen werden. An dieser Stelle muß auch an akinetische Insuffizienz der Lymphströmung bei Kausalgien und Paralysen erinnert werden[212].

Auf einen Eintritt von Gasen in Lymphgefäße des Peritoneums und des übrigen Interstitiums wird die Pneumatosis cystoides intestini sive Emphysema intestini multiplex von einigen Autoren zurückgeführt (Abb. 15). Es soll aber auch die Entbindung von Gasen in loco aus der Lymphe diskutiert worden sein[213].

[212] HAEGER 1966. [213] MERKEL 1956.

Nach eigenen Befunden ist die Gasbildung in der Darmwand nicht auf die Lymphgefäße beschränkt, sondern tritt überwiegend im interstitiellen Bindegewebe ein. Unsere Beobachtung wird dadurch unterstrichen, daß die blasigen Auftreibungen auch in der muskulären Darmwand sehr dicht stehen und damit schon numerisch eine Differenz zu den spärlichen Lymphgefäßen in der Darmwandmuskulatur besteht.

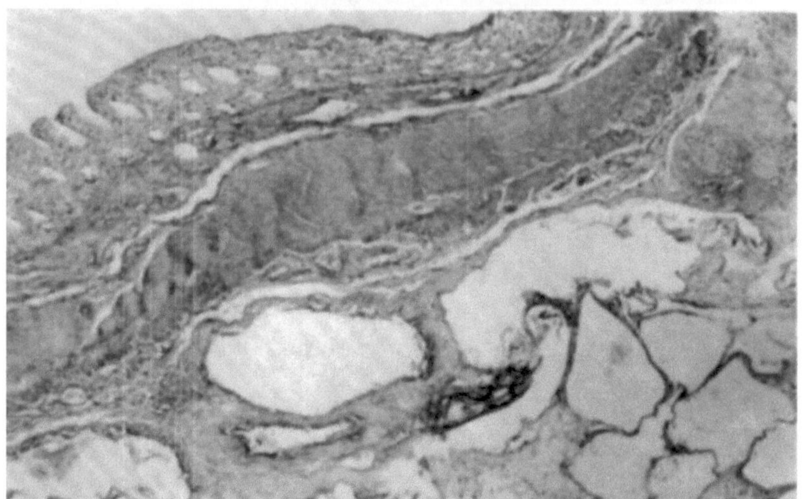

Abb. 15. Dickdarmwand mit ausgeprägter Pneumatosis cystoides interstini. HE, 33×

Bei dem Versuch, die morphologischen Grundlagen der Permeabilität der Lymphcapillarwand unter funktionellem Aspekt zusammenzufassen, muß noch einmal hervorgehoben werden, daß der alte Streit um die Existenz präformierter Lücken in der Lymphgefäßwand morphologisch entschieden wurde. Neben gesteigertem transcellulärem Transport von Substanzen in und seltener aus den Lymphgefäßen kann die Resorption in die Lymphcapillaren durch Öffnung der Intercellularspalten mengenmäßig um ein Mehrfaches und größenmäßig bis zu schneller Aufnahme von Zellen gesteigert werden. Es dürften kaum andere Eigenschaften des Lymphgefäßsystems existieren, die so sehr wie die geschilderten strukturellen Anpassungsmöglichkeiten die Lymphgefäße als Reservestrombett und Ventilmechanismus in zahlreichen Organen vor allem unter pathologischen Bedingungen charakterisieren. Störungen der Resorption in das Lymphcapillarsystem liegen in der Regel pathologische Veränderungen der Capillarwand oder ganzer Capillarnetze zugrunde, die unter den Lymphangiopathien abzuhandeln sind.

## V. Lymphangiopathien

### a) Lymphangiopathien bei Erkrankungen der Organe

Wie im übrigen gefäßführenden Bindegewebe sind auch die Äste der Organ-Lymphgefäße sekundär bei Erkrankungen der Organe befallen. Hier kann und soll im wesentlichen die Rede von den Reaktionen des Lymphgefäßsystems auf einzelne Organerkrankungen unter weitgehender Ausklammerung der Lymphangitis und der Tumormetastasierung sein.

Eine besonders starke Beteiligung an Erkrankungen des umgebenden Organs zeigen die Lymphgefäße der Leber, obwohl die einzelnen Zellen des Leberparenchyms nicht mit Lymphgefäßendothel in Berührung stehen[214]. Die Ausbreitung der Lymphgefäßäste ist in der Leber auf das perilobuläre Bindegewebe beschränkt; allerdings können die einzelnen Glissonschen Felder mehrere Lymphgefäße bzw. Lymphcapillaren enthalten[215]. Während McGillavry (1864) den Disseschen Raum noch zum Lymphgefäßsystem gerechnet hatte, hat Disse selbst (1890) klar zwischen Lymphcapillaren und dem nach ihm benannten Spalt unterschieden. Disse nahm auch einen Transport von Galle bei Cholostase via Spalträume zu den Lymphgefäßen der Glissonschen Felder an. Inzwischen kann als bewiesen gelten, daß eiweißreiche Flüssigkeit in den Disseschen Spalten nicht, wie Eppinger (1917) noch vermutet hatte, vornehmlich von den Leberzellen aufgenommen wird, sondern daß sie in der Regel zu den Lymphgefäßen der Glissonschen Felder abfließt[216]. Das Lymphgefäßsystem und der Lymphabfluß der Leber sind bereits im gesunden Organismus von wesentlicher Bedeutung. Asher (1905) und Bainbridge (1902) haben schon mitgeteilt, daß die Menge und die Zusammensetzung der Lymphe des Ductus thoracicus stark von der Funktion der Leber abhängt. Bainbridge konnte mit Steigerung des Lebermetabolismus regelmäßig einen vermehrten Lymphabstrom aus der Leber sehen. Nach Dumont und Mulholland (1965) sollen 40% des gesamten Plasmaproteinpools in 24 Std über die Lymphgefäße der Leber dem Blut zugeführt werden.

Eppinger (1917) konnte nach Gabe von Pyrrol, Allylformiat und Histamin eine Erweiterung der periportalen Lymphgefäße und der Lymphgefäße in der Umgebung der Venae hepaticae darstellen. Eine vergleichbare Entfaltung des Leberlymphgefäßsystems tritt nach Lymphstauung der Leber durch Ligatur der Leberhilus-Lymphgefäße und deren Lymphknoten, durch Verlagerung der Leber in den Thorax, durch Umhüllung der Leber z.B. mit einem Kollodium-Film und durch Unterbrechung des Galleabstroms aus der Leber ein (Abb. 16a, b)[217]. Während die Entfaltung der Lymphgefäße durch Lymphstauung der zu erwartenden Auffüllung des Drainagesystems entspricht, ist die Entfaltung der Leberlymphgefäße nach unnachgiebiger Umhüllung der Leber oder Verlagerung der Leber wohl sekundärer Ausdruck einer lymphvasculären Kompensation nach venöser Abflußstauung mit nachfolgendem interstitiellem Ödem. Auch die Öffnung der in der normalen Leber oft kaum erkennbaren Lymphgefäße unter Cholostase darf als Kompensations- oder Ventilmechanismus erklärt werden, indem — wie bereits Disse beschrieb — die Lymphgefäße über kürzere Zeiten den Galleabstrom partiell übernehmen[218]. Die Bedeutung dieser kompensatorischen Funktion des hepatischen Lymphgefäßsystems wird besonders deutlich, wenn sich eine Lymphabflußstörung auf ein anderes primäres Leberleiden aufpfropft. Experimentell kann der Co-Faktor Lymphostase eine primär biliäre Lebercirrhose in der Entwicklung erheblich verschlimmern und beschleunigen[219]. Nach ausschließlicher Lymphostase der Leber kommt es allerdings auch schon zu Leberzellnekrosen mit meßbaren Erhöhungen der Leberzellfermente im Blut sowie galliger Pigmentierung von Leberzellen (Abb. 17)[220]. Eine entscheidende Rolle gewinnt

---

214 Herring und Simpson 1906. 215 Huth et al. 1970a, b.

216 Mall 1901, Fischer 1959, Rusznyák, Földi und Szabó 1959—1969, Hampton 1958, Végh et al. 1958.

217 Mayo Jr. und Greene 1929, Babics et al. 1954a, b, 1955, Hankiss 1959, Aiello et al. 1960, Huth et al. 1970a, b.

218 Bloom 1923, Shafiroff et al. 1942, Ritchie, Grindlay und Bollman 1959, Szabó und Magyar 1963. 219 Babics et al. 1954a, b, 1955, Huth et al. 1970a, b.

220 Gerlach, Themann und Zoltan 1968.

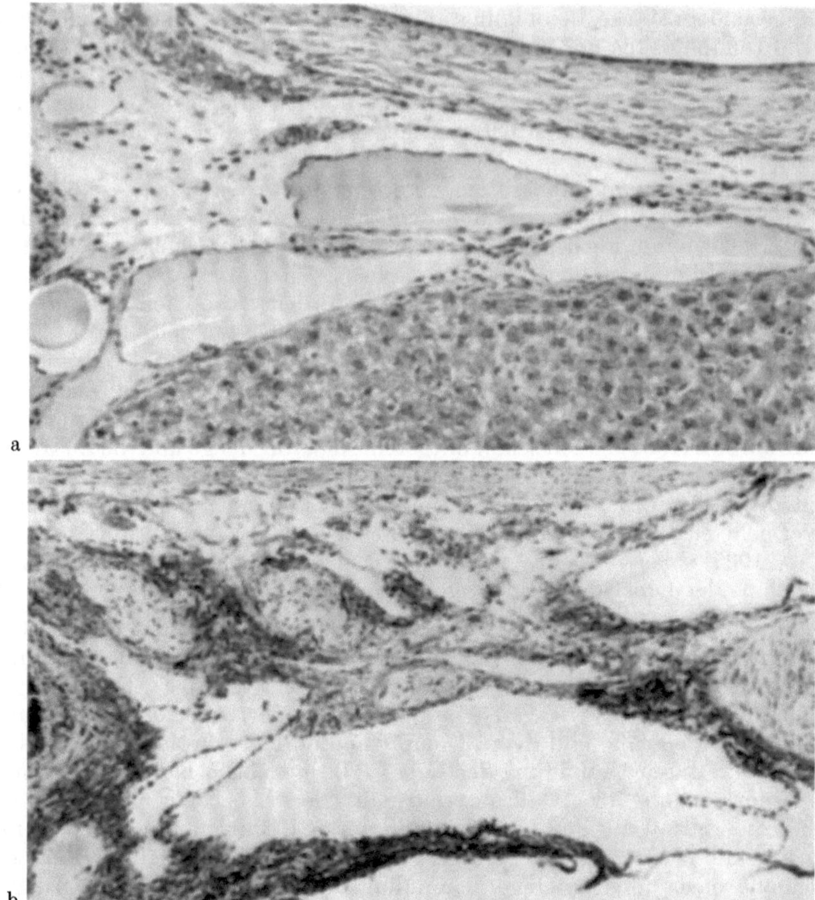

Abb. 16. a Entfaltung von Lymphcapillaren durch eiweißreiche Lymphe im interlobulären Bindegewebe einer Rattenleber 3 Std nach Ligatur der Lymphgefäße im Leberhilus. HE, 125×. b Starke Entfaltung von klappenführenden Leberlymphgefäßen 4 Tage nach experimenteller Lymphostase der Rattenleber. Goldner, 80×

das Lymphgefäßsystem der Leber bei der ausgeprägten Lebercirrhose. Die aus der Leber ausströmende Lymphmenge ist vervielfacht, so wurde bei experimenteller Lebercirrhose eine Steigerung des Lymphstroms um das 20fache gemessen[221]. Entsprechend dem vermehrten Lymphabfluß der cirrhotischen Leber wurden über die Lumenerweiterung der Lymphgefäße hinaus auch eine numerische Zunahme der Lymphgefäße (Abb. 18) und schließlich eine Sklerosierung von Lymphgefäßen beobachtet[222]. SARLES u. Mitarb. (1968) sahen bei Leberbiopsien von Cirrhotikern aneurysmatische Ausbuchtungen von hepatischen Lymphgefäßen. In den regionären Lymphknoten bildet sich eine Ausweitung der Sinus mit Veränderungen im Sinne eines Sinuskatarrhs aus. Die Erweiterung und Wandverdickung der Lymphgefäße bleibt im übrigen nicht auf die cirrhotische Leber

[221] NIX et al. 1951, BOLLMAN 1951, DE BENEDETTI et al. 1965.

[222] BABICS et al. 1954a, BAGGENSTOSS und CAIN 1957, DUMONT und MULHOLLAND 1960, SCHAFFNER, BARKA und POPPER 1963, ALIVISATOS und BAKALOUDIS 1965.

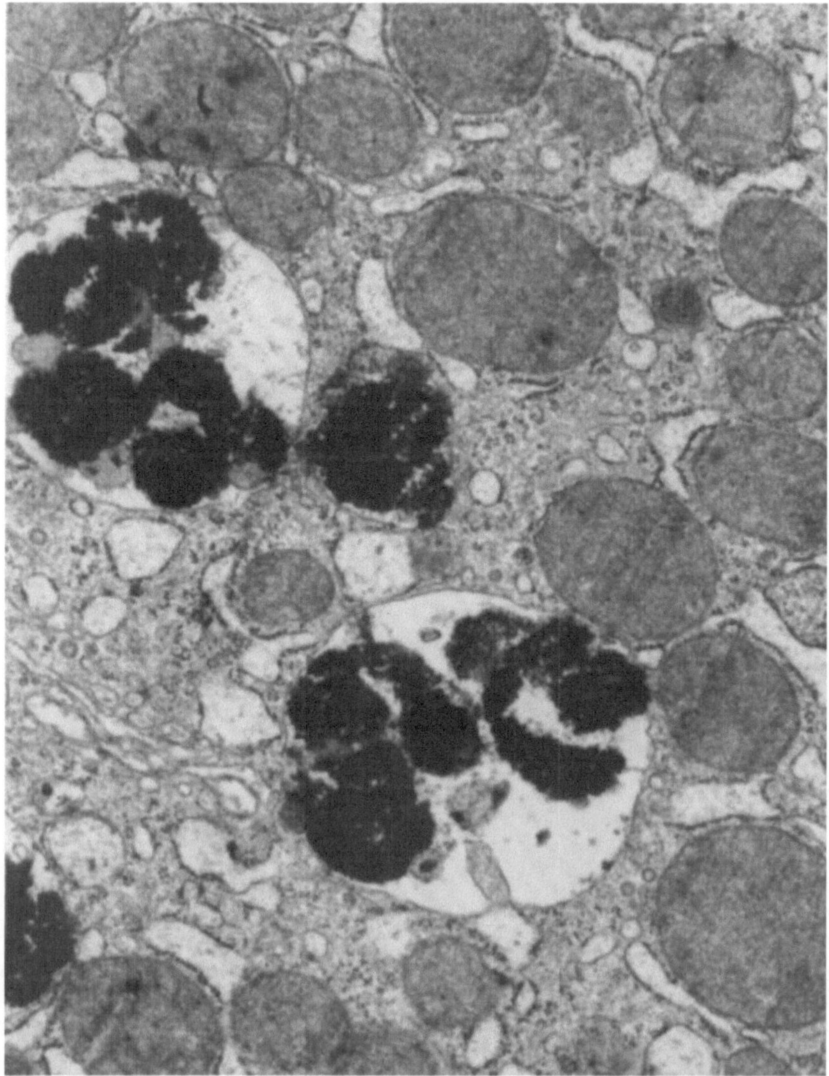

Abb. 17. Ansammlung von Gallepigment im Cytoplasma einer Leberzelle nach experimenteller Lymphostase der Leber. (Aufn.: Prof. Dr. THEMANN, Münster)

beschränkt, sondern erfaßt progressiv die Lymphgefäße im Ligamentum hepatoduodenale, im Pankreasbereich, im Omentum majus, im Mesenterium und schließlich auch die großen Trunci einschließlich des Ductus thoracicus[223]. Die Erweiterung des Ductus thoracicus mit teilweise varicöser Ausbuchtung und Schlängelung kann sowohl intravital als auch im postmortalen Lymphangiogramm röntgenologisch erfaßt werden[224]. So konnte auch festgestellt werden, daß in etwa 50% der Cirrhotiker der Lymphabfluß über den Ductus thoracicus suffizient ist[225].

[223] LEGER und GUYET 1957, BAGGENSTOSS 1960, SHIEBER 1965, LUDWIG und LINHART 1968, BELTZ, ESSER und GRENZMANN 1969, BELTZ 1970.
[224] BELTZ et al. 1970. [225] BELTZ et al. 1969, 1970.

In der vermehrten Lymphe der Leber von Cirrhotikern wurde auch ein erhöhter Gehalt an Proteinen bestimmt[226].

An dieser Stelle kann die noch immer nicht endgültig entschiedene Frage nach der Entstehung des Ascites nicht erörtert werden. Nur soviel sei zu dieser Frage zusammengefaßt: Der Lymphfluß bei Lebercirrhose ist vermehrt, ob Ascites vorliegt oder nicht[227]; die Vermehrung der eiweißreichen Lymphe infolge venösen Blocks bei cirrhotischem Umbau der Leber unterhält den Ascites; die in den

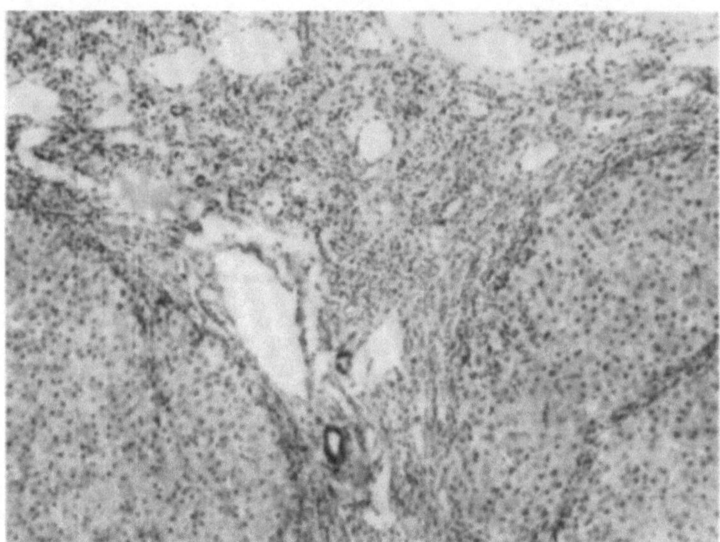

Abb. 18. Vermehrung und Entfaltung von Lymphcapillaren im Narbengewebe bei chronischer Hepatitis mit cirrhotischem Umbau der Leber (Biopsiematerial). HE, 80×

Peritonealraum tropfende eiweißreiche Flüssigkeit regt die Serosa durch ihren hohen onkotischen Druck zu vermehrter Transsudation an; unter der doppelten Belastung von vermehrtem Lymphstrom aus der cirrhotischen Leber und unter der Transportaufgabe durch den zunehmenden Ascites wird das Lymphgefäßsystem dynamisch insuffizient und der circulus vitiosus mit Ascitesvermehrung durch Rückstauung der Lymphe im System des Ductus thoracicus und seiner großen Äste ist eingeleitet[228]. Für die Fortentwicklung des Ascites ist also der hohe Proteingehalt der Lymphe von besonderer Bedeutung[229].

Eine Vermehrung von Lymphgefäßen der Leber wie auch die übrigen bei der Cirrhose beschriebenen Alterationen der Lymphgefäße lassen sich ähnlich auch bei subakuter Hepatitis, bei Cholangitis (Abb. 19), bei Lupus erythematodes, geringer bei chronischer kardialer Blutstauung und bei Metastasenleber nachweisen[230].

Über die Teilnahme der renalen Lymphgefäße am normalen Stofftransport ebenso wie bei den schweren vasculären, glomerulären, tubulären oder interstitiellen Veränderungen der Niere liegen zahlreiche Mitteilungen vor. In der normalen Niere bilden die Lymphgefäße ein wesentliches Transportsystem für

[226] NIX et al. 1951, WITTE, WITTE und DUMONT 1968.
[227] NIX et al. 1951, WITTE et al. 1969.
[228] DUMONT et al. 1964—1967. [229] HYATT und SMITH 1954.
[230] BAGGENSTOSS und CAIN 1957, LUDWIG et al. 1968.

das interstitiell anfallende Eiweiß, die Bakterien und die Zellen. Auch Enzyme und Hormone verlassen die Niere mit der Lymphe[231]. Nach FÖLDI (1963) sollen die renalen Lymphgefäße etwa 72 mg Protein pro Minute abtransportieren können. Besondere Bedeutung hat das intrarenale Lymphgefäßsystem offenbar auch für die Durchspülung der Niere mit Antibiotica, wobei eine direkte positive Relation zwischen Wirksamkeit des Präparats und dem Medikamentenspiegel in der Lymphe der Niere zu bestehen scheint[232]. LUDWIG und ZAWARYKIN haben schon 1863

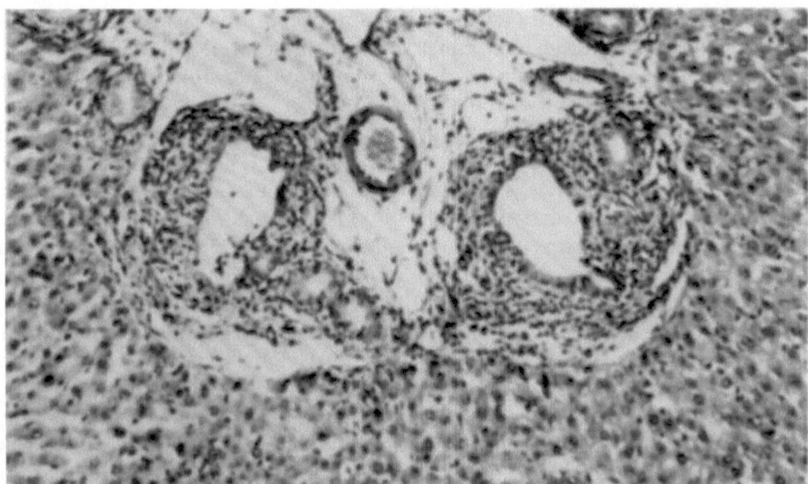

Abb. 19. Dilatation von Gallegängen, pericholangitische Infiltrate und Entfaltung der darüber gelegenen Lymphcapillaren, 48 Std nach experimenteller Cholostase und Lymphostase einer Rattenleber. HE, 125×

darauf hingewiesen, daß die Zusammensetzung der Lymphe nicht gleichgültig für die Zusammensetzung des Harns sein kann. Die Autoren konnten durch Unterbindung des Ureters eine Harnstauungsniere und unter der Harnstauung eine Entfaltung der intrarenalen Lymphgefäße beobachten, eine Darstellungsmethode für das Lymphgefäßsystem der Niere, die zu unserer Zeit vor allem von BABICS und RÉNYI-VÁMOS (1955) angewandt wurde. Durch die experimentelle Harnstauung wird aber nicht nur das intrarenale Lymphgefäßsystem dargestellt, diese Form der experimentellen Belastung macht auch die wesentliche funktionelle Bedeutung des Drainagesystems für die Niere deutlich. Wie LUDWIG und ZAWARYKIN sahen spätere Untersucher eine mächtige Zunahme des Lymphstroms nach Unterbrechung des Harnabflusses[233]. In dem Maße, in dem das Lymphgefäßsystem den Flüssigkeitsabstrom aus der Niere kompensatorisch nach Verschluß des Ureters übernehmen kann, ist die Überlebenszeit des Nierenparenchyms garantiert. Gleichzeitige Sperrung von Lymph- und Urinabstrom aus der Niere führt zum Untergang des Nierengewebes[234]. Der Transport harnpflichtiger Substanzen über die Lymphgefäße bei Verschluß des Ureters wurde biochemisch belegt[235]. Für die Nierenfunktion dürfte vor allem auch das Aufrechterhalten der

[231] ARNOLD und MENDEL 1927, VARGA und PAPP 1964, COCKETT et al. 1967.
[232] COCKETT et al. 1966a, b, 1967.
[233] FÖLDI und ROMHÁNYI 1953, GOODWIN und KAUFMAN 1956, TORMENE, MILLINI und ZANGRANDO 1963a, b, PAPP 1963, ZUM WINKEL 1964, McINTOSH und MORRIS 1970.
[234] FÖLDI und ROMHÁNYI 1953, BABICS und RÉNYI-VÁMOS 1957. [235] TORMENE et al. 1963a, b.

interstitiellen Osmolarität der Niere durch die Lymphgefäße von wesentlicher Bedeutung sein. Diese Überlegung führt wieder zurück zum Problem der Darstellung der intrarenalen Lymphgefäße. Durch die Harnstauung und durch das nachfolgende interstitielle Ödem werden die Lymphgefäße zwar entfaltet[236], die Lymphe ist unter dieser Belastung aber oft wasserklar und stellt sich entsprechend wenig gut in Schnittpräparaten dar. Die Injektion der Lymphgefäße innerhalb größerer Organe gelingt in der Regel nicht, da die feinen Aufzweigungen dieses Gefäßsystems unter dem Injektionsdruck platzen und die Farbstoffe oder Kontrastmittel sich im Interstitium ausbreiten, wodurch Lymphgefäße vorgetäuscht werden. Immerhin kann Farbstoff oder Tusche in das Nierenparenchym injiziert werden und dann der Abstrom der injizierten Substanzen mit der Lymphe verfolgt werden[237]. Bessere und gleichmäßigere Entfaltungen des Lymphgefäßsystems durch eiweißreiche Lymphe wurden durch Blut- oder durch Lymphstauung im Experiment erzielt. Die Darstellungsmethode durch die Lymphstauung mittels Ligatur der Lymphgefäße im Nierenhilus wurde von KAISERLING und SOOSTMEYER (1939) inauguriert und anschließend von mehreren Untersuchungsgruppen angewandt[238]. Entgegen den Angaben einiger Autoren[239] wurde von den meisten Untersuchern sowohl licht- als auch elektronenmikroskopisch ein ziemlich dichtes Lymphcapillarnetz in allen Nierenparenchymschichten nachgewiesen. Die Unterscheidung von Lymph- und Blutcapillaren ist in der Niere wie auch in der Leber (Abb. 20) leicht, weil die Blutcapillaren durch Poren und eine Basalmembran, die Lymphcapillaren aber durch das Fehlen dieser Strukturen ausgezeichnet sind. Damit sind von der Struktur her enge Wechselbeziehungen zwischen Harnkanälchenepithel einerseits und interstitiellem Bindegewebe mit den dünnwandigen resorptionsfähigen Lymphcapillaren gegeben. Nach experimenteller Lymphostase durch Ligatur der Hilus-Lymphgefäße entwickelt sich eine tubuläre Nephrose, die sich nach 4—6 Wochen wieder zurückbildet. Einzelne Untersucher bemerkten darüber hinaus noch Einschränkungen der glomerulären Funktion[240]. TORMENE u. Mitarb. (1965) beobachteten unter Lymphstauung der Niere nach Ligatur von Lymphgefäßen im Nierenhilus und in der Nierenkapsel eine schnelle Störung des Harnkonzentrationsvermögens in der Niere. Die Rückbildung der nephrotischen Veränderungen wird auf die Anpassung der nicht ligierten Lymphgefäßanastomosen und auf eine Regeneration von Lymphgefäßen zurückgeführt[241]. Vergleichbare Befunde ergeben sich in den ersten Wochen nach experimenteller Nierentransplantation. Nach der Transplantation wurde eine Regeneration von Lymphgefäßen mit ausreichendem Lymphabfluß zum Teil schon nach 3—4 Wochen bemerkt[242].

Eine Beteiligung des Lymphgefäßsystems besteht aber auch bei anderen Nierenaffektionen wie bei Glomerulosklerose und Glomerulonephritis. GIRGENSON (1952) sah bei diabetischer Glomerulosklerose fettbeladene Endothelzellen von Lymphcapillaren. RÉNYI-VÁMOS und RÓNA (1954), die von 20 Patienten, die an akuter oder subakuter Glomerulonephritis gestorben waren, die Nieren untersuchten, fanden bei 6 Patienten vermehrt interstitielle Eiweißablagerungen. Sie führten diese Proteinpräcipitate auf eine Insuffizienz des lymphvasculären Transports zurück und diskutierten eine Endothelschädigung der Lymphcapillaren durch das Eiweiß. Ähnliche Überlegungen stellten FÖLDI u. Mitarb. (1954) an,

---

[236] VON BRZEZINSKI 1963. [237] PEIRCE 1944, ACQUATI 1946.

[238] ROMUALDI und LINOLI 1946, ROMUALDI und MONACI 1947, NATUCCI und ZACCARINI 1949, FÖLDI und ROMHÁNYI 1953, BARER und WARD-MCQUAID 1957, STOLARCZYK und CARONE 1965, MEESSEN 1967, HUTH 1968, 1970. [239] KRIZ und DIETRICH 1970.

[240] ROMUALDI und LINOLI 1946, SZABÓ 1967. [241] ROMUALDI und MONACI 1947, HUTH 1968.

[242] MÁLEK 1966, MÁLEK, BELAN und KOCANDRLE 1967, MOBLEY und O'DELL 1967.

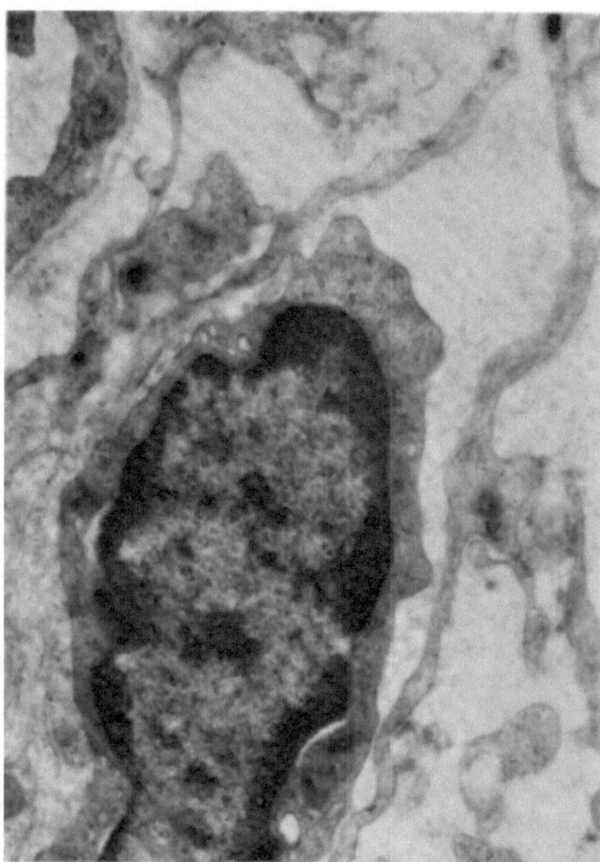

Abb. 20. Wenig entfaltete Lymphcapillare eines Glissonschen Feldes mit großem Endothelzellkern, flachen Cytoplasmaausläufern und vollständigem Fehlen einer Basalmembran. Elektr.-mikr. 10500×; Ges.-Vergr. 27000×

nachdem sie bei 80 Patienten, die an Diabetes verstorben waren, ein besonders ödematöses Interstitium der Niere gefunden hatten. Sie vermuteten u.a. eine intralymphvasculäre Koagulation von Eiweiß und eine Speicherung von Paraproteinen im Endothel der Lymphcapillaren. Bei Nephropathien infolge Schwangerschaftsgestosen scheint sich das intrarenale Lymphgefäßsystem unter vermehrter transportativer Beanspruchung ebenfalls stärker zu entfalten. Außerdem werden unter dieser Belastung auch Lymphgefäße mit Schwellungen des Endothels beschrieben[243]. LÖWGREN (1955) nahm einen Zusammenhang von Schädigung des renalen Lymphgefäßsystems und der sog. benignen Proteinurie an.

Die Bedeutung des gefäßführenden Bindegewebes für die ascendierenden Entzündungen wie für die Pyelonephritis ist seit langem bekannt. Dabei wurde immer wieder diskutiert, daß z.B. über Fornixrupturen infektiöse Nierenbeckenveränderungen sich via Lymphgefäße im Interstitium ausbreiten[244]. Bei Rupturen der Fornices werden häufig dilatierte Lymphcapillaren und Lymphorrhagien im daneben liegenden Nierengewebe und in der angrenzenden Nierenbeckenwand beob-

[243] RASORI und SETTI 1966. [244] HELMKE 1938, GÜNTHER 1947, 1949a, b.

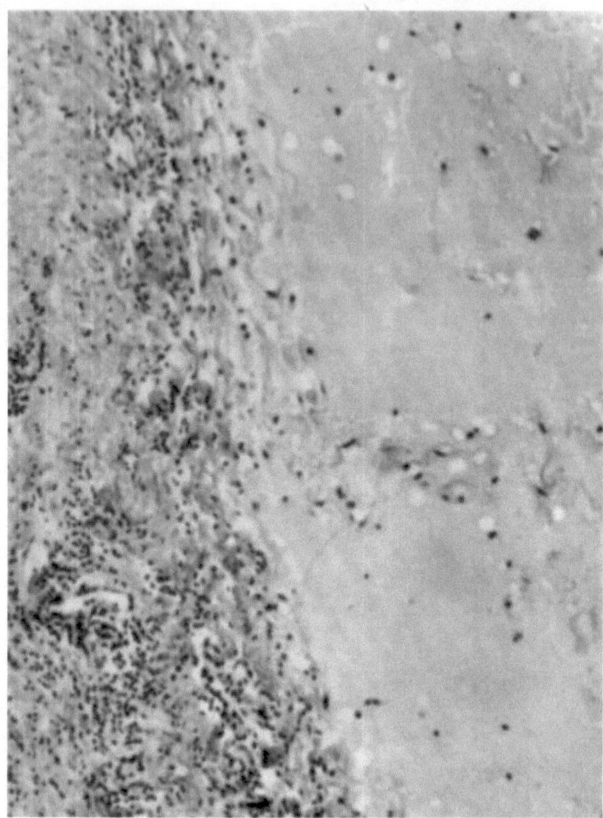

Abb. 21. Lymphostase und Lymphorrhagien in der Wand eines Nierenbeckens bei chronisch-rezidivierender Pyelonephritis mit Fornixruptur. HE, 125×

achtet (Abb. 21). Vor allem in der Humanpathologie wurde von retrograd aufsteigender Lymphangitis und lymphogener Pyelonephritis gesprochen[245]. MURPHY und SCHOENBERG (1960) sahen diese Vorstellungen bestätigt, nachdem sie im Experiment durch eine Ligatur von Lymphgefäßen der Niere und gleichzeitige Injektion von hämolysierenden coliformen Bakterien bei Kaninchen eine akute Pyelonephritis hervorrufen konnten. Es muß vor allem als das Verdienst von BABICS und RÉNYI-VÁMOS (1952, 1957) und der Mitarbeiter von FÖLDI angesehen werden, deutlich gemacht zu haben, daß die Infektion sich nicht in den Lymphgefäßen retrograd ascendierend gegen den Lymphstrom ausbreitet, sondern daß sich die Entzündung primär im perilymphvasculären Bindegewebe entwickelt und die lymphangitischen Veränderungen sekundär auftreten. In diesem Rahmen müssen wir uns eine Diskussion der Frage, ob die meisten Pyelonephritiden ascendierend oder hämatogen entstehen, versagen. Nur soviel sei in Erinnerung

Abb. 22. a Peritubuläre Lymphostase bei tubulärer Nephrose (Nadelbiopsie). HE, 500×. b Intrarenale Lymphostase bei chronischer Pyelonephritis. HE, 310×. c Rupturiertes und obliteriertes Lymphgefäß in der Niere bei Gicht. HE, 310×

[245] GIRGENSON 1952.

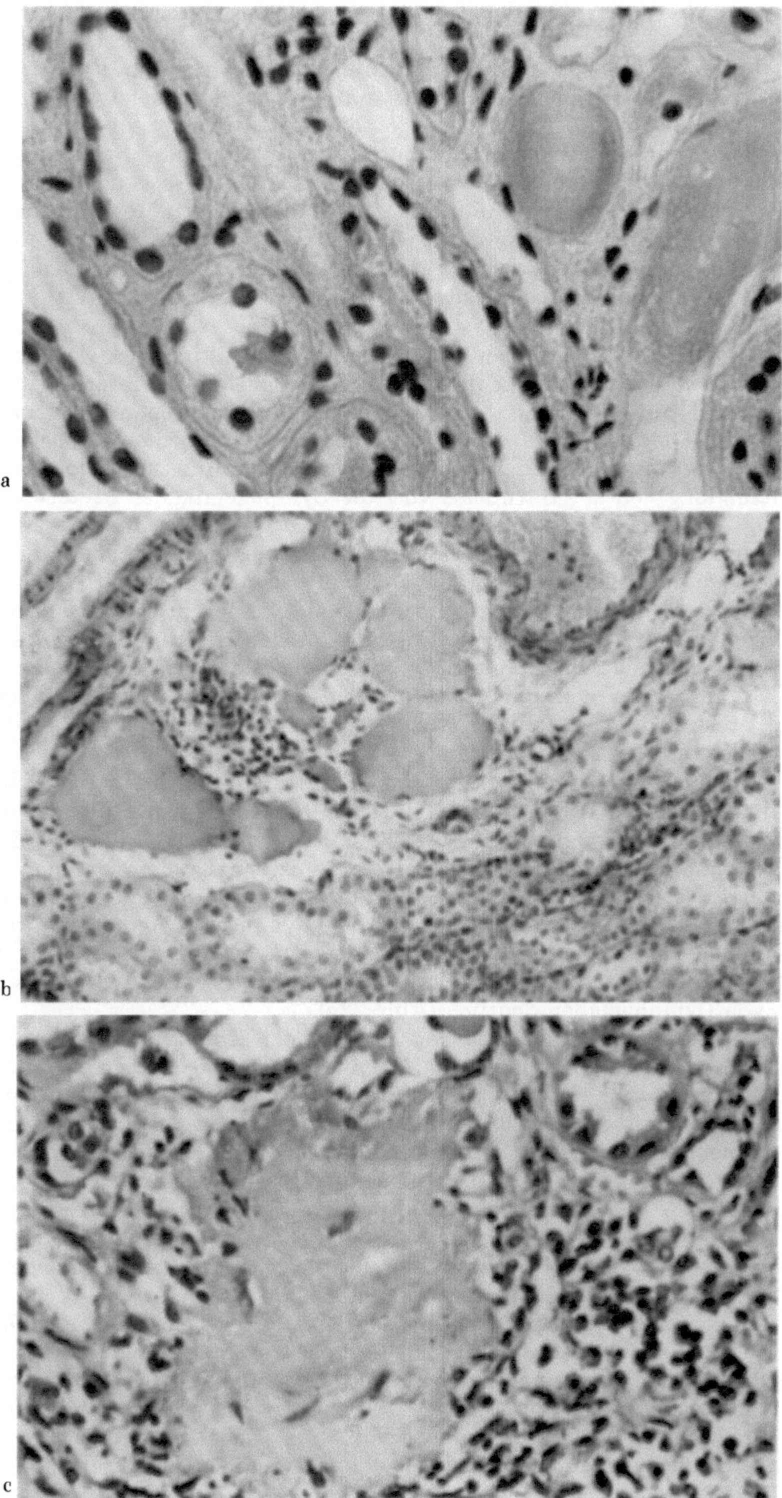

Abb. 22a—c

gebracht: Eine Injektion von Bakterien, die normalerweise bei Pyelonephritis gefunden werden, in Lymphgefäße der Niere führt nicht zu einer Pyelonephritis; eine Bakteriämie führt aber immer zur Manifestation der Pyelonephritis, wenn das vulnerable Nierengewebe auch nur kurzfristig durch andere Belastungen wie Harn-, Lymph- oder Blutstauung vorgeschädigt ist; nach experimenteller Infektion der ableitenden Harnwege muß mit einer entzündlichen Reaktion der präaortalen Lymphknoten gerechnet werden, dadurch kann es zu einer lokalen Störung des Lymphstroms aus der Niere kommen, wodurch im vulnerablen Nierenparenchym einer hämatogenen Besiedlung durch die Erreger der Weg gebahnt wird[246]. Selbstverständlich wird das renale Lymphgefäßsystem bei entzündlichen Nierenaffektionen wie bei Pyelonephritis entfaltet (Abb. 22b). Diese Zeichen eines vermehrten Lymphabstroms sind jedoch als Reaktion auf das interstitielle entzündliche Ödem und nicht als Hinweis auf einen Infektionsweg aufzufassen. Während seit GEROTA (1896) eine lymphogene entzündliche Ascension von Urethra zur Harnblase mehrfach als möglich erachtet wurde, muß die Ascension einer Entzündung von der Harnblase über die Lymphgefäße der Ureterwand bis zur Niere seit den Untersuchungen von SAKATA (1903) bezweifelt werden, da in diesen Lymphweg in der Regel Lymphknoten eingeschaltet sind. Ein Übergreifen von entzündlichen Veränderungen bei Perinephritis bis zur Ausbildung von Nierenabscessen wurde mehrfach beobachtet[247]. Auch in diesem Fall dürfte aber weniger eine direkte lymphogene Aussaat von den Nierenhüllen wahrscheinlich sein, als viel mehr eine hämatogene Streuung in die sicher vorgeschädigten Nieren. Das gilt um so mehr, weil Anastomosen zwischen den Lymphgefäßen der Nierenhüllen und den intrarenalen Lymphgefäßen ziemlich spärlich sind und von manchen Autoren sogar vollständig negiert werden.

Für die renalen Lymphgefäße sei daran erinnert, daß die Bildung von Nierensteinen durch primäre Ausfällung von Mikrolithen in den Lymphgefäßen der Nierenpyramiden diskutiert wurde[248]. Die wachsenden Steine sollen schließlich in das Nierenbecken einbrechen und zu den typischen Konkrementen werden. Auch unter Stoffwechselerkrankungen wie der Gicht kommt es durch die interstitiellen Alterationen zu einer Entfaltung von Lymphcapillaren, bzw. größerer Lymphsammelgefäße. Vereinzelt werden dabei im Rahmen der Parenchymdestruktionen auch Rupturen von Lymphcapillaren und sekundäre skleröse Verödungen von Lymphgefäßen deutlich (Abb. 22c).

Bei primärer tubulärer Nephrose und bei Epithelnekrosen von Harnkanälchen nach Sublimat- oder Natriumphosphat-Intoxikation gelangen neben Ödemflüssigkeit Zellabbauprodukte in das Interstitium, die zum Teil über die Lymphgefäße abtransportiert werden (Abb. 22a). An den Endothelzellen der Lymphcapillaren werden vermehrt Einschlüsse von Lipoproteidkomplexen beobachtet[249].

Zusammenfassend kann das Lymphgefäßsystem der Niere als besonders typisches Beispiel für die Ödem- und Eiweißdrainage des Interstitiums eines Organs und als wesentlicher Ventilmechanismus bezeichnet werden[250]. Die kompensatorische Funktion des renalen Lymphgefäßsystems dürfte manche subklinisch abgeheilte Nierenerkrankung beeinflußt haben.

Das Lymphgefäßsystem der Leber und der Niere ist wegen seiner Ausdehnung und der Menge der aus ihm abfließenden Lymphe augenfällig und besonders bei Erkrankungen dieser Organe untersucht. Reaktive Lymphangiopathien an anderen Organen sind weniger bekannt. So liegen vergleichsweise über das Lymphgefäßsystem der Lunge nur wenige pathologisch-anatomische Befunde vor. Der Jahrzehnte alte Streit darüber, ob die Alveolarwand Lymphcapillaren enthält, kann

[246] RÉNYI-VÁMOS 1951, RÉNYI-VÁMOS und HORVATH 1961. [247] GROSSMANN 1930.
[248] CARR 1954. [249] HUTH 1968. [250] GOODWIN und KAUFMAN 1956.

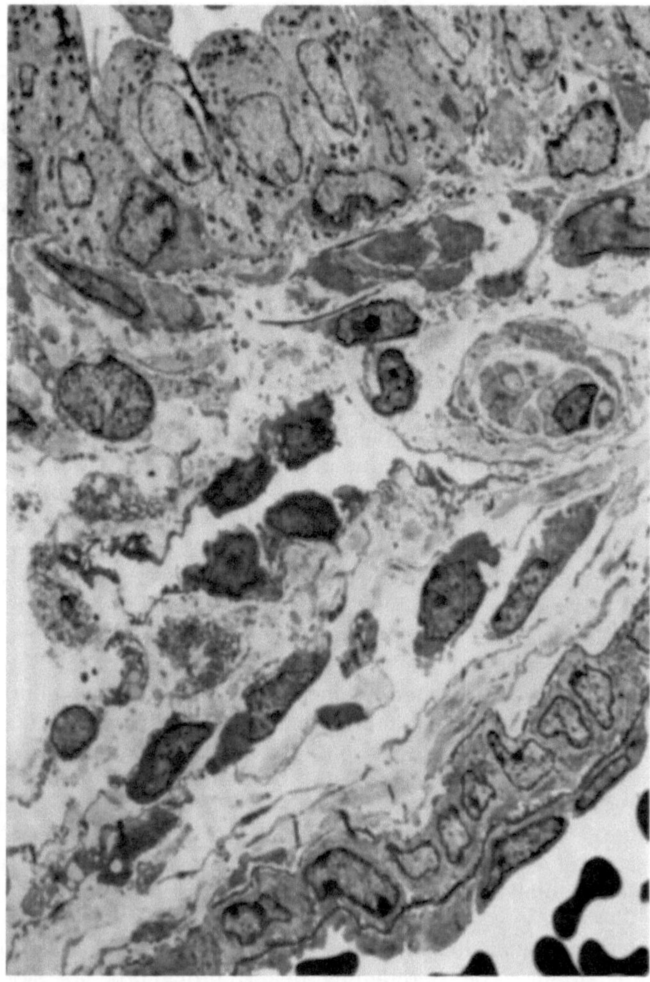

Abb. 23. Ödem und Entfaltung mehrerer Lymphcapillaren bei experimenteller Viruspneumonie (Maus, Arbo-Virus, BeAn 67949). Elektr.-mikr. 1400×; Ges.-Vergr. 7000×

vor allem nach den Untersuchungen von TOBIN (1954, 1959), RÉNYI-VÁMOS und PAPP (1960), KARPF (1965) und den letzten elektronenmikroskopischen Untersuchungsergebnissen von LAUWERYNS u. Mitarb. (1967, 1970) dahingehend beantwortet werden, daß die eigentliche Alveolarwand keine Lymphcapillaren enthält. Die Lymphcapillaren beginnen erst neben den kleinen Bronchien, grenzen damit natürlich gelegentlich an Lufträume, wodurch eine lymphvasculäre Versorgung der Alveolarwand vorgetäuscht werden kann. Durch dieses „negative" Ergebnis werden frühere pathophysiologische Befunde erklärt. So konnte LORBER (1940) nach Versuchen an Herz-Lungenpräparaten und Kanülierung des Ductus thoracicus folgern, daß die Alveolarwand nicht über eine Lymphgefäßversorgung verfügt, die die Entstehung eines schweren Lungenödems verhindern könne. Immerhin dürfte das pulmonale Lymphgefäßsystem bei verschiedenen Krankheitsbildern wesentlich beteiligt sein. Bei Pneumonien kommt es zur Entfaltung der periarteriellen Lymphgefäße der Lunge[251] (Abb. 23). Meessen (1949) unterstrich die Bedeutung der Obliteration von Lymphgefäßen in der Pathogenese der sog. Lungencirrhose; die netzige Narbenbildung bei dieser Erkrankung läßt auf eine retikuläre Lymphangitis schließen. Vaněk (1954) konnte in 16 Fällen von Lungenfibrose dreimal eine obliterierende Lymphangitis belegen. Das pulmonale Lymphgefäßsystem mag zwar im Experiment ein schwereres Lungenödem nicht verhindern, eine Insuffizienz des Lymphabflusses muß dagegen als sehr begünstigend für die Entwicklung von Lungenödemen angesehen werden[252].

Földi sah 1954 nach Anlage eines experimentellen Mitralfehlers bei Hunden noch kein Lungenödem, setzte er jedoch zusätzlich eine Blockade des Lymphabflusses durch Ligatur der Lungenlymphgefäße, so trat schnell ein Lungenödem ein. Auch eine Kombination von experimenteller Durchtrennung des Nervus vagus und einer Lymphostase der Lunge führten nach Földi zu einem Lungenödem. Meyer u. Mitarb. (1969) konnten durch elegante Versuche mit Kontrolle des Abraums von Radio-Jod-markiertem Albumin an den Lungenalveolen messen, daß siebenmal mehr Albumin über das Blutgefäßsystem als über die Lymphgefäße absorbiert wird.

Meyer u. Mitarb. unterstrichen die Bedeutung der regionären Blutzirkulation für die Absorption von pulmonalen Exsudaten. In diesem Zusammenhang muß einmal mehr an die Ventil- oder Kompensationsfunktion des Lymphgefäßsystems der Organe erinnert werden. Die volle transportative Kapazität dieses Drainagesystems wird jeweils erst dann genutzt, wenn der Abtransport über das venöse Gefäßsystem eingeschränkt oder unterbrochen wird. Die Absorption aus einer im übrigen gesunden Lunge kann demnach noch keinen vollständigen Aufschluß über den möglichen Umfang des Lymphabstroms erbringen. In den letzten Jahren mehren sich die Mitteilungen über Veränderungen der Lymphgefäße wie Lymphangiektasien bei dem idiopathischen Atemnot-Syndrom der Neugeborenen[253]. Vor allem bei pulmonalen hyalinen Membranen wurde eine Kongestion und Ektasie der Lymphgefäße der Lunge beschrieben. Lauweryns u. Mitarb. (1965, 1968, 1970) konnten morphometrisch belegen, daß bei pulmonalen hyalinen Membranen mehr als 75% aller Lymphcapillarlumina über 30 μ lagen, während in Kontrollfällen mehr als 50% aller Lymphcapillarlumina unter 30 μ lagen. Nach Beobachtung einseitiger alveolärer hyaliner Membranen beim Kollaps der Lymphgefäße dieser Lungenseite schloß Molz (1967) auf einen gestörten Lymphabfluß aus dieser Lunge.

Die Erforschung der Bedeutung des pulmonalen Lymphgefäßsystems dürfte erst am Beginn stehen. Die Beteiligung der Lymphgefäße an sklerosierenden Lungenveränderungen bis zum Lungenemphysem ist noch unklar. Auf die Veränderungen der Lymphgefäße bei Pneumokoniosen wird an anderer Stelle hingewiesen (S. 529). Nach Anlage eines aorto-kavalen Shunts beobachteten Ortega u. Mitarb. (1970) eine progressive Erweiterung des pulmonalen Lymphgefäßsystems, nach 3—4 Wochen waren die Lymphgefäße in der Lunge deutlich fibrös verdickt. Erweiterung, Verdickung und Fibrohyalinose von pulmonalen Lymphgefäßen wurden auch bei Herzvitien, besonders bei Mitralstenose beobachtet[254].

Nach experimenteller Phosgenintoxikation von Hunden sahen wir eine lebhafte Beteiligung der peribronchialen Lymphgefäße beim Abtransport des pulmonalen Ödems und bei den entzündlichen Veränderungen des pulmonalen Interstitiums (Abb. 24a). Bei 2 Fällen von Lungenfibrose nach Paraquat-Vergiftung beobachteten Grabensee, Veldmann, Mürtz und Borchard (1971) eine ausgeprägte Entfaltung subpleuraler und peribronchialer Lymphgefäße (Abb. 24b).

Beispielhaft für die sekundären Lymphangiopathien bei Erkrankungen des Abdominalraums sei hier die intestinale Lipodystrophie genannt. Whipple betonte zwar 1907 ausdrücklich, daß keine Lymphgefäßverschlüsse zwischen Lymph-

[251] Tamáska und Harsányi 1955. [252] Uhley et al. 1962.
[253] Lauweryns et al. 1965. [254] D'Arrigo 1959, Barroso-Moguel und Costero 1959.

knoten und receptaculum chyli vorgelegen hätten, weist andererseits neben den Veränderungen an der Darmwand und den Lymphknoten aber auch auf die Erweiterung der Chylusgefäße mit Ablagerungen von Fettsäurekristallen hin. Die Rolle der Lymphgefäße in der Ätiologie der intestinalen Lipodystrophie mag umstritten sein, für den pathogenetischen Ablauf dieser Erkrankung sind die sekundären Alterationen an den Lymphgefäßen mit partieller Blockade dieses Drainagesystems aber sicher von wesentlicher Bedeutung[255]. Eine mechanische Behinderung der Lymphzirkulation soll auch für die Pathogenese der regionären

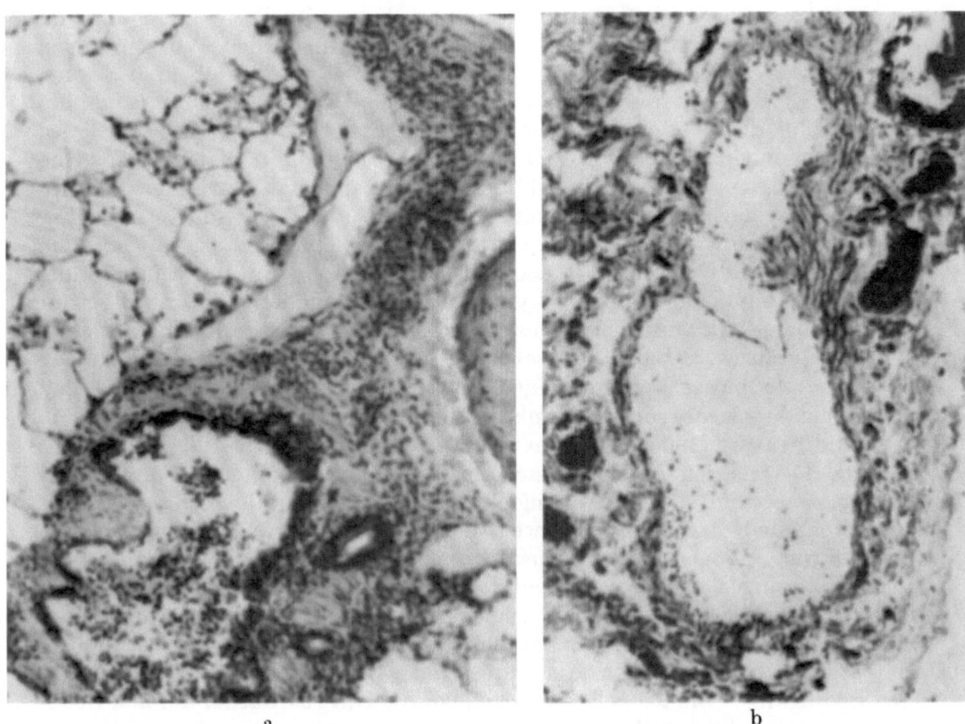


Abb. 24. a Lymphostase in einem klappenführenden peribronchialen Lymphgefäß bei akuter Bronchitis und partieller Überblähung des Lungenparenchyms $7^1/_2$ Std nach Phosgeninhalation eines Hundes. HE, 125×. b Starke Entfaltung eines klappenführenden subpleuralen Lymphgefäßes 24 Tage nach tödlicher Paraquat-Intoxikation mit nachfolgender Lungenfibrose eines Patienten. HE, 80×

Enteritis Crohn bedeutsam sein[256]. Zumindest wurde bei der regionären Enteritis eine Neubildung von Lymphgefäßen nachgewiesen[257]. Bei einer Untersuchung von 110 resezierten Mägen mit chronischen Ulcera stellten Rényi-Vámos und Szinay (1954) fest, daß es unter der chronischen Entzündung in der Umgebung der Ulcera immer wieder zu einer Dilatation von Lymphcapillaren und von Lymphgefäßen bis zu Zeichen dynamischer Insuffizienz dieses Gefäßsystems mit Klaffen der Lymphgefäßklappen kommt.

1927 konnte Talalajeff nachweisen, daß es mehrere Jahre nach einer Pancreatitis zu einem progredienten Verschluß großer Lymphgefäße unter Einschluß des Ductus thoracicus und der Cysterna chyli kommen kann. Nach Ausfall der

[255] Jeckeln 1961. [256] Rusznyák 1960. [257] Rényi-Vámos und G. Szinay 1957.

Lymphbewegung sollen Wucherungen des Endothels und xanthomatöse Schwellungen der Endothelzellen zum Verschluß der Lymphgefäße führen, worauf sich chylöse Pleura- und Peritonealergüsse sowie allgemeine Ödeme bilden können.

Einen wesentlichen Einfluß üben auch entzündliche Weichteil- und Gelenkveränderungen an den Extremitäten auf die peripheren Lymphgefäße aus. So konnten bei progressiver Polyarthritis ein gewundener Lauf der Lymphgefäße und gleichzeitig Veränderungen der Poplitealymphknoten in Lage und Zahl lymphographisch dargestellt werden[258].

Die lymphvasculäre Versorgung der endokrinen Organe und Lymphokrinie dieser Organe wurde mehrfach erwähnt und belegt[259]. Die Beteiligung der thyreoidalen Lymphgefäße an der Schreckthyreotoxikose der Wildkaninchen wurde z. B. von EICKHOFF und HERBERHOLD 1968 beschrieben. KRACHT, HORST und EICKHOFF (1960) konnten färberische Hinweise auf die Lymphokrinie der Schilddrüse erarbeiten. Gaben von TSH bewirkten einen Anstieg des proteingebundenen Jods in der Lymphe. SHMERLING hatte 1958 eine direkte Abhängigkeit in der Ausbildung der Lymphgefäße von der inkretorischen Aktivität nach Gaben von Methylthiouracil und Thyreoidin beobachtet. Bei der Verschleppung histologisch gutartigen Follikelepithels aus der Glandula thyreoidea sollen die Lymphgefäße ebenfalls beteiligt sein. Auf die Einschaltung von Lymphfollikeln in das periphere Lymphcapillarsystem der Schilddrüse bis zur Entwicklung der Riedel- und Hashimoto-Struma sei nur am Rande hingewiesen. KIRSCHNER, KRACHT und BAY (1964) sahen auch eine Beteiligung der Lymphgefäße in der Genese strumöser Veränderungen. In den Ovarien hängt die Ausbildung des Lymphgefäßsystems von der funktionellen Aktivität ab[260]. Wie vor allem WENZEL und STAUDT (1965—1968) nachweisen konnten, ist das dichte Lymphcapillarnetz der Ovarien besonders an den Umbauvorgängen um Follikel und Corpora lutea beteiligt. Die Lymphangiektasien neben Ovarialcysten wie Corpus luteum-Cysten sind dagegen ebenso wie die neben Erweiterungen von Speicheldrüsenausführungsgängen als kompensatorische Reaktion auf das Ödem und die Zirkulationsstörungen in der Umgebung der Cysten aufzufassen (Abb. 25a, b). Die letzten lymphographischen Fortschritte haben die Lymphabflußwege des Uterus ganz unter dem Aspekt der Carcinomausbreitung in den Vordergrund des Interesses gerückt[261]. Das uterine Lymphgefäßsystem erfährt aber auch unter anderen Bedingungen funktionelle Belastungen. Als Hinweis darauf können Beobachtungen von erheblichen Lymphgefäßdilatationen gelten, die wir an graviden Uteri machten (Abb. 26). Das Endothel dieser ektatischen Lymphgefäße ist vielfach schaumig gebläht und teilweise abgeschilfert, die sie ausfüllende Lymphe ist besonders eiweißreich.

Die Ausdehnung von Lymphgefäßen in der Milz ist bis heute umstritten. Einige Untersucher fanden lediglich in der Milzkapsel eindeutige Lymphgefäße. Dem widerspricht jedoch, daß HATTA u. Mitarb. (1955) unter einer exakten experimentellen Versuchsanordnung bei Hunden einen Lymphstrom von 0,002—0,009 $cm^3$/min messen konnten. Die Autoren konnten darüber hinaus in der Lymphe der Milz, die ständig eine größere Menge Hämoglobin enthält, eine hämolytische Substanz nachweisen, die in der Lymphe anderer Organe nicht vorkommt. TOMSA

---

258 MÁLEK et al. 1960.

259 STILLING 1887, PODBELSKY 1892, HORNE 1893, OSATO 1921, GASTALDI 1943, OTTAVIANI 1947, ROJKO 1956, REIHER 1956, DOBYNS und HIRSCH 1956, RUSZNYÁK, FÖLDI und SZABÓ 1957, LEVER und PEART 1961, 1962, STARK et al. 1962, DANIEL 1963a, b, c, 1967, LINDNER 1963, SKINNER, CUBBIN und PAGE 1963, BARBOUR, CASPER und BARTTER 1963, KOLMEN, EICHLER und SMITH 1963, EICKHOFF und HERBERHOLD 1962a, b, c, 1964a, b, 1965, 1968, CASIRAGHI, CAPLAN und GALPERIN 1964, COCKETT, MOORE und KADO 1965, WENZEL 1968.

260 CULINER 1944. 261 VIAMONTE et al. 1962, GERTEIS 1964, 1965, 1967a, b.

(1863) beschrieb bereits Lymphgefäße in den Bindegewebssepten der Milz. JÄGER (1937) hat in der Milz ein tiefes periarterielles Lymphgefäßnetz, das bis zu den Malpighischen Körperchen reicht, verfolgen können. Diese Befunde wurden u.a. von SNOOK 1946, MAYERSON 1962 und GODART u. Mitarb. (1963, 1967a, b) bestätigt. JÄGER machte die Lymphgefäße für die periarterielle Fibrose und die periarteriellen Eiseninkrustationen bei Blutstauung im Pfortader-Milz-Venen-System verantwortlich, er hat außerdem schon erkannt, daß auch dem Lymphgefäßsystem der Milz eine Ventilfunktion zukommt, wenn der venöse Abfluß des

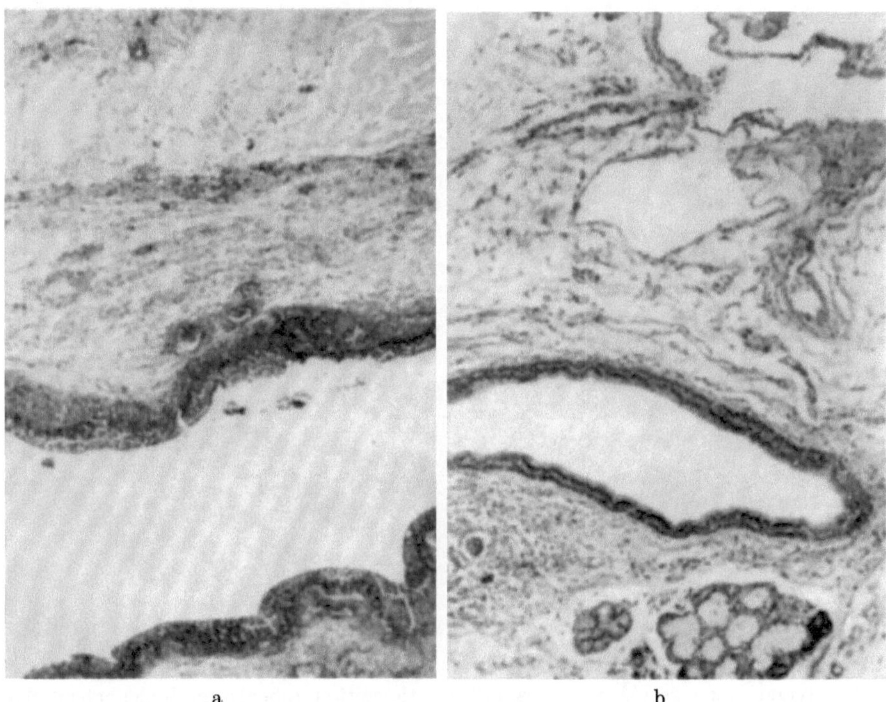

a b

Abb. 25. a Ausgeprägte Lymphostase und Lymphorrhagien (oben) neben einer Corpus luteum-Cyste. HE, 33×. b Ausgeprägte Lymphangiektasie über einem Speicheldrüsenausführungsgang. HE, 80×

Organs blockiert ist. D'ARRIGO und FICHERA (1961) konnten das Lymphgefäßsystem der Milz u.a. durch Entfaltung bei diffuser Carcinose verfolgen.

Die Lymphgefäße des Bindegewebes, das den endolymphatischen Gang des Innenohres enthält, sollen Proteinpräcipitate und weiße Blutzellen der Endolymphe aufnehmen[262].

Für die eigentliche Hirnsubstanz galt bis zu den Befunden von GOLDBERG (1970), daß sie keine eigenen Lymphgefäße enthalte, daß aber der Virchow-Robinsche Raum über den Subarachnoidalraum als prälymphvasculäre Strecke Anschluß an Lymphgefäße z.B. der Nasenschleimhaut über die Lamina cribrosa und das paravertebrale Bindegewebe entlang der austretenden Wurzeln hätten[263]. Die Lymphgefäße sollen bis in die Regio olfactoria reichen[264].

[262] ARNVIG 1951.

[263] HIS 1865, SCHWALBE 1870, IWANOW 1928, 1929, GALKIN 1930a, b, JOSSIFOW 1931, BRIERLEY und FIELD 1948, FRIGNANI 1957, GRAU 1965, ALTHER 1970.

[264] BAUM und TRAUTMANN 1925/26, YOFFEY 1948.

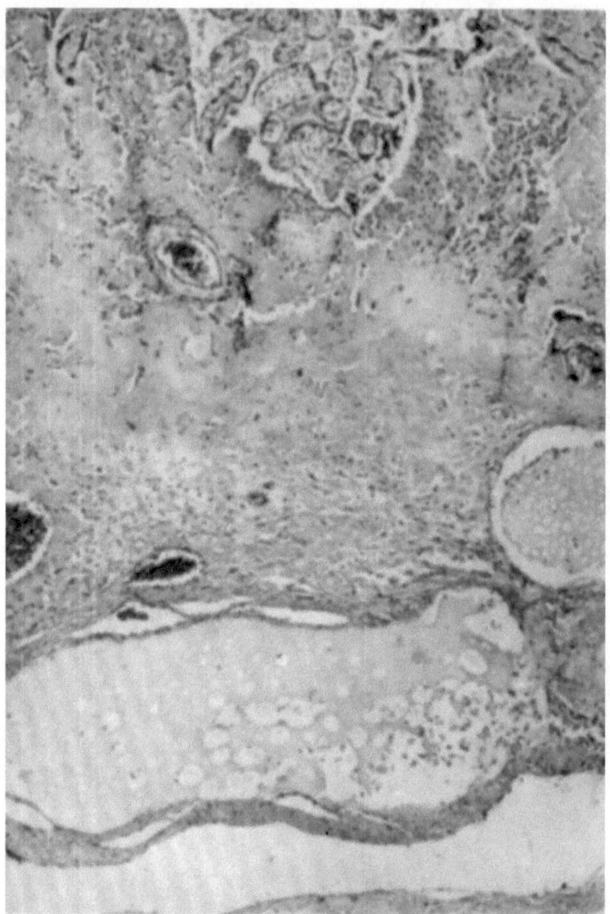

Abb. 26. Wand eines graviden Uterus mit Chorionzotten (oben); im lumennahen Myometrium große, durch eiweißreiche Lymphe entfaltete Lymphgefäße mit teilweise abgeschilfertem und manchmal schaumig geblähtem Endothel. HE, 50×

In das zweite Drittel der Nasenscheidewand von Ratten injizierte Tusche oder Trypanblau fanden sich u.a. im Cavum subarachnoidale und im Hypothalamus[265]. IWANOW und ROMODANOWSKY (1927) sowie ULJANOV (1929) beschrieben nach Tusche-Injektion auch Lymphgefäße in den Meningen. Den Kontakt vom Subarachnoidalraum zum Lymphgefäßsystem versuchte PIGALEW (1929) dadurch zu belegen, daß er subarachnoidal eingebrachte Tusche in verschiedenen lymphatischen Strukturen bis zu den Peyerschen Plaques der Darmwand nachwies. NISHIMURA (1953) sah nach Injektion von Tusche oder Silbernitrat in den Subarachnoidalraum von Kaninchen die Ausbreitung der Partikel entlang des Nervus opticus mit Übergang in Lymphgefäße der Orbita.

Seit 1967 teilten FÖLDI u. Mitarb. in zunehmender Zahl Befunde über die lymphogene Encephalopathie mit, die im Beitrag Pathophysiologie (vgl. FÖLDI, S. 289) ausführlich dargestellt werden. Diese Untersuchungsgruppe betont die Ähnlichkeit der Befunde bei experimenteller lymphogener Encephalopathie von Tieren und dem Melkerson-Rosenthal-Miescher-Syndrom sowie den humanmedizinischen Befunden nach neck dissection mit Ausräumung der cervicalen Lymph-

[265] KÓSA et al. 1957.

gefäße und Lymphknoten. Hier seien nur die wesentlichen morphologischen Befunde zusammengestellt, die nach experimenteller Lymphostase am Zentralnervensystem auftreten: Es kommt zur Erhöhung des intrakraniellen Druckes mit Ödem der Retina und der Papille. In Anlehnung an NONNE (1904) wird von einem „Pseudotumor cerebri" gesprochen, für den KEHRER (1949) bereits eine Übersicht von 22 verschiedenen Erkrankungen als Ursache aufgeführt hat. An den intracerebralen Gefäßen soll es zu einer lymphostatischen Hämangiopathie mit Ödem und Vermehrung von Kollagen, Abnahme der Osmiophilie und vermehrter Vesikulation der Endothelzellen kommen. Gleichzeitig soll der Virchow-Robinsche Raum erweitert sein. Unter dem Hirnödem sollen die Gliazellfortsätze ödematös verbreitert sein, das Ergastoplasma der Ganglienzellen und ihre perinucleäre Zisterne sollen erweitert, ihre Mitochondrien geschwollen sein. Als Hinweis auf eine lymphostatische Encephalopathie soll beim Menschen und Tier eine Cutis striata lymphostatica der Hals- bzw. Nackenhaut gewertet werden können[266]. Die morphologischen Befunde bei lymphogener Encephalopathie ähneln auch denen bei urämischer Encephalopathie[267]. ZOLTÁN (1970) konnte inzwischen eine Behandlung der lymphostatischen Encephalopathie erarbeiten. Unter dem Aspekt der zunehmend ausgedehnten laryngologischen und cervicalen Operationen erscheint eine weitere Erforschung der lymphogenen Veränderungen am Zentralnervensystem ebenso interessant wie notwendig.

Auch in der Haut nehmen die Lymphcapillaren und die kleineren Lymphgefäße sekundär an zahlreichen primären Erkrankungen der Epidermis und des Coriums teil. Der fördernde Einfluß erysipeloider Veränderungen auf die Obstruktion von Lymphwegen und die Entwicklung eines Lymphödems wurde bereits an anderer Stelle erwähnt. Unter Pusteln wie denen bei Variola kommt es zur Obliteration der oberflächlichen Lymphcapillaren. Bei chronischem Ekzem wurden dagegen Kaliberzunahmen der Lymphgefäße beobachtet[268]. Nach ulcerösen Prozessen der Epidermis ist darüber hinaus auch eine lebhafte Regeneration von Lymphgefäßen beschrieben worden.

Gleichsam zur Reaktion der Lymphgefäße auf Erkrankungen der Blutgefäße überleitend, sei als letztes Organ-Lymphgefäßsystem das des Herzens besprochen. Obwohl bereits 1653 von RUDBECK erstmals beschrieben, stand dieses Lymphgefäßsystem bis zu den Untersuchungen von EBERTH und BELAJEFF (1866), RAINER (1908/11), AAGAARD (1924), SHORE (1927/29) und PATEK (1939) hinter dem Interesse an den übrigen Strukturen der Herzwand weit zurück. Inzwischen konnte der Lymphstrom des Herzmuskels sogar kineradiographisch verfolgt werden[269]. Bei Hunden und Schweinen konnten kommunizierende Netze transmyokardialer Lymphgefäße mit denen beider Atrioventricularklappen nachgewiesen werden[270]. Beim Menschen wurden auch ohne endokarditische Klappenveränderungen in der Mitralis Lymphcapillaren beobachtet[271]. Erste wesentliche pathophysiologische Untersuchungen über die Bedeutung der kardialen Lymphgefäße stammen von FÖLDI u. Mitarb. (1954).

Sie ligierten bei Hunden die Lymphgefäße neben den coronaren Blutgefäßen und beobachteten im EKG Zeichen einer hypoxämischen Schädigung. Histologisch wurden ein interstitielles Ödem, Rundzelleninfiltrate und vereinzelte Herzmuskelnekrosen nachgewiesen. 1955 teilten dieselben Autoren mit, daß die Befunde am Myokard nach Unterbindung der Coronarvenen durch zusätzliche Lymphblockade massiv vermehrt werden, daß hämorrhagische Nekrosen am Myokard auftreten und daß die Mortalität der Tiere durch den zusätzlichen Belastungsfaktor Lymphostase stark zunimmt.

---

[266] FÖLDI 1970. [267] VÁRKONYI et al. 1969. [268] NEUMANN 1873.
[269] CELIS et al. 1967. [270] JOHNSON 1969. [271] JOHNSON und BLAKE 1966.

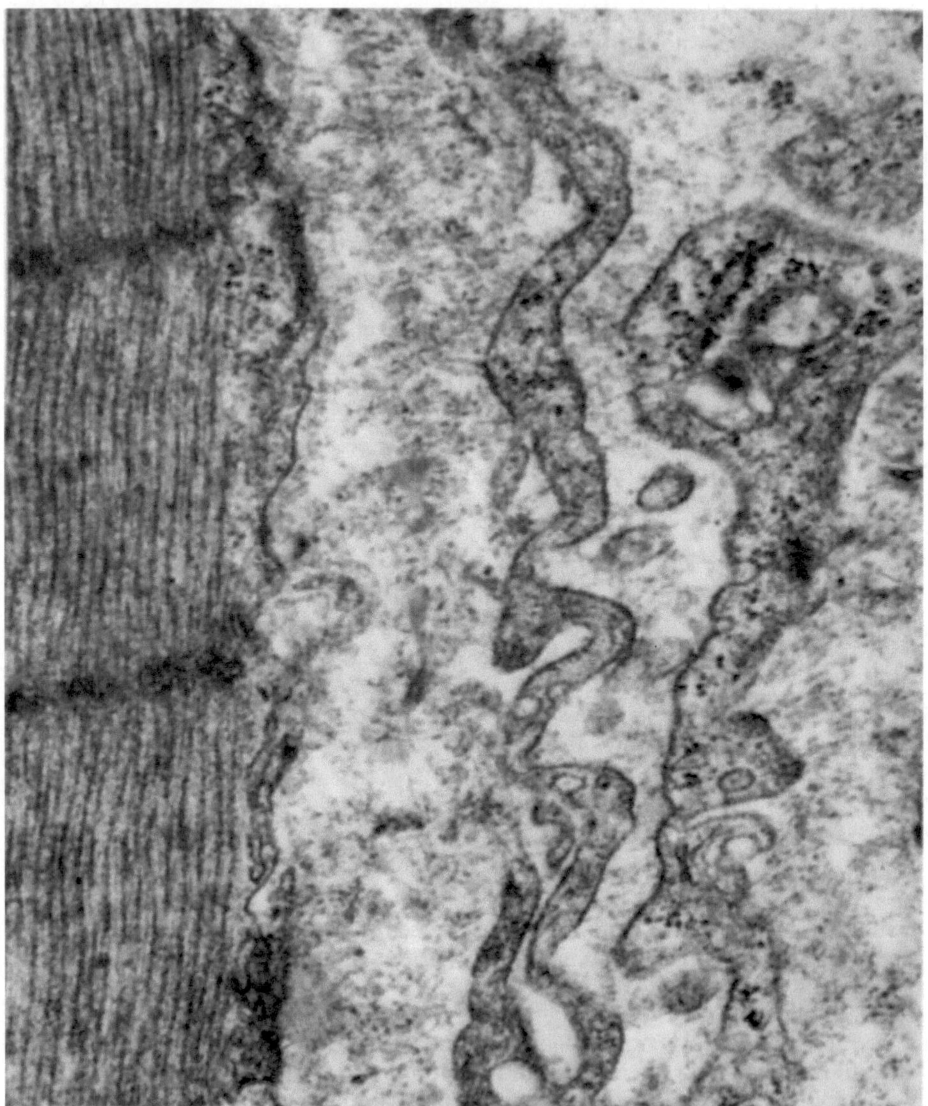

Abb. 27. Kaum entfaltete Lymphcapillare des Herzmuskels einer Ratte mit stark gefälteltem Endothel. Elektr.-mikr. 15000×; Ges.-Vergr. 60000×

Eine chronische Lymphstauung des Herzmuskels führt im Experiment zu einer Fibroelastose des Endokards bei Hunden[272]. Dieser Elastose können subendokardiale Hämorrhagien voraufgehen.

KLINE (1964) hat den Zusammenhang von Lymphstauung und endokardialer Fibroelastose auch beim Menschen angenommen. MILLER u. Mitarb. (1960—1970) führten bei Hunden ähnliche Versuche mit dem gleichen Ergebnis durch und beobachteten darüber hinaus endokarditische Veränderungen der Mitralis. Sie vermuteten eine lymphogene Fibroelastose des Endokards u.a. bei rheumatischer Carditis, Chagas-Myocarditis, nach Hämorrhagien, aber auch bei Herzfehlern.

[272] MILLER et al. 1960, KLINE et al. 1963.

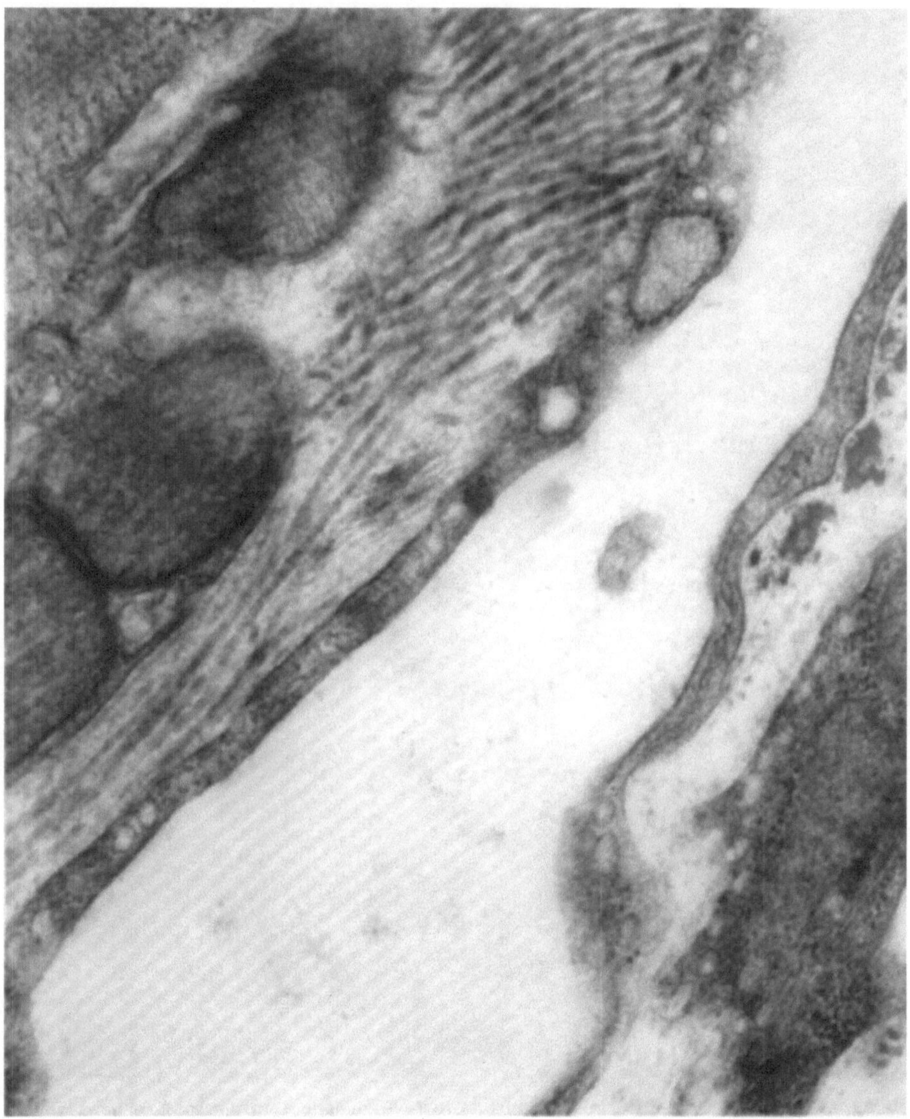

Abb. 28. Entfaltung einer myokardialen Lymphcapillare mit Streckung des Endothels 3 Tage nach experimenteller Virus-Myocarditis einer Maus. Elektr.-mikr. 15000×; Ges.-Vergr. 60000×

Die im normalen Herzen weitgehend kollabierten Lymphcapillaren des Endokards zeigen eine starke Fältelung ihres Endothels (Abb. 27). Unter der Entfaltung dieser Capillaren, z.B. bei experimenteller Myocarditis, erfährt das Endothel eine starke Streckung (Abb. 28). Im Endothel treten dabei vermehrt osmiophile Cytosomen auf[273]. Bei Chagas-Myocarditis konnten Tafuri und Lopes eine besonders auffallende Entfaltung von Lymphcapillaren des Myokards belegen (Abb. 29). Kline (1969) wies darauf hin, daß eine Dilatation und bedingt eine Obstruktion

[273] Bullon und Huth 1971.

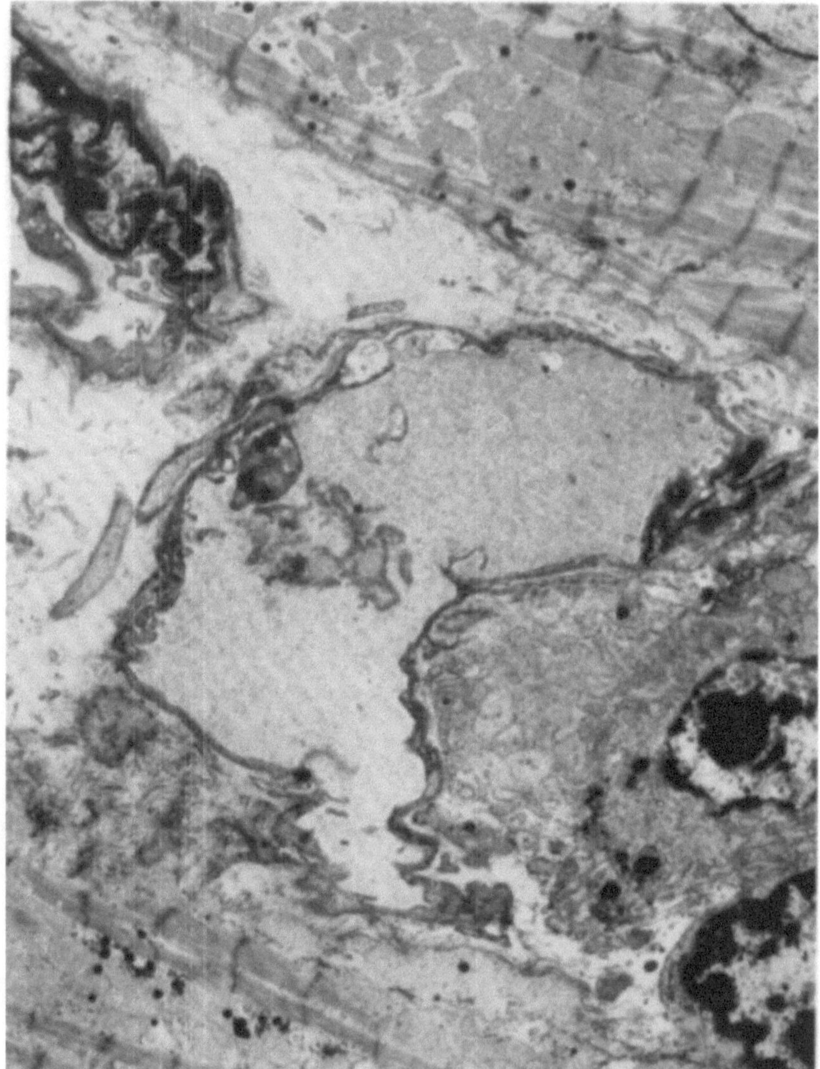

Abb. 29. Ödematöses Interstitium und entfaltete myokardiale Lymphcapillare bei Chagas-Myocarditis. Elektr.-mikr. 7400×; Ges.-Vergr. 29600×. (Aufn.: Dr. W. L. TAFURI und Dr. E. LOPES, Pathol. Inst., Med. Fakultät der Universität Belo Horizonte, Brasilien)

von Lymphgefäßen anzunehmen sei, wenn am Obduktionsgut entfaltete Lymphgefäße des Herzens gefunden würden. SYMBAS u. Mitarb. (1966) stellten unter experimenteller kardialer Lymphostase ebenfalls eine Verdickung von Mitralis und Tricuspidalis bei Hunden fest.

Als wesentliche Funktion des kardialen Lymphgefäßsystems wird von den meisten Autoren ähnlich wie an anderen Organen der Transport ausgetretener eiweißhaltiger Flüssigkeit aus dem Interstitium des Myokards und aus dem Epikard angesehen (Abb. 30). Ein weißreiches interstitielles Ödem ist beim Herzinfarkt die Regel, entsprechend ist eine Beteiligung bzw. eine wesentliche Inanspruch-

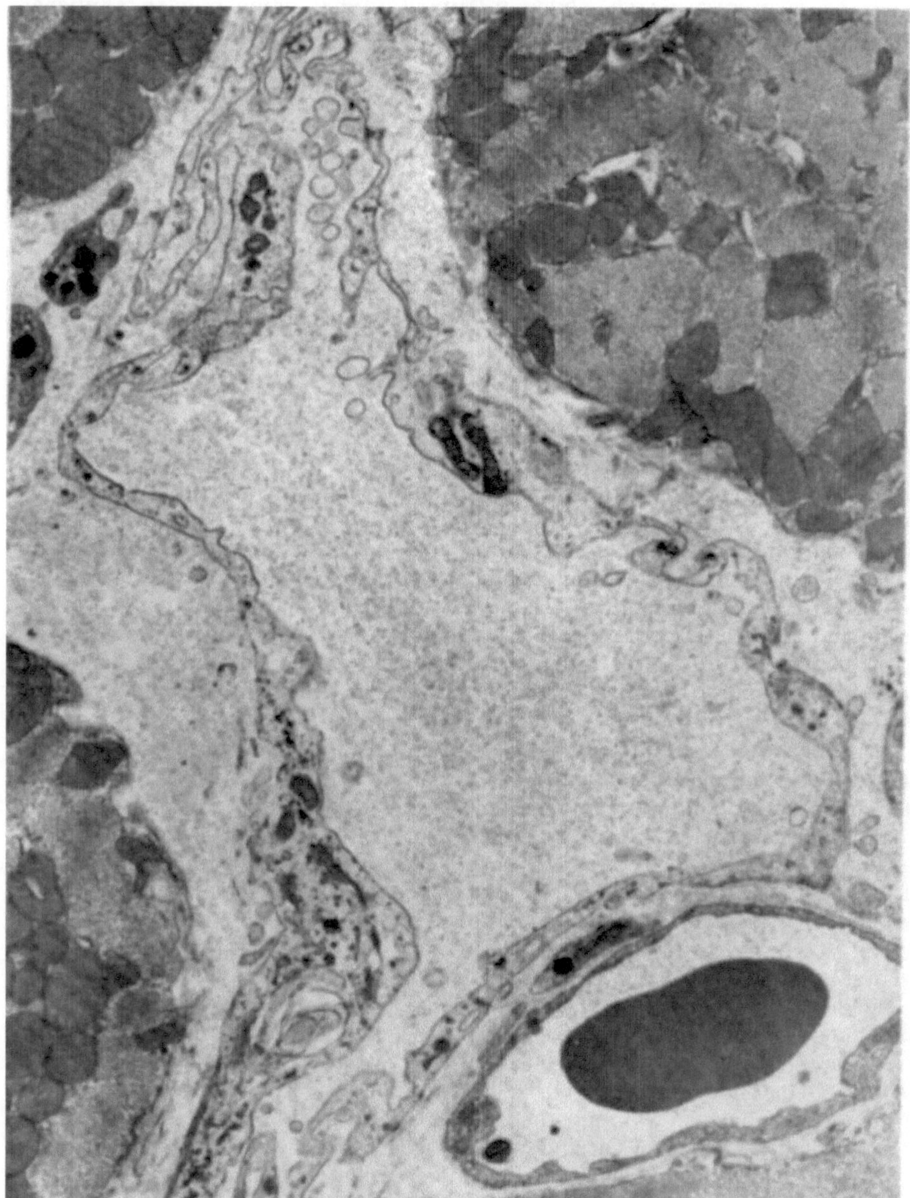

Abb. 30. Entfaltete cardiale Lymphcapillare bei Virus-Myocarditis der Maus. 2 Tage nach Injektion von EMC-Virus (M-Variante, s.c.). Elektr.-mikr. 2500× ; Ges.-Vergr. 8000×

nahme des Lymphgefäßsystems beim Infarkt zu erwarten[274]. Umgekehrt steigert eine Lymphblockade des Herzens die Folgen eines Coronararterienverschlusses erheblich[275]. Die Lymphostase wirkt sich nicht nur deletär für den ischämischen Herzmuskel aus, sondern verstärkt noch das Ödem der Endothelzellen in den

[274] MILLER et al. 1963, 1967. [275] KLINE et al. 1964, F. SOLTI et al. 1967.

kleinen Coronararterienästen. Celis u. Mitarb. (1968) nahmen nach ähnlichen Versuchen an, daß eine Suffizienz der kardialen Lymphgefäße wesentlich zur Reparation des infarktgeschädigten Myokards beitrage. Veress u. Mitarb. (1966) beschrieben nach kardialer Lymphstauung eine Plasmaimbibition der Coronararterien mit beträchtlicher Einengung des Lumens der Gefäße. Die Imbibition wurde nach Abklingen des Lymphödems vollkommen absorbiert, in der Mediamuskulatur der Gefäße resistierte jedoch eine mäßige Fibrose.

An der Mitralis von Hunden soll es nach chronischer Verlegung des kardialen Lymphabflusses auch zu einer intensiven Vascularisierung kommen[276].

Einen Zusammenhang von Lymphgefäßen mit der Entstehung von Aschoffschen Knötchen bei rheumatischer Carditis erörterte Goldberg 1968. Goldberg beobachtete darüber hinaus eine starke Entfaltung des Lymphgefäßsystems bei Systemerkrankung der lymphocytopoetischen Organe.

### b) Lymphangiopathien bei Erkrankungen des Blutgefäßsystems

Wie in den voraufgehenden Kapiteln dargestellt, wird das Lymphgefäßsystem vermehrt durchströmt und funktionell belastet, wenn Zirkulationsstörungen des Blutgefäßsystems, vor allem Blockaden des venösen Schenkels, eintreten. Unter Hinweis darauf, daß das Lymphgefäßsystem als seitlicher Anhang des Blutgefäßsystems aufzufassen sei, unterstrich Klemensiewicz 1912, daß krankhafte Veränderungen des Blutkreislaufs die Lymphbewegung und die Lymphmenge wesentlich bestimmen. Chylöse Ergüsse in Pleura- und Peritonealräumen kommen vor, wenn bei einfacher Mündung des Ductus thoracicus ein thrombotischer Verschluß vor der Ductusmündung mit Fortschreiten der Thrombose in den oberen Anteil des Ductus eintritt[277].

Morphologische Befunde von Alterationen des Lymphgefäßsystems bei Änderungen der Blutzusammensetzung sind selten. Immerhin konnte Wuketich 1969 eine massive Chylusstauung infolge Viscositätszunahme und nachfolgender dynamischer Insuffizienz der Chylusgefäße bei Waldenströmscher Makroglobulinämie mitteilen (Abb. 31a, b, 32). Als pathogenetische Faktoren führte Wuketich bei diesem Fall außerdem einen erhöhten Venendruck und eine Insuffizienz des Klappenapparates an. Im Fettgewebe neben den Chylusgefäßen war es zur Ausbildung sog. Chylustumoren gekommen; um die Chylusaustritte hatten sich Schaumzellen und lipophage Granulome gebildet.

Ein Einfluß auf das Lymphgefäßsystem entsteht auch bei diffuser Capillarschädigung wie nach Röntgen-Ganzkörperbestrahlung; der Lymphfluß nimmt unter diesen Bedingungen deutlich zu[278]. Bei bestrahlten Tieren ist darüber hinaus der Gehalt der Ductus thoracicus-Lymphe an Lymphocyten besonders gering[279]. Befunde, die während der letzten Jahre vor allem bei der Diskussion um Transplantationen von Organen und Geweben beachtet wurden.

Besonders eindrucksvoll sind die Befunde an den Lymphgefäßen und die Änderungen der Lymphströmung naturgemäß bei schweren Herzfehlern. Bei Blutstauung vor dem rechten Herzen konnte McMaster schon 1937 in den stark gefüllten und erweiterten peripheren Lymphgefäßen eine retrograde Verteilung von injizierten Farbstoffen beobachten. McMaster wies außerdem nach, daß die Entfaltung der Lymphgefäße bei renalen Ödemen weit geringer als bei kardialem Ödem ist. Im Experiment konnte eine Steigerung des Lymphflusses nach künstlich induziertem Herzfehler schon bald gemessen werden[280]. Földi, Rusznyák und Szabó (1952—1962) leiteten nach derartigen Beobachtungen die Regel ab, daß die

[276] Miller, Pick und Katz 1961. [277] Palken und Weller 1951.
[278] Bigelow et al. 1951. [279] Adams et al. 1945. [280] Paine et al. 1949.

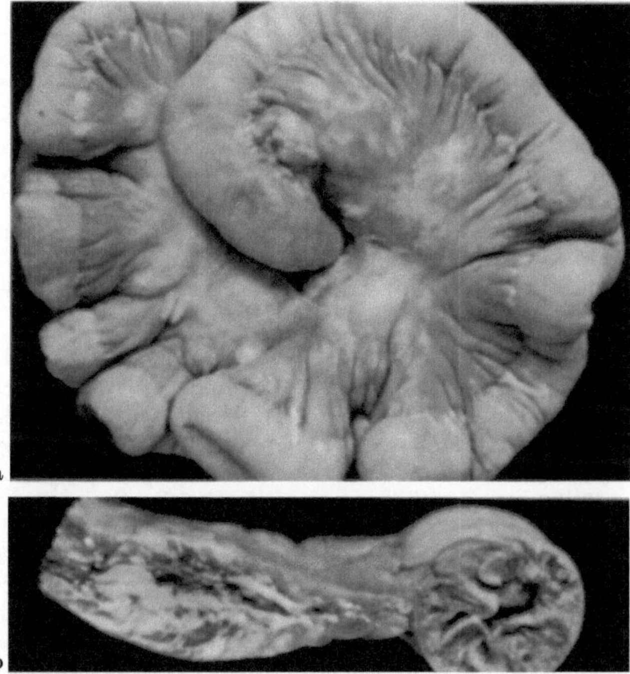


Abb. 31. a Dünndarmschlinge mit ausgeprägter weißlicher Injektion der Chylusgefäße, Vorbuckelung des Gekröses durch etwas unscharf begrenzte „Chylustumoren“. b Schnittfläche des Dünndarmmesenteriums. Pralle Füllung der erweiterten Lymphgefäße durch erstarrten Chylus

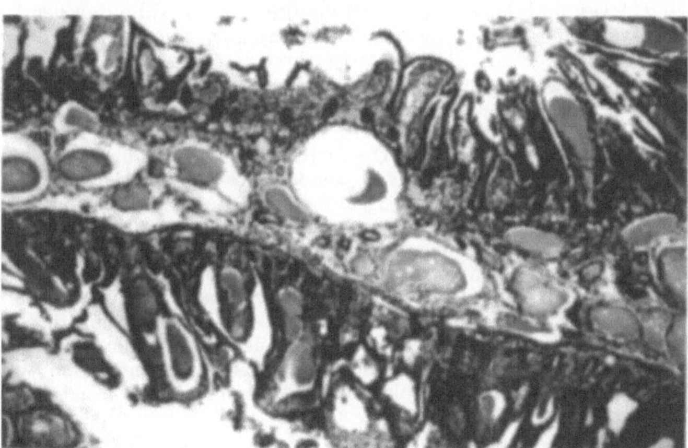

Abb. 32. Schleimhautfalte des Dünndarms. Die sehr weiten zentralen Chylusgefäße in den Zotten und die submucösen Lymphgefäße von eingedicktem Chylus ausgegossen. HE, 26×. Die Präparate stammen von einer 66jährigen Frau mit Chylusstauung bei Makroglobulinämie Waldenström. (Aufn.: Prim. Dr. St. Wuketich, Wien-Lainz)

peripheren Ödeme manifest werden, wenn die Transportkapazität der Lymphgefäße erschöpft ist, wenn die dynamische Insuffizienz des Lymphgefäßsystems einsetzt.

FÖLDI u. Mitarb. (1955) sahen ein lymphostatisches Ödem bei künstlichen Mitralfehlern unter Stenosierung der Lungenvenenostien ebenso wie nach chronischer Pericarditis infolge Asbest-Instillation in den Herzbeutel. Partielle Obturation des linken Vorhofes durch einen Ballon führte bei Hunden schon nach 15 min zum vermehrten Lymphabstrom aus der Lunge[281].

Nach DUMONT u. Mitarb. (1963) ist für einen vermehrten Lymphabstrom und das Entstehen lymphostatischer Ergüsse nicht allein die Kapazität des lymphatischen Systems der wesentliche limitierende Faktor, sondern daneben auch der Widerstand, den die anströmende Lymphe an der lymphaticovenösen Verbindungsstelle überwinden muß. Die Druckerhöhung bei Rechtsherzinsuffizienz erschwert den Übertritt der Lymphe aus dem Ductus thoracicus in den Venenwinkel. Wenn unter solchen Bedingungen der Ductus thoracicus kanüliert wird, kann es schnell zum Schwund der Ergüsse kommen.

Die partiell lymphogen bedingten Ödeme und Ergüsse bei kardialen Vitien leiten über zu den Transportbelastungen des Lymphgefäßsystems bei peripheren Venenverschlüssen. Im autoptischen und bioptischen Untersuchungsgut können neben Venenthrombosen regelmäßig dilatierte Lymphcapillaren und Lymphgefäße mit Klaffen ihrer Klappen beobachtet werden. LUDWIG und TOMSA sahen bereits 1861/62 nach Unterbindung des Plexus pampiniformis eine Steigerung des Lymphabflusses aus dem Hodenbereich, die später zurückging und bis zum Versiegen des Lymphflusses führte. Dieses klassische Experiment kann heute als Hinweis auf den Reiz zur Aussprossung von Fibroblasten und Bindegewebsfasern durch ein lymphostatisches Ödem gedeutet werden, eine Bindegewebsproliferation, die schließlich zu dem von LUDWIG und TOMSA beobachteten Versiegen des Lymphstroms führt. Auch EMMINGHAUS hatte schon 1873 zusammengefaßt, daß Venenunterbindungen immer zu einem vermehrten Lymphfluß führen.

BLALOCK u. Mitarb., die 1935 eine Lymphabflußsteigerung im Ductus thoracicus durch experimentelle Einführung von Aleuronat in den Herzbeutel erzeugten, beobachteten bei Hunden analog einen Chylothorax und gelegentlich ein Chyloperikard, wenn sie die obere Hohlvene ligierten. PAPP und JELLINEK (1962) konnten durch Abbinden der Vena femoralis allein bei Hunden kein Ödem erzeugen; das Ödem trat aber sofort ein, wenn zusätzlich der Lymphabfluß des Beins durch eine Periphlebitis, durch Resektion von Inguinallymphknoten oder durch Lymphangitis behindert wurde. Nach SIMONDS und BRANDES (1927) sowie VOLWILER u. Mitarb. (1950) nimmt nach Kompression der Vena cava superior auch die Lymphbildung in der Leber zu. Bei Experimenten mit Hunden stellten VAN DER HEYDE u. Mitarb. (1964) fest, daß die Lymphmenge um das Dreifache steigt, wenn nur der venöse Abfluß aus der Leber gestoppt wird. Kombination von venöser Abflußbehinderung mit Ligatur der Pfortader führt zu einer achtfach höheren Lymphmenge und Kombination von venöser Abflußbehinderung mit portaler Hypertension zu einer Steigerung der Lymphmenge um das Zwölffache. Nach Obstruktion der Vena cava inferior oder der Nierenvenen tritt eine starke Entfaltung des renalen Lymphgefäßsystems mit erheblicher Vermehrung des Lymphstroms aus den Nieren ein (Abb. 33)[282], die Diurese und die Natriumausscheidung gehen zurück. Nach experimenteller Verengung der Vena cava ist der Ductus thoracicus um das 1,5- bis 3fache erweitert[283]. Als Folgen venöser Abflußstörungen können schließlich auch die Dilatationen von Lymphgefäßen und die lymphostatischen Veränderungen angesehen werden, die an incarcerierten Darmanteilen oder in prolabierten Abschnitten des Gastrointestinaltraktes auftreten (Abb. 34).

Unter venöser Blutstauung kommt es auch zu einer beachtenswerten Änderung der Zusammensetzung der Lymphe. Die Zunahme des Eiweißgehaltes der Lymphe unter der Zunahme des Venendruckes ist vielfach belegt[284]. In der Lymphe der blutgestauten Niere treten Erythrocyten und eine elektrophoretisch nachweisbare Hämoglobin-Fraktion auf[285]. Aus der venös gestauten Schilddrüse fließt eine Lymphe mit wesentlich gesteigertem Hormonspiegel ab[286].

---

281 UHLEY et al. 1961, 1967. 282 KATZ et al. 1958, 1960, HUTH 1968.
283 ZEMEL und GUTELIUS 1965. 284 SZABÓ, MAGYAR und PAPP 1963.
285 HUTH 1968. 286 PAPP et al. 1962.

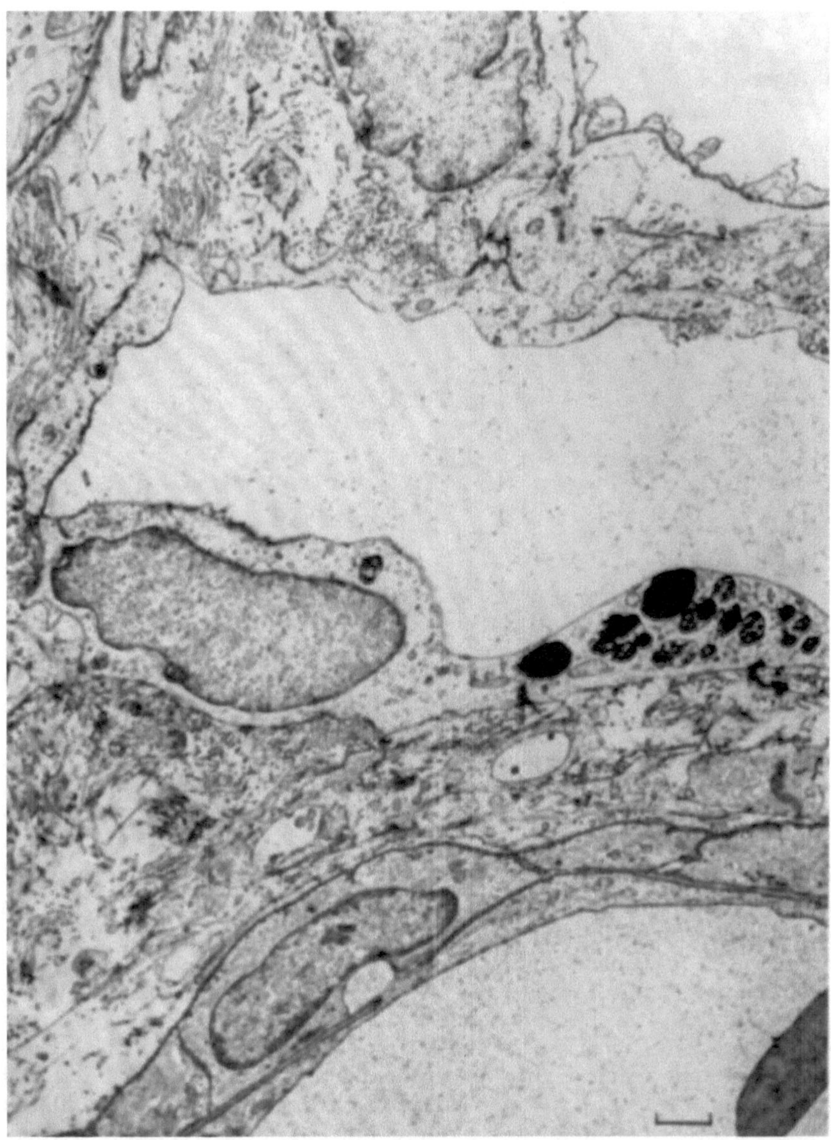

Abb. 33. Ödematös aufgelockertes Interstitium einer Kaninchenniere mit erweiterter Lymphcapillare über einem venösen Blutgefäß. Im Endothel der Lymphcapillare osmiophile Cytosomen, 30 min nach Ligatur der Nierenvene bei einem Kaninchen. Elektr.-mikr. 1900×; Ges.-Vergr. 7000×

In den voraufgehenden Kapiteln wurde mehrfach auf die individuell variierende Ausprägung der lymphatico-venösen Anastomosen hingewiesen. Derartige Verbindungen kommen im Retroperitonealraum gehäuft vor, wenn Venenanomalien wie die bilateralen Venae cavae bestehen, die noch mit anomalen präaortalen, gonadocavalen Venenkanälen kombiniert sein können[287]. Derartige

[287] Pick et al. 1944.

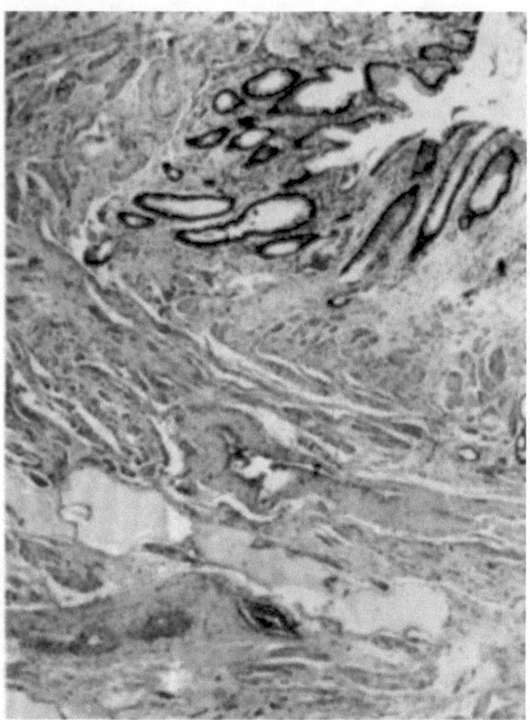

Abb. 34. Lymphostatisch entfaltete Lymphgefäße unter einer prolabierten Analschleimhaut. HE, 33×

kombinierte lymphvasculäre und venöse Fehlbildungen werden aus der gemeinsamen embryonalen Entwicklung dieser Gefäßsysteme verständlich. Die atypischen Lymphgefäße und ihr oft unregelmäßiger Verlauf können heute lymphographisch im Röntgenbild, aber auch durch Luft-Farbstoffinjektionen in die regionalen Lymphknoten dargestellt werden[288]. Schwellungen der unteren Extremitäten, die auf Thrombosen der tiefen Beinvenen beruhen, können eine Vermehrung von Lymphgefäßen hervorrufen. Bei besonders starker venöser thrombotisch bedingter Blutstauung besteht eine Neigung der Lymphgefäße zur Torsion[289]. Thrombophlebitiden können eine Lymphangitis mit Einengung der Lymphgefäßlumina induzieren, wodurch die Ödeme bei Thrombophlebitis noch verstärkt werden[290]. Das eiweißreiche Ödem bei venöser Blutstauung begünstigt ebenso wie das lymphostatische Ödem Fibrosierungsvorgänge und Ulcerationen der Epidermis, womit eine zusätzliche Belastung des lymphvasculären Systems eingeleitet wird[291]. Eine Thrombolymphangitis des Ductus thoracicus wurde von WURM 1927 als Folge hämorrhagischer Lungeninfarkte und Thrombosen der Halsvenen angesehen. 1866 konnte CAYLEY eine Ruptur des Receptaculum chyli mit Peritonitis beobachten, die auf einem Verschluß des Ductus thoracicus und der Vena jugularis durch einen Fibrinthrombus beruhte. Auf entzündlich bedingte Constrictionen der großen Lymphstämme, insbesondere des Ductus thoracicus, weisen die Befunde von SERVELLE u. Mitarb. (1966) bei Patienten mit Pericarditis constrictiva

[288] GERGELY 1958, PRESSMAN und SIMON 1961, BOWER et al. 1962, VIAMONTE 1964, GERTEIS 1967. [289] ASKAR 1969. [290] DANESE et al. 1963. [291] SCOTT und RADAKOVICH 1949.

hin: Lymphographisch konnte nur in einem von 10 Fällen ein normaler Ductus thoracicus dargestellt werden. Während bei 2 Patienten der Ductus sehr groß war und einen beschleunigten Lymphstrom aufwies, gelang bei 7 Patienten keine ausreichende Darstellung des Ductus thoracicus. SERVELLE u. Mitarb. nehmen ein Übergreifen der tuberkulösen Pericarditis via Mediastinum auf den Ductus thoracicus als Ursache der Obstruktion des Ductus an.

### c) Lymphangiopathien bei Erkrankungen der Lymphknoten

Entfernung von Lymphknoten führt, wie bereits vorher erwähnt, zu erheblichen Druckerhöhungen im lymphvasculären Einflußbereich[292]. Daraus können die vor allem in den Leisten beobachteten Lymphocelen resultieren. Auf die Bedeutung der Lymphknoten als ,,Umschlagstelle" der anfallenden Lymphe weisen einfache Versuche hin. Verschluß größerer Lymphsammelgefäße kann zum Lymph-Shunt in das Venensystem des nächsten peripheren Lymphknotens führen[293] (vgl. MALEK, S. 201). Einfache Massage eines Lymphknotens erhöht die Zahl der Zellen in den efferenten Lymphgefäßen[294]. Während der Passage durch den Lymphknoten wird die Lymphe modifiziert[295]. Die Cytologie der aus den Lymphknoten abfließenden Lymphe läßt einen Schluß auf die cytopoetische Aktivität des Lymphknotengewebes zu[296]. Auf die Abgabe von Zellen aus den Lymphknoten in die Lymphe und die Filterfunktion der Lymphknoten für die anflutende Lymphe können wir hier nicht näher eingehen. Am Rand sei aber noch einmal darauf hingewiesen, daß es Lymphgefäße gibt, die den Lymphknoten seitlich passieren, ohne ihren Inhalt der Filterung im Lymphknoten zu unterwerfen, wodurch eigentümliche und oft schnelle Streuungen und Metastasierungen von Erregern und Tumorzellen erklärt werden[297].

Die Beteiligung der Lymphgefäße bei Lymphadenitiden ist seit den Untersuchungen von TAKABATAKE (1930) geklärt. Die Infektion kann sich von den Lymphknoten aus zwar in die abfließenden Lymphgefäße ausbreiten, setzt sich in der Regel aber nicht in die afferenten Lymphgefäße retrograd fort. Ausnahmen mit retrogradem Lymphfluß können als ausgesprochen selten angesehen werden. Im übrigen bilden Lymphknoten und Lymphgefäße bei den meisten Entzündungen eine Einheit mit vielfach kontinuierlicher entzündlicher Exsudation.

Eine generalisierte Endangitis obliterans kann zu einer gleichzeitigen lymphvasculären Induration der Lymphknoten und der zuführenden Lymphgefäße führen[298]. Eine Elephantiasis kann die Folge sein. Eine endemische Elephantiasis der unteren Extremitäten wurde bei etwa 100000 Patienten in Äthiopien beobachtet, ohne daß bei diesen Patienten eine bakterielle oder parasitäre Infektion bestand[299]. Als Ursache wurde eine Lymphblockade infolge Fibrose der afferenten Lymphgefäße und Zellproliferationen in den Leisten- und Oberschenkellymphknoten nachgewiesen. Die Veränderungen gehen mit einer Konzentration von Aluminium und Silikat in den Lymphknoten einher. Die Aufnahme dieser Substanzen erfolgt bei Barfußgehen auf bestimmtem Felsgestein in Äthiopien. Ein fibrosierender Effekt des Aluminiums und des Silikats in den Lymphgefäßen und in den Lymphknoten wurde von PRICE diskutiert (Abb. 35, 36a, b).

---

[292] BLOCKER et al. 1959.
[293] BORODIN und TOMCHIK 1966.
[294] HAYNES und FIELD 1931.
[295] EHRICH 1946/47, OSOGOE 1969.
[296] LENNERT 1961.
[297] STAHR 1899, BAUM 1916/17, 1932, ENGESET 1958.
[298] MÄDER 1955.
[299] PRICE 1970.

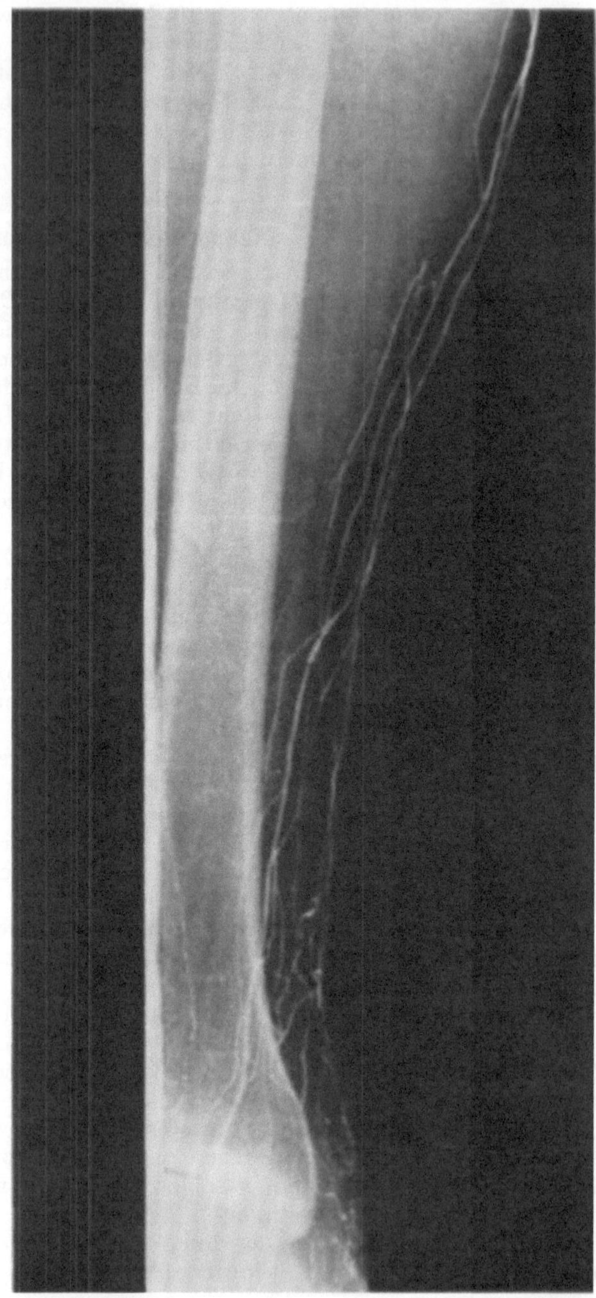

Abb. 35. Lymphographisch-röntgenologische Darstellung der Lymphgefäße bei Elephantiasis ohne Filariasis in Äthiopien. (Aufn.: Dr. Price, Addis Abeba)

Abb. 36. a Inguinallymphknoten bei Elephantiasis in Äthiopien. Die Sinus z.T. durch vermehrte Uferzellen verlegt. b Reticulumfaserimprägnation eines teilweise sklerosierten Oberschenkellymphknotens bei nicht-filarialer Elephantiasis in Äthiopien. (Aufn.: Dr. Price, Addis Abeba)

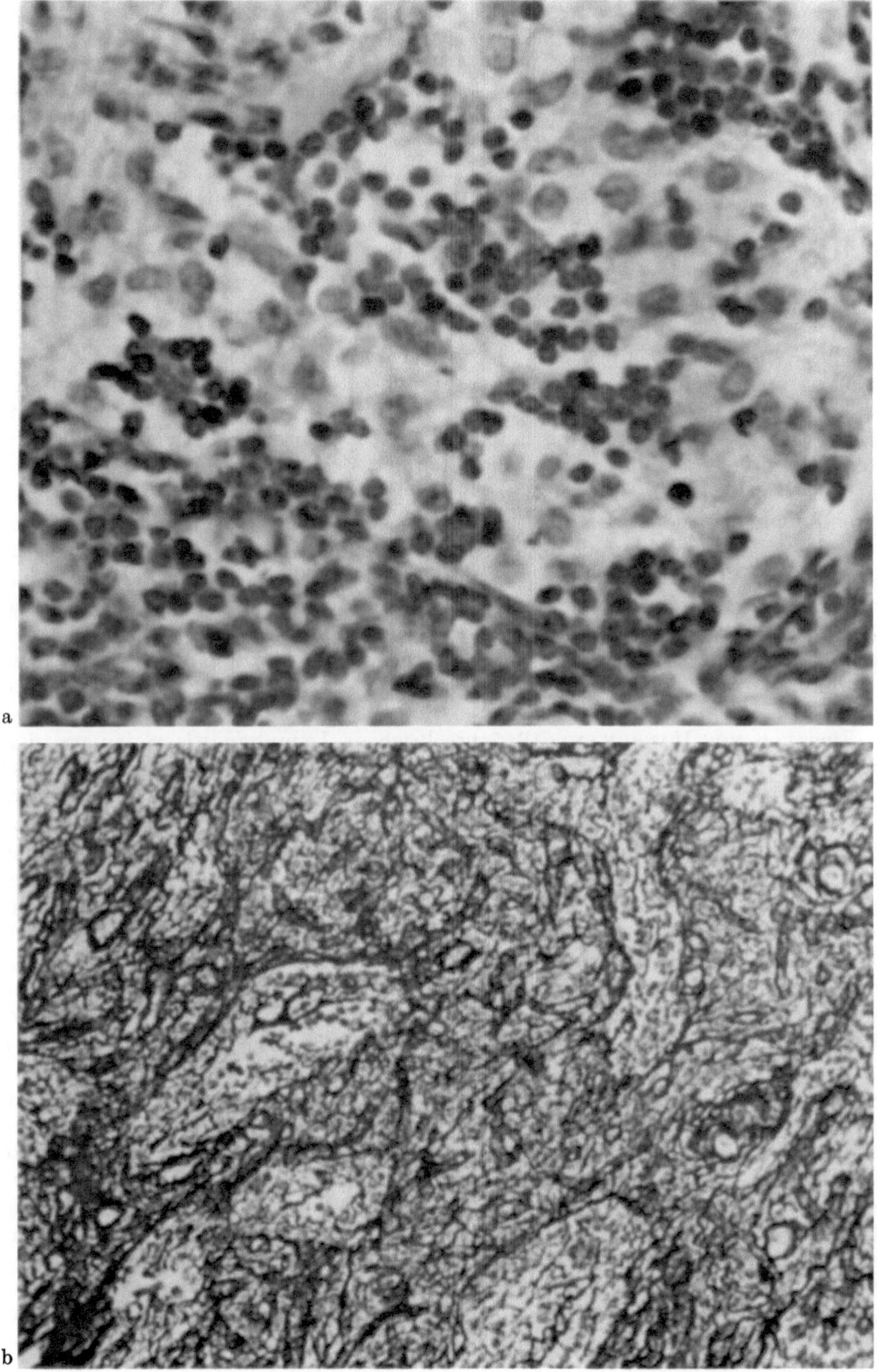


Abb. 36a u. b

Die Bedeutung der Lymphgefäße bei der Ausbreitung der blastomatösen Systemerkrankung der Lymphknoten bedarf hier keiner weiteren Erläuterung[300]. Die Lymphgefäße werden einer besonderen resorptiven und transportativen Belastung ausgesetzt, wenn die zugehörigen Lymphknoten oder auch anderes lymphatisches Gewebe bestrahlt werden und vermehrt Zelldetritus als auch aus dem Verband gelöste Zellen anfallen[301]. Die Lymphsinus der Lymphknoten wie die an- und abführenden Lymphgefäße können unter dieser Belastung eher weitlumiger werden und damit auch leichter eine Passage von infektiösem Material oder Tumorzellen ermöglichen.

## VI. Lymphangitis

Eine Lymphangitis sui generis oder eine eigenständige allergisch-hyperergische Gefäßerkrankung mit ausschließlicher Manifestation am System der Lymphgefäße scheint es kaum zu geben. Bei der Mondorschen Erkrankung (Abb. 37) mit strangförmiger Angitis und Thrombose in der vorderen Brustwand wird von einigen Autoren eine obliterierende Endolymphangitis diskutiert[302]. Andere Untersucher betonen jedoch, daß es sich bei der Mondorschen Erkrankung um eine Thrombophlebitis handele. Eine primäre Lymphangitis ist bei diesem Leiden um so weniger wahrscheinlich, als in der Anamnese einiger Patientinnen eine Mastitis bekannt war. YOUNG und DE WOLFE beschrieben 1960 eine Form rekurrierender schmerzhafter Lymphangitis an den Beinen, die mit Erhitzung und Schwellung sowie roter Fleckung der Beine einherging. Die Angitis trat jedoch bei Dermatophytosis auf und die Attacken wiederholten sich nach Behandlung der Pilzerkrankung nicht mehr, so daß die Dermatitis als primärer Entzündungsherd anzusehen ist.

Eine von VON HANSEMANN 1915 beschriebene Lymphangitis reticularis der Lunge ist durch interstitielle Bindegewebsproliferationen gekennzeichnet. Die Proliferation des Bindegewebes soll mit einer Proliferation der Endothelzellen in den Lymphgefäßen einhergehen. VON HANSEMANN schloß aber selbst nicht aus, daß die Lymphangitis durch eine Bronchitis oder eine tuberkulöse Erkrankung der Lunge eingeleitet wurde. GIESE (1960) bezeichnet die Lymphangitis reticularis der Lunge als interlobuläre chronisch-interstitielle Pneumonie, so daß auch diese Erkrankung kaum als Beleg für die Existenz primärer Lymphangitiden angeführt werden dürfte. Die Beteiligung der Lymphgefäße in Form obliterierender Lymphangitis bei der von Hansemannschen Erkrankung, die inzwischen mit der diffusen interstitiellen Lungenfibrose (HAMMAN-RICH) gleichgesetzt wurde, konnte im übrigen noch mehrfach bestätigt werden[303]. Für die von JUREWITSCH (1904) angenommene Lymphangitis pulmonalis als Ursache von „idiopathischen“ Empyemen dürften dieselben Einschränkungen hinsichtlich ihrer Eigenständigkeit gelten wie für die vorher aufgeführten entzündlichen Alterationen der Lymphgefäße. Unter den fraglich primären Lymphangitiden ist schließlich noch das Bild der von BORCHARD (1928) beschriebenen Lymphangitis der Appendix ohne stärkere entzündliche Beteiligung der Submucosa zu nennen. Die unter dem Bild einer akuten Appendicitis auftretende Erkrankung soll nach BORCHARD zu eitrigem Inhalt in den Lymphgefäßen der Muscularis und Submucosa der Appendix führen. Hinsichtlich der primären Erkrankung kann einschränkend aber ein weiterer Befund BORCHARDs aufgeführt werden: Die regionären Lymphknoten sind ebenfalls entzündlich bis zur Ausbildung von Abscessen verändert. Eine Endolymph-

[300] GOLDBERG und UNGAR 1958. [301] ENGESET 1970. [302] HEEDE 1968.
[303] MEESSEN 1949, VANEK 1954.

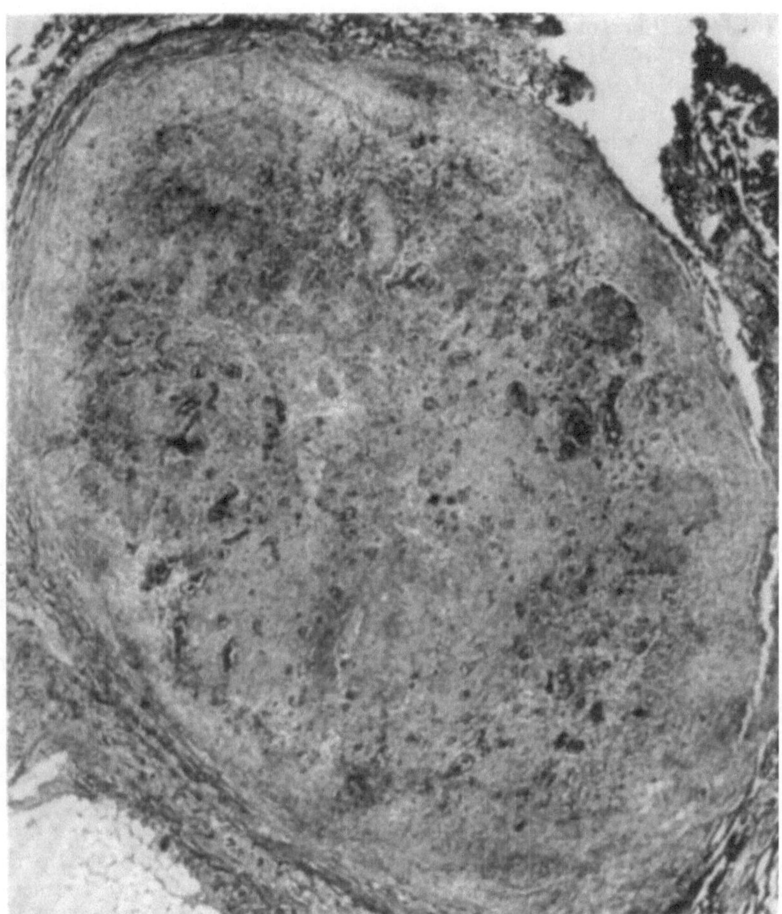

Abb. 37. Querschnitt eines Gefäßes bei Mondorscher Erkrankung. Das erweiterte (Blut- oder Lymph-?)Gefäß ist durch organisiertes thrombotisches Material verlegt. Die Erkrankung manifestierte sich in Form rezidivierender schmerzhafter strangförmiger Verhärtungen in der vorderen Brustwand einer Frau. El. v. Gieson, 26×

angitis proliferans oder Thrombolymphangitis productiva wird auch immer wieder unter den Ursachen der Lymphödeme der unteren Extremitäten genannt[304]. Eine primäre Lymphangitis dürfte aber auch in diesen Fällen kaum zu belegen sein, zumal sie oft von erysipelartigen Hauterkrankungen eingeleitet oder begleitet sind. Wenden wir uns der „üblichen", der sekundären Lymphangitis zu, so muß im Anschluß an das voraufgegangene Kapitel daran erinnert werden, daß die Lymphgefäße als „Appendix" des venösen Gefäßschenkels leicht zu Ausbreitungsbahnen von thrombophlebitischen Prozessen werden[305]. Während die Thrombophlebitis auf ein lokales Geschehen beschränkt bleibt, ist nach der Beteiligung der Lymphwege eine sekundäre Streuung der Entzündung möglich. Eine besondere Beteiligung der Lymphgefäße in Form der Lymphangitis malleolosa oder anthracina

[304] Morris 1910, Mäder 1955, Fuchs, Rüttimann und Buono 1960, Pfleger-Schwarz 1960, Pfleger, Kaindl, Mannheimer und Thurnher 1967.
[305] Rieder 1898, Allen et al. 1962.

wurde früher häufiger nach Infektionen mit Rotz oder Milzbrand beobachtet[306]. Die Lymphangitis der Haut und der Schleimhäute konnte bei diesen Infekten ausgesprochen purulent sein und zum Bild von „maulwurfartig aufgeworfenen Erdhaufen" in Form von Eiterherden entlang der Lymphgefäße führen.

Bei Panaritien wurde die Gefahr der Ausbreitung immer vorwiegend in der sekundären Knochenbeteiligung oder im Einbruch in Sehnenscheiden gesehen. Die Infektion kann aber lymphogen streuen. In diesem Zusammenhang konnte SCHMIDT (1934) unmittelbare lymphvasculäre Verbindungen von Nagelbett und Periost durch Tuscheinjektion nachweisen. Als Ursache von obliterierenden Lymphangitiden wurden bereits früh der Rheumatismus und eine Lymphangitis nach Erfrierungen genannt[307]. Diese Hinweise wurden jedoch in der Folgezeit nicht mehr aufgegriffen.

Bei der Diskussion um die Ursachen der Extremitäten-Ödeme hat die obstruktive Lymphangitis immer wieder eine bedeutende Rolle gespielt[308]. Unter den Lymphangitiden, die zu Lymphstauungen führen, stehen an der Haut die durch Trichophytosis induzierten neben den sekundären Lymphangitiden bei primärer Thrombophlebitis im Vordergrund. Bei rezidivierenden Streptokokkeninfekten soll eine erysipeloide Lymphangitis zu einer Elephantiasis führen können[309]. Lymphographisch können die Folgen der obstruktiven Lymphangitis im Röntgenbild gut erfaßt werden. Nach einer Phase mit Extravasaten des Kontrastmittels unter der Haut kann es zur Entwicklung ausgeprägter Lymphangiektasien an den Extremitäten kommen[310].

Die Beispiele für eine sekundäre Lymphangitis bei entzündlichen Erkrankungen der parenchymatösen Organe sind zahlreich, wir können uns hier auf die Darstellung einiger wesentlicher Manifestationsformen beschränken. Die Beteiligung des Lymphgefäßsystems in Form der groberen trabeculären oder der diffusen feineren retikulären Lymphangitis bei interstitieller Pneumonie ebenso wie bei chronischer Bronchitis und Peribronchitis ist vielfach belegt, WATANABE (1901) konnte bereits zahlreiche Mitteilungen zusammenstellen. LOESCHKE (1931) beschrieb erstmalig eine pulmonale fibrinöse Lymphangitis bei lobärer Pneumonie. MEESSEN (1951) wies darauf hin, daß bei frischer interstitieller Pneumonie eine interstitielle Lymphangitis mit reichlich Entzündungszellen in den periarteriellen Lymphgefäßen zu beobachten ist. Auch bei der Hepatitis ist eine Lymphangitis innerhalb des infiltrierten perilobulären Bindegewebes die Regel[311]. Diese Formen der Lymphangitis scheinen einmal zu Obstruktionen zu führen, zum anderen in eine Phase besonderer transportativer Belastungen zu fallen, da sowohl bei der Virushepatitis als auch bei der lupoiden Hepatitis bald reaktive Neubildungen von capillären und größeren Lymphgefäßästen angegeben werden.

Über die Diskussion der Beteiligung der Lymphgefäße an der Cystitis, Ureteritis und Pyelonephritis im Sinne einer lymphogenen Aszension der Entzündung haben wir bereits im voraufgegangenen Kapitel berichtet. An der Existenz einer Lymphangitis bei diesen Entzündungen — sei sie nun sekundäres Merkmal der Organentzündung oder primärer Entzündungsweg — kann jedoch kein Zweifel bestehen[312]. Im Experiment wurde eine lymphogene Aszension in der Ureterwand von der Harnblase bis zur Niere bereits 1911 von BAUEREISEN angenommen. Inzwischen ist aber wiederholt nachgewiesen, daß ein durchlaufender Lymphweg in der Ureterwand von der Harnblase bis zum Nierenbecken nicht besteht, sondern

---

306 ORTH 1874, RINDFLEISCH 1886, MARCHAND 1887, VON KAHLDEN 1903. 307 ORTH 1887.
308 DE TAKÁTS und EVOY 1950, SCHIRGER und HARRISON 1962, BULKLEY 1962.
309 OCHSNER et al. 1940. 310 KAINDL et al. 1967. 311 BAGGENSTOSS und CAIN 1957.
312 WINSBURY-WHITE 1933, KAISERLING 1942, HART 1943, RÉNYI-VÁMOS 1955, MURPHY und SCHOENBERG 1960.

daß Lymphknoten zwischengeschaltet sind[313]. Bei der Ausbreitung der Hunnerschen interstitiellen und ulcerösen Urocystitis sollen die Lymphgefäße eine besonders intensive Rolle spielen[314]. Die charakteristischen Fettgewebsnekrosen bei Pancreatitis wurden von ROSTOCK (1928) auf einen lymphogenen Transport der Entzündung und der freigewordenen Fermente zurückgeführt.

Die intensive lymphvasculäre Versorgung des Peritoneums bedingt auch eine starke Beteiligung dieser Gefäße an entzündlichen Prozessen im Bauchraum, so wie sie selbst zur Streuung einer außerhalb des Bauchraums beginnenden Entzündung bis zur Peritonitis führen können[315]. Bei diesen Lymphangitiden wurden reichlich Fibrin- und Eiweißthromben in den Lymphgefäßen nachgewiesen[316]. Als Folge dieser Lymphangitiden mit Verlegung von Lymphgefäßlumina kann es auch zu chylöser Peritonitis kommen[317].

Bei Kaninchen konnten FISCHER und KAISERLING (1936) eine lymphogene allergisch-hyperergische Appendicitis durch Injektion von Serum nach Sensibilisierung der Tiere hervorrufen. In der Submucosa der von ihnen untersuchten Appendices hatten Eiweiß- und Fibrinmassen zur Verlegung von Lymphgefäßen geführt.

In diesem Zusammenhang ist erwähnenswert, daß auch bei sprueartigen Erkrankungen mit Lipoidgranulomen im Sinne des Morbus Whipple eine stenosierende („rheumatische") Lymphangitis ursächlich genannt wurde[318]. Auch CRANE und AGUILAR (1957) heben für die Pathogenese der Whippleschen Erkrankung die Lymphangitis als Ursache hervor.

1882 betonte COHNHEIM, daß bei der Lymphangitis das Begleitgewebe stärker entzündet ist als das Lymphgefäß selbst. Damit war die kritische Beurteilung in der Frage nach primären Lymphangitiden eingeleitet. Einzelne Entzündungszellen bis zu Granulomen in den Lymphgefäßen, wie sie nach KROMPECHER (1910) sowie RUSZNYAK, FÖLDI und SZABÓ (1969) bei der entzündlichen Form der Linitis plastica vorkommen sollen, sind wohl jeweils nur ein Symptom der Entzündung des gefäßführenden Bindegewebes. So greift die Entzündung der Gallenblasenwand auch nicht über die Lymphgefäße auf das Leberparenchym über, sondern setzt sich im interstitiellen Bindegewebe von der Wand der Gallenblase auf das Leberparenchym fort[319].

Die Veränderungen der Lymphgefäßwand unter der Lymphangitis sind Gegenstand zahlreicher Untersuchungen gewesen. BIRCH-HIRSCHFELD (1894) beobachtete, daß die Lymphgefäßendothelien bei der Lymphangitis größer werden und daß ihr Cytoplasma körnig und trübe wird. In Schnittpräparaten von Lymphgefäßen mit Lymphangitis findet sich oft eine segmentale Verteilung und Separation der Entzündungszellen durch die Anordnung der Lymphgefäßklappen (Abb. 38). Im Entzündungsfeld können die Lymphgefäße auch reine Fibrinthromben enthalten[320]. Derartige Fibrinthromben hatte OPIE (1913) bereits nach experimenteller anaphylaktischer Entzündung in Haut-Lymphgefäßen beobachtet. LÖHLEIN beschrieb 1904 Fibrinthromben im Lumen des Ductus thoracicus bei Lymphangitis nach traumatischer Phlegmone der Ellenbogengegend. Bei den sog. Fibrinthromben in den Lymphgefäßen dürfte es sich nicht immer ausschließlich um Fibrin handeln, sondern zum Teil auch um ein manchmal im Schnittpräparat fasrig erscheinendes Präcipitat der eiweißreichen Lymphe.

Nach zahlreichen Untersuchungen von Hautpräparaten stellten PFLEGER, KAINDL, MANHEIMER und THURNHER (1967) in Anlehnung an ältere nomenklatorische Begriffe eine Einteilung der Lymphangitiden auf, die eine gewisse Gruppierung der Einzelbefunde ermöglicht, aber nicht immer streng einzuhalten

[313] RÉNYI-VÁMOS et al. 1960. [314] RIBA 1958.
[315] TEICHMANN 1896, LÖHLEIN 1904, WINKLER 1924. [316] HEMMELER 1937.
[317] THOMPSON und BUSCHEMEYER 1952. [318] SCHALLOCK 1939.
[319] RÉNYI-VÁMOS und JELLINEK 1957. [320] MENKIN 1931a, b.

sein dürfte. Sie unterscheiden eine Perilymphangitis mit dichten adventitiellen Infiltraten sowie eine Lymphangitis simplex von einer Endolymphangitis, die mit Endothelproliferationen und Thrombusbildung zum Verschluß der Lymphgefäße führen kann. Bei der Thrombolymphangitis productiva sollen die Thromben nach Organisation auch rekanalisiert werden können. Die einzelnen Formen sollen ineinander übergehen können und vereinzelt zur Thrombolymphangitis purulenta

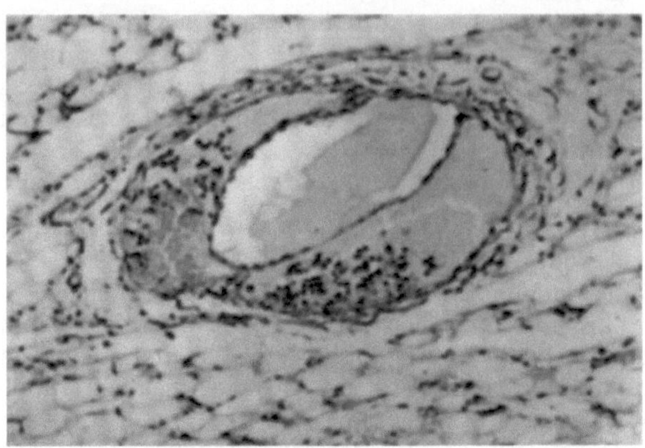

Abb. 38. Lymphangitis mit Begrenzung bzw. Sedimentation der Entzündungszellen durch eine Lymphgefäßklappe. HE, 125×

mit Abscessen führen. Diese Nomenklatur gilt vorwiegend für kleinere und periphere Lymphgefäße. Schwerere eitrige Entzündungen des Ductus thoracicus und seiner Äste wurden früher nach bzw. bei Peritonitis und puerperaler Sepsis beschrieben[321]. Cystische und varicöse Erweiterungen des Ductus thoracicus wurden auch nach chronischen Entzündungen des Lymphweges mitgeteilt[322]. Besondere Ausprägungen der Lymphangitis sind bei Tuberkulose beobachtet worden. Tuberkulöse Obliterationen des Ductus thoracicus mit Ausbildung chylöser Ergüsse haben schon CONRADI (1796), COOPER (1798, 1800) und ANDRAL (1824) mitgeteilt. PONFICK (1880) betonte, daß der Ductus thoracicus in der Mehrzahl der Fälle von generalisierter miliarer Tuberkulose beteiligt sei, er beschrieb darüber hinaus typische Intimatuberkel des Ductus thoracicus. PONFICKs Befunde wurden von WEIGERT (1882) und STILLING (1882) bestätigt. BENDA (1900) arbeitete heraus, daß die tuberkulösen Veränderungen des Ductus thoracicus in der Regel durch Streuung aus verkästen Lymphknoten zustande kommen. BENDA unterschied am Ductus neben tuberkulös bedingten aneurysmatischen Veränderungen submiliare tuberkulöse Knötchen der Intima, eine polypöse Tuberkulose der Intima, eine Thrombo-Endangitis tuberculosa, käsige Ulcerationen, totale käsige Nekrosen und schließlich Veränderungen des Ductus thoracicus durch Organisation des tuberkulösen Granulationsgewebes. Auch HUEBSCHMANN (1928, 1956) beschreibt, daß bei der Tuberkulose Thromben des Ductus thoracicus verkäsen können. HUEBSCHMANN korrigierte ältere Angaben zur Häufigkeit des Befalls des Ductus thoracicus bei miliarer Tuberkulose, indem er feststellte, daß der Ductus in 10, höchstens 20% dieser tuberkulösen Streuformen betroffen sei. In der Umgebung von Tuberkeln soll es auch zur Neubildung von Lymphgefäßen kommen. OTTAVIANI und BÖTNER (1939) sahen außerdem cystische Erweiterungen

[321] GENDRIN 1826. [322] PRIESEL 1914.

der vorhandenen Lymphgefäße bei käsiger Pneumonie. KLOB hatte schon 1879 Ektasien der pulmonalen Lymphgefäße bei käsiger Pneumonie gesehen, wobei sich in den ektatischen Gefäßen Fibringerinnsel gebildet hatten. Die lymphogene Ausbreitung der tuberkulösen Infektion wurde von früheren Untersuchern sicher zu weit in den Vordergrund gerückt. TENDELOO (1905) und ZIEGLER (1916) sowie noch WINKLER (1929) sahen die Absiedlungen in der Leber, in der Milz und in den Nieren bei der Tuberkulose als lymphogen an, wobei sie — wie es für acinäre Lungenherde zutrifft — auch in anderen Regionen und über größere Lymphgefäßstrecken eine retrograde Keimverschleppung in Anspruch nahmen. Eine retrograde Erregerausbreitung wurde auch von den Autoren angenommen, die von den Lymphgefäßen über die perineuralen Scheiden eine lymphogene Infektion des Zentralnervensystems für möglich erachteten[323]. Die hämatogene Organmanifestation kann aber heute als fast ausschließlicher Infektionsweg angesehen werden[324]. Immerhin können für einzelne Organmanifestationen wie für die Tuberkulose des Nebenhodens noch lymphogene Infektionswege diskutiert werden[325].

Im Vergleich zur tuberkulösen Lymphangitis waren schon in der Zeit vor der Anwendungsmöglichkeit der Tuberkulostatica andere spezifische Lymphangitiden wie gummöse, rotzige oder lepröse Manifestationen selten[326]. Die luetische Lymphangitis kann mit endangitischen Proliferationen in den Lymphgefäßen einhergehen. Bei Lymphangitis leprosa sind Thrombenbildungen beschrieben worden[327].

Als Folgen der chronischen Lymphangitis mit Intimaproliferation und Gefäßverschlüssen sind periphere Lymphödeme hinreichend bekannt. Chylöse Ergüsse, die ausschließlich auf entzündliche Obliteration großer Lymphstämme zurückzuführen sind, treten nur noch selten auf[328]. Ihre Manifestation sollte im Kindesalter auf Fehlentwicklungen und Hypoplasien des Lymphgefäßsystems, im fortgeschrittenen Alter immer zuerst auf ein neoplastisches Geschehen schließen lassen. Cysten in Lymphknoten und an Lymphgefäßen wurden gelegentlich auf chronische Lymphangitiden zurückgeführt[329].

Es kann nicht Thema dieser Abhandlung sein, die Bakteriologie des Lymphgefäßsystems zu erörtern. Es sei jedoch darauf hingewiesen, daß in der Lymphe eine Anreicherung von Bakterien eintreten kann[330], ein Phänomen, das nicht nur mit der geringeren Strömungsgeschwindigkeit der Lymphe, sondern auch mit der Zusammensetzung der Lymphe zusammen hängen dürfte.

## VII. Lymphangiosis

### a) Parasitäre Lymphangiosis

Die Einordnung des parasitären Befalls von Lymphgefäßen unter die Lymphangiosis mag willkürlich erscheinen, zumal die Parasiten durchaus entzündliche Reaktionen der Lymphgefäßwand hervorrufen. Die Symptomatologie mit frühem Lymphreflux und makroskopisch erkennbaren Lymphgefäßsträngen rechtfertigt unseres Erachtens jedoch die Bezeichnung Lymphangiosis. Das gilt um so mehr, weil die entzündlichen Reaktionen relativ früh abklingen und — zwar unter zunehmender Sklerosierung — ein oft über Monate und Jahre stabiles Gleichgewicht zwischen Abwehr des Organismus und Ausbreitung der Parasiten erreicht wird.

Der weitaus häufigste parasitäre Befall der Lymphgefäße ist der bei Infektion mit Filarien. Nach humanmedizinischen Befunden schon lange vermutet, durch experimentelle Infektion nachgeahmt, kann heute als belegt gelten, daß die

[323] ZWILLINGER 1912. [324] HUEBSCHMANN 1956.
[325] HASUMI 1930, RÉNYI-VÁMOS 1955, STAUDT und WENZEL 1965.
[326] KAUFMANN 1922. [327] HALLOPEAU und JOMIER 1902. [328] FEHR 1931.
[329] JAKSCH 1885, TILGER 1895. [330] DRINKER et al. 1934.

Filarien schnell die Blutbahn verlassen und sich nach Eindringen in die Lymphgefäßbahn dort elektiv vermehren[331]. Eine Elephantiasis infolge Filariasis tritt vor allem nach wiederholten Infektionen mit Wucheria bancrofti und Wucheria malayi auf. Die Onchocerca volvulus vermehrt sich besonders in den Lymphgefäßen der Cutis und Subcutis (Abb. 39). Obwohl die Chylurie bei Filarienbefall durchaus nicht obligat ist — RAY und RAO (1935) sahen bei 12386 Fällen mit Filariasis nur 254 Fälle von Chylurie —, führte nach der Erstbeschreibung durch DEMARQUAY die Kontrolle chylurischen Urins zum Nachweis der Parasiten[332].

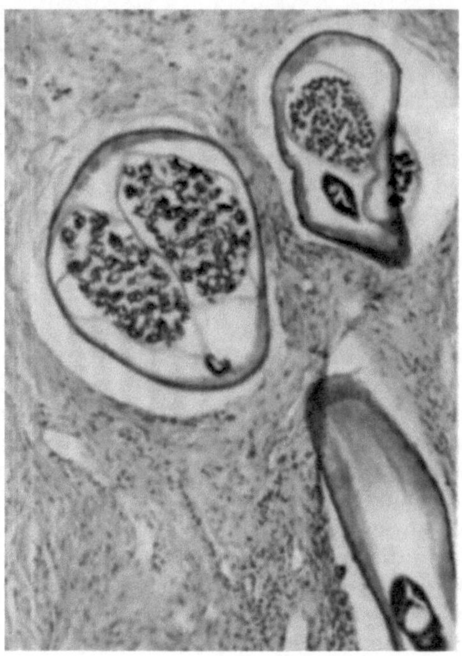

Abb. 39. Subcutanes Bindegewebe der Flankengegend mit parasitärer Lymphangiosis (Onchocerca volvulus). HE, 80×

WUCHERER beschreibt sehr anschaulich das phasenweise Auftreten der Erreger im chylösen Urin. Bereits im vorigen Jahrhundert wurde durch mehrere klinische Untersucher der Nachweis erbracht, daß sich die Erreger und insbesondere die Lymphe aus den gestauten Lymphgefäßen, z.B. der Harnblasenwand, entleeren und daß die Lymphstauung mit der Ektasie der Lymphgefäße durch die intravasale Ausbreitung der Erreger zustande kommt. So konnte HAVELBURG (1882) durch die Ableitung klaren Ureteren-Urins belegen, daß in dem von ihm beobachteten Fall mit Chylurie die Lymphe aus den gestauten Lymphgefäßen der Harnblasenwand stammte. Die Chylusgerinnsel können die Harnwege verlegen und bis zur Anurie führen[333]. Die Chylurie kommt jedoch nicht ausschließlich durch Lecks der Harnblasenwand zustande, auch an den Lymphgefäßen der Ureterwand und der zugehörigen Lymphknoten konnte LOW (1912) autoptisch erweiterte dünnwandige Lymphgefäße darstellen, wobei ihm auch noch der Nachweis verkalkter Residuen der sklerös abgekapselten Erreger gelang. Pyelographisch kann es in derartigen

[331] AUGUSTINE und DRINKER 1935, FIELD und DRINKER 1935, GIRGENSON 1952.

[332] LEWIS 1873, WUCHERER 1868, PONFICK 1880. [333] MACKENZIE 1882, MANSON 1883.

Fällen zur Kontrastmitteldarstellung paraaortaler Lymphknoten kommen, in einem Fall verschwand nach einer retrograden Pyelographie die Chylurie[334]. Bei Verlegung der Cysterna chyli durch Filarien wurden Lymphvaricen am Rückenmark sowie Entwicklung von Hydrocelen, Chylocelen und Chylurie beschrieben[335]. Schwangerschaft, Cervicitis und Prostatahypertrophie, ja sogar Nahrungsaufnahme sollen die Manifestation der Chylurie fördern[336]. Unter den Nierenveränderungen bei Filariasis der Lymphgefäße mit Chylurie soll sogar eine Einschränkung der glomerulären Filtration vorkommen[337]. Die lymphvasculären Lecks der ableitenden Harnwege, die zur Chylurie führen, können zum Teil durch röntgenologische Lymphographie sichtbar gemacht werden[338]. Dadurch konnten cystisch erweiterte Lymphgefäße, vermiforme Lymphplexus, zirkulär verlaufende und verzweigte Lymphgefäße nach Filariasis unterschieden werden[339]. Nach lymphographischer Darstellung des lymphvasculo-urinösen Fistelbezirks kann eine chirurgische Abtrennung und Ligatur der ektatischen Lymphgefäße entlang der Harnwege erfolgen, die zur prompten Beseitigung der Chylurie führen soll[340].

Im Vergleich zur Ausbreitung der Filariasis sind Beteiligungen der Lymphgefäße bei anderen parasitären Erkrankungen selten. Immerhin kommen Obliterationen von Lymphgefäßen mit nachfolgender peripherer Lymphstauung und Ektasie der distalen Lymphgefäßabschnitte auch bei Befall mit Echinokokken, Bilharziose, Cysticercus cellulosae, Ascariden, Taenien und Plasmodium malariae vor[341]. Naturgemäß führt die Bilharziose bei lymphvasculärer Ausbreitung auch zur Chylurie. Bei Cysticerkose sollen sich nach erregerbedingter Verlegung von Lymphgefäßen besonders dichte Lymphplexus entwickeln. Chylöse Ergüsse und Chylurie manifestieren sich bevorzugt in den Fällen, bei denen sich die parasitäre Infektion auf eine vorher bestehende Lymphgefäßanomalie aufpfropft. Parasitäre Infekte der Lymphbahn sollen im übrigen ebenso wie Lymphangitiden anderer Genese cystische Lymphgefäßtumoren induzieren können.

### b) Lymphangiosis durch unbelebte Reize

Partikuläre Substanzen, die im Organismus auf lymphvasculärem Wege von Oberflächen oder aus den Interstitien absorbiert und transportiert werden, lösen Veränderungen an den Lymphgefäßen aus, die teils einer Lymphangitis, teils mehr einer obliterativen Lymphangiose entsprechen. In der Lunge und in deren ableitenden Lymphgefäßen lassen sich die Bedingungen des lymphogenen Transports partikulärer Substanzen wie der verschiedenen Stäube besonders gut studieren. Der lymphogene Staubtransport von den Alveolen zu den regionären Lymphknoten ist in seiner Abraumfunktion bereits lange erarbeitet. Arnold sprach 1880 von der Filterfunktion des lymphatischen Gewebes in der Lunge. Die schnelle Lymphdrainage der Lunge ist für die Atmungsfunktion unabdingbare Voraussetzung, da sonst die eingeatmeten und von der Alveolarwand absorbierten Stäube zu zelligen Reaktionen in der Alveolarwand führen müßten, die keine Diffusion der Atemgase mehr zuließen[342]. Unter der chronischen Belastung der Lymphgefäße beim Staubtransport sind Reaktionen der Gefäßwand bis zur Obliteration der Lumina die Regel. Bei Lymphstauung mit valvulärer Insuffizienz

---

334 Wood 1929. 335 Ray 1934. 336 Yamauchi 1945, Rényi-Vámos 1958.
337 Szabó et al. 1960.
338 Kinmonth 1954, Turiaf et al. 1962, Cockett und Goodwin 1962, Servelle 1963, Picard 1967, Akisada und Tani 1967, Rajaram 1970. 339 Akisada 1970.
340 Morse et al. 1958, Torres und Estrada 1962, Taenzer und Opitz 1967.
341 Remlinger 1918, Fischer 1935, Morse, Biggs und Raines 1958, Morgan und Larotunda-Formato 1962. 342 Engel 1957, Otto 1970.

soll auch ein retrograder Transport von Staubpartikeln innerhalb der Lymphgefäße möglich sein[343]. Eine zumindest streckenweise retrograde Ausbreitung der Stäube muß auch angenommen werden, wenn retroperitoneale Lymphknoten durch direkten Lymphtransport der Stäube gefärbt bzw. verändert werden[344]. Die silikotische Verschwielung erfaßt nicht nur die Ablagerungsstellen des Quarzstaubes, sondern induziert auch deutliche Verschwielungen der transportierenden Lymphgefäße[345]. Ähnliche Veränderungen sind auch nach beruflicher Belastung mit Einatmen von *Emaille* beobachtet worden[346].

Der Staubtransport durch die Lymphgefäße wurde ähnlich wie der von Tusche, Farbstoffen und Zellen zur experimentellen Darstellung größerer Lymphgefäßstrecken benutzt[347]. Der Prozeß der Obliteration von Lymphgefäßen unter der Belastung des chronischen Staubtransportes wie bei der Silikose ist relativ gut belegt. In den Lymphgefäßen finden sich vermehrt Leukocyten und Phagocyten mit Staubpartikeln. Das Endothel der Lymphcapillaren und der kleineren Lymphgefäße wird zunehmend kubisch und soll sich zum Teil abstoßen. Über das Stadium einer Stase von Phagocyten in den Lymphgefäßen soll sich eine chronische Lymphangitis einstellen, die schließlich in eine obliterierende Bindegewebswucherung übergeht. Bei der Endolymphangitis proliferans sollen die staubbeladenen Zellen oft kernlos erscheinen[348]. Zwischen den phagocytierenden Zellen sollen auch Fibringerinnsel ausfallen, die ihrerseits wieder zur Matrix für einsprossendes obliterierendes Bindegewebe werden. Ähnliche Vorgänge müssen auch bei der von PRICE (1970) beschriebenen endemischen Elephantiasis in Äthiopien durch Resorption und Lymphgefäßtransport von Silikat und Aluminium angenommen werden. Für die Veränderungen wurde auch die Bezeichnung Lymphangio-Koniosis diskutiert. Eine derartige Begriffsprägung läßt das Bestreben erkennen, die Reaktion des Lymphgefäßsystems auf eingedrungene oder absorbierte, nicht belebte corpusculäre Substanzen von der typischen Lymphangitis abzugrenzen. In diesem Sinne möchten wir auch unsere Einordnung der Veränderungen unter die Lymphangiosis verstanden wissen.

Neben dem Transport acellulären amorphen Materials spielt auch die Drainage durch das Lymphgefäßsystem im cellulären Transport eine wesentliche Rolle. Die Veränderungen der Lymphgefäße unter massiver transportativer Belastung durch eindringende oder resorbierte Zellen wird eindrucksvoll durch die tumoröse Lymphangiose belegt.

### c) Lymphangiosis carcinomatosa

Entgegen der embolischen Ausbreitung von Tumorzellen mit dem noch intakten Lymphstrom wird das Lymphgefäß unter der tumorösen Lymphangiose von den Geschwulstzellen ausgefüllt. Die in den Lymphgefäßen neoplastisch weiterwuchernden Zellen können sich nach zentral wie nach distal ausdehnen und die typischen Geschwulstthromben bilden (Abb. 40). Am Rand der sich ausdehnenden Geschwulstthromben kann das Endothel der ausgefüllten Lymphgefäße intakt bleiben. Die von Krebszellen ausgefüllten Lymphgefäße sind unter den serösen Häuten vielfach als perlschnurartige grau-weiße oder gelbliche Streifen zu verfolgen (Abb. 41). Eine gleichartige Ausbreitung von Tumorzellen wurde auch an der Haut beschrieben[349]. Die Lymphangiosis carcinomatosa der Pleura kann in einzelnen Fällen die Anthrakose der Pleura überlagern[350]. Der retrograde Lymphstrom mag selten sein, unter der tumorösen Lymphangiosis ist eine Aus-

343 BEITZKE 1908, 1925, POSTHOFEN 1953. 344 FRANKE 1912.
345 DVIZKHOV 1951, ROTENBERG 1952. 346 ERDÉLYI und ÖKRÖS 1960.
347 HIGGINS et al. 1929, 1930, COURTICE et al. 1950, 1952.
348 WINKLER 1924. 349 GEIPEL 1911. 350 OTTO 1970.

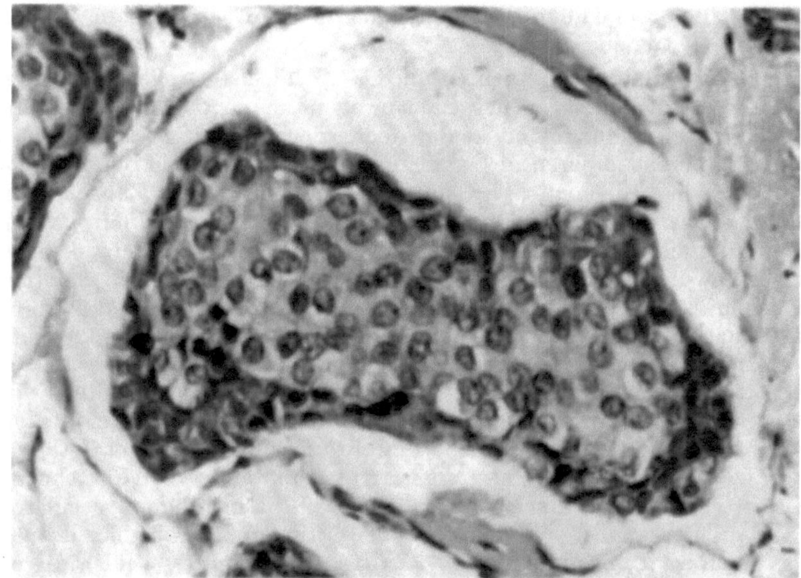

Abb. 40. Lymphangiosis carcinomatosa. El. v. Gieson, 310×

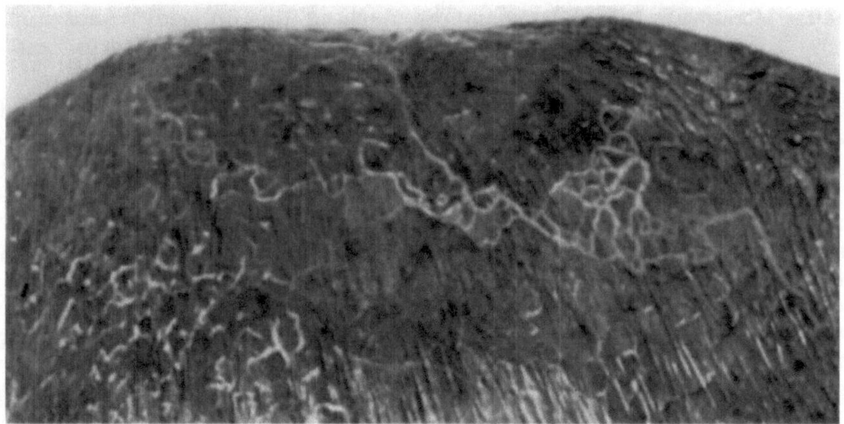

Abb. 41. Lungenflügel mit ausgeprägter subpleuraler Lymphangiosis carcinomatosa

breitung der Tumorzellen entgegen dem ursprünglichen Lymphstrom ein bekanntes Phänomen[351]. Es sei aber noch einmal betont, daß ohne tumoröse Verlegung von Lymphgefäßen der früher so oft zitierte retrograde Lymphstrom kaum vorzukommen scheint[352]. Der Befall der Lymphknoten nach lymphvasculärer embolischer Verschleppung von Tumorzellen kann seit VIRCHOW (1864) als Beleg für die übliche Ausbreitungsform mit dem Lymphstrom angesehen werden. STRÄULI (1960) nannte diese Ausbreitungsform „orthograde Krebsbesiedlung"

351 VON RECKLINGHAUSEN 1885, VOGEL 1881, ARNOLD 1891, VIERTH 1895, RIBBERT 1897, WINKLER 1898, MEYER 1900, HART 1908, ZSCHAU 1933.

352 NORDMANN et al. 1953, ODEN 1960.

und sah die Tumorbesiedlung der Randsinus in den Lymphknoten als Beispiel einer derartigen Streuung an.

Unter der kontinuierlichen Ausbreitung des Geschwulstgewebes bei der Lymphangiosis kann es zur plexiformen Entfaltung von Lymphcapillarnetzen kommen, die normalerweise kollabiert und kaum identifizierbar sind. So konnte die Ausdehnung der Lymphcapillaren in Organen und Geweben wie in der Harnblasenwand, in der Niere, den inneren Genitalorganen und in der Zunge unter der Lymphangiosis carcinomatosa verfolgt werden[353]. Im Sinne einer „prälymphvasculären Lymphangiose" dürfen wohl auch die Fälle aufgefaßt werden, bei denen sich die Geschwulstzellen in Gewebsscheiden wie den perineuralen Spalten und den Rückenmarkshäuten ausbreiten, die Anschluß an das Drainagesystem der Lymphgefäße haben[354]. Nach lymphangiöser Geschwulstausbreitung können auch die Lymphgefäße sichtbar werden, die als fakultative Kurzschlüsse an den filternden Lymphknoten vorbeiführen[355]. Diese Beobachtung konnte Engeset (1959) experimentell bestätigen, indem er Walker-Tumorzellen in Hodenlymphgefäße bei Ratten injizierte und eine direkte Carcinose des Ductus thoracicus erzielte, ohne daß ein Befall der interponierten Lymphknoten zu verzeichnen war. In einzelnen Fällen soll es auch vorkommen, daß die intralymphvasculäre Carcinose eine proliferierende Lymphangitis oder einen primären Tumor des Gefäßendothels simuliert[356]. Zschiesche und Waller (1961) unterscheiden die embolischen Tumorzellkomplexe, die oft in Fibrinthromben eingeschlossen sind, aber auch Klappen oder Endothelzellen anhaften können, von der tapetenförmigen Endolymphangiosis carcinomatosa. Bei der zweiten Form sollen die Krebszellen nach der Zerstörung der Basalmembran auch in die übrigen Wandschichten größerer Lymphgefäße einwachsen; diese Form des Wachstums scheint fast nur bei Adenocarcinomen vorzukommen.

Die carcinomatöse Lymphangiose des Ductus thoracicus stellt eine häufige Metastasierungsform vor allem bei Carcinomen des Magen-Darmtraktes, der Gallengänge, des Uterus, der Hoden und der Prostata dar[357]. Frankenthal (1931) beobachtete bei einer ausgedehnten carcinomatösen Lymphangiosis infolge eines cirrhösen Pankreascarcinoms diffuse Chylorrhagien per diapedesin. Aber auch bei Mammacarcinomen sollen carcinomatöse Verlegungen der großen Lymphstämme bestehen können[358]. Es darf in diesem Zusammenhang nicht verwundern, daß die Hinweise auf die jeweiligen kasuistischen Beispiele durchweg älteren Datums sind. Die Carcinose des Ductus thoracicus ist nicht nur ein hinlänglich dokumentierter Befund, er dürfte unter den derzeitigen therapeutischen Möglichkeiten auch immer seltener zu beobachten sein. Immerhin konnte Brunner noch 1960 bei systematischer Untersuchung von Ductus thoracici in 53 Fällen abdominaler Carcinome 11mal einen Befall des Ductus thoracicus nachweisen. Wesentlich höher dürfte diese Befallsrate noch bei blastomatösen Erkrankungen des retothelialen Systems liegen[359]. Young (1956) fand unter 16 Sarkomen des lymphoreticulären Gewebes 12mal Absiedlungen im Ductus thoracicus, das würde 75% entsprechen, während 129 Fälle von Carcinomen nur in 37,2% eine Carcinose des Ductus thoracicus auf-

[353] Albaran 1892, Küttner 1898, Kroemer 1904, Rawson 1949, Baker, Govan und Sawyer 1954. [354] Saxer 1902, Knierim 1908.

[355] Baum 1911, Zeidman und Buss 1954, 1959, Brunner 1960, Ludwig 1961/62.

[356] Baiochi 1925.

[357] Acker 1873, Behrens 1879, Weigert 1880, Enzmann 1883, Leydhecker 1893, Bargebuhr 1893, Turney 1893, Hectoen 1894, Pannenborg 1895, Schramm 1896, Unger 1896, Most 1898, Sandkuhl 1900, Meinel 1902, Hillier 1903, Schmidt 1903, Stevans 1907, Herzog 1917, Stern 1923, Di Biasi 1926, Corten 1932.

[358] Cohn 1903, Schwedenburg 1905, Kaufmann 1931, Washburn 1938.

[359] Rotter und Büngeler 1955.

wiesen. Eine ähnliche hohe Beteiligung der großen Lymphstämme bei Lymphogranulomatose, Morbus Brill-Symmers, Lymphosarkomen und Retothelsarkomen wurde auch von anderen Autoren mitgeteilt[360]. Verlegungen von Lymphgefäßen sollen vergleichbar auch unter Befall der Lymphknoten mit Boeckscher Erkrankung vorkommen[361]. Die tumoröse Verlegung von Chylusgefäßen kann sich unmittelbar auf die Cysterna chyli fortsetzen. Nach WINKLER (1924) soll allerdings eine krebsige Verlegung der Cysterna chyli weit seltener als ein carcinomatöser Verschluß der mittleren oder oberen Ductusabschnitte sein. In diesem Zusammenhang müssen auch die Fälle erwähnt werden, bei denen ein Geschwulstthrombus des Ductus zu einer venösen Obstruktion im Angulus venosus führt. Die Bedeutung derartiger Geschwulstthromben für die weitere neoplastische Streuung ist evident.

Die Folgen carcinomatöser Verlegung der großen Lymphstämme entsprechen denen bei Obstruktion dieser Gefäße aus anderer Ursache. Die Entstehung von lymphatischen bzw. chylösen Ergüssen und Ödem hängt von der Menge der verlegten Lymphgefäße ab. Darüber hinaus dürfte auch die Geschwindigkeit des Aufkommens einer tumorösen Lymphangiose die Ergußbildung bestimmen. Die Entwicklung von Kollateralen und von lymphatico-venösen Anastomosen kann ebenso wie bei Blutstauungen des venösen Systems als wesentlicher Kompensationsmechanismus Ergüsse verhindern oder rückbilden[362]. Immerhin sollte ein chylöser Peritoneal- oder Pleuraerguß bei Erwachsenen immer zuerst an eine tumoröse Verlegung von größeren Lymphgefäßstämmen denken lassen[363]. Durch den Zerfall und die Verfettung der Krebszellen soll der tumorös bedingte chylöse Erguß eine besonders milchige Beschaffenheit haben[364]. Entsprechend sollen bei derartigen Ergüssen auch vermehrt Xanthomzellen im Ductus thoracicus und im perivasculären Bindegewebe entstehen[365]. Der erhöhte intralymphvasculäre Druck und die Lymphostase sollen ihrerseits wiederum den Eintritt von Krebszellen in die Lymphgefäße erleichtern[366]. Für diese Annahme sprechen die Veränderungen der Lymphcapillarwand unter Lymphostase; vor allem die Öffnung der Intercellularspalten könnte das Eindringen der Tumorzellen erleichtern. GOODWIN und KAUFMAN (1956) konnten bei einem Patienten eine Spontanruptur einer Niere infolge hochgradiger Lymphostase bei Carcinose aller Lymphgefäße im Bauchraum beobachten. Das lymphostatische Ödem bei der Lymphangiosis carcinomatosa begünstigt auch Infektionen der Lymphgefäße und ihrer bindegewebigen Umgebung bis zur Ausbildung purulenter und gangränöser Lymphangitis und Perilymphangitis. Vor allem am Ductus thoracicus kann eine Carcinose auch zur Infiltration der mittleren Wandschichten führen, was zur Prägung des Begriffs Mesolymphangiosis führte. Oft bleibt das Endothel unter den sich intralymphvasculär ausbreitenden Tumorzellen intakt. Bei carcinomatöser Infiltration der Lymphgefäßwand auf dem Boden einer Lymphangiosis carcinomatosa kann die intravasale Tumormasse auch zum Ausgangspunkt größerer Tumorknoten werden. So wurden vereinzelt Tumorketten entlang mittelgroßer Lymphgefäße beschrieben. Die Lymphangiosis mit Verschluß der größeren Lymphstämme mag unter den heute zur Verfügung stehenden Therapiemöglichkeiten hintangehalten werden, die Lymphangiosis der kleineren Äste des Lymphgefäßsystems wird jedoch immer mehr an Beachtung gewinnen. Therapeutische

---

360 COLEY 1924/25, BENDA 1926, WALTHER 1948, LINKE und STELZEL 1950, BAY und NATVIG 1961, KELLY und BUTT 1960, ZSCHIESCHE 1963, BENNINGHOFF, CAMIEL und TAKASHIMA 1970. 361 SILVER et al. 1966.

362 WEISS 1894, SENATOR 1895, STERN 1913, LEWIN 1916, JOB 1918, SCHIERGE 1922, YATER 1935, MONTGOMERY 1936, DILLARD und PERKINS 1958, MCCARTHY und ORGAN 1958, THREEFOOT et al. 1962, 1966, 1967, BÉLAN, MÁLEK und KOLC 1963, TRAPP 1967, TISMER und FRIEDMANN 1969. 363 BOURDON et al. 1967. 364 SCHMÜCKER 1928.

365 OBIDITSCH 1937, KLOOS 1939. 366 ARIEL und RESNICK 1967.

Versuche mit intralymphvasculärer Injektion von Cytostatica und schneller Verschorfung des Tumorbettes unter der Exstirpation des Tumors zeigen bereits an, wie sehr der tumorösen Lymphangiosis Rechnung getragen wird.

## VIII. Lymphostase — Lymphödem

### a) Ursachen — Verlauf — Folgen

Die Stauung von Lymphe innerhalb des Lymphgefäßsystems mit und ohne Ausbildung eines prälymphvasculären interstitiellen Ödems kann immer nur Symptom, nur Hinweis auf einen Krankheitsprozeß an proximaleren Gefäßabschnitten sein. Die Folgeerkrankung „lymphostatisches Ödem" haben wir infolgedessen auch schon mehrfach in den voraufgehenden Abschnitten aufgeführt. Die Bedeutung der Lymphostase für die Organe wie auch für das Stützgewebe erscheint aber ebenso wenig wie ungenügend beachtet. Eine Zusammenfassung der Ursachen und Erscheinungsbilder der Lymphostase soll daher eine Abrundung der bisher dargestellten Pathomorphologie des Lymphgefäßsystems erbringen.

Anlage und Plastizität des Lymphgefäßsystems machen es schwierig, im Experiment ein permanentes Lymphödem hervorzurufen. Das gilt vor allem dann, wenn größere Organe wie die Leber, die Lunge oder die Nieren über verschiedene lymphatische Drainagewege verfügen[367]. Unter einer experimentellen Lymphostase der Nieren entwickelt sich bald eine Nephrose mit primärer tubulärer Manifestation. THREEFOOT u. Mitarb. (1967) sahen eine Verdickung der Basalmembranen in der Niere unter dieser Belastung. TORMENE u. Mitarb. (1964, 1965) folgerten, daß ein lymphostatisches interstitielles Nierenödem zu einer schnellen und schweren Störung der Konzentrationsfähigkeit des Nierengewebes führen müsse und daß die lymphostatisch bedingte Störung der interstitiellen Osmolarität eine Aufhebung des Gegenstromprinzips in der Niere einleiten müsse. Die bereits von KAISERLING und SOOSTMEYER (1939) beobachtete Schwellung der Nieren (Abb. 42) unter Lymphostase konnten LILIENFELD u. Mitarb. (1967) röntgenologisch bestätigen. Die nephrotischen Veränderungen infolge Lymphostase bilden sich nach 4—6 Wochen wieder zurück, das Epithel der Harnkanälchen regeneriert vollständig, im Interstitium persistiert lediglich eine leichte Fibrose[368]. Analog zu den morphologischen Bildern wird für die Nieren auch funktionell nach einigen Wochen ein Normalzustand erreicht[369].

Ligaturen der Lymphgefäße des Leberhilus führen bei Kaninchen, Ratten und Hunden bereits nach etwa einer Stunde zur Entfaltung der intrahepatischen Lymphgefäßäste (Abb. 43), die Intercellularspalten der Lymphcapillarendothelien klaffen und das lymphostatische Ödem bedingt eine Auflockerung des perilobulären Bindegewebes. Als spezifisch prälymphvasculäre Strecke werden die Disseschen Spalten erweitert[370].

Nach CSILLIK, FÖLDI u. Mitarb. (1962, 1967) werden die Parenchymzellen durch das lymphostatische Ödem vom Blutgefäßsystem abgedrängt. In den Leberzellen sollen dadurch die mitochondrialen Enzyme in ihrer Aktivität vermindert werden, eine Verschiebung der Enzymmuster wird histochemisch nachweisbar und in den Leberzellen treten vermehrt Fett-Tropfen auf. GERLACH, THEMANN und ZOLTAN (1968) sahen außerdem Anhäufungen von Gallepigment in den Leberzellen. Durch die Lymphostase werden aber nicht nur die Parenchymzellen betroffen, auch die Sternzellen und die perivasalen Bindegewebszellen lassen

---

[367] HASS 1936, BABICS, FÖLDI, RÉNYI-VÁMOS, ROMHANYI, RUSZNYÁK und SZABÓ 1954, 1955, CSILLIK und FÖLDI 1965, CHAVEZ et al. 1967, HUTH et al. 1968, 1970.

[368] FELICE und ROMUALDI 1947, ROMUALDI und MONACI 1947, NATUCCI und ZACCARINI 1949, HUTH 1968, 1970. [369] FEDER und MCDONALD 1967. [370] BABICS et al. 1954/55).

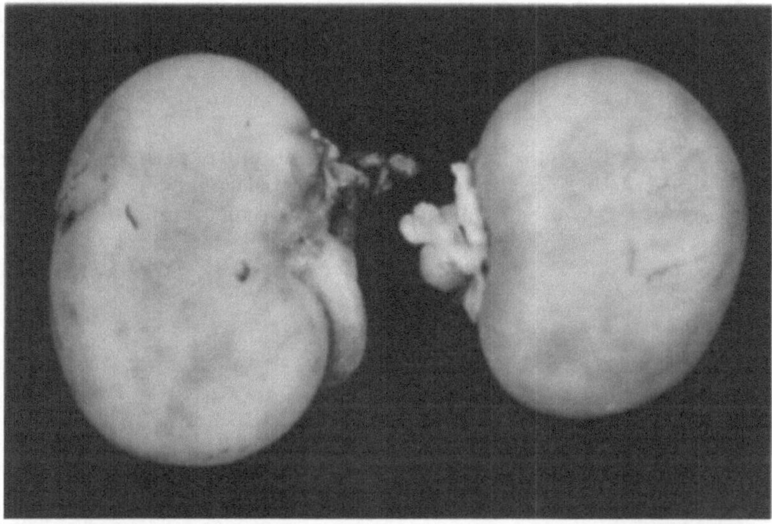

Abb. 42. Schwellung der linken Niere eines Kaninchens 2 Tage nach Ligatur der Lymphgefäße am linken Nierengefäßstiel. Daneben zum Vergleich die normale rechte Niere

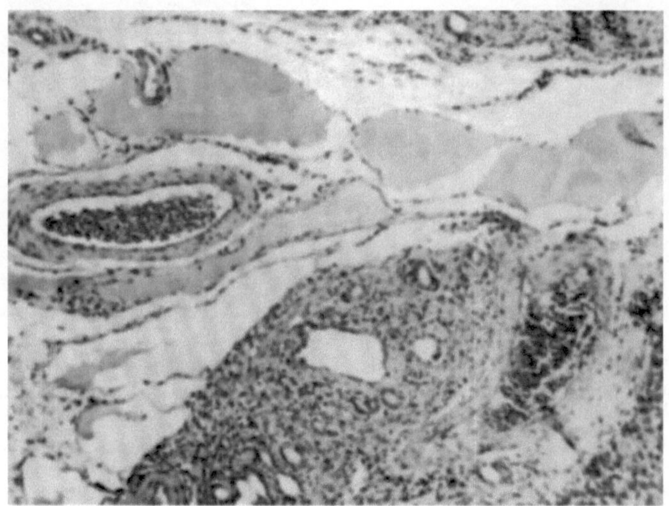

Abb. 43. Intrahepatische Lymphangiektasie bei cirrhotischem Umbau der Rattenleber 10 Wochen nach experimenteller Cholostase und Lymphostase. Goldner, 80×

indirekt Störungen ihrer spezifischen Funktion erkennen. Mit der von Dumont und Martelli (1969) inaugurierten Methode der röntgenologischen Darstellung der Leber durch intravenöse Injektion suspendierten Tantalpulvers konnten Huth, Davaris u. Mitarb. (1970/71) nachweisen, daß die Speicherung von Tantal durch die Sternzellen und die perivasalen Bindegewebszellen unter Lymphostase stark verzögert und absolut vermindert ist (Abb. 44a, b). Einzelne Leberzellnekrosen können sowohl morphologisch als auch durch Messung der Serum-Transaminasen belegt werden[371]. Die experimentellen lymphostatischen Veränderungen der Leber sind jedoch ebenso wie die an der Niere bereits nach 1—2 Wochen rückläufig, es treten keine frischen Leberzellnekrosen mehr auf und es kommt zu einer weitgehenden restitutio ad integrum mit Ausnahme einer leichten perilobulären Fibrose der Leber.

Zu vergleichbaren Ergebnissen führten Versuche mit experimenteller Lymphstauung der Milz. In diesem Organ wird die Fibrosierung der Kapsel und des Bindegewebsgerüstes besonders augenfällig[372]. An den Lymphknoten soll eine

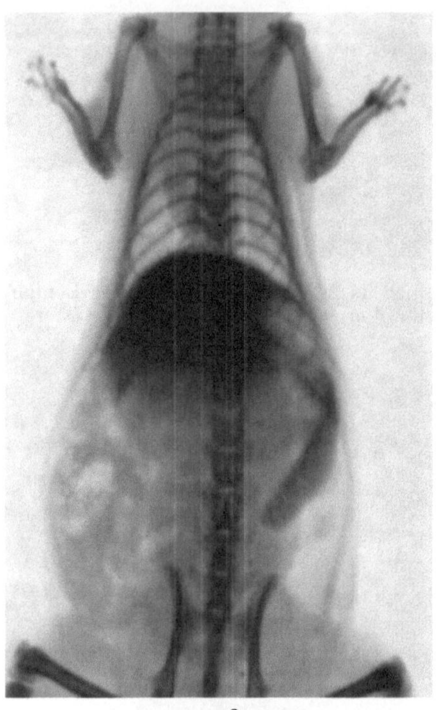

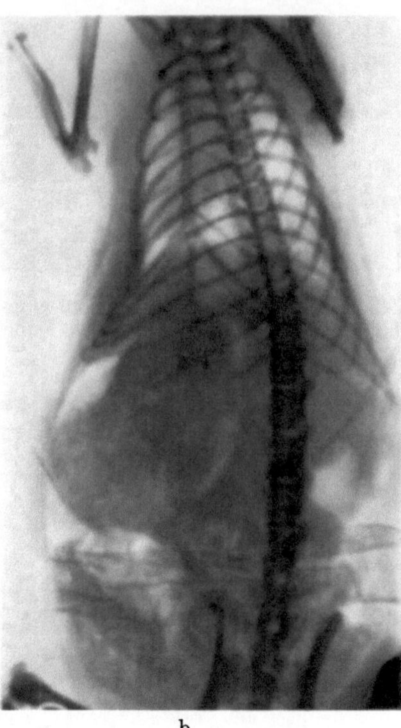

a b

Abb. 44. a Röntgenologische Darstellung der Leber und der Milz 48 Std nach intravenöser Injektion suspendierten Tantalpulvers. b Weitgehendes Fehlen der Darstellung durch Tantalpulver nach voraufgegangener experimenteller Lymphostase der Leber

Lymphostase eine lymphatische Hyperplasie und einen Sinuskatarrh hervorrufen[373]. OTTAVIANI (1951) sowie FÖLDI, JELLINEK und SZABÓ (1955) machten ähnliche Beobachtungen nach Lymphostase der Schilddrüse.

Ein experimentell induziertes lymphatisches Ödem ruft am Herzmuskel eine Auflockerung des interstitiellen Bindegewebes mit reaktiven Rundzelleninfiltraten hervor, die schließlich zu einer im EKG faßbaren hypoxämischen Schädigung des Herzmuskels führen können. Eine Ligatur der parakardialen Lymphknoten und Lymphgefäße führt infolge Herzmuskelnekrosen auch zu einer erheblichen Erhöhung der Serum-Glutamat-Oxalat-Transaminase[374]. Die Veränderungen bei Lymphblockade dürften zum Teil auch darauf beruhen, daß an den Coronararterien eine Imbibition der Gefäßwände mit Plasma eintritt, die eine mäßige

[371] RUSZNYÁK, FÖLDI, SZABÓ et al. 1955—1969, HUTH et al. 1970.
[372] NATUCCI und GIARELLI 1951. [373] FISCH 1966. [374] FÖLDI et al. 1954, 1959.

persistierende Fibrose der Mediamuskulatur einleiten kann[375]. Am Endokard und an den Herzklappen kann das lymphatische Ödem eine beträchtliche Sklerosierung hervorrufen[376].

Seit 1962 haben FÖLDI u. Mitarb. zahlreiche Befunde zur experimentellen lymphostatischen Encephalopathie zusammengetragen (vgl. FÖLDI, S. 289). Das Hirnödem, das nach Ligatur der cervicalen Lymphgefäße und Lymphknoten auftritt, schließt auch den Nervus opticus ein und führt zum Papillenödem der Retina. Die lymphostatische Ophthalmopathie hat sich etwa eine Woche nach der cervicalen Lymphblockade manifestiert. Die Beteiligung des Auges bei cervicaler Lymphblockade ist jedoch nicht nur auf die Retina beschränkt, auch die Drainage des übrigen Bulbus ist vermindert. Intracorneal injiziertes Serum ruft bei Hunden mit lymphostatischer Ophthalmopathie eine länger anhaltende Trübung hervor als bei Tieren ohne Ligatur der cervicalen Lymphwege[377]. Druckmessungen der Cerebrospinalflüssigkeit ergaben konstante Erhöhungen des Druckes in den Seitenventrikeln und in der Cysterna magna[378]. Am übrigen Zentralnervensystem wurde analog zur Erweiterung der Disseschen Räume in der Leber auch eine Verbreiterung der Virchow-Robinschen Räume beobachtet. Seit 1967 arbeitete dieselbe Arbeitsgruppe um FÖLDI und CSILLIK das Bild der lymphostatischen Hämangiopathie im Zentralnervensystem heraus. Die Endothelzellen der Blutcapillaren werden vermehrt vacuolisiert, die Osmiophilie der Strukturen soll abnehmen und die Veränderungen der Blutgefäße sollen das cerebrale Ödem vermehren sowie eine Kollagenisierung begünstigen. Die Blutgefäße der Area postrema sollen besonders stark betroffen sein. Teils direkt durch das lymphostatische Ödem, teils indirekt durch die lymphostatische Hämangiopathie des Zentralnervensystems treten erhebliche Gliazellveränderungen bis zu Zellnekrosen ein. Die strukturellen Veränderungen bei lymphogener Encephalopathie sollen denen bei Pantothen-Pyridoxin-Mangelzuständen gleichen[379]. Entsprechend sollen die lymphostatisch bedingten Gliazellveränderungen durch Gabe von Pantothensäure und Pyridoxin weitgehend verhindert werden können[380]. Die Bedeutung der lymphostatischen Encephalopathie kann wohl durch keinen Befund so stark unterstrichen werden, wie durch die pathophysiologischen Beobachtungen: Die Krampfbereitschaft ist über lange Zeit erhöht, die Elimination von Barbituraten aus dem Zentralnervensystem wird durch die Lymphblockade stark verzögert. Die Erhöhung der Krampfbereitschaft wurde mit der Abnahme der Gamma-Amino-Buttersäure in verschiedenen Hirnstrukturen in Zusammenhang gebracht[381].

An den größeren Lymphstämmen lassen sich kaum einmal durch Ligatur oder sklerosierende Substanzen permanente Lymphödeme oder chylöse Ergüsse einleiten[382]. LEE (1921) hatte bereits erkannt, daß neben dem Ductus thoracicus und seinen intrathorakalen Kollateralen auch andere Lymphgefäße ligiert werden müssen, bevor der gesamte Querschnitt der ableitenden Lymphstämme so stark eingeengt wird, daß lymphogene Ergüsse eintreten. BLALOCK u. Mitarb. (1937) mußten bei Hunden neben mehrfachen Ligaturen des Ductus thoracicus außerdem sklerosierende Substanzen in die Cysterna chyli injizieren, um bei der Hälfte der Versuchstiere chylöse Ergüsse einzuleiten. Ihre Beobachtungen wurden später von PAPP (1962) bestätigt. Die experimentell gewonnenen Befunde machen deutlich, daß generalisierte Lymphödeme oder chylöse Exsudate in den Körperhöhlen als Hinweis auf besonders ausgedehnte und länger anhaltende Obstruktionen des

375 VERÉSS et al. 1966, CELIS et al. 1968.
376 MILLER, PICK und KATZ 1960, KLINE, MILLER und KATZ 1963, SYMBAS et al. 1966, 1969.
377 SZEGHY, ZOLTÁN und FÖLDI 1963. 378 CSANDA, ZOLTÁN und FÖLDI 1961.
379 JOÓ et al. 1967. 380 CSILLIK et al. 1967.
381 OBÁL, MADARÁSZ, ZOLTÁN, CSANDA und FÖLDI 1964, FÖLDI et al. 1964, 1966.
382 EFSKIND 1941, BUNTING et al. 1921, BLÜMEL und PIZA 1960.

Lymphgefäßsystems zu gelten haben. Bereits im Rahmen der Besprechung parasitärer Lymphangiosen wurde darauf hingewiesen, daß die Sklerosierung der Lymphgefäße z.B. nach Filarienbefall bis zu chylösen Ergüssen, elephantischen peripheren Ödemen und zu Lymphangiektasien in den inneren Organen führen kann. Dabei können die gestauten Lymphgefäße varicös in Hohlorgane wie in die Harnblase hineinragen[383]. Neben anderen hat SZABÓ (1960) darauf aufmerksam gemacht, daß bei manchen Fällen mit idiopathischer Steatorrhoe an obstruktive Läsionen der Chylusgefäße gedacht werden muß. So kann eine mesenteriale Lymphostase nach tuberkulös bedingter Obstruktion der Lymphgefäße zur Blockade der Fettresorption mit nachfolgendem Infantilismus und Dystrophie führen.

Neben der Entfaltung kollateraler Lymphgefäße sei auch an dieser Stelle noch einmal auf den Kompensationsmechanismus der Eröffnung und Neubildung lymphaticovenöser Anastomosen hingewiesen[384]. Die lymphovenösen Kurzschlüsse werden sowohl im Tierexperiment als auch bei lymphographisch-röntgenologischer Untersuchung beim Menschen zahlreich und in verschiedenen Regionen und Organen gesehen[385]. Eine partielle Kompensation des Lymphabflusses nach Ligatur von Lymphgefäßen und größeren Lymphstämmen durch Auswachsen neuer Lymphgefäße konnte durch Farbstoffinjektion nachgewiesen werden[386]. Ähnlich konnten auch GOOTT, LILEHEI und MILLER (1960) nach Autotransplantation von Dünndarm und Mesenterium eine schnelle Regeneration von Lymphgefäßen mit Injektion von Vitalfarbstoffen und Röntgenkontrastmittel demonstrieren. KOCANDRLE u. Mitarb. (1966) kamen zu ähnlichen Ergebnissen nach Homoio- und Autotransplantation von Dünndarm bei Hunden. Nach Resektionen größerer Lymphknotenpakete und Lymphplexus bestimmt die Größe des entfernten Gewebsblockes den Grad des lymphostatischen Ödems[387]. Bei Lymphödem der Arme infolge radikaler Ausräumung des axillären Fettgewebes konnte sowohl scintigraphisch als auch plethysmographisch ein erhöhter Blutdurchfluß des geschwollenen Arms gemessen werden[388]. Mit dem vermehrten Blutstrom steigt die Filtration des Capillarnetzes, womit eine zusätzliche Belastung des lymphostatischen Ödems entstehen kann. Eine zusätzliche Entzündung kann die Sklerosierung und damit die Ausdehnung der Strecke, in der der Lymphabfluß unterbrochen ist, steigern. Auf die Ausbildung von Lymphcysten nach Resektion größerer Lymphgefäße wurde bereits früher hingewiesen. Diese Beobachtung kann ergänzt werden durch den Hinweis auf Pseudocysten in der Zahnpulpa, die nach Aufstauung von Lymphe auftreten[389]. GRENZMANN und BELTZ (1968) beschrieben nach Erweiterung vorher bestehender Anastomosen unter Lymphostase auch Einmündungen neu auswachsender Lymphgefäße in Venen.

Die lymphostatischen Erkrankungen wären unvollständig behandelt, würde nicht auch in diesem Zusammenhang noch einmal auf die primären und sekundären Lymphödeme vor allem an den unteren Extremitäten hingewiesen. Die Ursache der Lymphödeme bis zum Vollbild der Elephantiasis seien hier noch einmal tabellarisch zusammengefaßt: Die tabellarische Übersicht stützt sich auf die Referate von ALLEN und GHORMLEY (1935/36): SCHIRGER und HARRISON (1962), BULKLEY (1962) und JUCHEMS (1963) sowie eigene Anschauungen.

---

383 BLOCH 1913.
384 GVOZDANOVIĆ et al. 1967.
385 POLONSKAJA 1934, FREEMAN 1942, FRAUTCHI 1948, GLENN et al. 1949, WALLACE et al. 1964, WOLFEL 1965, NIELUBOWICZ und OLSZEWSKI 1966, MÁLEK und BELAN 1967.
386 PAPILIAN und RUSSU 1940, CHAVEZ 1967.
387 BRITTON und NELSON 1962.
388 JACOBSON 1967.
389 BALOGH und BOROS 1957.

*A. Primäre (zum Teil idiopathische) Lymphödeme.*

1. Kongenitales Lymphödem.

a) Typ Nonne, Milroy, Meige (hereditär).

b) Einfaches kongenitales Lymphödem.

c) Kongenitales Lymphödem bei Syndromen wie Bonnevie-Ullrich.

2. Lymphoedema praecox mit Manifestation um die Zeit der Pubertät.

*B. Sekundäre (größtenteils obstruktive) Lymphödeme.*

1. Nach bakteriellen, viralen oder mykotischen Infekten.

a) Lokal (Lymphogranuloma inguinale, Lues, Tuberkulose, Lepra, Erysipel, Trichophytosis).

b) Generalisiert (Typhus, Influenza, Tuberkulose).

2. Nach parasitärem Befall (Filariosis, Echinokokken, Malaria, Bilharziose, Chagas-Infektion).

3. Nach lokaler oder generalisierter nicht erregerbedingter Lymphangitis oder Lymphangiosis (nach Bestrahlung, nach sklerosierenden Substanzen, nach Traumen).

4. Bei primären fibrosierenden Erkrankungen (Ormondsche Erkrankung).

5. Bei tumoröser Blockade von Lymphgefäßen und Lymphknoten (Metastasen, Systemerkrankungen der lymphocytopoetischen Organe, primäre Tumoren der Lymphgefäße wie Lymphcysten, Lymphangiome und Lymphosarkome).

6. Nach chirurgischen Resektionen (Ausräumung der Achsellymphknoten, neck dissection, Ausräumung der Leisten- und Beckenlymphknoten, z.B. bei Neoplasien der Genitalorgane).

7. Bei Erkrankungen des Blutkreislaufes und der Nieren mit sekundärer dynamischer Insuffizienz des Lymphgefäßsystems (renale Ödeme, kardiale Blutstauung bei Rechtsherzinsuffizienz, Venenthrombosen, Thrombophlebitis, Hypoproteinämie).

Unter den chirurgisch bedingten Lymphödemen wurde auch eine Spätform mitgeteilt, die sich erst 8 Monate nach Resektionen von größeren Gewebsblöcken entwickelt[390]. Zur Entwicklung der lymphostatischen Extremitätenödeme sei noch einmal unterstrichen, daß Faktoren wie hormonale Umstellungen (Pubertät, Schwangerschaft, Menopause) ebenso wie Adipositas, Erkrankungen des Venensystems und Dysproteinämien fördernden Einfluß gewinnen können. Durch Lymphographien kann die Drainageinsuffizienz bei allen erworbenen peripheren Lymphstauungen erfaßt werden[391]. Darüber hinaus kann mit dieser Untersuchungsmethode nachgewiesen werden, daß sich unter dem Lymphödem nach erworbener Drainageinsuffizienz ein dichtes subcutanes Lymphgefäßnetz kompensatorisch entwickelt. In einzelnen Fällen können sich die lymphostatischen Ödeme auch bevorzugt an den äußeren Genitalorganen manifestieren[392]. Derartige Verteilungen des Lymphödems können sowohl entzündliche Ursachen haben — insbesondere eine Lymphknotentuberkulose — als auch auf Fehlbildungen von Lymphgefäßen beruhen.

Die experimentellen Untersuchungsergebnisse weisen darauf hin, daß lymphostatische Ödeme nicht nur an den Extremitäten oder als Ergüsse in den Körperhöhlen in Erscheinung treten, sondern daß auch an den inneren Organen mit Folgen lymphostatischer Ödeme zu rechnen ist. Eine lymphogene Encephalopathie wäre in der Humanmedizin besonders bei beidseitiger neck dissection zu erwarten. Derartige Resektionen dürften auch die Drainage der Schilddrüse beeinflussen,

[390] Olszewski et al. 1968. [391] Collette 1958. [392] Sack 1903.

deren Lymphokrinie belegt ist[393]. Mit einer Lymphstauung der Thoraxorgane ist z. B. bei Ersatz und Verlegung des lymphatischen Gewebes im Mediastinum durch Carcinommetastasen oder durch Systemerkrankungen wie Lymphogranulomatose zu rechnen. Partielle oder komplette Lymphstauung der Leber könnten durch entzündliche Veränderungen wie bei Pericholecystitis und Cholangitis sowie durch metastatisch-tumoröse Kompressionen hervorgerufen werden. Ein Lymphödem der Niere und der ableitenden Harnwege bis zur Chylurie muß nicht immer als Folge einer Filariasis auftreten, sie kann auch durch Lymphangitiden anderer Ätiologie, durch eine retroperitoneale Fibrose oder durch neoplastische Verlegungen der Lymphwege bedingt sein.

### b) Bedeutung der Lymphostase als Co-Faktor in der Pathogenese anderer Erkrankungen

Der Lymphologe mag dazu neigen, die pathogenetische Bedeutung des in der Regel ziemlich eiweißreichen Lymphödems zu überschätzen, allgemein gerät der Effekt der Lymphostase in der Medizin aber noch zu leicht in Vergessenheit. Auch unter Berücksichtigung der Fibrosierung, die durch eiweißreiche Ödeme in allen Organen und Geweben begünstigt wird, können die lymphostatisch bedingten Alterationen als zumeist reversibel angesehen werden. Abschließend soll jedoch nicht so sehr auf die ausschließliche Lymphostase hingewiesen werden, sondern auf die Lymphostase als Co-Faktor, als zweiter pathogenetischer Effekt, der sich auf eine andere Primärerkrankung aufpfropfen kann. Einschlägige Beobachtungen aus der Humanmedizin sind noch relativ selten, immerhin ist mehrfach mitgeteilt worden, daß lymphostatische Ödeme die Ausbreitung von bakteriellen oder mykotischen Entzündungen fördern können.

Experimentell konnte die Bedeutung des pathogenetischen Co-Faktors Lymphostase eindrucksvoll belegt werden. So wird eine Pankreatitis infolge Ligatur des Ductus pancreaticus wesentlich verschlimmert, wenn zusätzlich der Lymphabfluß des Pankreas blockiert wird[394]. Eine Addition von Coronararterienverschluß und Lymphblockade führt zu ausgedehnteren Herzmuskelnekrosen als eine ausschließlich coronare Ischämie[395]. Eine normalerweise nicht nierenpathogene Bakteriämie kann zu einer interstitiellen Nephritis oder Pyelonephritis führen, wenn das vulnerable Nierengewebe vorher einer Lymphostase ausgesetzt wird. Partielle oder totale Blockaden des Galleabflusses aus der Leber werden von Ratten monatelang überlebt. Wird die Cholostase jedoch mit einer Lymphostase kombiniert, so beschleunigt die lymphostatisch bedingte Fibrosierung den cirrhotischen Umbau der Leber so stark, daß bereits nach 2 Monaten eine komplette biliäre Cirrhose vorliegen kann (Abb. 45, 46)[396]. Kardiale oder portale Blutstauungen können zum Teil jahrelang durch den additionellen Flüssigkeits- und Eiweißtransport des Lymphgefäßsystems kompensiert werden, kommt es jedoch zur obstruktiv oder dynamisch bedingten Lymphostase, bilden sich innerhalb von Stunden Ergüsse zwischen den Serosablättern. Gleichzeitiges Auftreten einer kardialen Stauung und einer Pleuropneumonie kann zu lymphogenen Ergüssen und zu makroskopisch erkennbaren Lymphangiektasien führen (Abb. 47). Thrombophlebitische Verlegung des venösen Rückstroms aus den Extremitäten kann partiell durch den Lymphstrom kompensiert werden. Ein Übergreifen der Phlebitis auf die Lymphgefäße läßt das periphere Ödem manifest werden. Die Reihe dieser Beispiele läßt sich wahrscheinlich mehrfach auf alle Organe und Gewebe aus-

[393] EICKHOFF, KRACHT und HORST 1956, HERBERHOLD und NEUMÜLLER 1965.
[394] PAPP et al. 1958. [395] MILLER 1963, MILLER, PICK und KATZ 1967.
[396] HUTH et al. 1970.

dehnen. Die illustrierenden Beispiele sollen aber lediglich dazu anregen, den zusätzlichen pathogenetischen Faktor Lymphostase nicht außer acht zu lassen.

Eine wesentliche Bedeutung dürfte die Lymphblockade im Rahmen der Organtransplantationen gewinnen[397]. Bei der Übertragung von Organen kommt es zwangsläufig nicht nur zum Durchtrennen von Lymphgefäßen, sondern auch zu Ligaturen von Lymphgefäßen mit nachfolgender Lymphostase. Nach Autotransplantation von Nieren bei Hunden konnte eine Regeneration von Lymphgefäßen

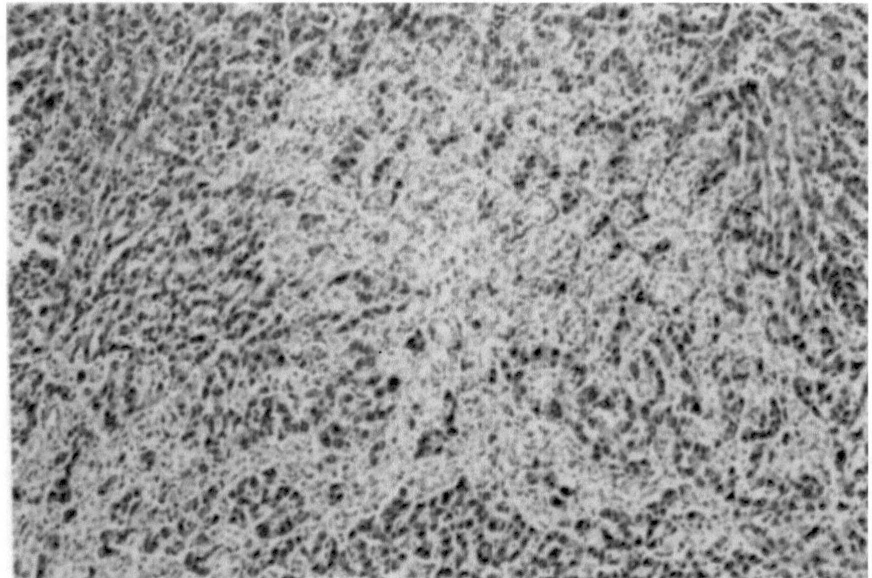

Abb. 45. Vollständiger Umbau des Lebergewebes im Sinne einer biliären Cirrhose $2^1/_2$ Monate nach experimenteller Lymphostase und Cholostase der Rattenleber. Goldner, 125×

schon am 9.—10. Tag belegt werden. Ein normaler Lymphabfluß aus der Niere wird weitgehend übereinstimmend von verschiedenen Autoren mit etwa 3—4 Wochen nach der Transplantation angegeben[398]. Hume und Egdahl (1955) schreiben dagegen den regionalen Lymphgefäßen keine wesentliche Bedeutung bei der Abstoßung des renalen Homoiotransplantats bei Hunden zu. Die Neubildung von Lymphgefäßen und lymphatischen Umgehungswegen soll nach Bellman und Odén (1959) nur im Bereich kleinerer Lymphgefäße vorkommen. Während Lower (1968) für transplantierte Herzen keine wesentlichen Veränderungen des Lymphgefäßsystems angibt, konnten Meessen und Knieriem bei histologischen Untersuchungen von transplantierten menschlichen Herzen mit langer Überlebenszeit häufig stark entfaltete und teilweise eindeutig gestaute Lymphgefäße beobachten (Abb. 48). Doerr (1970) gibt an, daß die feineren Lymphcapillaren des Myokards einen fakultativen Entlastungsweg darstellen. Sollte die von Kline (1969) aufgestellte Regel, daß eine Entfaltung von Lymphgefäßen in histologischen Präparaten von Obduktionsmaterial grundsätzlich auf eine schwerere Lymphstauung und Obstruktion von Lymphgefäßen hinweise, allgemein gültig sein,

---

[397] Málek 1967.
[398] Mobley und O'Dell 1967, Málek 1967—1969.

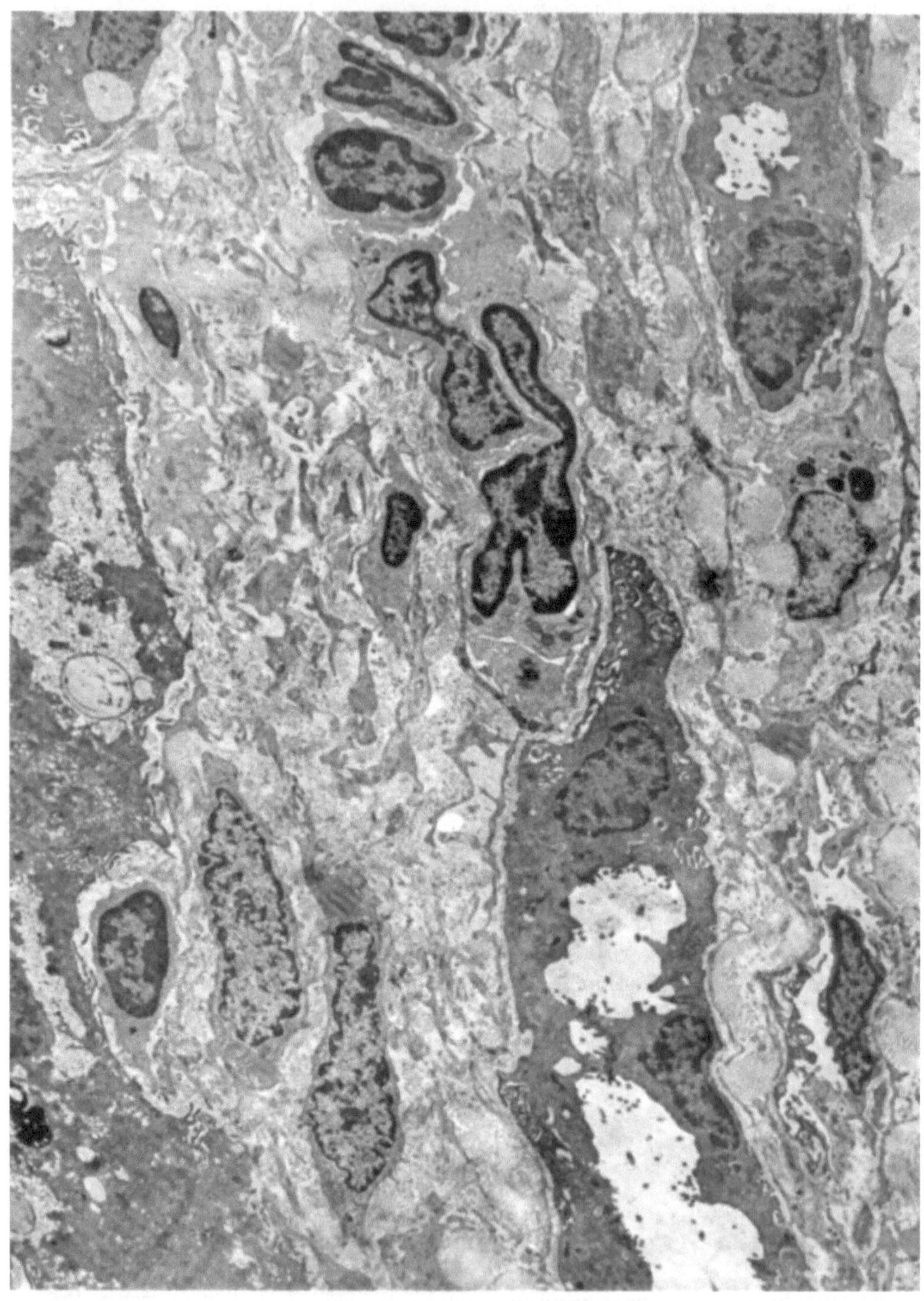

Abb. 46. Größeres interlobuläres kollagenreiches Narbenfeld neben vernarbtem Leberparenchym. Im Narbengewebe neben Cholangiolen mit atrophischem Epithel solide Aussprossungen des Gallengangsepithels, $6^1/_2$ Wochen nach experimenteller Lymphostase und Cholostase der Leber. Elektr.-mikr. 1900× ; Ges.-Vergr. 4700×

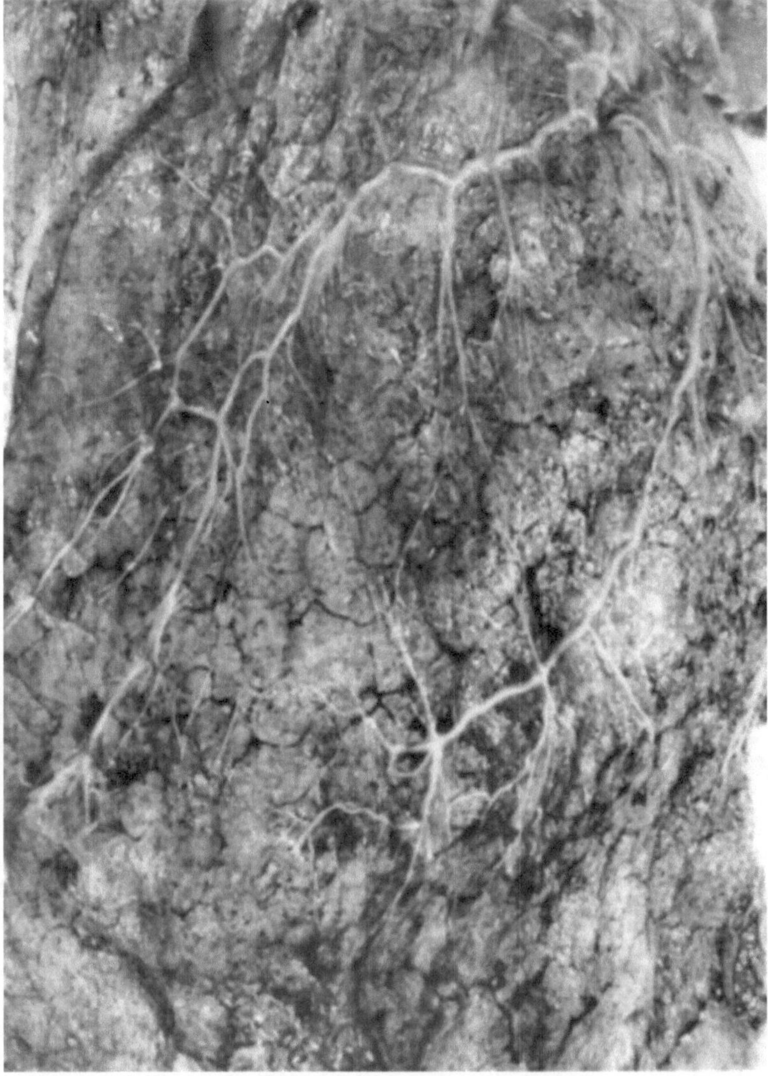

Abb. 47. Retikuläre Lymphangiektasie und chronische Lymphangitis nach Pleuropneumonie und kardialer Stauung

gewinnen die Beobachtungen von MEESSEN und KNIERIEM noch an Bedeutung. Der Wert einer schnell erneuerten Lymphdrainage nach Hauttransplantationen kann nur voll ermessen werden, wenn die reaktive Exsudation nicht nur im Transplantat, sondern auch im umgebenden Gewebe kontrolliert wird. So sehr die Abraumfunktion der Lymphgefäße in Transplantaten für die ausgetretenen höhermolekularen Eiweißkörper, für Zelldetritus und Stoffwechselabbauprodukte erwünscht sein mag, so wird von einigen Untersuchern doch mit Recht darauf hingewiesen, daß die Lymphgefäße die Eintrittsbahn für die antigenen Substanzen darstellen. Andererseits stellten SLAFSKY u. Mitarb. (1967) fest, daß eine Drainage

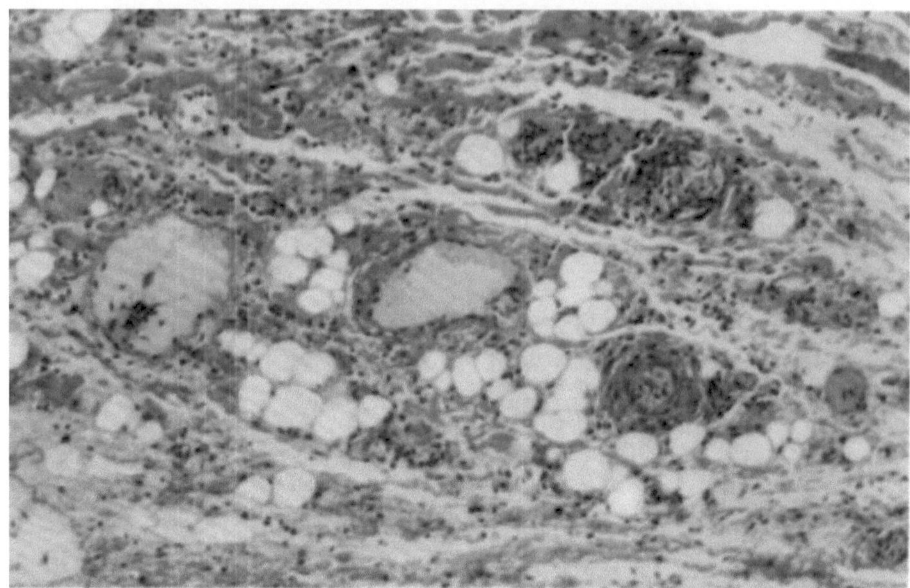

Abb. 48. Subepikardiales Fettgewebe mit akuter Abstoßungsreaktion und Entfaltung von Lymphgefäßen nach orthotoper Herztransplantation beim Hund. HE, 125×

des Ductus thoracicus die Überlebenszeit einer homolog transplantierten Niere nicht verändert. Die Erörterung darüber, daß der Kreis der Abstoßungsreaktion aus den vorgenannten Gründen schon am Beginn, nämlich durch Ligatur der entsprechenden abführenden Lymphgefäße unterbrochen werden sollte, hält derzeit noch an[399]. Nach ODÉN u. Mitarb. (1958, 1961) kommt es in Hauttransplantaten bereits nach 6—10 Tagen zur Entwicklung zahlreicher kleinerer Lymphgefäße, die die durchtrennten größeren Äste partiell ersetzen. HOWARD u. Mitarb. (1964) beobachteten im Experiment eine enorme Regenerationsfähigkeit durchtrennter Lymphgefäße, die nach Durchtrennung zu einer schnellen spontanen Wiederherstellung der Lymphgefäßkontinuität führen kann. Es konnte nicht Aufgabe unseres Referates sein, die lymphostatischen Phänomene in allen Organen in ihrer organspezifischen Ausprägung darzustellen. Lymphostatische Effekte, z.B. am arteriellen Gefäßsystem, und ihr Einfluß auf die Pathogenese der Arteriosklerose harren noch weiterer Untersuchungen. Bisherige vorwiegend experimentelle Untersuchungsergebnisse legen jedoch nahe, dem Faktor Lymphostase bei dem Studium zahlreicher Krankheitsbilder vermehrte Beachtung zu widmen.

## Literatur

AAGAARD, O. C.: Zur Anatomie der Lymphgefäße des Dünndarms. Z. Anat. Entwickl.-Gesch. **65**, 301—327 (1922). ~ Les vaisseaux lymphatiques du coeur chez l'homme et chez quelques mammifères. Copenhague et Paris: 1924. — ABBES, M.: La visualisation des anastomoses lymphatico-veineuses par la lymphographie, a propos de 12 obs. Presse méd. **74**, 1379—1383 (1966). ~ Les altérations de la circulation lymphatique après amputation du sein. Ann. Chir. **20**, 660—676 (1966). ~ Les altérations de la circulation lymphatique après évidements inguinaux et pelviens. Nice Médical **4**, 83—89 (1966). — ABBES, M., AYRAUD, N.,

[399] VRUBEL 1961, MEDAWAR 1965, BARKER und BILLINGHAM 1967.

JUILLARS, G.: Malformations lymphatiques et mosaiques. Nicar. méd. **7**, 139—141 (1969). — ABBES, M., JUILLARD, G.: Considerations about the lymphatic neo-circulation after lymphadenectomy. In: Progress in lymphology, S. 19—21. Stuttgart: Thieme 1967. — ABE, Y.: Untersuchungen über die Eigenschaften und die Entstehung der Lymphe. IX. Wirkung der spezifischen Lymphagogen auf den Pfortaderdruck. Biochem. Z. **165**, 261—276 (1925). ~ Untersuchungen über die Eigenschaften und die Entstehung der Lymphe. X. Untersuchungen über den Einfluß der spezifischen Lymphagogen auf die Gefäße überlebender Organe. Biochem. Z. **165**, 277—311 (1925). ~ Untersuchungen über die Eigenschaften und die Entstehung der Lymphe. XII. Physikalisch-chemische Untersuchungen über die Beeinflussung des Blutes durch Zusatz von spezifischen Lymphagogen bei Durchströmung durch die Leber. Biochem. Z. **165**, 323—341 (1925). — ABESHOUSE, B. S.: Pyelographic injections of perirenal lymphatics. Amer. J. Surg. **25**, 427—450 (1934). — ACKER, L.: Zur Pathogenese der Geschwulstmetastasen. Dtsch. Arch. klin. Med. **11**, 173—209 (1873). — ACQUATI, A.: Studio sperimentale sull'anatomia dei lifatici intraparenchimali del rene. Arch. ital. Chir. **68**, 244—256 (1946). — ADAMS, W. S., SAUNDERS, R. H., LAWRENCE, J. S.: Output of lymphocytes in cats including studies on thoracic duct lymph and peripheral blood. Amer. J. Physiol. **144**, 297—304 (1945). — AFANASSIEW, N.: Über den Anfang der Lymphgefäße in den serösen Häuten. Virchows Arch. path. Anat. **44**, 37—68 (1868). — AHERNE, W., DAWKINS, M. J. R.: The removal of fluid from the pulmonary airways after birth in the rabbit, and the effect on this of prematurity and prenatal hypoxia. Biol. Neonat. **7**, 214—229 (1964). — AIELLO, R. J., ENQUIST, J. F., IKEZONO, E., LEVOWITZ, B. S.: An experimental study of the role of hepatic lymph in the production of ascites. Surg. Gynec. Obstet. **111**, 77—81 (1960). — AIRD. I., WEINBREN, K., WALTER, L.: Angiosarcoma in a limb the seat of spontaneous lymphedema. Brit. J. Cancer **10**, 424—430 (1956). — AKISADA, M.: Lymphaticopelvic fistulization in filarial chyluria. In: Progress in lymphology II, S. 125—126. Stuttgart: Thieme 1970. — AKISADA, M., GEORGI, M.: Lymphographische Untersuchungen bei operativen Blockaden am Lymphsystem der Ratte. Fortschr. Roentgenstr. **112**, 813—818 (1970). — AKISADA, M., TANI, S.: Lymphographic study of 28 cases with filarial (Hemdto) chyluria. In: Progress in lymphology, S. 47—50. Stuttgart: Thieme 1967. — ALBARAN, J.: Les tumeurs de la vessie, S. 35. Paris: 1892. — ALBRECHT: Über Lymphangiektasien. Dtsch. Z. Chir. **86**, 229—337 (1907). — ALESEN, L. A.: Mesenteric chylous cysts. Calif. west. Med. **30**, 261—262 (1929). — ALIVISATOS, C., BAKALOUDIS, P.: Les altérations pathologiques des voies lymphatiques efférentes du foie dans les cirrhoses ascitiques. J. Chir. **90**, 157—170 (1965). — ALLEN, E. V.: Lymphedema of the extremities. Arch. intern. Med. **54**, 606—624 (1934). — ALLEN, E. V., BARKER, N. W., HINES, E. A.: Peripheral vascular diseases, III. ed. Philadelphia: W. B. Saunders Comp. 1962. — ALLEN, E. V., GHORMLEY, R. K.: Lymphedema of the extremities: Etiology, clasisfication and treatment; Report of 300 cases. Ann. intern. Med. **9**, 516—539 (1935/36). — ALLEN, L.: The peritoneal stomata. Anat. Rec. **67**, 89—99 (1936). ~ Abdominal lymphaticovenous communications as species characteristics and anomalies. In: Progress in lymphology II, S. 70—74. Stuttgart: Thieme 1970. — ALLEN, L., VOGT, E.: A mechanism of lymphatic absorption from serous cavities. Amer. J. Physiol. **119**, 776—782 (1937). — ALRICH, E. M.: Studies on burns, observations on vasoconstrictor substance in lymph from a burned area. Surgery **15**, 908—912 (1944). — ALTHER, E.: Das System des Ductus thoracicus und die Erkrankungen der regionalen Gefäße. Basel-Stuttgart: Schwalbe & Co. 1960. ~ Die Liquorvenen und die regionalen Liquorbahnen im sogenannten Virchow-Robin'schen Raum. Fortschr. Neurol. Psychiat. **38**, 234—246 (1970). — ALVIN, A., DIEHL, J., LINDSTEN, J., LODIN, A.: Lymph vessel hypoplasia and chromosome aberations in six patients with Turner syndrome. Acta derm.-venerol. (Stockh.) **47**, 25—33 (1967). — AMOS, J. A. S.: Multiple lymphatic cysts of the mesentery. Brit. J. Surg. **46**, 588—592 (1959). — ANDO, S., NARIMATSU, K.: Lymphatic vessels in ovarian tumor. Jap. J. Obstet. Gynec. **14**, 380—392 (1931). — ANDRAL: Recherches pour servir à l'histoire des maladies du système lymphatique. Arch. gén. Méd. **6**, 502—510 (1824). — ANSON, B. J.: Lymphatic vessels and lymph. In: Blood vessels and lymphatics, S. 703—708. New York-London: Academic Press 1962. — ARIEL, J. M., RESNICK, M. J.: Alterated lymphatic dynamics caused by cancer metastases. Arch. Surg. **94**, 117—128 (1967). — ARIEL, J. M., RESNICK, M. J., OROPEZA, R.: The effect of irradiation (external and internal) on lymphatic dynamics. J. Amer. Roentgenol. **49**, 404—414 (1967). — ARNOLD, J.: Über Beziehungen der Blut- und Lymphgefäße zu den Saftkanälen. Virchows Arch. path. Anat. **62**, 157—194 (1875). ~ Über das Vorkommen lymphatischen Gewebes in den Lungen. Virchows Arch. path. Anat. **80**, 315—326 (1880). ~ Über rückläufigen Transport. Virchows Arch. path. Anat. **124**, 325—408 (1891). — ARNOLD, R. M., MENDEL, L. B.: Interrelationship between the chemical composition of the blood and the lymph of the dogs. J. biol. Chem. **72**, 189—211 (1927). — ARNVIG, J.: Lymph vessels in the wall of the endolymphatic sac. Arch. Otolaryng. **54**, 290—295 (1951). — D'ARRIGO, S.: I vasi linfatici nel polmone mitralico. Boll. Soc. ital. Biol. sper. **35**, 1536—1537 (1959). — D'ARRIGO, S., FICHERA, G.: Sull'existenza e la estensione dei linfatici nella milza. G. ital. Pat. **8**, 337—360 (1961). — ARVAY, N., PICARD, J. D.:

La lymphographie; étude radiologique et clinique des vaies lymphatiques normales et pathologiques. Paris: Masson & Cie. 1963. — ARVAY, N., PICARD, J. D., BABINET, J., BOMSELL, F.: Circulation lymphatique normale et pathologique. Angéiologie **15**, 35—46 (1963). — ARVAY, N., PICARD, J. D., SZIGETTI, B.: Investigation lymphographieque des épanchements d'orrigine chyleuse. J. Radiol. Électrol. **46**, 293—295 (1965). — ASADA, Y.: Unterbindung der abführenden Lymphgefäße verschiedener Organe und ihre Folgen. Acta med. Ruboe Crucis Japon. **1**, 428—606 (1937). ~ Experimentelle Untersuchungen über die Regulation der Lymphbahnen nach Zerrüttung derselben durch Lymphknotenausräumung. Acta med. Ruboe Crucis Japon. **1**, 607—765 (1937). ~ Das Verhalten von transplantiertem Lymphdrüsengewebe zu den Blut- und Lymphgefäßen. Acta med. Ruboe Crucis Japon. **1**, 766—812 (1937). — ASELLIUS, G.: De lactibus sive venis quarto vasorum meseraicorum genere novo invento. Gasp. Aselli Cremonensis anatomici Ticinensis. Dissertatio qua sententia anatomicae multae, vel perperam receptae illustrantur. Mediolani 1627. — ASHER, L.: Untersuchungen über die Eigenschaften und die Entstehung der Lymphe. II. Mitt. Über Beziehungen zwischen Organtätigkeit und Lymphbildung. Z. Biol. **37**, 261—306 (1898). ~ Die Bildung der Lymphe. Biochem. Zbl. **4**, 1—8 (1905). ~ Remarques sur l'action lymphagogue de la propeptone. Arch. intern. Physiol. **3**, 250—253 (1905/06). ~ Methoden zur Erforschung der Lymphbildung und der Permeabilität. In: ABDERHALDEN, Biologische Arbeitsmethoden, Bd. 4, S. 999—1070. Berlin-Wien: Urban & Schwarzenberg 1927. — ASHER, L., BARBÉRA, A. G.: Untersuchungen über die Entstehung und die Eigenschaften der Lymphe. Z. Biol. **36**, 154—186 (1898). — ASHER, L., BUSCH, W.: Untersuchungen über die Eigenschaften und die Entstehung der Lymphe. IV. Mitteilung. Z. Biol. **40**, 333—373 (1900). — ASHER, L., GIES, W. J.: Untersuchungen über die Eigenschaften und die Entstehung der Lymphe. III. Mitt. Über den Einfluß von Protoplasmagiften auf die Lymphbildung. Z. Biol. **40**, 180—216 (1900). — ASKAR, O. M.: The lymphatics of the leg in deep venous thrombosis. Brit. J. Radiol. **42**, 122—124 (1969). ~ "Communicating lymphatics" and lymphovenous communications in relation to deep venous occlusions of the leg. Lymphology **2**, 56—63 (1969). — AUGUSTINE, D. L., DRINKER, C. K.: The migration of microfilaria (Dirofilaria immitis) from the blood vessels to the lymphatics. Trans. roy. Soc. trop. Med. Hyg. **29**, 303—306 (1935).

BABICS, A., FÖLDI, M., RÉNYI-VÁMOS, F., ROMHANYI, G., RUSZNYÁK, I., SZABÓ, G.: Disse space and the lymph vascular system of the liver. Magy. belorv. Arch. **7**, 7—10 (1954). ~ Significance of the hepatic lymph circulation in the obstruction of choledochus and in cholangitis. Magy. belorv. Arch. **7**, 261—269 (1954). ~ Das Lymphgefäßsystem der Leber und seine pathologische Bedeutung. Acta med. Acad. Sci. hung. **7**, 261—278 (1955). — BABICS, A., RÉNYI-VÁMOS, F.: Die ascendierende Pyelonephritis. Acta med. Acad. Sci. hung. **3**, 15—33 (1952). ~ Über den Lymphkreislauf der Niere und dessen Bedeutung für einzelne pathologische Prozesse der Niere. Z. Urol. **48**, 618—643 (1865). ~ Das Lymphgefäßsystem der Niere und seine Bedeutung in der Nierenpathologie und Chirurgie. Budapest: Verlag d. Ungar. Akad. Wiss. 1957. — BAEZ, S., CARLTON, A., FORBES, I.: Mesenteric lymphatic adjustments during shock. Fed. Proc. **16**, 5 * Ref. (1957). — BAGGENSTOSS, A. H.: The relationship of the hepatic hilar lymph vessels of man to ascites. Arch. De Vecchi Anat. pat. **31**, 11—19 (1960). ~ Postnecrotic cirrhosis: morphology, etiology and pathogenesis. In: Progress in liver diseases, ed.: H. POPPER and F. SCHAFFNER, S. 14—38. NewYork and London: Grune & Stratton 1961. ~ La circulation lymphatique du foie dans les cirrhoses. In: Circulation lymphatique et artériélle en pathologie digestive abdominale, S. 49—54. Paris: Masson & Cie. 1967. — BAGGENSTOSS, A. H., CAIN, J. C.: Further studies on the lymphatic vessels at the hilus of the liver of man: Their relation to ascites. Proc. Mayo Clin. **32**, 615—627 (1957). ~ The hepatic hilar lymphatics of man; their relation to ascites. New Engl. J. Med. **256**, 531—535 (1957). — BAINBRIDGE, F. A.: On the formation of lymph by the liver. J. Physiol. (Lond.) **28**, 204—219 (1902). — BAIOCHI, P.: Über zwei Fälle von reiner Lymphgefäßcarcinomatose scheinbar ohne Primärgewächse. Virchows Arch. path. Anat. **255**, 449—470 (1925). — BAKER, R., GOVAN, D. E., SAWYER, J.: A physiological study of vesical lymphatics. J. Urol. (Baltimore) **71**, 435—445 (1954). — BALANKURA, N. R.: Development of the mammalian lymph system. Nature (Lond.) **168**, 196—197 (1951). — BALOGH, K., BOROS, S.: Experimentelle Untersuchungen über die Lymphzirkulation der Pulpe. Öst. Z. Stomat. **54**, 393—408 (1957). — BALTISBERGER, W.: Über die glatte Muskulatur der Lunge. Z. ges. Anat. **61**, 249—282 (1921). — BANK, S., FISHER, G., MARKS, I. N., GROLL, A.: The lymphatics of the intestinal mucosa. Amer. J. dig. Dis. **12**, 619—632 (1967). — BARANDUN, S., AEBERSOLD, L., BIANCHI, R., KLUTHE, R., MURALT, G. V., PORETTI, G., RIVA, G.: Proteindiarrhoe. Zugleich ein Beitrag zur Frage der sogenannten essentiellen Hypoproteinaemie. Schweiz. med. Wschr. **90**, 1458—1467 (1960). — BARANDUN, S., NUSSLÉ, D., WITSCHI, H. P., BUSER, F.: Untersuchungen über den Durchtritt von Plasmaproteinen in das Darmlumen bei gesunden Kindern. Schweiz. med. Wschr. **92**, 316—321, 353—356 (1962). — BARBOUR, B. H., CASPER, A. G. T., BARTTER, F. C.: The role of lymph in the control of steroidogenesis. Fed. Proc. **22**, 210 * Ref. (1963). — Barer, G. H., Ward-McQuaid, J. N.: Demonstration of renal lymphatics in vivo by intravenous injection of dye: the effect of lymphatic ligature on the blood pressure. Brit. J. Urol. **29**, 171—174 (1957). — Barer, G. R.: Radiographic study of tissue permeability and lymph drainage in inflammation. Brit. J. exp. Path. **33**, 123—130 (1952). — Bargebuhr, A.: Über Ascites chylosus und chyliformis. Dtsch. Arch. klin. Med. **51**, 161—192 (1893). — Barker, C. F., Billingham, R. F.: The role of regional lymphatics in the skin homograft response. Transplantation **5**, 962—966 (1967). — Barnes, M., Trueta, J.: Absorption of bacteria toxins and snake venoms from the tissue. Lancet **1941**, 623—626. — Barroso-Moguel, Costero, I.: Los vasos linfaticos pulmonares en enfermos con hipertension del circuito menor. Gac. méd. Méx. **89**, 525—539 (1959). — Battezzati, M., Donini, I.: Il sistema linfatico nella practica clinica. Padua: Piccin Ed. 1967. — Bauereisen, A.: Über die Lymphgefäße des menschlichen Ureters. Z. gynäk. Urol. **2**, 235—250 (1911). — Baum, H.: Können Lymphgefäße direkt in Venen einmünden? Anat. Anz. **39**, 593—602 (1911). ~ Können Lymphgefäße direkt ins Venensystem einmünden? Anat. Anz. **49**, 407—414 (1916/17). ~ Allgemeines über das Lymphgefäßsystem der Haustiere insbesondere Unterschiede im Verhalten des Lymphgefäßsystems verschiedener Tierarten. Klin. Wschr. **3**, 812 (1924). ~ Folgen der Exstirpation normaler Lymphknoten für den Lymphapparat und die Gewebe der Operationsstelle. Dtsch. Z. Chir. **195**, 241 (1926). ~ Das Lymphgefäßsystem des Pferdes. Berlin: Springer 1928. ~ Ist es berechtigt, von Schaltlymphknoten zu sprechen? Anat. Anz. **74**, 154—166 (1932). — Baum, H., Kihara, S.: Untersuchungen über den Bau der Lymphgefäße und den Einfluß des Lebensalters auf diese. Z. mikr.-anat. Forsch. **18**, 159—198 (1929). — Baum, H., Trautmann, A.: Die Lymphgefäße in der Nasenschleimhaut des Pferdes, Rindes, Schweines und Hundes und ihre Kommunikation mit der Nasenhöhle. Anat. Anz. **60**, 161—181 (1925/26). — Bay, G., Natvig, J. B.: Chylothorax, chyloperitoneum og chylopericard. Nord. Med. **65**, 109—111 (1961). — Bayer, C.: Über die Bedeutung des Fettgewebes für den Aufbau lymphatischer Neubildungen. Z. Heilk. **12**, 517—552 (1891). — Bayer, K.: Über Regeneration und Neubildung der Lymphdrüsen. Z. Heilk. **6**, 105—130 (1885). ~ Weitere Beiträge zur Lehre von der Regeneration und Neubildung der Lymphdrüsen. Z. Heilk. **7**, 423—432 (1886). — Beahrs, O. H., Judd, E. S., Jr., Dockerty, M. B.: Chylous cysts of the mesenterium. Surg. Clin. N. Amer. **30**, 1081—1096 (1950). — Becher, H., Fischer, E.: Weitere Erfolge mit der Methode der selbsttätigen Luftfüllung. Darstellung der Lymphgefäße. Anat. Anz. **76**, 340—348 (1933). — Becker, V.: Pathomorphologie und Pathogenese der Malabsorption. Verh. dtsch. Ges. Path. **53**, 10—45 (1969). — Behrens, W.: Über den Verschluß des Ductus thoracicus. Med. Diss. Straßburg 1879. — Beitzke, H.: Über lymphogene retrograde Staubmetastasen. Verh. Dtsch. Ges. Path. 1908, S. 237—242. ~ Über lymphogene Staubverschleppung. Virchows Arch. path. Anat. **254**, 625—638 (1925). — Bélan, A., Málek, P., Kolc, J.: Röntgenkinematographischer Nachweis lymphovenöser Verbindungen im Versuch in vivo. Fortschr. Röntgenstr. **99**, 168—172 (1963). Bellman, S., Odén, B.: Regeneration of surgically divided lymphvessels. Acta chir. scand. **116**, 99—117 (1959). — Beltz, L.: Retroperitoneale fibrose. Ormonds disease. In: Progress in lymphology, S. 185—186. Stuttgart: Thieme 1967. ~ Dysplasie des retroperitonealen Lymphsystems und Chylascites. Fortschr. Röntgenstr. **106**, 533—541 (1967). ~ Lymph dynamics in portal hypertension before and after portocaval shunt operation. In: Progress in lymphology II, S. 99—103. Stuttgart: Thieme 1970. — Beltz, L., Citoler, P., Esser, G.: Portmortem lymphangiography in portal hypertension due to liver cirrhosis. In: Progress in Lymphology, S. 112—113. Stuttgart: Thieme 1970. — Beltz, L., Esser, G., Grenzmann, M.: Zur Lymphdynamik bei der protalen Hypertension. Fortschr. Röntgenstr. **111**, 1—21 (1969). — Benda, C.: Casuistische Mittheilungen zur Endangitis tuberculosa mit Demonstration. Verh. dtsch. Ges. Path. **2**, 335—345 (1900). ~ Lymphogranulomatose des Ductus thoracicus. Verh. dtsch. Ges. Path. **21**, 273—274 (1926). — De Benedetti, M. J., Wright, Ph. W., Orloff, M. J.: Dynamics of liver lymph and blood flow in experimental liver disease and ascites. Surg. Forum **16**, 274—276 (1965). — Bennhold, H., Ott, H.: Proteinverlust im Verdauungstrakt. Med. Klin. **57**, 814—821 (1962). — Benninghoff, D. L., Camiel, M. R., Takashima, T.: Clinical and experimental studies of chylous reflux. In: Progress in lymphology, II, S. 269—271. Stuttgart: Thieme 1970. — Bergofsky, E. H., Jacobson, J. H., Fishman, A. P.: The use of lymph for the measurement of gas tensions in interstitial fluid and tissues. J. clin. Invest. **41**, 1971—1980 (1962). — Bergström, K., Werner, B.: Proteins in human thoacic duct lymph. Acta chir. scand. **131**, 413—422 (1966). — Bert, P., Laffont: Influence du systême nerveux sur les vaisseaux lymphatiques. C. R. Acad. Sci. (Paris) 739—743. 13. März 1882. — Bespalova, L. S., Arkhipovic, A. A.: The development of collateral pathways of lymph drainage after interruption of the thoracic duct. Zdorov 'Ya. Kiev 1966. — Bhaskaracharya, B., Venkataraman, M. S., Padma, C., Sundararaman, S.: Direct lymphaticovenous communications demonstrated by lymphangiography. J. Indian med. Ass. **46**, 483—484 (1966). — Biasi, W. Di: Über Krebsmetastasen in der Milz. Virchows Arch. path. Anat.

**261**, 885—918 (1926). — BICHAT: Anatomie. Générale, Bd. 2. Paris: 1818. — BIER, A.: Beobachtungen über Regeneration beim Menschen. Dtsch. med. Wschr. **45**, 1155—1158 (1919). — BIGELOW, R. R., FURTH, J., WOODS, M. C., STOREY, R. H.: Endothelial damage by x-rays disclosed by lymph fistula studies. Proc. Soc. exp. Biol. (N.Y.) **76**, 734—736 (1951). — BIRCH-HIRSCHFELD: Lehrbuch der Pathologie, Bd. 2, 1894. — BIRGE, R. F., PEISEN, C. J., THORNTON, F. E., POWELL, L. D.: Angiosarcoma in postmastectomy lymphedema. J. Iowa St. med. Soc. **47**, 491—495 (1957). — BISMUTH, V., BOURDON, R.: Hypoprotéinémié „idiopathique" et steatorrhées. Demonstration lymphographique d'une fistule lympho-intestinale. Ann. Radiol. 8, 1—16 (1965). — BISMUTH, V., DESPREZ-CURELY, J. P., BOURDON, R.: Fistule lympho-intestinale, précisée par lymphographie au cours d'un syndrome hypoprotéinémique avec stéatorrhée. J. Radiol. Électrol. **46**, 295—296 (1965). — BLALOCK, A., BURWELL, C. S.: Thoracic duct lymph in concretio cordis. J. Lab. clin. Med. **21**, 296—297 (1935/36). — BLALOCK, A., CUNNINGHAM, R. S., ROBINSON, C. S.: Experimental production of chylothorax by occlusion of the superior vena cava. Ann. Surg. **104**, 359—364 (1936). — BLALOCK, A., ROBINSON, C. S., CUNNINGHAM, R. S., GRAY, M. E.: Experimental studies on lymphatic blockade. Arch. Surg. **34**, 1049—1071 (1937). — BLOCH, A.: Chylurie, durch endovesikale Operation geheilt. Verh. dtsch. Ges. Urol. **4**, 422—423 (1913). — BLOCKER, T. G., SMITH, J. R., DUNTON, E. F., PROTAS, J. M., COOLEY, R. M., LEWIS, S. R., KIRBY, E. J.: Studies of ulceration and edema of the lower extremity by lymphatic cannulation. Ann. Surg. **149**, 884—897 (1959). — BLOMSTRAND, R., DAHLBÄCK, O., RADNER, ST.: Observations on the thoracic duct lymph in patients with cirrhosis of the liver. Acta hepato-splenol. (Stuttg.) **7**, 1—7 (1960). — BLOOM, B., CHAIKOFF, I. L., REINHARDT, W. O.: Intestinal lymph as pathway in transport of absorbed fatty acids of different chain length. Amer. J. Physiol. **166**, 451—455 (1951). — BLOOM, D.: Hereditary lymphedema (Nonne-Millroy-Meige). Report of a family with hereditary lymphedema associated with ptosis of the eyelid in several generations. N.Y. St. J. Med. **41**, 856—862 (1941). — BLOOM, W. M.: The role of the lymphatics in the absorption of the bile pigment from the liver in early obstructive jaundice. Bull. Johns Hopk. Hosp. **34**, 316—320 (1923). — BLÜMEL, G., PIZA, F.: Experimentelle Untersuchungen zur Frage der Ligatur des Ductus thoracicus. Bruns' Beitr. klin. Chir. **200**, 482—491 (1960). — BLUME, C.: Über Ascites chylosus beim Säugling, seine Heilungsaussichten und seine Beziehung zur Elephantiasis. Kinderärztl. Prax. **6**, 345—347 (1935). — BLUMENTHAL, J.: Über den feineren Bau und Wachstum der Lymphangiome. Inaug.-Diss. Würzburg 1900. — BOEGEHOLD, E.: Über die Verletzung des Ductus thoracicus. Bruns' Arch. klin. Chir. **29**, 443—468 (1883). — BOLES, E. T., IZANT, R. J.: Spontaneous chylothorax in the neonatal period. Amer. J. Surg. **99**, 870—877 (1960). — BOLLMAN, J. L.: Liver lymph and intestinal lymph in experimental cirrhosis and ascites. J. Amer. med. Ass. **145**, 1173* (1951). — BORCHARD, A.: Die primäre Lymphangitis des Wurmfortsatzes. Dtsch. med. Wschr. **54**, 1074—1075 (1928). — BORODIN, YU. I., TOMCHIK, G. V.: Functional relationship between blood vessels and lymphatic sinuses normally and during experimental disturbances of blood and lymph circulation. Fed. Proc. (Transl. Suppl.) **25**, T 778—780 (1966). — BORST, M.: Das Verhalten des Endothels bei akuten und chronischen Entzündungen sowie beim Wachstum der Geschwülste. Verh. med.-phys. Ges. Würzburg **31** (1897). ~ Die Lehre von den Geschwülsten. Wiesbaden: J. F. Bergmann 1902. — BOSSARD, R.: Ein Fall von Lymphangioma cysticum der rechten Nebenniere. Inaug.-Diss. Zürich 1900. — BOSTON, R. W., HUMPHREYS, P. W., REYNOLDS, E. O. R., STRANG, L. B.: Lymph flow and clearance of liquid from the lungs of the foetal lamb. Lancet **1965 II**, 473—474. — BOUCHUT, MAZEL, DEVUNS: Deux cas varices lymphatiques de l'intestine. Arch. Mal. Appar. dig. **11**, 255—259 (1921). — BOURDON, B., BISMUTH, V., DEPREZ-CURELY, J. P.: Chylous ascites and lympho-intestinal fistulae. In: Progress in Lymphology, S. 36—42. Stuttgart: Thieme 1967. — BOURQUET, J.: Recherches sur le canal thoracique. Bibl. anat. (Basel) **23**, 66—81 (1923). — BOWER, R., DANESE, C., DEBBAS, J., HOWARD, J. M.: Advances in diagnosis of diseases of the lymphatics. J. Amer. med. Ass. **181**, 687—691 (1962). — BOWERS, W. F., SCHEAR, E. W., LE GOVLAN, P. C.: Lymphangiosarcoma in the postmastectomy lymphedematous arm. Amer. J. Surg. **90**, 682—686 (1955). — BRANDT, M.: Ein Beitrag zur Kasuistik der Ductus thoracicus-Tuberkulose und des Chylothorax. Med. Diss. Heidelberg 1917. — BREDT, H.: Lymphangiectasia pulmonum congenita. Virchows Arch. path. Anat. **321**, 517—530 (1952). — BRENDLER, F.: Übertritt von Kontrastmittel in das Lymphgefäßsystem bei der Hysterosalpingographie. Röntgenpraxis **15**, 422—426 (1943). — BRENK, H. A. S. VAN DEN: The effect of ionizing radiations on the regeneration and behavior of mammalian lymphatics. Amer. J. Roentgenol. **78**, 837—849 (1957). — BRESCIA, M. A.: Chylothorax: report of a case in an infant. Arch. Pediat. **58**, 345—356 (1941). — BRIERLEY, J. B., FIELD, E. J.: The connexions of the spinal sub-arachnoid space with the lymphatic system. J. Anat. (Lond.) **82**, 153—166 (1948). — BRITTON, R. C., NELSON, P. A.: Causes and treatment of postmastectomy lymphedema of the arm. J. Amer. med. Ass. **180**, 95—102 (1962). — BROWN, K. P.: Peritoneal lymphatic absorption: experimental investigation to determine value of lymphaticostomy.

Brit. J. Surg. **15**, 538—544 (1928). — BRUHNS, C.: Über die Lymphgefäße des weiblichen Genitale nebst einigen Bemerkungen über die Topographie der Leistendrüsen. Arch. Anat. Entwickl.-Gesch., 57—80 (1898). — BRUNELLI, B., BASSONI, G., SETTI, G. C., AMICI, F.: Anatomisch-mikroskopische Prüfung der Abänderungen der Uterinlymph- und -blutgefäße nach binnenräumiger Röntgentherapie. Ref. in: Bibl. of int. meetings 1959, Nr 383, S. 1113*. — BRUNNER, U.: Die Bedeutung des Ductus thoracicus als Metastasierungsweg abdominaler Geschwülste. Schweiz. med. Wschr. **90**, 554—561 (1960). ~ Die Entstehung lymphogener Metastasen im Ductus thoracicus. Virchows Arch. path. Anat. **333**, 241—254 (1960). ~ Über das angioplastische Sarkom bei chronischem Lymphoedem. Schweiz. med. Wschr. **93**, 949—957 (1963). — BRZEZINSKI, D. K. VON: Neue Befunde mit einer verbesserten Darstellung experimentell aufgefüllter Lymphkapillaren an Niere, Hoden, Nebenhoden, Dünn- und Dickdarm. Anat. Anz. **113**, 289—306 (1963). — BUCHER, R.: Ein seltener Fall eines Lymphangioma cysticum congenitum. Dtsch. Z. Chir. **243**, 161—176 (1934). — BULEKBAJEVA, L. E., VASILCHENKO, R. S.: The influence of overheating of the body on the lymph flow and the tonus of lymphatic vessels. Bull. exp. biol. i med. **8**, 17—20 (1967). — BULKLEY, G. J.: Scrotal and penile lymphedema. J. Urol. (Baltimore) **87**, 422—429 (1962). — BULLÓN, A., HUTH, F.: Untersuchungen zur Feinstruktur der Lymphkapillaren im Myocard. Im Druck 1971. — BUNTING, C. H., HUSTON, J.: Fate of the lymphocyte. J. exp. Med. **33**, 593—600 (1921). — BURKE, J. F., LEAK, L. V.: Ulstrastructure of lymphatic capillaries during the inflammatory response. J. Cell Biol. **27**, 129 A—130 A (1965), abstract. ~ Lymphatic capillary function in normal and inflammed states. In: Progress in Lymphology II, S. 81—85. Stuttgart: Thieme 1970. — BUTCHER, H. R., HOOVER, A. L.: Abnormalities of human superficial cutaneous lymphatics associated with stasis ulcers, lymphedema, scars and cutaneous autografts. Ann. Surg. **142**, 633—653 (1955). — BUXTON, B. H., TORREY, J. C.: Absorption from the peritoneal cavity. J. med. Res. **15**, 5—87 (1906).

CALNAN, J., COWDELL, R. H.: Lymphangio-Endothelioma of the anterior abdominal wall. Brit. J. Surg. **46**, 375—378 (1958/59). — CALNAN, J. S., REIS, N. D., RIVERO, O. R., COPENHAGEN, H. J., MERCURIUS-TAYLOR, L.: The natural history of lymph node-to-vein-anastomoses. Brit. J. plast. Surg. **20**, 134—145 (1967). — CALNAN, J. S., RIVERO, O. R., FILLIMORE, S., MERCURIUS-TAYLOR, L.: Permeability of normal lymphatics. Brit. J. Surg. **54**, 278—285 (1967). — CAMIEL, M. R., BENNINGHOFF, D. L., HERMAN, P. G.: Chylous ascites with lymphographic demonstration of lymph leakage into the peritoneal cavity. Gastroenterology **47**, 188—191 (1964). — CAMUS, L.: Action de l'adrenaline sur l'écoulement de la lymphe. C. R. Soc. Biol. (Paris) **56**, 552—554 (1904). ~ Recherches sur les causes de la circulation lymphatique. Paris: 1894. — CAMUS, L., GLEY, E.: Recherches expérimentelles sur les nerfs des vaisseaux lymphatiques. Arch. physiol. norm. et path. **26**, 454—463 (1894). ~ Action du système nerveux sur les principaux canaux lymphatiques. C. R. Acad. Sci. (Paris) **120**, 747—750 (1895). ~ Influence du sang asphyxique et de quelques poisons sur la contractilité des vaisseaux lymphatiques. C. R. Acad. Sci. (Paris) **120**, 1005—1008 (1895). ~ Recherches experimentales sur l'innervation du canal thoracique. Arch. physiol. norm. et path. **7**, 301—314 (1895). — CARELTON, H. M., FLOREY, F. H.: The mammalian lacteal: Its histological structure in relation to its physiological properties. Proc. roy. Soc. B **102**, 110—118 (1927). — CARR, R. J.: A new theory on the formation of renal calculi. Brit. J. Urol. **26**, 105—117 (1954). — CARSON, N. B.: Chylous cysts of the mesentery. With a report of a case. J. Amer. med. Ass. **14**, 674—676 (1890). — CARTER, R. W., VAUGHN, H. M.: Congenital pulmonary lymphangiectasis. Amer. J. Roentgenol. **86**, 576—578 (1961). — CASIRAGHI, J. C., CAPLAN, I., GALPERIN, J.: Los linfaticos de la glandula tiroides. Rev. Asoc. méd. argent. **78**, 428—434 (1964). — CASLEY-SMITH, J. R.: The identification of chylomicra and lipoproteins in tissue sections and their passage into jejunal lacteals. J. Cell Biol. **15**, 2, 259—277 (1962). ~ An electron microscopic study of injured and abnormally permeable lymphatics. Ann. N.Y. Acad. Sci. **166**, 803—830 (1964). ~ Endothelial permeability—the passage of particles into and out of diaphragmatic lymphatics. J. exp. Physiol. **49**, 365—383 (1964). ~ Endothelial permeability. II. The passage of particles through the lymphatic endothelium of normal and injured ears. Brit. J. exp. Path. **46**, 35—49 (1965). ~ The fine structure, properties and permeabilities of the lymphatic endothelium. Experientia (Basel), Suppl. **14**, 19—39 (1967). ~ The fine structures and permeability of lymphatics under some pathological conditions. Experientia (Basel), Suppl. **14**, 124—136 (1967). ~ The functioning of the lymphatic system under normal and pathological conditions: Its dependence on the fine structures and permeabilities of the vessels. In: Progress in lymphology, S. 348—359. Stuttgart: Thieme 1967. ~ An electron microscopical study of the passage of ions through the endothelium of lymphatic and blood capillaries, and through the mesothelium. Quart. J. exp. Physiol. **52**, 105—113 (1967). ~ How the lymphatic system works. Lymphology **1**, 77—80 (1968). ~ The structure of large lymphatics: How this determines their permeabilities and their ability to transport lymph. Lymphology **2**, 1, 15—25 (1969). ~ How the lymphatic system overcomes the inadequacies of the blood system. In: Progress in lymphology II, S. 51—54. Stuttgart: Thieme 1970. ~ The dilatation of lymphatics by edema and their collapse following hyaluronidase. In: Progress in lymphology II, S. 122—124. Stuttgart: Thieme 1970. — CASLEY-SMITH, J. R., DAY, A. J.: The uptake of particulate liquid preparations by macrophages in vitro: An electron microscopical study. Quart. J. exp. Physiol. **51**, 1—10 (1966). — CASLEY-SMITH, J. R., FÖLDI, M., ZOLTÁN, Ö. T.: The treatment of acute lymphedema with pantothenic acid and pyridoxine. Lymphology **2**, 63—71 (1969). — CASLEY-SMITH, J. R., FOLEY, H. W.: The structure of normal small lymphatics. Quart. J. exp. Physiol. **46**, 101—106 (1961). — CAYLEY, W.: Obstructed thoracic duct. Rupture of receptaculum chyli. Peritonitis. Trans. path. Soc. Lond. **17**, 163—164 (1866). — CELIS, A., CICERO, R., RIOS, G., CASTILLO, H. DEL, MARQUEZ, H., MIJANGOS, D., CANO, F.: Cinelymphoradiography and coronary venous radiography. Acta radiol. Diagn. **6**, 252—262 (1967). — CELIS, A., MARQUEZ, H., CASTILLO, H. DEL, MIJANGOS, D.: Lymphatic circulation in experimental myocardial infarction. Acta radiol. Diagn. **7**, 438—448 (1968). — CHAVEZ, C. M.: Lymphatic regeneration after transplantation. In: Progress in lymphology, S. 399—401. Stuttgart: Thieme 1967. — CHERNYSENKO, L. V.: The human intraovarial lymph vessels. Arkh. Anat. Gistol. Embriol. **34**, 101—105 (1957). — CHILDRESS, M. E., BAKER, C. P., SAMSON, P. C.: Lymphangioma of the mediastinum: Report of a case with review of the literature. J. thorac. Surg. **31**, 338—348 (1956). — CHUDÁČEK, Z., HALOUSKOVÁ, M.: Lymphovenöse Verbindungen zwischen den Lymphgefäßen des Beckens und dem Pfortadersystem. Fortschr. Röntgenstr. **105**, 227—229 (1966). — CLARK, E. L.: Injection and reconstruction of the jugular lymph sac in the chick. Anat. Rec. **6**, 261—264 (1912). — CLARK, E. L., CLARK, E. R.: The character of lymphatics of experimental edema. Anat. Rec. **21**, 127—141 (1921). — CLARK, E. R.: Observations on living growing lymphatics in the tail, of the frog larva. Anat. Rec. **3**, 183—198 (1909). ~ Further observations on living growing lymphatics: Their relation to the mesenchyme cells. Amer. J. Anat. **13**, 351—379 (1912). ~ Growth and development of function in blood vessels and lymphatics. Ann. intern. Med. **9**, 1043—1049 (1936). ~ The lymphatic system. Morris human anatomy, 10. ed. New York: Blakiston Co. 1951. ~ Transparent chamber technique for microscopic study of living blood vessels. Anat. Rec. **120**, 241—251 (1954). — CLARK, E. R., CLARK, E. L.: Observations on new growth of lymphatic vessels as seen in transparent chambers introduced into rabbit's ear. Amer. J. Anat. **51**, 49—87 (1932). ~ Further observations on living lymphatic vessels in the transparent chamber in the rabbits ear—their relation to tissues spaces. Amer. J. Anat. **52**, 273—305 (1933). ~ Observations on living mammalian lymphatic capillaries—their relation to blood vessels. Amer. J. Anat. **60**, 253—298 (1936/37). ~ Observations on isolated lymphatic capillaries in the living mammal. Amer. J. Anat. **62**, 59—92 (1938). — COCKETT, A. T. K.: The renal lymphatics: An active fluid transport system. In: Progress in lymphology, S. 180—182. Stuttgart: Thieme 1967. — COCKETT, A. T. K., GOODWIN, W. K.: Chyluria: Attempted surgical treatment by lymphatic-venous anastomosis. J. Urol. (Baltimore) **88**, 566—568 (1962). — COCKETT, A. T. K., MOORE, R. S., KADO, R. T.: Transport of renin angiotensin by renal lymphatics. Surg. Forum **16**, 492—493 (1965). — COCKETT, A. T. K., ROBERTS, A. P., MOORE, R. S.: Significance of antibacterial levels in the renal lymph during treatment for pyelonephritis. J. Urol. (Baltimore) **95**, 164—168 (1966). ~ Renal lymphatic transport of fluid and solutes. Invest. Urol. **7**, 10—14 (1969). — COENEN, H.: Über polycystische Milzdegeneration. Bruns' Beitr. klin. Chir. **70**, 539—549 (1910). — COFFIN, T. H.: On the growth of lymphatics in granulation tissue. Bull. Johns Hopk. Hosp. **16/17**, 277—278 (1906). — COHEN, J., CRAIG, J. M.: Multiple lymphangiektases of bone. J. Bone Jt Surg. **37**A, 585—596 (1955). — COHEN, W. N.: Intestinal lymphangiectasia. Radiology **89**, 1080—1082 (1967). — COHN, G.: Verschluß des Ductus thoracicus, seine Ursachen und Folgen. Med. Diss. Greifswald 1903. — COHNHEIM, J.: Pathologie des Lymphstroms. Wassersucht. In: Vorlesungen über Allgemeine Pathologie, I, S. 482—507. Berlin: Hirschwald 1882. — COHNSTEIN, W.: Weitere Beiträge zur Lehre von der Transsudation und zur Theorie der Lymphbildung. Pflügers Arch. ges. Physiol. **59**, 350—378 (1895). ~ Über Resorption aus der Peritonealhöhle. Zbl. Physiol. **9**, 401—407 (1895). ~ Über die Einwirkung intravenöser Kochsalzinfusionen auf die Zusammensetzung von Blut und Lymphe. Pflügers Arch. ges. Physiol. **59**, 508—524 (1895). ~ Über die Theorie der Lymphbildung. Pflügers Arch. ges. Physiol. **63**, 587—612 (1896). ~ Über intravenöse Infusionen hyperisotonischer Lösungen. Pflügers Arch. ges. Physiol. **62**, 58—81 (1896). — COLEY, B. L.: Retroperitoneal lymphocytoma causing chylous ascites and chylothorax. Ref. in: Zbl. allg. Path. path. Anat. **35**, 158 (1924/25). — COLLETTE, J. M.: Le lymphographie dans des lymphostases acquises. Ann. Radiol. **1**, 211—231 (1958). ~ Technique et résultats de la lymphangiographie et de lymphadenographie. Acta cardiol. (Brux.) **16**, 43—61 (1961). — COLLETTE, J. M., COLLARD, M., GODART, S.: The lymphatic cystic pathology and the lymphatic fistula. In: Progress in lymphology, S. 24—28. Stuttgart: Thieme 1967. — COLLINS, A. N., BERDEZ, G. L.: Chyle cysts of the mesentery. Arch. Surg. **28**, 335—344 (1934). — CONRADI, G. CH.: Handbuch der pathologischen Anatomie. Hannover: 1796. — COOPER, A.: Drei Fälle von Verstopfung des Ductus thoracicus. London: Med. Records and Researches 1798. — COOPER, A. P.: Drei Fälle von Verstopfung des Ductus thoracicus nebst einigen Versuchen über die Wirkung der Unterbindung dieses Gefäßes. Deutsche Übersetzung in: Beiträge für die Zergliederungskunst (H. F. ISENFLAMM und J. C. ROSENMÜLLER) **1**, 47—71 (1800). — CORNOG, J. L., ENTERLINE, H. T.: Lymphangiomyoma, a benign lesion of chyliferous lymphatics synonymous with lymphangiopericytoma. Cancer (Philad.) **19**, 1909—1930 (1966). — CORRIERE, J. N., MURPHY, J. J.: Vesicoureteral reflux and the intrarenal lymphatic system in the rat. Invest. Urol. **4**, 556—569 (1967). — CORTEN, M. H.: Lymphangioma cysticum des ganzen Truncus lymphaticus, vergesellschaftet mit einem metastasierenden Gallengangscarcinom. Virchows Arch. path. Anat. **283**, 653—660 (1932). — COURTICE, F. C.: Lymph flow in the lungs. Brit. med. Bull. **19**, 76—79 (1963). ~ Formation of lymph in the liver. In: Progress in lymphology, II, S. 94—96. Stuttgart: Thieme 1970. — COURTICE, F. C., GARLICK, D. G.: The permeability of the capillary wall to the different plasma lipo-proteins of the hypercholesterolaemic rabbits in relation to their size. Quart. J. exp. Physiol. **47**, 221—227 (1962). — COURTICE, F. C., SIMMONDS, W. J.: Absorption from the lungs. J. Physiol. (Lond.) **109**, 103—116 (1949). ~ Absorption of fluids from the pleural cavities of rabbits and cats. J. Physiol. (Lond.) **109**, 117—130 (1949). ~ Physiological significance of lymph drainage of the serous cavities and lungs. Physiol. Rev. **34**, 419—448 (1954). — COURTICE, F. C., STEINBECK, A. W.: The lymphatic drainage of plasma from the peritoneal cavity of the cat. Aust. J. exp. Biol. med. Sci. **28**, 161—169 (1950). — CRACIUN, E. C., ZANNE, D.: Contributions experimentales a l'etude des hydronephroses. Ann. Anat. path. **12**, 643—679 (1935). — CRANDALL, L. A., BARKER, S. B., GRAHAM, D. G.: A study of the lymph flow from a patient with thoracic duct fistula. Gastroenterology **1**, 1040—1048 (1943). — CRANE, J., AGUILAR, M. J.: Obliterative lymphangitis of the mesentery in Whipple's disease. Gastroenterology **32**, 513—527 (1957). — CRUIKSHANK, W.: Geschichte und Beschreibung der einsaugenden Gefäße oder Saugadern des menschlichen Körpers. Leipzig: 1789. ~ The anatomy of the absorbing vessels of the human body. London: 1786, 1790. — CRUSE, R., FISHER, W. C., USHER, F. C.: Lymphangiosarcoma in postmastectomy lymphedema: a case report. Surgery **30**, 565—568 (1951). — CSANDA, E., ZOLTÁN, Ö. T., FÖLDI, M.: Elevation of cerebrospinal fluid pressure in the dog after obstruction of cervical lymphatic channels. Lancet **1963 I**, 832*. — CSILLIK, B., FÖLDI, M.: Experimental lymph stasis: Histochemistry and ultrastructure. Experientia (Basel), Suppl. **14**, 159—168 (1967). — CSILLIK, B., FÖLDI, M., JOÓ, F., ZOLTÁN, Ö. T.: Elektronenmikroskopische Veränderungen im Zentralnervensystem bei experimenteller lymphogener Encephalopathie II. Angiologica **4**, 88—94 (1967). — CSILLIK, B., FÖLDI, M., SCHNEIDER, I., VARGA, L., JOÓ, F.: Histochemical and histophysical changes in the liver following experimental lymph congestion. Acta med. Acad. Sci. hung. **18**, 399—403 (1962). — CULINER, A.: The relation of lymph flow to endocrine activity in the guinea pig ovary. Anat. Rec. **90**, 217—224 (1944). — CUNNINGHAM, R. S.: Studies in absorption from serous cavities. V. Amer. J. Physiol. **62**, 253—259 (1922). ~ Studies on absorption from serous cavities. Amer. J. Physiol. **62**, 248—252 (1922). — CZEIZEL, E.: Die Rolle der Lymphzirkulation bei der Entstehung des Follikularseptums des Eierstockes. Zbl. Gynäk. **84**, 418—426 (1962). — CZEIZEL, E., HANCSÓK, M., PALKOVICH, I.: Hormones in lymph leaving endocrine glands. Lancet **1963 II**, 413*. ~ Endo-, gene Oestrogene in der Lymphe. Endokrinologie **45**, 142—146 (1963). — CZEIZEL, E., PALKOVICH, I.: Die ableitenden Lymphgefäße und regionären Lymphknoten des Ovars. Anat. Anz. **111**, 406—412 (1962). ~ Untersuchungen der inneren Lymphgefäße des Ovars durch experimentelle Lymphstauung. Anat. Anz. **111**, 413—425 (1962).

DABELOW, A.: Das Gefäßnetz des Ovars und sein Verhalten während der zyklischen Veränderungen. Verh. anat. Ges. **88**, Ergzg. 173—174 (1939). — DALE, H. H.: Conditions which are conductive to the production of shock by histamine. Brit. J. exp. Path. **1**, 103—114 (1920). — DALE, H. H., LAIDLAW, P.: The physiological action of beta-Iminazolylethylamine. J. Physiol. (Lond.) **41**, 318—344 (1910/11). — DAL ZOTTO, E.: Osservazioni sulla minuta struttura dei colletori linfatici dell'uomo. Boll. Soc. ital. Biol. sper. **24**, 1226—1227 (1948). ~ Modificazioni strutturali dei vasi linfatici dell'uomo in rapporto all'accrescimento ed alla senescenza. Arch. De Vecchi Anat. pat. **18**, 347—455 (1952). — DANESE, A.: Experimental and clinical studies on secondary lymphedema and lymphatic regeneration. In: Progress in lymphology, S. 386—388. Stuttgart: Thieme 1967. — DANESE, C., BOWER, R., HOWARD, J.: Experimental anastomoses of lymphatics. Arch. Surg. **84**, 6—9 (1962). — DANESE, C., DIAZ, R., HOWARD, J. M.: Changes in lymphatics with experimental acute thrombophlebitis. Arch. Surg. **86**, 5—12 (1963). — DANESE, C., HOWARD, J. M., BOWER, R.: Regeneration of lymphatic vessels: A radiographic study. Ann. Surg. **156**, 61—67 (1962). — DANIEL, P. M., GALE, M., PLASKETT, L. G., PRATT, O. E.: Jodoprotein in the thyroid lymph of primates. Nature (Lond.) **198**, 392—393 (1963). — DANIEL, P. M., GALE, M. M., PRATT, O. E.: Hormones and related substances in the lymph leaving four endocrine glands—the testis, ovary, adrenal, and thyroid. Lancet 1963 I, 1232—1234. ~ Radioactive iodine in the lymph leaving the thyroid gland. Quart. J. exp. Physiol. 48, 138—145 (1963). — DANIEL, P. M., PLASKATT, L. G., PRATT, O. E.: The lymphatic and venous pathways for the outflow of thyroxine, iodoprotein, and inorganic iodide from the thyroid gland. J. Physiol. (Lond.) 188, 25—44 (1967). — DAVARIS, P., HUTH, F.: Die röntgenologische Darstellung der Leber und der Milz im Experiment mit Tantalpulver. Fortschr. Roentgenstr. 114, 119—126 (1971). — DAVIS, H. K.: A statistical study of the thoracic duct in man. Amer. J. Anat. 17, 211—244 (1915). — DAVIS, J. G., PECK, H., GRAY, B. L.: Lymphangioma of the duodenum. Amer. J. Roentgenol. 81, 613—615 (1959). — DEBRAY, CH., PAOLAGGI, J., MUGNIER, B.: Laparaoscopic study of the lymphatics of the small intestine. Sem. Hôp. Paris 44, 1909—1911 (1968). — DELARUE, J., DEPIERRE, R., ROUJEAU, J.: Lymphangiectasie pulmonaire et pneumonie chyleuse. Sem. Hôp. Paris 26, 4906—4917 (1950). — DELBANCO: Diffuses Lymphangiom der tieferen Schichten der Haut. Münch. med. Wschr. 50, II, 1187* (1903). — DESPREZ-CURELY, J. P., BISMUTH, V., BOURDON, R.: Hypoprotéinémie „idiopathique" et steatorrhée. Ann. Radiol. 8, 1—16 (1965). — DILLARD, R. A., PERKINS, R. B.: Spontaneous bilateral chylopneumothorax. J. thorac. cardiovasc. Surg. 35, 91—96 (1958). — DISCHE, M. R.: Mediastinal lymphangioma with chylothorax in infancy. Amer. J. clin. Path. 49, 392—397 (1968). — DISSE, J.: Über Lymphbahnen der Säugetierleber. Arch. mikr. Anat. 36, 203—224 (1890). — DIVERTIE, M. B., LIM, R. A., HARRISON, E. G., JR., BERNATZ, P. E., BURGER, T. C.: Mediastinal cystic hygromas: Report of 2 cases. Mayo Clin. Proc. 35, 460—466 (1960). — DOBBINS, W. O.: Electron microscopic study of the intestinal mucosa in intestinal lymphangiectasia. Gastroenterology 51, 1004—1017 (1966). — DOBYNS, B. M., HIRSCH, E. Z.: Iodinated compounds in the lymphatic pathways from the thyroid. J. clin. Endocr. 16, 153—155 (1956). — DOGIEL, A.: Über ein die Lymphgefäße umspinnndes Netze von Blutkapillaren. Arch. mikr. Anat. 17, 335—341 (1880). ~ Über die Beziehungen zwischen Blut- und Lymphgefäßen. Arch. mikr. Anat. 22, 608—616 (1883). ~ Die Nerven der Lymphgefäße. Arch. mikr. Anat. 49, 791—797 (1897). — DONINI, I.: In memory of Gaspare Aselli, XVII$^{th}$ Century anatomist. J. cardiovasc. Surg. 6, 562—566 (1965). — DOWD, C. N.: Mesenteric cysts. Ann. Surg. 22, 515—542 (1900). — DRINKER, C. K.: The formation and movements of lymph. Amer. Heart J. 18, 389—402 (1939). ~ Extravascular protein and lymphatic system. Ann. N.Y. Acad. Sci. 46, 807—818 (1946). — DRINKER, C. K., ENDERS, J. F., SHAFFER, M. F., LEIGH, O. C.: The emigration of pneumococce type III from the blood into the thoracic duct lymph of rabbits and survival of these organisms in the lymph following intravenous injections of specific antiserum. J. exp. Med. 62, 849—860 (1935). — DRINKER, C. K., FIELD, M. E.: The identity of lymph and tissue fluid. Amer. J. Physiol. 97, 518—519 (1931). ~ Lymphatics, lymph and tissue fluid. Baltimore: Williams & Wilkins 1933. — DRINKER, C. K., FIELD, M. E., HEIM, J. W., LEIGH, O. C.: The composition of edema fluid and lymph in edema and elephantiasis resulting from lymphatic obstruction. Amer. J. Physiol. 109, 572—586 (1934). — DRINKER, C. K., FIELD, M. E., HOMANS, J.: The experimental production of lymph edema and elephantiasis. 46 Proc. Amer. Physiol. Soc. In: Amer. J. Physiol. 109, 30* (1934). ~ The experimental production of edema-elephantiasis as a result of lymphatic obstruction. Amer. J. Physiol. 108, 509—520 (1934). — DRINKER, C. K., YOFFEY, J. M.: Lymphatics, lymph and lymphoid tissue. Cambridge/Mass.: Harvard Univ. Press 1941. — DRUKMAN, A., ROZIN, S.: Uterovenous and uterolymphatic intravasation in the hysterosalpingography. J. Obstet. Gynaec. Brit. Emp. 58, 73—78 (1955). — DUMONT, A. E.: Liver Lymph: A critical component of hepatic cirrhosis. In: CH. G. CHILD, The liver and portal hypertension, vol. 1, p. 176—188. 1964. ~ Lymph flow in the regulation of circulatory congestion and pancreatic interstitial pressure. In: Progress in lymphology, S. 90—92. Stuttgart: Thieme 1967. — DUMONT, A. E., CLAUS, R. H., REED, G. E., TICE, D. A.: Lymph drainage in patients with congestive heart failure. Comparison with findings in hepatic cirrhosis. New Engl. J. Med. 269, 949—952 (1963). — DUMONT, A. E., MARTELLI, A.: X-ray opacification of hepatic lymph nodes following intravenous injection of tantulum dust. Lymphology 2, 91—95 (1969). — DUMONT, A. E., MULHOLLAND, J. H.: Flow rate and composition of thoracic duct lymph in patients with cirrhosis. New Engl. J. Med. 263, 471—474 (1960). ~ Effect of thoracic duct to esophagus shunt in dogs with vena caval constriction. Amer. J. Physiol. 204, 289—290 (1963). ~ Hepatic lymph in cirrhosis. In: Progress in liver diseases, II, S. 427—441. New York-London: Grune & Stratton 1965. — DUMONT, A. E., WITTE, M. H.: Significance of excess lymph in the thoracic duct in patients with hepatic cirrhosis. Amer. J. Surg. 112, 401—406 (1966). — DUTREY, J.: Les voies sanguine et lymphatique dans l'absorption péritoneale. C. R. Soc. Biol. (Paris) 84, 172—173 (1921). — DVIZKHOV, P. P.: Veränderungen des Lymphgefäßsystems bei Silikose. Silikoz trudy AMV SSSR XVII, 121. Moskau: Medgiz 1951.

EBERHART, F.: Lymphangioma cystoides als Geburtshindernis. Münch. med. Wschr. 44, 1356* (1897). — EBERTH, H., BELAJEFF, A.: Über die Lymphgefäße des Herzens. Virchows Arch. path. Anat. 37, 124—131 (1866). — EBNER, V.: Von den Lymphgefäßen, Gewebsspalten und Saftkanälen und den Lymphknoten. In: KOELLIKERs Handbuch der Gewebelehre des Menschen, Bd. 3, S. 675—714. Leipzig: W. Engelmann 1899. — EBY, C. S., BRENNAN, M. J., FINE, G.: Lymphangiosarcoma: A lethal complication of chronic lymphedema. Arch. Surg. **94**, 223—230 (1967). — EERLAND, L. D.: Chylothorax. Arch. chir. neerl. **14**, 103—117 (1962). — EFSKIND, L.: Untersuchungen über Anatomie und Funktion des Ductus thoracicus. Acta chir. scand. **84**, 129—142 (1941). — EGER: Über einen Fall von Lymphangiektasie, Lymphorrhagie und Pulmonalarterienstenose. Dtsch. med. Wschr. **16**, 527—529 (1890). — EHRICH, W. E.: The role of the lymphocyte in the circulation of the lymph. Ann. N.Y. Acad. Sci. **46**, 823—845 (1946/47). — EICHNER, E., BOVE, G.: In vivo studies on the lymphatic drainage of the human ovary. Obstet. and Gynec. **3**, 287—297 (1954). — EICHNER, E., GOLDBERG, I., BOVE, E. R.: In vivo studies with direct sky blue of the lymphatic drainage of the internal genitals of women. Amer. J. Obstet. Gynec. **67**, 1277—1287 (1954). — EICKHOFF, W.: Die abführenden thyreoidalen und cervikalen Lymphgefäße des Menschen. Endokrinologie **43**, 1—17 (1962). ~ Die intrathyreoidalen Lymphbahnen des Menschen. Verh. dtsch. Ges. Path. **46**, 293—296 (1962). ~ Das Lymphbahnsystem der menschlichen Schilddrüse. In: Schilddrüsenhormon und Körperperipherie. Regulation der Schilddrüsenfunktion, S. 160 Berlin-Göttingen-Heidelberg: Springer 1964. ~ Die Schilddrüse. Morphologie, Funktion und Klinik. München: J. A. Barth 1965. — EICKHOFF, W., HERBERHOLD, C.: Über die indirekte Lymphangiographie des thyreoidalen Lymphbahnnetzes. Dtsch. med. Forsch. **2**, 155—157 (1964). ~ Die Lymphbahnen der menschlichen Schilddrüse. In: Experimentelle Medizin, Pathologie und Klinik, Bd. 24. Berlin-Heidelberg-New York: Springer 1968. — EICKHOFF, W., KRACHT, J., HORST, W.: Untersuchungen über den Hormonjodtransport im Lymphsystem des Halses. Verh. dtsch. Ges. Path. **40**, 265—268 (1956). — EKELUND, H., PALMSTIERNA, S., OESTBERG, G.: Congenital pulmonary lymphangiectasis. Acta paediat. scand. **55**, 121—125 (1966). — ELLINGER, A.: Die Bildung der Lymphe. Ergebn. Physiol., I. Abt. **1**, 355—394 (1902). — ELLIS, F. H., DU SHANE, J. W.: Primary mediastinal cysts and neoplasms in infants and children. Amer. Rev. Tuberc. **74**, 940—953 (1956). — ELTERICH, T., YOUNT, C. C.: Congenital elephantiasis. Amer. J. Dis. Child. **29**, 59—66 (1925). — EMMINGHAUS: Über die Abhängigkeit der Lymphabsonderung vom Blutstrom. Arb. physiol. Anst. Leipzig **8**, 51* (1873). — ENGEL, S.: The origin of the pulmonary lymph system. Acta anat. (Basel) **29**, 228—235 (1957). — ENGEL-REIMERS: Lymphangiom des Magens. Arch. klin. Med. **23**, 632—633 (1879). — ENGESET, A.: Roentgenological demonstration of lymph vessels by-passing nodes. 25th Anniversary publication from Norwegian radium hospital 1958, S. 211—223. ~ An experimental study of the lymph node barrier. Injection of Walker carcinoma 256 in the lymph vessels. Acta Un. int. Cancr. **15**, 879—883 (1959). ~ The route of peripheral lymph to the blood stream. J. Anat. (Lond.) **93**, 96—100 (1959). ~ Irradiation of lymph nodes and vessels. Acta radiol. (Stockh.), Suppl. **229**, 125* (1964). ~ Lymphangiographic and functional alterations following local irradiation of lymph nodes in the rat. In: Progress in lymphology, S. 228—230. Stuttgart: Thieme 1967. ~ Some observations on lymphatics in the rat thymus after irradiation. In: Progress in lymphology, II, S. 20—21. Stuttgart: Thieme 1970. — ENOMOTO, H.: Beiträge zur Anatomie des tiefen Lymphgefäßsystems des Fußes. Folia anat. jap. **9**, 17—31 (1930). — ENTERLINE, H. T., ROBERTS, B.: Lymphangiopericytoma. Cancer (Philad.) 8, 582—587 (1955). — ENZMANN: Beitrag zur pathologischen Anatomie des Ductus thoracicus. Inaug.-Diss. Basel 1883. — EPPINGER, H.: Weitere Beiträge zur Pathogenese des Ikterus. Beitr. path. Anat. **33**, 123—157 (1903). ~ Zur Pathologie und Therapie des menschlichen Ödems. Berlin: Springer 1917. — EPPINGER, H., KAUNITZ, H., POPPER, H., MARK, H., WACEK, A. V.: Die seröse Entzündung, eine Permeabilitätspathologie. Wien: Springer 1935. — ERASLAN, S., TURNER, M. D., HARDY, J. D.: Lymphatic regeneration following lung reimplantation in dogs. Surgery **56**, 970—973 (1964). — ERB: Ein Fall von Chylothorax bei einem Kranken mit hochgradiger Lymphangiektasie am linken Bein. Münch. med. Wschr. **43**, 109—111 (1896). — ERBSLÖH, J.: Darstellung des Lymphgefäßsystems der graviden Gebärmutter nach intraamnialer Injektion von Immetal. Zbl. Gynäk. **48**, 1914—1917 (1942). ~ Über die röntgenologische Darstellung des Lymphapparates der Gebärmutter. Schweiz. med. Wschr. **78**, 78—79 (1949). ~ Über das Eindringen von Jodöl in das Gewebe sowie das Lymph- und Venennetz der Gebärmutter. Radiol. Austr. **6**, 143—146 (1953). ~ Die Lymphographie des weiblichen Genitales. Fortschr. Röntgenstr. **80**, 627—633 (1954). ~ Ein Übertritt wasserlöslicher Kontrastmittel in das Lymphgefäßsystem bei der Hysterosalpingographie. Fortschr. Röntgenstr. **80**, 633—634 (1954). — ERDÉLYI, J., ÖKRÖS, A.: Über die durch Emaileeinatmung bewirkten Erkrankungen. Fortschr. Röntgenstr. **92**, 235—246 (1960). — ESCHER: Zur Kenntnis der primären Geschwülste des Herzens. Inaug.-Diss. Leipzig 1909. — ESTERLY, J. R., MCKUSICK, V. A.: Genetic and physiologic studies on Milroy's disease. Clin. Res. **7**, 263* (1959). — EVANS, H. M.: The blood-supply of lymphatic vessels in man. Amer. J. Anat. **7**, 195—208 (1907/08). — EVERHART, J. K., JACOBS, A. H.: Chylothorax. Review of literature and report of case in newborn infant. J. Pediat. **15**, 558—562 (1939). — EVSEVYEV, E. P.:

The age changes and the pathomorphology of the ductus thoracicus. Stalinabad's med. Inst. Proc. **11**, 41—48 (1954).

FALKMER, S., TILLING, G.: Primary lymphangioma of bone. Acta orthop. scand. **26**, 99—110 (1957). — FARINA, R.: Elephantiasis of the lower limb. Plast. reconstr. Surg. **8**, 430—442 (1951). — FEDER, F. P., MCDONALD, D. F.: Changes in renal function produced by lymphatic obstruction. J. Urol. (Baltimore) **97**, 432—438 (1967). — FEHR, A.: Zur Kenntnis der Verödung des Ductus thoracicus. Virchows Arch. path. Anat. **279**, 265—272 (1931). — FEIN, J.: Lymphangioma cavernosum eines Stimmbandes. Wien. klin. Wschr. **15**, 725—727 (1902). — FEINERMAN, B., BURKE, E. C., OLSEN, A. M.: Chylothorax in infancy. Mayo Clin. Proc. **32**, 314—319 (1957). — DE FELICE, L., ROMUALDI, G.: Distribuzione della rete vasale linfatica dei reni del coniglio dimostrata con la linfostasi sperimentale. Arch. De Vecchi Anat. pat. **9**, 955—972 (1947). — FERGUSON, J. H., MACLURE, J. G.: Lymphocele following lymphadenectomy. Amer. J. Obstet. Gynec. **82**, 783—791 (1961). — FERRARO, L. R.: Lymphangiosarcoma in postmastectomy lymphedema: a case report. Cancer (Philad.) **3**, 511—514 (1950).— FIEBIGER, F.: Ein Fall von subcutaner traumatischer Lymphorrhoe. Münch. med. Wschr. **44**, 515* (1897). — FIELD, E. J., BRIERLEY, J. B.: The lymphatic drainage of the spinal nerve roots in the rabbit. J. Anat. (Lond.) **82**, 198—206 (1948). — FIELD, M. E., DRINKER, C. K.: The rapidity of interchanges between the blood and lymph in the dog. Amer. J. Physiol. **98**, 378—385 (1931). ~ The passage of visible particles through the walls of blood capillaries and into the lymph stream. Amer. J. Physiol. **116**, 597—603 (1936). — FIELD, M. E., DRINKER, C. K., WHITE, J. C.: Lymph pressure in sterile inflammation. J. exp. Med. **56**, 363—370 (1931). — FINK: Zur Kenntnis der Geschwulstbildungen in der Milz. Z. Heilk. **6**, 399—419 (1885). — FISCH, U.: Lymphographische Untersuchungen über das zervikale Lymeph Fortschr. Hals-Nas.-Ohrenheilk. **14**, 1—196 (1966). — FISCHER, A.: Physiologie und experimentelle Pathologie der Leber. Budapest: Verlag Ungar. Acad. Wiss. 1959. — FISCHER, E.: Eine einfache Methode zur Darstellung der Lymphgefäße durch parenchymatöse Injektion von Luft. Langenbecks Arch. klin. Chir. **176**, 17—37 (1933). ~ Über den Ursprung der Lymphgefäße und den Begriff der sog. „perivasculären" Lymphscheiden. Dtsch. Z. Chir. **243**, 707—715 (1934). ~ Lymphgefäßuntersuchungen an serösen Häuten mit Luftfüllungsmethoden. Verh. dtsch. Ges. Path. **28**, 223—239 (1935). — FISCHER, E., KAISERLING, H.: Die experimentelle lymphogene allergisch-hyperergische Appendicitis. Virchows Arch. path. Anat. **297**, 146—176 (1936). — FISCHER-BRÜGGE, E., SUNDERPLASMANN, P., RÖPER, K.: Über die terminale Innervation der Lymphgefäße an der Appendix sowie Beobachtungen über Zellvorgänge an der Blut-Lymph-Schranke bei der menschlichen Appendicitis. Langenbecks Arch. klin. Chir. **265**, 120—132 (1950). — FLASKAMP: Neue Wege der Lymphgefäßdarstellung. Mschr. Geburtsh. **76**, 353—355 (1927). — FLOREY, H.: Observations on the contractility of lacteals. Part I. J. Physiol. (Lond.) **62**, 267—272 (1927). ~ Observations on the contractility of lacteals. Part II. J. Physiol. (Lond.) **63**, 1—18 (1927). ~ Reactions of and absorption by lymphatics with special reference to those of the diaphragm. Brit. J. exp. Path. **8**, 479—490 (1927). — FÖLDI, M.: Beitrag zur Frage der Entstehung des Lungenoedems. Münch. med. Wschr. **96**, 1548* (1954). ~ Physiologie und Pathologie des Lymphkreislaufs. Verh. dtsch. Ges. inn. Med. **66**, 531—544 (1960). ~ The volume of renal lymph flow. Lancet **1963 I**, 831—832. ~ Die Rolle der Lymphzirkulation im Säftekreislauf des Auges und des Zentralnervensystems. Arch. Kreisl.-Forsch. **41**, 186—212 (1963). ~ Pseudotumor cerebri. In: Progress in lymphology, S. 266—268. Stuttgart: Thieme 1967. ~ Origin and composition of lymph. In: New trends in basic lymphology. Experientia (Basel), Suppl. **14**, 11—18 (1967). ~ Lymphogenous encephalopathy—lymphostatic cerebral haemangiopathy. Acta med. Acad. Sci. hung. **25**, 299—303 (1968). ~ Lymphostatic ophthalmopathy. Lymphology **3**, 135—139 (1970). ~ Cutis striata lymphostatica. In: Progress in lymphology, S. 116—118. Stuttgart: Thieme 1970. — FÖLDI, M., BRAUN, P., PAPP, M., HORVÁTH, I.: Changes in serum transaminase activity following myocardial damage due to lymphatic congestion. Nature (Lond.) **183**, 1333—1334 (1959). — FÖLDI, M., CSANDA, E., SZEGHY, G., VARGA, L.: Histopathologische Veränderungen im Zentralnervensystem nach Unterbindung der Lymphgefäße und Lymphknoten des Halses beim Hund. Klin. Wschr. **40**, 598* (1962). — FÖLDI, M., CSILLIK, B., JOÓ, F., ZOLTÁN, Ö. T.: Electron microscopic alterations in the central nervous system in experimental lymphogenic encephalopathy I. Angiologica **4**, 50—56 (1967). — FÖLDI, M., CSILLIK, B., ZOLTÁN, Ö. T.: Lymphatic drainage of the brain. Experientia (Basel) **24**, 1283—1287 (1968). — FÖLDI, M., JELLINEK, H., RUSZNYÁK, I., SZABÓ, G.: Eiweißspeicherung in den Endothelzellen der Lymphkapillaren. Acta med. Acad. Sci. hung. **7**, 211—214 (1955). — FÖLDI, M., JELLINEK, H., SZABÓ, G.: Untersuchungen über das Lymphsystem der Schilddrüse. Acta med. Acad. Sci. hung. **7**, 161—172 (1955). — FÖLDI, M., KEPES, J., RUSZNYÁK, I., SZABÓ, G.: Bedeutung der Lungenlymphströmung für den Säftekreislauf in der Lunge. Acta med. Acad. Sci. hung. **7**, 345—369 (1955). — FÖLDI, M., OBÁL, F., KAHÁN, A., WAGNER, A.,

CSANDA, E., BÖRCSÖK, E.: Lymphogene Encephalopathie. Acta paediat. Acad. Sci. hung. 8, 171—204 (1967). — FÖLDI, M., OBÁL, F., MADARÁSZ, I., DOBOZI, A., ZOLTÁN, Ö. T.: Veränderungen des Gamma-amino-Buttersäuregehaltes verschiedener Hirnstrukturen bei der lymphogenen Encephalopathie. Angiologica 3, 360—369 (1966). — FÖLDI, M., ROMHÁNYI, G.: A vese nyirokkeringésének jelentösége hydronephrosisban. Orv. Hetil. 94, 315—332 (1953). ~ Untersuchungen über den Lymphstrom der Niere. Acta med. Acad. Sci. hung. 4, 323—353 (1953). — FÖLDI, M., ROMHÁNYI, G., RUSZNYÁK, I., SOLTI, F., SZABÓ, G.: Über die Insuffizienz der Lymphströmung im Herzen. Acta med. Acad. Sci. hung. 6, 61—75 (1954). — FÖLDI, M., ROMHÁNYI, G., RUSZNYÁK, I., SOLTI, F., SZABÓ, G., TEMESVÁRY, A.: Wirkung von venöser und Lymphstauung auf die Herzmuskulatur. Acta med. Acad. Sci. hung. 7, 33—48 (1955). — FÖLDI, M., RÓNA, G., RUSZNYÁK, I., SZABÓ, G.: Lymphgefäßsystem und Interstitium der Niere bei interkapillärer Glomerulosklerose. Acta med. Acad. Sci. hung. 6, 525—532 (1954). — FÖLDI, M., RUSZNYÁK, I., SZABÓ, G.: The role of lymph circulation in the pathogenesis of edema. Acta. med. Acad. Sci. hung. 3, 259—277 (1952). ~ Über die flüssigkeitsspeichernde und resorbierende Funktion des Lymphsystems. Acta med. Acad. Sci. hung. 4, 355—368 (1953). — FÖLDI, M., RUSZNYÁK, I., SZABÓ, G., MAGYAR, Z.: Untersuchungen über die Funktion der Lymphkapillaren. Acta med. Acad. Sci. hung. 6. 229—254 (1954). — FÖLDI, M., THURÁNSZKY, K., VARGA, L.: Neue Untersuchungen über die Rolle der Lymphströmung in der Pathogenese des kardialen Ödems. Klin. Wschr. 40, 424—427 (1962). — FÖLDI, M., ZOLTÁN, Ö. T., OBÁL, F., MADARAZ, I., LEHOTAI, L.: Die Wirkung der Unterbindung der Lymphgefäße und Lymphknoten des Halses auf das Zentralnervensystem IV. Z. Ges. exp. Med. 138, 185—190 (1964). — FRACK, M. D., SIMON, L., DAWSON, B. H.: The lymphangiomyomatosis syndrome. Cancer (Philad.) 22, 428—437 (1968). — FRALEY, E. E., WEISS, L.: An electron microscopic study of the lymphatic vessels in the penile skin in the rat. Amer. J. Anat. 109, 85—101 (1961). — FRANK, J., PIPER, P. G.: Congenital pulmonary cystic lymphangiectasis. Amer. med. Ass. 171, 1094—1098 (1959). — FRANKE, C.: Über die Anthrakose retroperitonealer Lymphdrüsen und die Möglichkeit direkter Metastasen von den Brustorganen zu diesen Drüsen. Beitr. path. Anat. 54, 614—618 (1912). — FRANKENTHAL, L. L.: Über Ascites chylosus. Langenbecks Arch. klin. Chir. 164, 248—265 (1931). — FRAUTCHI, V. H.: Lymphovenous anastomoses in man. Hirurgiya 11, 12—28 (1948) [Russisch]. — FREEMAN, W. L.: Lymphatic pathways from the intestine in the dog. Anat. Rec. 82, 543—550 (1942). — FRENCH, J. E., FLOREY, H. W., MORRIS, H.: The absorption of particles by the lymphatics of the diaphragm. Quart. J. exp. Physiol. 45, 88—103 (1960). — FRESEN, O.: Lipoideiweißkristalle im interstitiellen Gewebe der Niere. Virchows Arch. path. Anat. 308, 344—359 (1942). ~ Weitere Untersuchungen zum Lymphgefäßsystem der menschlichen Niere. Beitr. path. Anat. 108, 452—469 (1943). ~ Die Bedeutung des Lymphgefäßsystems der menschlichen Niere. Klin. Wschr. 22, 664—666 (1943). — FREUDWEILER, M.: Lymphangioma circumscriptum s. cystoides cutis. Arch. Derm. Syph. (Berl.) 41, 323—346 (1897). — FRIEDMAN, M., BYERS, S. O., OMOTO, C.: Some characteristics of hepatic lymph in the intact rat. Amer. J. Physiol. 184, 11—17 (1956). — FRIEDMAN, M., BYERS, S. O., ROSEMANN, R. H.: Study of hepatic lymph in the intact animal. J. clin. Invest. 34, 934—9491 (155). — FRIEND, E.: Mesenteric chyle cysts. Surg. Gynec. Obstet. 15, 1—6 (1912). — FRIGNANI, L.: L'importanza del sistema linfatico nel deflusso del liquido cefalorachidiano. Ateneo parmense 28, 7, Suppl. 4—69 (1957). — FROIO, J. F., KIRKLAND, W. G.: Lymphangiosarcoma in postmastectomy lymphedema. Ann. Surg. 135, 421—425 (1952). — FRONSTIN, H., HOOPER, G. S., BESSE, B. E., FERRERI, S.: Congenital pulmonary cystic lymphangiectasis. Amer. J. Dis. Child. 114, 330—335 (1967). — FRY, W. J., CAMPBELL, D. A., COLLER, F. A.: Lymphangiosarcoma in postmastectomy lymphedematous arm. Arch. Surg. 79, 440—445 (1959). — FUCHS, W. A., RÜTTIMANN, A., DEL BUONO, M. S.: Klinische Indikationen zur Lymphographie. Schweiz. med. Wschr. 89, 755—759 (1959). ~ Zur Lymphographie bei chronischen sekundären Lymphödemen. Fortschr. Röntgenstr. 92, 608—620 (1960). — FULLER, F. W., CONWAY, H.: Cystic hygroma. Surg. Gynec. Obstet. 108, 457—462 (1959). — FUNAOKA, S.: Der Mechanismus der Lymphbewegung. Arb. III. Abt. Anat. Inst. Univ. Kyoto, Ser. D 1, 1—10 (1930). — FUNAOKA, S., SHIRAKAWA, S.: Über die Entstehung der kollateralen Lymphbahnen nach Ausschaltung des Stammstroms. Arb. Anat. Inst. Univ. Kyoto 1, 15—16 (1930).

GALKIN, W. S.: Über die Bedeutung der „Nasenbahnen" für den Abfluß aus dem Subarachnoidalraum. Z. Ges. exp. Med. 72, 65—71 (1930). ~ Zur Methode der Injektion des Lymphsystems vom Subarachnoidalraum aus. Z. Ges. exp. Med. 74, 482—489 (1930). — GASKELL, W. H.: Über die Wand der Lymphkapillaren. Arb. Physiol. Anst. Leipzig 11, 143—146 (1877). — GASTALDI, A.: Osservazioni sulla linfocrinia della tiroide. Monit. zool. ital. 56, Suppl. 58—60 (1943). — GEIPEL, P.: Über Lymphangitis carcinomatosa der Haut bei Magenkrebs. Arch. Derm. Syph. (Berl.) 107, 397—401 (1911). — GELLÉRT, A., NAGY, S., LIPPAI, J., POBERAI, M.: The innervation of lymph vessels. Acta morph. Acad. Sci. hung. 7, 41* (1956)

57). — GELLÉRT, A., POBERAI, M., KOZMA, M., LIPPAI, J., HUSZTIK, E.: Vergleichende Untersuchungen über die Innervation der Lymphgefäße. Anat. Anz. **120**, 113—126 (1967). — GELLÉRT, A., POBERAI, M., NAGY, I., NAGY, S., LIPPAI, J.: Vergleichende histologische Untersuchungen über die Struktur der Wand der Lymphgefäße. I. Histologischer Aufbau der Wand des Ductus thoracicus. Acta morph. Acad. Sci. hung. **8**, 111—121 (1958). ~ Vergleichende histologische Untersuchungen über die Struktur der Wand der Lymphgefäße. II. Histologischer Bau der Wand der Lymphstämme. Acta morph. Acad. Sci. hung. **8**, 391—401 (1958). — GENDRIN, A. N.: Histoire anatomique des inflammations, tome 2. Béchet, Gabon & Cie. 1826. — GERGELY, R.: The roentgen examination of the lymphatics in man. Radiology **71**, 59—68 (1958). — GERLACH, U., THEMANN, H., ZOLTÁN, T. Ö.: Untersuchungen des Leberstoffwechsels bei experimentellen Störungen der Lymphzirkulation. In: Ikterus, ed. K. BECK, S. 58—63. Stuttgart: Schattauer 1968. — GEROTA, D.: Über eine Verbesserung des Quecksilberinjektionsapparates für Lymphgefäße. Anat. Anz. **12**, 35—38 (1896). ~ Über die Lymphgefäße und die Lymphdrüsen der Nabelgegend und der Harnblase. Anat. Anz. **12**, 89—94 (1896). ~ Sur la question de la technique des injections des vaisseaux lymphatiques. Bibl. anat. (Basel) **16**, 67—72 (1907). — GERSTER, J. C. A.: Retroperitoneal chyle cysts; with especial reference to the lymphangiomata. Ann. Surg. **110**, 389—410 (1939). — GERTEIS, W.: Die Lymphographie beim Genitalcarcinom der Frau. Arch. Gynäk. **200**, 101—130 (1964). ~ Die lymphographische Kontrolle der Supervolttherapie des Genitalcarcinoms. Arch. Gynäk. **202**, 320—325 (1965). ~ Lymphographie und topographische Anatomie des Beckenlymphsystems. Z. Geburtsh. Gynäk., Suppl. **165** (1966). ~ Die Indikationsstellung zur ultraradikalen Operation des Uteruscarcinoms mit Hilfe der Lymphographie. Arch. Gynäk. **204**, 35—37 (1967). ~ The frequency of metastases in carcinoma of the cervix and the corpus. In: Progress in lymphology, S. 209—211. Stuttgart: Thieme 1967. ~ Die Metastasierung des weiblichen Genitalcarcinoms auf Grund lymphographischer Untersuchungen. Krebsforsch. Krebsbekämpf. **6**, 246 (1967). — GERTEIS, W., GREUEL, H.: Kontrastmittelembolie der Lunge bei Lymphographie. Fortschr. Röntgenstr. **106**, 361—370 (1967). — GIACOMELLI, V., MAZZELLA, A., SETTI, G. C.: Ricerche sulla morfogenesi dei vasi linfatici del polmone umano. Ateneo parmense, Suppl. **26**, 99—125 (1955). — GIAMMALVO, J. T.: Congenital lymphangiomatosis of lung: Form of cystic disease. Lab. Invest. **4**, 450—456 (1955). — GIEDION, A., MÜLLER, W. A., MOLZ, G.: Angeborene Lymphangiektasie der Lungen. Helv. paediat. Acta **22**, 170—180 (1967). — GIESE, W.: Die Atemorgane. In: KAUFMANN-STAEMMLER, Lehrbuch der speziellen pathologischen Anatomie, Bd. 2, Teil 3. Berlin: De Gruyter 1960. — GILLAVRY, T. H. MC: Zur Anatomie der Leber. S.-B. Akad. Wiss. Wien, math.-nat. Kl. 1 (1864). — GINSBURG, W. W.: Ursprünge der afferenten Innervation des Brustganges. Arch. Anat. Gistol. Embriol. **36**, 37—44 (1959). — GIRGENSON, H.: Die Bedeutung der Lymphgefäße in der Nierenpathologie. Z. Kreisl.-Forsch. **41**, 111—122 (1952). — GLEISSNER, P., ASANTE, F., SCHUBERT, G. E.: Angeborene pulmonale Lymphangiektasien. Dtsch. med. Wschr. **94**, 1987—1990 (1969). — GLENN, W. W. J., CRESSON, S. L., BAUER, F. X., GOLDSTEIN, F., HOFFMAN, D., HEALY, J. E.: Experimental thoracic duct fistula. Surg. Gynec. Obstet. **89**, 200—208 (1949). — GODART, S.: The lymphatic drainage of the spleen. Experientia (Basel), Suppl. **14**, 97—99 (1967). ~ In vivo studies of the lymphatics of the spleen, liver, and pancreas. In: Progress in lymphology, S. 384—386. Stuttgart: Thieme 1967. ~ Studies of the physiology of lymphatic vessel by microcirculation methods. Lymphology **1**, 80—87 (1968). ~ On the origin of lymphangiomas. In: Progress in lymphology, II, S. 19—20. Stuttgart: Thieme 1970. — GODART, S., HAMILTON, W. F.: Lymphatic drainage of the spleen. Amer. J. Physiol. **204**, 1107—1114 (1963). — GÖDEL, A.: Zur Kenntnis der Peritonealcysten. Frankfurt. Z. Path. **26**, 564—594 (1921/22). — GOETSCH, E.: Hygroma colli cysticum and hygroma axillare: Pathologic and clinical study and report of 12 cases. Arch. Surg. **36**, 394—479 (1938). — GOLAB, B.: The lymphatic vessels of the heart. The subendocardial and muscle networks. Folia morph. **12**, 47—53 (1961). — GOLDBERG, G. M.: The involvement of the endocardium as related to subendocardial lymphatics. Amer. J. Path. **52**, 69a* (1968). — GOLDBERG, G. M., UNGAR, H.: The lymphatics of the spleen in leukemia. Lab. Invest. **7**, 146—151 (1958). — GOLLAN, F.: Lymphatic drainage of large particles. Fed. Proc. **15**, 79* (1956). — GOODMAN, J., MCCLINTOCK, J., DENTON, G. R., STEIN, A.: Cystic hygromas in adults. Arch. Surg. **86**, 641—644 (1963). — GOODWIN, W. E., KAUFMAN, J. J.: The renal lymphatics and hydronephrosis. Surg. Forum **6**, 632—635 (1956). ~ Renal lymphatics. II. Preliminary experiments. J. Urol. (Baltimore) **76**, 702—707 (1956). ~ The renal lymphatics. I. Review of some pertinent literature. Urol. Surv. **6**, 305—329 (1956). — GOOTT, B., LILLEHEI, R. C., MILLER, F. A.: Mesenteric lymphatic regeneration after autografts of small bowel in dogs. Surgery **48**, 571—575 (1960). — GORDEEVA, L. I.: Macromicroscopic study of age and functional features of mammary gland lymphatic system. Arch. Anat. Gistol. Embriol. **39**, 79—93 (1960). — GORDON, R. S., JR.: Exsudative enteropathy. Abnormal permeability of the gastrointestinal tract demonstrable with labelled polyvinyl pyrrolidone. Lancet **1959 I**, 325—326. — GORMAN, J. F., NAVARRE, J. R.: Observations of lymphedema praecox and its management with lymphangioplasty. Vascular Dis. **2**, 1—10 (1965). — GRABENSEE, G., VELDMANN, G., MÜRTZ, R., BORCHARD, F.: Vergiftung durch Paraquat. Dtsch. med. Wschr. **96**, 498—506 (1971). — GRAHAM, J., JOHNSON, G.: Cystic lymphangioma of the mediastinum. J. int. Coll. Surg. **33**, 71—76 (1960). — GRAU, H.: Ein Beitrag zur Histologie und Altersanatomie der Lymphgefäße des Hundes. Z. mikr.-anat. Forsch. **25**, 207—237 (1931). ~ Das Lymphgefäßsystem. In: ELLENBERGER-BAUM, Handbuch der vergleichenden Anatomie der Haustiere, 18. Aufl. Berlin: 1943. ~ Prinzipielles und Vergleichendes über das Lymphgefäßsystem. Verh. dtsch. Ges. inn. Med. **66**, 518—530 (1960). ~ Über das Lymphgefäßsystem. Forschung und Fortschritt, Bd. 35, S. 6—11; 44—46. Berlin: Akademie Verlag 1961. ~ Die Lymphgefäße, ein Sonderdrainagesystem der Bindegewebsräume. Festschr. Wien. tierärztl. Mschr. **52**, 353—359 (1965). — GRAU, H., BOESSNECK: Der Lymphapparat. Handbuch der Zoologie, Bd. VIII. Berlin: 1960. — GRAY, J. H.: Studies of the regeneration of lymphatic vessels. J. Anat. (Lond.) **74**, 309—335 (1940). — GRAY, M. J., PLENTL, A. A., TAYLOR, H. C.: The lymphocyst: A complication of pelvic lymph node dissection. Amer. J. Obstet. Gynec. **75**, 1059—1062 (1958). — GREGL, A., KIENLE, J.: Lymphangiographie beim peripheren Lymphödem. Fortschr. Röntgenstr. **105**, 622—635 (1966). — GRENZMANN, M., BELTZ, L.: Die lymphovenösen Anastomosen. Fortschr. Röntgenstr. **109**, 564—574 (1968). — GROSS, H.: Die Lymphstauung und ihre Produkte. Dtsch. Z. Chir. **127**, 1—168 (1914). ~ Mechanismus der Lymphstauung. Dtsch. Z. Chir. **138**, 348—436 (1916). — GROSSMANN, W.: Histologische Befunde bei den chronisch-entzündlichen Erkrankungen der Nierenhüllen. Z. urol. Chir. **29**, 79—88 (1930). — GROTTE, G.: Passage of dextran molecules across the blood-lymph barrier. Acta chir. scand., Suppl. **211**, 419—420 (1956). — GROVES, L. K., EFFLER, D. B.: Primary chylopericardium. New Engl. J. Med. **250**, 520—523 (1954). — GRÜNWALD, L.: Die Lymphgefäße der Nebenhöhlen der Nase. Arch. Laryng. Rhin. (Berl.) **23**, 1—4 (1910). — GRUWEZ, J. A., CARDOEN, G., DIVE, C., BAERT, A.: Chylothorax. In: Progress in lymphology, S. 30—36. Stuttgart: Thieme 1967. — GÜNTHER, G. W.: Die Beteiligung des Lymphgefäßsystems an den Organentzündungen des Flecktyphus und der Kriegsniere. Virchows Arch. path. Anat. **314**, 184—200 (1947). ~ Klinische und anatomische Pathologie des Nierenbeckens und der Kelche. Z. Urol. **42**, 42—61 (1949). ~ Anatomische und histologische Untersuchungen zur Frage der „essentiellen“ Haematurie. Z. Urol. **42**, 432—458 (1949). — GUEUKDJIAN, S. A.: Lymphangioma of genitalia in children. Pediatrics **22**, 247—249 (1958). — GUMRICH, H.: Genese und Behandlung der Ödeme — Elephantiasis. Verh. dtsch. Ges. inn. Med. **66**, 567—572 (1960). — GUYOT, G.: Über das Verhalten der Lymphgefäße der Pleura bei proliferierender Pleuritis. Beitr. path. Anat. **38**, 207—220 (1905). — GVOZDANOVIĆ, V., PRPIĆ-HARTL, V., PRPIĆ, I.: Lymphography in skin transplantation. In: Progress in lymphology, S. 398—399. Stuttgart: Thieme 1967.

HABERLIN, J. P., MILONE, F. P., COPELAND, M. M.: A further evaluation of lymphedema of the arm following radical mastectomy and postoperative x-ray therapy. Amer. Surg. **25**, 285—290 (1959). — HADLEY, M. N.: The origin of retroperitoneal cystic tumors. Surg. Gynec. Obstet. **22**, 174—175 (1916). — HAEGER, K.: Venous and lymphatic disorders of the leg. Bokförlaget Lund/Sverige: Scandinavian University Books 1966. — HAGENBACH, E.: Lymphangiom der rechten Thoraxhälfte. Jber. Kinderhosp. Basel (1884). ~ Symmetrische Lymphangiome der Mundspeicheldrüsen. Dtsch. Z. Chir. **93**, 478—493 (1908). — HAGENTORN, A.: Fall elephatischer Verdickung des Unterschenkels mit diffuser Knoten- und Warzenbildung. Münch. med. Wschr. **51**, 795—797 (1904). — HAHN, P. F., ROUSER, G., BRUMMITT, H., MOOREHEAD, J., CAROTHERS, E. L.: The drainage of radio-active silver colloids by the lymphatics following intrapulmonary administration in dogs. J. Lab. clin. Med. **39**, 624—628 (1952). — HALL, E. R., BLADES, B.: Lymphangioma of the mediastinum: Report of two cases. Dis. Chest **32**, 207—213 (1957). — HALLOPEAU, JOMIER: Deuxième note sur un cas de poussées lépreuses avec localisations souscutanées nodulaires et lymphangitiques. Soc. franç. dermatol. syphil. 1902. — HAMBURGER, H. J.: Untersuchungen über die Lymphbildung, insbesondere bei Muskelarbeit. Z. Biol. **30**, 143—178 (1894). — HAMPTON, J. C.: An electron microscopic study of hepatic uptake and excretion of submicroscopic particles injected into the blood stream and into the bile duct. Acta anat. (Basel) **32**, 262—291 (1958). — HANDFIELD-JONES, R. M.: Retroperitoneal cysts: Their pathology, diagnosis and treatment. Brit. J. Surg. **12**, 119—134 (1924). — HANKISS, J.: Kollodiumeinhüllung der Leber zur Untersuchung des Lymphkreislaufs der Leberkapsel. Z. Ges. inn. Med. **14**, 1018* (1959). — HANSEMANN, D. VON: Die Lymphangitis reticularis der Lungen als selbständige Erkrankung. Virchows Arch. path. Anat. **220**, 311—321 (1915). — HARBITZ, F.: Chronische Peritonitis mit Lymphangiektasien und Ascites chylosus. Zbl. allg. Path. path. Anat. **31**, 609—612 (1921). — HARRINGTON, S. W., GANSHORN, J. A.: Retroperitoneal chylous lymphangioendothelioma. Report of a case. Mayo Clin. Proc. **14**, 225—229 (1939). — HARRIS, R., PRANDONI, A. G.: Generalized primary lymphangiomas of bone: Report of a case with congenital lymphedema of forearm. Ann. intern. Med. **33**, 1302—1313 (1950). — HARROW, B. R.: Retroperitoneal lymphatic cyst (Cystic lymphangioma). J. Urol. (Baltimore) **77**, 82—89 (1957). — Harshman, J. A., Smith, E. B., Evans, P. V.: Cystic lymphangiectasis of the spleen. Arch. Path. **71**, 344—348 (1961). — Hart, A.: Über lymphogen ascendierende Niereninfektion in ihrer Bedeutung für Harnwege-Darm-Verbindungen. Z. urol. Chir. Gynäk. **46**, 512—585 (1943). — Hart, C.: Über das Vorkommen und die Bedeutung des retrograden Lymphtransports im Bereich des Angulus venosus sinister. Münch. med. Wschr. **55**, 1577—1578 (1908). — Hashiba, G. K.: The lymphatic system of the Guinea pig. Anat. Rec. **12**, 331—355 (1917). — Hass, H.: Die Architektur der Lymphgefäße der Leberkapsel in ihren Beziehungen zur Bindegewebsstruktur und Flüssigkeitsströmung. Virchows Arch. path. Anat. **297**, 384—403 (1936). — Hasumi, S.: Anatomische Untersuchungen über das Lymphgefäßsystem des männlichen Urogenitalsystems. Jap. J. med. Sci. **2**, 159—186 (1930). — Hatta, H., Okada, K. I., Morita, S., Mishima, H.: On splenic lymph and its hemolytic action. Japan. J. Physiol. **5**, 208—216 (1955). — Havelburg, W.: Über Filaria sanguinis und Chylurie. Virchows Arch. path. Anat. **89**, 365—376 (1882). — Haynes, F. W.: Factors which influence the flow and protein content of subcutaneous lymph in the dog. I. Hemorrhage and hyperemia. Amer. J. Physiol. **101**, 223—231 (1932). ~ Further observations on the rapidity of passage of substances from blood to lymph in the dog. Amer. J. Physiol. **101**, 232—235 (1932). ~ Factors which influence the flow and protein content of subcutaneous lymph in the dog. II. The effect of certain substances which alter the capillary circulation. Amer. J. Physiol. **101**, 612—620 (1932). — Haynes, F. W., Field, M. E.: The cell content of dog lymph. Amer. J. Physiol. **97**, 52—56 (1931). — Hectoen, L.: Über Carcinom des Ductus thoracicus. Virchows Arch. path. Anat. **135**, 357—358 (1894). — Heede, G.: Die Mondor'sche Krankheit als obliterierende Lymphangiopathie. Derm. Wschr. **154**, 337—346 (1968). — Heidenhain, R.: Versuche und Fragen zur Lehre von der Lymphbildung. Pflügers Arch. ges. Physiol. **49**, 209—301 (1891). ~ Bemerkungen und Versuche betreffs der Resorption in der Bauchhöhle. Pflügers Arch. ges. Physiol. **62**, 320—331 (1896). — Heinricius, G.: Ein Fall von Endothelioma lymphaticum ovarii. Arch. Gynäk. **73**, 321—329 (1904). — Heller, A.: Über selbständige rhythmische Contractionen der Lymphgefäße bei Säugetieren. Zbl. med. Wiss. **7**, 545—548 (1869). ~ Über die Fortbewegung der Lymphe in den Lymphgefäßen. Zbl. Physiol. **25**, 375—376 (1911). — Hellman, T.: Lymphgefäße, Lymphknötchen und Lymphknoten. In: W. v. Möllendorff, Handbuch der mikroskopischen Anatomie des Menschen, Bd. VI/1, S. 233—396. Berlin: Springer 1930. — Helmke, K.: Mikroskopische Befunde bei pyelovenösem Reflux der Niere. Verh. dtsch. Ges. Path. **29**, 298—311 (1936). ~ Die Nierenveränderungen bei Harnstauung, besonders über die Bildung von „Lymphgefäß- und Venenzylindern" bei chronischer Harnstauung. Virchows Arch. path. Anat. **302**, 323—370 (1938). — Hemmeler, G.: Über Lymphangitis simplex des Ductus thoracicus bei Entzündung der serösen Häute. Frankfurt. Z. Path. **50**, 252—270 (1937). — Henschen, K.: Beiträge zur Geschwulstpathologie des Chylusgefäßsystems. Inaug.-Diss. Zürich 1905. — Heppner, G. T.: Bilateral chylothorax and chyloperitoneum. J. Amer. med. Ass. **102**, 1294* (1934). — Herberhold, C.: Über die intrathyreoidalen Lymphbahnen des erwachsenen Menschen. Med. Diss. Tübingen 1962. — Herberhold, C., Neumüller, O. A.: Dünnschichtchromatographische Untersuchungen des Lymphbahninhalts menschlicher Schilddrüsen. Trennung von Jodaminosäuren aus autoptischem Material. Klin. Wschr. **43**, 717—721 (1965). — Hermann, J. B., Gruhn, J. G.: Lymphangiosarcoma secundary to chronic lymphedema. Surg. Gynec. Obstet. **105**, 665—674 (1957). — Herring, P. T., Simpson, S.: The relation of the liver cells to the blood vessels and lymphatics. Proc. physiol. Soc. **33/34**, 23—24 (1906). — Hertzler, A. E.: The morphogenesis of the stigmata and stomata occuring in peritoneal and vascular endothelium. Trans. Amer. micr. Soc. **22**, 63—92 (1901). — Herz, N.: Kritische Beiträge zur Lehre von der Lymphbewegung. Diss. Heidelberg 1899. — Herzog, G.: Über ein metastasierendes Hodenteratom und seine Histogenese. Beitr. path. Anat. **63**, 755—780 (1917). — Heusner, L.: Über traumatische Lymphcysten. Dtsch. med. Wschr. **15**, 379—380 (1889). — Heuss, E.: Lymphangioma circumscriptum cysticum. Mschr. prakt. Derm. **23**, 1—16 (1896). — Heyde, M. N. van der, O'Keefe, D., Welch, C. St.: Thoracic duct lymph flow with variations in hepatic hemodynamics. Surgery **56**, 1121—1128 (1964). — Higgins, G., Bain, C. G.: The absorption and transference of particulate matter by the great omentum. Surg. Gynec. Obstet. **50**, 851—860 (1930). — Higgins, G., Graham, A. S.: Lymphatic drainage from the peritoneal cavity in the dog. Arch. Surg. **19**, 453—465 (1929). — Higgins, T. T., Lloyd, E. I.: "Mesenteric cysts" with a report of two cases. Brit. J. Surg. **12**, 95—105 (1924/25). — Hilfinger, M. F., Eberle, R. D.: Lymphangiosarcoma in postmastectomy lymphedema. Cancer (Philad.) **6**, 1192—1199 (1953). — Hillier, W. T.: Carcinoma of the thoracic duct. Trans. path. Soc. Lond. **54**, 153—159 (1903). — Himmelheber, K.: Zur Kenntnis seltener cystischer Bildungen in der Bauchhöhle. Arch. Gynäk. **87**, 67—77 (1909). — His, W.: Über das Epithel der Lymphgefäßwurzeln und über die v. Recklinghausenschen Saftkanälchen. Z. wiss. Zool. **13**, 455—473 (1893). ~ Über ein perivasculäres Canalsystem in den nervösen Centralorganen und über dessen Beziehungen zum Lymphsystem. Z. wiss. Zool. **15**, 127—141 (1865). — HOGGAN, G., HOGGAN, F. E.: The lymphatics of the wall of larger blood vessels and lymphatics. J. Anat. (Paris) **17**, 1—36 (1882/83). — HOLLANDER, W., REILLY, P., BURROWS, B. A.: Lymphatic flow in human subjects as indicated by the disappearance of $J^{131}$ labelled albumin from the subcutaneous tissues. J. clin. Invest. (Proc.) **35**, 713* (1956). — HOLMAN, H., NICKEL, W. F., SLEISENGER, H.: Hypoproteinemia antedating intestinal lesions and possibly due to excessive serum protein lost into the intestine. Amer. J. Med. **27**, 963—969 (1959). — HOLT, P. R.: Diatary treatment of protein lost in intestinal lymphangiectasia. The effect of eliminating diatary long chain triglycerides on albumin metabolism in this condition. Pediatrics **34**, 629—635 (1964). — HOMANS, J.: Enormously dilatated intraperitoneal lymph vessels. Cystic lymphangiectasis. Death from shock. Boston med. J. **138**, 230—231 (1898). ~ Lymphedema of the limbs. Arch. Surg. **40**, 232—252 (1940). — HORNE, R. M.: On colloid in the lymphatics and blood vessels of the thyroid in goitre. J. Anat. Physiol. **27**, 161—168 (1893). — HORSTMANN, E.: Über die funktionelle Struktur der mesenterialen Lymphgefäße. Morph. Jb. **91**, 483—510 (1951). ~ Beobachtungen zur Motorik der Lymphgefäße. Pflügers Arch. ges. Physiol. **269**, 511—519 (1959). — HORTA, DA SILVA, J., COLLETTE, J., DA LUZ RORIZ, M.: Circulation lymphatique du foie: Visualisation du réseau lymphatique du foie chez des individus injectés avec le thorotraste. Arch. De Vecchi Anat. path. **35**, 1—24 (1961). — HOTZ, H. W., ZOLLINGER, H. U.: Symptomatische Sprue infolge Chylangiom des Mesenteriums. Z. klin. Med. **140**, 672—701 (1942). — HOWARD, J. M., DANESE, C., LAINE, J. B.: Experimental lymphatic anastomosis. J. cardiovasc. Surg. **5**, 694—697 (1964). — HSÜ, C. H., MENG, W.: Retroperitoneal cystic lymphangioma. Chin. med. J. **73**, 339—343 (1955). — HUBER, F.: Der Ductus thoracicus von Pferd, Rind, Hund und Schwein. Med. Diss. Leipzig 1909. — HUDACK, S. S., MCMASTER, PH. D.: The breakdown of lymph transport. Proc. Soc. exp. Biol. (N.Y.) **28**, 853—854 (1931). ~ Permeability of wall of lymph capillary. J. exp. Med. **56**, 223—238 (1932). ~ The lymphatic participation in human cutaneous phenomena. J. exp. Med. **57**, 751—774 (1933). — HUEBSCHMANN, P.: Pathologische Anatomie der Tuberkulose. Berlin: Springer 1928. ~ Die pathogenetischen und pathologisch-anatomischen Grundlagen der menschlichen Tuberkulose. Stuttgart: Hippokrates 1956. — HUME, D. M., EGDAHL, R. E.: Progressive destruction of renal homografts isolated from the regional lymphatics of the host. Surgery **38**, 194—214 (1955). — HUNGERFORD, G. F., REINHARDT, W. O.: Comperison of effects of sodium pentobarbital or ether-induced anesthesia on rate of flow and cell content of rat thoracic duct lymph. Amer. J. Physiol. **160**, 9—14 (1950). — HUNTINGTON, G. S.: The phylogenetic relations of the lymphatic and blood vascular system in vertebrates. Anat. Rec. **4**, 1—14 (1910). ~ Über die Histogenese des lymphatischen Systems beim Säugerembryo. Anat. Anz. **37**, 76—94 (1910). ~ The anatomy and development of the systemic lymphatic vessels in the domestic cat. Mem. Wistar. Inst. Anat. Biol. Philadelphia 1911. ~ Die Entwicklung des lymphatischen Systems der Vertebraten vom Standpunkte der Phylogenese des Gefäßsystems. Anat. Anz. **39**, 385—406 (1911). ~ The development of the mammalian jugular lymph sac, of the tributary primitive ulnar lymphatic and of the thoracic duct from the view point of recent investigations of vertebrate lymphatic ontogeny, together with a consideration of the genetic relations of lymphatic and haemal vascular channels in the embryos of amniotes. Amer. J. Anat. **16**, 259—316 (1914). — HUNTINGTON, G. S., MCCLURE, C. F. W.: The development of the main lymph channels of the cat in their relation to the venous system. Anat. Rec. **1**, 36—41 (1906). ~ The anatomy and development of the jugular lymph sacs in the domestic cat. Amer. J. Anat. **2**, 1—45 (1908). ~ The anatomy and development of the jugular lymph sacs in the domestic cat (Felis domestica). Amer. J. Anat. **10/11**, 177—312 (1910/11). — HUTH, F.: Diskussion zur Feinstruktur der Lymphgefäße. In: Progress in lymphology, S. 411*. Stuttgart: Thieme 1967. ~ Beiträge zur Orthologie und Pathologie der Lymphgefäße der Nieren. Beitr. path. Anat. **136**, 341—412 (1968). ~ Alterations of the renal interstitium and lymphatics in various kidney diseases. In: Abstracts. VII. Internat. Congr. Internat. Acad. Pathol. Milano, September 1968, S. 210*. ~ Morphologische Befunde bei Schockniere. Ärztl. Forsch. **23**, 3—17 (1969). ~ Das Lymphgefäßsystem von Säugernieren. Fortschr. Med. **87**, 1425—1427 (1969). ~ Investigaciones experimentales sobre la anatomia y patologia del sistema linfatico de los mammiferos. Arch. esp. Urol. **23**, 1—22 (1970). — HUTH, F., DAVARIS, P.: Morphologische und röntgenologische Untersuchungen zur Speicherung von Tantal in Leber und Milz von Ratten. Verh. dtsch. Ges. Path. **54**, 648—649 (1970). — HUTH, F., LACERDA, P. R. S.: Elektronenmikroskopische Befunde an der Kaninchenniere im Schock. Beitr. path. Anat. **137**, 65—84 (1968). — HUTH, F., SCHULTEN, H. J., BERGER, S., WILDE, A.: The lymphatic system of the liver in lymphostasis and cholostasis. In: Symposium Internat. Recherche Cardiovasc. Abstr. S. 80. Paris, 20.—22. April 1970. — HUTH, F., WILDE, A., SCHULTEN, H. J., BERGER, S.: Morphologische Beiträge zur Pathophysiologie des Lymphgefäßsystems der Leber. Virchows Arch. Abt. A **351**, 41—67 (1970). — HYATT, R. E., SMITH, J. R.: Mechanism of ascites: physiologic appraisal. Amer. J. Med. **16**, 434—448 (1954).

INGRAHAM, C. B., NELSON, J. M.: Retroperitoneal cystic lymphangioma. Amer. J. Obstet. Gynec. **37**, 251—257 (1939). — INOHARA, S.: Einige neue Beiträge zur Kenntnis der Lymphgefäße im Ovariumparenchym. Zbl. Gynäk. **59**, 98—100 (1955). — INTONTI, F., NYLANDER, G., TJERNBERG, B.: Lymph vessels of the great omentum. Vasc. Dis. **1**, 203—205 (1964). — IRISAWA, A., RUSHMER, R. F.: Relationship between lymphatic and venous pressure in leg of dog. Amer. J. Physiol. **196**, 495—498 (1959). — ISHIDA, O., UCHIDA, H., TAJI, Y., SONE, S.: The paralymphatic system. In: Progress in lymphology, II, S. 46—48. Stuttgart: Thieme 1970. — IWANOW, G.: Über die Abflußwege aus dem submenigealen Räumen des Rückenmarks. Z. ges. exp. Med. **58**, 1—21 (1928). ~ Über die Abflußwege aus den Subarachnoidalräumen des Gehirns und Rückenmarks und über die Methodik ihrer intravitalen Untersuchung. Z. ges. exp. Med. **64**, 356—375 (1929). ~ Die Lymphgefäße der Wände der Blutgefäße: Vasa lymphatica vasorum sanguinorum. (Zur Methodik ihrer Injektion.) Z. Anat. Entwickl.-Gesch. **99**, 669—685 (1933). — IWANOW, G., ROMODANOWSKY, K.: Über den anatomischen Zusammenhang der cerebralen und spinalen sugmeningealen Räume mit dem Lymphsystem. I. Methodik und wichtige Beobachtungen. Z. ges. exp. Med. **58**, 596—607 (1927).

JACOBS, J. E., KIMMELSTIEL, P.: Cystic angiomatosis of the skeletal system. J. Bone Jt Surg. **35**, 409—490 (1953). — JACOBSON, ST.: Blood circulation in lymphoedema of the arm. Brit. J. plast. Surg. **20**, 355—358 (1967). — JÄGER, E.: Milzbau und Kreislaufstörung. II. Teil. Über die Beteiligung der Lymphgefäße am krankhaften Milzbau. Virchows Arch. path. Anat. **299**, 552—572 (1937). — JAKSCH, R.: Ein Beitrag zur Entwicklung der cystischen Geschwülste am Halse. Z. Heilk. **6**, 131—142 (1885). — JAMIESON, J. K., DOBSON, J. F.: The lymphatic system of the stomach. Lancet **1907I**, 1061—1066. — JECKELN, E.: Die Pathologie der Verdauung und Resorption, S. 66—119, in: Handbuch der allgemeinen Pathologie, Bd. V/1. Berlin-Göttingen-Heidelberg: Springer 1961. — JENNETT, J. H.: Persistent hereditary edema of the legs—Milroys disease. Clin. Orthop. 8, 122—131 (1956). — JESSNER, M., ZAK, F. G., REIN, C. R.: Angiosarcoma in postmastectomy lymphedema (Stewart-Treves-Syndrome). Arch. Derm. **65**, 123—129 (1952). — JOB, T. T.: Lymphatico-venous communications in the common rat and their significance. Amer. J. Anat. **24**, 467—485 (1918). — JOHNSON, R. A.: Lymphatics of blood vessels. Lymphology **2**, 44—56 (1969). ~ The lymphatic system of the heart. Lymphology **2**, 95—108 (1969). — JOHNSON, R. A., BLAKE, T. M.: Lymphatics of arteries. Circulation (Suppl. II) **32**, 119* (1965). ~ Lymphatics of the heart. Circulation **33**, 137—142 (1966). ~ Vasa vasorum of the heart. Amer. Heart J. **76**, 79—89 (1968). — JONES, I. S.: Lymphangiomas of the ocular adnexa. Amer. J. Ophthal. **51**, 481—509 (1961). — JOÓ, F., CSILLIK, B., ZOLTÁN, Ö. T., MAURER, M., SONKODI, S., FÖLDI, M.: Elektronenmikroskopische Veränderungen im Zentralnervensystem bei experimenteller lymphogener Encephalopathie III. Angiologica **4**, 271—278 (1967). — JOSSIFOW, G. M.: Der Anfang des Ductus thoracicus und dessen Erweiterung. Arch. Anat. Physiol. Anat. Abt. 68—76 (1906). ~ Ein vergleichend-anatomischer Abriß des Lymphsystems und seine phylogenetische Entwicklung. Anat. Anz. **71**, 283—287 (1931). — JUCHEMS, R.: Das hereditäre Lymphödem, Typ Meige. Klin. Wschr. **41**, 328—332 (1963). — JUNGBLUT, R.: Klinisch-experimentelle Studie zur Armlymphographie unter besonderer Berücksichtigung des Mamma-Carcinoms. Habil.-Schr. Düsseldorf 1969. — JUREWITSCH, W. A.: Lymphangitis pulmonalis und deren Beziehung zum sog. idiopathischen Empyema. Münch. med. Wschr. **51**, 480—482 (1904).

KAHLDEN, V.: Septikämie und Pyämie. Verh. dtsch. Ges. Path. **5**, 64—84 (1903). — KAINDL, F., MANNHEIMER, E., PFLEGER, L., THURNHER, B.: The lymph plexus of the skin in inhibition of the flow in the peripheral lymphatic system. In: Progress in lymphology, S. 18—19. Stuttgart: Thieme 1967. — KAINDL, F., MANNHEIMER, E., PFLEGER-SCHWARZ, L., THURNHER, B.: Die Überbrückungs- und Kompressionsmechanismen im peripheren Lymphgefäßsystem. Angiologica **1**, 80—93 (1964). — KAINDL, F., MANNHEIMER, E., POLSTERER, P., THURNHER, B.: Darstellbarkeit und funktionelles Verhalten der Lymphgefäße in menschlichen Extremitäten. Z. Kreisl.-Forsch. **46**, 115—135 (1957). — KAISERLING, H.: Lymphgefäße und Lymphangitis der Niere. Virchows Arch. path. Anat. **306**, 322—359 (1940). ~ Die Ausbreitungsformen der Nierenlymphbahninfekte und die lymphogene Nephrose. Virchows Arch. path. Anat. **309**, 561—587 (1942). — KAISERLING, H., SOOSTMEYER, T.: Die Bedeutung des Nierenlymphgefäßsystems für die Nierenfunktion. Wien. klin. Wschr. **52**, 1113—1117 (1939). — KAJAVA, Y.: Zur mikroskopischen Anatomie des Ductus thoracicus und der Trunci lymphatici des Menschen. Acta Soc. Med. "Duodecim" **3**, 1—24 (1921). — KALK, H., BRÜHL, O.: Leitfaden der Laparoskopie und Gastroskopie. Stuttgart: Thieme 1951. — KALK, H., WILDHIRT, E.: Lehrbuch und Atlas der Laparoskopie und Leberpunktion. Stuttgart: Thieme 1962. — KAMPMEIER, O. F.: The development of the thoracic duct in the pig. Amer. J. Anat. **13**, 401—476 (1912). ~ The value of the injection method in the study of lymphatic development. Anat. Rec. **6**, 223—232 (1912). ~ On the origin and development of the lymphatic valves. Anat. Rec. **35**, 43—44 (1927). ~ The genetic history of the valves in the lymphatic system of man. Amer. J. Anat. **40**, 413—457 (1928). ~ Further observations on the numerical variability, position, function, and fate of the valves in the human thoracic duct. Anat. Rec. **38**, 225—231 (1928). ~ On the lymph flow of the human heart, with reference to the first development of the channels and the first appearance, distribution and physiology of their valves. Amer. Heart J. **4**, 210—222 (1928). ~ Hemopoetic foci in the wall of the thoracic duct, and the cellular constituents of its lymph stream in the human fetus. Amer. J. Anat. **42**, 181—213 (1928). ~ Ursprung und Entwicklungsgeschichte des Ductus thoracicus nebst saccus lymphaticus jugularis und cisterna chyli beim Menschen. Morph. Jb. **67**, 157—234 (1931). — KAPPEY, F.: Das angioblastische Sarkom bei chronischem Lymphödem nach Ablatio mammae. Chirurg **38**, 59—60 (1967). — KARPF, A.: Das innere Lymphgefäßsystem der Lunge. Anat. Anz. **116**, 442—451 (1965). — KAST: Ein Fall von diffuser Lymphangiektasie der äußeren Genitalien und ihrer Umgebung. Dtsch. med. Wschr. **16**, 927—928 (1890). — KATO, F.: The fine structure of the lymphatics and the passage of China ink particles through their walls. 1. The fine structure of the lymphatics of the cattle lung and the passage of China ink particles through their walls. Nagoya med. J. **12**, 221—236 (1966). ~ The fine structure of the lymphatics and the passage of China ink particles through their walls. 2. Electron microscopic findings of the fine structure of the internal thoracic lymphatics of living rabbits and sites of escape of carbon particles from the vessels. Nagoya med. J. **12**, 237—246 (1966). — KATZ, Y. J.: Some factors affecting renal lymphatic pressure. Circulat. Res. **6**, 452—455 (1958). — KATZ, Y. J., COCKETT, A. T.: Elevation of inferior vena cava pressure and thoracic lymph and urine flow. Circulat. Res. **7**, 118—122 (1960). — KAUFMANN, E.: Lehrbuch der Speziellen Pathologie. Berlin: De Gruyter 1911. ~ Lehrbuch der Speziellen Pathologischen Anatomie, Bd. I. Berlin-Leipzig: De Gruyter 1922. ~ Verbreitung bösartiger Geschwülste auf dem Wege der Lymphgefäße. In: Lehrbuch der speziellen pathologischen Anatomie, 9. und 10. Aufl., S. 168—169. Berlin-Leipzig: De Gruyter 1931. — KAUSEL, H. W., REEVE, T. S., STEIN, A. A., ALLEY, R. D., STRANAHANN, A.: Anatomic and pathologic studies of the thoracic duct. J. thorac. Surg. **34**, 631—641 (1957). — KELBLING, S.: Über Aneurysmabildung des Ductus thoracicus mit Atherosklerose. Frankfurt. Z. Path. **50**, 34—41 (1937). — KELLY, M. L., BUTT, H. R.: Chylous ascites: an analysis of its etiology. Gastroenterology **39**, 161—170 (1960). — KESSEL, I.: Chylous ascites in infancy. Arch. Dis. Childh. **27**, 79—81 (1952). — KETTLE, J. H.: Lymphangiosarcoma following post-mastectomy lymphedema. Brit. med. J. **1957 I**, 193—194. — KIHARA, T.: Das extravasculäre Saftbahnsystem. Folia anat. jap. **28**, 601—621 (1956). — KINMONTH, J. B.: Lymphangiography in clinical surgery and particularly in the treatment of lymphoedema. Ann. roy. Coll. Surg. Engl. **15**, 300—315 (1954). ~ The primary lymphoedemas and chylous reflux. In: Progress in lymphology, S. 11—13. Stuttgart: Thieme 1967. — KINMONTH, J. B., SHARPEY-SCHAFER, E. P., TAYLOR, G. W.: Spontaneous contractions of lymphatic vessels in man. Lancet **1963 I**, 1425*. — KINMONTH, J. B., TAYLOR, G. W.: The lymphatic circulation in lymphedema. Ann. Surg. **139**, 129—136 (1954). ~ Spontaneous rhythmic contractility in human lymphatics. J. Physiol. (Lond.) **133**, 3P* (1956). — KINMONTH, J. B., TAYLOR, G. W., JANTET, G. H.: Chylous complications of primary lymphoedema. J. cardiovasc. Surg. **5**, 327—345 (1964). — KINMONTH, J. B., TAYLOR, G. W., TRACA, G. D., MARSH, J. D.: Primary lymphoedema: Clinical and lymphangiographic studies of a series of 107 patients in which the lower limbs were affected. Brit. J. Surg. **45**, 1—10 (1957). — KIRCHBERG, P.: Über einige seltene cystische und karzinomatöse Tumoren des Peritoneums. Frankfurt. Z. Path. **10**, 290—305 (1920). — KIRKLAND, I.: Chylothorax in infancy and childhood. A method of treatment. Arch. Dis. Childh. **40**, 186—191 (1965). — KIRSCHNER, H., KRACHT, J., BAY, V.: Experimentelle Untersuchungen am Lymphgefäßsystem der Schilddrüse. In: Schilddrüsenhormone und Körperperipherie, S. 155—159. Berlin-Göttingen-Heidelberg: Springer 1964. — KISS, F.: Innervation of blood- and lymph capillaries. Acta morph. Acad. Sci. hung. **7**, 40—41 (1956). — KITTREDGE, R. D., FINBY, N.: The many facets of lymphangioma. Amer. J. Roentgenol. **95**, 56—66 (1965). — KJELLMAN, T.: A microlymphangiographic study of the regeneration of lymph vessels in rabbit ear after pre-operative Roentgen irradiation. Acta chir. scand. **124**, 87—88 (1962). — KLEIN, D., DORET, M.: Lymphoédème chronique héréditaire (maladie de Nonne-Milroy-Meige) du type récessif. Bibl. ophthal. (Basel) **1**, 576—583 (1957). — KLEMENSIEWICZ, R.: Die Pathologie der Lymphströmung. In: Handbuch der allgemeinen Pathologie (L. KREHL und F. MARCHAND), Bd. 2/1. Leipzig: 1912. — KLEMM, P.: Ein Beitrag zur Genese der mesenterialen Chylangiome. Virchows Arch. path. Anat. **181**, 541—568 (1905). — KLINE, I. K.: Lymphatic pathways in the heart. Arch. Path. 88, 638—644 (1969). — KLINE, I. K., MILLER, A. J., KATZ, L. N.: Cardiac lymph flow impairment and myocardial fibrosis. Arch. Path. **76**, 424—433 (1963). ~ The effect of chronic impairment of lymph flow on myocardial reactions after coronary artery ligation. Amer. Heart J. **68**, 515—523 (1964). — KLOB, J.: Lymphgefäßthrombosen und Ektasien in den Lungen. Wien. med. Blätter **II**, 3—4, 37—39, 107—111, 158—161, 225—227, 277—279, 347—350 (1879). — KLOOS, K.: Über eine eigenartige Fettresorptionsstörung und ihre Beziehung zur sprue. Virchows Arch. path. Anat. **304**,

625—658 (1939). — KNIERIM, G.: Über diffuse Meningealkarzinose mit Amaurose und Taubheit bei Magenkrebs. Zieglers Beitr. path. Anat. **44**, 409—429 (1908). — KNÜSEL, O.: Sichtbarmachung von Lymphgefäßen in der Augenbindehaut. Ophthalmologica (Basel) **127**, 298—301 (1954). — KOBLANCK, PFORTE: Hydronephrose mit chylusähnlichem Inhalt und eigenartiger Wand, nebst Bemerkungen über Chyluscysten. Virchows Arch. path. Anat. **161**, 44—56 (1900). — KOBLENZER, P. J., BUKOWSKI, M. J.: Angiomatosis (Hamartous hemlymphangiomatosis). Pediatrics **28**, 65—76 (1961). — KOCANDRLE, V., HOUTTUIN, E., PROHASKA, J. V.: Regeneration of the lymphatics after autotransplantation and homotransplantation of the entire small intestine. Surg. Gynec. Obstet. **122**, 587—590 (1966). — KOEHLER, P. R., SCHAFFER, B.: Peripheral lymphaticovenous anastomoses. Circulation **35**, 401—404 (1967). — KÖLLIKER, A.: Von den Lymphgefäßen. In: KÖLLIKERs Gewebelehre des Menschen. 1854. — KOLMEN, S. N., EICHLER, A. C., SMITH, J. H.: The effects of chronic lymphatic diversion on hypertensive and uremic states in dogs. Tex. Rep. Biol. Med. **21**, 357—368 (1963). — KOLOSSOW, A.: Über die Struktur des Pleuroperitoneal- und Gefäßepithels (Endothels). Arch. mikr. Anat. **42**, 318—383 (1893). — KONDO, A., WATANABE, M.: Lymphangiectasis of penis: A case report. Lymphangiologia **2**, 147—149 (1953/55). — KONDOLÉON, E.: Die Lymphableitung, als Heilmittel bei chronischen Oedemen nach Quetschung. Münch. med. Wschr. **59**, 525—526 (1912). — KÓSA, G., FÖLDES, J., OROSZ, Á.: Lymphatic connections between the nasal mucosa and intracranial space. Acta morph. Acad. Sci. hung. **7**, 361—369 (1957). — KOTANI, M.: Absorption of India ink from the pericardial cavity of the rabbit. Okajimas Folia anat. jap. **33**, 373—387 (1959). — KRACHT, J., HORST, W., EICKHOFF, W.: Experimentelle Untersuchungen zur Schilddrüsenhormonkonzentration in der Lymphe. Verh. dtsch. Ges. inn. Med. **66**, 374—377 (1960). — KRAEFT, N. H.: Idiopathic chylothorax: Report of a case and review. Amer. Surg. **25**, 401—404 (1959). — KRAUS, H.: Das Lymphsystem in funktionell-anatomischer Sicht. Anat. Anz. **107**, 135—144 (1959). ~ Untersuchungen über die Mechanik der Lymphbildung und der Stoffverschiebung im Lymphknoten. Anat. Anz. **113**, 146—163 (1963). — KRAUSE, W.: Über das Lymphgefäßsystem im Colon der Katze. Z. rat. Med. **18**, 161—164 (1863). ~ Über Lymphgefäße in Geschwülsten. Dtsch. Klin. **15**, 377—386 (1863). ~ Über die Lymphgefäßanfänge in den Darmzotten. Z. wiss. Zool. **14**, 71—78 (1864). — KRAUSPE, C.: Über den Flüssigkeitsstoffwechsel im lymphatischen Gewebe. Verh. dtsch. Ges. Path. **27**, 298—302 (1934). — KRIZ, W., DIETRICH, H. J.: Das Lymphgefäßsystem der Niere bei einigen Säugetieren. Z. Anat. Entwickl.-Gesch. **131**, 111—147 (1970). — KROEMER, P.: Die Lymphorgane der weiblichen Genitalien und ihre Veränderungen bei malignen Erkrankungen des Uterus. Arch. Gynäk. **73**, 57—158 (1904). — KROMPECHER, Ö.: Zur Anatomie, Histologie und Pathogenese der gastrischen und gastrointestinalen Sklerostenose. Beitr. path. Anat. **49**, 384—412 (1910). — KRUSE, A.: Über Chylangioma cavernosum. Virchows Arch. path. Anat. **125**, 488—494 (1891). — KUBIK, I.: Die hydrodynamischen und mechanischen Faktoren in der Lymphzirkulation. Acta morph. Acad. Sci. hung. **2**, 95—107 (1952). — KUBIK, I., SZABÓ, J.: Die Innervation der Lymphgefäße im Mesenterium. Acta morph. Acad. Sci. hung. **6**, 25—31 (1955). — KUBIK, S.: The efferent vessels and the regional lymph nodes of the kidney, the ureter, the urinary bladder, and male genital organs. In: Progress in lymphology, S. 179—180. Stuttgart: Thieme 1967. — KUBO, T.: Über das Lymphangioendothelioma ovarii. Arch. Gynäk. **87**, 664—690 (1909). — KÜHN, H. A.: Über den Übertritt von Gallenbestandteilen in die Leberlymphe. Klin. Wschr. **30**, 662* (1952). — KÜHNEL, W.: Elektronenmikroskopische Befunde am Ductus thoracicus. Z. Zellforsch. **70**, 519—531 (1966). — KÜTTNER, H.: Über die Lymphgefäße und Lymphdrüsen der Zunge mit Beziehung auf die Verbreitung des Zungencarcinoms. Bruns' Beitr. klin. Chir. **21**, 732—786 (1898). — KUMARIS, I.: Lymphangioma cysticum „pendulum" des Zwerchfellperitoneums. Langenbecks Arch. klin. Chir. **104**, 423—439 (1914). — KUPRIANOV, V. V.: Some features of the initial lymphatic vessels in their interrelation with blood vessels. Acta anat. (Basel) **73**, 69—80 (1969). — KUTSUNA, M.: On the lymph vessels in the walls of the blood-vessels. Acta Univ. Kioto **13**, 17—18 (1930). — KUTSUNA, M., ANDO, S.: Lymphatic vessels in pregnant uterus. Jap. J. Obstet. Gynec. **14**, 370—379 (1931). — KYTMANOF: Über die Nervenendigungen in den Lymphgefäßen der Säugetiere. Anat. Anz. **19**, 369—377 (1901).

LACERDA, P. R. S. DE, HUTH, F.: Alteracoes renais devidas a choque experimental em coelhos. O Hospital **73**, 699—721 (1968). — LAIPPLY, T. C., SHERRICK, J. C.: Intrathoracic angiomatous hyperplasie associated with chronic chylothorax. Lab. Invest. **7**, 387—400 (1958). — LAMBRECHT, W.: Zur Ursache der Elephantiasis an den Beinen. Bruns' Beitr. klin. Chir. **179**, 219—224 (1950). — LAMPSON, R. S.: Traumatic chylothorax. A review of the literature and a report of a case treated by mediastinal ligation of the thoracic duct. J. thorac. Surg. **17**, 778—791 (1948). — LANGEN, C. D. DE: Lymph formation and lymph flow. Proc. Kon. ned. Akad. Wet., Ser. C **66**, 249—257 (1963). — LANGOHR, J. L., ROSENFELD, L., OWEN, C. R., COPE, O.: Effect of therapeutic cold on the circulation of blood and lymph in thermal burns; an experimental study. Arch. Surg. **59**, 1031—1044 (1949). — LASCELLES, A. K.,

Morris, B.: Surgical techniques for the collection of lymph from unanaesthetized sheep. Quart. J. exp. Physiol. **46**, 199—205 (1961). ~ The flow and composition of lymph from the mammary gland in merino sheep. Quart. J. exp. Physiol. **46**, 206—214 (1961). — Laurence, K. N.: Congenital pulmonary cystic lymphangiectasis. J. Path. Bact. **70**, 325—333 (1955). ~ Congenital pulmonary lymphangiectasis. J. clin. Path. **12**, 62—69 (1959). — Lauth, E. A.: Essai sur les vaisseaux lymphatiques. Straßburg 1824. Zit. nach Kampmeier. — Lauweryns, J. M.: L'angioarchitecture du poumon. Arch. Biol. (Liège) **75** (Suppl.), 771—811 (1964). ~ Les vaisseaux lymphatiques du poumon neonatal normal et pathologique (atélectasie secondaire avec membranes hyalines). Bull. Ass. Anat. (Nancy) **49**, 1015—1024 (1964). ~ Hyaline membrane disease: a pathological study of 55 infants. Arch. Dis. Childh. **40**, 618—625 (1965). ~ The lymphatic vessels of the neonatal rabbit lung. Acta anat. (Basel) **63**, 427—433 (1966). — Lauweryns, J. M., Eggermont, E., Drissche, A. von den, Denys: L'atélectasie pulmonaire neo-natale secondaire aves membranes hyalines. Arch. franç. Pédiat. **22**, 5—19 (1965). — Lauwernys, J. M., Boussanouw, L.: The ultrastructure of the pulmonary lymphatics, S. 24—26. In: 13. Tagg Dtsch. Ges. Elektronenmikr. 17.—21. 9. 1967, Marburg. ~ L'ultrastructure des vaisseaux lymphatiques pulmonaires. C. R. Ass. Anat. **52**, 766—775 (1967). ~ The ultrastructure of pulmonary lymphatic capillaries of newborn rabbits and of human infants. Lymphology **2**, 108—129 (1969). ~ Macroscopic and microscopic anatomy of pulmonary lymphatics. In: Progress in lymphology II, S. 7—12. Stuttgart: Thieme 1970. — Lauweryns, J. M., Boussanouw, L., Bourgeois, N., Claessens, St.: Pulmonary lymphatics in some diseases. In: Progress in lymphology II, S. 13—16. Stuttgart: Thieme 1970. — Lauweryns, J. M., Claessens, S., Boussanouw, L.: The pulmonary lymphatics in neonatal hyaline membrane disease. Pediatrics **41**, 917—930 (1968). — Lawrentjew, A. P.: Zur Lehre von der Innervation des Lymphsystems. I. Mitteilung: Über die Nerven des Ductus thoracicus beim Hunde. Anat. Anz. **60**, 475—481 (1925/26). ~ Über die Nerven der Lymphgefäße in der Bauchhöhle. Anat. Anz. **63**, 268—277 (1927). — Leak, L. V., Burke, J. F.: Studies on the permeability of lymphatic capillaries during inflammation. Anat. Record **151**, 489* (1965). ~ Fine structure of the lymphatic capillary and the adjoining connective tissue area. Amer. J. Anat. **118**, 785—809 (1966). ~ The passage of electron-opaque tracers across the lymphatic capillary wall. In: Electron microscopy II, Biology, S. 731—732. Tokyo: Maruzen Co. LTD 1966. ~ Electron microscopic study of lymphatic cypillaries in the removal of connective tissue fluids and particulate substances. Lymphology **1**, 39—52 (1958). ~ Ultrastructural studies on the lymphatic anchoring filaments. J. Cell Biol. **36**, 129—149 (1968). — Lee, C. H., Young, J. R.: Chylous ascites in siblings. Pediatrics **42**, 83—86 (1953). — Lee, F. C.: The establishment of collateral circulation following ligation of the thoracic duct. Bull. Johns Hopk. Hosp. **33**, 21—31 (1921). ~ On the lymphatic vessels in the wall of the aorta of the cat. Anat. Rec. **23**, 342—350 (1922). ~ Large retroperitoneal chylous cyst. Arch. Surg. **44**, 61—71 (1942). ~ Permeability of lymph vessels and lymph pressure. Arch. Surg. **48**, 355—365 (1944). ~ Role of mesenteric lymphatic system in water absorption from rat intestine in vitro. Amer. J. Physiol. **204**, 92—96 (1963). — Leger, L., Guyet, P.: La stase lymphatique dans les cirrhoses du foie. Presse méd. **65**, 1930—1932 (1957). — Leigh, O. C.: Lymph formation during glandular activity. Amer. J. Physiol. **112**, 657—661 (1935). — Lennert, K.: Lymphknoten. In: Bandteil A, Cytologie und Lymphadenitis. In: Handbuch der speziellen pathologischen Anatomie (Henke-Lubarsch-Rössle-Uehlinger). Berlin-Göttingen-Heidelberg: Springer 1961. — Lenzi, M., Bassani, G.: The effect of radiation on the lymph and on the lymph vessels. Radiology **80**, 814—817 (1963). — Lesser, E., Beneke, R.: Ein Fall von Lymphangioma tuberosum multiplex Kaposi. Virchows Arch. path. Anat. **123**, 86—102 (1891). — Leu, H. J.: Differential diagnosis of chronic leg ulcers. Angiology **14**, 288—296 (1963). — Lever, A. F., Peart, W. S.: Pressor material in renal lymph. Proc. Phys. Soc. J. Physiol. (Lond.) **159**, 35—48 (1961). ~ Renin and angiotensin like activity in renal lymph. J. Physiol. (Lond.) **160**, 548—563 (1962). — Leveuf, J., Godard, H.: Les lymphatiques de l'uterus. Rev. Chir. (Paris) **61**, 219—248 (1923). — Levi, W. M., Parker, E. F.: Postoperative chylothorax. Amer. Surg. **25**, 960—964 (1959). — Lewin, P.: Ein Fall von Chylothorax. Ref. in: Berl. klin. Wschr. **53**, 1082* (1916). — Lewis, F. T.: The development of the lymphatic system in rabbits. Amer. J. Anat. **5**, 95—111 (1906). — Leydhecker, O.: Über einen Fall von Carcinom des Ductus thoracicus mit chylösem Ascites. Virchows Arch. path. Anat. **134**, 118—144 (1893). — Lieben, S.: Über die Fortbewegung der Lymphe in den Lymphgefäßen. Zbl. Physiol. **24**, 1164—1167 (1910). — Lilienfeld, R. M., Friedenberg, R. M., Herman, J. R.: The effect of renal lymphatic ligation on kidney and blood pressure. Radiology **88**, 1105—1109 (1967). — Lim, R. A., Divertie, M. B., Harrison, E. G., Jr., Bernatz, P. E.: Dis. Chest **40**, 265—275 (1961). — Lindemayr, W., Lofferer, O., Mostbeck, A., Partsch, H.: Das Lymphgefäßsystem bei der Klippel-Trenaunay-Weberschen Phakomatose. Z. Haut- u. Geschl.-Kr. **43**, 183—191 (1968). — Lindner, E., Marx, W., Kruger, H. E.: Absence in lymph of capillary permeability factors in traumatic shock. Proc. Soc. exp. Biol. (N.Y.) **55**,

181* (1944). — LINDNER, H. R.: Partition of androgen between the lymph and venous blood of the testis in the ram. J. Endocr. **25**, 483—494 (1963). — LINKE, A., STELZEL, M.: Zur Klinik und Therapie von Chylothorax und Chylascites bei Lymphogranulomatose. Münch. med. Wschr. **97**, 966—967 (1950). — LION, V.: Ein Fall von Lymphcyste des Ligamentum uteri latum. Virchows Arch. path. Anat. **144**, 239—275 (1896). — LISSITZYN, M. S.: Ductus thoracicus. Langenbecks Arch. klin. Chir. **128**, 215—225 (1924). — LÖHLEIN, M.: Über Peritonitis bei eitriger Lymphangioitis des Ductus thoracicus. Virchows Arch. path. Anat. **177**, 269—293 (1904). — LOESCHKE, H.: Untersuchungen über kruppöse Pneumonie. Beitr. path. Anat. **86**, 201—223 (1931). — LÖWGREN, E.: Studies on benign proteinuria with special reference to renal lymphatic system. Acta med. scand. (Suppl.) **151**, 1—52 (1955). — LORBER, V.: Lymph flow from the heart-lung preparation during pulmonary edema. Proc. Soc. exp. Biol. (N.Y.) **43**, 170—172 (1940). — LOUBATIÈRES, A.: Sur les conséquences de la ligature du canal thoracique chez le chien. C. R. Soc. Biol. (Paris) **149**, 786—789 (1955). — LOUBATIÈRES, A., ETERRADOSSI, A.: Effets de la ligature du tronc lymphatique principal sous-diaphragmatique chez le rat adults et le jeune rat. C. R. Soc. Biol. (Paris) **149**, 789—791 (1955). — LOW, G. C.: A note on the pathology of chyluria. J. London School Trop. Med. **1**, 243—250 (1912). — LOWER, R. R.: In: Human transplantation (PAPAPORT + DAUSSET). New York: Grune & Stratton 1968. — LUBITZ, J. M., FLYNN, R. W.: Chylangioma cavernosum mesenterii; report of a case and review of the literature. Surgery **18**, 772—777 (1945). — LUDWIG, C.: Lehrbuch der Physiologie des Menschen, 2. Aufl. Leipzig: Wintersche Verlagsbuchhandlung 1861. ~ Einige neue Beziehungen zwischen dem Bau und der Funktion der Niere. S.-B. Akad. Wiss. Wien, math.-nat. Kl. **48**(II), 725—733 (1863). — LUDWIG, C., TOMSA, W.: Die Anfänge der Lymphgefäße im Hodeni S. -B. Anad. Wiss. Wien, math.-nat. Kl. Adt. II **44**, 155—156 (1861). ~ Die Lymphwege des Hodens und ihr Verhältnis zu den Blut- und Samengefäßen. S.-B. Akad. Wiss. Wien, math.-nat. Kl. II **46**, 221—237 (1862). — LUDWIG, C., ZAWARYKIN, T.: Zur Anatomie der Niere. S.-B. Akad. Wiss. Wien, math.-nat. Kl. **48**(II), 691—724 (1863). — LUDWIG, J.: Die Lymphgefäßverbindungen zwischen Ductus thoracicus und supraclaviculären Lymphknoten und ihre Bedeutung für die Krebsmetastasierung. Frankfurt. Z. Path. **71**, 436—442 (1961). ~ Über Kurzschlußwege der Lymphbahnen und ihre Beziehungen zur lymphogenen Krebsmetastasierung. Path. et Microbiol. (Basel) **25**, 329—334 (1962). — LUDWIG, J., LINHART, P.: Lymphvarizen bei Leberzirrhose und Stauungsleber. Verh. dtsch. Ges. Path. **52**, 563—567 (1968). — LUDWIG, J., LINHART, P., BAGGENSTOSS, A. H.: Hepatic lymph drainage in cirrhosis and congestive heart failure. Arch. Path. **86**, 551—562 (1968). — LUTIO, O. DE, SABAINO, D., FONDA, G.: Rigenerazione dei linfatici dopo la loro interruzione totale. Arch. ital. Chir. **77**, 369—390 (1954).

MACCALLUM, W. G.: Die Beziehungen der Lymphgefäße zum Bindegewebe. Arch. Anat. Physiol., Anat. Abt. 273—291 (1902). ~ On the mechanism of absorption of granular material from the peritoneum. Bull. Johns Hopk. Hosp. **14**, 105—115 (1903). ~ On the relation of the lymphatics to the peritoneal cavity in the diaphragm and the mechanism of absorption of granular materials from the peritoneum. Anat. Anz. **23**, 157—159 (1903). — MACDONALD, J. S.: Lymphocyst formation following lymphadenectomy. In: Progress in lymphology, S. 28—30. Stuttgart: Thieme 1967. — MACKENZIE, ST.: A case of filarial haemato-chyluria. Trans. path. Soc. Lond. **33**, 394—410 (1882). — MÄDER, E.: Die generalisierte lymphvasculäre Induration der Lymphknoten und Lymphgefäße. (Ein Beitrag zur Pathogenese der Elephantiasis.) Verh. dtsch. Ges. Path. **39**, 269—262 (1955). — MAGNUE, G.: Die Darstellung der Lymphwurzeln in menschlichen und tierischen Geweben, ihr Verhalten in serösen Häuten und ihre Bedeutung für deren Pathologie. Dtsch. Z. Chir. **175**, 147—178 (1922). ~ Darstellung der Lymphwurzeln von serösen Häuten und ihre Bedeutung für die Pathologie. Langenbecks Arch. klin. Chir. **121**, 128—130 (1922). ~ Die Darstellung von Lymphräumen durch Gasfüllung. Verh. Anat. Ges. in: Anat. Anz. **57**, 78—82 (1923). — MAIDMAN, L., BARNETT, R. N.: Congenital dilatation of pulmonary lymphatics. Arch. Path. **64**, 104—106 (1957). — MÁLEK, P.: Some problems of lymphatic stasis in renal transplants. New trends in basic lymphology. Experientia (Basel), Suppl. **14**, 192—196 (1966). ~ Pathophysiological and radiological aspects of lymphovenous anastomoses. New trends in basic lymphology. Experientia (Basel), Suppl. **14**, 197—202 (1967). — MÁLEK, P., BELÁN, A., BABICKY, F., KOLC, J.: Importance of lymphaticovenous communications in the regeneration of lymphatics. In: Progress in lymphology, II, S. 74—77. Stuttgart: Thieme 1970. — MÁLEK, P., BELÁN, A., KOCANDRLE, V.: The superficial and deep lymphatic system of the lower extremities and their mutual relationship under physiological and pathological conditions. J. cardiovasc. Surg. **5**, 686—690 (1964). ~ Lymphatics in renal and intestinal transplantation. In: Progress in lymphology, S. 401—404. Stuttgart: Thieme 1967. — MÁLEK, P., BELÁN, A., KRIEGEL, FR., KOLE, J.: Lymphangio- und Lymphadenographie der unteren Extremität bei Polyarthritis progressiva. Fortschr. Röntgenstr. **92**, 620—630 (1960). — MÁLEK, P., VRUBEL, J.: Lymphatic system and organtransplantation. Lymphology **1**, 4—22 (1968). — MALL, F. P.: On the origin of the lymphatics in the liver. Bull. Johns Hopk. Hosp. 12, 146—148 (1901). — MALL, G. D.: Über den Wandbau der mittleren und kleineren Lymphgefäße des Menschen. Z. Anat. Entwickl.-Gesch. **100**, 521—558 (1933). — MANSON, P.: The Filaria sanguinis hominis.: H. K. Lewis 1883. — MANTORELLI, F., PALOU, J., MONSERRAT, J.: Linfedema por refluxo quetoso y su tratamiento por la linfangiectomia. Angiologia **14**, 188—190 (1963). — MARCHAND, F.: Über einen merkwürdigen Fall von Milzbrand bei einer Schwangeren mit tödlicher Infektion des Kindes. Virchows Arch. path. Anat. **109**, 86—120 (1887). — MARESCH, R.: Über ein Lymphangiom der Leber. Z. Heilk. **24**, 1, 39—50 (1903). — MARKUS, H.: Multiples Lymphangiom des Brustfells beim Pferde. Mschr. prakt. Tierheilk. **15**, 185—192 (1902). — MARSCHNER, H.: Art- und Altersmerkmale der Nieren der Haussäugetiere (Pferd, Rind, Schwein, Schaf, Ziege, Hund, Katze, Kaninchen, Meerschweinchen). Z. Anat. Entwickl.-Gesch. **107**, 353—377 (1937). — MARSHALL, J. F.: Lymphangiosarcoma of the arm following radical mastectomy. Ann. Surg. **142**, 871—874 (1955). — MARTIN, S.: Details of a case of chylous acites and chylous hydrothorax. Lancet **1890 II**, 875—876. — MARTORELL, F.: Lymphangiosarcoma in postmastectomy lymphedema. Vasc. Dis. **2**, 242—246 (1965). ~ Chylous metrorrhea. Succesful treatment by pelvic lymphangiectomy. J. cardiovasc. Surg. **6**, 163—165 (1965). — MASON, P. B., ALLEN, E. V.: Congenital lymphangiectasis (Lymphedema). Amer. J. Dis. Child. **50**, 945—953 (1935). MATERNA, L.: Lymphangiectasiae vesiculosae pleurae pulmonalis und andere Erkrankungen der pleuralen Lymphgefäße. Frankfurt. Z. Path. **6**, 1—18 (1911). — MAURER, F. W.: The effect of decreased blood oxygen and increased blood carbon dioxyde on the flow and composition of cervical and cardiac lymph. Amer. J. Physiol. **131**, 331—348 (1940). ~ The effects of carbon monoxyde anoxaemia on the flow and composition of cervical lymph. Amer. J. Physiol. **133**, 170—179 (1941). — MAURIZIO, E., OTTAVIANI, G.: Comportamento delle reti linfatiche sottosierose e muscolari cell'utero della donna durante la gravidanza. Ann. Ostet. Ginec. **56**, 9, 1251 (1934). — MAYERSON, H. S.: Lymphatic vessels and lymph. A. Embryology. In: Blood vessels and lymphatics, ed.: D. I. ABRAMSON, S. 701—702. New York-London: Acad. Press 1962. ~ Lymphatic vessels and lymph. C. Microscopic anatomy, S. 708—709, in: Blood vessels and lymphatics. New York-London: Acad. Press 1962. ~ Lymphatic system with particular reference to the kidney. Surg. Gynec. Obstet. **116**, 259—272 (1963). — MAYERSON, H. S., PATTERSON, R. M., MCKEE, A., LE BRIE, S. J., MAYERSON, P.: Permeability of lymphatic vessels. Amer. J. Physiol. **203**, 98—106 (1962). — MAYO, CH., JR., GREENE, C. H.: Studies in metabolism of bile. IV. The role of lymphatics in early stages of the development of obstructive jaundice. Amer. J. Physiol. **89**, 280—288 (1929). — MCCARRELL, J. D.: Lymphatic absorption from the nasopharynx. Amer. J. Physiol. **126**, 20—27 (1939). ~ Cervical lymph pressure in the dog. Amer. J. Physiol. **127**, 154—160 (1939). ~ The effect of warm and cold nasopharyngeal irrigation on cervical lymph flow. Amer. J. Physiol. **128**, 349—354 (1939/40). — MCCARRELL, J. D., DRINKER, C. K.: Cervical lymph production during histamine shock in the dog. Amer. J. Physiol. **133**, 64—69 (1941). — MCCARTHY, H. H., ORGAN, LT. CL. A.: Chyloperitoneum. Arch. Surg. **77**, 421—430 (1958). — MCCLURE, C. F. W.: The development of the thoracic and right lymphatic ducts in the domestic cat. Anat. Anz. **32**, 533—543 (1908). ~ A few remarks relative to Mr. Kampmeiers paper on the value of the injection method in the study of lymphatic development. Anat. Rec. **6**, 233—248 (1912). ~ On the provisional arrangement of the embryonic lymphatic system. Anat. Rec. **9**, 281—296 (1915). ~ The development of the lymphatic system in the light of the more recent investigations in the field of vasculogenesis. Anat. Rec. **9**, 563—579 (1915). — MCCLURE, C. F. W., SILVESTER, CH.: A comparative study of the lymphatico-venous communications in adult mammals. Anat. Rec. **3**, 534—552 (1909). — MCCONNELL, E. M., HASLAM, P.: Angiosarcoma in postmastectomy lymphoedema: A report of 5 cases and a review of the literature. Brit. J. Surg. **46**, 322—332 (1959). — MCGUIRE, J., ZEEK, P.: Pathogenesis of chronic hereditary edema of the extremities. J. Amer. med. Ass. **98**, 870—873 (1932). — MCINTOSH, G. H., MORRIS, B.: Some characteristics of renal lymph in the sheep. In: Progress in lymphology, II, S. 160—161. Stuttgart: Thieme 1970. — MCKENDRY, J. B., LINDSAY, W. K., GEARSTEIN, M. C.: Congenital defects of the lymphatics in infancy. Pediatrics **19**, 21—35 (1957). — MCMASTER, P. D.: The lymphatics and lymph flow in the edematous skin of human beings with cardiac and renal disease. J. exp. Med. **65**, 373—392 (1937). ~ Lymphatic participation in cutaneous phenomena. Bull. N.Y. Acad. Med. **18**, 731—767 (1942). ~ The relative pressure within cutaneous lymphatic capillaries and the tissue. J. exp. Med. **86**, 293—308 (1947). — MCMASTER, P. D., HUDACK, S. S.: The permeability of the lymphatic wall. Proc. Soc. exp. Biol. (N.Y.) **28**, 852—853 (1931). ~ Induced alterations in the permeability of the lymphatic capillary. J. exp. Med. **50**, 239—254 (1932). ~ The participation of skin lymphatics in repair of the lesions due to incisions and burns. J. exp. Med. **60**, 479—501 (1934). — MEDAWAR, P. B.: Transplantations of tissue and organs: Introduction. Brit. med. Bull. **21**, 97—99 (1965). — MEESSEN, H.: Über Lungenzirrhose. Beitr. path. Anat. **110**, 1—14 (1949). ~ Zur Pathologischen Anatomie des Lungenkreislaufs. Verh. dtsch. Ges. Kreisl.-Forsch. **17**, 25—34 (1951). ~ Diskussionsbemerkung in: Dtsch. Ges.

Kreislaufforsch. **33**. In: Kreislauf und Niere, S. 88*. Darmstadt: Steinkopff 1967. — MEIGE, H.: Dystrophie oedemateuse héréditaire. Presse méd. **6**, 341—343 (1898). — MEIGS, J. V.: Fibroma of the ovary with ascites and hydrothorax: Meigs' syndrome. Amer. J. Obstet. Gynec. **67**, 962—985 (1954). — MEIGS, J. V., CASS, J. W.: Fibroma of ovary with ascites and hydrothorax. With report of 7 cases. Amer. J. Obstet. Gynec. **33**, 249—266 (1937). — MEINEL, A.: Untersuchungen über die sogenannte Pylorushypertrophie und den Scirrhus des Magens. Beitr. path. Anat. **31**, 479—512 (1902). — MENGLE, H. A.: Effect of anaesthetics on lymphatic absorption from the peritoneal cavity in peritonitis. Arch. Surg. **34**, 839—852 (1937). — MENKIN, V.: Studies in inflammation V. The mechanism of fixation by the inflammatory reaction. J. exper. Med. **53**, 171—178 (1931). ~ Studies in inflammation VI. Fixation of trypanblue in inflammed areas of frogs. J. exper. Med. **53**, 179—183 (1931). ~ The significance of lymphatic blockade in immunity. Ann. N.Y. Acad. Sci. **46**, 789—800 (1946/47). — MERKEL, H.: Verdauungsorgane. In: Lehrbuch der speziellen pathologischen Anatomie (KAUFMANN-STAEMMLER). Berlin: De Gruyter 1956. — MEYER, A. W.: An experimental study on the recurrence of lymphatic glands and the regeneration of lymphatic vessels in the dog. Bull. Johns Hopk. Hosp. **17**, 185—191 (1906). — MEYER, E. C., DOMINGUEZ, E. A. M., BENSCH, L. G.: Pulmonary lymphatic and blood absorption of albumin from alveoli. Lab. Invest. **20**, 1—8 (1969). — MEYER, N.: Carcinom und eitrige Thrombose des Ductus thoracicus als Beitrag zur Frage des retrograden Transports. Med. Diss. Leipzig 1900. — MEYER-BISCH, R., GÜNTHER, F.: Physiologie und Pathologie der Lymphbildung. Ergebn. Physiol. **25**, 574—642 (1926). — MEYER-BISCH, R., GÜNTHER, F., BOCK, D.: Untersuchungen an der Brustgangslymphe des Hundes. Pflügers Arch. ges. Physiol. **211**, 361—355 (1926). — MILLER, A. J.: The lymphatics of the heart. Arch. intern. Med. **112**, 501—511 (1963). ~ Some observations concerning pericardial effusions and their relationship to the venous and lymphatic circulation of the heart. Lymphology **3**, 76—78 (1970). — MILLER, A. J., PICK, R., KATZ, L. N.: Ventricular endomyocardial pathology produced by chronic cardiac lymphatic obstruction in the dog. Circulat. Res. **8**, 941—947 (1960). ~ Do lymphatic vessels exist in the heart valves of the dog? Circulation **22**, 789* (1960). ~ Lymphatics of the mitral valve of the dog. Circulat. Res. **9**, 1005—1009 (1961). ~ Ventricular endomyocardial changes after impairment of cardiac lymph flow in dogs. Brit. Heart J. **25**, 182—190 (1963). ~ Studies on the effect of chronic impairment of cardiac lymph flow in the dog. Progress in lymphology, S. 369—370. Stuttgart: Thieme 1967. — MILLER, W. S.: The vascular supply of the pleura pulmonalis. Amer. J. Anat. **7**, 389—407 (1907/08). — MILROY, W. F.: An undescribed variety of hereditary oedema. N.Y. med. J. **56**, 505—508 (1892). ~ Chronic hereditary edema: Milroy's disease. J. Amer. med. Ass. **91**, 1172—1175 (1928). — MINKIN, S.: Zur Frage des rechtsseitigen Verlaufes des Ductus thoracicus. Anat. Anz. **60**, 314—318 (1925/26). — MISLIN, H.: Zur Funktionsanalyse der Lymphgefäßmotorik (Cavia Porcellus L). Rev. suisse Zool. **68**, 228—238 (1961). ~ Zur Funktionsanalyse des Elektrolymphangiogramms bei Mesenterialgefäßen vom Meerschweinchen (Cavia Porcellus). Verh. Dtsch. Zool. Ges., S. 543—549. Leipzig: Verlagsanst. Geest 1963. ~ Structural and functional relations of the mesenteric lymph vessels. Experientia (Basel), Suppl. **14**, 87—93 (1967). — MISLIN, H., RATHENOW, D.: Experimentelle Untersuchungen über die Bewegungskoordination der Lymphangione. Rev. suisse Zool. **69**, 334—344 (1962). — MISLIN, H., SCHIPP, R.: Structural and functional relations of the mesenteric lymph vessels. In: Progress in lymphology, S. 360—365. Stuttgart: Thieme 1967. — MISTILIS, S. P., SKYRING, A. P.: Intestinal lymphangiectasia: Therapeutic effect of lymph-venous anastomosis. Amer. J. Med. **40**, 634—641 (1966). — MISTILIS, S. P., SKYRING, A. P., STEPHEND, W.: Intestinal lymphangiectasia. Lancet **1965 I**, 477—480. — MOBLEY, J. E., O'DELL, R. M.: The role of lymphatics in renal transplantation. J. Surg. Res. **7**, 231—233 (1967). — MOFFAT, A. D.: Congenital cystic disease of the lungs and its classification. J. Path. Bact. **79**, 361—372 (1960). — MOLZ, G.: Einseitiges Vorkommen alveolärer hyaliner Membranen bei einem unter der Geburt verstorbenen Neugeborenen. Helvet. paediatr. Acta **22**, 441—446 (1967). — MOLZ, G., GIEDION, A., MUELLER, W. A.: Angeborene Lymphangiektasie der Lungen. Eine radiologisch erkennbare Ursache des Atemnotsyndroms beim Neugeborenen. Helvet. paediatr. Acta **22**, 170—180 (1967). — MONTGOMERY, H.: Lymphedema of the extremities caused by invasion of lymphatic vessels by cancer cells. Arch. intern. Med. **57**, 1145—1150 (1936). — MOON, V. H.: Shock. A definition and differentiation. Arch. Path. **22**, 325—335 (1936). — MOORE, D. H., RUSKA, H.: The fine structure of capillaries and small arteries. J. biophys. biochem. Cytol. **3**, 457—462 (1957). — MORGAN, R. R., LAROTUNDA-FORMATO, M. L.: Chyluria: Report of a case and review of the literature. J. Urol. (Baltimore) **87**, 200—202 (1962). — MORI, K.: Morphological observation on the passage of substances through the walls of blood and lymphatic vessels. Acta path. jap. **13**, 208—209 (1963). — MORI, K., YAMADA, S., OHORI, R., TAKADA, M., NAITO, T.: Observations in vivo on the extravasation of various dye fluids from blood vessels into the connective tissue. Okajimas Folia anat. jap. **39**, 277—299 (1964). — MORRIS, B., BLOOD, D. C., SIDMAN, W. R., STEELE, J. D., WHITTEM, J. H.: Congenital lymphatic oedema in Ayrshire calves. Aust. J. exp. Biol. med. Sci. **32**, 265—274 (1954). — MORRIS, B., MCINTOSH, G. H.: The lymphatic drainage of the testis and the scrotal serous cavity of the ram. In: Progress in lymphology, II, S. 173—176. Stuttgart: Thieme 1970. — MORRIS, H.: Lymphatic oedema of the leg and foot with cyanosis and drop-foot. Lancet **1910 I**, 1455—1458. — MORSE, W. H., DIGGS, L. W., RAINES, S. L.: Unilateral chyluria associated with hereditary spherocytosis and retroperitoneal cystic hygroma: Case report. J. Urol. (Baltimore) **79**, 153—158 (1958). — MOST, A.: Über maligne Hodengeschwülste und ihre Metastasen. Virchows Arch. path. Anat. **154**, 138—177 (1898). ~ Über die Topographie des Lymphgefäßapparates in kindlichen Organismen und ihre klinische Bedeutung. Arch. Kinderheilk. **48**, 75—92 (1908). ~ Untersuchungen über die Lymphbahnen an der oberen Thoraxapertur und am Brustkorb. Arch. Anat. Physiol. 1—30 (1908). — MURPHY, J. J., SCHOENBERG, H. W.: The lymphatic system of the urinary tract and pyelonephritis. In: Biology of pyelonephritis, S. 89—97. London: Churchill 1960. — MUSCATELLO, G.: Über den Bau und das Aufsaugungsvermögen des Peritoneums. Virchows Arch. path. Anat. **142**, 327—359 (1895).

NAGAI, K.: Die Beobachtung der Hautlymphbahnen am Schenkel des Menschen in vitam. Lymphatologia **1**, 88—89 (1951). — NAGER, F. R.: Beitrag zur Kenntnis seltener Abdominaltumoren (Lymphangioendothelioma cysticum abdominis). Beitr. path. Anat. **36**, 88—118 (1904). — NAIMAN, E., FABECIC-SABADI, V., TEMMER, B.: Lymphangioma in the inguinal region with cystic lymphangiomatosis of bone. J. Pediat. (St. Louis) **71**, 561—566 (1967). — NAMBA, T.: Lymphangioma cysticum colli congenitale. Jap. J. Obstet. Gynec. **14**, 549—551 (1931). — NASSE, D.: Chirurgische Krankheiten der unteren Extremitäten, Bd. 1. Stuttgart: Enke 1910. — NATHER, K.: Über ein malignes Lymphangioendotheliom der Haut des Fußes. Virchows Arch. path. Anat. **231**, 540—556 (1921). — NATUCCI, G., GIARELLI, L.: Sull'importanza della linfostasi nella patologia splenica. Riv. Anat. pat. **4**, 10—24 (1951). — NATUCCI, G., ZACCARINI, C.: Risultati sperimentali e sequele determinate dalla legatura dei linfatici all'ilo del rene. Riv. Anat. pat. **2**, 639—658 (1949). — NELSON, W. R., MORFIT, H. M.: Lymphangiosarcoma in the lymphedematous arm after radical mastectomy. Cancer (Philad.) **9**, 1189—1194 (1956). — NEUENKIRCHEN: Ein Fall von Chylothorax. St Petersburger med. Wschr. **7**, 459—462 (1890). — NEUMANN, I.: Zur Kenntnis der Lymphgefäße der Haut des Menschen und der Säugetiere. Wien: W. Baumüller 1873. — NICHOLS, H. M.: Retroperitoneal cysts. Ann. Surg. **126**, 340—349 (1947). — NIELUBOWICZ, J., OLSZEWSKI, W.: Experimental lymph stains. In: Excerpta Medica Intern. Congr. Series **126**, 35—36 (1966). — NISHIMURA, S.: Extravasculäre Saftbahnen des Augapfels und der Sehnerven und ihre Beziehung zu den orbitalen Lymphgefäßen. Acta Sch. med. Univ. Kioto **31**, 121—130 (1953). — NIX, J. T., ALBERT, M., DUGAS, J. E., WENDT, D. L.: Chylothorax and chylous ascites: a study of 302 selected cases. Amer. J. Gastroent. **28**, 40—55 (1957). — NIX, J. T., FLOCK, E. V., BOLLMAN, L.: Influence of cirrhosis on proteins of cisternal lymph. Amer. J. Physiol. **164**, 117—118 (1951). — NIX, J. T., MANN, F. C., BOLLMAN, J. L., GRINDLAY, J. H., FLOCK, E. V.: Alterations of protein constituents of lymph by specific injury to the liver. Amer. J. Physiol. **164**, 119—122 (1951). — NONNE, M.: Vier Fälle von Elephantiasis congenita hereditaria. Virchows Arch. path. Anat. **125**, 189—196 (1891). — NORDMANN, M., LÖBLICH, H. J., KOCH, W.: Zur Pathologie der Lymphstrombahn. Arch. Kreisl.-Forsch. **19**, 38—58 (1953). — NOTKIN, J. A.: Die Aufsaugung in den serösen Höhlen. Virchows Arch. path. Anat. **255**, 471—493 (1925). — NUGENT, F. W., BOSSAND, J. R., HURXTHAL, L. M.: Intestinal lymphangiectasia. Gastroenterology **47**, 536—539 (1964). — NYLANDER, G., TJERNBERG, B.: The lymphatics of the greater omentum. An experimental study in the dog. Lymphology **2**, 3—7 (1969).

OBÁL, F., MADARÁSZ, I., ZOLTAN, T. Ö., CSANDA, E., FÖLDI, M.: Die Wirkung der Unterbindung der Lymphgefäße und Lymphknoten des Halses auf das Zentralnervensystem. II. Die Erhöhung der Krampfbereitschaft des Zentralnervensystems auf Einwirkung einer cervikalen Lymphstauung bzw. einer experimentellen Hypoxie. Z. ges. exp. Med. **138**, 26—42 (1964). — OBERNDORFER, S.: Pendelndes cavernöses Lymphangiom der Außenseite des Magens. Beitr. path. Anat. **69**, 418—421 (1921). ~ Atherosklerose des Ductus thoracicus. Verh. dtsch. Ges. Path. **20**, 247—252 (1925). — OBIDITSCH, R. A.: Ein Beitrag zur Frage der retrograden Ausbreitung des Krebses auf dem Lymphwege bei Verschluß des Ductus thoracicus. Z. Krebsforsch. **48**, 298—305 (1939). — OCHSNER, A., LONGACRE, A. B., MURRAY, S. D.: Progressive lymphedema associated with recurrent erysipeloid infection. Surgery **8**, 383—408 (1940). — ODÉN, B.: A micro-lymphangiographic study of experimental wounds healing by second intention. Acta chir. scand. **120**, 100—114 (1960). ~ Micro-Lymphangiographic studies of experimental skin autografts. Acta chir. scand. **121**, 219—232, 233—241 (1961). — ODÉN, B., BELLMAN, S., FRIES, B.: Stereo-microlymphangiography. Brit. J. Radiol. **31**, 30—80 (1958). — OEHMKE, H. J.: Periphere Lymphgefäße des Menschen und ihre funktionelle Struktur. Licht- und elektronenmikroskopische Studien. Z. Zellforsch. **90**, 320—332 (1968). — OGILVY, W. L., FRANKLIN, R. H., AIRD, J.: Angioblastic sarcoma in postmastectomy lymphoedema. Canad. J. Surg. **2**, 195—199 (1959). — OLSZEWSKI, W., MACHOWSKY, Z., SOKOLOWSKI, J., NIELUBO-

WICZ, J.: Experimental lymphedema in dogs. J. cardiovasc. Surg. **9**, 178—183 (1968). — OPIE, E. L.: Thrombosis and occlusion of lymphatics. J. med. Res. **29**, 131—146 (1913). — ORTEGA, P., UHLEY, H. N., LEEDS, S. E., SAMPSON, J. J.: Electron and light microscopic studies of progressive pulmonary edema in experimental heart failure in the dog (with special reference to expansion of pulmonary lymph flow with congestive heart failure). In: Progress in lymphology, II, S. 32—34. Stuttgart: Thieme 1970. — ORTH, J.: Zwei Fälle von Milzbrand beim Menschen. II. Anatomischer Teil. Berl. klin. Wschr. **11**, 269—271 (1874). ~ Lehrbuch der Speziellen Pathologischen Anatomie, Bd. I. Berlin: Hirschwald 1887. — OSATO, S.: Beiträge zum Studium der Lymphe. IV. Mitteilung. Die Fermente der Lymphe, besonders ihre Beziehung zu Pankreasfermenten. Tohoku J. exp. Med. **2**, 514—530 (1921). — OSOGOE, B.: Changes in the cellular architecture of a lymph node after blocking its lymphatic circulation. J. Anat. (Lond.) **104**, 495—506 (1969). — OSTERTAG: Lymphangioma cavernosum in einem Lipom. Inaug.-Diss. Würzburg 1884. — OSTOWSKY, J.: Zur Lehre von der Lymphbildung. Zbl. Physiol. **9**, 697—703 (1896). — OTTAVIANI, G.: Peut—on parler de lymphocrinie hypophysaire. Bull. Histol. Techn. micr. **24**, 146—148 (1947). ~ Ricerche istologiche sulla ghiandola tiroidea in stasi linfatica sperimentale. Folia endocr. (Roma) **4**, 19—30 (1951). ~ Bemerkungen über die Lymphgefäße des lebenden Tieres. Verh. anat. Ges. **48**, 89—92 (1951). — OTTAVIANI, G., BÖTNER, V.: Osservazioni anatomo-microscopiche sui vasi linfatici del polmone umano nella tuberculosi miliari e nella penumonite caseosa. Arch. ital. Anat. Istol. pat. **10**, 579—589 (1939). — OTTO, H.: Die Atmungsorgane. In: Handbuch der allgemeinen Pathologie. Die Organe III, S. 1—204. Berlin-Heidelberg-New York: Springer 1970. — OYVIN, I. A., SHEGEL, S. M., YADGODKINA, E. G.: Influence of capillary permeability of lymph discharged from a scald. Nature (Lond.) **200**, 270* (1963).

PACHTER, M. R., LATTES, R.: Mesenchymal tumors of the mediastinum. III. Tumors of lymph vascular origin. Cancer (Philad.) **16**, 108—117 (1963). — PACK, R. B., TRINIDAD, S. S., LISA, J. R.: Rare primary somatic tumors of the pancreas. Arch. Surg. **77**, 1000—1003 (1958). — PAINE, R. B., BUTCHER, H. R., HOWARD, F. A., SMITH, J. R.: A technique for the collection of lymph from the right thoracic duct in dogs. J. Lab. clin. Med. **34**, 1576—1578 (1949). ~ PALADE, G. E.: Fine structure of blood capillaries. J. appl. Phys. **24**, 1424* (1953). ~ Transport in quanta across the endothelium of blood capillaries. Anat. Rec. **136**, 254* (1960).— PALAY, S. L., KARLIN, K. J.: An electron microscopic study of the intestinal villus. I. The fasting animal. J. biophys. biochem. Cytol. **5**, 363—372 (1959). — PALKEN, M., WELLER, R. W.: Chylothorax and chyloperitoneum. Report of a case occuring after embolism of left subclavian vein with thoracic duct obstruction. J. Amer. med. Ass. **147**, 566—568 (1951). — PAMUKCOGLU, TH.: Lymphangiomyoma of the thoracic duct with honeycomb lungs. Amer. Rev. resp. Dis. **97**, 295—301 (1968). — PANNENBORG, L.: Über das Carcinom des Ductus thoracicus. Med. Diss. Göttingen 1895. — PAPILIAN, V., and I. G.: Caile linfatice colaterale din torace la caine. Clujul med. **21**, 74—86 (1940). — PAPP, M.: Die Veränderungen des intralymphatischen Druckes in den großen Lymphstämmen unter experimentellen Bedingungen. Acta med. Acad. Sci. hung. **18**, 59—64 (1962). ~ Über die Untersuchung der Nierenlymphe nach Ureterverschluß. Acta med. Acad. Sci. hung. **19**, 127—132 (1963). — PAPP, M., JELLINEK, H.: Über den Zusammenhang zwischen den Erkrankungen der peripheren Venen und Lymphgefäßen. Acta med. Acad. Sci. hung. **18**, 435—440 (1962). — PAPP, M., NÉMETH, É., FEUER, I., FODOR, I.: Effect of an impairment of lymph flow on experimental acute "pancreatitis". Acta med. Acad. Sci. hung. **11**, 203—208 (1958). — PAPP, M., RÖHLICH, P., RUSZNYÁK, I., TÖRÖ, I.: An electron microscopic study of the central lacteal in the intestinal villus of the cat. Z. Zellforsch. **57**, 475—486 (1962). — PAPP, M., STARK, E., FÖLDES, J., KRASZNAI, I.: Die Bedeutung des Lymphkreislaufes für den Transport des Hormones der Schilddrüse unter Versuchsbedingungen. Z. ges. exp. Med. **136**, 169—173 (1962). — PARFENOWA, I. P.: Age characteristics of lymphatic system of normal lung. Pediatriya **1**, 9—15 (1953). — PARSONS, E. O.: True proliferating cystic lymphangioma of the mesentery. Ann. Surg. **103**, 595—604 (1936). — PARSOSN, F. G., SARGENT, P. W. G.: On the termination of the thoracic duct. Lancet **1909II**, 1173—1174. — PASCHUTIN, W. W.: Über die Absonderung der Lymphe im Arme des Hundes. Arb. physiol. Anst. Leipzig **7**, 197—258 (1873). — PATEK, P. R.: Morphology and lymphatics of mammalian heart. Amer. J. Anat. **64**, 203—250 (1939). — PATTON, R. J.: Lymphangiosarcoma, late complication of mastectomy. Illinois med. J. **114**, 286—288 (1958). — PEDOWITZ, P., FELMUS, L. B., GRAYZEL, D. M.: Vascular tumors of the uterus. I. Behign vascular tumors. Amer. J. Obstet. Gynec. **69**, 1291—1308 (1955). ~ Vascular tumors of the uterus. II. Malignant vascular tumors. Amer. J. Obstet. Gynec. **69**, 1309—1322 (1955). — PEIRCE, E. C.: Renal lymphatics. Anat. Rec. **90**, 315—329 (1944). — PELLER, P., SCHAUB, J., ZOBEL, H., BREMER, H. J.: Intestinale Lymphangiektasie. Dtsch. med. Wschr. **95**, 1219—1224 (1970). — PERNIS, P. A. VAN: Variations of the thoracic duct. Surgery **26**, 806—809 (1949). — PETERSEN, W. F., JAFFÉ, R. H., LEVINSON, S. A., HUGHES, T. P.: Studies in endothelial permeability. III. The modification of the thoracic lymph following portal blockade. J. Immunol. 8, 361—365 (1923). ~ Studies on endothelial permeability. V. The effect of peptone on the permeability of the endothelium. J. Immunol. 8, 377—386 (1923). — PETERSON, W. F., HUGHES, T. P.: Effect of dextran- and levosuprarenin, pituitrin and pilocarpin on the mineral balance of the lymph. J. Pharmacol. 25, 137—138 (1925). — PEVNY, I., BECKER, G., BONSE, G.: Das Lymphangioma circumscriptum cutis und seine Diagnostik mit Hilfe der Isotopenlymphographie. Hautarzt 18, 401—408 (1967). — PFLEGER, L., KAINDL, F., MANNHEIMER, E., THURNHER, B.: Morphology of lymphatic vessels. Experientia (Basel), Suppl. 14, 40—49 (1967). ~ Histopathology of lymphatic vessels. Experientia (Basel), Suppl. 14, 138—144 (1967). — PFLEGER-SCHWARZ, L.: Histologische Untersuchungen bei Lymphographie. Verh. dtsch. Ges. inn. Med. 66, 561—563 (1960). — PICARD, J. D.: Lymphographies in chyluria. In: Progress in lymphology, S. 43—47. Stuttgart: Thieme 1967. — PICK, J. W., ANSON, B. J., BURNETT, H. W.: Communications between lymphatic and venous system at renal level in man. Quart. Bull. Northw. Univ. med. Sch. 18, 307—316 (1944). — PIGALEW, I.: Zur Methodik der Injektionen des Lymphsystems vom Subarachnoidalraum aus. Z. ges. exp. Med. 66, 454—458 (1929). — POBERAI, M., GELLÉRT, A., NAGY, I., LIPPAI, J., KOZMA, M., NAGY, S.: Vergleichende histologische Untersuchungen über die Struktur der Wand der Lymphgefäße. III. Histologischer Bau der Wand der peripherischen Lymphgefäße. Acta morph. Akad. Sci. hung. 11, 229—238 (1962). — POBERAI, M., GELLÉRT, A., NAGY, I., NAGY, S., LIPPAI, J.: Comparative histological examinations of the architecture of the wall of lymph capillaries. Acta morph. Acad. Sci. hung. 7, 41* (1956). — PODBELSKY, A.: Über das Vorkommen des Kolloids in den Lymphgefäßen der strumös erkrankten menschlichen Schilddrüse. Prag. med. Wschr. 17, 197—198, 211—212 (1892). — POIRIER, P.: Lymphatiques des organs génitaux de la femme. Progr. méd. (Paris) 47, 491—493 (1889). — POIRIER, P., CUNEO, B., DELAMERE, G.: The lymphatics. Chicago: W. T. Kerner & Co. 1904. — POLANO, O.: Beiträge zur Anatomie der Lymphbahnen im menschlichen Eierstock. Mschr. Geburtsh. Gynäk. 17, 281—295 (1903). — POLDERMAN, H., MCCARRELL, J. D., BEECHER, H. K.: Effect of anesthesia on lymph flow. J. Pharmacol. 78, 400—406 (1943). — POLONSKAJA, R.: Über den Zusammenhang der Venen mit den Lymphgefäßen der Regio lumbalis bei menschlichen Neugeborenen. Anat. Anz. 78, 310—315 (1934). — POMERANTZ, M., WALDMANN, TH. A.: Systemic lymphatic abnormalities associated with gastrointestinal protein loss secondary to intestinal lymphangiectasia. Gastroenterology 45, 703—711 (1963). — PONFICK, E.: Über Chylurie. Verh. Dtsch. Ges. Naturforsch. Ärzte Danzig 1880, 53. Tagg, S. 234—235. — POPER, P. G.: Zur Kasuistik der Lymphcysten des Oberschenkels. Zbl. Chir. 33, 1318* (1906). — POPOFF, W. N.: Zur Frage der Lymphbildung. Zbl. Physiol. 9, 52—57 (1895). — PORTA, C. F.: Physiologische Beobachtungen an den Lymphgefäßen und an der Lymphe der oberen Luftwege. Clin. O. R. L. Berl. Med. 9, 137—139 (1958). — PORTA, C. F., VIDONI, G. C.: Sul problema della circolazione linfatica delle tonsille. Arch. ital. Laring. 4, (1953). — POSTHOFEN, H.: Über die Bedeutung des Ductus thoracicus bei Silikose. Beitr. Silikoseforsch. 20, 25—36 (1953). — POULSEN, K.: Multiple mesenteriale Chyluscysten bei einem 7jährigen Mädchen. Langenbecks Arch. klin. Chir. 101, 139—149 (1913). — PRESSMAN, J. J., SIMON, M. B.: Experimental evidence of direct communication between lymph nodes and veins. Surg. Gynec. Obstet. 113, 537—541 (1961). — PRESSMAN, J. J., SIMON, M. B., HAND, K., MILLER, J.: Passage of fluids, cells and bacteria via direct communications between lymph nodes and veins. Surg. Gynec. Obstet. 115, 207—214 (1962). — PRICE, E. W.: Endemic elephantiasis of lower legs in Ethiopia. Abstract: III. Int. Congr. Lymphology Brüssel 1970, S. 71*. — PRIESEL, A.: Varixbildung im Ductus thoracicus. Wien. klin. Wschr. 27, 507—511 (1914). — PRUDDEN, J. F., WOLARSKY, E. R.: Lymphangiosarcoma of the tigh. Arch. Surg. 94, 376—379 (1967). — PUGLIESE, A.: Beiträge zur Lehre von der Lymphbildung. Pflügers Arch. ges. Physiol. 72, 603—617 (1898). — PULLINGER, B. D., FLOREY, H. W.: Some observations on the structure and functions of lymphatics; their behavior in local edema. Brit. J. exp. Path. 16, 49—61 (1935). ~ Proliferation of lymphatics in inflammation. J. Path. Bact. 45, 157—170 (1937). — PUPPEL, I. D., MORRIS, L. E., JR.: Lymphangioma of jejunum. Arch. Path. 38, 410—412 (1944).

QUÉNU, E., DARIER, J.: Note sur l'existence d'un plexus nerveux dans la paroi du canal thoracique du chien. C. R. Soc. Biol. (Paris) 4, 529—531 (1887). — QUINCKE, H.: Über fetthaltige Transsudate. Arch. Klin. Med. 16, 121—139 (1875).

RABINOVITZ, A. J., SAPHIR, O.: The thoracic duct. Significance of age—related changes and of lipid in the wall. Circulation 31, 899—905 (1965). — RAINER, F. J.: Contribution à l'étude des lymphatiques superficiels du coeur. C. R. Soc. Biol. (Paris) 65, 245—246 (1908). ~ Le système lymphatique du coeur. Ann. Biol. (Liège) 1, 60—73 (1911). — RAJARAM, P. C.: Lymphatic dynamics in filarial chyluria and prechyluric state—Lymphographic analysis of 52 cases. Lymphology 3, 114—127 (1970). — RANVIER, M. L.: Du système lymphatique. Progr. méd. (Paris) 64, 186—202 (1873). — RANVIER, L.: Développement des vaisseaux lymphatiques. C. R. Acad. Sci. (Paris) 121, 1105—1109 (1895). ~ Morphologie et développement des vaisseaux lymphatiques chez les mammifères. Arch. d'Anat. micr. **1**, 69—81 (1897). — RASORI, C., SETTI, G. C.: Il sistema linfatico del rene nelle nefropathie gravidiche. Minerva chir. **21**, 382—385 (1966). — RASZKOWSKI, H. J., REHBOCK, D. J., COOPER, F. G.: Mesenteric and retroperitoneal lymphangioma. Amer. J. Surg. **97**, 363—367 (1959). — RAUCH, R. F.: Retroperitoneal lymphangioma. Arch. Surg. **78**, 45—50 (1959). — RAWSON, A. J.: Distribution of the lymphatics of the human kidney as shown in a case of carcinomatous permeation. Arch. Path. **47**, 283—292 (1949). — RAY, P. N.: Chronic epididymo-orchitis of fibrosis of the testicle of filarial origin. Brit. J. Surg. **22**, 264—268 (1934). — RAY, P. N., RAO, S. S.: Chyluria of filarial origin. Brit. J. Urol. **11**, 48—64 (1939). — REAGAN, F.: A possible clue to the origin of anterior lymphatics. Anat. Rec. **38**, 59* (1928). — RECKLINGHAUSEN, F. T. VON: Zur Fettresorption. Arch. Path. Anat. u. Physiol. **26**, 172—208 (1863). ~ Über die venöse Embolie und den retrograden Transport in den Venen und in den Lymphgefäßen. Virchows Arch. path. Anat. **100**, 503—539 (1885). — REGAUD, C., PETITJEAN, G.: Recherches comparatives sur l'origine des vaisseaux lymphatiques dans la glande thyroide de quelques mammifères. Bibliogr. anatomique **14**, 256—261 (1905). — REGENBRECHT, J.: Das Lymphangiom. Münch. Med. Wschr. **101**, 2197—2205 (1959). — REICHERT, F. L.: The regeneration of the lymphatics. Arch. Surg. **13**, 871—881 (1926). — REICHERT, F. L., MATHES, M. E.: Experimental lymphedema of the intestinal tract and its relation to regional cicatrizing enteritis. Ann. Surg. **104**, 601—616 (1936). — REIHER, K. H.: Erfolgt ein Hormontransport auf dem Lymphweg? Endokrinologie **33**, 60—63 (1956). — REINHARDT, K.: À propos d'un cas de lymphangiectasie pulmonaire. Radiol. clin. (Basel) **22**, 162—167 (1953). — REMLINGER, P.: La chylurie hydatique. Paris méd. 8, 235—237 (1918). — RÉNYI-VÁMOS, F.: Über die „lymphogene" Ascension der Pyelonephritis. Acta med. Acad. Sci. hung. **3**, 7—13 (1951). ~ Über einige Probleme der Lymphforschung. Acta morph. Acad. Sci. hung. **6**, 71—86 (1955). ~ Das Lymphsystem des Hodens und Nebenhodens. Z. Urol. **48**, 355—372 (1955). ~ Neue Beiträge und Richtlinien zur Anatomie des Lymphgefäßsystems. Virchows Arch. path. Anat. **328**, 503—512 (1956). ~ A chyluria pathologenesise. Magy. Sebész. **11**, 364—365 (1958). ~ Das innere Lymphgefäßsystem der Organe. Budapest: Akad. Kiadó 1960. — RÉNYI-VÁMOS, F., HORVATH, L.: Experimentelle Angaben zur Pathologie und Pathogenese der von der Harnblase ausgehenden Pyelonephritis. Z. ges. exp. Med. **135**, 216—222 (1961). — RÉNYI-VÁMOS, F., HORVATH, L., TÓTH, J.: Das Lymphgefäßsystem des Uterus und seine Rolle in der Verbreitung der Infektion. Urol. int. (Basel) **10**, 103—110 (1960). — RÉNYI-VÁMOS, F., JELLINEK, H.: Das Lymphgefäßsystem der Gallenblase und seine pathologische Bedeutung. Acta med. Akad. Sci. hung. **10**, 295—308 (1957). — RÉNYI-VÁMOS, F., PAPP, M.: Das Lymphgefäßsystem der Lunge. Acta anat. (Basel) **40**, 100—105 (1960). — RÉNYI-VÁMOS, F., RÓNA, G.: Die Lymphgefäße der Niere bei akuter und subakuter Glomerulonephritis. Acta med. Acad. Sci. hung. **5**, 59—67 (1954). — RÉNYI-VÁMOS, F., SZINAY, G.: Das Lymphgefäßsystem des Magens und sein Verhalten bei Ulcus ventriculi. Acta morph. Acad. Sci. hung. **4**, 353—365 (1954). ~ Das Lymphgefäßsystem des menschlichen Dünndarms und seine Bedeutung in der Pathologie. Acta med. Acad. Sci. hung. **11**, 87—96 (1957). — RHATIGAN, R. M., HOBIN, F. P.: Congenital pulmonary lymphangiectasis and ichthyosis congenita. Clin. Path. **53**, 95—99 (1970). — RHODIN, J. A. G.: Fine structure of the peritubular capillaries of the human kidney. In: Progress in pyelonephritis. Ed.: E. H. KASS. Philadelphia: F. A. Davis publishing Co. 1965. — RIBA, L. W.: The role of the lymphatics in interstitial cystitis (Hunners Ulcer). J. Urol. (Baltimore) **79**, 942—951 (1958). — RIBBERT, H.: Über den retrograden Transport im Venensystem. Zbl. Path. 8, 433—439 (1897). — RICCI, C., SANTORE, E., MORETTI, M.: Il linfangioma cistico cervico-mediastinico e mediastinico. Arch. Chir. Torace **21**, 57—90 (1964). — RICH, A. R.: Condition of the capillaries in histamine shock. J. exp. Med. **33**, 287—298 (1921). — RICHTER, H.: Eine Untersuchung über den histologischen Bau des Ductus thoracicus des Pferdes. Berl. tierärztl. Wschr. **1907**, 213—216. — RIEDER, R.: Beiträge zur Histologie und pathologischen Anatomie der Lymphgefäße und Venen. Zbl. allg. Path. path. Anat. **9**, 1—6 (1898). — RINDFLEISCH: Handbuch der pathologischen Gewebelehre. 1886. — RITCHIE, H. D., GRINDLAY, J. H., BOLLMAN, J. L.: Flow of lymph from the canine liver. Amer. J. Physiol. **196**, 105—109 (1959). — RITTER, U.: The intestinal lymphatic tissue in the pathogenesis of the exsudate enteropathy. In: Progress in lymphology, S. 388—389. Stuttgart: Thieme 1967. — RITTER, V.: Experimentelle Untersuchungen zur Pathogenese der exsudativen Enteropathie. Klin. Wschr. **41**, 838* (1963). — RIVA, G.: Proteinverlierende Gastroenteropathien. Helv. med. Acta **29**, 365—395 (1962). — RIVA, G., BARANDUN, H., NUSSLE, D., WITSCHI, H. P.: Proteides of the biological fluids. Amsterdam: Elsevier Publ. Co. 1964. — ROBINSON, D. W.: Lymphangioma of the lower face and neck involving mandible. Plast. reconstr. Surg. **23**, 187—194 (1959). — RODRIGUEZ, A., CARVALHO, R., PEREIRA, S.: Le thorotrast dans la mise en évidence radiographique des lymphatiques chez les vivants. C. R. Ass. Anat. **28**, 539—551 (1933). ~ Le canal thoracique et ses voies collaterales. C. R. Ass. Anat. **28**, 566—577 (1933). — ROGOWICZ, N.: Beiträge zur Kenntnis der Lymphbildung. Pflügers Arch. ges. Physiol. **36**, 252—279

(1885). — ROJKO, V. A.: Le système lymphatique intraorgane de la glande thyroide. Trav. Int. San. Hyg. (Leningrad) **35**, 227—232 (1956). — ROMUALDI, G., LINOLI, O.: Le alterazione delle strutture glomerulari nelle nefrosi umano e sperimentali ed il loro significato nella genesi della alterazioni tubularo a gocce jalines. Arch. De Vecchi Anat. pat. **8**, 577—622 (1946). — ROMUALDI, G., MONACI, M.: Le modificazioni della funzione dei reni in corso di linfostasi in animali normali e nella ipertrofia vicariante. Arch. De Vecchi Anat. pat. **9**, 973—986 (1947). ~ La nefrosi consecutiva a linfostasi sperimentale e la nefrosi da tossici esojeni nel rene in linfostasi. Arch. De Vecchi Anat. pat. **9**, 987—1002 (1947). — ROSENFELD, L., LANGOHR, J. L., OWEN, C. R., COPE, O.: Circulation of the blood and lymph in frostbite and influence of therapeutic cold and warmth. Arch. Surg. **59**, 1045—1055 (1949). — ROSTOCK, P.: Die Darstellung der Lymphspalten nach Magnus. Dtsch. Z. Chir. **208**, 354—373 (1928). — ROTENBERG, A. L.: Intra-organic lymphatic system of the lung. Tr. Leningr. sanit.-gig. med. Inst. **17**, 14—36 (1952). — ROTTER, W., BÜNGELER, W.: Lymphdrüsen oder Lymphknoten. In: KAUFMANN, Lehrbuch der speziellen pathologischen Anatomie. Bd. 1, 1, S. 720—771, hrsg. von M. STAEMMLER. Berlin: De Gruyter 1955. — RÜTTIMANN, A.: Diskussionsbemerkung in: Progress in lymphology, S. 46—47. Stuttgart: Thieme 1967. — RÜTTIMANN, A., DEL BUONO, M. S., COCCHI, V.: Neue Fortschritte in der Lymphographie. Schweiz. med. Wschr. **91**, 1460—1466 (1961). — RUDBECK, O.: Nova exercitatio anatomica exhibiens ductus hepaticos aquosus et vasa glandularum serosa, nunc primum inventa, aeneisque figures delineata. Arosiae 1653. Nachgedruckt von Almquist & Wiksells, Upsalla 1930. — RUSZNYÁK, I.: Die Insuffizienz des Lymphgefäßsystems. Verh. dtsch. Ges. inn. Med. **66**, 544—554 (1960). — RUSZNYÁK, I., FÖLDI, M., SZABÓ, G.: Lymphangiospasmus. Kisérl. Orvostud. **1**, 44—52 (1949). ~ Physiologische und pathologische Bedeutung des Lymphkreislaufs. Schweiz. med. Wschr. **85**, 1037—1041 (1955). ~ Physiologie und Pathologie des Lymphkreislaufs. Jena: Fischer 1957. ~ Sur la circulation lymphatique de quelques glandes endocrines. Sem. Hôp. Paris **33**, 1—4 (1957). ~ Lymphatics and lymph circulation. Oxford-London: Pergamon Press 1967. ~ Lymphologie: Physiologie und Pathologie der Lymphgefäße und des Lymphkreislaufs. Stuttgart: Gustav Fischer 1969. — RYWLIN, A. M., FOJACO, R. M.: Congenital pulmonary lymphangiectasis associated with a blind common pulmonary vein. Pediatrics **41**, 931—934 (1968).

SABIN, F. R.: On the origin of the lymphatic system from the veins and the development of lymph hearts and thoracic duct in the pig. Amer. J. Anat. **1**, 367—389 (1902). ~ On the development of the superficial lymphatics in the skin of the pig. Amer. J. Anat. **3**, 183—185 (1904). ~ Further evidence on the origin of the lymphatic endothelium from the endothelium of the blood vascular system. Anat. Rec. **2**, 46—55 (1908). ~ The lymphatic system in the human embryo, with a consideration of the morphology of the system as a whole. Amer. J. Anat. **9**, 43—91 (1909). ~ Der Ursprung und die Entwicklung des Lymphgefäßsystems. Ergebn. Anat. Entwickl.-Gesch. **21**, 1—98 (1913). ~ The method of growth of the lymphatic system. Science **44**, 145—158 (1916). — SACK, A.: Elephantisches Stauungsödem der Genitalien, Lymphscrotum und allgemeine Lymphodermie. Münch. med. Wschr. **50**, 1359* (1903). — SAKATA, H.: Die Regeneration der Lymphbahn. Arb. anat. Inst. Univ. Kyoto **1**, 33—36 (1930). — SAKATA, K.: Über den Lymphapparat des Harnleiters. Arch. Anat. u. Phys. Anat. Abt. **1903**, 1—12. — SALIBA, N. S., SAWYER, K. C., SAWYER, R. B., SAWYER, K. S.: Lymphedema praecox. Arch. Surg. **86**, 918—924 (1963). — SAMPSON, J. A.: The lymphatics of the mucosa et fimbriae of the Fallopian tube. Amer. J. Obstet. Gynec. **33**, 911—930 (1937). — SANDKUHL, O.: Über zystische Erweiterung des Ductus thoracicus. Inaug.-Diss. Leipzig 1900. — SAPPEY, P.: Anatomie, physiologie, pathologie des vaisseaux lymphatiques considérés chez l'homme et les vertébrés. A. Delahaye, E. Lecroisnier, Paris 1874/1885. — SARINANA, C., ALAMILLO, J., DELGADO, J. L., ESPARZA, H.: Linfangioma quistico del cuello. Bol. med. Hosp. infant. (Mex.) **15**, 657—672 (1958). — SARLES, J. C., PIETRI, H., ASSADOURIAN, R., LE BREUIL, G.: Obstruction by electrocoagulation of the thoracic duct at its origin in the rabbit. Biol. gastroent. **1**, 49—60 (1968). — SAXER, F.: Unter dem Bild einer Meningitis verlaufende carcinomatöse Erkrankung der Gehirn- und Rückenmarkhäute. Verh. dtsch. Ges. Path. **1902**, 161—169. — SBERNINI, C., BAZZANA, E.: Ulteriori indagini anatomo-microscopiche sulle reti linfatiche della trachea. Arch. ital. Otol. **64**, 50—80 (1953). — SBERNINI, C., ORLANDINI, I.: Osservazioni sul comportamento dei vasi linfatici laringotracheali dopo irradiazione röntgen. Radiol. med. (Torino) **39**, 463—470 (1953). — SCHÄFER, A., SCHIPP, R.: Elektronenmikroskopische Untersuchungen zur Pathomorphologie der Fettresorption bei experimenteller Lymphstauung. Verh. dtsch. Ges. Path. **53**, 169—176 (1969). — SCHAFFNER, F., BARKA, T., POPPER, H.: Hepatic mesenchymal cell reaction in liver disease. Exp. molec. Path. **2**, 419—441 (1963). — SCHALLOCK, G.: Über einen Fall von sprueartiger Erkrankung bei Lipoidgranulomen in den mesenterialen Lymphknoten infolge stenosierender (rheumatischer) Endangitis des Ductus thoracicus. Dtsch. Z. Verd.- u. Stoffwechselkr. **2**, 29—38 (1939). — SCHALLOCK, G., GANZ, H.: Ein Fall von Lymphangiomatose der Schilddrüse. Zbl.

allg. Path. path. Anat. **98**, 188—194 (1958). — Schierge, M.: Über allgemeines Oedem infolge ausgedehnter Lymphgefäßmetastasen bei Magenkrebs. Virchows Arch. path. Anat. **237**, 129—143 (1922). — Schipp, R.: Zur Feinstruktur der mesenterialen Lymphgefäße. Z. Zellforsch. **67**, 799—818 (1965). ~ Feinstruktur besonderer Zellformen in der Lymphgefäßwand und deren Bedeutung für die nervöse Afferenz. J. ultrastruct. Res. **19**, 250—259 (1967). ~ Structure and ultrastructure of mesenteric lymphatic vessels. Experientia (Basel), Suppl. **14**, 50—57 (1967). — Schipp, R., Schäfer, A.: Elektronenmikroskopische Untersuchungen zur Chylusbildung und Funktion der Lymphwege in der Darmwand des Säugers. Zool. Anz., Suppl.-Bd. **33**. Verh. Zool. Ges. 407—415 (1969). — Schirger, A., Harrison, E. G., Jr.: Lymphatic disorders. In: Blood vessels and lymphatics, S. 719—753. London-New York: Acad. Press 1962. — Schirger, A., Harrison, E. G., Jones, J. M.: Idiopathic lymphedema. J. Amer. med. Ass. **182**, 14—22 (1962). — Schlicht, L., Pohlmeyer, Th.: Zur Behandlung des chronischen Lymphoedems am Bein. Münch. med. Wschr. **105**, 1761—1763 (1963). — Schmidt, L.: Anatomische Untersuchungen über die Ausbreitungsmöglichkeiten von Panaritien auf dem Lymphweg. Dtsch. Z. Chir. **243**, 350—365 (1934). — Schmidt, M. B.: Über Lymphgefäßhypertrophie und Lymphangiom. Verh. dtsch. Ges. Path. **1**, 82—85 (1899). ~ Über Milzcysten und Milzgewebshernien. Virchows Arch. path. Anat. **164**, 50—71 (1901). ~ Die Verbreitungswege der Carcinome und die Beziehung generalisierter Sarkome zu den leukämischen Neubildungen. Jena: G. Fischer 1903. — Schmücker, K.: Allgemeine Lymphgefäßcarcinose mit Ascites chylosus. Virchows Arch. path. Anat. **267**, 339—351 (1928). — Schnabel, H.: Über Lymphangioma circumscriptum cutis. Arch. Derm. Syph. (Chic.) **56**, 177—196 (1901). — Schorlemmer, R.: Beitrag zur Casuistik der retroperitonealen Cysten. Dtsch. med. Wschr. **28**, 914—917 (1902). — Schramm, J.: Ein Fall von Carcinom des Ductus thoracicus mit Ascites chylosus. Berlin. klin. Wschr. **33**, 955—957 (1896). — Schroeder, E., Helweg-Larsen, H. F.: Chronic hereditary lymphedema. Acta med. scand. **137**, 198—216 (1950). — Schubert, E.: Lymphangiom der Achselhöhle als Geburtshindernis, Dekapitation, Wendung. Geburtsh. u. Frauenheilk. **16**, 706 (1956). — Schwalbe, E.: Ein Fall von Lymphangiosarkom, hervorgegangen aus einem Lymphangiom. Virchows Arch. path. Anat. **149**, 451—460 (1897). — Schwalbe, G.: Untersuchungen über die Lymphbahnen des Auges und ihre Begrenzung. Arch. mikr. Anat. **4**, 1—61, 261—262 (1870). — Schwartz, M., Jarnum, St.: Gastrointestinal protein loss in idiopathic (hypercatabolic) hypoproteinaemia. Lancet **1959 I**, 327—330. — Schwedenburg, T.: Über die Carcinose des Ductus thoracicus. Virchows Arch. path. Anat. **181**, 295—338 (1905). — Scott, W. J. M., Radakovich, M.: Venous and lymphatic stasis in the lower extremities. Surgery **26**, 970—985 (1949). — Sebastiani, M., Pitzalis, M.: Contributions aux ètudes des lymphoedemes experimentaux. IV. Congr. Intern. Angeiologie Praha 1961, p. 385—391. — Semeina, N. A.: Lymphatic system in thyroid gland at different ages. Fed. Proc. (Transl. Suppl.) **25**, T, 669—671 (1966). — Senator, H.: Ascites chylosus und Chylothorax duplex. Carcinom des Ductus thoracicus. Charité-Ann. **20**, 263—274 (1895). — Servelle, M.: Pathology of the thoracic duct (17 cases reports). J. cardiovasc. Surg. **4**, 702—727 (1963). — Servelle, M., Albeaux-Fernet, M., Laberde, S., Chabot, J., Rougeulie, J.: Lésions des vaisseaux lymphatiques dans les malformations congénitales des veines profondes. Presse méd. **65**, 531—534 (1957). — Servelle, M., Bouvrain, Y., Tricot, R., Soulie, Y., Turpyn, H., Frentz, F., Cornu, C., Nadim, C.: Lymphatic circulation in constrictive pericarditis. J. cardiovasc. Surg. **7**, 182—200 (1966). — Servelle, M., Deysson, M.: Reflux of the intestinal chyle in the lymphatics of the leg. Ann. Surg. **133**, 234—239 (1951). — Setti, G. C., Rasori, C.: Osservazioni anatomo-microscopiche sul sistema linfatico del rene in condizione normali e patologiche. Minerva chir. **21**, 375—378 (1966). — Shafiroff, B. G. P., Doubilet, H., Rouggiero, W. F., Preiss, A. P., Co Tui: The effect of lymphatic block on bile resorption in obstructive jaundice. Amer. J. Physiol. **137**, 97—103 (1942). — Shdanow, D. A.: Die Lymphgefäße der Muskeln der oberen Extremität des Menschen. Proc. IV Cong. Zool. Anat. Histol. U.S.S.R. Kiew 1930. ~ Die Lymphwege des peripheren und des Zentralnervensystems. I. Die abführenden Lymphgefäße von Nervenstämmen der Extremitäten des Menschen. Anat. Anz. **71**, 231—244 (1931). ~ Roentgenologische Untersuchungsmethoden des Lymphgefäßsystems des Menschen und der Tiere. Fortschr. Röntgenstr. **46**, 680—691 (1932). ~ Über einige histomorphologische Eigentümlichkeiten der Wand von Lymphgefäßen. Anat. Anz. **78**, 431—440 (1935). ~ Die Kollaterallymphwege der Brusthöhle des Menschen. Anat. Anz. **82**, 417—440 (1936). ~ Allgemeine Anatomie und Physiologie des Lymphgefäßsystems. [Russisch.] Leningrad: Medgis 1952. ~ Nouvelles contributions à l'anatomie du système lymphatique intraorganique des viscères. Arkh. Anat. Gistol. Embryol. 1956. ~ Anatomie du canal thoracique et des principaux colleteurs lymphatiques du tronc chez l'homme. Acta anat. (Basel) **37**, 20—47 (1959). — Anatomy of the thoracic duct and of the main lymphatic vessels of the trunk in man. Acta anat. (Basel) **37**, 20—47 (1959). ~ Altersveränderungen von lymphatischen Gefäßen und Kapillaren. Arkh. Anat. Gistol. Embriol. **39**, 24—36 (1960). ~ Nouvelles données sur la morphologie fonctionelle du système lymphatique des glandes endocrines. Acta anat. (Basel) **41**, 240—259 (1960). ~ Zur Lösung der Streitfragen über die funktionelle Morphologie des Lymphgefäßsystems. Anat. Anz. **111**, 17—50 (1962). ~ On senile changes in lymphatic capillaries and vessels. J. cardiovasc. Surg. **7**, 108—116 (1966). — SHDANOW, D. A., SHAKHLAMOW, V. A.: Comparative electron microscopy study of walls of blood and lymph capillaries. Arkh. Anat. Gistol. Embriol. **47**, 13—18 (1964). — SHERMAN, J. O., O'BRIEN, P.: Effect of ionizing irradiation on normal lymphatic vessels and lymph nodes. Cancer (Philad.) **20**, 1851—1858 (1967). — SHIEBER, W.: Lymphangiographic demonstration of thoracic duct dilatation in portal cirrhosis. Surgery **57**, 522—524 (1965). — SHIPLEY, P. G., CUNNINGHAM, R. S.: The omentum as a factor in absorption from the peritoneal cavity. Amer. J. Physiol. **40**, 75—81 (1916). — SHMERLING, M. D.: Intraorganic lymph system of the thyroid gland in rabbit under normal conditions and in experiment. Arkh. Anat. Gistol. Embriol. **35**, 49—54 (1958). — SHORE, L. R.: Photomicrographs of capillary system and lymphatics of heart. C. R. Ass. Anat. **22**, 264—265 (1927). ~ The lymphatic drainage of the human heart. J. Anat. (Lond.) **63**, 291—313 (1929). — SICK, C.: Beitrag zur Lehre vom Bau und Wachstum der Lymphangiome. Virchows Arch. path. Anat. **170**, 9—55 (1902). — SILVER, H. M., TSANGARIS, N. T., EATON, O. M.: Lymphedema and lymphography in sarcoidosis. Arch. intern. Med. **117**, 712—714 (1966). — SILVESTER, C. F.: On the presence of permanent communications between the lymphatic and the venous system at the level of the renal veins in adult south american monkeys. Amer. J. Anat. **12**, 447—472 (1912). — SIMER, P. H.: The distribution and drainage of omental lymphatics in the dog and cat. Anat. Rec. **60**, 197—208 (1934). ~ On the morphology of the omentum, with special reference to its lymphatics. Amer. J. Anat. **54**, 203—228 (1934). ~ Omental lymphatics in man. Anat. Rec. **63**, 253—262 (1935). ~ The drainage of particulate matter from the peritoneal cavity by lymphatics. Anat. Rec. **88**, 175—192 (1947). ~ The passage of particulate matter from the peritoneal cavity into the lymphatics of the diaphragm. Anat. Rec. **101**, 333—351 (1948). — SIMON, H. E., WILLIAMSON, B.: Retroperitoneal chylous cysts. Amer. J. Surg. **91**, 372—376 (1956). — SIMONDS, J. P., BRANDES, W. W.: The effect of mechanical obstruction of the hepatic veins upon the outflow of lymph from the thoracic duct. J. Immunol. **13**, 11—17 (1927). — SINAIKO, E. S., NECHELES, H.: Experiments in ulcerative enteritis; failure to produce it by mesenteric lymphatic obstruction. Surgery **20**, 395—397 (1946). — SKINNER, S. L., MCCUBBIN, J. W., PAGE, I. H.: Angiotensin in blood and lymph following reduction in renal arterial perfusion pressure in dogs. Circulat. Res. **13**, 336—345 (1963). — SLAFSKY, F., KRIEK, H., MURRAY, J. E.: Effect of thoracic duct fistula on canine renal homografts. J. Surg. Res. **7**, 105—109 (1967). — SMITH, C. A.: Studies on lymphedema of the extremities. Ann. Surg. **156**, 1010—1018 (1962). SMITH, J. W., RANKIN, L. M., PECHIN, S. P.: Lymphedema precox. Angiology **4**, 33—37 (1953). — SMITH, R. O.: Lymphatic contractility: A possible intrinsic mechanism of lymphatic vessels for transport of lymph. J. exp. Med. **90**, 497—509 (1949). — SMOLER, F.: Zur Kasuistik der mesenterialen Lymphcysten. Bruns' Beitr. klin. Chir. **32**, 295—309 (1902). — SNOOK, T.: Deep lymphatics of the spleen. Anat. Rec. **94**, 43—56 (1946). — SOLTÉSZ, L., SZABÓ, E., BÖRÖSZ, L.: Die Lymphographie am Menschen. Zbl. Chir. **83**, 1317—1321 (1958). — SOLTI, F., ISKUM, M., NAGY, J., HARTAI, A., VERESS, B., HUTTNER, I., KERÉNYI, T.: Über die Wirkung der mechanischen Insuffizienz der Lymphzirkulation auf die Herzmuskelnekrose nach Unterbindung der Arteria coronaria. Orv. Hetil. **108**, 160—162 (1967). — SOULE, E. H., GHORMLEY, R. K., BULBULIAN, A. H.: Primary tumors of the soft tissues of the extremities exclusive of epithelial tumors: an analysis of fivehundred consecutive cases. Arch. Surg. **70**, 462—474 (1955). — SOUTHWICK, H. W., SLAUGHTER, D. P.: Lymphangiosarcoma in postmastectomy lymphedema. Cancer (Philad.) **8**, 158—160 (1955). — STAHR, H.: Über den Lymphapparat des äußeren Ohres. Anat. Anz. **15**, 381—387 (1899). — STARK, E., PAPP, M., FACHET, J., MIHÁLY, K.: Participation of the lymph circulation in the transport of hormones. Acta physiol. Acad. Sci. hung. **21**, 347—351 (1962). — STARLING, E. H.: Contribution on the physiology of lymph secretion. J. Physiol. (Lond.) **14**, 131—153 (1893). ~ The influence of mechanical factors on lymph production. J. Physiol. (Lond.) **16**, 224—267 (1894). ~ On the mode of action of lymphagogues. J. Physiol. (Lond.) **17**, 30—47 (1894/95). ~ On the asserted effect of ligature of the portal lymphatics on the results of intravascular injection of peptone. J. Physiol. (Lond.) **19**, 15—17 (1896). ~ Physiological factors involved in the causation of dropsy. Lancet **1896 I**, 1267—1270. ~ The fluids of the body. Chicago: W. T. Keener 1909. — STAUDT, J., WENZEL, J.: Untersuchungen über das Lymphgefäßsystem des Kaninchenhodens. Z. mikr.-anat. Forsch. **73**, 60—72 (1965). — STEARNS, D. B., GORDON, S. K.: Visualisation of the testicular lymphatics in the dog; clinical applications: preliminary study. J. Urol. (Baltimore) **84**, 347—356 (1960). — STENON, N.: De insertione et valvula lactei thiracici et lymphaticorum. Lugd. Batav. 1662. — STEPHENS, F. G., ROBERTS, S. M., WOLCOTT, M. W.: Peripheral lymphangioma of the lung. J. thorac. Surg. **36**, 182—184 (1958). — STERN, A.: Das Schicksal eingeschwemmter Geschwulstzellen in der Lunge. Virchows Arch. path. Anat. **241**, 219—231 (1923). — STERN, H.: Über Lymphurie und ihren klinischen Status. Berl. klin. Wschr. **50**, 1894—1896 (1913). — Stevans, W. M.: The dissemination of intra-abdominal malignant disease by means of the lymphatics and thoracic duct. Brit. med. J. **1907 I**, 306—310. — Stewart, F. W., Treves, N.: Lymphangiosarcoma in postmastectomy lymphedema: a report of six cases in elephantiasis chirurgica. Cancer (Philad.) **1**, 64—81 (1948). — Stewart, P. B.: The rate of formation and lymphatic removal of fluid in pleural effusions. J. clin. Invest. **42**, 258—262 (1963). — Stilling, H.: Über Thrombose (Tuberkelbildung) im Ductus thoracicus. Virchows Arch. path. Anat. **88**, 111—118 (1882). ~ Zur Anatomie der Nebennieren. Virchows Arch. path. Anat. **109**, 324—346 (1887). — Stolarczyk, J., Carone, F. A.: Micropuncture study of the effect of lymphatic occlusion and partial renal vein occlusion on renal function. Fed. Prod. **24**, 435* (1965). — Storey, R. H., Mashman, J., Furth, J.: A simple procedure for determination of the approximate lymph space. Science **114**, 665—667 (1951). — Sträuli, P.: Die supraclaviculären Lymphknoten als Zentrum der lymphogenen Krebsmetastasierung. Schweiz. med. Wschr. **90**, 529—533 (1960). — Strang, L. B.: Uptake of liquid from the lungs at the start of breathing. In: Development of the lung. Ciba Foundation Symp., S. 348. London: Churchill 1967. — Stratton, V. C., Grant, R. N.: Cervicomediastinal cystic hygroma associated with chylopericardium. Arch. Surg. **77**, 887—891 (1958). — Strauss, S. F., Sayre, B. E.: Retroperitoneal chyle cysts. Ann. Surg. **102**, 1118—1120 (1935). — Strober, W., Wochner, R. D., Carbone, P. P., Waldmann, T. A.: Intestinal lymphangiectasia: a protein-losing enteropathy with hypogammaglobulinemia, lymphocytopenia and impaired homograft rejection. J. clin. Invest. **46**, 1643 (1967). — Stübel, A.: Die Methode der Darstellung von Lymphwurzeln durch Gasfüllung nach Magnus und ihre Kontrolle durch den mikroskopischen Schnitt. Virchows Arch. path. Anat. **244**, 287—298 (1923). — Sugarbaker, E. E., Suguira, K.: The effect of Roentgen irradiation on the lymphatic transport of India ink. Amer. J. Roentgenol. **44**, 756—761 (1940). — Swift, E. A., Neuhof, H.: Cervicomediastinal lymphangioma with chylothorax. J. thorac. Surg. **15**, 173—181 (1946). — Symbas, P. N., Cooper, Th., Gautner, G. E., Willman, V. L.: Lymphatics of the heart. Arch. Path. **81**, 573—575 (1966). — Symbas, P. N., Schlant, R. C., Gravanis, M. B., Shepherd, R. L.: Pathologic and functional effects on the heart following interruption of the cardiac lymph drainage. J. thorac. cardiovasc. Surg. **57**, 577—584 (1969). — Szabó, G.: Die Bedeutung des Lymphgefäßsystems in der Physiologie und Pathologie. Med. Klin. **55**, 974—977 (1960). ~ Die Wirkung von Essaven auf den Lymphkreislauf. Ärztl. Forsch. **20**, 321—322 (1966). ~ Diskussionsbemerkung in: Progress in lymphology, S. 45—46. Stuttgart: Thieme 1967. — Szabó, G., Magyar, Z.: Effect of hyaluronidase on capillary permeability, lymph flow and passage of dye-labelled protein from plasma to lymph. Nature (Lond.) **182**, 377—379 (1958). ~ Die Rolle der Lymphgefäße der Leber nach Verschluß der Gallenwege. Z. ges. exp. Med. **137**, 170—176 (1963). — Szabó, G., Magyar, Z., Kertai, P., Zádory, E.: Die Wirkung von Ganzkörperbestrahlung auf die Kapillar-Permeabilität und auf den Eiweißrücktransport aus dem Gewebe. Z. ges. exp. Med. **130**, 452—466 (1958). ~ Effect of total body irradiation on capillary permeability. Nature (Lond.) **182**, 885—886 (1958). — Szabó, G., Magyar, Z., Papp, M.: Correlation between capillary filtration and lymph flow in venous congestion. Acta med. Acad. Sci. hung. **19**, 185—191 (1963). — Szabó, G., Nguyen Thi Truc, Luong Tan Thanh: Contribution à l'étude de la chylurie tropicale (filarienne). Acta med. Acad. Sci. hung. **16**, 343—361 (1960). — Szeghy, G., Csanda, E., Kozma, M., Poberai, M., Gellért, A., Földi, M.: Oedema of optic nerveproduced by lymphatic stasis in dog. Lancet **1963 I**, 832*. — Szeghy, G., Zoltán, Ö. T., Földi, M.: The lymphatic system in the resorption of homologues serum from the cornea. Lancet **1963 I**, 832—833.

Taenzer, V., Opitz, A.: Chylurie bei Lymphgefäßanomalie. Fortschr. Röntgenstr. **106**, 717—720 (1967). — Taenzer, V., Vessal, K.: Das primäre Lymphödem. Fortschr. Röntgenstr. **108**, 749—758 (1968). — Takabatake, Y.: Der Einfluß der Lymphadenitis auf die Lymphpassage. Arb. Anat. Inst. Univ. Kyoto **1**, 25—28 (1930). — Takáts, G. de, Evoy, M. H.: Lymphedema. Angiology **1**, 73—99 (1950). — Talalajeff, W.: Beiträge zur Frage von der Lymphostase. Virchows Arch. path. Anat. **266**, 268—273 (1927). — Talke, L.: Zur Kenntnis der Lymphgefäßneubildung in pleuritischen Schwarten. Beitr. path. Anat. **32**, 106—116 (1902). — Tamáska, L., Harsányi, L.: Über die periarteriellen Lymphspalten der Lunge. Acta morph. Acad. Sci. hung. **6**, 45—56 (1955). — Tatemoto, J.: Wiederherstellung der Lymphbahnen nach Exstirpation des Popliteallymphknotens. Arch. Hist. Jap. **14**, 265—277 (1958). — Taylor, G. W., Kinmonth, J. B., Rollinson, E., Rotblat, J., Francis, G. E.: Lymphgtic circulation studied with radioactive plasma protein. Brit. med. J. **1957 I**, 133—137. — Teichmann, M.: Das Saugadersystem. Göttingen: 1861. ~ Die Lymphgefäße bei entzündlichen Prozessen in serösen Häuten. Krakau: Akad. d. Wissenschaft 1896. — Tendeloo: Lymphogene retrograde Tuberkulose einzelner Bauchorgane. Münch. med. Wschr. **52**, 988—991, 1051—1053 (1905). — Thompson, G. C. V., Chambers, C. H.: Chylangioma of mesentery. With report of a case and a brief discussion of mesenteric cysts.

Med. J. Aust. **1**, 210—215 (1946). — THOMPSON, M., BUSCHEMEYER, W.: Chylous Peritonitis Ann. Surg. **135**, 615—619 (1952). — THREEFOOT, S. A., KENT, W. T., HATCHETT, B. F.: Lymphaticovenous and lymphaticolymphatic communications demonstrated by plastic corrosion models of rats and by postmortem lymphangiography in man. J. Lab. clin. Med. **61**, 9—22 (1963). — THREEFOOT, S. A., KOSSOVER, M. F.: Demonstration of lymphaticovenous communications in man by postmortem lymphangiography with radioactively labelled opaque media. J. Lab. clin. Med. **60**, 1023—1024 (1962). ~ Lymphaticovenous communications in man. Arch. intern. Med. **117**, 213—223 (1966). ~ Some relationship of disease to postmortem demonstration of lymphaticovenous communications in man. In: Progress in lymphology, S. 371—375. Stuttgart: Thieme 1967. — THREEFOOT, S. A., KOSSOVER, M. F., KENT, W. T., HATCHETT, B. F., PEARSON, J. E., CABRERA-GIL, C., AIKEN, D. W.: The problem of lymphaticovenous communications. Experientia (Basel), Suppl. **14**, 103—119 (1967). — THREEFOOT, A., PEARSON, E., BRADBURN, D. M.: Acute and chronic changes following obstruction of renal lymphatics in dogs. In: Progress in lymphology, II, S. 161—166. Stuttgart: Thieme 1970. — THREEFOOT, S. A., PEARSON, J. E., CABRERA-GIL, C., BRADBURN, D. M.: Biochemical and histological findings after obstruction of lymphatics with special reference to the function of lymphaticovenous communications. Experientia (Basel), Suppl. **14**, 173—190 (1967). — TILGER, A.: Über einen Fall von Lymphcyste innerhalb des Ligamentum hepatogastricum. Virchows Arch. path. Anat. **139**, 288—302 (1895). — TISCHUTKIN: Die elastischen Fasern des Ductus thoracicus von Mensch, Hund, Kaninchen, Ratte. In: Der Arzt. Petersburg 1898. — TISMER, R., FRIEDMANN, G.: Kontrastmittelspeicherung in der Leber nach Fußlymphographie. Dtsch. med. Wschr. **94**, 2547—2550 (1969). — TOBIN, C. E.: Lymphatics of the pulmonary alveoli. Anat. Rec. **120**, 625—629 (1954). ~ Pulmonary lymphatics. With reference to emphysema. Amer. Rev. resp. Dis. **80**, 50—57 (1959). — TOMSA, W.: Die Lymphwege der Milz. S.-B. Akad. Wiss. Wien, math.-nat. Kl. **48**, 652—667 (1863). — TONETTI, E.: Osservazioni sui vasi linfatici dell'utero puerperale. Riv. Ostet. **41**, 173—187 (1959). — TORMENE, A., MILLINI, R., ZANGRANDO, O.: The role of the lymphatic system of the kidney in the physiopathology of ureteral obstruction. Urol. int. (Basel) **16**, 341—352 (1963). ~ Modificazioni della linfa renale in seguito a legature dell'uretere. Chir. ital. **15**, 254—256 (1963). — TORMENE, A., ZANGRANDO, O., MILLINI, R., FAZZINI, G.: Ruolo ed importanza del sistema linfatico renale nei meccanisme di concentrazione e diluizione urinaria. Chir. Pat. sper. **12**, 776—791 (1964). ~ Contribution to the study of the lymphatic circulation in organs. Note I. Urol. int. (Basel) **20**, 305—318 (1965). — TORRES, L. F., ESTRADA, J.: Experiences in the treatment of chyluria. J. Urol. (Baltimore) **87**, 73—76 (1962). — TOUROFF, A. S. W., SELEY, G. P.: Chronic chylothorax associated with hygroma of the mediastinum. J. thorac. Surg. **26**, 318—320 (1953). — TRAPP, P.: Nachweis eines lymphovenösen shunts im Lymphogramm. Fortschr. Röntgenstr. **106**, 465—466 (1967). — TREVES, N.: An evaluation of the etiological factors of lymphedema following radical mastectomy: An analysis of 1007 cases. Cancer (Philad.) **10**, 444—459 (1957). — TURIAF, J., ARVAY, N., PICARD, J. D., GENTILINI, M.: Données de la lymphographie dans 2 cas de chylurie filarienne. Mem. Soc. Hôp. Paris 753—766 (1962). — TURNEY, H. G.: A case of chylous pleurisy and ascites. Trans. path. Soc. Lond. **44**, 1—4 (1893).

UHLEY, H., LEEDS, S. E., SAMPSON, J. J., FRIEDMAN, M.: Some observations on the role of the lymphatics in experimental acute pulmonary edema. Circulat. Res. **9**, 688—693 (1961). ~ Pole of pulmonary lymphatics in chronic pulmonary edema. Circulat. Res. **11**, 966—970 (1962). ~ Right duct lymph flow in experimental heart failure following acute elevation of left atrial pressure. Circulat. Res. **20**, 306—310 (1967). — ULJANOV, P. N.: Zur Frage der Verbindungen zwischen den subarachnoidalen Räumen des Gehirns und dem Lymphsystem des Körpers. Z. ges. exp. Med. **65**, 621—626 (1929). — UNDERHILL, B. M. L.: Acute intestinal obstruction due to mesenteric lymphangioma. Arch. Dis. Childh. **34**, 442—443 (1959). — UNGER, E.: Krebs des Ductus thoracicus. Virchows Arch. path. Anat. **145**, 581—587 (1896). — UNNA: Die Histologie der Hautkrankheiten. In: ORTHs Lehrbuch der speziellen pathologischen Anatomie. Berlin: Hirschwald 1894.

VAINDER, M.: Idiopathic lymphedema treatment with adrenal steroids. Angiology **14**, 524—528 (1963). — VANEK, J.: Interstitielle nichteitrige Pneumonie. Zbl. allg. Path. path. Anat. **92**, 405—416 (1954). — VARGA, B., PAPP, M.: Über den Eiweißtransport der Nierenlymphe. Acta med. Acad. Sci. hung. **20**, 347—355 (1964). — VÁRKONYI, T., CSILLIK, B., ZOLTÁN, Ö. T., FÖLDI, M.: Über die feinstrukturellen Veränderungen im Großhirn bei der Lymphogenen Encephalopathie der Ratte. Beitr. path. Anat. **139**, 344—361 (1969). — VÁRKONYI, T., ZOLTÁN, Ö. T., SONKODI, S., CSILLIK, B., FÖLDI, M.: Die feinstrukturellen Veränderungen des Nucleus caudatus bei der experimentellen uraemischen Encephalopathie. Beitr. path. Anat. **140**, 110—118 (1969). — VECCHI, A.: Die anatomischen Grundlagen der Chirurgie der Lymphdrüsen: die Regeneration und Neubildung derselben. Mitt. Grenzgeb. Med. Chir. **23**, 42—81 (1911). — VÉGH, L., KOCSÁR, L., KERTÉSZ, L.: Isotopic studies of the pleural lymphatic circulation. Acta med. Acad. Sci. hung. **10**, 233—238 (1957). ~ Untersuchung des Lymphkreislaufs der Leber mit Isotopen im Organschock. Acta med. Acad. Sci. hung. **11**, 397—404 (1958). — VERESS, B., JELLINEK, H., HÜTTNER, I., KERÉNYI, T., SOLTI, F., ISKUM, M., HARTAI, A., NAGY, J.: Über die Morphologie der lymphstauungsbedingten Coronarveränderungen. Frankfurt. Z. Path. **75**, 331—335 (1966). — VERGER, P., BLAQUIÈRE, R.: Maladie de Meige-Milroy-Nonne ou trophoedème héréditaire chronique. Pédiatrie **12**, 37—41 (1957). — VERMEULEN, H. A.: Können Lymphgefäße direkt in das Venensystem einmünden? Anat. Anz. **49**, 583* (1916/17). — VESIN, P., ROBERTI, A., MILHAUD, G., DESBUQUOIS, G., VIGUIER, R.: Entéropathie avec perte de protéines et de calcium due à une fistule lymphatico-duodénale. Arch. Mal. Appar. dig. **54**, 97—104 (1965). — VIAMONTE, M.: Advances in lymph-angio-adenography. Acta radiol. **2**, 394—400 (1964). — VIAMONTE, M., MYERS, M. B., SOTO, M., KENYON, N. M., PARKS, R. E.: Lymphography: its role in detection and therapeutic evaluation of carcinoma and neoplastic conditions of the genito-urinary tract. J. Urol. (Baltimore) **87**, 85—90 (1962). — VIERTH: Über rückläufige Metastasen in den Lymphbahnen. Beitr. path. Anat. **18**, 515—533 (1895). — VIRCHOW, R.: Über die Erweiterung kleinerer Gefäße. Virchows Arch. path. Anat. **3**, 427—462 (1851). ~ Gesammelte Abhandlungen zur wissenschaftlichen Medizin. Frankfurt: Meidinger u. Sohn 1856. ~ Die krankhaften Geschwülste. Berlin: Hirschwald 1864. ~ Über einen Fall von Hygroma cysticum gluteale congenitum. Virchows Arch. path. Anat. **100**, 571—575 (1885). — VIRAGH, S., PAPP, M., TÖRÖ, I., RUSZNYÁK, I.: Cutaneous lymphatic capillaries in dextran induced oedema of the rat. Brit. J. exp. Path. **47**, 563—567 (1966). — VOGEL, L.: Über die Bedeutung der retrograden Metastase innerhalb der Lymphbahn für die Kenntnis des Lymphgefäßsystems der parenchymatösen Organe. Virchows Arch. path. Anat. **125**, 495—519 (1891). — VOGEL, G., STRÖCKER, H.: Regionale Unterschiede der Capillarpermeabilität. Untersuchungen über die Penetration von Polyvinylpyrrolidon und endogenen Proteinen aus dem Plasma in die Lymphe von Kaninchen. Pflügers Arch. ges. Physiol. **294**, 119—126 (1967). — VOLKMANN, J.: Über Chyluscysten am Hals. Bruns' Beitr. klin. Chir. **146**, 654—658 (1929). — VOLWILER, W., BOLLMAN, J. L., GRINDLAY, J. H.: A comparison of two types of experimental ascites. Mayo Clin. Proc. **25**, 2, 31—33 (1950). — VRUBEL, J.: The significance of regional lymphatic system in the genesis of transplantation immunity. Folia biol. **7**, 103—106 (1961).

WAGNER, A., SCHNEIDER, V., GEORGI, M.: Zur Röntgendiagnostik beim enteralen Proteinverlustsyndrom. Fortschr. Röntgenstr. **109**, 280—291 (1968). — WALDMANN, T. A., GORDON, R. S., DUTCHER, T. F., WERTLAKE, P. T.: Syndrome of gastro-intestinal protein loss in plasma. Proteins and gastro-intestinal tract in health and disease, p. 156 (SCHWARTZ and VESIN, eds.). Copenhagen: Munksgaard 1962. — WALDMANN, T. A., STEINFELD, J. L., DUTCHER, T. F., DAVIDSON, J. D., GORDON, R. S.: The role of gastrointestinal system in "idiopathic" hypoproteinemia. Gastroenterology **41**, 197—203 (1961). — WALKER, W. M.: Chylous ascites following pancreatoduodenectomy. Arch. Surg. **95**, 640—642 (1967). — WALLACE, S.: The paralymphatic system. In: Progress in lymphology, S. 42—45. Stuttgart: Thieme 1970. — WALLACE, S., JACKSON, L., DODD, G. D., GREENING, R. R.: Lymphatic dynamics in certain abnormal states. Amer. J. Roentgenol. **91**, 1187—1196 (1964). — WALLACE, S., JACKSON, L., SCHAFFER, B., GOULD, J., GREENING, R., WEISS, A., KRAMER, S.: Lymphangiograms, their diagnostic and therapeutic potential. Radiology **76**, 179—199 (1961). — WALTHER, H. E.: Krebsmetastasen. Basel: Schwabe & Co. 1948. — WARFIELD, J. O.: A study of mesenteric cysts, with a report of two cases. Ann. Surg. **96**, 329—339 (1932). WARREN, M. F., DRINKER, C. K.: The flow of lymph from the lungs of the dog. Amer. J. Physiol. **136**, 207—221 (1942). — WARREN, M. F., PETERSON, D. K., DRINKER, C. K.: The effects of heightened negative pressure in the chest, together with further experiments upon anoxia in increasing the flow of lung lymph. Amer. J. Physiol. **137**, 641—648 (1942). — WARWICK, W. J., HOLMAN, R. T., QUIE, R. G., GOOD, R. A.: Chylous ascites and lymphedema. Amer. J. Dis. Child. **98**, 317—329 (1959). — WASA, A.: Eine mikroskopische Untersuchung der Regeneration des Lymphweges, der nach Exstirpation der Lymphdrüse entsteht. Arb. Anat. Inst. Univ. Kyoto **1**, 75—76 (1930). — WASHBURN, R. N.: Pathologic consideration of the thoracic duct. Amer. J. med. Sci. **196**, 572—580 (1938). — WATANABE, R.: Über die Erkrankungen der Lymphbahnen der Lunge bei chronischer Bronchitis. Virchows Arch. path. Anat. **165**, 80—90 (1901). — WEBB, R. L.: Observations on the propulsion of lymph through the mesenteric lymphatic vessels of the living rat. Anat. Rec. **57**, 345—350 (1933). ~ The lymphatic system. Ann. Rev. Physiol. **14**, 315—330 (1952). — WEBB, R. L., NICOLL, P. A.: Behavior of lymphatic vessels in the living rat. Anat. Rec. **88**, 351—367 (1944). — WEBB, R. L., STARZL, T. E.: The effect of blood vessel pulsation on lymph pressure in large lymphatics. Bull. Johns Hopk. Hosp. **93**, 401—407 (1953). — WEBB, W. R.: Effect of hyaluronidase on rate of absorption of subcutaneous fluids. Arch. Surg. **65**, 770—773 (1952). — WEGNER, G.: Über Lymphangiome. Langenbecks Arch. klin. Chir. **20**, 641—707 (1877). — WEICHSELBAUM, A.: Eine seltene Geschwulstform des Mesenterium (Chylangioma cavernosum). Virchows Arch. path. Anat. **64**, 145—163 (1875). — WEIGERT, C.: Krebs des Ductus thoracicus.

Virchows Arch. path. Anat. **79**, 387—390 (1880). ~ Über Venentuberkel und ihre Beziehung zur tuberkulösen Blutinfektion. Virchows Arch. path. Anat. **88**, 307—379 (1882). — WEISS, J.: Beitrag zur Kasuistik des Ascites chylosus. Zbl. inn. Med. **15**, 665—669 (1894). — WEISS, W.: Experimentelle Untersuchungen über den Lymphstrom. Virchows Arch. path. Anat. **22**, 526—561 (1861). — WENDEL, W.: Über Verletzung des Ductus thoracicus am Hals und ihre Heilungsmöglichkeit. Dtsch. Z. Chir. **48**, 437—451 (1898). — WENZEL, J.: Die Ausbildung des Lymphgefäßsystems in Abhängigkeit vom Lebensalter und Funktionszustand — dargestellt an Ovarien jugendlicher, erwachsener und trächtiger Kaninchen. Z. mikr.-anat. Forsch. **75**, 482—516 (1966). ~ Untersuchungen über das innere Lymphgefäßsystem der Schilddrüse adulter Kaninchen. Z. mikr.-anat. Forsch. **79**, 170—185 (1968). — WENZEL, J., STAUDT, J.: Untersuchungen über das Lymphgefäßsystem des Ovariums. In: Orthologie und Pathologie der Gefäßperipherie, S. 369—372. Dresden: Steinkopff 1968. — WEST, J. P., ELLISON, J. B.: A study of the causes and prevention of edema of the arm following radical mastectomy. Surg. Gynec. Obstet. **109**, 359—363 (1959). — WESTMAN, A.: A casuistic contribution to the knowledge of mesenteric and retroperitoneal lymphangiomata. Acta chir. scand. **59**, 37—49 (1925). — WEYRICH, H.: De textura et structura vasorum lymphaticorum. Dorpat 1851. — WHIPPLE, G. H.: A hitherto undescribed disease characterized anatomically by deposits of fat and fatty acids in the intestinal and mesenteric lymphatic tissues. Bull. Johns Hopk. Hosp. **18**, 382—391 (1907). — WILD, J. J.: Lymphangioma involving small bowel. Rocky Mtn med. J. **48**, 353—354 (1951). — WILSON, J. W., CLARKE, J. C.: Neonatal respiratory obstruction due to hygroma colli cysticum. Ulster med. J. **24**, 135—138 (1955). — WINCKLER: Demonstration eines exstirpierten Lymphangiom der Epiglottis. Münch. med. Wschr. **44**, 926—927 (1897). — WINKLER, K.: Über die Beteiligung des Lymphgefäßsystems an der Verschleppung bösartiger Geschwülste. Virchows Arch. path. Anat. **151**, 195—271 (1898). ~ Lymphgefäße. In: Handbuch der speziellen Pathologie und Anatomie, Bd. 2, S. 938—1078. Berlin: Springer 1924. — WINIWATER, A. VON: Chylangioma cavernosum in abdomine. Med.-Chir. Zbl. (Wien) **14**, 4—15 (1879). — WINSBURY-WHITE, H. P.: Spread of infection from uterine cervix to urinary tract and ascent of infection from lower urinary tract to kidneys. Brit. J. Urol. **5**, 249—267 (1933). — WITTE, C. L., WITTE, M. H., DUMONT, A. E., FRIST, J., COLE, W. R.: Lymph protein in hepatic cirrhosis and experimental hepatic and portal venous hypertension. Ann. Surg. **168**, 567—577 (1968). — WITTE, M. H., DUMONT, A. E., COLE, W. R., WITTE, C. L., KINTNER, K.: Lymph circulation in hepatic cirrhosis: effect of portocaval shunt. Ann. intern. Med. **70**, 303—310 (1969). — WITTE, M. H., WITTE, C. L.: Influence of mechanical factors on ascites formation in hepatic cirrhosis. Lymphology **2**, 89—91 (1969). — WITTE, S., SCHRICKER, K. TH.: Mikroskopische Lebendbeobachtungen an Lymphgefäßen. Med. Klin. **55**, 4004* (1960). ~ Mikroskopische Lebendbeobachtungen an Lymphgefäßen. Verh. dtsch. Ges. inn. Med. **66**, 572—576 (1960). — WOLF: Der histologische Bau des Ductus thoracicus von Ziege, Schwein und Hund. Med. Diss. Leipzig 1922. — WOLFEL, D. A.: Lymphaticovenous communications; a clinical reality. Amer. J. Roentgenol. **95**, 766—768 (1965). — WOOD, A. H.: Unilateral renal chyluria. J. Urol. (Baltimore) **21**, 109—117 (1929). — WORN, V. H.: Cystisches Lymphangiom der Lunge als Ursache eines recidivierenden Spannungsthorax. Tuberk.-Arzt **6**, 729—733 (1952). — WRISBERG: Observationes anatomicae de nervis viscerum abdominis. 1780. — WUCHERER, O.: Noticia preliminar sobre vermes de uma especie ainda nao descripta encontrados na urina de doentes de hematuria intertropical no Brasil. Gazeta med. Da Bahia **3**, 97—99 (1868). — WUKETICH, ST.: Chylusstauung bei Makroglobulinaemie Waldenström. Verh. dtsch. Ges. Path. **53**, 176—180 (1969). — WURM, H.: Zur Kasuistik der Entzündungen des Ductus thoracicus. Thrombolymphangitis des Halsteils mit Halsvenenthrombose nach haemorrhagischem Herzinfarkt. Zbl. allg. Path. path. Anat. **39**, 545—548 (1927). — WUTZER, C. W.: Einmündung des Ductus thoracicus in die Vena azygos. Arch. Anat. Physiol., 311—318 (1834). — WYSS, F. E.: Cystisches Lymphangiom des Mesenteriums mit symptomatischer Sprue. Schweiz. med. Wschr. **92**, 112—117 (1962).

YAMAUCHI, S.: Chyluria: Clinical, laboratory and statistical study of 45 personal cases observed in Hawai. J. Urol. (Baltimore) **54**, 318—347 (1945). — YANAGAWA, H.: On the secretion of lymph. J. Pharmacol. **9**, 75—105 (1916). — YATER, W. M.: Nontraumatic chylothorax and chylopericardium: Review and report of a case due to carcinomatous thrombangitis obliterans of the thoracic duct and upper great veins. Ann. intern. Med. **9**, 600—616 (1935). — YOFFEY, J. M.: The nasal mucous membrane in relation to the lymph stream and cerebrospinal fluid. Proc. roy. Soc. Med. **41**, 798—800 (1948) und J. Laryng. **63**, 166—168 (1949). — YOFFEY, J. M., COURTICE, F. C.: Lymphatics, lymph and lymphoid tissue. Cambridge, Massachusetts: Harvard Univ. Press 1956. — YOFFEY, J. M., DRINKER, C. K.: Some observations on the lymphatics of the nasal mucous membrane in the cat and monkey. J. Anat. (Lond.) **74**, 45—52 (1939/40). ~ Poliomyelitis and the lymphatic apparatus. J. exp. Med. **70**, 83—86 (1939). — YOFFEY, J. M., SULLIVAN, E. R.: Lymphatic pathway from the nose and pharynx, the dissemination of nasally instilled vaccinia virus. J. exp. Med. **69**,

133—141 (1939). — YOUNG, J. M.: The thoracic duct in malignant disease. Amer. J. Path. **32**, 253—269 (1956). — YOUNG, J. R., DE WOLFE, V. G.: Recurrent lymphangitis of the leg associated with dermatophytosis. Report of 25 consecutive cases. Cleveland Clin. Quart. **27**, 19—24 (1960).

ZACHARIAE, F.: Venous and lymphatic intravasation in hysterosalpingography. Acta obstet. gynec. scand. **34**, 131—149 (1955). — ZEIDMAN, I., BUSS, J. M.: Experimental studies on the spread of cancer in the lymphatic system I. Cancer Res. **14**, 403—405 (1954). ~ Experimental studies on the spread of cancer in the lymphatic system III. Cancer Res. **19**, 1114—1117 (1959). — ZEIDMAN, I., COPELAND, B. E., WARREN, S.: Experimental studies on the spread of cancer in the lymphatic system II. Cancer (Philad.) **8**, 123—127 (1955). — ZEMEL, R., GUTELIUS, J. R.: Anatomy and function of the thoracic duct-venous junction. Surg. Forum **16**, 138—139 (1965). — ZERBINO, D. D.: Altersveränderungen der efferenten lymphatischen Gefäße. Arkh. Anat. Gistol. Embriol. **39**, 37—42 (1960). — ZEYNECK, V. R.: Chemische Untersuchungen des Inhalts zweier Lymphcysten. Hoppe-Seylers Z. physiol. Chem. **20**, 462—471 (1895). — ZIEGLER, K.: Infektionswege experimenteller Impftuberkulose. Med. Klin. **27**, 1068—1071 (1916). — ZSCHAU, H.: Untersuchungen über das Lymphgefäßsystem des großen Netzes. Dtsch. Z. Chir. **240**, 395—402 (1933). — ZSCHIESCHE, K. W.: Zur pathologischen Anatomie der Lymphgefäßinsuffizienz: Untersuchungen am System des Ductus thoracicus. In: Nova Acta Leopoldina. Leipzig: Barth 1963. — ZSCHIESCHE, W., WALLER, H.: Morphologische Untersuchungen zur Tumormetastasierung über den Ductus thoracicus. Verh. dtsch. Ges. Path. **45**, 249—252 (1961). — ZUM WINKEL, K.: Nierendiagnostik mit Radioisotopen. Stuttgart: Thieme 1964. — ZWICKER, M.: Über Behandlungsmöglichkeiten des chronischen Lymphoedems an den unteren Extremitäten. Verh. dtsch. Ges. inn. Med. **66**, 564—567 (1960). — ZWILLINGER, H.: Die Lymphbahnen des oberen Nasenabschnitts und deren Beziehungen zu den Perimeningealen Lymphräumen. Arch. Laryng. Rhin. (Berl.) **26**, 66—78 (1912).

# Lymphatic Regeneration in Transplantation

By
P. MÁLEK, Prague*

With 8 Figures

## I. Introduction

The development of the transplantation technique was made possible to a large extent by the Carrel vascular suture. At the same time it was established that autotransplanted organs, e.g. the kidney, were functioning despite temporary interruption of lymphatic circulation. This fact, which appeared to throw doubt upon the vital importance of lymphatic circulation, was later confirmed by transplantation attempts with many organs, particularly the lungs, the intestines and the heart. Further experience, however, revealed that the severance of lymphatic vessels in transplanted organs may have the following three consequences:

1) it may reduce or modify the function of the transplanted organ;

2) it may influence the process of immunization;

3) the presence of lymphedema in the organ may influence the development of complications (infection, ischemia, rejection) and intensify their sequelae.

All this has aroused interest in the manner of restoration of lymphatic circulation in transplanted organs, and in the length of time involved. Yet it seems that this interest is not in proportion to the potential importance of the process, and our knowledge thus remains fragmentary.

## II. Effect of the Severance of Lymphatic Circulation in Transplanted Organs

### 1. Lymphedema, and its Potential Functional and Morphological Effects

In transplanted tissues and organs, lymphostasis manifests itself by distension of lymph vessels and edema of tissues. However, it is hard to determine whether changes in function or in the morphological picture are due only to the presence of lymphedema, or to other factors. The transplanted organ is not only deprived of natural lymph drainage through the natural efferent lymph vessels, it is also deprived of innervation and has for some time been subjected to ischemia.

The severance of efferent lymph vessels in various transplanted tissues and organs has results in agreement with the changes that develop after experimental ligation of the efferent lymph vessels of the organ under study.

In skin grafts, a constant feature is the mild degree of edema of the graft, as compared with the surrounding skin. In skin autografts, this edema disappears about the 5th day. In homografted animals the appearance and behavior of autografts and homografts are similar until the 5th day. After that, in homografts, the edema reappears in connection with rejection[1].

---

* Professor of Surgery, Director, Institute for Clinical and Experimental Medicine, Prague, Czechoslovakia.

[1] McGREGOR and CONWAY 1956, VRUBEL 1961.

According to Largiadèr (1970), in renal transplantation the severance of lymph vessels has no effect on renal transport function. However, there are some changes in renal function which might be connected with the failure of lymph circulation. In the early phase after transplantation, polyuria of varying degree, with increased natriuresis, develops. It may be caused by ischemic damage to the tubular epithelia, or by cooling. The experimental observations of some authors[2] suggest that the severance of the lymph vessels may play a part in the origin of the polyuria. It can be demonstrated by the following experiment: If we take

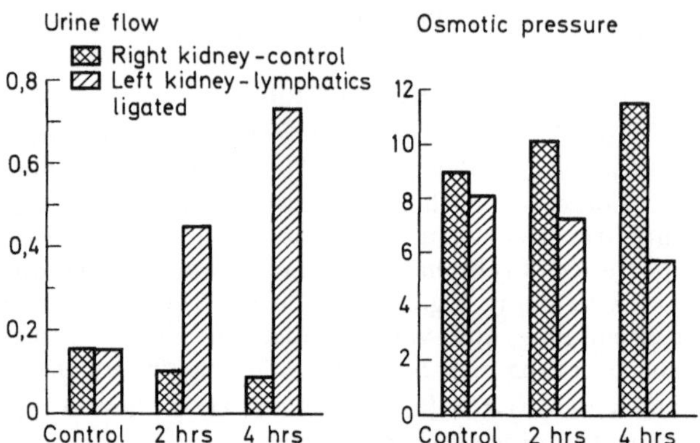


Fig. 1. Typical experiment showing changes in urine flow and osmotic pressure in the dog with bilaterally obstructed renal lymphatic trunk. Black bars indicate control right kidney, hatched bars, experimental left kidney. (From Mayerson 1963.) Left vertical line: urine flow (cc/min.). Right vertical line: osmotic pressure (miliosmoles/kg $H_2O$)·100

urine from both kidneys, the right one being intact and the left having ligated lymph vessels, we find that the urine flow from the lymphatic-obstructed kidney rises significantly, while the control kidney shows a slight fall in output. Simultaneously the osmotic pressure decreases (Fig. 1). Additional changes observed were increased sodium excretion[3] and, possibly, increased blood flow, and an elevation of the blood pressure[4]. Intravenous urograms revealed corresponding changes: an increase in renal size, a dilated collecting system and a marked prolongation of the nephrographic phase. Early opacification of the renal vein with enlargement of the intrarenal veins and the main renal vein was demonstrated by angiography.

In the opinion of Kirpatovskij (1969), experiments with ligated efferent lymphatics of the kidney do not establish direct evidence that post-transplantation polyuria is due to disrupted lymphatic circulation. He points out that in these experiments the efferent lymph vessels are ligated, whereas in transplanted kidneys they remain unligated.

In transplantations of the lungs, the severance of lymph drainage from the grafted transplanted organ manifests itself very clearly. The severance of lymph vessels in lung transplantation plays a major role in the genesis of the alveolar exudate that always develops in the transplant during the first days[5]. Soon after

---

[2] Földi 1960, Mayerson 1963, Feder and McDonald 1967, Málek 1967, Wada *et al.* 1970.
[3] Stolarczyk, Carone 1965. [4] Lilienfeld, Friedenberg, Hermann 1967.
[5] Soroff 1968, Largiadèr 1970.

transplantation, and until the 6th postoperative day, the grafted lung is somewhat heavier than the normal lung. Microscopically, there are atelectic areas and focal areas of intra-alveolar edema.

This finding conforms to the generally accepted fact that pulmonary lymphatics play an important role in the removal of fluid from the lungs. It is also known that the pulmonary lymphatic system is capable of significant distension to enable removal of excessive fluid in the alveoli and prevent "drawing"[6]. In lung transplantation the situation deteriorates in that an elevation of vascular resistance (probably as a consequence of denervation) occurs, as does a rise in arterial pulmonary pressure. These are the circumstances which, in experiment, may produce pulmonary edema, with increased lymph flow from the right thoracic trunk.

It is also the consensus that in bowel transplantation interruption of lymphatic circulation manifests itself functionally. It does so by persistent diarrhea and steatorrhea during the first two postoperative weeks[7]. This, again, is related to the basic physiological function of bowel lymphatics, namely that the absorption of fat is almost entirely dependent upon the lymphatics of the small bowel[8].

It has not hitherto been reported in medical literature whether severance of lymph vessel manifests itself in heart and liver transplantation. As regards the heart, this may be indirectly deduced from the results of experiments made by Rusznyak and associates (1960) who, after ligating the efferent cardiac lymphatics, observed changes on ECG, interstitial edema of the myocardium and occasionally also disseminated focal necroses.

In limb transplantation, lymphedema appears regularly. This was borne out by Halsted (1922) and Reichert (1926) who studied experimentally the regeneration of lymphatics in the reimplanted canine leg. The development of lymphedema after experimental limb transplantation, disappearing on the 8th to 12th day, has been confirmed by more recent studies[9].

## 2. Significance of Lymphatic Severance in the Immunological Process

The absence of lymphatic communication between the homograft of the donor and the lymphatic system of the recipient may be expressed in the onset and development of transplantation immunity. The observations of Scothorne and McGregor are of special importance in this respect. After transplantation of skin to the ear of rabbits, an increase in weight of the regional lymph node and spleen was noted. A characteristic cellular response developed in the first regional node: pyroninophilic cells were seen to accumulate in the cortex, and to a lesser degree in the medulla. This observation was essentially confirmed by changes noted after transplantation of other tissues.

Further work, culminating in the experiments conducted by Barker and Billingham (1967), convincingly showed that an intact lymphatic drainage is indispensable for rejection of skin homografts. They formed circular flaps of skin, maintaining viability by preservation of a slender vascular bundle. The flaps were housed in plastic dishes fixed to the underlying skin. Homografts placed in beds prepared in the flaps did not undergo rejection during the period of flap viability (19—57 days), although control homografts in intact skin were invariably rejected within 8—10 days.

---

[6] Uhley *et al.* 1958, Uhley *et al.* 1961, Leeds *et al.* 1970.

[7] Largiadèr 1970. [8] Yoffey and Courtice 1956, Goott *et al.* 1960.

[9] Satjukova 1965, Málek *et al.* 1968.

The situation in organ transplantation, where a vascular stump is preserved, is entirely different. A classical experiment was carried out by HUME *et al.* (1955). A transplanted canine kidney was wrapped in a plastic bag to prevent lymph drainage. However, the protected kidney was rejected within the same period of time as in controls. It was assumed therefore that venous circulation may serve as an effective afferent pathway for immunological senzitization.

## 3. Restoration of Lymphatic Circulation

Understanding of the process of restoration of lymphatic circulation in tissue and organ transplantation, and of the differences between individual organs, necessarily calls for clarification of the fundamental problems of this process. The regenerative ability of the lymphatic system is well established. More recent studies showed that the restoration of lymphatic circulation may be based on four main mechanisms:

1. lymphovenous communications;

2. opening of connections, probably preexisting, between various lymphatic systems (for example, between the superficial and deep system of the hind limb);

3. utilization of collateral channels (for example, bypass through the superficial system when the deep system is obstructed);

4. Innate regenerative capacity of the lymphatic system.

*(1) The restoration of lymphatic circulation after extirpation of the canine popliteal node.*

All these mechanisms, of which the first, i.e. lymphovenous communications, has been discussed previously, can be well demonstrated on the model of lymph flow restoration after extirpation of the popliteal node. Let us therefore summarize first the results obtained on this model:

Knowledge of the anatomy of lymphatics in the lower limb of the dog is indispensable. It is an established fact that the lymph flow from the canine hind limb is made possible by two main lymphatic systems. First the posterior superficial system of the calf forms a pathway through the popliteal nodes into the deep system of the thigh and further to the iliac external nodes. The popliteal node forms, as in man, the demarcation between the superficial system of the calf and the deep system of the thigh. The second main system is the medial superficial one leading to the inguinal nodes. Occasionally, rather exceptionally, a third system can be demonstrated which bypasses the popliteal lymph node and continues as a deep system into the pelvis.

The entire process of restoration of lymphatic drainage after extirpation of the popliteal lymph node in the dog may be divided into four stages[10] (Fig. 2). In the first stage, beginning on the 2nd day, a communication develops peripheral to the site of extirpation—between the afferent vessel which normally drains into the popliteal node and the superficial medial one of the hind extremity. The lymphovenous communications develop simultaneously. In the second stage (8th—14th days), lympholymphatic bypasses and the lymphovenous shunt continue to function as in the first stage. Subsequently a network of fine, newly formed lymph channels appears at the site of extirpation. In the third stage (between the 14th and 21st days) the picture is simpler. Both the lymphovenous shunt and the lympholymphatic collaterals cease to function and the flow of contrast medium at the site of extirpation is demonstrated by regenerated lymphatics. Finally, in

[10] MÁLEK, KOLC 1958, MÁLEK, BELAN *et al.* 1968.

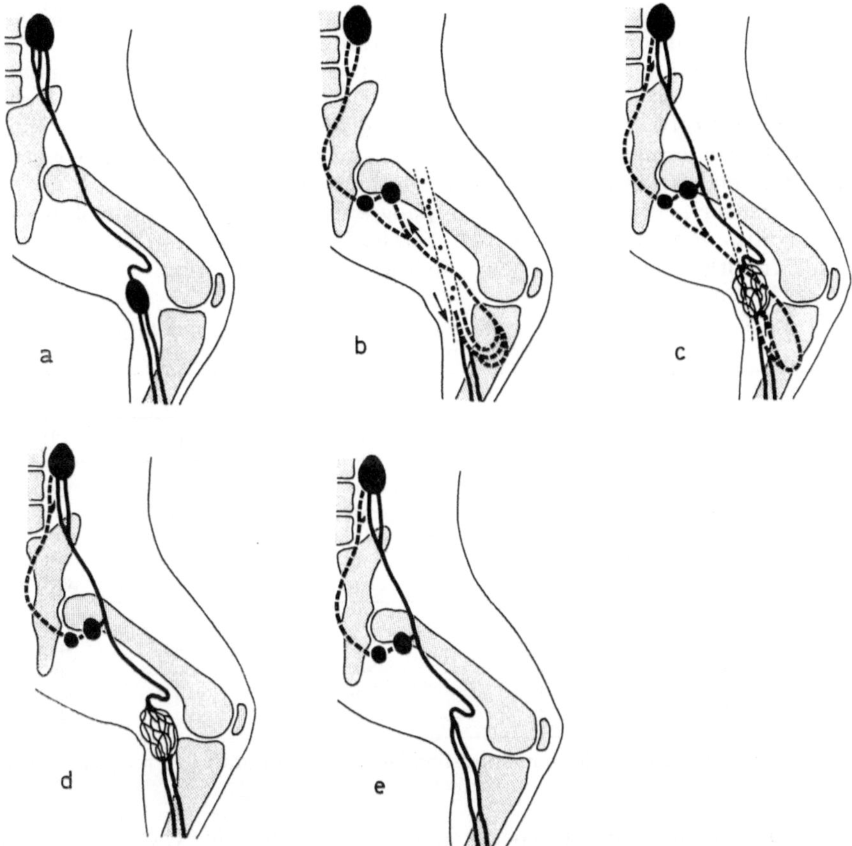


Fig. 2a—e. Lymph flow restoration after extirpation of canine popliteal node. a) Normal finding; b), c), d), e) 1st, 2nd, 3rd and 4th stages of restoration of lymph circulation

the fourth phase, flow is definitely restored through one or two lymph vessels bridging the site of extirpation, with only a certain anatomical anomaly persisting.

*(2) Development of lymph flow from skin autografts and homografts.*

The basic work on the development of lymph flow from skin autografts and homografts is the study by McGregor and Conway (1956). In their study of the problem of establishing the time at which lymphatic continuity between a skin graft and its recipient bed develops, they employed Hudack's and McGregor's method. After transplanting autografts or homografts to the ears of rabbits, they applied 2% pontamine sky blue daily to the skin graft. In the majority of autografts lymphatic communication could not be demonstrated earlier than the 6th day following transplantation, although vascularization was normal. If the dye was applied under pressure, or if it was injected directly into the graft bed, rapid passage of dye was evident through the lymph vessels to the ear base.

Until the 6th day the grafts in homografted animals behaved the same as autografts. However, no communications between the homograft and the recipient bed were demonstrated at any time after transplantation. An interesting finding was the presence of distended lymph vessels in the graft bed in both auto- and homografts. This phenomenon was more pronounced in homografts.

Indirect color lymphography was also employed for the study of lymphatics regeneration in skin grafts by VRUBEL (1961). He used a model similar to that of McGREGOR and CONWAY, i.e. graft on the ear of the rabbit. Patent blue solution was injected intradermally into the graft. The author studied lymph flow restoration under normal conditions and after cortisone treatment.

In the first series of experiments, lymphography was carried out in skin auto- and homografts in animals not treated with cortisone, on the 1st, 2nd, 3rd, 4th, 5th, 6th, 7th, 9th, 11th and 13th days following transplantation.

Table 1. *Indirect color lymphography in autoplastic and homoplastic grafts* (From VRUBEL 1961)

| | Days | | | | | | | |
|---|---|---|---|---|---|---|---|---|
| | 1 | 2 | 3 | 4 | 7 | 9 | 11 | 13 |
| Homografts | 0 | 0 | + | + | ± | 0 | 0 | necrosis |
| | 0 | + | + | + | + | ± | necrosis | |
| | 0 | 0 | 0 | + | 0 | 0 | 0 | necrosis |
| | 0 | + | + | + | + | + | 0 | necrosis |
| | 0 | + | + | + | + | ± | 0 | necrosis |
| Autografts | 0 | + | + | + | + | + | + | + |
| | 0 | 0 | + | + | + | + | + | + |
| | 0 | 0 | 0 | + | + | + | + | + |
| | 0 | + | + | + | + | + | + | + |
| | 0 | 0 | + | + | + | + | + | + |

+ = demonstrated lymphatic communication between donor graft and recipient tissue.

The results of this series of experiments are shown in Table 1. Communication is indicated by a cross. The table shows that in untreated animals the lymph vessels were connected up between the 2nd and 4th days and that in homografts the connection was destroyed 3—4 days before necrosis became complete (on the 11th—13th day).

In the second series of experiments graft survival was influenced by cortisone. The animals were given cortisone acetate intramuscularly every day, starting on the day of transplantation, in amounts of 5 mg in 0.5 ml saline solution until the graft necrotized. Lymphography of the auto- and homografts was made on the 1st, 2nd, 3rd, 4th, 5th, 6th, 7th, 8th, 21st, 23rd, 25th, 27th, 29th and 31st days thereafter.

Table 2 depicts the results of the second series of experiments. It shows that lymphatic communications were formed between the 3rd and 6th days after transplantation of homo- and autografts, and that they were again destroyed 3—4 days before the homografts necrotized (between the 27th and 21st days).

Regeneration of the lymphatic system of the mesentery after autotransplantation and homotransplantation of the small intestine was studied by GOOTT and associates (1960) and by KOČANDRLE and associates (1966) in experiments on dogs. Resection extended from the proximal duodenum to the cecum and included all nodes of the mesentery. Fig. 3, taken from Kočandrle's paper, is a scheme of the procedure with the usual arrangement of the lymphatic system in the mesentery of the small intestine. In most instances, lymph nodes from the small intestine enter two big mesenteric lymph nodes which are transplanted with the intestine.

Table 2. *Indirect color lymphography in autoplastic and homoplastic grafts treated with cortisone.* (From VRUBEL 1961)

| | Days | | | | | | | | | | | |
|---|---|---|---|---|---|---|---|---|---|---|---|---|
| | 1 | 2 | 3 | 4 | 5 | 6 | 21 | 23 | 25 | 27 | 29 | 31 |
| Homografts | 0 | 0 | 0 | + | + | + | + | + | 0 | necrosis | | |
| | 0 | 0 | 0 | 0 | + | + | + | + | + | + | 0 | necrosis |
| | 0 | 0 | + | + | + | + | + | + | + | + | ± | necrosis |
| | 0 | 0 | + | + | + | + | + | + | + | + | ± | necrosis |
| | 0 | 0 | 0 | 0 | 0 | + | + | + | + | 0 | necrosis | |
| Autografts | 0 | + | + | + | + | + | + | + | + | + | + | + |
| | 0 | 0 | 0 | 0 | + | + | + | + | + | + | + | + |
| | 0 | 0 | + | + | + | + | + | + | + | + | + | + |
| | 0 | 0 | + | + | + | + | + | + | + | + | + | + |
| | 0 | 0 | 0 | + | + | + | + | + | + | + | + | + |

+ = demonstrated lymphatic communication between donor graft and recipient tissue.

The lymph flows from these nodes via the intestinal trunk into the cysterna chyli and enters the thoracic duct. Both groups of authors used similar methods for demonstrating the regeneration of mesenteric lymph channels, a combination of color lymphography and X-ray lymphography. In the experiment of GOOTT *et al.* sky blue was used as described by McGREGOR and HUDACK. Radio-opaque dye (Renografin) was injected into the mesenteric lymph nodes of the autograft.

In Kočandrle's experiment, Evans blue dye was injected into the subserosa of the grafted intestine at several different sites. The color lymphography was followed by direct X-ray lymphography, after injecting Ethiodol directly into the lymph vessels of the grafted small intestinal mesentery.

According to the two teams, lymphatic regeneration could be demonstrated as early as two weeks after intestinal autotransplantation, although not before. At

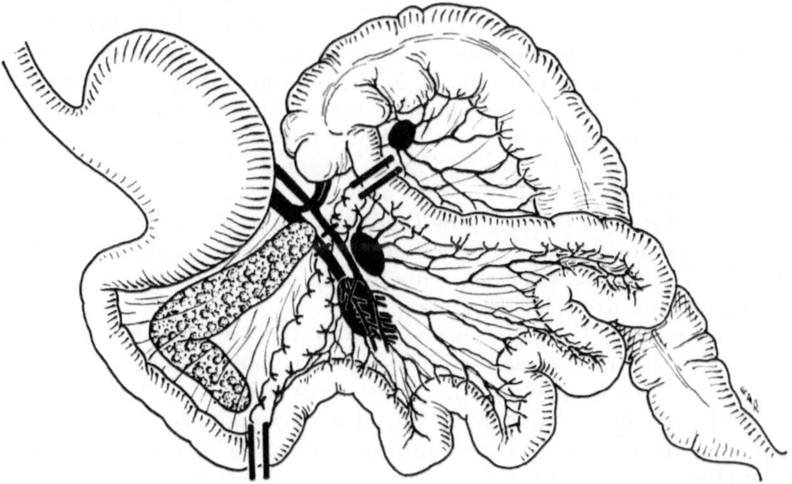

Fig. 3. The levels of transection of small intestine and division of superior mesenteric vessels are illustrated. Note that the two lymph nodes in the mesentery of the small intestine were transplanted with the graft. (From KOČANDRLE, HOUTTUIN, v. PROHASKA 1966)

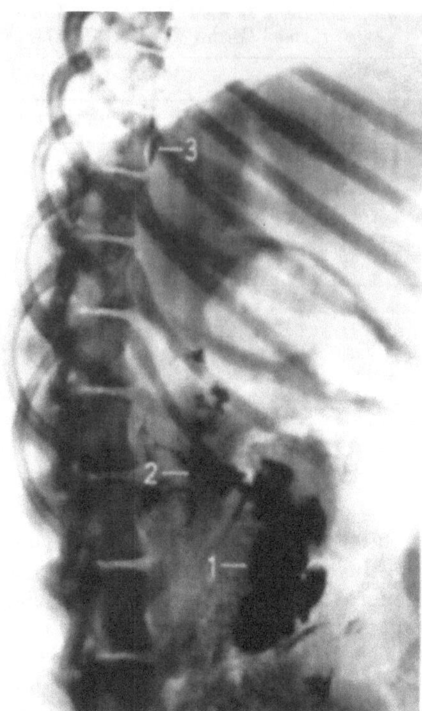


Fig. 4. Twenty-eight days after small intestine autotransplantation, a lymphogram reveals regenerated lymphatic vessels able to transport ethiodol to the cysterna chyli and into the thoracic duct. (From KOČANDRLE, HOUTTUIN, v. PROHASKA 1966.) *1* lymph nodes; *2* cysterna chyli; *3* ethiodol in thoracic duct

this time, minute lymphatic channels may be demonstrated crossing the mesenteric suture line from the donor graft to recipient mesentery. The longer the interval after operation, the more complete is the regeneration of lymphatic channels. The first signs of regeneration were seen by X-ray lymphography on the 20th day after transplantation. The process of lymphatic regeneration was completed four weeks following autotransplantation. At this time, normal-sized channels transported the contrast medium from the autograft through the cysterna chyli into the thoracic duct (Fig. 4).

Regenerated lymphatics bridging the intestinal graft in the recipient were not demonstrated in homotransplantation until the time of rejection. Evans blue[11] or sky blue[12] did not cross the suture line of the mesentery, even in the dog with the longest survival time (10 days).

A very characteristic picture, also demonstrated by X-ray lymphography, was enlargement of the mesenteric lymph nodes. This nodal lymphography was more pronounced in homotransplantation. Ten days after homotransplantation the mesenteric lymph nodes are 2 to 3 times their normal size.

Lymphatic regeneration after autotransplantation of a lung was studied by ERASLAN et al. (1964) in dogs. In his experiments sky blue (1—2 cc) was injected directly into the reimplanted lung tissue at various intervals following operation.

[11] KOČANDRLE *et al.* 1966. [12] GOOTT *et al.* 1960.

Attemps to demonstrate the regenerated lymphatics with contrast material were unsuccessful owing to the small size of these channels. Restoration of lymph flow from the transplanted lung was demonstrated by (1) grossly visible regenerated lymphatics crossing the suture line of the bronchus; (2) the presence of dye in the peribronchial lymph nodes, i.e. the regional nodes of the lung.

Twenty-four hours after reimplantation of the lung, lymphatic vessels did not cross the suture line of the bronchus and no dye was visible in the regional lymph nodes. Peribronchial lymph nodes were stained one week after operation and after injection of dye into the lung; however, no lymphatics crossing the suture line were grossly visible at that time. Twelve days after operation both signs of lymphatic restoration were present, i.e. grossly visible channels bridging the suture line of the bronchus, and intensive blue staining of the hilar nodes. By the 20th postoperative day the drainage of lymph was quite normal.

Lymphatic regeneration following renal transplantation was studied by MOBLEY *et al.* (1967), MÁLEK *et al.* (1964, 1967, 1968) and KOLC *et al.* (1966) in experiments on dogs.

In order to deal with the problem of regeneration of the lymphatic system, the efferent lymph system of the normal kidney had to be studied first. It was shown by direct lymphography that the course of the efferent lymph vessels, and also the position of the nodes, vary considerably; however, in general all conforms to the basic scheme. The main outflow is provided by the hilar efferent lymph vessels opening into the node in the vicinity of the origin of the renal vessels. The surface of the kidney is drained via the lymph vessels leading from both poles through their own regional lymph nodes to the cysterna chyli and from there to the thoracic duct (Fig. 5).

In kidney transplantation carried out by an end-to-end anastomosis between the renal and iliac vessels, the two following aspects should be borne in mind: (1) when the iliac vessel is dissected, the lymph vessels—being so close—are more or less damaged: thus, the transplanted kidney is deprived of the possibility of lymph outflow through the lymph vessels. When studying regeneration, it should be established how the perivascular lymph vessels regenerate, and when communication is renewed between the lymph system of the donor kidney and that of the host (Fig. 5). The method used for studying regeneration of the perivascular lymph system is relatively simple, as this system can be very well demonstrated by direct lymphography in the canine hind extremity. Soon after transplantation the contrast medium flows out of the lymphatics and reaches the empty space surrounding the transplanted kidney. Within several days the continuity of the lymph vessels is restored[13].

(2) The second aspect deals with the problem of restoration of lymph flow from the graft. The method used in studying communication between the transplanted kidney and host tissue is much more complicated. In the experiments of MOBLEY and associates (1967) regeneration of the lymphatic vessels was determined by injecting Evans blue dye into the renal parenchyma. In their experiments MÁLEK *et al.*, and KOLC *et al.* combined Pierce's method (intravenous administration of large amounts of Trypan blue) and X-ray lymphography.

As shown by MOBLEY's study, lymphatic regeneration can be demonstrated as early as three days after transplantation, although not in the renal hilus but in the adhesions between the kidney and bowel or body wall. By the end of the second week regeneration approaches the physiological state.

The experiments of MÁLEK and KOLC revealed that communication between the lymph vessels of the transplanted kidney and that of the host is established

[13] MÁLEK *et al.* 1966.

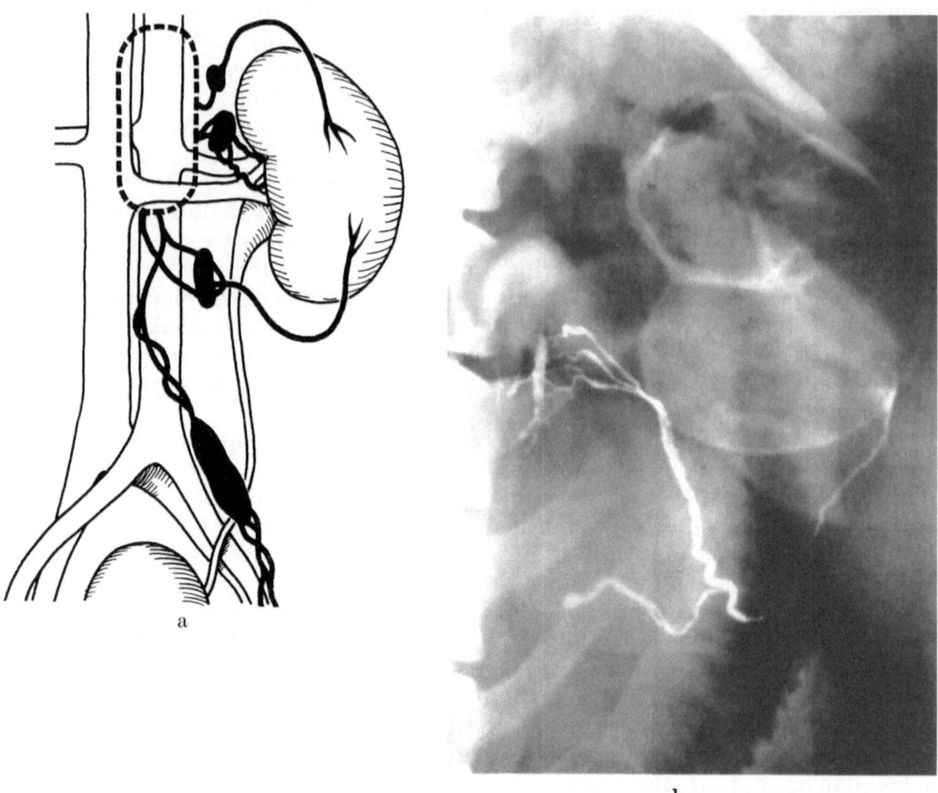


Fig. 5. a) Efferent lymphatic system of normal canine kidney, b) X-ray lymphogram of efferent vessel from the surface of normal kidney

within two weeks. In their experiments attention was also focused on the anatomy of the newly established efferent lymphatic system.

Just as under physiological conditions, the outflow of lymph from the kidney is renewed in the hilum where lymph flows into the paraortal node, which thus becomes the regional node of the transplanted kidney. However, other efferent vessels often develop on the surface of the kidney leading through small nodes into the cysterna chyli (Fig. 6a, b).

Sometimes additional regional lymph nodes may develop at considerable distance from the recipient's own kidney, as shown in Fig. 6c, depicting the condition six months after renal autotransplantation.

Fig. 6. a) Efferent lymphatic vessels of transplanted kidney following anastomosis with recipient lymphatic system. b) X-ray lymphogram of hilar lymph vessels after renal transplantation opening into recipient para-aortal node. c) Lymphogram by injecting subcapsular lymph vessel of canine autotransplanted kidney seven months after operation

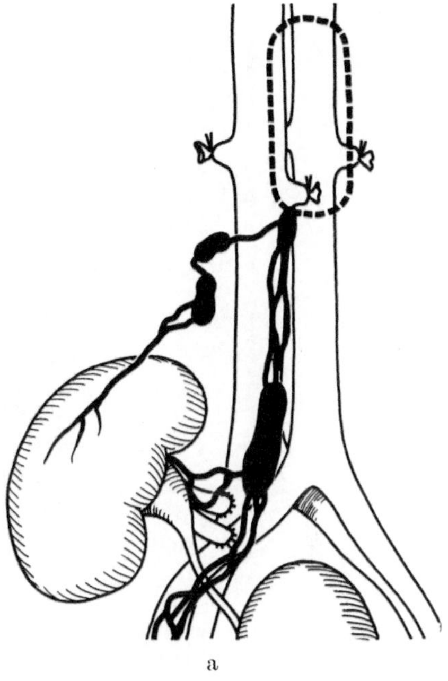

a

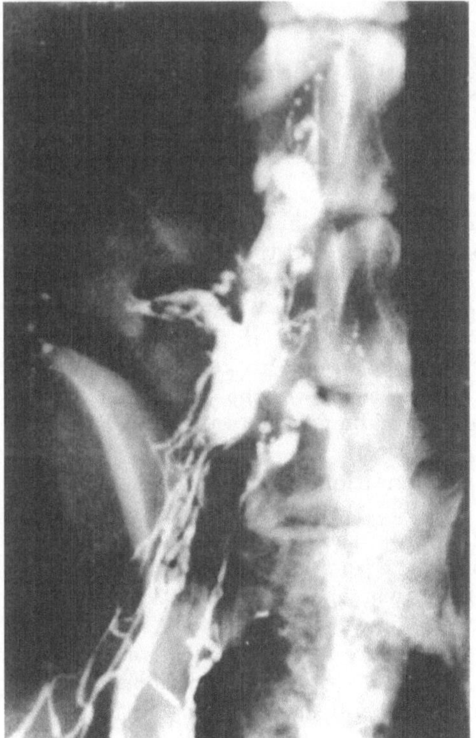

b

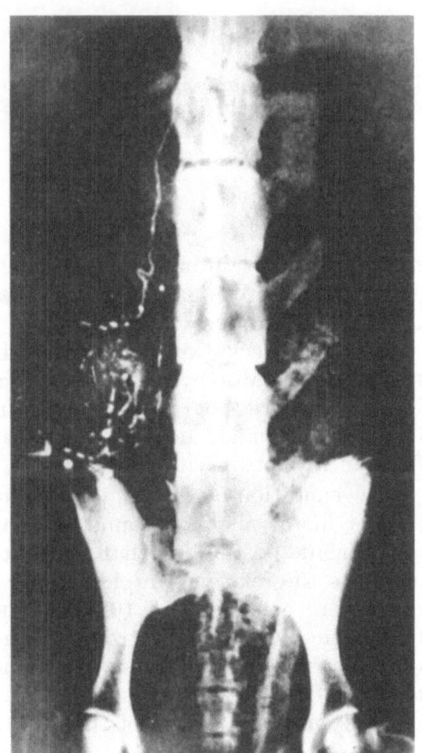

c

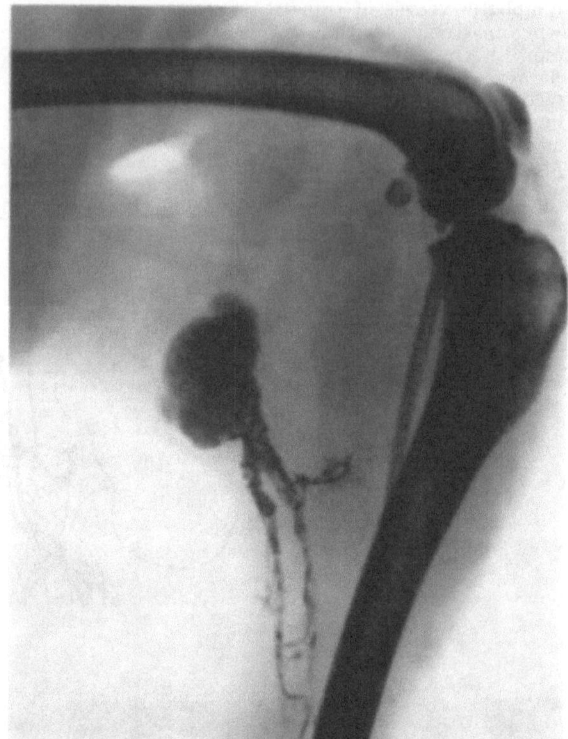

Fig. 7. Lymphogram in the first stage following transection of some sections of the dog's hind leg for purposes of reimplantation. Edematous distended popliteal node and dilated afferent lymph vessels

There seem to be two explanations for the difference in the time of demonstrating communication between the transplanted kidney and the surrounding tissues, as reported by MOBLEY and by MÁLEK. MOBLEY studied lymphatic vessels under the operating microscope using $7^1/_2$ magnification, while MÁLEK was concerned with gross observation. The second difference may consist in the transplantation technique. In Mobley's technique, no attempt was made to keep the transplant in an extraperitoneal position and the kidney was free in the abdominal cavity. On the other hand, in Málek's experiments the kidney was always positioned and fixed in the retroperitoneal cavity.

Regeneration of the lymphatics in transplantations of the lower limb has the longest historical background. As early as 1922 HALSTED demonstrated by his experiments on the dog that lymph outflow from the reimplanted leg is renewed owing to the relatively rapid regeneration of the lymphatic system. His observations were confirmed in 1926 by REICHERT, who made functional tests of the lymphatic system and introduced the term "functional capacity". He assumed that the functional capacity of the new lymphatics is evident when the leg fails to swell after ligation of the femoral vein. He demonstrated full functional capacity of the lymphatic system of the reimplanted leg eight days after operation.

Work on the restoration of lymph flow from a transplanted limb culminates in the detailed anatomic studies conducted by SATJUKOVA (1965) and in the X-ray

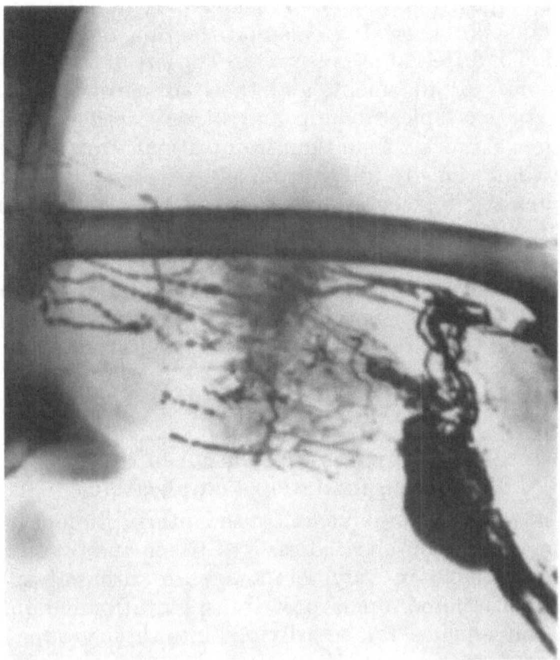

Fig. 8. Lymphogram in the first stage following transection of some sections of the dog's hind leg for purposes of reimplantation. Drainage of contrast medium via newly developed lymphatics at the site of suture

cinematographic investigation by MÁLEK and associates (1968), which complement each other. Both findings confirm that the bridging proper at the site of suture is accomplished mainly or almost entirely by the superficial system. Regeneration of the deep lymph vessels is either a slow process or is absent altogether. Furthermore, they agree that shunts develop or open leading from the deep system into the superficial vessels of the graft. The deep tissues of the limb are thus drained by the superficial vessels of the thigh. X-ray cinematography has contributed still another finding (discussed in greater detail in another chapter). It is lymphovenous communication developing at the suture line of the limb tissues between the deep lymphatic system and the femoral vein (Fig. 8).

From the temporal aspect the whole process can be schematically divided into four stages, which may be followed by means of X-ray lymphography:

(1) In the first stage the lymphatic vessels are dilated both above and below the popliteal node, and the node itself shows edematous distension (Fig. 7).

(2) In the second phase, shunts appear between the deep and the superficial system below the suture site. At the site of the suture, a fine ball-shaped network of lymphatic vessels develops, from which fine efferent vessels pass into the inguinal node.

(3) In the third stage, several large channels develop from the ball bridging the suture site; they increasingly resemble lymphatic vessels. In this phase a lymphovenous communication is developing.

(4) In the fourth stage, the process of lymphatic regeneration is completed, the lymphographic picture is stabilizing with all signs of edema disappearing.

Certain facts emerge from the observation of lymphatic regeneration after tissue and organ transplantation. It seems that the time of lymphatic regeneration after transplantation of different organs varies. The site of transection of lymphatic vessels, their anatomic arrangement, and their size probably influence this regeneration time. For example, in lung and kidney transplantation, lymphatic regeneration requires a shorter time than in intestinal transplantation.

The other fact that seems to follow from the previous observations is that the various methods devised for the study of lymphatic regeneration are not equivalent. Color lymphography, for example, can demonstrate anastomosis earlier than X-ray lymphography using Lipiodol.

It is clear that all four possible mechanisms of lymph flow restoration described at the beginning of this chapter may hold true in limb transplantation; however, in skin transplantation, for example, only the regenerative capacity of the lymphatics manifests itself.

## 4. Restoration of Lymph Circulation in the Graft and Post-Transplantation Complications

As previously stated, the consequences of the interruption of lymph circulation appear to be minimal in uncomplicated cases of tissue and organ transplantation; if sequelae do occur, they are only temporary. A different situation arises if lymphedema is superimposed upon post-transplantation complications. These complications, for convenience, are best divided into three groups: organ ischemia, especially pronounced in allotransplantation of cadaver organs; infection aggravated by immunosuppressive therapy; and rejection, which is a typical immunological complication of homotransplantation.

The causal relationship between interrupted lymph circulation and ischemia is well recognized. RUZNYAK *et al.* (1957) demonstrated that the sequelae of myocardial ischemia are more severe with concomitant lymph outflow failure than with normal myocardial lymph circulation[14]. In our experience, the transplanted kidney is in greater danger of ischemia before restoration of lymphatic circulation[15].

The danger of infection in lymphedematous tissue is a well-acknowledged fact. Every clinician is aware of the susceptibility of lymphedematous extremities to infection, especially with streptococci. The correlation between lymphedema and infection in transplanted organs is considerably less well known. KAISERLING observed a rapid development of streptococcal infections in kidneys with ligated lymphatics[16]. It should be emphasized that retrograde microbial invasion of the kidneys may occur during lymph stagnation[17]. According to studies of MILLER *et al.* (1967) in dogs, impaired lymph flow in the heart increases the susceptibility to endocardial and myocardial infection after intravenous injection of staphylococci. The entire problem, especially in combination with immunosuppression, requires further clarification.

The various clinical manifestations of the rejection phenomenon may be partly explained as expressions of different phases of an immune response. The early and malignant type in renal allotransplantation is thought to be mediated by circulating antibodies[18]. This resembles xenogeneic transplantation and contrasts with the usual rejection reaction, which is of the cellular type. The question remains open, whether or not the very severe immediate post-transplantation rejection may be caused by renal lymphedema which occurs in this phase: thus the bene-

[14] MILLER *et al.* 1967, RUSZNYAK *et al.* 1957. [15] MÁLEK 1959, MÁLEK 1966.
[16] KAISERLING, SOOSTMEYER 1939. [17] BABICS and RÉNYI-VÁMOS 1957.
[18] KISSMEYER *et al.* 1966, WILLIAMS *et al.* 1967.

ficial effect of local radiation to the transplanted kidney could perhaps be explained by the relief of lymphedema. SCHLEGEL and GUP (1965) believe that radiation acts through its effect upon ischemia. The available experimental and clinical data are as yet insufficient to allow an appreciation of the possible effects of alterations of lymph flow on rejection reactions. More information could be obtained by comparing the course of rejection in transplantation experiments with and without immediate reestablishment of the lymphatic circulation. Such studies should now be possible because rapid restoration of lymph flow has been achieved. KIRPATOVSKY *et al.* (1966) connected the efferent lymphatics through cannulas and by direct lymph node anastomosis. Re-establishment of the lymphatic circulation following experimental transplantation of the small intestine in dogs was obtained immediately by the use of polyethylene cannulas, while restoration of lymph flow was delayed by two weeks with the method of internodal anastomosis.

## References

BABICZ, A., RÉNYI-VÁMOS, F.: Das Lymphgefäßsystem der Niere. Budapest: Verlag der Ungarischen Academie der Wissenschaften 1957. — BARKER, C. F., BILLINGHAM, R. E.: The role of regional lymphatics in the skin homograft response. Transplantation **5**, 962—966 (1967). — BELÁN, A., MÁLEK, P., KOLC, J.: Röntgenkinematographischer Nachweis lymphovenöser Verbindungen im Versuch in vivo. Fortschr. Röntgenstr. **99**, 168 (1963). — BILLINGHAM, R. E.: Lymphocyte response to antigens. B. Efferent side of senzitization arc evidence for cytophatic effects of lymphocytes. Transplantation **5**, 976 (1967).

CLARK, E. R., CLARK, E. L.: Observations on the new growth of lymphatic vessels as seen in transparent chambers introduced into the rabbit's ear. Amer. J. Anat. **51**, 1, 49 (1932).

ERASLAN, S., DON TURNER, M., HARDY, J. D.: Lymphatic regeneration following lung reimplantation in dogs. Surgery **56**, 970—973 (1964).

FEDER, F. P., MCDONALD, D. F.: Changes in renal function produced by lymphatic obstruction. J. Urol. (Baltimore) **97**, 432—438 (1967).

GOOTT, B., LILLEHEI, R. C., MILLER, F. A.: Mesenteric lymphatic regeneration after autografts of small bowel in dogs. Surgery **48**, 571 (1960).

HALSTED, W. S.: Replantation of entire limbs without suture of vessels. Proc. nat. Acad. Sci. (Wash.) **8**, 181 (1922). — HUME, D. M., EGDAHL, R. E.: Progressive destruction of renal homografts isolated from the regional lymphatics of the host. Surgery **38**, 194 (1955).

KAISERLING, H., SOOSTMEYER, T.: Die Bedeutung des Nierenlymphgefäß-Systems für die Nierenfunktion. Wien. klin. Wschr. **52**, 1113—1116 (1939). — KIRPATOVSKIJ, I. D., BYKOVA, N. A.: Peresadka počki. Moskva Medicina 1969. — KIRPATOVSKY, I., COULIC, V., BOTCHAROV, V.: Possibilité de rétablissement de la circulation lymphatique dans les greffons d'organes. Ann. Chir. Thorac. Cardiovasc. **5**, 229—232 (1966). — KISSMEYER-NIELESON, F., OLSEN, S., PETERSO, V. P., FJELDBORG, O.: Hyperacute rejection of kidney allografts associated with pre-existing humoral antibodies against donor cells. Lancet **1966 II**, 662. — KOČANDRLE, V., HOUTTUIN, E., PROHASKA, J. v.: Regeneration of the lymphatics after autotransplantation and homotransplantation of the entire small intestine. Surg. Gynec. Obstet. **122**, 587—592 (1966). ~ Regenerace lymfatického systému po transplantaci tenkého střeva. Rozhl. Chir. **45**, 261—265 (1966). — KOLC, J., MÁLEK, P., KOČANDRLE, V.: K otázce regenerace lymfatického systému u transplantací ledvin. Rozhl. Chir. **45**, 257—260 (1966).

LARGIADÈR, F.: Organ transplantation, 2nd ed. Stuttgart: Thieme 1970. — LEEDS, S. E., UHLEY, H. N., SAMPSON, J. J., FRIEDMAN, M.: Changes in the pulmonary lymph flow in acute and chronic experimental pulmonary edema. Progress in Lymphology II. Stuttgart: Georg Thieme 1970. — LILIENFELD, R. D., FRIEDENBERG, R. M., HERMAN, J. R.: The effect of renal lymphatic ligation. Radiology **88**, 1105 (1967).

MÁLEK, P.: Voprosy patofiziologii limfatičeskoj sistemy. Praha: Gos. Izd. Med. Lit. 1963. ~ Some experimental—surgical problems of the lymphatic system. Acta Chir. Belg. **63**, 655—677 (1964). ~ Some problems of lymphatic stasis in renal transplants. Experientia (Basel), Suppl. **14**, 192 (1967). (New trends in basic lymphology.) ~ Pathophysiological and radiological aspects of lymphovenous anastomoses. Experientia (Basel), Suppl. **14**, 197 (1967). (New trends in basic lymphology.) — MÁLEK, P., BELÁN, A., BABICKÝ, F., KOLC, J.: Importance of lymphaticovenous communications in the regeneration of lymphatics. Progress in Lymphology II. Stuttgart: Thieme 1970. — MÁLEK, P., BELÁN, A., KOČANDRLE, V.: Lymphatics in renal and intestinal transplantation. Progress in Lymphology. Stuttgart: Thieme

1966. — Málek, P., Belán, A., Kolc, J.: In vivo evidence of lymphovenous communications in the popliteal region. Acta Radiol. (Stockh.) 3, 344—351 (1965). — Málek, P., Kolc, J.: Metodické přístupy k patofyziologickému sledování lymfatického systému. Čas. Lék. čes. 97, 1069 (1958). — Málek, P., Vrubel, J.: Lymphatic system and organtransplantation. Lymphology 1, 1—22 (1968). — Málek, P., Vrubel, J., Belán, A., Zástava, V.: Lymphatic system in transplantation. Progress in Lymphology II. Stuttgart: Thieme 1970. — Málek, P., Vrubel, J., Kolc, J.: Lymphatic aspects of experimental and clinical renal transplantation. Bull. Soc. Chirurgic Paris 1, 1—5 (1969). — Mayerson, H. S.: The lymphatic system with particular reference to the kidney. Surg. Gynec. Obstet. 116, 259—272 (1963). — Mazaev, P. N., Chepov, P. M., Koval, M. A.: Krovoabraschenie peresazhennoi konechnosti. Prizhiznemnoe rentgenovazographicheskoe issledovanie. Khirurgiya (Mosk.) 5, 48—55 (1949). — McGregor, I. A., Conway, H.: Development of lymph flow from autografts and homografts of skin. Transplant. Bull. 3, 46 (1956). — Meyer, A. W.: An experimental study on the recurrence of lymphatic glands and the regeneration of lymphatic vessels in the dog. Bull. Johns Hopk. Hosp. 17, 185 (1906). — Miller, A. J., Pick, R., Katz, L. N.: Studies on the effects of chronic impairment of cardiac lymph flow in the dog. Progress in Lymphology. Stuttgart: Thieme 1967. — Mobley, J. E., O'Dell, R. M.: The role of lymphatics in renal transplantation. J. Surg. Res. 7, 231—233 (1967).

Peirce, E. C.: Renal lymphatics. Anat. Rec. 90, 315 (1944).

Reichert, F. L.: The regeneration of the lymphatics. Arch. Surg. 13, 871 (1926). — Rusznyak, I., Földi, M., Szabo, G.: Physiologie und Pathologie des Lymphkreislaufes. Budapest 1957. ~ Lymphatics and lymph circulation. New York: Pergamon Press 1960.

Satjukova, G. S.: Lymph vessel changes in the hind leg of the dog following autotransplantation. Folia morph. (Warszawa) 13, 2, 165—169 (1965). — Schlegel, J. U., Gup, A. K.: The effect of X-irradiation on renal damage secondary to ischemia. Proc. Soc. Exp. Biol. (N.Y.) 119, 14 (1965). — Stolarczyk, J. F., Carone, A.: Micropuncture study of the effect of lymphatic occlusion and partial renal vein occlusion of renal function. Fed. Proc. 24, 435 (1965).

Uhley, H. N., Leeds, S. E., Sampson, J. J., Friedman, M.: Observations concerning the role of pulmonary lymph flow in the pathogenesis of pulmonary edema. Circulation 18, 790 (1958). ~ Some observations on the role of the lymphatics in experimental acute pulmonary edema. Circ. Res. 9, 688 (1961). ~ Uhley, H. N., Leeds, S. E., Sampson, J. J., Friedman, M.: Role of pulmonary lymphatics in chronic pulmonary edema. Circ. Res. 11, 966 (1962).

Vrubel, J.: Indirect colour lymphography in skin grafts. Folia biol. Praha 7, 181—184 (1961).

Wada, T., Ogawa, M., Ishikawa, J., Yamauchi, M., Kato, E., Asano, S.: The mechanism of diuresis caused by renal lymphatic obstruction. Clin. Sci. 38, 479—489 (1970). — Williams, G. M., Lee, H. M., Weymouth, K. F., Harlan, R., Holden, K. R., Stanley, G. M., Millington, G. H., Hume, D. M.: Studies in hyperacute and chronic renal homograft rejection in man. Surgery 62, 204 (1967).

Yoffey, J. M., Cowtice, F. C.: Lymphatics, lymph and lymphoid tissue. Cambridge: Harvard University Press 1956.

# Darstellungsmethoden des Lymphgefäßsystems und praktische Lymphographie

Von

W. GERTEIS, Düsseldorf

Mit 23 Abbildungen

## A. Historischer Überblick

Obwohl das Lymphsystem bereits im Altertum bekannt war, fand es erst nach ca. 1300 Jahren der Vergessenheit bei den Anatomen des 17. und 18. Jahrhunderts wieder besondere Beachtung[1]. Nachdem erkannt worden war, daß neben dem Blutkreislaufsystem ein anatomisch und physiologisch eigenes Kanalsystem existiert, das eine zunächst noch nicht definierbare „Flüssigkeit" führt, entstand das Interesse an einer systematischen anatomischen Darstellung der von BARTHOLINUS (1653) erstmals als „Vasa lymphatica" bezeichneten Stromgebiete.

Zunächst versuchten die Anatomen durch Unterbindung des bei Tieren (und Menschen) schon lange bekannten Ductus thoracicus über eine Stagnation der Lymphe die Lymphgefäße der Eingeweide deutlicher hervortreten zu lassen. Das Unzureichende dieses Verfahrens führte zu den Injektionsmethoden. Durch Introduktion bestimmter Füllmassen sollten die Lymphgefäße plastisch hervortreten, ihr Verlauf mußte durch nachfolgende anatomische Präparation verfolgt werden. Von den gebräuchlichen Stoffen (Luft, Talg, Wachs, Terpentinöl und schließlich Quecksilber) lieferte das Quecksilber nach der von NUCK (1691) angegebenen Injektionsmethode die besten Resultate und ermöglichte die vortrefflichen Lymphgefäßfüllungen von MASCAGNI (1787) und CRUIKSHANK (1789). In der Folgezeit waren diese Injektionsmethoden an allen anatomischen Instituten gebräuchlich und mit Namen wie MECKEL, HALLER, SAPPEY, HUNTER, PANIZZA usw. verbunden.

Ende des 19. Jahrhunderts wurde die Präparationsmethode durch die Farbstoffmethode von GEROTA (1896) abgelöst. Auf der Suche nach neuen Injektionsmassen mit den Vorteilen des Quecksilbers, aber ohne dessen Nachteile, fand GEROTA die an eine geeignete Füllmasse zu stellenden Forderungen in den Farbstoffen Preußisch Blau, Absolut Schwarz, Zinnober, Mennige, Bismut. carb. und weiteren Ölfarben als Suspensionen in Leinöl, Terpentinöl und Aether sulfur. erfüllt. Aber auch beim GEROTAschen Verfahren war von Nachteil, daß der Injektion der Füllmassen eine anatomische Präparation folgen mußte und dadurch manche topographischen Beziehungen am fertigen Präparat nicht mehr erkennbar waren.

Nachdem zu Anfang dieses Jahrhunderts die aktuelle Bedeutung der noch jungen Radiographie erkannt wurde, war es naheliegend, daß auch das Interesse der Anatomen an einer röntgenologischen Darstellung von Lymphgefäßen geweckt wurde, zumal sich herausstellte, daß die seit Jahrhunderten zur Füllung der Lymphgefäße benutzten Stoffe zu einem großen Teil im Röntgenbild schattengebend waren (Quecksilber, Zinnober usw.). Auf diese Weise war es auch möglich,

[1] Lit. bei BONI und LAURICELLA 1950, CELIS und PORTER 1952, KAINDL et al. 1960, GANS 1962, WELLAUER 1967. BATTEZZATI und DONINI 1967

daß Tosatti 1958 Radiographien des Lymphsystems von anatomischen Präparaten vorlegen konnte, die von Mascagni (1787) vor nahezu zwei Jahrhunderten angefertigt wurden und heute noch im anatomischen Museum der Universität Siena zu sehen sind. Die ersten Lymphogramme, die nach Injektion von Silberweiß-Suspension an der Leiche erhalten worden waren, demonstrierte Defrise (1929). Die Entwicklung der röntgenologischen Lymphgefäßdarstellung in der Anatomie geht vor allem auf Ottaviani (1930), Shdanow (1932) und Menkes (1932) zurück.

In Parallele zur anatomischen Darstellung des Lymphsystems entwickelten sich Methoden zur Erforschung der Physiologie und Pathologie des Lymphkreislaufs. Der Impuls zu diesen Studien ging wiederum von den Anatomen aus. Der Weg zur Entwicklung einer auch beim lebenden Menschen brauchbaren Methode war infolge der noch spärlichen Kenntnisse über die Physiologie des Lymphsystems langwierig und durch viele Mißerfolge erschwert. Er führte von den ersten Versuchen der Anwendung von Farbstoffen (Resorption von „feinkörnigen Stoffen“, Recklinghausen 1863), der sog. *Lymphangioskopie*, über die *indirekte Lymphographie* mit Thorotrast und jodhaltigen Kontrastmitteln zur heute gebräuchlichen Methode der *direkten Lymphographie.*

## B. Anatomische Darstellungsmethoden

In der *Methodik der Lymphgefäßfüllung* unterscheidet man eine *indirekte* oder interstitielle (Einstich in das Gewebe) und eine *direkte* (Einstich in Lymphgefäße oder Lymphknoten) Injektionstechnik. Zumeist werden die Verfahren kombiniert angewandt, d.h. die nach indirekter Injektion sichtbar gefüllten Lymphgefäße werden nach präparatorischer Freilegung direkt punktiert. Unter stufenweiser Injektion und Präparation von Lymphbahnen und Lymphknoten können so große Gefäßgebiete allmählich aufgefüllt werden.

### 1. Farbstoffmethode nach Gerota

Unter den anatomischen Injektionsverfahren hat die oben erwähnte „Farbstoffmethode nach Gerota“ auch heute noch die größte Bedeutung. Auf ihren Gebrauch begründen sich vornehmlich die Angaben der Anatomen über Morphologie und Topographie des Lymphsystems, wie sie in den klassischen Darstellungen von Poirier (1898), Cunéo und Marcille (1901), Bartels (1909), Jossifow (1930), Rouvière (1932), Reiffenstuhl (1957) u.a. niedergelegt sind. Die gleichzeitige Verwendung verschiedener Farben ermöglicht eine polychrome Darstellung von Lymph- und Blutgefäßgebieten in ihren topographischen Beziehungen. Die Gerotasche Methode ist bis heute noch bei anatomischen Fragestellungen beliebt[2].

### 2. Röntgenologische Darstellungsmethode

Für eine röntgenologische Darstellungsmethode des Lymphsystems traten zuerst Ottaviani (1930) und Shdanow (1932) ein. Die Injektionsmethodik entspricht derjenigen der Gerotaschen Technik. Gewisse Schwierigkeiten bestanden in der Erfüllung der physikalischen Forderungen, die an die Füllmassen gestellt wurden, die gleichzeitig für anatomische und röntgenologische Zwecke geeignet sein mußten. Zu diesem Zweck wurden die von Gerota benutzten Farbstoffe mit Kontrastmitteln vermischt. Durch gleichzeitige Füllung der verschiedenen Gefäßsysteme (Blut- und Lymphgefäße) und Hohlsysteme unter Anwendung der auch schon am Lebenden gebräuchlichen Methoden der Vasographie, Bronchographie, Cholecystographie, Pyelographie, Hysterosalpingographie u.a.m. ist es möglich, die vielfach komplizierten topographischen Beziehungen dieser Systeme untereinander und zum Skeletsystem zu

[2] Sakata 1903, Most 1905, Franke 1912, Hasumi 1930, Nishizuka 1930, Donzelli 1934, Iwanov 1936, Polonskaja 1936, Blair et al. 1950, Kraus 1957, Fraley und Weiss 1961, Karpf 1965.

demonstrieren, was mit den anatomischen Präpariermethoden häufig nicht möglich ist. Darüber hinaus wiesen OTTAVIANI und SHDANOW bereits auf den Wert stereoskopischer Betrachtung hin: „Die Kombination einer gelungenen röntgenanatomisch-topographischen Injektion der Lymphgefäße mit einer stereoskopischen Röntgenographie und die Erforschung der gewonnenen Röntgenogramme in einem Stereoskop sind die höchsten Leistungen der Röntgenographie der Lymphgefäße an Menschen- und Tierleichen"[3].

Die röntgenologische Darstellungsmethode wurde u.a. auch von MELLER (1931), MELLER-MENKES (1931), MENKES (1932), CELIS und PORTER (1952), PARFENOVA (1952), ENGESET (1959) bevorzugt.

### 3. Gas-Darstellung der Lymphgefäße

MAGNUS (1922/23) gelang es, durch Applikation von Wasserstoffsuperoxyd eine Gasfüllung der Lymphgefäße zu erreichen. Naturgemäß war diese Darstellungsmöglichkeit auf oberflächennahe Lymphgefäße wie die in serösen Häuten beschränkt. Die Methode findet auch heute noch gelegentlich Anwendung, wie z.B. neben der Injektion von Tusche etc., zur Sichtbarmachung epikardialer Lymphgefäße[4].

1933 entwickelten BECHER und FISCHER eine Methode zur „selbsttätigen Luftfüllung" der Lymphgefäße. Die Lymphgefäße in den Gewebsblöcken füllten sich mit Luft und Alkohol, wenn die in 10%igem Formalin fixierten Proben mit Wechselbädern aus Wasser und 96%igem Äthylalkohol behandelt wurden. Die Gasfüllung konnte auch mit einer Versilberung zur Darstellung der Endothelzellgrenzen und mit einer Hämatoxylinfärbung zur Anfärbung der Kerne kombiniert werden. FISCHER (1934/35) konnte unter Anwendung seiner Methode u.a. Klappen in den Hautlymphgefäßen nachweisen und interstitielle Spalten von geschlossenen Lymphgefäßen trennen.

## C. Indirekte Injektionsverfahren in vivo

Die Methodik der Lymphgefäßfüllung in vivo unterscheidet sich grundsätzlich von der rein mechanischen anatomischen Injektion, indem die physiologischen Leistungen des Lymphgefäßsystems und der Lymphknoten berücksichtigt werden müssen. Insofern waren die von den Anatomen her bekannten Füllmassen zum größten Teil ungeeignet. Als Applikationsweise boten sich die bereits von den Anatomen benutzten *indirekten* (interstitiellen) und *direkten* Injektionsverfahren an. Die technische Schwierigkeit, Lymphgefäße sichtbar zu machen, um sie nachfolgend zu punktieren, führte zunächst zu einer vorwiegenden Anwendung der indirekten Verfahren und der direkten Punktion der Lymphknoten (nach vorheriger chirurgischer Freilegung derselben). Erwähnenswert ist, daß neben den makroskopischen Gefäßdarstellungen auch mikroangiographische Untersuchungen erfolgten[5]. Erst KINMONTH (1954/55) erarbeitete die Grundlagen einer sowohl klinisch wie experimentell brauchbaren Methode der direkten Darstellung des Lymphsystems[6].

### 1. Lymphangioskopie mit Farbstoffen

Die Lymphangioskopie mit Farbstoffen ist das älteste und heute noch aktuelle in vivo-Verfahren. Ihm zugrundeliegend sind die physiologischen Untersuchungen von RECKLINGHAUSEN (1863), SHORE (1890), COHNSTEIN (1896), HERRING und MCNAUGHTON (1922), CUNNINGHAM (1922), HIGGINS und LEMON (1931) sowie DRINKER und FIELD (1933). Die Methode besteht in indirekter Injektion sog. „Vitalfarbstoffe" in die verschiedensten Organsysteme. HUDACK und MCMASTER (1933) sind die Begründer der Lymphangioskopie beim Menschen. Sie injizierten zur Sichtbarmachung subcutaner Lymphbahnen eine isotonische (11%ige wäßrige) Lösung von Patentblau-Violett intra- und subcutan und schufen damit erst die Voraussetzungen für eine direkte Lymphographie in der heute gebräuchlichen Form.

---

[3] SHDANOW 1932. [4] JOHNSON und BLAKE 1966/1969.
[5] COLLETTE 1953, BELLMAN und ODEN 1957/1959, ODEN 1960, GODART 1967 u.a.
[6] Ausführliche Beschreibung von Entwicklung und Problematik: GERTEIS 1966.

Die Lymphangioskopie hat nicht nur experimentelles Interesse[7], sondern auch eine ausgedehnte klinische Bedeutung[8], unter anderem in der Krebschirurgie, wo Farbstoffe nach prä- und intraoperativer Injektion die individuell verschiedenen Drainagewege von der Umgebung eines Carcinoms aus sichtbar machen können und so eine Radikalisierung der Operation durch Mitentfernung der regionären Lymphknoten ermöglichen[9]. In derselben Weise benutzen heute auch noch viele Autoren die Farbstoffe in Verbindung mit lymphographischen Untersuchungen zur Kenntlichmachung der Lymphknoten intra operationem (sog. Chromolymphographie) und zur differentialdiagnostischen Deutung von Lymphödemen.

## 2. Indirekte Lymphographie

Die indirekte Lymphographie war der erste Schritt einer röntgenologischen Darstellung des Lymphsystems. Sie besteht in der Injektion von Kontrastmitteln interstitiell ins Gewebe (intracutan, subcutan, intramuskulär, in solide Organe usw.) oder in seröse Höhlen (Pleura, Peritoneum, Pericard, Gelenkhöhlen usw.). Diesem Verfahren waren von vornherein Grenzen gesetzt, denn es gibt bis heute kein Kontrastmittel, das eine elektive Affinität zum Lymphsystem hat. Damit fehlt aber die wichtigste Voraussetzung für eine gute Absorption der injizierten Substanzen und fehlerlose indirekte Lymphographie. Ein solches Kontrastmittel glaubte man in den 30er Jahren im Thorotrast gefunden zu haben (von OKA 1929 und RADT 1930, zur Hepatolienographie eingeführt, von DOS SANTOS 1931 und MONIZ 1932, für die Arteriographie empfohlen).

Die Studien mit *Thorotrast* als Kontrastmittel — seine bequeme Applikationsart und die schönen kontrastreichen Radiogramme von TENEFF und STOPPANI (1931), CARVALHO et al. (1931), MENVILLE und ANÉ (1932) und ZOLOTUCHIN (1933, 1934) mögen seine Vorrangstellung begründet haben — hatten in der Hauptsache nur tierexperimentellen Wert. In einer Flut von Veröffentlichungen wurden im Verlauf des folgenden Jahrzehnts wertvolle Ergebnisse über Anatomie und Physiologie des Lymphsystems im Tierexperiment gesammelt[10]. Beim Menschen, bei dem das Thorotrast angesichts der vielversprechenden Erfolge im Tierversuch und unter verhängnisvoller Verkennung seiner Toxicität ebenfalls versucht wurde, konnten nur selten und immer spärliche, unsichere und inkonstante Ergebnisse erzielt werden. Es zeichnete sich bald ab, was trotz einiger zukunftsfroher Äußerungen über die Anwendbarkeit der bis dahin gebräuchlichen Methodik in der klinischen Humanmedizin[11] von einigen Autoren klar ausgesprochen wurde[12]: Die Lymphographie in dieser Form war wenig brauchbar in der klinischen Diagnostik. Ihren endgültigen Todesstoß erhielt sie nach Bekanntwerden der verhängnisvollen Thorotrast-Spätschäden[13]. Vorübergehend erlahmte sogar das Interesse an lymphographischen Untersuchungen.

In späteren Jahren wurde das Thorotrast aufgrund seiner Vorteile zu Untersuchungen über Physiologie und Pathologie des Lymphsystems wieder aufgegriffen, jedoch aus den genannten Gründen nur noch selten am Menschen angewandt[14].

Auch der Versuch, *jodhaltige Kontrastmittel* für Zwecke der indirekten Lymphographie einzusetzen, war nur von geringem Erfolg[15]. Die in der klinischen Röntgenographie schon früher bekannten jodierten wäßrigen und öligen Kontrastmittel mußten als unbrauchbar eliminiert werden. Auf der anderen Seite lagen klinische Beobachtungen über Lymphgefäßdarstellungen nach indirekter Applikation von „Jodöl“ (u.a. Lipiodol) vor, die aber nicht

[7] TRZASKA-CHRZONSZCZEWSKY 1898, KUMITA 1909, DISSE 1911, BAUM 1916, 1925, 1928, PIGALEW 1929, ULJANOW 1929, FUNAOKA et al. 1930, LOESCHKE 1934, JASIENSKI 1935, PARSONS und MCMASTER 1938, MCMASTER und PARSONS 1939, PFUHL 1940, PFUHL und WIEGAND 1940, SUGARBAKER et al. 1940, SIMER 1948, TURNER-WARWICK 1955, BARER et al. 1957, KOSA et al. 1957, KOTANI 1959, INTONTI et al. 1964, GODART 1967, MILLER et al. 1967, u.a.

[8] BURCH 1939, KATAYAMA 1953, KNÜSEL 1954, PATEK und BERNICK 1960, BRAITHWAITE 1923, RODRIGUES 1936, 1937, u.a.

[9] HENRIKSEN 1949, WEINBERG et al. 1950, 1951, ZEIT und WILCOXON 1950, SAUER und BACON 1952, WOOD und WILKIE 1953, BLATT und CINCOTTI 1955, EICHNER et al. 1954, 1955, DE CESARE und LUCIFERO 1955, ROMIEU et al. 1956, PAPPALARDO 1957, u.a.

[10] Ausführliche Literatur bei GERTEIS 1966.

[11] TENEFF, STOPPANI 1932—1936, CARVALHO, RODRIGUES, PEREIRA 1934, MENVILLE und ANÉ 1933, POMERANZ 1934.

[12] MELDOLESI und COARI 1934, GUARINI 1936, u.a.

[13] Lit. in Report of Council on Pharmacy and Chemistry: Thorotrast 1932, BIRKNER 1948, WACHSMUTH 1948, u.a.m.

[14] SERVELLE 1944, PRIVESZ 1948, VAHTELJ 1949, RUSZNYAK, FÖLDI und SZABÓ 1950, BELLINAZZO und GASPARINI 1955, CONTI et al. 1955, MARTORELL 1956, STEARNS und GORDON 1960, DA SILVA, HORTA et al. 1961, LENZI und TOTI 1961, u.a.

[15] Lit. bei GERTEIS 1966.

geeignet erschienen, eine methodische Bedeutung zu erlangen[16]. Weder die Verwendung des von DEGKWITZ (1938) anstelle des Thorotrast eingeführten Jodsols (Vasoselectan, Fa. Schering) noch die Versuche, eine Verbesserung der Absorption der Kontrastmittel mit Hyaluronidase[17] zu erreichen, oder den Übertritt der wasserlöslichen jodierten Kontrastmittel in das Blutsystem durch vasopressorische Mittel zu verhindern[18], noch die Koppelung lymphotroper Farbstoffe mit Jod[19] erbrachten wesentliche Fortschritte. Das Resultat aller Bemühungen faßte FISCHER (1959) aufgrund eigener Untersuchungen zusammen: „... es unterliegt keinem Zweifel, daß die direkte Lymphographie sowohl experimentell als auch beim Menschen bessere Ergebnisse zeitigt als die indirekte."

### 3. Indirekte Isotopen-Lymphographie

Die indirekte Isotopen-Lymphographie (Lymphszintigraphie) gewinnt seit einigen Jahren zunehmend an Bedeutung als klinische Methode zur Erkennung von Erkrankungen des Lymphsystems und zur Erforschung der Physiologie und Pathologie des Lymphkreislaufs. Nach interstitieller Injektion von kolloidalen Radioisotopen (z. B. $^{198}$Au), die über die Lymphgefäße abtransportiert und in Lymphknoten gespeichert werden, kann über einen Szintiscanner das Verteilungsmuster der Radioaktivität aufgezeichnet werden. Damit lassen sich funktionelle und morphologische Veränderungen des Lymphsystems differenzieren. Die Streitfrage, welche der beiden Methoden — die Lymphszintigraphie oder die im folgenden zu besprechende direkte Lymphographie — die besseren Resultate erbringt, ist nach dem heutigen Entwicklungsstand dahingehend zu beantworten, daß sich beide ergänzen. Vorteile der Lymphszintigraphie sind zweifellos, daß sie technisch einfacher durchführbar, nicht toxisch und ohne ernstere Komplikationen jederzeit wiederholbar ist. Darüber hinaus gestattet sie echte physiologische Untersuchungen und ist in allen Körperregionen praktikabel. Demgegenüber kann nicht abgestritten werden, daß durch die direkte Lymphographie eine exaktere Differenzierung morphologischer Veränderungen möglich ist, so daß bei szintigraphisch zweifelhaften Befunden immer eine zusätzliche Lymphographie vorgeschlagen wird. Unseres Erachtens ist bei morphologischen Fragestellungen immer der Lymphographie der Vorzug zu geben, was durch die folgende Darstellung einleuchten wird. Eine sehr gute Zusammenstellung der Entwicklung, Problematik und der Möglichkeiten der Isotopen-Lymphographie gibt RÖSLER (1969). Es würde den Rahmen unserer Darstellung überschreiten, auf weitere Details einzugehen.

## D. Direkte Lymphographie

Die direkte Lymphographie — im folgenden kurz Lymphographie bezeichnet — ist gegenwärtig die bedeutendste und sicherste klinische Methode zur Erkennung von primären und sekundären Erkrankungen des Lymphsystems. Sie besteht in der röntgenologischen Darstellung des Lymphsystems über direkt punktierbare Lymphgefäße. Damit beschränkt sich der klinische Gebrauch der Lymphographie zunächst noch auf Körpergebiete, deren Lymphgefäße von der Körperoberfläche aus erreichbar sind.

Die erste klinisch brauchbare Methode zur röntgenologischen Sichtbarmachung von Lymphgefäßen (direkte Lymphangiographie) veröffentlichte KINMONTH (1954). Sie ist die Grundlage der heute in modifizierter Form gebräuchlichen Lymphographie. Mit ihr erfolgten zunächst umfangreiche Untersuchungen über die Ätiologie und Genese des Lymphödems[20].

Seit der Erweiterung der auf die Untersuchung der Lymphgefäße begrenzten Methode (*Lymphangiographie*) zur Darstellung auch der Lymphknoten (*direkte Lymphangio-Adenographie*) durch COLLETTE et al. (1955/1957/1958) sowie LEENHARDT und COLIN (1956/57) richtete sich das Interesse vieler Autoren[20] auf die Erkennung gut- und bösartiger Erkrankungen der Lymphknoten. Bis dahin wurden wasserlösliche, jodierte Kontrastmittel benutzt, die infolge rascher Dif-

[16] PFAHLER 1932, SERGENT und GASPAR 1932, BENASSI 1933, KRUCHEN 1934, GELLHORN 1934, TREPICCIONI 1934, ERBSLÖH 1942, u.a.
[17] FÖLDI et al. 1949, GERGELY 1956. [18] MALEK und KOLC 1958.
[19] COLLETTE 1955. [20] Ausführliche Literatur bei GERTEIS 1966.

fusion aus dem Lymphsystem und Aufnahme ins venöse System nur flüchtige und unvollständige Darstellungen erlaubten (häufig nur bis zur ersten regionären, seltener noch der zweiten Lymphknotenstation). Erst mit Einführung der öligen Kontrastmittel durch HRESHCHSHYN und SHEEHAN (1960), SHEEHAN et al. (1961) und WALLACE et al. (1961) waren mit der direkten Lymphographie vollständige, konstante und lange kontrollierbare Ergebnisse zu erzielen. Im folgenden Jahrzehnt bemühten sich Autoren in einer Flut von Veröffentlichungen um eine Erweiterung der Anwendungsmöglichkeiten der Lymphographie und um die Verfeinerung differentialdiagnostischer Kriterien. Die zahlreichen experimentellen und klinischen Anwendungsmöglichkeiten und Ergebnisse der Lymphographie sind in Sammelbänden zusammengefaßt, die Vorträge und Diskussionen führender Lymphologen aus zahlreichen Fachgebieten wiedergeben, die sich 1966 in Zürich und 1968 in Miami/USA, den beiden ersten internationalen Lymphologenkongressen, getroffen haben[21]. Die rasch fortschreitende Entwicklung der Lymphologie findet ihren Niederschlag in der seit 1968 erscheinenden Zeitschrift Lymphology[22], in der Originalien und eine komplette Sammlung von Abstrakten enthalten sind.

## 1. Technik der Lymphographie

Die Technik der Lymphographie unterscheidet sich heute bei den einzelnen Untersuchern nur noch in unwesentlichen methodischen Modifikationen, auf ihre Beschreibung kann verzichtet werden. Es sollen lediglich die methodischen Prinzipien aufgezeigt werden, ausführliche Hinweise finden sich in zahlreichen Veröffentlichungen. Der Untersuchungsgang erfordert keine besondere Vorbereitung des Patienten, lediglich bei unruhigen Patienten und Kindern kann eine Sedierung oder gar Narkose notwendig werden.

Der selbstverständlich unter aseptischen Bedingungen durchzuführende chirurgische Teil des Verfahrens beginnt damit, daß die normalerweise nicht sichtbaren oberflächlichen Lymphgefäße durch Anfärbung der Lymphe mittels eines intra- oder subcutan injizierten lymphotropen Farbstoffs als feine Farbstreifen meistens schon durch die Haut sichtbar werden. Über einem solchen Gefäß wird die Haut in Lokalanaesthesie incidiert, das Lymphgefäß freigelegt und vom umgebenden Fett- und Bindegewebe freipräpariert. Wenn ausnahmsweise die Lymphgefäße nicht durch die Haut sichtbar werden, erfolgt die Hautincision an typischer Stelle; in der Tiefe können die Gefäße meist mühelos aufgefunden werden (zur Präparation der Gefäße benutzt man vorteilhaft eine binoculare Lupen-Brille). Anschließend wird das Gefäß mit einer Fadenschlinge gestaut und mit einer Spezialkanüle (nach RÜTTIMANN) punktiert. Andere Autoren bevorzugen dünn ausgezogene Polyäthylenkatheter. Nach Fixierung der Kanüle im Lymphgefäß mittels Fadenumschlingung oder Clips wird sie flexibel über einen Polyäthylenschlauch mit der Kontrastmittel enthaltenden Spritze verbunden. Die Injektion des Kontrastmittels erfolgt automatisch mit einer Injektionsmaschine. Zu bevorzugen sind Injektorien mit regulierbarer Injektionsgeschwindigkeit. Die Injektion sollte zur Vermeidung von Gefäßrupturen langsam beginnen, sie kann nach einiger Zeit beschleunigt werden. Nach Beendigung der Kontrastmittelinjektion und erfolgter Wundversorgung werden die ersten Röntgenaufnahmen durchgeführt (sog. „Füllungsbilder"). 24—48 Std später werden in einer zweiten Serie die sog. „Speicherbilder" aufgenommen.

Die klinisch bisher bedeutungsvollsten Anwendungsverfahren der Lymphographie betreffen die *Fuß-*, *Arm-* und die *cervicale Lymphographie*[23].

Die größte Indikationsbreite hat die *Fuß-Lymphographie*, sie soll deshalb ausführlicher beschrieben werden:

Der *operative Teil des Untersuchungsganges* findet bei zwangloser Lagerung des Patienten am besten auf einer fahrbaren Krankentrage statt. So ist man an keine bestimmten Räumlichkeiten gebunden, der Patient kann nach Beendigung des Verfahrens ohne Umlagerung bequem zur Röntgenabteilung gebracht werden. Als lymphotroper Farbstoff wird das Patentblau-Violett in 2%iger wäßriger Lösung benutzt. Von einer Mischung gleicher Anteile Patent-

[21] Progress in Lymphology I, 1967, Progress in Lymphology II, 1970.

[22] G. Thieme-Verlag, Stuttgart.

[23] Grundlegende Abhandlungen hierüber finden sich bei RÜTTIMANN und DEL BUONO 1962 und 1964, FUCHS 1965, FISCH 1966, BATTEZZATI und DONINI 1967, FUCHS, DAVIDSON und FISCHER 1969.

blau-Violett und Procain 2% (zur Verhinderung sonst auftretender brennender Resorptionsschmerzen) werden 0,5 ml intra- und subcutan in die erste Interdigitalfalte des Fußes injiziert. Von hier aus stellen sich die Lymphgefäße des vorderen präfascialen Längsbündels (entlang der V. saphena magna nach KAINDL et al. 1960) dar. Falls erwünscht (zur Darstellung des hinteren präfascialen Längsbündels entlang der V. saphena parva mit Popliteallymphknoten), erfolgt die Farbstoffinjektion zwischen Achillessehne und fibularem Malleolus. Beide Lymphbahnen treffen in den tiefen Leistenlymphknoten zusammen. Wenige Minuten nach der Farbstoffinjektion beginnen die Lymphgefäße durch die Haut hindurch sichtbar zu werden. Der Vorgang kann durch Beschleunigung des Lymphstromes (mittels Wärme, Bewegung der Füße, Massage am Injektionsort) gefördert werden. Unter Lokalanaesthesie wird nun eine kleine quere Hautincision über einem Lymphgefäß in Höhe des ersten Os metatarsale vorgenommen. Manche Autoren bevorzugen die Längsincision, der Querschnitt hat jedoch den Vorteil, daß nach mißglückter Gefäßpunktion durch Schnitterweiterung nebenliegende Lymphgefäße bequem erreicht werden können. Es erfolgt nun die oben geschilderte Präparation, Stauung und Punktion des Lymphgefäßes.

Die Punktionskanülen nach RÜTTIMANN (⌀ 40/100 und 50/100) sind abgestumpft und enthalten einen zugeschliffenen Mandrin, der nach Punktion entfernt wird. Mit der zur Stauung benutzten Fadenschlinge wird die Kanüle im Lymphgefäß durch Verknoten fixiert. Um eine vollständige Darstellung des retroperitonealen Lymphsystems zu erreichen, muß die Lymphographie beidseitig durchgeführt werden. Bei Patienten mit erhöhtem Komplikationsrisiko (s. unter Komplikationen) kann die Lymphographie auch zweizeitig erfolgen, indem beide Seiten in Abständen von 3 Tagen getrennt angelegt werden. Als Kontrastmittel hat sich das Lipiodol Ultrafluid (Fa. Byk Gulden, Konstanz, identisch mit Ethiodol in Amerika) bewährt. Es ist ein wenig viscöses Kontrastöl (Äthylester jodierter Fettsäuren des Mohnöles, 38% Jod).

Die Injektionsgeschwindigkeit beträgt anfangs 0,1 ml/min, entsprechend einem Injektionsdruck von 0,4 atü, sie kann nach Überwindung der ersten Lymphknotenstationen in der Leiste beschleunigt werden. Es ist jedoch daran zu denken, daß bei obstruierenden Prozessen Gefäßrupturen mit Kontrastmittel-Extravasation, evtl. auch eine Eröffnung lympho-venöser Shunts mit massierten Ölembolien in den Lungen vorkommen können. Die Kontrastmittelmenge sollte wegen derselben Komplikationsmöglichkeiten begrenzt gehalten werden, ohne jedoch durch unzureichende Mengen die Sicherheit der Diagnostik zu gefährden. Es gibt verschiedene Vorschläge über die anzuwendende Kontrastmittel-Dosierung, jedoch muß zu vieles berücksichtigt werden. Die Speicherungsfähigkeit der Lymphknoten ist altersabhängig (altersatrophische Lymphknoten speichern nur wenig), offensichtlich auch abhängig von der Körpergröße (nicht vom Gewicht); vergrößerte Lymphknoten (z. B. bei malignen Lymphomen) speichern mitunter viel, von Carcinom-Metastasen durchsetzte wenig, ebenso strahlenatrophische Knoten. Für die Diagnostik ist im allgemeinen eine kontinuierliche Auffüllung der Lymphbahnen bis in Höhe von L 3 ausreichend, die oberhalb liegenden Lymphknoten füllen sich noch durch das nachfolgende Kontrastmittel aus den Lymphgefäßen. Ein Kompromiß ist unumgänglich. Aufgrund unserer Untersuchungen[24] kamen wir auf eine empirische Dosierungsformel für die Kontrastmittelmenge in Milliliter pro Körperseite. Mit dieser Formel

$$\frac{\text{Körpergröße} - \text{Alter}}{100} \times 7$$

erhalten wir für die Diagnostik ausreichende Lymphogramme und können die Häufigkeit und den Schweregrad von Kontrastmittel-Embolien auf ein Mindestmaß reduzieren. Die Injektionszeit beträgt so je nach Fall und KM-Menge bis zu 2 Std. Nach Abschluß der Untersuchung muß der Patient 24 Std ruhen. Bewegung beschleunigt den Lymphtransport und die Ausschüttung des D. thoracicus, die Folge ist eine zu rasche Überflutung der Lungen mit Kontrastöl.

*Röntgenogramme.* Eine sorgfältige Röntgentechnik[25] ist Voraussetzung für diagnostisch verwertbare Röntgenogramme, ihre Mißachtung eine häufig zu beobachtende Fehlerquelle. Nach Injektionsende sind normalerweise die Lymphbahnen des Beines, des Beckens entlang der Vasa iliaca externa und communia sowie paraaortal konstant, entlang der Vasa iliaca interna inkonstant dargestellt. Oberhalb von L2 werden nur selten Lymphknoten sichtbar, hingegen können erforderlichenfalls durch entsprechende Kontrastmittelmengen die Trunci lumbales, die Cysterna chyli und der Ductus thoracicus bis zu seiner Einmündung in die V. subclavia verfolgt werden. Aufgrund einer dichotomischen Aufteilung der Lymphgefäße des Beines erreichen von einem am Fuß punktierten Gefäß aus 10—20 die Leiste. Zur Beurteilung des pelvinen und paraaortalen Lymphsystems haben sich eine a.p.- und Schrägaufnahmen beider Seiten (Winkel ca. 40°) als nützlich erwiesen. Auf diese Weise kann

---

[24] GERTEIS und GREUEL 1967. [25] FUCHS, DAVIDSON und FISCHER 1969, u.a.

eine räumliche Vorstellung geschaffen werden, die der a. p.-Stereo-Aufnahmetechnik überlegen ist. Die erste Aufnahmen-Serie erfolgt sofort nach Beendigung der Kontrastmittel-Injektion („Füllungsbilder“, Abb. 5 und 6), die zweite nach 24—48 Std („Speicherbilder“, Abb. 7 und 8). Wichtig ist, daß die Lagerung des Patienten exakt immer in derselben Weise erfolgt, da der diagnostisch notwendige Vergleich von Füllungs- und Speicheraufnahmen nur möglich ist, wenn sich die Projektionsebenen entsprechen. Bei klinischer Notwendigkeit sind Röntgenkontrollen bis zur Entspeicherung der Lymphknoten möglich (s. S. 621).

*Technische Fehlerquellen* ergeben sich aus den Hinweisen bei Beschreibung der lymphographischen Technik. Vor Beginn der automatischen Injektion überprüft man die Lage der Kanüle im Lymphgefäß. Durch manuelles Injizieren kann das Lymphgefäß rhythmisch aufgebläht werden, in der Kanüle liegende Luft strömt in Bläschen ab, gleichzeitig gibt die Mehrzahl der Patienten einen ziehenden (Dehnungs-)Schmerz an, der exakt dem Verlauf der Lymphgefäße folgt und spätestens in der Leiste aufhört. Nach Beginn der automatischen Injektion wird das System auf Dichtigkeit überprüft, diese Kontrolle empfiehlt sich auch im Verlauf der weiteren Injektion. Ausfließendes Kontrastmittel bedeutet seitenverschiedene Auffüllung, die ebenso wie seitenverschiedene Kontrastmittelmengen, diskontinuierliche Injektion und Inkonstanz des Injektionsdrucks, zu frühe Beendigung der Injektion und Kontrastmittel-Mangel zu diagnostischen Irrtümern führen können. Sie können fehlende Füllung von Lymphbahnen oder Teilgebieten der Lymphkette verursachen oder Gefäßabbrüche (sog. Pseudostops) vortäuschen. Aus demselben Grund sind bilaterale Injektionen von nur einer Injektionsspritze aus (über einen Zweiwegeschlauch) ungünstig. Das Kontrastmittel kann unter Umständen, dem Weg des geringsten Widerstandes folgend, beide Körperhälften ungleich auffüllen.

Zu hohe Injektionsgeschwindigkeit (= zu hoher Injektionsdruck) kann zu Gefäßrupturen und ebenso wie falsch liegende Kanülen zu Kontrastmittel-Extravasaten führen und die weitere Auffüllung stören. Auf die Gefahren bei einem Zusammentreffen hohen Injektionsdruckes mit obstruierenden Prozessen wurde bereits hingewiesen (S. 601).

Schließlich kann in Zweifelsfällen reibungsloser Kontrastmittel-Fluß röntgenologisch kontrolliert werden.

Die Bedeutung fehlerfreier Röntgentechnik wurde erwähnt.

## 2. Komplikationen der Lymphographie

*Lokale Reaktionen* wie Wundinfektionen, passagere Knöchelödeme, Lymphfisteln (schließen sich spontan), Lymphangitis sind seltene Vorkommnisse, rechtfertigen aber die Forderung nach sorgfältiger Technik unter aseptischen Bedingungen. Die seltene lange Verweildauer (bis zu Monaten) des Patentblau-Violett am Injektionsort, die begreiflicherweise zumal von weiblichen Patienten als unangenehm empfunden wird, kann verhütet werden durch Einschränkung der Farbstoffmenge und der intradermalen Injektion. *Kontrastmittel-Extravasate*, die ebenso wie die bei obstruierenden Prozessen vorkommende KM-Auffüllung des sog. *paralymphatischen Systems*[26] (u.a. perivasculäre und perineurale Räume) eine viele Monate sichtbare Verweildauer haben, werden meist lokal und allgemein gut toleriert.

*Allergische Reaktionen* vom Typ des urticariellen Erythems bis zum angioneurotischen Ödem, äußerst selten mit Glottisödem, Hypotension oder anaphylaktischem Schock sind im Vergleich zur Anzahl durchgeführter Lymphographien nur vereinzelt zu beobachten und therapeutisch leicht zu beherrschen. Sie sind nach heutiger Auffassung[27] in den meisten Fällen auf den Farbstoff und nur selten auf das Kontrastmittel oder das Lokalanaestheticum zurückzuführen.

*Allgemeinreaktionen* sind eine meist 24 Std nach Farbstoffinjektion wieder verschwundene Verfärbung der Haut und der sichtbaren Schleimhäute, die in Abhängigkeit vom individuellen Hautkolorit aschfahl, blaßgrau, blaugrau bis blaugrün sein kann und den Patienten ein mitunter erschreckendes Aussehen gibt. Der Farbstoff wird durch Darm und Nieren wieder ausgeschieden mit entsprechender Grünverfärbung der Exkremente. Eine geringgradige Beeinträchtigung

[26] Wallace 1970, Ishida et al. 1970, Temmer und Sipus 1970.

[27] Diskussion in Progress in Lymphology I, S. 306—308.

des Allgemeinbefindens mit Unwohlsein und leichtem Frösteln am Tage der KM-Injektion ist relativ häufig zu beobachten. Ebenso häufig ist auch ein Temperaturanstieg auf 38—39°C, der nach spätestens 2—3 Tagen ohne Therapie wieder normalisiert ist, gleichzeitig ist ein entsprechendes Ansteigen der Pulsfrequenz zu verzeichnen. Erwähnenswert ist, daß keine strenge Korrelation zwischen Fieber und röntgenologisch sichtbaren Ölembolien der Lungen (s. später) besteht, trotzdem ist ein ätiologischer Zusammenhang zwischen Ölembolie und Fieber am wahrscheinlichsten. Schwere klinische Symptome (Schüttelfrost, Husten, Pleuraschmerz, Dyspnoe, Cyanose, Hämoptysen, Übelkeit, Erbrechen) leiten bereits zu den im folgenden zu besprechenden, ernster zu nehmenden Kontrastmittelembolien über.

Die ernsteren Komplikationen müssen als unmittelbare Folgen eines Kontrastmittelüberschusses aufgefaßt werden, der sich als Ölembolie in den verschiedensten Organen manifestiert.

Aufgrund einer internationalen Umfrage stellte Koehler (1967/68) die Komplikationen zusammen, die von 83 Untersuchern bei 32 000 Lymphographien beobachtet wurden. Von besonderem Interesse sind die schweren Komplikationen. Von 18 Todesfällen, die mit der Lymphographie direkt in Zusammenhang gebracht wurden, verstarben 2 an „cardiac failure", 7 wegen Versagens der Lungenfunktion („respiratory death", Koehler), 3 an cerebralem Versagen, und bei 6 Fällen wurde von den Befragten die Todesursache offen gelassen.

Bei den Lungenkomplikationen, die zu den schweren Komplikationen gerechnet werden müssen (aber nicht immer tödlich verlaufen), werden in der Reihenfolge ihrer Häufigkeit Lungeninfarkte, Pneumonien und Lungenödem genannt; die asymptomatischen (nur röntgenologisch sichtbaren) Ölembolien sind nicht zu den schweren Komplikationen zu rechnen.

### *a) Ölembolien der Lungen*

Daß Ölembolien in den Lungen auftreten können, ist seit Verwendung öliger Kontrastmittel bekannt, ebenso ihre Ätiologie und Genese[28]. Sie sind immer Folge einer „venösen Intravasation". Auch in Verbindung mit der Lymphographie mit öligen Kontrastmitteln wurde über Ölembolien berichtet, ihre Häufigkeit aber sehr unterschiedlich angegeben, ebenso wurde ihre nosologische Bedeutung unterschiedlich beurteilt. Die Zusammenhänge zwischen Emboliehäufigkeit einerseits und KM-Menge andererseits wurden schon früh erkannt, die Empfehlungen über die KM-Dosierung fielen aber uneinheitlich aus.

Den Faktoren, die zu solchen Meinungsverschiedenheiten führten, sind wir nachgegangen[29]. Da sie nur noch historischen Wert haben, verzichten wir auf ihre Wiedergabe. Aufgrund morphologischer Studien und Untersuchungen mit $^{131}$Jod-markiertem Ethiodol darf heute als sicher gelten, daß Ölembolien praktisch bei allen lymphographierten Patienten auftreten.

*Ätiologie und Genese* der Ölembolien: Der Überschuß des in die Lymphbahnen injizierten Kontrastmittels — und ein solcher ist im Interesse der Diagnostik nicht völlig zu vermeiden — gelangt über den Ductus thoracicus in den venösen Kreislauf. Eine andere Möglichkeit sind lympho-venöse Shunts bei lymphatischer Obstruktion. Die Lungen sind ein wirksames Filter, in dem der größte Teil des Kontrastöles abgefangen wird, nur ein geringer Anteil kann die Lungen passieren und gelangt in den großen Kreislauf, nach Roger und Binet[30] infolge Fraktio-

[28] Lit. bei Gerteis und Greuel 1967. [29] Gerteis und Greuel 1967.
[30] Zit. nach Sieber 1966.

nierung durch emulgierende Substanzen und Herabsetzung der Oberflächenspannung. Der in den Lungen abgefangene Anteil des Kontrastmittels wird phagocytiert (s. Histologie) und teilweise auf dem Wege über Alveolen und Bronchiolen ausgeschieden, zum größten Teil in seine Komponenten Öl und Jod aufgespalten, das letztere über die Nieren ausgeschieden[31].

Die *histologischen Veränderungen* der Ölembolie[32] laufen in zwei Phasen ab: Kurz nach der Lymphographie zeigen die Lungen zahlreiche Ölemboli in den Lungencapillaren. Am 2. Tag nach der Lymphographie bereits sieht man einen Rückgang der Ölemboli in den Alveolen, dagegen in den Alveolarsepten freie und in Makrophagen phagocytierte Öltröpfchen. Bei weiteren Biopsien waren die Lungenveränderungen 48—72 Std nach Lymphographie verschwunden.

Eine interessante Beobachtung berichtete Wallace (1967): Mit Kontrastöl gefüllte perialveoläre Spalten hält er analog den perivasculären und perineuralen Räumen zum sog. paralymphatischen System zugehörig und stellt die Frage, ob sie vielleicht Verbindung zu den endothelhaltigen Lymphgefäßen haben, die die Bronchiolen begleiten.

Die *nosologische Bedeutung der Ölembolien* wurde ausführlich am ersten International Symposion on Lymphology (Zürich, 1966)[33] diskutiert. Es unterliegt keinem Zweifel mehr, daß aufgrund exakter Untersuchungen der Lungenphysiologie im Zusammenhang mit der Lymphographie vor einer Bagatellisierung der Ölembolien trotz der Seltenheit ernsterer Komplikationen gewarnt werden muß. Auch bei normalen Lungen wurde durch die Lymphographie eine signifikante Funktionseinschränkung (Diffusionskapazität für CO, Absinken des $pO_2$ u.a.) festgestellt, die nur vorübergehend (2—3 Tage) bestand, mitunter aber erst nach 10 Tagen wieder normalisiert war. Fatale Folgen können entstehen, wenn durch ein Überangebot von Kontrastmittel oder durch präexistente Lungenerkrankungen die Lungen ihre Effektivität als Filter verlieren. Tatsächlich hatte die Mehrzahl der Patienten mit letalen Komplikationen nach Angaben der Autoren präexistente Lungenerkrankungen, somit eine Reduktion der pulmonalen Reserven. Nach Wallace[34] gehen die Funktionsstörungen der Lunge mit den histologischen Veränderungen konform, d.h. in der ersten Phase (Ölemboli im Capillargebiet) besteht durch einen „Capillarblock“ eine Einschränkung der für den Gasaustausch verfügbaren Oberfläche, in der zweiten Phase ist die Diffusionskapazität durch einen „Membranblock“ gestört; in der ersten Phase handelt es sich primär um einen mechanischen Effekt, in der zweiten um einen chemischen. Während Szabó[34] glaubt, daß bei einem Überangebot von Kontrastmittel (oder insuffizienten Lungen) Gefahren dadurch entstehen, daß vermehrt Kontrastmittel ungehindert die Lungen passiert und über den großen Kreislauf andere Organe, zumal das Gehirn, gefährdet, verwirft Koehler[34] diese Meinung. Er ist der Auffassung, daß die Lunge ihre Filterfunktion beibehält, der Capillarblock aber in extremen Fällen so intensiv ist, daß ein akutes Herzversagen mit Lungenödem eintritt. Sollte aber eine solche Überflutung der Lungen überlebt werden, spielt sich ein ebenso verhängnisvoller Vorgang ab: Das Öl in den Lungencapillaren wird hydrolisiert, es werden Fettsäuren frei, die ebenso wie die durch Calcium-Bindung zusätzlich entstehenden Calcium-Seifen Gefäß- und Alveolarwände zerstören, es kommt zur hämorrhagisch-nekrotisierenden Lunge (Beobachtung eines obduzierten Falles).

[31] Lit. bei Gerteis und Greuel 1967, Fuchs, Davidson und Fischer 1969.

[32] Gajzago 1931, Schaffer et al. 1962, Guiney et al. 1964, Fraimow et al. 1965, Wallace 1967.

[33] Progress in Lymphology, I, S. 311—323. Diskussion: Wallace, Youker, Fabel, Baert, Koehler, Siegenthaler, Szabó, Threefoot u.a.

[34] In: Progress in Lymphology, I.

Diese Veränderungen können auch an anderen Organen durch die erwähnten toxischen Stoffe auftreten.

Die geschilderten Zusammenhänge beim Zustandekommen und den Gefahren der Ölembolie zwingen zu folgenden Forderungen: Die Gefahren von Ölembolien können auf ein Minimum reduziert werden, wenn die Zusammenhänge ihrer Entstehung genügend berücksichtigt werden. Hierbei ist die Zeit, in der eine bestimmte Kontrastmittelmenge die Lungen erreicht, für Häufigkeit und Stärke der Embolien einer der wichtigsten Faktoren. In diesem Sinne genügt nicht allein eine Einschränkung des KM auf ein mögliches Mindestmaß, wobei im Interesse der Diagnostik ein Überschuß nicht zu vermeiden ist. Alle Faktoren, die eine rasche Anflutung in den Lungen begünstigen, müssen Berücksichtigung finden. Die Speicherfähigkeit der Lymphknoten (reduziert u.a. bei carcinomatösem Befall, bei Alters- und Strahlenatrophie, nach Chemotherapie) spielt ebenso eine Rolle wie die Gefahr von lymphovenösen Shunts (u.a. bei Obstruktionen, fortgeschrittenen Carcinomen, nach Bestrahlung). An Vorsichtsmaßnahmen bieten sich deshalb an: Ruhe nach Lymphographie, zweizeitige Lymphographie bei gefährdeten Patienten, röntgenologische Kontrolle der KM-Injektion (zu Beginn der Injektion und nachdem $^{2}/_{3}$ der vorgesehenen KM-Menge eingeflossen sind). Während operative Eingriffe frühestens eine Woche nach Lymphographie durchgeführt werden sollten, bestehen absolute Kontraindikationen für eine Lymphographie bei akuten und chronischen Lungenerkrankungen mit herabgesetzter Lungenfunktion, bei schweren Herzerkrankungen (besonders mit Rechts-Links-Shunt und Rechtsbelastung im EKG), bei latent hypoxischen Zuständen (Atherosklerose schweren Grades, Anämie) und bei Kachexie.

### *b) Cerebral-Embolie*

Den ersten Bericht einer Ölembolie des Gehirns nach Lymphographie verdanken wir Nelson et al. (1965). Als Ursache nahmen die Verfasser lymphovenöse Shunts an. Aufgrund der mitgeteilten klinischen, Labor- und autoptischen Befunde hält Koehler (s. S. 604) auch in diesem Fall eine Hydrolyse des Kontrastöls mit Bildung von Fettsäuren ursächlich am wahrscheinlichsten. Von Collard et al. (1969) wurde unter 3 Beobachtungen von neurologischen Komplikationen nach Lymphographie ebenfalls über einen Todesfall berichtet. Die autoptischen, histologischen und mikroradiographischen Befunde ihres Falles gleichen den von Nelson et al. mitgeteilten. Wir selbst haben bei 1900 Lymphographien einen Hirntod erlebt, der morphologisch ähnliche Symptomatik aufwies, dessen Untersuchung aber noch nicht abgeschlossen ist.

Von den übrigen bekannten cerebralen Todesfällen ist leider keiner obduziert worden, so daß die Frage der Genese dieser Vorkommnisse noch nicht endgültig beantwortet werden kann.

Fischer (1969) diskutiert entgegen der These von Koehler als mögliche Ursachen wie Szabó (s. S. 604) eine Insuffizienz des Lungenfilters bzw. Überangebot von Kontrastmittel (s. bei Ölembolien der Lungen), darüber hinaus Rechts-Links-Shunt bei Septumdefekt und arteriovenöse Shunts im Lungengefäßsystem (bei Malignomen). Wir selbst neigen aufgrund unseres eigenen Falles ebenfalls zu einer solchen Auffassung.

Denkbar sind als Ursache von cerebralen Erweichungsherden auch latent hypoxische Zustände, wie sie z.B. durch eine Cerebralsklerose oder durch Anämien geschaffen werden. Die durch die Lymphographie hervorgerufene erniedrigte $O_2$-Sättigung des Blutes kann akut zur Dekompensation führen.

#### c) *Leberembolie* (s. S. 627)

Die Leberembolie sei nur der Vollständigkeit halber erwähnt, sie hat klinisch keine Bedeutung, da sie keine Störungen verursacht. Sie kommt nur bei Lymphographien der unteren Extremitäten vor, und zwar bei schweren, tiefsitzenden Obstruktionen über lympho-venöse Shunts via Hämorrhoidal-Plexus → V. mesenterica inferior → V. porta[35].

Zum Abschluß des Kapitels über die Komplikationen und für die Beurteilung der Gefahren der Lymphographie erscheint die Feststellung von KOEHLER (1967) wichtig:

*Schwere Komplikationen sind relativ selten, Häufigkeit und Schweregrad mit anderen röntgendiagnostischen Verfahren vergleichbar.*

### 3. Histologische Veränderungen nach Lymphographie

Im Zusammenhang mit histologischen Veränderungen nach Lymphographie taucht die Frage auf, inwieweit die anatomischen Alterationen auch mit funktionellen Störungen verbunden sind. Für die meisten Organe ist diese Frage beantwortet. Die bereits nachgewiesenen funktionellen Störungen werden im Kapitel der Komplikationen nach Lymphographie angeführt.

Histologische *Veränderungen in Lymphknoten* waren schon frühzeitig bekannt[36], ihre Bedeutung hinsichtlich der funktionellen Leistungen der Lymphknoten wird bis heute nicht einheitlich beurteilt. Wir haben es deshalb vermieden, sie von vornherein unter die Komplikationen einzureihen. Eine unterschiedliche Deutung besteht auch bezüglich der Reversibilität der morphologischen und eventuell auftretenden funktionellen Veränderungen.

Bei Beschreibung der histologischen Reaktion der Lymphknoten auf die öligen Kontrastmittel können eine kurzfristige (akute) Phase, eine langfristige (chronische) Phase und eine bleibende (Restitutions-)Phase unterschieden werden. Die divergierenden Angaben über die Zeitdauer der einzelnen Phasen ist ohne größere Bedeutung, da die Übergänge fließend sind, und die Entwicklungsstadien sowohl bei den einzelnen Individuen als auch von Knoten zu Knoten Schwankungen unterworfen sind. Die folgende Beschreibung gibt unsere eigene Auffassung über die Bedeutung der histologischen Bilder wieder. Bei unseren eingangs erwähnten vergleichenden histologischen und lymphographischen Untersuchungen haben wir immer auch auf regelmäßig wiederkehrende, typische Reaktionen geachtet, die dem Kontrastmittel zuzuschreiben sind. Geringe Fallzahlen und mitunter unglückliche Auswahl der Lymphknoten (u.a. Axillar- und Inguinallymphknoten!), die gerade bei der histologischen Fragestellung nach Fremdkörperreaktionen am wenigsten verwertbar sind, dürften dazu beigetragen haben, daß manche Autoren eine widersprüchliche Meinung vertreten.

#### a) *Akute Phase*, Abb. 1 (Stunden nach Lymphographie, bis wenige Tage)

Die ersten Veränderungen nach Lymphographie können als phagocytäre (*sinoidale Phagocytose*) und unspezifisch entzündliche Reaktionen (*akuter Sinuskatarrh*) definiert werden. Sie sind uncharakteristisch und auch bei Patienten ohne Lymphographie zu beobachten. Die Lymphsinus sind erweitert und frei von Lymphocyten, hingegen angefüllt von Öltröpfchen und lipidgespeicherten Reticulumzellen. Im HE-Präparat resultiert ein vacuoliges Bild. Der „*desquamative*

[35] CHAVEZ et al. 1968, FISCHER 1969, THORNBURY 1970, u.a.

[36] WALLACE et al. 1961, SCHAFFER et al. 1963, DOMINOK 1964, SIEBER 1966, 1967, RAVEL 1966, KRAUS und KLEMENCIC 1967, GREGL et al. 1969 (mit ausführlicher Literatur), FRISCHBIER 1967, u.a.

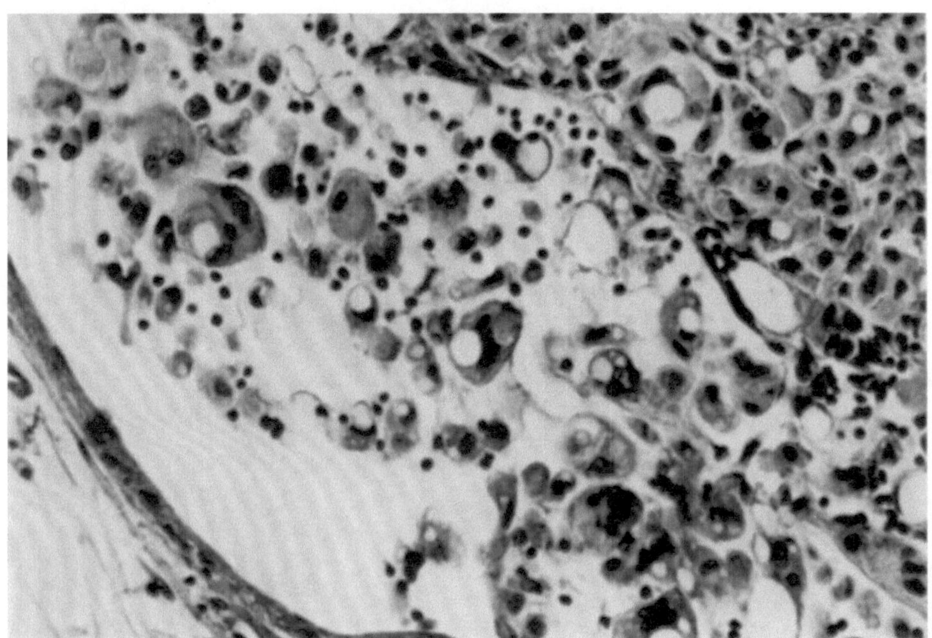

Abb. 1. Kontrastmittel-Reaktion der Lymphknoten: *Akute (phagocytäre) Phase*, 5 Tage nach Lymphographie

*Sinuskatarrh*" entsteht durch Ablösung von Sinusretothelien aus ihrem Verband, wobei auch mechanische Faktoren (Zerreißung des retikulären Fasergerüstes) durch die KM-Injektion unter Druck eine Rolle spielen kann. Die Reticulumzellen haben durch phagocytiertes Öl vielfach im HE-Präparat den Aspekt von „Schaumzellen". In derselben Form phagocytiert und extracellulär findet man eine Ölablagerung auch in einer schmalen Zone des angrenzenden lymphatischen Parenchyms, während übrige Pulpa und Follikel nur selten und in feinster Dispersion Öltröpfchen aufweisen. Polymorphkernige Neutrophile und Eosinophile sowie eine geringe Vermehrung von Plasmazellen vervollständigen das Bild. Über diese Befunde bestehen bei den einzelnen Autoren nur geringe und vom Zeitpunkt der histologischen Untersuchung abhängige Differenzen. Die geschilderten Prozesse (Dilatation der Sinus und entzündliche Reaktion) dürften die nach Lymphographie röntgenologisch festzustellende initiale Vergrößerung bis zu einem Viertel ihrer Größe erklären, die nach wenigen Wochen wieder zurückgebildet ist.

*b) Chronische Phase*, Abb. 2 (wenige Tage bis Monate nach Lymphographie)

Die zweite Reaktionsphase ist durch das Auftreten zahlreicher mehrkerniger (Fremdkörper-)Riesenzellen in den Sinus gekennzeichnet. Die Genese dieser Riesenzellen ist genau zu verfolgen: Kernteilungsvorgänge sind nicht zu beobachten, hingegen bilden sich Gruppenansammlungen der retothelialen Phagocyten, deren Zellgrenzen zunächst noch erkennbar sind. Durch Zusammensintern bzw. Verschmelzung entsteht schließlich die Riesenzelle, in der anfangs die Fettvacuolen noch sichtbar sind. Offensichtlich werden in diesen Zellverbänden die KM-Tröpfchen aufgespalten, wobei sich der Aspekt der „alternden" Riesenzelle verändert. Ihr Cytoplasma ist nun von einer intensivierten Eosinophilie, es enthält

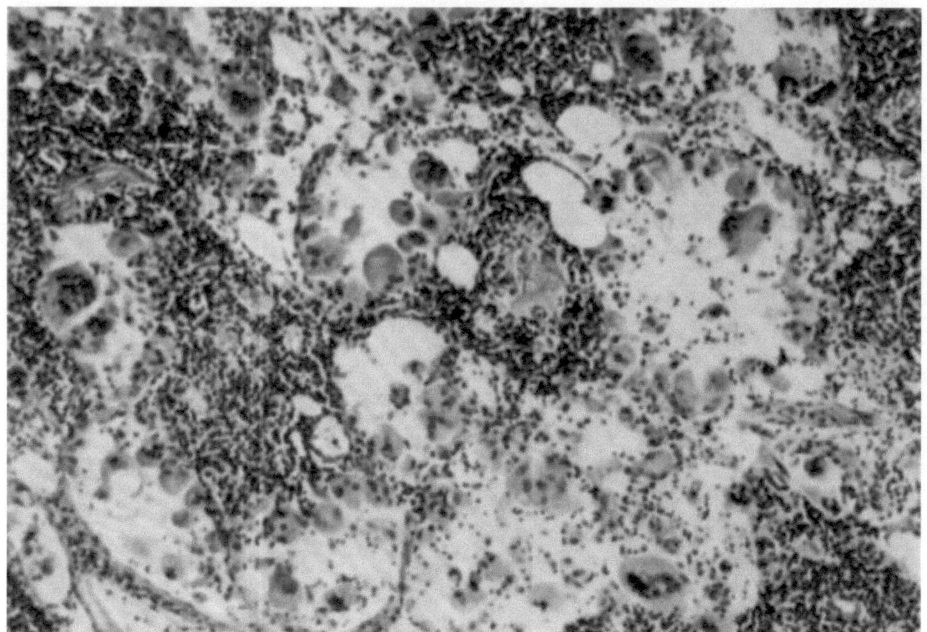

Abb. 2. Kontrastmittel-Reaktion der Lymphknoten: *Chronische Phase*, 8 Wochen nach Lymphographie

nur noch wenige Fett-Tröpfchen unterschiedlicher Größe, mitunter auch größere Fettkugeln; fein dispers verteilt tritt eine Granulierung durch gelbbraunes Pigment auf. Auch im lymphatischen Parenchym taucht in geringer Menge phagocytiertes oder extracellulär gelagertes Pigment auf. Die Zellkerne bieten bis zu diesem Zeitpunkt die Kriterien der Aktivierung, bezüglich ihrer Lokalisation besteht keine strenge Gesetzmäßigkeit. Sie können regellos, in Gruppen im Zentrum oder auch wie in den LANGHANSschen Riesenzellen gelagert sein. Gleichzeitig mit dem Auftreten der Riesenzellen schwinden allmählich Neutrophile und Eosinophile, während die Plasmazellen vorübergehend weiter vermehrt sind. Insgesamt beruhigt sich das histologische Bild mit dem Zeitabstand von der Lymphographie. Die Riesenzellen sind zuletzt nur noch in den Randbezirken der Sinus anzutreffen. Durch die geschilderten Vorgänge werden die Sinus im HE-Präparat optisch allmählich leer, es entsteht das typische und am häufigsten beschriebene Bild des grobvacuolären Lymphknotens (Abb. 3).

Im HS-Präparat zeigt sich, daß das nicht phagocytierte Kontrastmittel durch Konfluieren in Form großer Tropfen in den Sinus vorhanden ist oder bandartig ihrer Begrenzung anliegt (im Lymphadenogramm: ringförmige Kontrastschatten).

*c) Restaurationsphase*, Abb. 4 (später als 3 Monate nach Lymphographie)

Die bislang noch sinus-randständigen Formationen von Riesenzellen werden allmählich aus den Sinus eliminiert, sie bleiben in den benachbarten Zonen des lymphatischen Parenchyms liegen. Unter den Zeichen von Karyopyknose, Karyorrhexis oder Karyolysis bilden sich aus ihnen kleine, herdförmige, hyaline Narben, in denen weiterhin noch spärliche Fettansammlungen und Pigment vorhanden sein können. Dieser Befund bleibt ohne weitere Veränderungen stationär und bildet

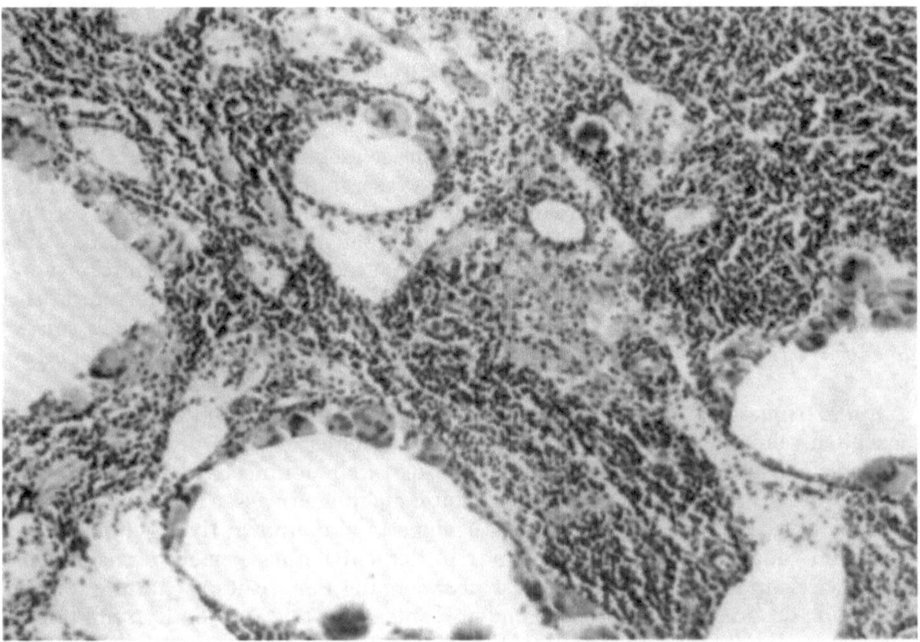

Abb. 3. Kontrastmittel-Reaktion der Lymphknoten: *Chronische Phase*, 3 Monate nach Lymphographie

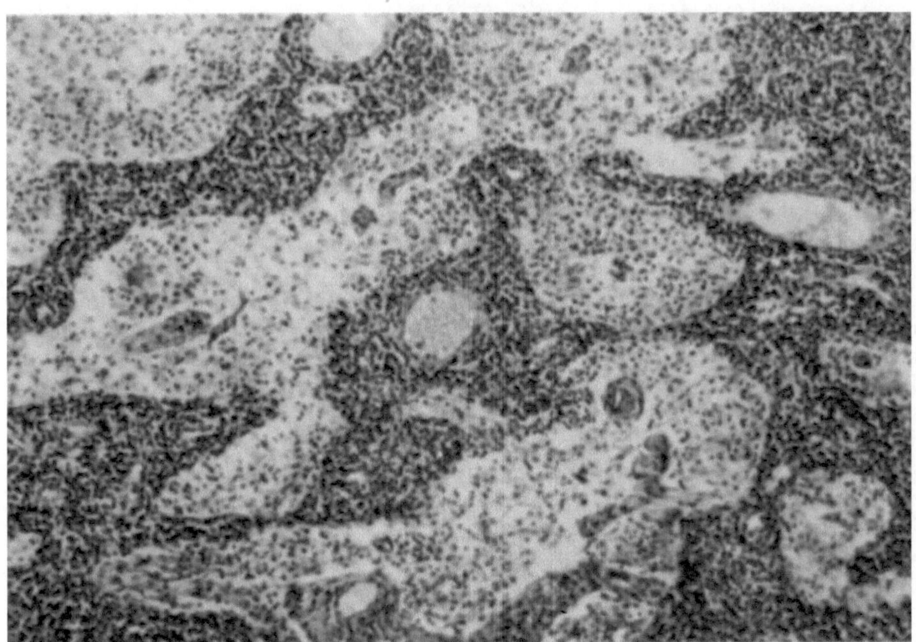

Abb. 4. Kontrastmittel-Reaktion der Lymphknoten: *Restaurationsphase*, später als 3 Monate nach Lymphographie

den *einzigen irreversiblen Restzustand nach Lymphographie*. Es muß betont werden, daß das Ausmaß der beschriebenen hyalinen Umwandlung von Riesenzellen („hyaline Gerüstsklerose“, Gregl et al. 1969) unter derjenigen zurückbleibt, die auch bei physiologisch stark beanspruchten Lymphknoten beobachtet wird.

Mit dem Untergang der Riesenzellen geht eine Regeneration des Sinusreticulums konform. Zeitlich unterschiedlich sind die Sinus schließlich wieder mit Reticulumzellen und mehr oder weniger dichtem Gitterfasergerüst versehen. Die Lymphknoten bieten die ursprüngliche morphologische Struktur, angereichert durch multiple kleine hyaline Narben als Folge der Lymphographie. Wichtig ist, daß das in den Sinus abgelagerte Kontrastöl von den geschilderten Restaurationsvorgängen unberührt bleibt, es ist weiterhin in der zuletzt geschilderten Form (tropfen- und bandförmig in den Sinus) anzutreffen. *Die reaktiven phagocytären Vorgänge verschwinden also trotz weiterer Retention von KM-Material in den Lymphknoten.*

*Zusammenfassung.* Das Kontrastmittel wird in den Sinus und einer ihnen angrenzenden schmalen Zone des lymphatischen Parenchyms „gespeichert“. Unter dem Begriff „Speicherung“ kann bis heute kein klar definierbarer Vorgang verstanden werden. Aus den histologischen Untersuchungen wissen wir nur, daß das Kontrastmittel in den Lymphknoten abgelagert wird und aktive celluläre Leistungen im Sinne einer Phagocytose nur in der Initialphase nach der Lymphographie wirksam sind. Ebensowenig ist der Vorgang der „Entspeicherung“, d.h. Elimination des frei in den Sinus liegenden Kontrastmittels aus den Lymphknoten geklärt, was Monate bis Jahre dauert. Wahrscheinlich sind heute noch unbekannte metabolische Prozesse am weiteren Abbau und der Absorption des Kontrastmittels beteiligt. Nach Lennert (1961) können die Retothelien nach längerer Beanspruchung die Stoffverarbeitung *innerhalb des Gewebsverbandes* durchführen, ohne sich zu überladen und nach vorzeitiger Ablösung zugrunde zu gehen. Vielleicht liegt hierin das Geheimnis des weiteren Abbaues des Kontrastmittels nach Regeneration des Sinus-Reticulums ohne weitere signifikante histologische Veränderungen im Sinne einer Phagocytose. Angaben über allmähliche Reduktion des KM auch in späteren Phasen nach der Lymphographie durch Phagocytose und dadurch zunehmende Verkleinerung und Reduktion der Lipiodol-Tropfen[37] können u. E. weder histologisch noch röntgenologisch bestätigt werden. Bei Röntgenkontrollen über viele Monate fallen keine Verschiebungen im Kontrastmuster auf, lediglich die Kontrastdichte wird zunehmend bis zum völligen Verschwinden der Kontrastschatten abgeschwächt, wobei das KM offensichtlich am frühesten aus dem Marginalsinus verschwindet.

Die auffallendste histologische Reaktion auf das Kontrastmittel — das Auftreten zahlreicher vielkerniger „Fremdkörper-Riesenzellen“ in den Sinus — scheint jedenfalls nur ein Zeichen von Zelluntergang zu sein (Verschmelzung und Untergang von Phagocyten). Die resultierenden kleinherdigen Hyalinosen in den Randzonen des lymphatischen Parenchyms sind die einzigen bleibenden morphologischen Folgen der Lymphographie[38]. Angaben über schwere Veränderungen der Lymphknoten (Umbau zu erheblichen Fibrosen[39]) oder einer Deutung der histologischen Veränderungen als „Entzündung chronisch-proliferativer Natur“ mit Bindegewebsvermehrung in den Sinus[40] („chronische fibroblastische Lymphadenitis mit proliferativem Sinuskatarrh und Perilymphadenitis mit Kapselfibrose“[40]) können wir aufgrund eigener Untersuchungen nicht zustimmen.

---

[37] Dominok 1964, Gregl et al. 1969.
[38] Ravel 1966, Kraus und Klemencic 1967.
[39] Sieber 1966, 1967, Dominok 1964, u.a.
[40] Gregl et al. 1969.

Auf der anderen Seite sind Berichte über völlige Wiederherstellung der Lymphknotenarchitektur ohne morphologisch sichtbare Unterschiede zwischen lymphographierten und nicht lymphographierten Patienten[41] zu optimistisch.

Eine letzte Frage betrifft eventuelle *funktionelle Störungen der Lymphknoten* infolge der Lymphographie. Von großem Interesse ist dabei die Möglichkeit einer Verschleppung von Carcinomzellen bei diagnostischer Anwendung der Lymphographie bei Carcinomen. Die Beantwortung dieser Frage fällt in Abhängigkeit von der Versuchsanordnung der einzelnen Autoren unterschiedlich aus. ENGESET (1967) hält aufgrund tierexperimenteller Studien die Möglichkeit einer Verschleppung von Carcinomzellen für gegeben. Unseres Erachtens spielt die Art der Metastasierung die größte Rolle: Bei Tumoren, die in solidem Zusammenhang die Lymphknoten expansiv durchsetzen und die Lymphpassage blockieren[42], ist eine Verschleppung von Carcinomzellen unwahrscheinlich, während bei Malignomen, die sich in lockerem Zellgefüge symplasmatisch in den Knotensinus ausbreiten (z.B. das maligne Melanom), ein solcher Vorgang möglich ist.

Während ENGZELL et al. (1968) *nach* der Lymphographie eine *gestörte Filterfunktion* der Lymphknoten für sicher halten (Dilatation der Sinus, Zerstörung des retikulären Fasergerüstes, phagocytäre, histocytäre Reaktion auf das Kontrastmittel → Verlust der Barriere-Funktion für weitere Einflüsse → ungehindertes Passieren von Carcinomzellen), halten BLOM und OORT (1970) die Filterfunktion der Lymphknoten auch nach Lymphographie für nicht eingeschränkt.

Eine vorläufige Antwort gibt FISCHER (1969): „Bis zum gegenwärtigen Zeitpunkt ist weder aufgrund klinischer Beobachtungen noch aufgrund tierexperimenteller Untersuchungen eine Verschleppung von Carcinomzellen *durch* die Lymphographie oder eine gestörte Filterfunktion *nach* der Lymphographie zu sichern."

Die meisten Autoren sind sich darüber einig, daß keine bleibenden funktionellen Schädigungen in den Lymphknoten nach Lymphographie zu verzeichnen sind. Das entspricht den Erfahrungen bei wiederholten Lymphographien: Normale Re-Lymphographien ergeben immer dasselbe Bild — einschließlich aller anatomischen Varianten —, Abweichungen sind nur durch Erkrankung oder therapeutisch bedingt. Die Befunde nach Re-Lymphographie decken sich völlig mit denen der ersten Lymphographie, das Röntgenmuster ist in allen Details vergleichbar. Lediglich zwei Beobachtungen sind gegenwärtig noch nicht zu klären: Nach Re-Lymphographien findet eine beschleunigte Elimination des Kontrastmittels statt (die röntgenologisch kontrollierbare Entspeicherung ist erheblich verkürzt); bei männlichen Patienten sind die Lymphknoten rascher entspeichert als bei weiblichen.

## 4. Grundsätzliches zur Beurteilung von Lymphogrammen

Die Leistungsfähigkeit der lymphographischen Diagnostik ist auch heute noch an die Erfahrung der einzelnen Untersucher gebunden. Es wundert deshalb nicht, daß ihre Beurteilung unterschiedlich oder sogar widersprüchlich ausfällt. Die negative Kritik betrifft vorwiegend die Differentialdiagnose sekundärer Lymphknotenerkrankungen, also von Lymphknoten-Metastasen bei Carcinomen und von entzündlichen und degenerativen Veränderungen spezifischer und unspezifischer Natur, während der Wert der Lymphographie bei den primären malignen Lymphomen nur noch von wenigen angezweifelt wird.

Wir selbst gehen nach einem diagnostischen Arbeitsprinzip vor, das sich aus 8 Jahre langer Erfahrung an 1900 Lymphographien und aus vergleichenden rönt-

[41] WALLACE et al. 1961, SCHAFFER et al. 1963, FRISCHBIER 1967.
[42] ZEIDMAN et al. 1954, 1955, s. S. 616.

genologischen und histologischen Untersuchungen an über 10 000 Lymphknoten ableiten ließ. Es ist uns heute möglich, eine auch an fremdem Untersuchungsgut, das uns zugeschickt wurde, bewiesene Treffsicherheit von 90% und darüber zu erreichen. Anatomie, Physiologie und histologische Topographie liefern die Grundlagen einer lymphographischen Diagnostik.

Die Lymphographie läuft hinsichtlich der funktionellen Leistungen des Lymphsystems in zwei Phasen ab, einer *passiven (mechanischen)* „*Füllungsphase*" und einer *aktiven* „*Transport- und Speicherphase*". Die lymphographische Befundung stützt sich auf die Verwertung der unmittelbar nach KM-Injektion (Ende der Füllungsphase) gewonnenen „*Füllungsbilder*" *(Lymphangiogramme)* und der nach 24—48 Std später erhaltenen „*Speicherbilder*" *(Lymphadenogramme)*. Beide ergänzen sich in ihrer Aussagemöglichkeit bezüglich des anatomischen und physiologischen Zustandes des Lymphsystems. Die diagnostischen Kriterien im Lymphangiogramm und im Lymphadenogramm sollten deshalb nie einseitig beurteilt, sondern vergleichend gegenübergestellt werden. Die Mißachtung dieser Forderung ist in der lymphographischen Literatur eine der häufigsten Fehlerquellen bei der Beurteilung von Lymphogrammen. Auf ihr beruht auch die heute noch anzutreffende Unsicherheit in der Differenzierung gut- und bösartiger Prozesse in Lymphknoten (z.B. Lipomatose ←→ Metastase, s. später). Voraussetzung für eine verwertbare Gegenüberstellung von Füllungs- und Speicherbildern ist natürlich eine korrekte Anfertigung der Röntgenbilder, wobei durch exakte Lagerung des Patienten vergleichbare Projektionsebenen gewährleistet sein müssen.

Das *Lymphangiogramm* (Abb. 5 und 6) gibt als Resultat einer rein mechanischen Auffüllung von Lymphgefäßen und Lymphknoten mit Kontrastmittel, wobei das Verhältnis Injektionsdruck/Durchströmungswiderstand eine große Rolle spielt[43], lediglich über die Anatomie des Lymphsystems direkt Aufschluß, während auf die Dynamik des Lymphflusses nur indirekt und unsicher aus anatomischen Veränderungen geschlossen werden kann. Im Lymphangiogramm sind die erreichbaren Gefäßgebiete normalerweise kontinuierlich und mit deutlich sichtbaren Gefäßklappen dargestellt. Die Lymphknoten stellen sich am Ende der „Füllungsphase" recht unterschiedlich dar. Übersichtliche Füllungs-Adenogramme mit gut differenzierbaren Sinus erhält man eigentlich nur in den Leisten und im Anulus femoralis mit typischer Radiärstreifung, die gegen den Hilus konvergiert. Die übrigen Lymphknoten sind wegen Überlagerung durch Lymphgefäße häufig nur schattenhaft sichtbar und mehr oder weniger scharf abgrenzbar. Voraussetzung für eine sichere Beurteilung der Lymphangiogramme sind eine technisch fehlerlose Auffüllung der Lymphbahnen (häufige Quelle von Fehldiagnosen) sowie eine gründliche Kenntnis der topographischen Anatomie des Lymphsystems mit den ihm eigenen zahlreichen individuellen Variationsmöglichkeiten[43]. Zur Vorsicht muß bei der Bewertung sog. „*abnormer Gefäßverläufe*" gemahnt werden. Hierunter rechnet man: Dilatation und Schlängelung von Lymphgefäßen, retrograde Auffüllung (entgegen der physiologischen Stromrichtung) normalerweise nicht sichtbarer Lymphgefäße, Verdrängung von Lymphbahnen, Umgehungs- und Kollateralbahnen, Rupturen von afferenten Lymphgefäßen mit KM-Extravasation, Lymphgefäßabbrüche (sog. Stops oder Blockaden), einfaches Fehlen von Lymphbahnen (sog. „stumme Zonen"), Restfüllung von Lymphgefäßen in der Speicherphase, lymphovenöse Shunts. Viele der in der Literatur angegebenen und hier zusammengefaßten Kriterien können — alleine bewertet — nicht unbedingt als Hinweiszeichen für einen pathologischen Prozeß aufgefaßt werden. Häufig können sie auf Varianten der normalen Anatomie oder auf technische Fehler bei der KM-Injektion

[43] Gerteis 1966.

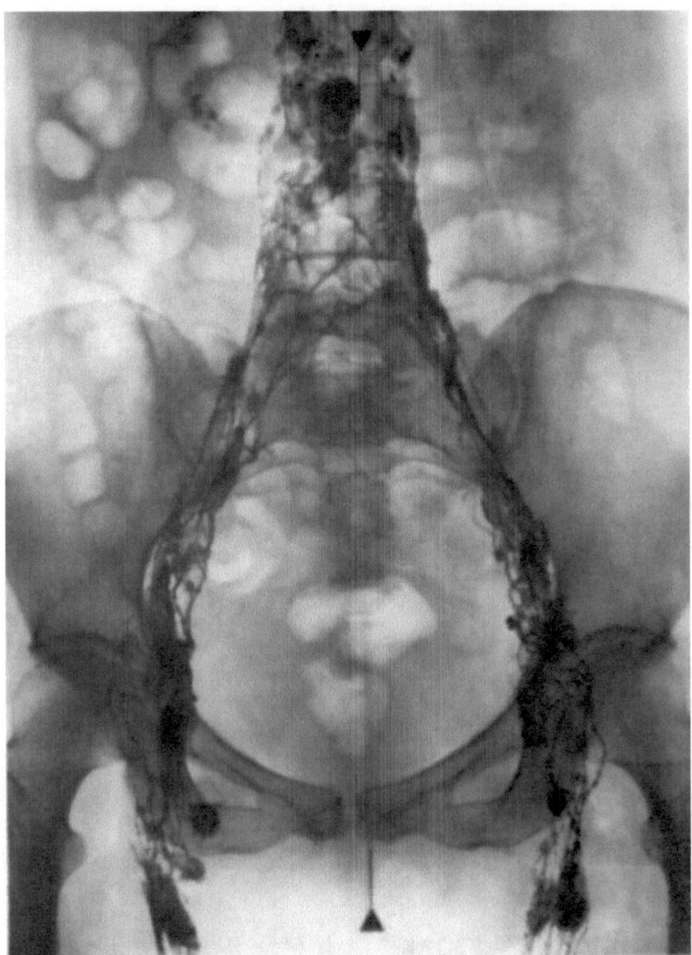

Abb. 5. Normales *Lymphangiogramm*, a. p.

zurückgeführt werden. Erst im Zusammentreffen mehrerer solcher „indirekten" oder „unsicheren" Zeichen oder/und in Verbindung mit zusätzlichen Kriterien im Lymphadenogramm ist ein diagnostischer Wert gegeben.

Das *Lymphadenogramm* (Abb. 7 und 8) gibt eine röntgenologische Histotopographie der Lymphknotenstrukturen wieder. Die „Speicherphase" läuft physiologisch ab, d.h. durch aktive Leistung des Lymphsystems wird das Kontrastmittel in den speicherungsfähigen Anteilen der Lymphknoten abgelagert, der Überschuß an Kontrastmittel wird abtransportiert. Lymphgefäße sind normalerweise spätestens 24 Std nach Kontrastmittel-Injektion nicht mehr sichtbar. Kontrastmittel-Rückstände oder restierende Teilfüllung von Lymphbahnen nach diesem Zeitpunkt sprechen für eine gestörte Dynamik des Lymphabflusses. Sie sind von KM-Extravasaten (Austritt von Kontrastmittel aus rupturierten Gefäßen) durch schärfere Konturierung zu unterscheiden. Entsprechend der Kontrastmittel-Speicherung ausschließlich in den Sinus resultiert ein Röntgenmuster aus schattengebenden und nicht schattengebenden Anteilen der Lymphknoten, wobei nor-

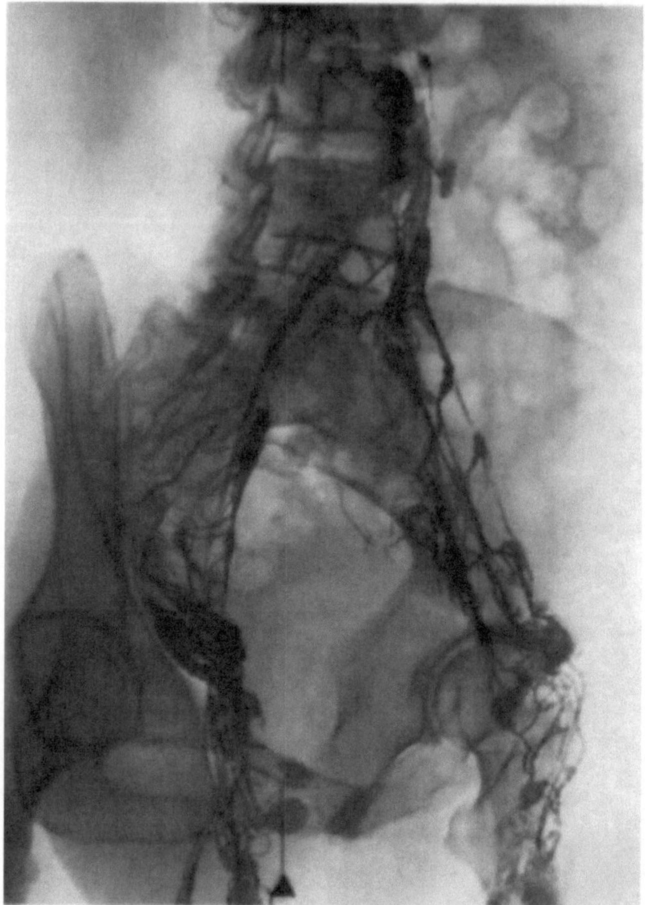

Abb. 6. Normales *Lymphangiogramm*, Schrägaufnahme

malerweise die schattengebenden Zonen den Lymphsinus, die nicht schattengebenden dem lymphatischen Parenchym und dem Bindegewebsgerüst (Follikel, Pulpa, Trabekel, Hilus) zuzuordnen sind. Abweichungen vom normalen Röntgenmuster bzw. Kontrastmittel-Verteilungsmuster lassen weiterfolgend Rückschlüsse zu, in welchen Strukturen der Lymphknotenarchitektur Veränderungen vorliegen. Wir haben schon vor Jahren aufgrund unserer vergleichenden röntgenologischen und histologischen Untersuchungen die von vielen angezweifelte Auffassung vertreten, daß im Lymphadenogramm eine begrenzte feingewebliche Diagnostik möglich ist — wir sind auch heute noch von ihrer Richtigkeit überzeugt! Berücksichtigt man die physikalischen Grundlagen bei der Entstehung und Deutung des Röntgenbildes[44] — es kann hier nicht näher darauf eingegangen werden — und die Tatsache, daß die Lymphknoten im Lymphadenogramm in Abhängigkeit von Focus- und Filmabstand vergrößert abgebildet werden (bis zum 3fachen ihrer Größe!), so ist der Schluß berechtigt, daß das Lymphadenogramm ein Röntgenmuster bietet, das die Histotopographie der Lymphknoten ähnlich wiedergibt wie

[44] Eggert 1965.

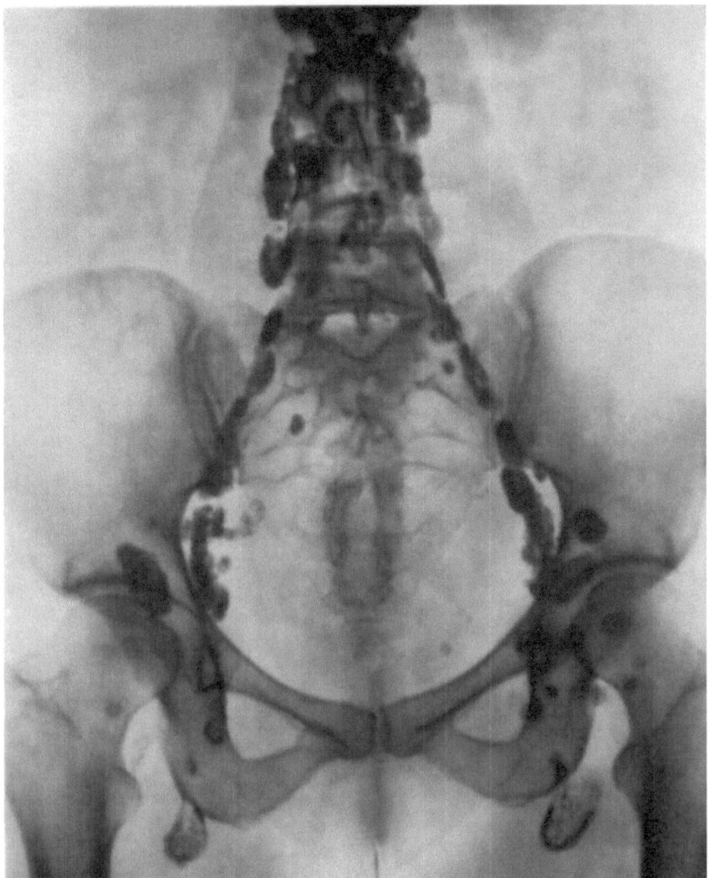

Abb. 7. Normales *Lymphadenogramm*, a. p.

die Lupenübersicht bei histologischer Untersuchung. Die noch folgenden Gegenüberstellungen von Lymphadenogrammen und histologischen Abbildungen werden diese Auffassung beweisen. Daraus resultiert aber, daß gute Ergebnisse bei der Beurteilung von Lymphogrammen Kenntnisse der normalen Histomorphologie und der Morphogenese von Lymphknotenerkrankungen erfordern.

Eine große Rolle in der lymphographischen Diagnostik spielt der sog. „*Lymphknotendefekt*". Definitionsgemäß handelt es sich dabei um einen im Lymphogramm sichtbaren Ausfall von Lymphknotengewebe, also um auffallend große Zonen fehlender Kontrastierung. Differentialdiagnostisch von größter Bedeutung ist, ob ein Defekt in der Füllungsphase, in der Speicherphase oder in beiden sichtbar wird. In der strengen Unterscheidung der Kriterien dieser beiden Phasen und ihrem gegenseitigen Vergleich liegt u. E. eines der Geheimnisse der gesamten lymphographischen Diagnostik. So ist ein in der Literatur häufig zu beobachtender Fehler, daß z.B. von einem „*Füllungsdefekt*" gesprochen und ein *Speicher*bild demonstriert wird. *Der sichtbare Ausfall von Lymphknotengewebe im Füllungsbild ist ein „Füllungsdefekt", im Speicherbild ein „Speicherdefekt"*. Histomorphologisch liegen den Defekten organische oder nur funktionelle Veränderungen zugrunde.

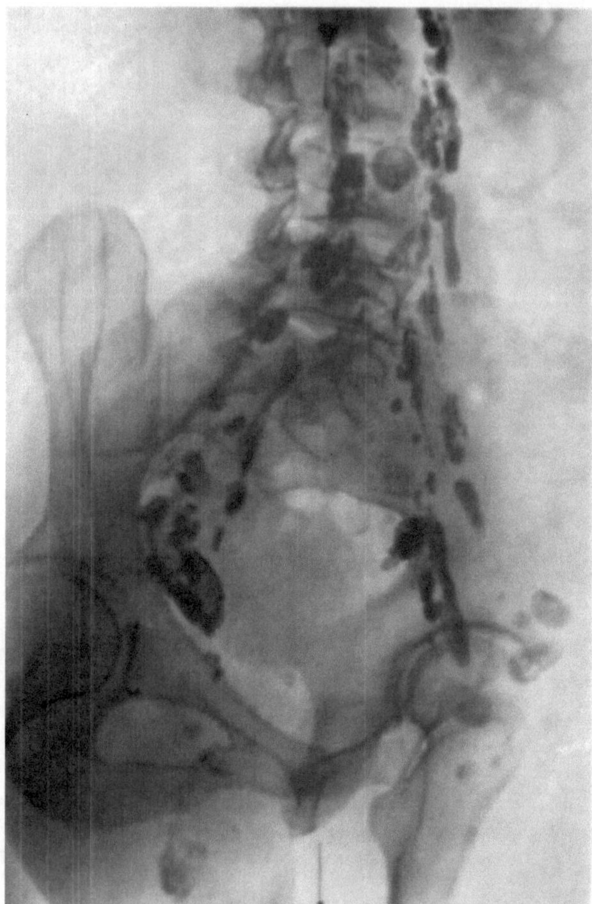

Abb. 8. Normales *Lymphadenogramm*, Schrägaufnahme

Unter die in Frage kommenden organischen Prozesse in Lymphknoten fallen in der Hauptsache blockierende oder/und destruierende Erkrankungen von Lymphknoten und lokalisierter Verlust der KM-Speicherungsfähigkeit (z.B. Lipomatosen, Fibrosen, Hyalinosen). Ein klassisches Beispiel des eben erwähnten ist die Differentialdiagnose zwischen Lymphknotenmetastasen bei Carcinomen und Lipomatosen (Abb. 9 und 10): Lymphknotenmetastasen blockieren den Lymphdurchfluß durch Lymphknoten, das metastatische Geschwulstgewebe wird außerdem nicht von Lymphkanälen versorgt[45], lymphographisch finden wir deshalb einen Defekt, der sowohl im Füllungsbild (Füllungsdefekt) wie im Speicherbild (Speicherdefekt) sichtbar ist. Die (reversible) Lipomatose in Lymphknoten wird hingegen von Lymphsinus ungehindert passiert, in ihrem Bereich fehlt lediglich die KM-Speicherung, lymphographisch haben wir deshalb nur einen „Speicherdefekt“, aber ein normales Lymphangiogramm. Gerade dieses einfache Unterscheidungsmerkmal ist lange Zeit übersehen worden, weshalb auch heute noch viele Autoren die Lymphographie als unsicher bei der Metastasensuche bezeichnen.

[45] Zeidman et al. 1955.

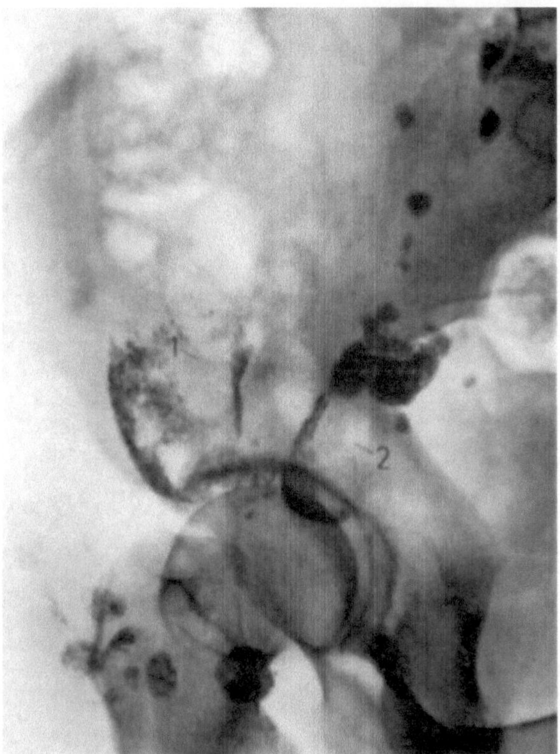


Abb. 9. Collumcarcinom 1. Grades. Lymphadenogramm: Zwei Lymphknoten oberhalb des Anulus femoralis weisen „Speicherdefekte" auf (1, 2)

Funktionell bedingte Defekte im Lymphogramm bezeichnen wir als „*stumme Zonen*". Es handelt sich um partielle Aussparung von Lymphknoten durch Kontrastmittel, ohne daß histologisch grobe Veränderungen der Lymphknotenstruktur festgestellt werden können, es fehlt lediglich die bekannte Kontrastmittel-Reaktion. Sie sind sowohl im Lymphangiogramm wie im Lymphadenogramm als Defekt sichtbar. Sie können deshalb nicht von destruierenden oder verdrängenden Prozessen pathologisch-anatomischer Natur abgegrenzt werden. Die Grundlagen zum Verständnis der „stummen Zonen" liefert die Physiologie der „Lymphfiltration" in Lymphknoten[46].

Aufgrund physiologischer[47] und anatomischer Untersuchungen[48] darf als erwiesen gelten, daß ein Lymphknoten vom physiologischen Standpunkt aus in Lobuli einzuteilen ist, deren Begrenzung nicht streng mit anatomischen Grenzen (z.B. den Trabekeln) zusammenfällt. Danach wäre ein Lymphknoten funktionell betrachtet eine Summation von mehr oder weniger kegelförmigen „Lobuli primitivi"[49], von denen jedes einem Aufzweigungsgebiet eines Vas afferens entspricht oder anders ausgedrückt, jedem Vas afferens kann funktionell ein entsprechender Kegel des Lymphknotens als Versorgungsgebiet zugeordnet werden. Die anatomischen Grenzen dieser Lobuli primitive sind nicht scharf, es bestehen außerdem Anastomosen zu den benachbarten Lobuli. Über die Lymphbewegung in Lymphknoten s. auch NORDMANN (1927) und DENZ (1947).

[46] KELLER 1951.
[47] NAKANISHI 1951, KELLER 1951.
[48] TJERNBERG 1962, TJERNBERG 1967, KUBIK 1967.
[49] KELLER 1951.

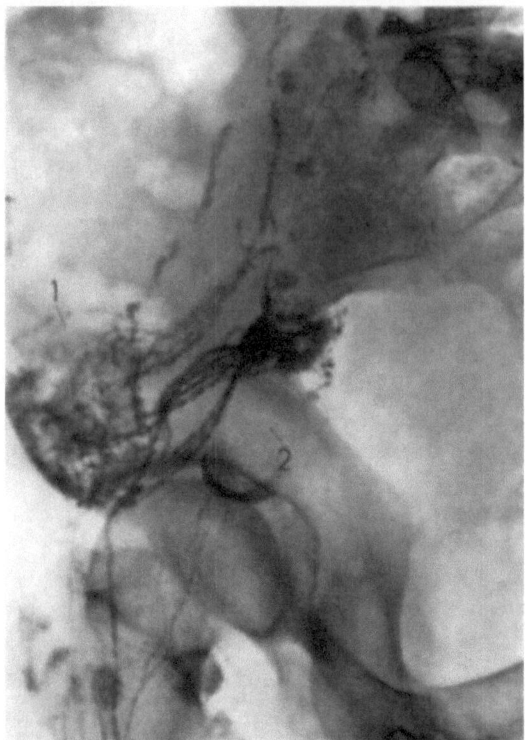


Abb. 10. Derselbe Fall wie bei Abb. 9. Lymphangiogramm: Lediglich der mediale Lymphknoten weist auch einen „Füllungsdefekt" auf (2), während der laterale Lymphknoten ungehindert vom KM passiert wird (1). Diagnose: Lipomatose bei 1, Carcinommetastase bei 2 (histologisch gesichert)

„Stumme Zonen" entstehen im Lymphogramm reaktiv, wenn Lymphknoten, die aus mehreren Organgebieten Zufluß bekommen, aus einem Einflußgebiet heraus funktionell aktiviert werden. Die dem Einflußgebiet zugeordneten Lobuli der Knoten fallen dann für die Kontrastmitteldarstellung aus. Offensichtlich vermag das KM aus Gründen der starken lokalen Lymphbewegung in diesen Gebieten nicht in sie einzudringen. Es gibt bevorzugte Lymphknoten-Regionen für stumme Zonen. Am häufigsten sind sie in den Lnn. inguinales profundi (regionäre Lymphknotenstation u.a. für äußeres Genitale und Harnblase) und in den aortalen Lymphknoten anzutreffen, die sich durch besonders lebhafte resorptive Tätigkeit auszeichnen. Eine große Rolle spielen „stumme Zonen" auch bei der Erkennung von kleinen Carcinom-Metastasen in Lymphknoten[50]. Bekanntlich gelangen maligne Geschwulstzellen über die afferenten Lymphgefäße in den Randsinus des Lymphknotens, wo sie festgehalten werden und zunächst zu Mikro-Metastasen heranwachsen. Vom Randsinus aus beginnt die weitere Expansion und Infiltration in das lymphatische Parenchym[51]. Durch die Ansiedlung einer Mikro-Metastase im Randsinus fällt ein dazugehöriger umschriebener Bezirk für die „Lymphfiltration" aus.

---

[50] KINDERMANN, GERTEIS und WEISHAAR 1970, GERTEIS, KINDERMANN und WEISHAAR 1970.
[51] STILES 1892, ZEIDMAN und BUSS 1954, BIENENGRÄBER 1952.

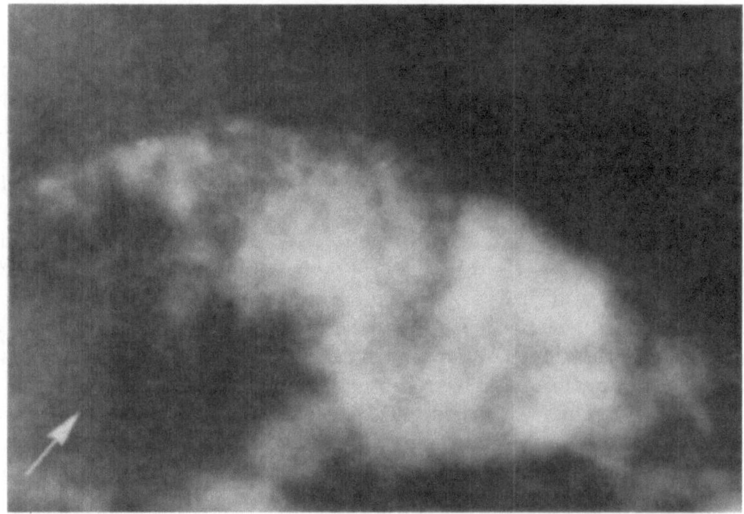

Abb. 11. Lymphadenogramm: Großer Speicherdefekt in einem Lymphknoten (↗)

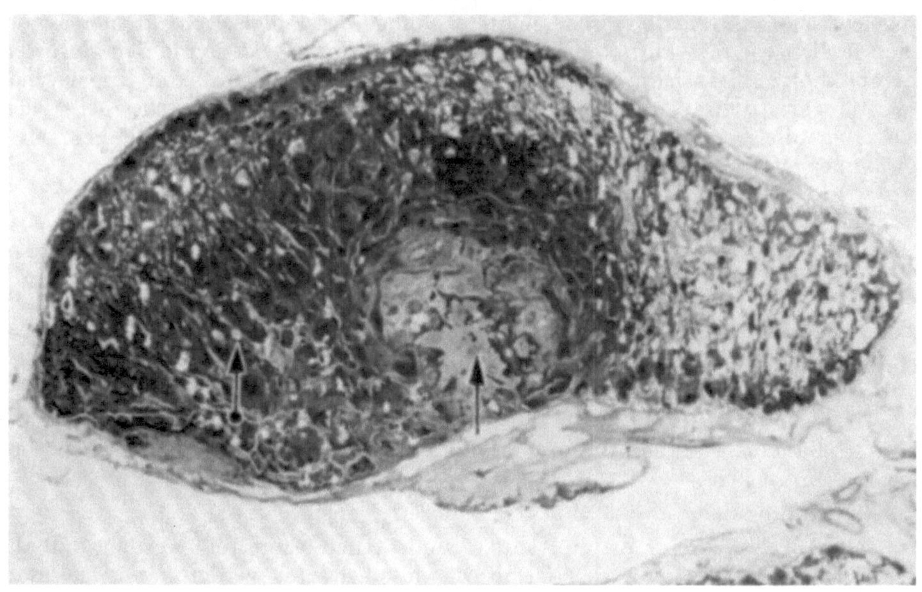

Abb. 12. Histologie: Kleine Carcinommetastase (↑) mit großer stummer (= kontrastmittelfreier) Zone (↑)

Man könnte diesen Vorgang als „*Lymphinfarkt*" bezeichnen, der im Lymphogramm als „stumme Zone" sichtbar wird. Da die „stumme Zone" größer ist als der sie verursachende blockierende Prozeß (Abb. 11 u. 12), lassen sich auch kleine Metastasen im Lymphogramm erfassen[50], in seltenen Fällen sogar von einem Durchmesser unter 1 mm.

Eine viel und widersprüchlich diskutierte Frage betrifft die lymphographische *Darstellbarkeit von Lymphknoten*, deren Beantwortung bei der Bewertung der Lymphographie und ihrer Indikationen eine Rolle spielt. Sollten z.B. häufig von Metastasen befallene Knotenstationen im Lymphogramm nicht sichtbar werden, würde der klinische Wert der Lymphographie bei der Erfassung von Lymphknoten-Metastasen empfindlich eingeschränkt. Eine solche Einschränkung des Aussagewertes ist bei der Arm-Lymphographie gegeben, die z.B. als Indikation beim Mamma-Carcinom propagiert wurde. Sie ist häufig mit falschen Ergebnissen belastet, da wichtige regionäre Lymphknoten in der Axilla nur inkonstant zur Darstellung kommen. Bei der Fuß-Lymphographie werden die oberflächlichen Leistenlymphknoten und die Lymphknoten entlang der Vasa iliaca interna (glutäale, sacrale, paravesicale, paracervicale, pararectale Knoten) nur selten oder inkonstant erfaßt. Damit ist eine gewisse Einschränkung des diagnostischen Wertes der Lymphographie bei Carcinomen gegeben, die bevorzugt in die genannten Knotenregionen metastasieren. Die zweiten und dritten Filterstationen dieser Carcinome werden allerdings im Lymphogramm sichtbar: Die erwähnte diagnostische Unsicherheit muß bekannt sein und bei therapeutischen Überlegungen berücksichtigt werden. Bei Lymphonodektomien sollten deshalb auch die lymphographisch nicht sichtbaren Lymphknoten mit exstirpiert werden, während sie bei aktinischer Therapie ohnehin mit erfaßt werden. Gelegentlich der Lymphonodektomien haben wir übrigens die interessante Beobachtung gemacht, daß die inkonstant lymphographisch sichtbaren Lymphknoten auch inkonstant angelegt sind. Bei histologischer Untersuchung dieser meist sehr kleinen Knötchen fanden wir fast ausnahmslos eine Kontrastmittel-Reaktion in den glutäalen Lymphknoten, offensichtlich reicht aber das röntgenologische Auflösungsvermögen für ihre lymphographische Sichtbarmachung nicht aus. Die generellen Kriterien, die bei der lymphographischen Diagnostik Bedeutung haben, sind zusammengefaßt folgende:

*a) Lymphangiogramm* (Veränderungen der Lymphpassage).
Zahl, Kaliber und Klappenmechanismus der Lymphgefäße.
Kontinuität des Gefäßverlaufes.
„Abnorme" Gefäßbilder (s. oben).

*b) Lymphadenogramm* (Histotopographie).
Größe und Form der Lymphknoten.
Form der Speicherstruktur.
Defektbildungen und „Aufhellungszonen" (randständig, zentral?).

Verhalten der Randkonturen von Knoten und Defekten (scharf, unscharf, unterbrochen, reaktiv?).

Ausdehnung der Veränderungen (lokalisiert, generalisiert?)

Zum Abschluß dieses Kapitels muß grundsätzlich festgestellt werden, daß aus dem Lymphogramm keine spezifische Diagnose erwartet werden kann. Die morphologische Reaktionsmöglichkeit der Lymphknoten auf irgendeinen pathogenen Reiz ist begrenzt[52], dementsprechend können jedem lymphographischen Bild eine Reihe von Erkrankungen zugrundeliegen. Das Lymphogramm gestattet lediglich eine histo-topographische Orientierung, die bei vielen Krankheitsbildern gleich ausfällt. Bei der im folgenden Kapitel getroffenen Einteilung wurde deshalb versucht, lymphographisch einheitliche Grundtypen mit ihren möglichen histologischen Grundlagen zu koordinieren. Bei Kenntnis von Anamnese und klinischem Befund läßt sich allerdings die Wahrscheinlichkeitsdiagnose begrenzen.

[52] LENNERT 1961.

In Zweifelsfällen können röntgenologische Verlaufskontrollen klärend sein. Durch die langdauernde Speicherung der derzeit benutzten Kontrastmittel in den Lymphknoten sind solche individuell verschieden bis 24 Monate nach der Lymphographie noch verwertbar. Sind klinische Notwendigkeiten gegeben, kann die Beobachtungszeit durch eine wiederholte Lymphographie verlängert werden. Normalerweise ist bei der Entspeicherung der Lymphknoten kaum eine strukturelle Verschiebung erkennbar, die Kontrastdichte der KM-Tröpfchen wird lediglich abgeschwächt, wobei die Randsinus relativ früh unsichtbar werden. Grobe Veränderungen der Speicherstruktur im Verlauf der Kontrollen, evtl. in Verbindung mit einer Vergrößerung der Lymphknoten, sind pathognomonisch. Auf der anderen Seite wird auch die Besserung eines vorher pathologischen Befundes sichtbar.

## 5. Lymphographische Differentialdiagnostik

Als diagnostisches Arbeitsprinzip hat sich uns als praktisch erwiesen, zunächst das Lymphadenogramm zu beurteilen und in nachfolgende Grundtypen einzuteilen. Der sekundäre Vergleich mit dem Lymphangiogramm erlaubt eine differentialdiagnostische Ergänzung. Die den Veränderungen zugrundeliegenden pathologisch-anatomischen Prozesse können nur, soweit für das Verständnis notwendig, angedeutet werden.

### *a) Die normale Speicherstruktur* (Abb. 15)

Das Röntgenmuster des normalen Lymphknotens ist harmonisch granuliert bis retikulär, wobei U- und ringförmige Zeichnung besonders gut in den Randzonen der Lymphknoten zu sehen sind, wo der Strahlengang mehr tangential eintrifft (sie werden durch die Rand- und Intermediärsinus verursacht).

Die Randkonturen sind scharf oder feingekerbt. Bei gut ausgebildeten Rindenknoten entsteht eine leicht, in extremen Fällen maulbeerartig gebuckelte Oberfläche. Die Knoten-Hilus können als nabelförmige Buchten oder — infolge des blutgefäßführenden Hilusbindegewebes und z.T. hier bevorzugt lokalisierter Lipomatosen — als randständige Defekte in Erscheinung treten, die gegen die schattengebenden Anteile des Lymphknotens nur unscharf begrenzt sind und im Füllungsbild unsichtbar bleiben. Die Hilus sind in den meisten Lymphknoten an typischer Stelle lokalisiert.

Bei der Beurteilung normaler Lymphknoten müssen die zahlreichen individuellen anatomischen Abweichungen bezüglich Zahl, Form und Größe der Lymphknoten berücksichtigt werden[53]. In Abhängigkeit von Funktion und Lokalisation der Lymphknoten sowie Lebensalter des Patienten ist der anatomische Aufbau der Lymphknoten verschiedenartig[54], wobei gewisse Gruppeneigentümlichkeiten bemerkenswert sind[55]. Das architektonisch unterschiedliche, bindegewebige Grundgerüst der Lymphknoten bedingt eine Unsicherheit bei der lymphographischen Diagnostik, da es im Lymphadenogramm als Defektbildung oder „Aufhellungszone" in Erscheinung treten kann, die differentialdiagnostisch mehrere Deutungen zuläßt.

So sind die aortalen Lymphknoten u.a. durch einen Reichtum an trabekelartigen Bindegewebszügen auffällig, die zu einer unregelmäßigen Septierung des Bildes führen. Im Lymphadenogramm macht sich dies mitunter störend bemerkbar, indem die Lymphknoten „wie zerstückelt" oder aufgeteilt erscheinen. Infolgedessen ist die Feindiagnostik an den aortalen Lymphknoten immer etwas schwieriger. In Abhängigkeit ihres bindegewebigen Anteils finden wir im Becken neben den bekannten runden, ovalen, nieren- oder bohnenförmigen Lymphknoten auch spindel-, walzen-, keil- und diskusförmige. Dabei ist allerdings eine gewisse Gesetzmäßigkeit bezüglich der Form der Lymphknoten in den verschiedenen Regionen gegeben, die für manche Lymphknoten sogar typisch ist[56].

*Differentialdiagnose.* Für alle genannten anatomischen Varianten der Lymphknoten gilt, daß das dazugehörige Lymphangiogramm völlig normal ist, es besteht ein kontinuierliches Gefäßbild (auch in den Lymphknoten mit Speicher-Defekten!). Eine Fehlbeurteilung kann durch den sog. „*Pseudostop*" im Lymphangiogramm verursacht werden (Abb. 13 u. 14.) Sowohl technische Fehler (ungenügende Kontrastmittel-Injektion) wie ein chronischer Sinuskatarrh (Sinus-Histiocytose — erschwerter Kontrastmittel-Durchfluß durch die Lymphknoten) können im Lymphangiogramm einen blockierenden Prozeß vortäuschen. Typisch ist, daß durch den

---

[53] Gerteis 1966. [54] Nordmann 1927, Lennert 1961.
[55] Nordmann 1927, Gerteis 1966. [56] Gerteis 1967.

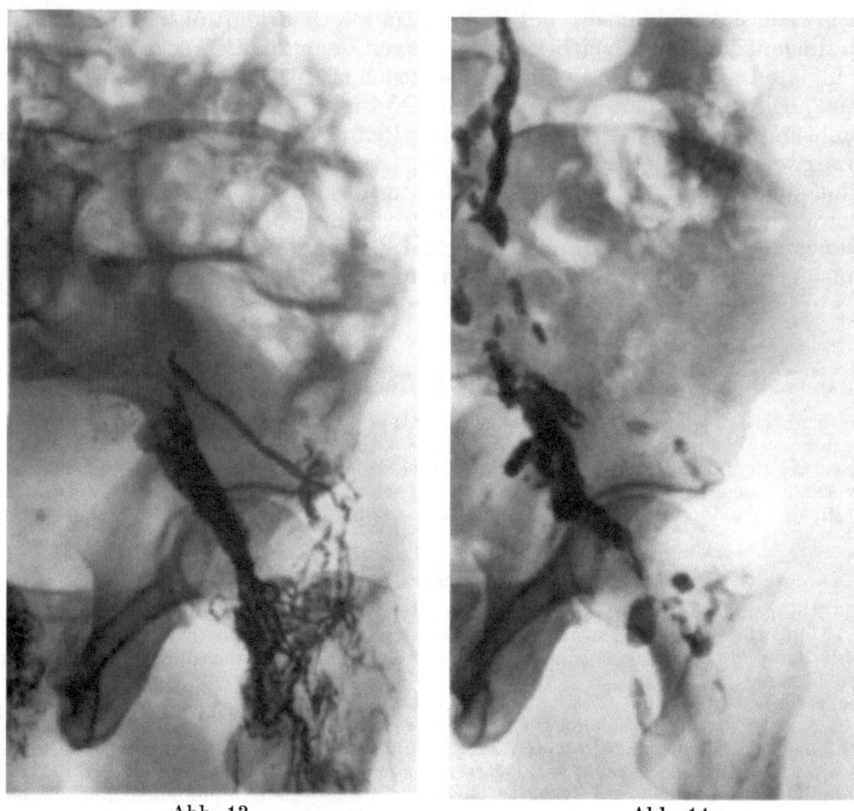

Abb. 13 Abb. 14

Abb. 13 u. 14. „Pseudostop". Lymphangiogramm 13: Durch mangelhafte KM-Füllung vorgetäuschte Lymphgefäßblockade. Lymphadenogramm 14: Durch ungehinderten Abfluß des KM aus den gefüllten Lymphgefäßen kommt es zu einer normalen Darstellung von Lymphknoten proximal des Pseudostop

physiologischen Weitertransport des Kontrastmittels in der Speicherphase die Lymphknoten oberhalb des „Pseudostop" normal zur Darstellung kommen.

### b) *Homogene Speicherstruktur* (Abb. 16)

Eine verwaschen homogene Kontrastierung bei gleichzeitig abgeschwächter Kontrastintensität ist Ausdruck einer verminderten Speicherungsfähigkeit der Lymphknoten. Aufgrund der zugrundeliegenden histo-morphologischen Veränderungen (Verdichtung und Vermehrung des Fasergerüstes der Lymphknoten, Einengung oder partieller Schwund von Sinus, Reduktion des lymphatischen Gewebes, degenerative Veränderungen in Form von Hyalinosen, Fibrosen und Lipomatosen) findet man im Lymphadenogramm die Lymphknoten verkleinert, ihre Randkonturen sind unscharf und unregelmäßig. Aufhellungszonen und Defekte vervollständigen das Bild. Je nach Ausdehnung dieser involutiven Vorgänge sind mitunter nur noch Reste von Lymphknoten sichtbar, so daß in Abhängigkeit vom Strahlengang alle möglichen Bilder zu erkennen sind (halbmond-, schalen-, tassen-, hufeisen-, haarnadel-, ringförmige usw.). Im Lymphangiogramm fällt eine Rarefizierung der Lymphgefäße, Verringerung ihres Kalibers, evtl. Fehlen ihres sonst sichtbaren Klappenmechanismus auf. Im übrigen besteht wie beim normalen Lymphangiogramm keine sichtbare Störung der Lymphpassage. Es kann allerdings durch erhöhten Gefäßwiderstand zu Gefäßrupturen bei der Kontrastmittel-Injektion mit KM-Extravasation kommen.

*Differentialdiagnose.* Involution bzw. Atrophie und degenerative Vorgänge infolge physiologischer Alterung, nach Entzündungen und nach Strahlentherapie.

### *c) Feinkörnig aufgelockerte Speicherstruktur* (Abb. 17)

Charakteristikum: Auflockerung des Kontrastbildes durch Vergrößerung der *nicht* schattengebenden Zonen bei dissoziierter, relativ gleichmäßiger Verteilung der Kontrastmittel-Tröpfchen. Mitunter können kleinvacuolige bis schaumige Bilder angedeutet sein. Bei mäßiger Vergrößerung und Abrundung der Lymphknoten sind deren Randkonturen scharf oder gekerbt. Zuweilen ist eine exakte Abgrenzung der einzelnen Knoten erschwert, wodurch Konglomeratbildungen vorgetäuscht werden. Das Lymphangiogramm zeigt keine auffallenden Veränderungen, selten sind Kontrastmittel-Rückstände in afferenten Lymphgefäßen im Lymphadenogramm als Zeichen gestörter Dynamik sichtbar. Je nach zugrundeliegender Erkrankung können die Veränderungen generalisiert oder in Gruppenlokalisation auftreten.

*Differentialdiagnose.* Benigne (spezifische und unspezifische Entzündungen) und maligne (Frühformen von malignen Lymphomen) „lymphatische Hyperplasie", granulomatöse Epitheloidzellreaktionen (z. B. Sarkoidose, epitheloidzellige Tuberkulose), selten myeloische Metaplasie in Lymphknoten bei Leukosen und hormonal bedingte lymphatische Hyperplasien (bei Nebennierenunterfunktion oder Schilddrüsenüberfunktion).

### *d) Grobschollige Speicherstruktur* (Abb. 18)

Als Ausdruck einer vermehrten Speicherung von Kontrastmittel in erweiterten Lymphsinus besteht ein grobtropfiges bis scholliges Bild bei nur geringer Vergrößerung der Lymphknoten, deren Randkonturen dann gekerbt erscheinen. Die Veränderungen werden häufig und in typischer Lokalisation (im Einzugsgebiet bestimmter Organe), innerhalb der Lymphknoten auch nur partiell, angetroffen. Sie sind immer nur auf einzelne Lymphknoten oder -gruppen lokalisiert. Das Lymphadenogramm bietet normale Verhältnisse.

*Differentialdiagnose.* Es handelt sich um das typische Bild des akuten Sinuskatarrhs, der als regionäre Reaktion auf Organerkrankungen (Entzündungen, Carcinom) aufzufassen ist. Wir benutzen deshalb auch den Ausdruck *„reaktiver Lymphknoten"*. Häufig sind solche „reaktiven Lymphknoten" im Abflußgebiet von Carcinomen zu finden. Sie sind ein Zeichen dafür, daß sie unter einem lymphogenen Angebot von Fremdsubstanzen stehen, sei es durch toxische Abbauprodukte oder durch Carcinomzellen. Auf reaktive Knoten ist besonders zu achten, da sie Ausdruck einer bevorstehenden oder schon begonnenen mikroskopisch kleinen Metastasierung sein können. Auf der einen Seite findet man bei histologischer Untersuchung solcher Knoten mitunter schon kleinste Ansiedlungen von Carcinomzellen in den Randsinus, auf der anderen Seite läßt sich bei Röntgenkontrollen nach wenigen Monaten die Entwicklung von Metastasen aus reaktiven Lymphknoten beobachten.

### *e) Grobschollig aufgelockerte Speicherstruktur* (Abb. 19)

Bei mäßig bis stark vergrößerten Lymphknoten mit erhaltenen oder grob gekerbten Randkonturen zeigt das Lymphadenogramm eine aufgelockerte, aber grobschollige, mitunter in Bändern angeordnete Kontrastmittelzeichnung, die — auch im Hinblick auf die zugrundeliegenden histo-morphologischen Prozesse — als Kombination der unter c und d genannten Veränderungen verstanden werden kann (lymphatische Hyperplasie *mit* Sinuskatarrh). Das Lymphangiogramm weist auch hier keine auffallenden Störungen der Lymphpassage auf.

*Differentialdiagnose.* In lokalisierter Form gelten die im letzten Abschnitt über die reaktiven Lymphknoten angestellten Erwägungen. Bei generalisiertem Auftreten kommen in Frage: Primär chronische Polyarthritis rheumatica, chronisch lymphatische Leukämie, Frühform maligner Lymphome, epitheloidzellige Tuberkulose, Makroglobulinämie (M. Waldenström). Ähnliche Bilder ergeben auch Kollagenkrankheiten, dermatopathische Lymphadenitis, Brucellose, Berylliose.

### *f) Lacunär aufgelockerte Speicherstruktur* (Abb. 20)

Bei mäßig bis deutlich vergrößerten Lymphknoten fallen kleine runde und ovale Defekte ungleicher Größe und ungleicher Verteilung auf, die auch konfluieren können. Durch die Verdrängung der Sinus entsteht ein dysharmonisches, grobwabiges bis blasiges, auch streifiges oder netzförmiges Bild. In fortgeschrittenen Stadien können randständige Defekte mit Unterbrechung der Randkonturen sichtbar werden. Eine Sonderform ist durch unscharf grobfleckige Kontrastierung und unregelmäßig verwaschene oder wolkige Aufhellungsbezirke gekennzeichnet. Die Veränderungen sind nur selten generalisiert und häufiger in Gruppenlokalisation begrenzt. Das Lymphangiogramm weist keine nennenswerten Abweichungen auf.

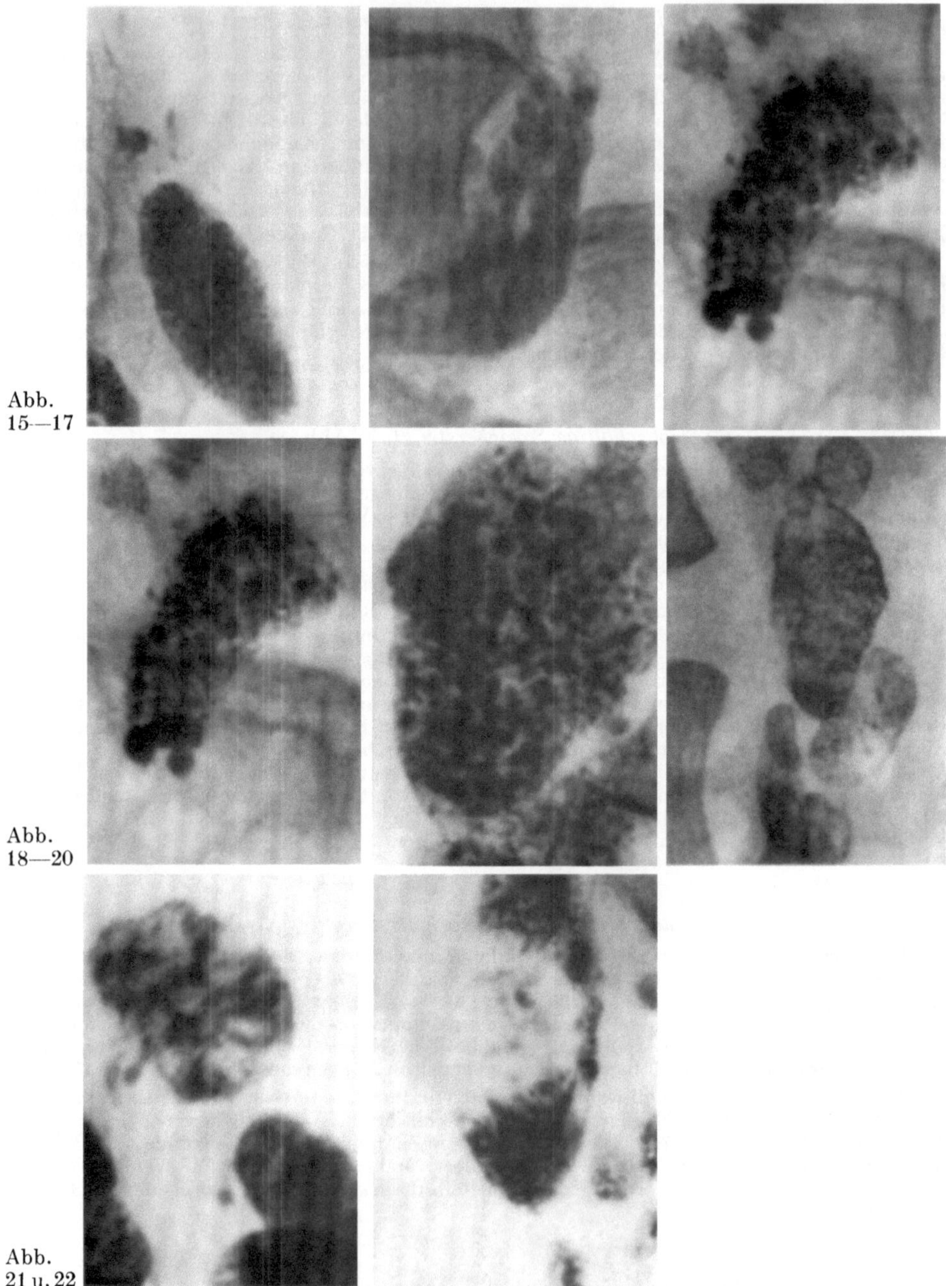


Abb. 15—22. Lymphographische Differentialdiagnostik. 15 Normale Speicherstruktur; 16 homogene Speicherstruktur; 17 feinkörnig aufgelockert; 18 grobschollig; 19 grobschollig aufgelockert; 20 lacunär aufgelockert; 21 blasig bis cystisch; 22 Defektbild

*Differentialdiagnose.* Typisches Bild florider, aber noch relativ früher maligner Lymphome. Weiterhin in Frage kommen: Granulomatöse und nekrotisierende Epitheloidzellreaktionen (z. B. Sarkoidose, Tuberkulose, Lues II und III, Pilzerkrankungen usw.), in seltenen Fällen auch atypisch metastasierende Carcinome (z. B. manche Ovarial-Carcinome in den aortalen Lymphknoten; symplasmatisch wachsende Carcinome, die sich unter Aussparung der Sinus nur im lymphatischen Parenchym ausbreiten).

### *g) Blasige bis cystische Speicherstruktur* (Abb. 21)

Die Lymphknoten sind erheblich bis tumorös vergrößert, Konglomeratbildungen verwischen die Knotengrenzen. Multiforme, verschieden große, unregelmäßig und meist unscharf begrenzte Defekte durchsetzen die Knoten, wobei auch randständige Defekte mit Unterbrechung der Randkonturen oder zartstreifiger Begrenzung häufig sind. Das Kontrastmittel ist in Form von Tröpfchen, Schollen, zarten Streifen oder scholligen Bändern gespeichert, auch in den Defekten zeigt sich eine „versplitterte“ Kontrastmittel-Ablagerung. Die Veränderungen bestehen in den meisten Fällen generalisiert oder auf Knotengruppen lokalisiert. Diagnostisch wichtig sind die relativ geringen Alterationen im Lymphangiogramm. Trotz der groben Zerstörung der Lymphknotenarchitektur ist die Lymphpassage kaum gestört, es finden sich lediglich Derivation und Rarefizierung von Lymphgefäßen und der Knotensinus, während echte Gefäßabbrüche und Stauungszeichen selten sind.

*Differentialdiagnose.* Typisches Bild fortgeschrittener Stadien von malignen Lymphomen. Nach den histo-topographischen und morpho-genetischen Grundlagen und unseren eigenen Erfahrungen mit der Lymphographie glauben wir nicht, daß es möglich ist, lymphographisch die verschiedenen malignen Lymphome zu unterscheiden. Solange die Pathologen — selbst unter Beachtung cytodiagnostischer Kriterien — oft genug noch Schwierigkeiten bei ihrer Entscheidung haben, dürften bereits laufende Versuche, die malignen Lymphome lymphographisch zu differenzieren, verfrüht sein. Es ist beim Studium der Literatur typisch, daß „charakteristische“ Kriterien der einen Erkrankung bei der anderen als Ausnahme erwähnt werden. Die Frage einer lymphographischen Differenzierungsmöglichkeit der malignen Lymphome ist ohnehin nur von theoretischem Wert, da niemand auf die histologische Untersuchung der operativ zugänglichen Lymphknoten verzichten wird. Falls frühe und späte Entwicklungsstadien in *einem* Lymphogramm sichtbar sind, besteht mit größter Wahrscheinlichkeit eine Lymphogranulomatose.

Ähnliche lymphographische Bilder können in seltenen Fällen auch Lymphknoten-Metastasen bei Carcinomen und nekrotisierende, granulomatöse Entzündungen verursachen. Beide Erkrankungen führen in der hier geschilderten Größenordnung der Lymphknoten-Destruktion aber fast immer auch zu schweren Störungen der Lymphpassage, außerdem sind die Veränderungen selten in demselben Ausmaß wie bei malignen Lymphomen generalisiert.

### *h) Das Defektbild* (Abb. 22)

Lymphographische Defekte in Lymphknoten können durch Destruktion von Lymphknotengewebe oder durch einfachen Verlust der Speicherfähigkeit gegenüber Kontrastmittel verursacht sein. Bezüglich der Definition und der Morphogenese der Lymphknoten-Defekte sei auf das Kapitel „Grundsätzliches zur Beurteilung von Lymphogrammen“ (s. S. 615) verwiesen.

Je nach Ausdehnung innerhalb des Lymphknotens können partielle, subtotale und totale Defekte unterschieden werden. Differentialdiagnostisch von größter Wichtigkeit ist die Beobachtung, ob der Defekt im Lymphangiogramm, im Lymphadenogramm oder in beiden sichtbar wird. Die Lokalisation der Defekte innerhalb der Lymphknoten (randständig, mit oder ohne Unterbrechung der Randkonturen, zentral) gibt ebenso beschränkt differentialdiagnostische Anhaltspunkte wie ihre Begrenzung (scharf oder unscharf). Beachtenswert ist das strukturelle Verhalten der von den Lymphknoten noch verbleibenden und speicherungsfähigen Anteile (normal, reaktiv, grobpathologisch ?).

*Differentialdiagnose. Speicherdefekt und Füllungsdefekt* in Lymphknoten sind typisch für Carcinom-Metastasen. Typisch ist auch deren Lokalisation innerhalb der Lymphknoten in Abhängigkeit vom Einflußgebiet. Im Hinblick auf die Morphogenese von Lymphknotenmetastasen[57] ist verständlich, daß es sich meistens um solitäre Defekte handelt, die mit einer Unterbrechung der Randkonturen (Blockierung der Randsinus) verbunden sind (sog. randständige Defekte). Je nach Ausdehnung lassen sich partieller, subtotaler und totaler Metastasenbefall unterscheiden, wobei der lymphographisch sichtbare Defekt häufig nicht ein direktes Korrelat zur histologisch nachweisbaren Carcinom-Metastase bildet, sondern infolge begleitender „stummer Zonen“ (s. S. 617) sich größer darstellt.

[57] Stiles 1892, Bienengräber 1952, Zeidman und Buss 1954.

Der carcinomatöse Defekt ist im Lymphogramm optisch völlig leer, seine Begrenzung meist scharf. Bei subtotalem und totalem Befall der Lymphknoten kann die Diagnose meist nur aufgrund der schweren Störungen der Lymphpassage gestellt werden.

Als indirekte Hinweiszeichen sind dann im Lymphangiogramm die schon erwähnten „abnormen Gefäßbilder“ (s. S. 612) von Bedeutung. Unterbrechungen (Stops) von Lymphgefäßen verhindern bei ausgedehnten Prozessen häufig deren exakte Abgrenzung, da oberhalb der Blockaden keine Lymphknotendarstellung mehr erfolgt, es sei denn in manchen Fällen über Umgehungskreisläufe.

Partielle Defekte, die im Lymphangiogramm und im Lymphadenogramm gleichermaßen sichtbar sind, können auch durch einfach entzündliche bzw. reaktive Prozesse („stumme Zonen“, u.a. Sinushistiocyste, s. S. 618) verursacht werden. Außerdem ergeben lokalisierte und generalisierte Formen von nekrotisierenden, granulomatösen Epitheloidzellreaktionen und ihre degenerativ-fibrotischen Abheilungsformen metastasenähnliche lymphographische Befunde. Dasselbe gilt für die degenerativ-fibrotischen Spätstadien der malignen Lymphome. Hingegen bereitet die Lipomatose von Lymphknoten (s. S. 616) keine differentialdiagnostischen Schwierigkeiten. Sie ist durch einen Speicherdefekt gekennzeichnet, während das Lymphangiogramm keine gröberen Abweichungen zeigt. Bei ausgedehnter Lipomatose kann eine Derivation und Rarefizierung der Knotensinus lymphomähnliche Befunde vortäuschen, im Gegensatz zu den Lymphomen ist aber das speichernde, restliche Lymphknotengewebe ohne Veränderungen.

Die wichtigsten *differentialdiagnostischen Kriterien von Lymphknotenmetastasen und malignen Lymphomen* sind zusammengefaßt:

— Im Lymphangiogramm sichtbare Störungen der Lymphpassage (Füllungsdefekt, „abnorme Gefäßbilder“) treten bei Metastasen schon früh, bei malignen Lymphomen erst in weit fortgeschrittenen Fällen auf.

— Bei Metastasen sind die Veränderungen im Lymphadenogramm auf einzelne Lymphknoten oder -gruppen lokalisiert (im regionären Abflußgebiet des Carcinoms), bei malignen Lymphomen meist generalisiert. Eine Ausnahme bildet die Lymphogranulomatose (M. Hodgkin), die in allen Stadien ebenfalls in Gruppenlokalisation vorkommen kann. Eine auch bei Metastasen mögliche Generalisierung wird wegen der damit verbundenen schweren Störung der Lymphpassage (Blockierung der efferenten Lymphgefäße) lymphographisch nur selten sichtbar.

— Die metastatisch befallenen Lymphknoten nehmen nur um das Ausmaß der Metastase an Größe zu, während bei den malignen Lymphomen tumoröse Größenzunahmen der Lymphknoten entsprechend dem Entwicklungsstadium der Erkrankung typisch sind. Metastatische Lymphknoten erreichen deshalb selten die Größe von Lymphomen, aus demselben Grunde sind Konglomeratbildungen bei Metastasen kaum anzutreffen.

— Die für Metastasen typischen Defekte sind meist solitär auftretend und mit einer Randsinusunterbrechung verbunden, sie sind scharf begrenzt. Eine Ausnahme bildet u.a. das maligne Melanom, das auch diffus verstreute, unregelmäßige und nicht immer scharf begrenzte, häufig auch zentrale Defekte und Aufhellungsbezirke ohne Unterbrechung der Randkonturen hervorrufen kann. Bei den malignen Lymphomen sind die völlig unregelmäßig gestalteten Defekte fast immer unscharf gegen das noch speichernde Lymphknotengewebe abgesetzt, sie treten außerdem nie solitär, sondern regellos verstreut auf. Durch Konfluieren solcher Defekte entstehen multiforme Aufhellungsbezirke. Die metastatischen Defekte sind optisch immer leer, bei den Lymphomen besteht eine „versplitterte“ Kontrastmittelspeicherung in Form von disseminierten Tropfen, Schollen, Bruchstücken von Streifen oder Bändern. Unterbrechung der Randkonturen ist bei malignen Lymphomen nur in weit fortgeschrittenen Stadien zu erwarten.

— Das an die Lymphknotendefekte angrenzende, noch speicherungsfähige Lymphknotengewebe zeigt bei Metastasen entweder ein normales Röntgenmuster oder (infolge Verdrängung und Verdichtung der Sinus durch Tumorexpansion) zirkuläre Kontrastverdichtungszonen, schließlich (reaktiv, Sinuskatarrh) schollige oder grobtropfige Zeichnung. Demgegenüber lassen die noch speicherungsfähigen Anteile der Lymphknoten bei den malignen Lymphomen alle möglichen Stadien dieser Erkrankungen erkennen.

— Aufgrund des ähnlichen lymphographischen Bildes und der bevorzugten Lokalisation auf Lymphknotengruppen ist die Lymphogranulomatose (M. Hodgkin) lymphographisch einer Metastasierung am ähnlichsten.

### *i) Die retroperitoneale Fibrose*

Während die leichten Formen der Fibrose, wie sie unter den involutiven Vorgängen erwähnt wurden (s. S. 622), lymphographisch keine großen diagnostischen Schwierigkeiten bereiten, herdförmig nach nekrotisierenden Entzündungen und als Spätform von malignen Lymphomen auftretende Fibrosen unter das Defektbild einzuordnen sind, muß hier noch ein

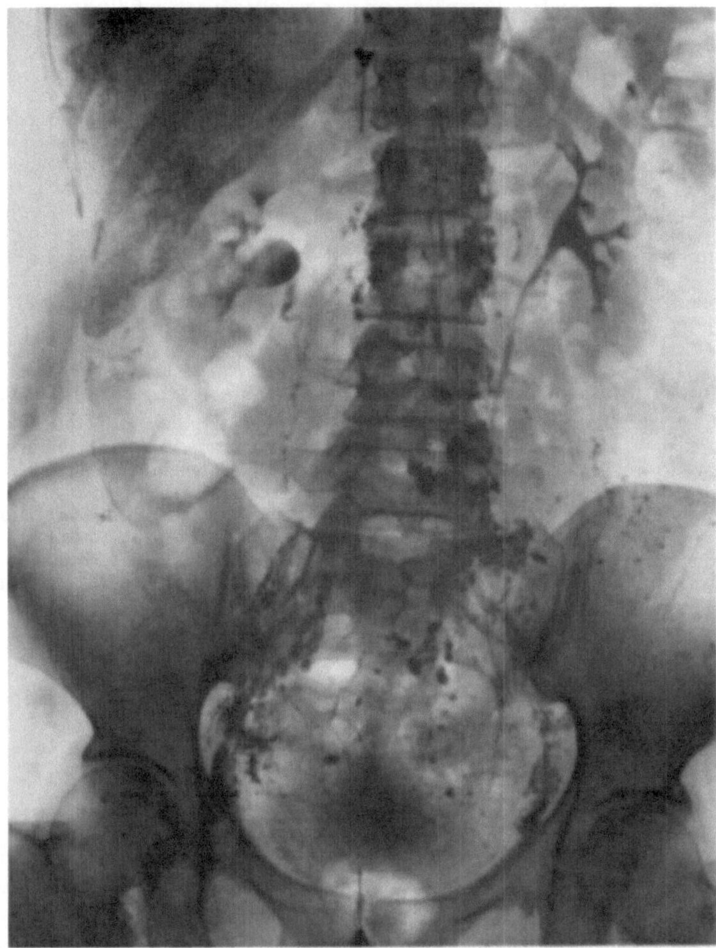

Abb. 23. Hochgradige retroperitoneale Fibrose nach Strahlentherapie eines Collumcarcinoms, Hepatographie durch Abfluß des KM über lymphovenöse Shunts im Bereich des Beckens

Bild gestreift werden, dessen Deutung häufig genug äußerst schwierig oder unmöglich ist. Es ist gekennzeichnet durch schwere Störungen der Dynamik des Lymphabflusses. Hier sind Gefäßanomalien im Lymphangiogramm vorherrschend, wobei besonders Lymphgefäßabbrüche, retrograde Auffüllung normalerweise nicht sichtbarer Lymphgefäße bis in Capillargebiete, Kollateralkreisläufe, Gefäßrupturen mit Kontrastmittel-Extravasation, Ausfall typischer Lymphbahnen und lymphovenöse Shunts zu nennen sind. Häufig sind die Lymphgefäße nur bis in Höhe des Anulus femoralis zu verfolgen, wo Stops einen Weiterfluß verhindern.

Im Lymphadenogramm findet man keine oder nur kleine, unregelmäßige Reste von Lymphknoten, sowie KM-Extravasate und eine Restfüllung von Lymphgefäßen und Capillaren. Über lympho-venöse Shunts kann es über die Vasa mesenterica inferior und Pfortader zur Hepatographie kommen (Abb. 23).

*Differentialdiagnose.* Schwere retroperitoneale Fibrose, die als primäre Erkrankung oder sekundär im Gefolge von Erkrankungen und deren Therapie auftreten kann. Als primäre Erkrankung ist seit der ersten Beschreibung von Ormond (1958) die *idiopathische „retroperitoneale Fibrose“* bekannt.

Die *sekundäre retroperitoneale Fibrose* kann als Folge entzündlicher Reaktionen (entzündliche und maligne Lymphknotenerkrankungen) oder nach Operationen im Beckenbereich auftreten. Während die Strahlentherapie bei der üblichen therapeutischen Dosierung nach unseren Erfahrungen am *intakten* Lymphsystem nur geringe Folgen auf die Strömungsverhältnisse hinterläßt, sind schwere Fibrosen nach Bestrahlung entzündlicher und reaktiver Veränderungen (z. B. in Begleitung von Carcinom-Metastasen und von Lymphomen), oder nach Bestrahlung in junges (fibroblastenreiches) Granulationsgewebe (nach Operationen, zumal mit Lymphonodektomien) zu erwarten. Differentialdiagnostisch bereitet die schwere Fibrose in allen den Fällen Schwierigkeiten, bei denen tiefsitzende Gefäßblockaden oder Ausfall größerer Gefäßgebiete keine direkte Beurteilung von Lymphknoten mehr zulassen, da sie sich der Darstellung entziehen. So ist nach Carcinom-Therapie immer schwer zu entscheiden, ob Therapiefolgen oder progressive Prozesse vorliegen. Ebensowenig besteht nach ausreichend radikalen Lymphonodektomien eine Beurteilungsmöglichkeit proximaler Lymphknotengruppen. Entgegen anderslautender Mitteilungen aus der Literatur über Regenerationsprozesse konnten wir auch Jahre nach der Operation in den ausgeräumten Regionen keine Lymphgefäß- oder Lymphknoten-Neubildungen feststellen; es hatten sich lediglich Umgehungskreisläufe über tiefe Becken- und Beckenschaufel-Lymphgefäße eingespielt, während die Hauptlymphbahnen im Anulus femoralis weiterhin Stops aufwiesen.

## 6. Indikationen, Möglichkeiten und Grenzen der Lymphographie

Im Hinblick auf die historische Entwicklung[58] ist verständlich, daß die Lymphangiographie der Extremitäten heutzutage auf fester Basis steht und bei der Erkennung und Differenzierung von primären und sekundären *Lymphangiopathien* wie auch bei der Klärung von Ödemen unklarer Genese eine große Rolle spielt[59]. Erwähnenswert sind fernerhin die Probleme der Lymphcysten und -fisteln, Fragen der Wiederherstellung unterbrochener Lymphstromverhältnisse (Regenerationsfähigkeit nach Operationen, bei Transplantationen u. a.)[60, 61], Bedeutung der lympho-venösen Anastomosen, anatomische Erkenntnisse[60–62].

Bei den *malignen Lymphomen und vielen Carcinomen* ist die Lymphographie ein unentbehrliches diagnostisches Hilfsmittel geworden.

### *a) Prätherapeutische Diagnostik*

Durch Erweiterung der prätherapeutischen Diagnostik ergaben sich für manche dieser Erkrankungen völlig neue Aspekte bezüglich ihrer Eigenart, Ausdehnung und der sich daraus ergebenden therapeutischen Überlegungen[62, 63]. Da sich ein großer Teil des Lymphsystems lymphographisch sichtbar machen läßt, ist die Methode häufig sogar den konventionellen Explorationen überlegen. So sind frühe abdominale Manifestationen bei den malignen Lymphomen mit ausreichender Sicherheit ausschließlich durch die über die Fußlymphographie erreichbare Darstellung des Retroperitonealraumes feststellbar. Sie führte deshalb auch zwangsläufig zu einer Neuorientierung dieser Erkrankungen bezüglich Klassifikation in Stadien und entsprechender Therapieplanung[64]. Versuche allerdings, die malignen Lymphome mit Hilfe der Lymphographie auch histologisch zu klassifizieren (s. S. 625), halten wir beim derzeitigen Entwicklungsstand noch für verfrüht.

Bei den Carcinomen, vor allem den weiblichen Genitalcarcinomen, hat die Lymphographie die Diskussionen um die diskontinuierliche Tumorausbreitung[65] und ihre therapeutischen Konsequenzen neu entfacht. Die häufig schon bei Carcinomen geringer lokaler Ausdehnung sichtbar werdende Metastasierung in regionäre und entfernter liegende Lymphknoten[66] machte die Fragwürdigkeit der bislang gebräuchlichen internationalen Klassifizierung der Carcinome in Stadien offensichtlich. Die prätherapeutisch mögliche Lösung des sog. „Lymphknotenproblems" durch die Lymphographie in jedem Einzelfall von Carcinomen erlaubt eine elektive Indikationsstellung zur einzuschlagenden Therapieform (Operation, Strahlentherapie) und deren Ausdehnung bzw. Begrenzung[67]. Der weitere folgerichtige Schritt ist eine individualisierende Therapieplanung, wie sie von uns unter Berücksichtigung klinischer und lymphographischer Erkenntnisse für das Uteruscarcinom erarbeitet wurde[68]. Ähnliche Indikationen zur Fuß-Lymphographie bestehen bei Hoden-Tumoren, während für die übrigen Carcinome des Urogenitalsystems (Nieren, Harnblase, Penis, Prostata) ebenso wie für die Carcinome der unteren Darmabschnitte (Anus, Rectum, Sigma, Colon descendens) die Aussagefähigkeit der Lymphographie in Anbetracht der Anatomie der Lymphdrainage bzw. der Metastasierungswege eingeschränkt ist, indem nur zweite und dritte Filterstationen dieser Organe methodisch

---

[58] Kinmonth 1952, 1954. [59] Kaindl et al. 1960, Godart et al. 1964, u. a.
[60] Progress of Lymphology, I, 1967. [61] Progress of Lymphology, II, 1970.
[62] Gerteis 1966, Wirth 1966, u. a. m.
[63] Fuchs, Davidson, Fischer 1969, Elert und Gerteis 1967, Gerteis 1970.
[64] Progress of Lymphology, I, 1967, Fuchs, Davidson, Fischer 1969.
[65] Ober und Huhn 1962. [66] Gerteis 1964, Gerteis 1967.
[67] Elert und Gerteis 1967, Gerteis 1970, Dibbelt und Gerteis 1967. [68] Gerteis 1970.

erfaßbar sind[69]. Sie erlaubt aber auch bei diesen Carcinomen eine Begrenzung der Metastasierung und damit z.B. eine Beurteilung der Operabilität solcher Fälle. Von nur geringem klinischem Wert ist die Lymphographie nach dem heutigen Entwicklungsstand bei malignen Melanomen (häufig falsch negative Befunde), bei Hautcarcinomen und bei Malignomen des Gastrointestinaltraktes (in Abhängigkeit vom Abflußgebiet nur selten regionäre Lymphknoten dargestellt). Klinische Versuche, die zuletzt aufgezeigten Grenzen der Lymphographie zu überwinden, stehen noch im Anfangsstadium[70]. Begrenzte Indikationsgebiete ergeben sich auch aus den Möglichkeiten der cervicalen Lymphographie[71] und der Arm-Lymphographie[72]. Beide Verfahren sind bis heute als klinische Routinemethoden nicht zu empfehlen, da ihr Aussagewert relativ gering ist.

Bestrebungen, diesem Mangel methodisch zu begegnen[73], zeigen, daß die Möglichkeiten einer direkten lymphographischen Darstellung von Lymphgefäßgebieten noch weiter entwicklungsfähig sind.

### b) *Kontrolle des Krankheitsverlaufes und des Therapieerfolges*

Ein nicht zu unterschätzender Vorteil der Lymphographie, der aus der protrahierten Elimination der öligen Kontrastmittel aus den Lymphknoten resultiert (s. S. 621), ist die Möglichkeit der Kontrolle des Krankheitsverlaufes und des Therapieerfolges. Aus sekundären Veränderungen des Kontrastmusters der Lymphknoten lassen sich exakte Rückschlüsse auf die zugrundeliegenden histo-morphologischen Vorgänge ableiten. So können primär noch nicht sichtbare (infolge mikroskopischer Größe noch „stumme") Metastasen bei Röntgenkontrollen wahrnehmbar werden (Kriterien: Auftreten von Speicherdefekten und gleichzeitig zirkuläre Verdichtung des ihnen anliegenden Kontrastmittelschattens als Folge der Tumorexpansion mit Verdrängung der Sinus), andererseits kann der therapeutische Effekt auf Metastasen registriert werden.

Rüttimann und Wirth (1968) vertreten die Auffassung, daß „durch Metastasen bedingte Speicherausfälle auch unter wirksamer Therapie den lymphographischen Aspekt wenig ändern", da Carcinom-Metastasen „nekrotisieren und fibrosieren" und deshalb keine Restitution der Speicherfähigkeit des Lymphknotens möglich sei. Praktisch würde damit ein Therapieerfolg auf Lymphknotenmetastasen nicht kontrollierbar sein. Aufgrund unserer histologischen Untersuchungen sind wir der gegenteiligen Meinung: bei einem Restieren von Defektbildungen war die Therapie nicht wirksam genug, histologisch findet man in solchen Fällen immer noch Carcinom, früher oder später ist bei diesen Befunden eine progressive Metastasierung sicher. Eine effektive Therapie führt auch bei metastatischen Defektbildungen zu einer im Lymphogramm sichtbaren Remission, histologisch finden wir nicht einen einfachen Ersatz der Metastase durch Granulationsgewebe, sondern einen unregelmäßig geschrumpften, fibrotischen Lymphknoten mit spärlichen Resten lymphatischen Parenchyms.

Durch die Kontrollmöglichkeit lymphographischer Befunde sind somit primär unsichere Ergebnisse zu klären, die Effektivität der Therapie und der weitere Krankheitsverlauf zu kontrollieren. Praktische Konsequenzen sind: Frühzeitige Beurteilung der Prognose der Erkrankungen, rechtzeitige Erkennung von therapeutisch unwirksamen oder unzureichenden Maßnahmen und von Krankheits-Rezidiven (meist schon in einem klinisch noch symptomfreien Intervall), individuell ausgerichtete (gezielte) sekundäre Umstellung der Therapieplanung[74].

### c) *Die Chromolymphographie*[75]

(Lipiodol Ultrafluid bzw. Ethiodol mit Zusatz von Chlorophyll) wird von verschiedenen Autoren präoperativ zur Erleichterung von Operationen mit Lymphknotenexstirpationen empfohlen, indem durch Anfärbung die Lymphknoten besser auffindbar sein sollen. Dagegen ist einzuwenden, daß das chlorophyllierte Lipiodol eine hohe Viscosität besitzt und infolgedessen nur wenig lymphophil ist. Der protrahierte Abtransport dieses Kontrastmittels aus dem Lymphsystem bedingt erhebliche lymphographisch-diagnostische Schwierigkeiten durch Vortäuschung dynamischer Störungen, häufig sind noch 14 Tage nach der Lymphographie partielle „Füllungsbilder" sichtbar. Den angeblichen Vorteil besserer Auffindbarkeit von angefärbten Lymphknoten bei Operationen müssen wir bestreiten, da manche Lymphknotenregionen der Darstellbarkeit entgehen und z.B. auch carcinomatös befallene Lymphknoten

[69] Lit. bei Fuchs, Davidson und Fischer 1969

[70] 3rd International Congress of Lymphology 27. 8.—1. 9. 1970, Brüssel.

[71] Fischer und Del Buono 1963, Fisch 1966. Cervical Lymphatic System Progress in Lymphology, I, 1967.

[72] Fuchs, Davidson und Fischer 1969 (mit Literatur).

[73] Kett et al. 1970.

[74] Gerteis 1967, Gerteis 1970.

[75] Averette et al. 1963, Abitbol et al. 1965, Ribeiro 1967, Fuchs, Davidson und Fischer 1969, u.a.

häufig nicht angefärbt werden. Damit dürfte der Wert der Chromolymphographie bei Operationen, die auf möglichst radikale Mitentfernung der Lymphknoten zielen, nur gering sein; keinesfalls wird sie Kenntnisse der topographischen Anatomie ersetzen können.

## Schlußbetrachtung

Die Lymphographie hat heute ihren festen Platz in der Diagnostik gut- und bösartiger, primärer und sekundärer Erkrankungen des Lymphsystems. Die Sicherheit ihrer Aussage und die Präzision der darzustellenden Details werden von kaum einer anderen röntgenologischen Methode erreicht. Bei allen Autoren herrscht Übereinstimmung darüber, daß der Lymphographie größeres Interesse zukommen müsse, da die bisher erhaltenen Resultate bei manchen Erkrankungen (z.B. bei Malignomen mancher Organsysteme, bei den malignen Lymphomen, bei Ödemen der verschiedensten Ätiologie u.a.) völlig neue Einblicke in deren Eigenart, Genese und Prognose ergaben und entscheidenden Einfluß auf therapeutische Überlegungen hatten. So ist u.a. nach ELERT und GERTEIS (1967) die Therapie des Uteruscarcinoms ohne Lymphographie nicht mehr zu vertreten. Da sich ein großer Teil des Lymphsystems lymphographisch sichtbar machen läßt, ist die Methode häufig sogar konventionellen Explorationen überlegen. Die Chirurgen benutzen deshalb die Lymphographie vorteilhaft bei gezielten diagnostischen Nodektomien und zur Komplettierung bei therapeutischen Nodektomien, die Strahlentherapeuten zur individualisierenden Therapieplanung. Das lange Persistieren des Kontrastmittels in den Lymphknoten macht es möglich, den Krankheitsverlauf wie Erfolg oder Versagen der therapeutischen Maßnahmen über Monate und Jahre zu verfolgen.

Die *Grenzen der Lymphographie* wurden bereits angedeutet: Da die Methode noch an persönliche Erfahrungen der Untersucher geknüpft ist, und zu ihrer erfolgreichen Anwendung einige Kenntnisse der Anatomie, Physiologie und histologischen Topographie erforderlich sind, wundert es nicht, daß von vielen Autoren vor einer Überbewertung der Lymphographie gewarnt wird. Spezifische Diagnosen können mit der Lymphographie nicht gestellt werden, jedem lymphographischen Befund können eine Reihe von Erkrankungen zugrunde liegen, die aber in Verbindung mit Anamnese und klinischem Bild mit einem hohen Wahrscheinlichkeitsgrad zu differenzieren sind. Eine Einschränkung erfährt die Lymphographie beim heutigen methodischen Entwicklungsstand durch begrenzte — für manche Organsysteme unzureichende — Darstellbarkeit der regionären Lymphabflußgebiete. Experimentelle Versuche einer *Organlymphographie* in vivo (Darstellung kardialer, pulmonaler, mediastinaler, gastrointestinaler, hepatischer und anderer Lymphsysteme)[76] deuten die Forschungsrichtung der Zukunft bereits an, die in absehbarer Zeit auch klinisch Bedeutung erlangen wird.

Abschließend ist noch zu erwähnen, daß mit methodischer Entwicklung der direkten Lymphographie auch Möglichkeiten einer Therapie auf demselben Wege — *die endolymphatische Therapie mit Radioisotopen und Chemotherapeutika* — verwirklicht wurden[77]. Bezüglich weiterer Entwicklungen auf dem Gebiet der Lymphologie (Rolle des Lymphsystems bei Organtransplantationen, immunologische Probleme, mikrolymphangiographische Studien u.a.) sei auf die Zeitschrift Lymphology verwiesen.

## Literatur

ABBES, M., MARTIN, E., PELLEGRINO, A., PSCHETTA, V., PRAT, P. P.: La lymphographie en cancérologie. Paris: L'Expansion Ed. 1964. — ABITBOL, M. M., MENG, C., ROMMEY, S. L.: Anatomic and therapeutic aids of lymphangiography in pelvic malignancy. Amer. J. Obstet. Gynec. **93**, 95—101 (1965). — ARVAY, N., PICARD, J. D.: La lymphographie. Étude radio-

[76] Progress in Lymphology, II, 1970. [77] VECCHIETTI und ONNIS 1967, JANTET 1969, u.a.

logique et clinique des voics lymphatiques normales et pathologiques. Paris: Masson & Cie. 1963. — AVERETTE, H. E., HUDSON, R. C., FERGUSON, J. H.: Lymphangioadenography: applications in the study and management of gynecologic cancer. Cancer (Philad.) **17**, 1093—1107 (1964). — AVERETTE, H. E., MIAMONTE, M. I., FERGUSON, J. H.: Lymphangio-adenography as a guide to lymphadenectomy. Obstet. and Gynec. **21**, 682—686 (1963).

BARER, G. R., WARD-MCQUAID, N. J.: Demonstration of renal lymphatics in vivo by intravenous injection of dye: The effect of lymphatic ligature on the blood pressure. Brit. J. Urol. **29**, 171—174 (1957). — BARTELS, P.: Das Lymphgefäßsystem. In: v. BARDELEBEN, Handbuch der Anatomie des Menschen, Bd. III. Jena: Fischer 1909. — BARTHOLINUS, T.: Vasa Lymphatica nuper Hafniae in Animalibus inventa, et Hepatis exsequiae, Hafniae. G. Holst 1653. — BATTEZZATI, M., DONINI, I.: Il systema linfatico nella pratica clinica. Padua: Piccin Ed. 1967. — BAUM, H.: Die Lymphgefäße der Gelenke der Schulter- und Beckengliedmaße des Hundes. Anat. Anz. **49**, 512—520 (1916/17). ~ Das Lymphgefäßsystem des Pferdes. Berlin: Springer 1928. — BAUM, H., TRAUZMANN, A.: Die Lymphgefäße in der Nasenschleimhaut des Pferdes, Rindes, Schweines und Hundes und ihre Kommunication mit der Nasenhöhle. Anat. Anz. **60**, 161—181 (1925/26). — BECHER, H., FISCHER, E.: Weitere Erfolge mit der Methode der selbsttätigen Luftfüllung. Darstellung der Lymphgefäße. Anat. Anz. **76**, 340—348 (1933). — BELLINAZZO, P., GASPARINI, V.: Influence du système nerveux sympathique sur la circulation de la lymphe dans les membres. Recherches expérimentales moyennant lymphographie avec thorotrast. Minerva cardioangiol. europ. **1**, 66—69 (1955). — BELLMAN, S., ODEN, B.: Experimental microlymphangiography. Acta radiol. (Stockh.) **47**, 289—307 (1957). ~ Regeneration of surgically divided lymph vessels. An experimental study on the rabbit's ear. Acta chir. scand. **116**, 99—117 (1959). — BENASSI, E.: Contributo allo studio delle vie di communicazione fra gli spazi sottoaracnoidei spinali e le lacune linfatiche dei nervi. Radiol. med. (Torino) **20**, 1321—1333 (1933). — BIENENGRÄBER, A.: Die Geschwulstmetastasierung im Licht der Allergielehre. Zbl. Chir. **77**, 1873—1881 (1952). — BIRKNER, R.: Kritisches zur Frage der röntgenologischen Kontrastmitteldiagnostik. Chirurg **19**, 529—541 (1948). — BLAIR, J. B., HOLYOKE, E. A., BEST, R. R.: A note on the lymphatics of the middle and lower rectum and anus. Anat. Rec. **108**, 635—644 (1950). — BLATT, L. J., CINCOTTI, J. H.: In vivo visualization of lymphatics. An experimental and clinical study with reference to the rectum. Surgery **38**, 373—383 (1955). — BLOM, J. M. H., OORT, J.: Lipiodol and the barrier function of lymphnodes. In: Progress in lymphology, vol. II, p. 183—185. Hrsg. M. VIAMONTE, P. R. KOEHLER, M. u. CH. WITTE. Stuttgart: Thieme 1970. — BONI, M., LAURICELLA, F.: Nuove ricerche sui linfatico dell'utero. Arch. Ostet. Ginec. **55**, 439—470 (1950). — BRAITHWAITE, L. R.: Flow of lymph from iliocecal angle. Brit. J. Surg. **11**, 7 (1923). — BURCH, G.: Superficial lymphatics of the human eyelids observed by injection in vivo. Anat. Rec. **73**, 443—446 (1939).

CARVALHO, R., RODRIGUES, A., PEREIRA, S.: Sur une nouvelle méthode de mise en évidence des lymphatiques chez le vivant. Bull. Ass. Anat. (Nancy) **25**, 101—109 (1931). ~ La mise en évidence par la radiographie du système lymphatique chez le vivant. Ann. Anat. path. **8**, 193—197 (1931). ~ Sur la méthode radiographiques chez le vivant. J. Radiol. Électrol. **18**, 180—184 (1934). — CELIS, A., PORTER, J. K.: Lymphatics of the thorax. An anatomic and radiologic study. Acta radiol. (Stockh.) **38**, 461—470 (1952). — CHAVEZ, C. M., PICARD, J.-D., DAVIS, D.: Liver opacification following lymphangiography: Pathogenesis and clinical significance. Surgery **63**, 564—570 (1968). — COHNSTEIN, W.: Über die Theorie der Lymphbildung. Pflügers Arch. ges. Physiol. **63**, 587—612 (1896). — COLLARD, M., LEROUX, G., NOEL, G., DECLERQU, A.: L'embolie cérébrale graissense diffuse: Complication de la lymphographie lipiodolée. J. Radiol. Électr. **50**, 793—802 (1969). — COLLETTE, J. M.: Etude radiologique de la circulation plasmotissulaire par injection sous-cuthanée de substance de contraste. Rev. méd. Liège **8**, 776—787 (1953). ~ Essais de lymphographie expérimentale. Activité de la hyaluronidase. J. belge Radiol. **36**, 276—292 (1953). ~ La microradiographie; bases et principes de la technique; une nouvelle application. La microlymphographie. J. belge Radiol. **36**, 293—312 (1953). ~ Lymphographie expérimentale et clinique. Description d'une technique d'opacification radiologique du système lymphatique périphérique et du groupe ganglionaire ilio-pelvien. Acta chir. belg. **54**, 607—615 (1955). ~ Envahissements ganglionnaires inguino-iliopelviens par lymphographie. Acta radiol. (Stockh.) **49**, 154—165 (1958). ~ La lymphographie dans les lymphostase acquises. Ann. Radiol. **1**, 211—230 (1958). — COLLETTE, J. M., LAVIGNE, J.: La classification et les indications opératoires des cancers du col de l'uterus sous l'angle de la lymphadénographie. Lyon chir. **53**, 857—863 (1957). — COLLETTE, J. M., TOUSSAINT, R.: Lymphographie expérimentale après lymphadénectomie. Minerva cardioangiol. europ. **1**, 80—84 (1955). — CONTI, T., MUSSA, L., FONDA, G.: Modicazioni della circolazione della linfa degli arti inferiori secondarie all'interruzione isolata e contemporanea di arterie e vene. Ann. ital. Chir. **32**, 513—537 (1955). — CRUIKSHANK, W., MASCAGNI, P.: Geschichte und Beschreibung der Saugadern des menschlichen Körpers. Leipzig: Ludwig 1789. — CUNÉO, B., MARCILLE, M.: Topographies des ganglions ilio-pelviens. Bull. mém. Soc.

anat. Paris **1901**, 653—663. — Cunningham, R. S.: Studies in absorption from serous cavities; on passage of blood cells and granules of different sizes through walls of lymphatics in diaphragm. Amer. J. Physiol. **62**, 248—252 (1922).

Da Rosa Ribeiro, E.: A linfonodocromografia constrada como auxiliar da linfadenectomia pelvica. Rio de Janeiro-GB, Brasil, 1967. — Da Silva Horta, J., Collette, J. M., Da Luz Roriz, M.: Circulation lymphatique du foie: visualisation du réseau lymphatique du foie chez des individus injectes avec le thorotraste. Arch. Vecchi Anat. Pat. **35**, 1—24 (1961). — De Cesare, E., Lucifero, A.: Su un nuovo methodo di evidenziazione dei linfonodi regionali nel trattamento chirurgico dei tumor maligni dello stomaco e della mammella. Gazz. int. Med. Chir. **60**, 1569—1585 (1955). — Defrise, A.: Ricerche dissettorie e radiografiche sulla topografia degli ili neuro-vascolari dei muscoli somatici. Arch. ital. Anat. Embriol. **28**, 211—237 (1930). — Degkwitz, R.: Kolloidgestaltung und gezielte intravenöse Injektion. Fortschr. Röntgenstr. **58**, 472—484 (1938). — Denz, F. A.: Age changes in lymph nodes. J. Path. **59**, 575—591 (1947). — Dibbelt, L., Gerteis, W.: Behandlungsresultate und Prognose des Uteruskarzinoms unter Berücksichtigung von klinischen und lymphographischen Befunden. Geburtsh. u. Frauenheilk. **27**, 1—14 (1967). — Disse, J.: Die Lymphbahnen der menschlichen Magenschleimhaut. Arch. mikr. Anat. **77**, 74—102 (1911). — Dominok, G. W.: Die histologischen Veränderungen menschlicher Lymphknoten nach Lymphographien. Virchows Arch. path. Anat. **338**, 143—149 (1964). — Donzelli, F.: Disposizione generale dei linfatici nel polmone che non ha respirato. Boll. Soc. ital. Biol. sper. **9**, 812—814 (1934). — Dos Santos, R., Lamas, A., Caldas, J. P.: Artériographie des membres et de l'aorte abdominale. Paris: Masson & Cie. 1931. — Drinker, C. K., Field, M. E.: Lymphatics, lymph and tissue fluid. Baltimore: Williams & Wilkins Co. 1933.

Eggert, J.: Die Theorie des Röntgenbildes. In: Lehrbuch der Röntgendiagnostik, Bd. I, S. 1—77. Stuttgart: Thieme 1965. — Eichner, E., Goldberg, I., Bove, E. R.: In vivo studies with direct sky blue of the lymphatic drainage of the internal genitals of women. Amer. J. Obstet. Gynec. **67**, 1277—1287 (1954). — Eichner, E., Mallin, L. P., Angell, M. L.: Further experiences with direct sky in the in vivo study of gynecic lymphatics. Amer. J. Obstet. Gynec. **69**, 1019—1026 (1955). — Elert, R., Gerteis, W.: Probleme der operativen Behandlung des Uterus-Carcinoms. Sonderband Strahlentherapie, Bd. 66, S. 5—16. München-Berlin-Wien: Urban & Schwarzenberg 1967. — Engeset, A.: The route of peripheral lymph to the blood stream. J. Anat. (Lond.) **93**, 96—100 (1959). ~ Intralymphatic injections in the rat. Cancer Res. **19**, 277—278 (1959). ~ Dissemination of tumor cells by lymphangiography. In: Progress in lymphology, vol. I, p. 308—309. Hrsg. A. Rüttimann. Stuttgart: Thieme 1967. — Engzell, U., Rubio, B., Tjernberg, B.: The lymph node barrier against V x 2 cancer cells before, during and after lymphography. Europ. J. Cancer **4**, 305 (1968). — Erbslöh, J.: Darstellung des Lymphgefäßsystems der graviden Gebärmutter nach intraamnialer Injektion von Immetal. Zbl. Gynäk. **48**, 1911—1914 (1942).

Fisch, U.: Lymphographische Untersuchungen über das cervicale Lymphsystem. Fortschr. Hals-Nas.-Ohrenheilk. Bd. 14, Basel-New York S. Karger **14**, (1966). — Fisch, U., Del Buono, M. S.: ZurTechnik der zervikalen Lymphographie. Schweiz. med. Wschr. **93**, 994—998 (1963). — Fischer, E.: Über den Ursprung der Lymphgefäße und den Begriff der sog. „perivasculären Lymphscheiden". Dtsch. Z. Chir. **243**, 707—715 (1934). ~ Lymphgefäßuntersuchungen an serösen Häuten mit Luftfüllungsmethoden. Verh. dtsch. Ges. Path. **28**, 223—239 (1935). ~ A critique of experimental lymphography. Acta radiol. (Stockh.) **52**, 448—454 (1959). — Fischer, H. W.: Histological complications in lymph nodes. In: Lymphography in cancer, p. 25—27, vol. 23. Hrsg. W. A. Fuchs, J. W. Davidson, H. W. Fischer. Berlin-Heidelberg-New York: Springer 1969. ~ Complications of lymphography. In: Lymphography in cancer, p. 24—41, vol. 23. Hrsg. W. A. Fuchs, J. W. Davidson, H. W. Fischer. Berlin-Heidelberg-New York: Springer 1969. — Földi, M., Rusznyak, I., Szabó, G.: Effect of hyaluronidase on resorption of water and solutes. Orv. Hetil. **90**, 707—711 (1949). — Fraimow, W., Wallace, S., Lewis, P., Greening, R. R., Cathcart, R. T.: Changes in pulmonary function due to lymphangiography. Radiology **85**, 231—241 (1965). — Fraley, E. E., Weiss, L.: An electron microscopic study of the lymphatic vessels in the penile skin in the rat. Amer. J. Anat. **109**, 85—101 (1961). — Franke, K.: Über die Lymphgefäße der Lunge, zugleich ein Beitrag zur Erklärung der Baucherscheinungen bei Pneumonie. Dtsch. Z. Chir. **119**, 107 (1912). — Frischbier, H. J.: Studies on the effect on the tissues of oily contrast media. In: Progress in lymphology, vol. I, p. 331. Stuttgart: Thieme 1967. — Fuchs, W. A.: Lymphographie und Tumordiagnostik. Berlin-Heidelberg-New York: Springer 1965. — Fuchs, W. A., Davidson, J. W., Fischer, H. W.: Lymphography in cancer. Recent results in cancer research, vol. 23. Berlin-Heidelberg-New York: Springer 1969. — Funaoka, S., Tachikawa, R., Fujita, S., Yamaguchi, O., Shirakawa, S., Sone, G., Kutami, F., Sakata, H.: Untersuchungen über die Physiologie und Anatomie der Lymphbewegung. Arb. III. Abt. anat. Inst. Univ. Kyoto, Ser. D, H. 1, 1—38 (1930).

GAJZÁGÓ, E.: Ein im Anschluß an Hysterographie durch Ölembolie verursachter Todesfall. Zbl. Gynäk. **55**, 543—544 (1931). — GANS, H.: On the discovery of the lymphatic circulation. Angiology **13**, 530—536 (1962). — GELLHORN, G.: Demonstration of the lymphatic circulation in the pelvic region of the living woman by Roentgen rays. Amer. J. Obstet. Gynec. **28**, 769—771 (1934). — GERGELY, R., ZSEBÖK, Z.: De la lymphographie. Presse méd. **64**, 2200—2203 (1956). — GERGELY, R., ZSEBÖK, Z., FÖLDI, M.: Die diagnostischen Anwendungsmöglichkeiten der Lymphangiographie. Fortschr. Röntgenstr. **85**, 175—181 (1956). — GEROTA, D.: Über eine Verbesserung des Quecksilberinjektionsapparates für Lymphgefäße. Anat. Anz. **12**, 35—38 (1896). ~ Zur Technik der Lymphgefäßinjektion. Eine neue Injektionsmasse für Lymphgefäße — Polychrome Injektion. Anat. Anz. **12**, 216—224 (1896). ~ Über die Lymphgefäße und die Lymphdrüsen der Nabelgegend und der Harnblase. Anat. Anz. **12**, 89—94 (1896). — GERTEIS, W.: Die Lymphographie beim Genitalcarcinom der Frau. Übersicht über ihre Möglichkeiten. Arch. Gynäk. **200**, 109—130 (1964). ~ Lymphographie und topographische Anatomie des Beckenlymphsystems. Beilageh. Geburtsh., Bd. 165. Stuttgart: Enke 1966. ~ Die Indikationsstellung zur ultraradikalen Operation des Uteruskarzinoms mit Hilfe der Lymphographie. Arch. Gynäk. **204**, 35—37 (1967). ~ The frequency of metastases in carcinoma of the cervix and the corpus. In: Progress in lymphology, vol. I, p. 209—211. Hrsg.: A. RÜTTIMANN. Stuttgart: Thieme 1967. ~ Advantage and results of lymphographic follow-up. In: Progress in lymphology, vol. I, p. 217—218. Hrsg. A. RÜTTIMANN. Stuttgart: Thieme 1967. ~ Lymphographic results in recurrence for example in cervix carcinoma. In: Progress in lymphology, vol. I, p. 222—223. Hrsg. A. RÜTTIMANN. Stuttgart: Thieme 1967. ~ Indications for different methods of treatment for carcinoma of the uterus based on lymphography. In: Progress in lymphology, vol. II, p. 152—157. Hrsg. M. VIAMONTE, P. R. KOEHLER, M. u. CH. WITTE. Stuttgart: Thieme 1970. — GERTEIS, W., GREUEL, H.: Kontrastmittelembolie der Lunge bei Lymphographie (Untersuchungen bei physiologischem Lymphabfluß). Fortschr. Röntgenstr. **106**, 361—370 (1967). — GERTEIS, W., KINDERMANN, G., WEISHAAR, J.: Was leistet die Lymphographie in der Erkennung von Metastasen beim Zervixkarzinom? 3rd Internat. Congr. Lympholog., 27. 8.—1. 9. 1970, Brüssel/Belgien. — GODART, S.: The lymphatic drainage of the spleen. Experientia (Basel) **14**, 97—99 (1967). ~ In vivo studies of the lymphatics of the spleen, liver and pancreas. In: Progress in lymphology, vol. I, p. 384—386. Stuttgart: Thieme 1967. — GODART, S., COLLETTE, J., DALEM, J.: Pathologic chirurgicale des vaisseaux lymphatiques. Acta chir. belg., Suppl. **1**, 5—116 (1964). — GREGL, A., KIENLE, J., STELZNER, J., YU, D., SCHOEN, H.: Morphologische Veränderungen in den Lymphknoten nach Lipiodollymphographie. Fortschr. Röntgenstr. **110**, 297—306 (1969). — GUARINI, C.: La linfografia. Rinasc. med. **13**, 219—220 (1936). — GUINEY, E. J., GOUGH, M. H., KINMONTH, J. B.: Lymphography with fat-soluble contrast media. Studies of their effect in Lepus Cuniculus. J. cardiovasc. Surg. (Torino) **5**, 346—354 (1964).

HASUMI, S.: Anatomische Untersuchungen über das Lymphgefäßsystem des männlichen Urogenitalsystems. Jap. J. med. Sci. **2**, 159—186 (1930). — HENRIKSEN, E.: The lymphatic spread of carcinoma of the cervix and of the body of the uterus. Amer. J. Obstet. Gynec. **58**, 924—942 (1949). — HERRING, P. T., MACNAUGHTON, F. G.: Lymphatics and lymph glands. Their role in absorption of foreign particles and tubercle bacilli. Lancet **1922 I**, 1081—1085. — HIGGINS, G. M., LEMON, W. S.: Absorption from the pleural cavity of dogs; cytologic aspect. Amer. J. med. Sci. **181**, 697—710 (1931). — HRESHCHSHYN, M., SHEEHAN, R.: Lymphangiographie in patients with pelvic cancer and lymphomas. Proc. Amer. Ass. Cancer Res. **3**, 121 (1960). — HUDACK, S. S., MCMASTER, P. D.: The lymphatics participation in human cutaneous phenomena. A study of the minute lymphatics of the living skin. J. exp. Med. **57**, 751—774 (1933).

INTONTI, F., NYLANDER, G., TJERNBERG, B.: Lymph vessels of the greater omentum. Vasc. Dis. **1**, 203—205 (1964). — ISHIDA, O., UCHIDA, H., TAJI, Y., SONE, S.: The paralymphatic system. In: Progress in lymphology, vol. II, p. 46—49. Hrsg. M. VIAMONTE, P. R. KOEHLER, M. u. CH. WITTE. Stuttgart: Thieme 1970. — IWANOV, G. F.: Le courant lymphatique dans le poumon. Bull. Histol. physiol. **13**, 401—425 (1936).

JANTET, G.: Intralymphatic therapy. In: Lymphography in cancer, vol. 23, p. 265—281. Hrsg. W. A. FUCHS, J. W. DAVIDSON, H. W. FISCHER. Berlin-Heidelberg-New York: Springer 1969. — JASIENSKI, G.: Les lymphatiques du rein sain. J. Urol. méd. chir. **40**, 97—123 (1935). — JOHNSON, R. A.: The lymphatic system of the heart. Lymphology **2**, 95—108 (1969). — JOHNSON, R. A., BLAKE, T. M.: Lymphatics of the heart. Circulation **33**, 137—142 (1966). — JOSSIFOW, G. M.: Das Lymphgefäßsystem des Menschen. Jena: Fischer 1930.

KAINDL, F., MANNHEIMER, E., PFLEGER-SCHWARZ, L., THURNHER, B.: Lymphangiographie und Lymphadenographie der Extremitäten. Stuttgart: Thieme 1960. — KARPF, A.: Das innere Lymphgefäßsystem der Lunge. Anat. Anz. **116**, 442—451 (1965). — KATAYAMA, H.: Lymphgefäße der Bindehaut. Beobachtungen über die Bindehautlymphgefäße beim lebenden Menschen. Lymphatologia (Kyoto) **2**, 1—8 (1953). — KELLER, L.: Der Bau des Lymphknotens. Verh. Anat. Ges. — Erg.-H. zu Anat. Anz. **97**, 92—94 (1951). — KETT, K., VARGA,

G., Lukács, L.: Direct lymphography of the breast. Lymphology **3**, 3—12 (1970). — Kindermann, G., Gerteis, W., Weishaar, J.: Was leistet die Lymphographie in der Erkennung von Metastasen beim Zervixkarzinom? Geburtsh. u. Frauenheilk. **30**, 444—452 (1970). — Kinmonth, J. B.: Lymphangiography in man. A method of outlining lymphatic trunks at operation. Clin. Sci. **11**, 13—20 (1952). ~ Lymphangiography in clinical surgery and particularly in the treatment of lymphoedema. Ann. roy. Coll. Surg. Engl. **15**, 300—315 (1954). ~ Fisiopatologia degli edemi. Minerva cardiangiol. europ. **2**, 269 (1954). ~ Physiology of chronic oedema of limbs. Minerva cardioangiol. europ. **3**, 53—55 (1955). — Knüsel, O.: Sichtbarmachung von Lymphgefäßen in der Augenbindehaut. Ophthalmologica (Basel) **127**, 298—301 (1954). — Koehler, P. R.: Lymphographie: A. Complications and accidents. In: Progress in lymphology, vol. I, p. 306. Hrsg. A. Rüttimann. Stuttgart: Thieme 1967. ~ Complications of lymphography. Lymphology **1**, 116—120 (1968). — Kosa, G., Földes, J., Orosz, O.: Lymphatic connections between the nasal mucosa and intracranial space. Acta morph. Acad. Sci. hung. **7**, 361—369 (1957). — Kotani, M.: Absorption of India ink from the pericardial cavity of the rabbit. Okajimas Folia anat. jap. **33**, 373—387 (1959). — Kraus, H.: Zur Morphologie, Systematik und Funktion der Lymphgefäße. Z. Zellforsch. **46**, 446—456 (1957). — Kraus, R., Klemencic, J.: The histologic picture of the lymph node up to 15 months after lymphography with Lipiodol. In: Progress in lymphology, vol. I, p. 329—330. Hrsg. A. Rüttimann. Stuttgart: Thieme 1967. — Kruchen, C.: Jodipin in den Lymphwegen nach Myelographie. Fortschr. Röntgenstr. **49**, 155—157 (1934). — Kubik, S.: The efferent vessels and the regional lymph nodes of the kidney, the ureter, the urinary bladder and the male genital organs. In: Progress in lymphology, vol. I, p. 179—180. The efferent lymph vessels and the regional lymph nodes of the female genital organs. In: Progress in lymphology, vol. I, p. 196—199. Hrsg. A. Rüttimann. Stuttgart: Thieme 1967. — Kumita, K.: Über die Lymphbahnen des Nierenparenchyms. Arch. Anat. Physiol., Anat. Abt. 99—110 (1909).

Leenhardt, P., Colin, R.: De l'exploration du système lymphatic; recherches expérimentales et applications radiologiques. J. Radiol. Électrol. **37**, 579—583 (1956). ~ L'adénolymphographie „in vivo". J. Radiol. Électrol. **38**, 722—726 (1957). — Lennert, K.: Lymphknoten. Diagnostik in Schnitt und Ausstrich. Bandteil A: Cytologie und Lymphadenitis. Berlin-Göttingen-Heidelberg: Springer 1961. — Lenzi, E., Toti, A.: Sulla visualizzatione dei linfatici pelvici con le technique linfografiche. Riv. Ostet. Ginec. **16**, 23—54 (1961). — Loeschke, H.: Experimentelle Untersuchungen über Saftstrom- und Resorptionswege. Virchows Arch. path. Anat. **292**, 281—309 (1934).

Magnus, G.: Über den Nachweis der Lymphgefäße in der Zahnpulpa. Dtsch. Mschr. Zahnheilk. **40**, 661—666 (1922). — Malek, P., Kolc, J.: Die indirekte Lymphographie mit zeitweiligem Verschluß der Blutkapillaren. Acta radiol. (Stockh.) **49**, 361—368 (1958). — Maneschi, M., Ragonese, P.: La via linfatica pelvica nella oncologia ginecologica. Rom: Soc. Ed. Universo 1965. — Manlot, G.: Apport de la lymphographie dans l'étude du cancer du col de l'utérus. Paris: Youve, Ed. 1960. — Martorell, F.: Zit. nach Arnulf, G., Minerva cardioangiol. europ. **3**, 35 (1956). — Mascagni, P.: Vasorum lymphaticorum corporis humani. Historia et ichonographia. Siena: Senis Ed. Pazzini 1787. — McMaster, P. D., Parsons, R. J.: Physiological conditions existing in connective tissue. I. The method of interstitial spread of vital dyes. II. The state of the fluid in the intradermal tissue. J. exp. Med. **69**, 247—263 (1939). — Meldolesi, G., Coari, L.: L'ossido di torio come mezzo di contrasto in radiodiagnostica per lo studio delle vie linfatiche. Radiol. med. (Torino) **21**, 522—540 (1934). — Meller, O.: Beitrag zur Kenntnis der Lymphgefäße der Lunge; eine anatomisch-röntgenologische Studie. Fortschr. Röntgenstr. **43**, 66—71 (1931). — Meller, O., Menkes, B.: Die röntgenologische Darstellung der Lymphgefäße an der Leichenlunge. Fortschr. Röntgenstr. **43**, 791—792 (1931). — Menkes, B.: Röntgendarstellung der Blut- und Lymphgefäße an der Leiche und am Lebenden mittels Umbrathor und Thorotrast. Fortschr. Röntgenstr. **46**, 571—575 (1932). — Menville, L. J., Ané, J. N.: Roentgen visualization of lymph nodes in animals; preliminary report. J. Amer. med. Ass. **98**, 1796—1798 (1932). ~ Roentgen-ray in absorption of thorium dioxide from the peritoneal cavity of the albino rat. Proc. Soc. exp. Biol. (N.Y.) **30**, 28—30 (1932). ~ Roentgenographic visualization of lymph nodes and vessels in the human and in laboratory animals by injection of thorium dioxide. Proc. Soc. exp. Biol. (N.Y.) **30**, 979—981 (1933). — Miller, A. J., Pick, R., Katz, L. N.: Studies on the effects of chronic impairment of cardiac lymph flow in the dog. In: Progress in lymphology, vol. I, p. 369—370. Hrsg. A. Rüttimann. Stuttgart: Thieme 1967. — Moniz, E., Pinto, A., Lima, A.: Die Vorzüge des Thorotrast bei arterieller Encephalographie. Röntgenpraxis **4**, 90—93 (1932). — Most, A.: Über die Lymphgefäße und die regionären Lymphdrüsen der Bindehaut und der Lider des Auges. Arch. Anat. Physiol., Anat. Abt. **29**, 96—110 (1905).

Nakanishi, S.: Die Passage der Lymphflüssigkeit in einer Lymphdrüse. Lymphatologia (Kyoto) **1**, 49—54 (1951). — Nelson, B., Rush, E. A., Takasugi, M., Wittenberg, J.: Lipid embolism to the brain after lymphography. New Engl. J. Med. **273**, 1132—1134 (1965). — Nishizuka, T.: Die von den Zähnen ausgehenden Lymphbahnen und deren Bedeutung beim Huhn nach der Exstirpation der regionären Lymphknoten. Arb. anat. Inst. Kyoto **1**, 55—60

(1930). — NORDMANN, M.: Studien an Lymphknoten bei akuten und chronischen Allgemeininfektionen. Virchows Arch. path. Anat. **267**, 158—203 (1927). — NUCK, A.: Adenographia curiosa et uteri foeminei anatome nova. Ludg. Bat. 1691.

OBER, K. G., HUHN, F. O.: Die Ausbreitung des Zervixkrebses auf die Parametrien und die Lymphknoten der Beckenwand. Arch. Gynäk. **197**, 262—290 (1962). — ODÉN, B.: A microlymphangiographic study of experimental wounds healing by second intention. Acta chir. scand. **120**, 100—114 (1960). — OKA, M.: Eine neue Methode zur röntgenologischen Darstellung der Milz (Lienographie). Fortschr. Röntgenstr. **40**, 497—501 (1929). — ORMOND, J. K.: Bilateral ureteral obstruction due to envelopment and compression by an inflammatory retroperitoneal process. J. Urol. (Baltimore) **59**, 38—58 (1958). — OTTAVIANI, G.: Indagini radiografiche sul sisteme linfatico. Arch. ital. Anat. Embriol. **28**, 38—58 (1930).

PAPPALARDO, G.: I linfatici dell'utero. Arch. ital. chir. **82**, 169—207 (1957). — PARFENOVA, I. P.: Das Lymphsystem der normalen Lunge in anatomisch-röntgenologischer Darstellung. Probl. Tuberk. 20—28 (1952) [Russisch]. — PARSONS, R. J., MCMASTER, P. D.: Normal and pathological factors influencing the spread of vital dye in connective tissue. J. exp. Med. **68**, 869 (1938). — PATEK, P. R., BERNICK, S.: Extravascular pathways of the eye and orbit. Amer. J. Ophthal. **49**, 135—141 (1960). — PFAHLER, G. E.: A demonstration of the lymphatic drainage from the maxillary sinuses. Amer. J. Roentgenol. **27**, 352—356 (1932). — PFUHL, W.: Die vitale Darstellung der kleinen Lymphgefäße durch Trypanblau und die wissenschaftliche Auswertung dieser Methode. Anat. Anz. **89**, 177—186 (1940). — PFUHL, W., WIEGAND, W.: Die Lymphgefäße des großen Netzes beim Meerschweinchen und ihr Verhalten bei intraperitonealer Trypanblauinjektion. Z. mikr.-anat. Forsch. **47**, 117—136 (1940). — PIGALEW, I.: Zur Methodik der Injektionen des Lymphsystems vom Subarachnoidalraum aus. Z. ges. exp. Med. **66**, 454—458 (1929). — POIRIER, P.: Traité d'anatomie humaine, T. II. Paris: Masson & Cie. 1898. — POLONSKAJA, R. J.: Über den Zusammenhang der oberflächlichen und der tiefliegenden Lymphgefäße der unteren Extremität. Anat. Anz. **81**, 247—256 (1936). — POMERANZ, R.: Animal experiments with colloidal thorium: A study in lymphatic absorption. Radiology **23**, 51—59 (1934). — PRIVESZ, M. G.: Rentgenografija limfatitscheskoj sistemy. Leningrad: Medgiz 1948. — Progress in Lymphology: Vol. I. Stuttgart: Thieme 1967. — — — Vol. II. Stuttgart: Thieme 1970. — PUJOL, H., LAMARQUE, I. L.: Ilio-cavographic et lymphographie dans la recherche des adéno-pathies rétropéritonéales. Paris: Masson & Cie. 1964.

RADT, P.: Eine neue Methode zur röntgenologischen Sichtbarmachung von Leber und Milz durch Injektion eines Kontrastmittels (Hepatolienographie). Med. Klin. **26**, 1888—1891 (1930). — RAVEL, R.: Histopathology of lymph nodes after lymphangiography. Amer. J. clin. Path. **46**, 335—340 (1966). — RECKLINGHAUSEN, F. v.: Zur Fettresorption. Virchows Arch. path. Anat. **26**, 172—208 (1863). — REIFFENSTUHL, G.: Das Lymphsystem des weiblichen Genitale. München-Berlin-Wien: Urban & Schwarzenberg 1957. — Report of Council on Pharmacy and Chemistry. Thorotrast, 1932. — RODRIGUES, A.: Die Methoden der Sichtbarmachung der Lymphwege beim Lebenden zur Anwendung des Studium des Krebsproblems. Arqu. Pat. 8, 40—55 (1936). ~ Les méthodes de mise en évidence des lymphatiques sur le vivant appliquées à l'étude du problème du cancer. Rev. Chir. (Paris) **56**, 31—44 (1937). — RÖSLER, H.: Isotope lymphography. In: Lymphography in cancer, vol. 23, p. 244—264. Hrsg. W. A. FUCHS, J. W. DAVIDSON, H. W. FISCHER. Berlin-Heidelberg-New York: Springer 1969. — ROGER, BINET: Zit. nach SIEBER, F., Leipzig 1966. — ROMIEU, C., LEENHARDT, P., COLIN, R.: La coloration in vivo dans l'exploration lymphatique. Presse méd. **64**, 1187—1188 (1956). — ROUVIÉRE, H.: Anatomie des lymphatiques l'homme. Paris: Masson & Cie. 1932. — RÜTTIMANN, A., DEL BUONO, M. S.: Die Lymphographie mit öligem Kontrastmittel. Fortschr. Röntgenstr. **97**, 551—576 (1962). ~ Die Lymphographie. Ergebnisse der Medizinischen Strahlenforschung, N. F., Bd. I, S. 248—317. Stuttgart: Thieme 1964. — RÜTTIMANN, A., WIRTH, W.: Möglichkeiten und Grenzen der Lymphographie mit öligem Kontrastmittel. Radiologe 8, 140—149 (1968). — RUSZNYAK, I., FÖLDI, M., SZABÓ, G.: Lymphangiospasm. Acta med. scand. **137**, 37—42 (1950).

SAKATA, K.: Über den Lymphapparat des Harnleiters. Arch. Anat. Phys., Anat. Abt. 1—12 (1903). — SAUER, I., BACON, H. E.: A new approach for excision of carcinoma of the lower portion of the rectum and anal canal. Surg. Gynec. Obstet. **95**, 229—242 (1952). — SCHAFFER, B., GOULD, R. J., WALLACE, S., JACKSON, L., IVKER, M., LEBERMANN, P., FETTER, R.: Urologic applications of lymphangiography. J. Urol. (Baltimore) **87**, 91—96 (1962). — SCHAFFER, B., KOEHLER, P. R., DANIEL, C. R., WOHL, G. T., RIVERA, E., MEYERS, W. A., SKELLEY, J. F.: A critical evaluation of lymphangiography. Radiology **80**, 917—930 (1963). — SERGENT, E., GASPAR, I.: La pénétration et la propagation de la tuberculose par les voies lymphatiques cervicales; étude expérimentale. Presse méd. **40**, 1917—1920 (1932). — SERVELLE, M.: A propos de lymphographie expérimentale et clinique. J. Radiol. Électrol. **26**, 165—169 (1944). — SHDANOW, D. A.: Röntgenologische Untersuchungsmethoden des Lymphgefäßsystems des Menschen und der Tiere. Fortschr. Röntgenstr. **46**, 680—691 (1932). — SHEEHAN, R., HRESHCHYSHYN, M., LIN, R. K., LESSMANN, F. P.: The use of lymphography as a diagnostic method. Radiology **76**, 47—53 (1961). — SHORE, L. E.: On the fate of peptone in the lymphatic system. J. Physiol. (Lond.) **11**, 528—560 (1890). — SIEBER, F.: Die Lymphographie in der klinischen Praxis. Leipzig 1966. ~ Reactive changes of lymph nodes due to oily contrast media. In: Progress in lymphology, vol. I, p. 327—328. Hrsg. A. RÜTTIMANN. Stuttgart: Thieme 1967. — SIMER, P. H.: The passage of particulate matter from the peritoneal cavity into the lymph vessels of the diaphragm. Anat. Rec. **101**, 333—351 (1948). — STEARNS, D. B., GORDON, S. G.: Visualization of testicular lymphatics in the dog; clinical applications: preliminary study. J. Urol. (Baltimore) **84**, 347—356 (1960). — STILES, H. J.: Contributions to the surgical anatomy of the breast and axillary lymphatic glands. Edinb. med. J. **38** (1892). — SUGARBAKER, E. D., KANEMATU, S.: The effect of Roentgen irradiation on the lymphatic transport of India ink. Amer. J. Roentgenol. **44**, 756—761 (1940).

TEMMER, B., SIPUS, N.: Lymphography and perivascular lymphatic spaces in infants. In: Progress in lymphology, vol. II, p. 49—50. Hrsg. M. VIAMONTE, P. R. KOEHLER, M. u. CH. WITTE. Stuttgart: Thieme 1970. — TENEFF, S., STOPPANI, F.: Ètude radiographique sur la circulation lymphatique et sur les ganglions lymphatiques.. J. Radiol. Électrol. **16**, 533—537 (1932). ~ Osservazioni sulla linfografia. Radiol. med. (Torino) **21**, 235—260 (1934). ~ L'influenza delle irradiazioni sulle linfoghiandole e sulla circolazione linfatica. Radiol. med. (Torino) **22**, 768—787 (1935). ~ Studio radiografico della circolazione linfatica e delle linfoghiandole. G. Accad. Med. Torino **15**, 77 (1931). ~ A propos de la lymphographie. J. Radiol. Électrol. **16**, 74—77 (1936). — THORNBURY, J. R.: Lymphatico-venous anastomoses involving the portal system: Lymphographic changes in man. In: Progress in lymphology, vol. II, p. 105—109. Hrsg. M. VIAMONTE, P. R. KOEHLER, M. u. CH. WITTE. Stuttgart: Thieme 1970. — TJERNBERG, B.: Lymphography. An animal study on the diagnosis of Vx2 carcinoma and inflammation. Acta radiol. (Stockh.), Suppl. 214 (1962). ~ Progress in lymphology. Proceedings of the Internat. Sympos. on Lymphology. Stuttgart: Thieme 1967. — TOSATTI, E.: I linfatici ed i linfedemi degli arti inferiori. Minerva cardioangiol. **6**, 49—68 (1958). — TREPICCIONI, E.: Sulla propagazione linfatica cervico-toracica della tuberculosi. Riv. Path. Clin. Tuberc. **8**, 383 (1934). — TRZASKA-CHRZONSZCZEWSKY, N. A.: Über meine Methode der physiologischen Injektion der Blut- und Lymphgefäße. Virchows Arch. path. Anat. **153**, 110—129 (1898). — TURNER-WARWICK, R. T.: The demonstration of lymphatic vessels. Lancet **269**, 1371 (1955).

ULJANOV, P. N.: Zur Frage der Verbindungen zwischen den subarachnoidalen Räumen des Gehirns und dem Lymphsystem des Körpers. Z. ges. exp. Med. **65**, 621—626 (1929).

VAHTELJ, V. S.: Chirurgija, fasc. 3, 17 (1949). Zit. nach RUSZNYAK (1950). — VECCHIETTI, G., ONNIS, A.: Problemi terapeutici die oncologia ginecologia. Attual. Ostet. Ginec. **9** (1963). ~ Radioisotopoterapia endolinfatica in oncologia ginecologia. Padova: Cedam 1967.

WACHSMUTH, W.: Untersuchungen über die gewebeschädigende Wirkung des Thorotrast. Chirurg **19**, 390—396 (1948). — WALLACE, S.: Alterations in pulmonary function secondary to oil embolization during lymphography. In: Progress in lymphology, vol. I, p. 311—313. Hrsg. A. RÜTTIMANN. Stuttgart: Thieme 1967. ~ Lymphatico-venous anastomoses: clinical significance. In: Progress in lymphology, vol. II, p. 87—91. Hrsg. M. VIAMONTE, P. R. KOEHLER, M. u. CH. WITTE. Stuttgart: Thieme 1970. — WALLACE, S., JACKSON, L., SCHAFFER, B., GOULD, J., GREENING, R. R., WEISS, A., KRAMER, S.: Lymphangiograms; their diagnostic and therapeutic potential. Radiology **76**, 179—199 (1961). — WEINBERG, J. A., BEACH, L.: Identification of regional lymph nodes in treatment of bronchiogenic carcinoma. J. thorac. Surg. **22**, 517 (1951). — WEINBERG, J. A., GREANEY, E. M.: Identification of regional lymph nodes by means of a vital staining dye during surgery of gastric cancer. Surg. Gynec. Obstet. **90**, 561—567 (1950). — WELLAUER, J.: The lymphatic system in history. In: Progress in lymphology, vol. I, p. 2—8. Hrsg. A. RÜTTIMANN. Stuttgart: Thieme 1967. — WILJASALO, M.: Lymphographic differential diagnosis of neoplastic diseases. Acta radiol. (Stockh.), Suppl. 247 (1965). — WIRTH, W.: Zur Röntgenanatomie des Lymphsystems der inguinalen, pelvinen und aortalen Region. Fortschr. Röntgenstr. **105**, 636—657 (1966). — WOOD, W. Q., WILKIE, D. P. D.: Carcinoma of the rectum and anatomico-pathological study. Edinb. med. J. **7**, 311 (1953).

ZEIDMAN, I., BUSS, J. M.: Experimental studies on the spread of cancer in the lymphatic system. I. Effectiveness of the lymph node as a barrier to the passage of embolic tumor cells. Cancer Res. **14**, 403—405 (1954). — ZEIDMAN, I., COPELAND, B. E., WARREN, S.: Experimental studies on spread of cancer in lymphatic system. II. Absence of lymphatic supply in carcinoma. Cancer (Philad.) **8**, 123—127 (1955). — ZEIT, P. R., WILCOXON, G.: In vivo coloring of pelvic lymph nodes with India ink. Amer. J. Obstet. Gynec. **59**, 1164—1166 (1950). — ZOLOTUCHIN, A.: Roentgenologic method of examination of the lymphatic system in man and animals. Radiology **23**, 455—462 (1934). — ZOLOTUCHIN, A., PRIVÈS, M.: Eine röntgenologische Untersuchungsmethode des lymphatischen Systems in vivo. Vestn. Rentgenol. **12**, 309—317, dtsch. Zus.fass. 317—318 (1933) [Russisch], und Radiol. Fis. med., N. S. **1**, 267—274 (1934).

# Namenverzeichnis — Author Index

Die *kursiven* Seitenzahlen beziehen sich anf die Literatur
Page numbers in *italics* refer to the bibliography

# Sachverzeichnis — Subject Index